# Veröffentlichungen

aus dem Gebiete des

# Militär-Sanitätswesens.

Herausgegeben

von der

## Medizinal-Abteilung

des

## Königlich Preussischen Kriegsministeriums.

———

**Heft 35.**

Beiträge zur Chirurgie und Kriegschirurgie.

Springer-Verlag Berlin Heidelberg GmbH 1906

# Beiträge

zur

# Chirurgie und Kriegschirurgie.

---

# Festschrift

zum

## siebzigjährigen Geburtstage

des

Generalarztes à la suite des Sanitätskorps,
Wirklichen Geheimen Rates, Professors

# Dr. Ernst von Bergmann.

*Mit dem Portrait Exzellenz v. Bergmanns,
8 Tafeln und zahlreichen Textfiguren.*

Springer-Verlag Berlin Heidelberg GmbH 1906

ISBN 978-3-662-34401-9    ISBN 978-3-662-34672-3 (eBook)
DOI 10.1007/978-3-662-34672-3
Softcover reprint of the hardcover 1st edition 1906



Additional material to this book can be downloaded from http://extras.springer.com

Dem

Königlichen Generalarzt mit dem Range als
Generalmajor à la suite des Sanitätskorps,
Wirklichen Geheimen Rate,

# Herrn Professor Dr. Ernst von Bergmann

zum 16. Dezember 1906,

dem Tage seines

## siebzigjährigen Geburtstages,

gewidmet.

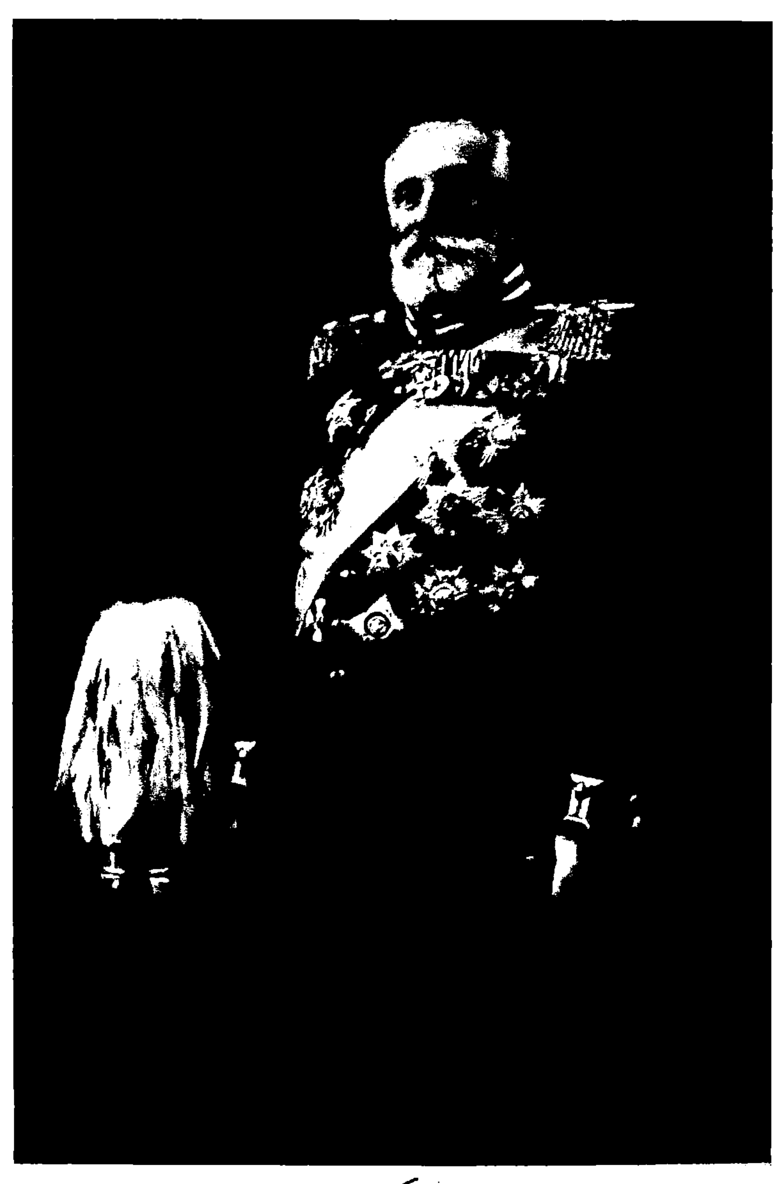

Ernst von Bergmann

# Vorwort.

—

An dem Tage, an dem Ernst v. Bergmann das 70. Lebensjahr
vollendet, — einem Tage, den die Aerzteschaft und insonderheit die
Chirurgen festlich zu begehen sich gerüstet haben, soweit der Ruhm
deutscher Wissenschaft gedrungen ist, — will das Preußische Sanitätskorps in erster Reihe derer stehen, die von dankbarer Verehrung
Zeugnis ablegen.

Mit freudigem Stolz zählt das Preußische Sanitätskorps Ernst
v. Bergmann zu den Seinen und sieht in ihm einen seiner glänzendsten
Vertreter, den unbestrittenen Führer der Kriegsheilkunde, den bewährten
Förderer im Heeressanitätswesen, den hervorragenden Lehrer der
Friedenschirurgie — und den erprobten treuen Freund.

Auf den böhmischen Schlachtfeldern, in den Kriegslazaretten
während des deutsch-französischen Krieges und in den Feldspitälern
vor Plewna inmitten von Schnee und Eis nach den blutigen Schlachten
des russisch-türkischen Krieges sammelte er — überall unter den verschiedensten, oft schwierigsten Verhältnissen — die reichen Erfahrungen,
die der Kriegsheilkunde der letzten Jahrzehnte zu mächtigem Aufschwung verhalfen, und die den Namen „Ernst v. Bergmann" für
alle Zeiten mit der Kriegschirurgie verknüpft haben. Auch in der
Friedenspraxis wandte er seitdem ununterbrochen der Erforschung und
Behandlung der Schußwunden seine besondere Aufmerksamkeit zu.
Er verhalf zunächst dem Lister schen Verfahren, dann der Umwandlung der antiseptischen in die aseptische Wundbehandlung zur allgemeinen Einführung in die Kriegs- und Friedenschirurgie. Den mit

der Vervollkommnung der Bewaffnung des Heeres einhergehenden
Versuchen, insbesondere den wiederholten größeren Schießversuchen
der Medizinal-Abteilung des Kriegsministeriums mit den modernen
Artillerie- und Infanteriegeschossen, schenkte er seine lebhafteste
Aufmerksamkeit, und sein erprobter Rat fehlte nie, wenn er auf dem
Gebiete der Verbesserungen und Ergänzungen des Kriegssanitätsmaterials,
der Verbandmittel und der ärztlichen Instrumente um seine Ansicht
gebeten wurde.

In den letzten großen Kriegen, namentlich in dem russisch-
japanischen und unserem Feldzuge in Südwest-Afrika wurden Ernst
v. Bergmanns Lehren über den ersten Verband und die weitere
chirurgische Versorgung der Verwundeten durch die Feuerprobe er-
härtet; sie sind Gemeingut der Feldärzte aller Staaten geworden.

Aber nicht nur den Führer der Kriegschirurgie, sondern den
großen Meister und Lehrer der Chirurgie überhaupt feiern und ver-
ehren die Militärärzte in ihm!

Seitdem Ernst v. Bergmann 1882 als Nachfolger Bernhard
v. Langenbecks den Lehrstuhl der Chirurgie an der Universität
Berlin inne hat und die chirurgische Universitätsklinik leitet, war er
auch ordentlicher Professor an der Kaiser Wilhelms-Akademie und
Leiter der Operationskurse der Sanitätsoffiziere. Seit 24 Jahren lehrt
er die Studierenden der Akademie; fast das ganze Sanitätskorps hat zu
seinen Füßen gesessen, im Geiste seiner Arbeit und seiner Forschungen
sind die Militärärzte erzogen; er hat sie meisterhaft unterwiesen, wie der
Chirurg sehen, denken und handeln soll. Nie wird es ihm vergessen
sein, wie viel Arbeit und Mühe er gerade diesem Zweige seiner umfassenden Tätigkeit, dem chirurgischen Unterricht, gewidmet hat, und
wie er Jahr für Jahr, Semester für Semester mit derselben hingebenden
Treue, packenden Lebendigkeit, begeisternden Beredsamkeit und auf-
opfernden Ausdauer der chirurgischen Erziehung der studierenden
Jugend, der chirurgischen Fortbildung der Sanitätsoffiziere in Vorlesungen oder Kursen, sowie praktischen Uebungen und Operationen,

sich gewidmet hat, so daß die chirurgische Aus- und Durchbildung der Militärärzte zum größten Teil sein Werk ist.

Seit der Gründung des wissenschaftlichen Senats bei der Kaiser Wilhelms-Akademie gehört Ernst v. Bergmann dieser Körperschaft an, deren Aufgaben er allezeit förderte, und an deren Beratungen er regsten Anteil nahm.

Langjährige Freundschaft verband ihn mit den verewigten Generalstabsärzten der Armee v. Coler und v. Leuthold. Auch auf deren Nachfolger übertrug er die freundschaftlichen Gesinnungen, von denen er in mancher Stunde gemeinsamer Arbeit durch Wort und Tat Zeugnis abgelegt hat.

Mit zahlreichen Sanitätsoffizieren verbindet ihn treue Freundschaft; alle hängen mit hoher Liebe und Verehrung an ihm. Bei den Stiftungsfesten der „Berliner militärärztlichen Gesellschaft" haben seine Reden, getragen von einem echt kameradschaftlichen Empfinden und durchweht von einem innigen Verständnis für die Ziele und Aufgaben des Standes, oft einen Sturm der Begeisterung erweckt und auf die Herzen der Zuhörer wie ein befruchtender Frühlingsregen auf sprossende Saat gewirkt. So dürfen die Militärärzte am 16. Dezember 1906, da Ernst v. Bergmann trotz seiner 70 Jahre in ungeschwächter geistiger und körperlicher Kraft an seinem Platze steht, beglückt und dankbar zu ihm aufschauen. Für seine Lehren, seine Mitarbeit, seine Freundschaft bleiben sie immerdar tief in seiner Schuld.

Doch nicht mit leeren Händen mochte das Sanitätskorps vor den Mann, der ihm so viel gegeben hat, an dessen Ehrentage treten. Es hat einen anspruchslosen Kranz gewunden; aus den nachstehenden Blättern spricht die Arbeit, die er selbst gelehrt. Sanitätsoffiziere aller Dienstgrade aus allen Teilen der Armee haben zu der Festgabe beigetragen, die beweisen soll den Wunsch und den Willen des Sanitätskorps, in dem Geiste Ernst v. Bergmanns weiter mitzuarbeiten an den Fortschritten. und den Erfolgen der deutschen Chirurgie!

Der erste Band der jetzt 34 Bände zählenden „Veröffentlichungen aus dem Gebiete des Militär-Sanitätswesens" wurde dem damaligen Nestor der deutschen Chirurgie Adolf v. Bardeleben gewidmet: dieser jüngste Band trägt den Namen: Ernst v. Bergmann! Mögen dem verehrten Manne noch viele glückliche, gesegnete Jahre beschieden sein! Möge Ernst v. Bergmann dem Sanitätskorps allezeit ein treuer Freund und ein gütiger Förderer bleiben!

Das sind die herzlichsten, aufrichtigsten Wünsche des Sanitäts-Offizierkorps zum 16. Dezember 1906.

**Schjerning,**

Generalstabsarzt der Armee und Chef des Sanitätskorps.

# Inhaltsübersicht.

# I.

# Ueber traumatische Gelenk- und Hodentuberkulose.

Beobachtungen aus dem Straßburger Garnisonlazarett.

Von

## Generalarzt Dr. Rochs und Oberstabsarzt Dr. Coste.

Die von Alters her gesicherte Beobachtung, daß bei einer Reihe von anscheinend gesunden Menschen nach einer verhältnismäßig geringen traumatischen Einwirkung sich hartnäckige und schwere Knochen- und Gelenkerkrankungen von eitrigem, käsigem Charakter entwickeln, während die gleichen Verletzungen bei anderen Individuen ohne irgend welche Folgen bleiben, hat bereits zu den verschiedensten Zeiten die Aerzte lebhaft beschäftigt. Noch vor kaum mehr als 30 Jahren war man fast allgemein der Ansicht, daß es sich bei diesen Menschen um eine skrofulöse Diathese handele, bei welcher infolge einer angeborenen Schwäche der Gewebe — vornehmlich des Lymphgefäßsystems — eine vorwiegende Neigung zu käsigen Entzündungen bestehe[1]); jedenfalls war man durchaus geneigt, diese Erkrankungen als solche primärer Natur aufzufassen.

Erst als Koch durch die Entdeckung des Tuberkelbazillus den mykotischen Charakter der Tuberkulose erwiesen, waren es in erster Reihe die Arbeiten der Chirurgen, welche das Verständnis für die Genese auch dieser Erkrankungen in ein ganz anderes Licht rückten; und so konnte König 1896 — 15 Jahre nach der Entdeckung des Tuberkelbazillus — auf dem deutschen Chirurgenkongresse als fundamentale Tatsache den Leitsatz aufstellen:

„Es erkrankt ein Gelenk durch einmalige Invasion von infizierendem Material am häufigsten durch die Blut-, seltener durch den Lauf der Lymphbahnen".[2])

---

1) Bardeleben, Lehrbuch der Chirurgie und Operationslehre. I. Bd. 8. Ausgabe. 1879. S. 363.

2) Entwicklung der Tuberkulosenlehre mit besonderer Berücksichtigung der äußeren (Lokal-) Tuberkulose und der Tuberkulose der Gelenke.

Friedrich[1]) möchte es offen lassen, ob das „seltener" heutzutage nicht vielleicht durch ein „ganz ausnahmsweise" zu ersetzen sei; wir kommen später noch hierauf zurück.

Hatten ja auch schon längst die pathologischen Anatomen, so namentlich Virchow, die Verschleppung tuberkulösen Materials auf dem Wege der Dissemination betont, so war doch dieser Satz von so autoritativer klinischer Stelle geeignet, die Lehre von einer primären Knochen- und Gelenktuberkulose vollends zu erschüttern.

Von vornherein war es naheliegend, die Ansteckungsquelle am ehesten in den für die Tuberkulose besonders empfänglichen Organen, den Lungen, zu suchen. Aber jeder Praktiker weiß, wie häufig hier die peinlichste Untersuchung intra vitam im Stiche läßt. Ja selbst die minutiöseste Sektion kann den Beweis für die Existenz des primären Herdes hier sowie überhaupt schuldig bleiben. Indessen weist Friedrich (l. c.) auf jenen Weigertschen Befund hin, wo der Einbruch des tuberkulösen Virus in einem ganz versteckten primären Herde an der Vena suprarenalis zu suchen war. Ja, und ist denn überhaupt, seitdem die Cornetschen Untersuchungen die Durchgängigkeit der Schleimhäute des Mundes und der Nase für den Tuberkelbazillus ohne anatomische Läsion erwiesen haben, — seitdem man ferner weiß, daß kindliche normale Darmschleimhaut dem Tuberkelbazillus den Eintritt in die Chymus-, und von hier aus in die Blutbahn gestatten, ohne anatomische Alteration zu hinterlassen: ist da — so darf man fragen — der Nachweis des Infektionsherdes überhaupt möglich?[2]) Und kann man in dubio sein pathologisch-anatomisches Gewissen nicht mit dieser Ueberlegung einer hämatogenen Infektion aus eben nicht immer nachweisbarer Quelle befriedigen? Man kommt doch heutzutage um den humoralpathologischen Standpunkt kaum herum, daß zu irgend einer Zeit Tuberkelbazillen in die Blutbahn gelangen und — wenigstens bei miliarer Tuberkulose — eine Zeit lang im Blute kreisen müssen. Ob, wie Hahn[3]) es glauben möchte, diese parasitäre Aetiologie häufiger zutrifft, als man gemeiniglich annimmt, ähnlich den eitererregenden Mikrokokken, muß freilich dahingestellt bleiben.

Jedenfalls hat unter dieser Annahme der ursächliche Zusammenhang zwischen Trauma und Tuberkulose von vornherein etwas sehr

---

1) Experimentelle Beiträge zur Kenntnis der chirurgischen Tuberkulose usw. Deutsche Zeitschr. f. Chirurgie. 53. Bd. S. 899.

2) Conf. hierüber auch König, Die Tuberkulose der Knochen und Gelenke. Berlin 1884. S. 73 ff., sowie Krause, Deutsche Chirurgie in Lieferung 26b. 1899.

3) O. Hahn, Ueber die Tuberkulose der Knochen und Gelenke des Fußes. Beiträge zur klinischen Chirurgie. 1900. S. 533.

Verführerisches; und gerade in letzter Zeit ist diese Frage Gegenstand klinischer Studien und experimenteller Untersuchungen gewesen.

Aber eine ganz besondere praktische Bedeutung hat sie durch die soziale Gesetzgebung der Neuzeit, speziell durch die Unfallversicherung gewonnen. So liegen denn auch in den „Amtlichen Nachrichten des Reichs-Versicherungsamtes von 1901" obergutachtliche Aeußerungen über einschlägige Fälle vor, und wird z. B. von v. Renvers ein ursächlicher Zusammenhang zwischen einer im Juni 1895 konstatierten Gelenktuberkulose (Knie) mit einem im Februar desselben Jahres erlittenen Unfalle angenommen.

Es handelte sich — um den gerade für unsere Betrachtungen wichtigen Fall kurz zu skizzieren — um einen erblich nicht belasteten jungen Mann, der im Februar 1895 dadurch einen Unfall erlitt, daß eine Schaffel Eis aus der Höhe von etwa 1 m auf ihn fiel. Der Verletzte stürzte auf die Kniee, verlor das Bewußtsein und verspürte alsbald Schmerzen im linken Knie, die aber nach wenigen Tagen vergangen sein sollen. Dann aber schwoll in der Folge das linke Kniegelenk unter Schmerzen langsam an. Es wurde Gelenktuberkulose mit Eiterbildung im linken Knie festgestellt, welche am 22. 8. 1895 die synoviale Resektion nötig machte. Eine Heilung erfolgte nicht, und nach einer abermaligen Eröffnung im Dezember 1895 trat am 24. 1. 1896 eine arterielle Blutung aus der Poplitea ein, die am 31. 1. 1896 die Absetzung des linken Oberschenkels erheischte. Jedenfalls ging aus dem Verlaufe der Erkrankung hervor, dass nicht nur die Gelenkhaut, sondern auch der Knochen an der Tuberkulose beteiligt war. Es könne — wie v. Renvers ausführt — nicht mit Sicherheit entschieden werden, welcher von beiden Prozessen der primäre gewesen. Allein der ganze Verlauf deute darauf hin, daß eine zuerst im Knochen sitzende Gelenktuberkulose zum Ausgangspunkte der Gelenkerkrankung geworden sei. „Von den ossalen Formen der Gelenktuberkulose wissen wir aber, daß sie meist auf Traumen zurückzuführen sind."

Zu einem gleichen Endergebnis kommen Czerny und Kaposi ebendaselbst in einem Obergutachten, welches bei einem 18jährigen Formerlehrling den ursächlichen Zusammenhang zwischen einer linksseitigen Handgelenktuberkulose mit fortgesetzten traumatischen Einwirkungen auf dieses Gelenk — Heben von schweren Formerkästen — behandelt.

Honsell faßt seine Ansicht über Trauma und Gelenktuberkulose (Beiträge zur klinischen Chirurgie, Bd. 28, S. 670) wie folgt zusammen: Es besteht zwar unleugbar oft ein innerer Zusammenhang zwischen

Trauma und Tuberkulose; es handelt sich hierbei aber wohl nur um die Anfachung, „das Manifestwerden eines bis dahin latenten Herdes." — Dieselbe Auffassung vertreten Hildebrand (Allgemeine Chirurgie, 1905) und Kaufmann. Dieser ist der Ansicht, daß eine frische Gelenktuberkulose nie auf ein Trauma bezogen werden kann, wenn die Gelenkquetschung, die Verstauchung korrekt und in normaler Zeit heilt. Es gehört vielmehr zum Nachweis eines Zusammenhanges eine typische Entwicklung, dahin gehend, daß die Verrenkung und Verstauchung nicht glatt abheilt, vielmehr die Schwellung hartnäckig bestehen bleibt oder zunimmt, trotz sachgemäßer Anwendung all der Mittel, welche sonst derartige Verletzungen beseitigen. Sehr bald gesellt sich Muskelatrophie der betreffenden Extremität hinzu, und in etwa 10 Wochen liegt das klassische Bild der Tuberkulose pathologisch-anatomisch diagnostizierbar klar vor Augen. Es handele sich stets um schon vorher tuberkulös infizierte Individuen, bei denen an stelle der Verletzung eine tuberkulöse Erkrankung einsetzt. Die Verletzungen an und für sich sind niemals schwere und weitgehende, vielmehr klein und unbedeutend. Ebenso urteilt Thiem, der im Ganzen die Ansichten Kaufmanns teilt und den Standpunkt vertritt, daß es sich um eine Lokalisation bereits vorher, wenn auch vielleicht nur schlummernd vorhanden gewesener allgemeiner Tuberkulose handelt. Er geht nur weiter hinsichtlich der Zeitdauer der Entwicklungsmöglichkeit, die er bis zu einem Jahre einschätzt.

Auch v. Volkmann schrieb dem Trauma einen Einfluß auf die Entstehung der Gelenktuberkulose zu; und namentlich führen amerikanische Aerzte (Bauer, Sayre, Taylor u. A.) die Gelenktuberkulose vielfach auf die Einwirkung mechanischer Ursachen zurück. (Vergl. hierüber Wiener, Beitrag zur Statistik tuberkulöser Knochen- und Gelenkleiden nach Trauma, Inauguraldissertation, Breslau 1897.)

Ganz besonders sinnfällig sind aber die klinischen Beobachtungen über die Entwickelung der Hodentuberkulose nach Traumen. So schreibt Kocher (Deutsche Chirurgie, die Krankheiten der männlichen Geschlechtsorgane, Lieferung 50b S. 319): In einer guten Anzahl von Fällen ist nämlich ein Trauma als Ursache des Auftretens des Leidens angegeben. Und in der Tat: welche Rolle Traumen bei der Hodentuberkulose spielen, soll weiter unten gezeigt werden. Gerade hierin ist die militärärztliche Praxis in weitem Umfange berufen, durch exakte Beobachtung klärend zu wirken.

Der der vorliegenden Abhandlung gesteckte Rahmen nötigt uns, unsere Betrachtungen über die Entwickelung der traumatischen Tuberkulose auf die Gelenke und den Hoden zu beschränken. Ueber traumatische „Phthise" in der Armee hat Bock 1891 eine sehr fleißige und verdienstvolle Arbeit geliefert, in welcher er zu dem Schlusse kommt, daß die Entstehung von Lungentuberkulose durch Traumen, namentlich durch Kontusionen des Brustkorbes, in dem Sinne begünstigt wird, als die Folgezustände dieser Verletzungen, vornehmlich Blutergüsse bezw. entzündliche Vorgänge einen günstigen Nährboden für die Ansiedelung von Tuberkulosekeimen abgeben (siehe hierüber auch Dautwitz, v. Leuthold-Festschrift, I. Bd., S. 453 u. ff.).

Bemerkt soll hierbei werden, daß der Zugang in der Armee (mit Ausnahme der 3 bayerischen Korps) an Tuberkulose der ersten Luftwege und der Lungen gegenüber der Tuberkulose der Knochen und Gelenke sich in den Berichtsjahren 1896/97—1902/03 folgendermaßen gestaltet hat:

| | Tuberkulose überhaupt, absol. Zahl | Tuberkulose der ersten Luftwege und der Lungen, absol. Zahl | Tuberkulose der Knochen u. Gelenke, absol. Zahl |
|---|---|---|---|
| 1896/97 | 1108 | 965 | 45 |
| 1897/98 | 1002 | 882 | 35 |
| 1898/99 | 867 | 748 | 30 |
| 1899/00 | 1097 | 912 | 38 |
| 1900/01 | 1075 | 890 | 48 |
| 1901/02 | 1119 | 923 | 55 |
| 1902/03 | 1023 | 846 | 51 |

(Schultzen, die Bekämpfung der Tuberkulose in der Armee, bei B. Fränkel, der Stand der Tuberkulose-Bekämpfung in Deutschland, 1905, S. 269.)

Die oben angezogenen Ober-Gutachten und die zitierten Ansichten der Autoren spiegeln die heute herrschenden klinischen Anschauungen über den Zusammenhang zwischen Trauma und Tuberkulose wieder — Anschauungen, welche sich auf eine Summe wohl beobachteter Fälle gründen. Diese Beobachtung muß die Heredität berücksichtigen, fernerhin den Beweis erbringen, daß das betreffende Gelenk bezw. Hoden vor dem Trauma gesund, jedenfalls nicht nachweislich krank war und endlich mit der Inkubationszeit rechnen, d. h. mit der Zeit, in welcher nach dem Trauma die ersten verdächtigen Symptome auftreten. Zeitigt aber eine derart gesicherte Beobachtung ein positives Ergebnis, so darf ein solches Zusammentreffen nicht als zufällig aufgefaßt werden; vielmehr hat die Konstanz solcher Erfahrungen mindestens denselben Anspruch auf wissenschaftliche Beobachtung und wissenschaftliche Grundlage, wie die Ergebnisse rein experimenteller Untersuchungen. —

Dies möchten wir gegenüber der einen These betonen, welche Friedländer auf dem vorjährigen internationalen Tuberkulosekongresse in Paris gelegentlich der Verhandlung über die posttraumatische Tuberkulose aufgestellt hat: „Die Lehre von der posttraumatischen Tuberkulose ist derzeit eine rein empirische, deren wissenschaftliche Grundlage weder durch experimentelle Untersuchungen noch durch anatomische Befunde ausreichend gefestigt ist".

Aber es ist offenbar, daß sich Viele durch diese Ueberlegungen nicht befriedigt fühlen; und zugegeben muß ohne weiteres werden, daß mindestens eine Frage — und ohne Zweifel einer der springendsten Punkte der ganzen Lehre der posttraumatischen Tuberkulose — auch durch die klinische Beobachtung noch nicht gelöst ist, die Frage nämlich, wie sie von Villemin auf dem erwähnten Tuberkulosekongresse formuliert ist: Hat das Trauma in Wanderung begriffene Keime an der verletzten Stelle lokalisiert, oder hat es eine bereits latente Tuberkulose zu einer manifesten gemacht?

Eine ganze Reihe von Autoren hat diese Frage experimentell zu lösen gesucht, so namentlich Schüller, Friedrich, Müller, Krause, Lannelongue, Achard u. A. —

Ein sehr interessantes Experiment über traumatische Entstehung von Hodentuberkulose — um mit dieser zu beginnen — teilt Simmonds mit (Kocher, l. c. S. 320). Er injizierte einem Kaninchen eine Aufschwemmung tuberkulösen Sputums in das Peritoneum und brachte Tags darauf eine starke Kontusion des linken Hodens bei. Der letztere schwoll stark an, verkleinerte sich aber wieder. 2 Monate später ergab die Sektion allgemeine Miliartuberkulose mit einem halberbsengroßen, rahmigen Eiterherd mit Bazillen im linken Nebenhoden.

Nicht so glücklich sind indessen die ersterwähnten Autoren gewesen, welche die Versuchstiere mit tuberkulösem Material infizierten und alsdann die verschiedensten Gelenke kontundierten. Denn von allen diesen ist nur Schüller[1]) zu einem unbedingt bejahenden positiven Ergebnisse gekommen. Aber es ist klar, daß bei der kritischen Sichtung dieser Experimente vor allem die Art des tuberkulösen Virus sowie der Infektionsmodus für die erzielten Resultate von Wichtigkeit sind; und gerade hierin können die Schüllerschen Versuche nur sehr gering bewertet werden. Denn zeitlich vor die Entdeckung des Tuberkelbazillus fallend, scheint es sich bei ihnen nur um septische Vorgänge in den betreffenden kontundierten Gelenken gehandelt zu haben.

---

1) M. Schüller, Experimentelle und histologische Untersuchungen über die Entstehung und Ursachen der skrofulösen und tuberkulösen Gelenkleiden. Stuttgart 1880.

Krause (Deutsche Chirurgie. Lieferung 28. Die Tuberkulose der Knochen und Gelenke. Stuttgart 1899) benutzte zu seinen Versuchen Meerschweinchen und Kaninchen und als Impfstoff Reinkulturen von Tuberkelbazillen, die in steriler, physiologischer Kochsalzlösung aufgeschwemmt und durch eine sorgfältige Filtration von gröberen Partikelchen befreit wurden. Sie wurden subkutan am Bauche geimpft bzw. durch Einspritzung in eine Ohrvene injiziert. Von der Zeit an, wo die Infektion eine allgemeine zu werden begann, hat Krause alsdann Distorsionen einzelner Gelenke und Frakturen erzeugt.

Ein exaktes positives Ergebnis hat Krause nicht gezeitigt. Allerdings fand sich bei einzelnen Gelenken Tuberkulose der Synovialmembran, aber die Mehrzahl der Gelenke blieb völlig frei. Krause ist der Ansicht, daß schwerere Traumen meist nicht zur Entstehung der Gelenktuberkulose führen, sondern daß es sich hierbei um leichtere Verletzungen handelt und er glaubt, daß die mit den schwereren Verletzungen verbundenen Heilungsvorgänge, die Gewebsneubildungen und die Blutfülle die Tuberkelbazillen an ihrer Entwickelung zu hindern vermögen, — eine Anschauung, welche unseres Erachtens durch das Prinzip der Bierschen Stauung eine wesentliche Stütze finden dürfte. Bei leichteren Traumen seien die Tuberkelbazillen dagegen im stande, die viel geringeren reaktiven Vorgänge zu überwinden.

Am bemerkenswertesten für die vorliegende Frage scheint uns die oben erwähnte Arbeit von Friedrich. Er beschickte die arterielle Blutbahn direkt mit Keimen (von der rechten Karotis aus in den linken Ventrikel) und experimentierte, um die Neigung zu miliarer Disseminierung zu vermeiden, mit virulenzschwachem Material. Friedrich hatte es nunmehr — wie er S. 524 betont — in der Hand, auf Sekunden genau das Verhältnis eines zu applizierenden Traumas zum Momente des Kreisens der Keime im Blute zu bestimmen, insofern als länger oder unmittelbar vor der Ventrikelinjektion, oder während derselben oder kurz oder länger nach derselben die Traumen an Knochen und Gelenk zur Einwirkung gelangten. Letztere bestanden in Einwirkungen mittlerer Stärke, besonders in Distorsionen und Kontusionen der Gelenke.

Das Gesamtergebnis faßt der genannte Autor S. 531 dahin zusammen, daß an keinem der traumatisch beeinflußten Gelenke durch das Trauma eine Neigung zur Ansiedelung der im Blute kreisenden Keime beobachtet worden ist. An keinem der kontundierten Gelenke ist eine Tuberkulose zur Entwickelung gelangt, vielmehr befanden sich sämtliche beobachteten Tuberkulosen an traumatisch nicht beeinflußten Gelenken.

Zu demselben Ergebnisse sind französische Forscher, wie Lannelongue und Achard gelangt.

Nach dem, was wir heutzutage über die Infektionsfähigkeit, bzw.
die Ernährungs- und Lebensbedingungen dieser menschlichen oder
tierischen Parasiten und ihrer Stoffwechselprodukte wissen, bieten
diese negativen Resultate der experimentellen Versuche kaum etwas
Ueberraschendes[1]). Ja, nach den zur Zeit die medizinische Welt
bewegenden Bierschen Anschauungen über die „Hyperämie als Heil-
mittel" (3. Auflage. Leipzig 1906, vergl. besonders S. 139—155)
war das oben erwähnte Fazit der Friedrichschen Untersuchungen
zu erwarten; und es ist richtig, daß die wissenschaftliche Grundlage
der Lehre von der posttraumatischen Tuberkulose derzeit eine rein
empirische ist. Durch experimentelle Untersuchungen ist sie nichts
weniger als gefestigt. —

Gerade unter diesen Umständen dürfte es sich lohnen, Fälle zu-
sammenzustellen, welche dadurch eine gewisse Beweiskraft zu besitzen
scheinen, daß sie von der Verletzung ab bis zur endgiltigen Begutachtung bzw. bis zum Tode von demselben Sachverständigen beobachtet sind.

### A. 10 Fälle posttraumatischer Gelenktuberkulose.

Wir beginnen mit 2 Beobachtungen je einer traumatischen Fuß-
und Kniegelenktuberkulose. Die Infektion erfolgte hier auf hämatogenem Wege von anderen nachweislich tuberkulös erkrankten
Organen aus.

1. Der Invalide Schn. erkrankt März 1903 nach einer Erkältung an Bronchialkatarrh, der chronisch wird, um schließlich als Lungentuberkulose diagnostiziert zu werden. Kurz bevor der Mann wegen dieses Leidens entlassen
werden soll, stößt er sich am rechten Fuß: Es treten Schmerzen ein, der
Fuß schwillt leicht an, Schn. wird mittlererweile als Invalide entlassen, geht in
zivilärztliche Behandlung über. Die Lungentuberkulose schreitet nicht
fort, aber die Verstauchung ist nicht zu beseitigen trotz aller Behandlung. April
1904 bricht ein Abszeß am Fuß durch, und Mai 1905 wird auf seinen Antrag p. S.
in das Garnisonlazarett aufgenommen, wo die Tuberkulose als soweit fortge-
schritten gefunden wird, daß lediglich die Ablatia cruris ausgeführt werden kann.
Heilung.

Fraglos ist hier nach dem Gelenktrauma die Einwanderung der
Tuberkelbazillen von der Lunge aus erfolgt.

2. Der Invalide B. hat in den ersten 4 Monaten seiner Dienstzeit allen Dienst
getan. Mitte Februar 1900 stößt er sich beim Chargieren mit dem rechten Knie

---

1) Vergl. hierüber namentlich die Verhandlungen des Internationalen Tuber-
kulosekongresses in Paris vom 2.—7. 10. 05. Münchener medizin. Wochenschr.
bes. No. 48. S. 2339 und ff.

gegen einen spitzen Stein. Vom 2.—15. 3. im Revier behandelt und scheinbar gesund entlassen, hat er aber leichte Schmerzen im rechten Knie. Ende März macht er einen anstrengenden Marsch mit, verspürt neben den Schmerzen im Knie solche im rechten Hoden, der stark anschwillt. Beide Anschwellungen bessern sich, verlieren sich aber nicht ganz. Am 7. 5. erfolgt Lazarettaufnahme. Die Diagnose lautet nach dem klinischen Befunde nunmehr Tbc. testis et Tbc. genu, doppelseitiger Lungenspitzenkatarrh. Invalidisierung. Am 3. 11. 02 wurde im Garnisonlazarett Straßburg die Kniegelenksresektion mit Erfolg ausgeführt wegen fortgeschrittener Tuberkulose, während die Hodentuberkulose, sowie der Spitzenkatarrh scheinbar zum Stillstand gekommen waren. Verhärtungen am Hoden und Nebenhoden ließen sich noch deutlich fühlen.

Gerade dieser Fall spricht für die Auffassung, daß eine latente Tuberkulose, deren Sitz mit Sicherheit nicht bekannt, durch ein Trauma den Anstoß zur Weiterverbreitung erhält und nun mit rapider Schnelligkeit drei Organe befällt.

Bei der folgenden dritten Beobachtung handelt es sich um die Verschlimmerung einer schon vor dem Diensteintritte vorhandenen Tuberkulose.[1]) Das ist der einzige Fall dieser Art, und er findet seine natürliche Erklärung darin, daß eben Tuberkulöse nicht zum Dienste herangezogen werden. Bezüglich des ursächlichen Zusammenhanges zwischen dem angeschuldigten Trauma und dem Wiederausbruche der Tuberkulose nimmt gerade in diesem Falle die Erörterung der Rentenberechtigung besonderes Interesse in Anspruch.

3. Der Cheveauleger M. wurde im 10. Lebensjahr an der linken Hand angeblich wegen eines Geschwüres operirt. Es bildete sich eine Fistel auf dem Handrücken, die Monate lang geschlossen war, um gelegentlich wieder aufzubrechen. Bei seinem Diensteintritt Oktober 1903 war dieselbe geschlossen, die Hand beschwerdefrei während des 1. Jahres seiner Dienstzeit.

Am 9. 1. 05 stieß er sich beim Aufsitzen aufs Pferd die Hand; er verspürte einen Schmerz oberhalb des linken Handgelenks, und es zeigte sich an dieser Stelle eine schmerzhafte Geschwulst. Einige Stunden später sei die alte Eiterfistel aufgebrochen. Dieselbe schloß sich nicht mehr. M. meldete sich daher einige Tage später krank, wurde zunächst vom Dienst befreit und am 21. definitiv krank geschrieben. Es bildeten sich mehrere Abszesse, die inzidiert wurden, indes nicht heilten. Er wurde daher in das Garnisonlazarett Straßburg am 7. 6. 05 verlegt. Hier wurde der 3. Mittelhandknochen, der völlig nekrotisch, exstirpiert. Hierauf Heilung.

M. erhob Invalidenansprüche, weil sein Leiden und der jetzige Zustand durch die Verletzung verursacht seien. Die Entscheidung derartiger Fragen kann unter Umständen sehr schwierig sein und ein Zweifel ist insofern stets berechtigt, als ebensogut der Krankheitsprozeß stillschweigend weiter sich entwickelt haben kann und nun-

---

1) Um eine chronische Osteomyelitis, an die man ja auch hätte denken können, hat es sich nicht gehandelt.

mehr zu Schmerzen führt, die auch ohne das Trauma gerade in dem
angegebenen Moment eingesetzt haben können. Dasselbe ist somit
ein zufällig zusammentreffendes Ereignis, nicht die Ursache. Das
Leiden bestand seit dem 10. Lebensjahre, die Fistel war bereits
wiederholt aufgebrochen, indes stets spontan geheilt. Das Trauma
hatte in unserem Fall sicher stattgefunden; das war durch Zeugen
festgestellt. Die Tatsache indes, daß so kurze Zeit — einige Stunden —
darauf die Fistel aufbricht, spricht dagegen, daß der Stoß gegen die
Hand beim Aufsitzen die Eiterung und das Aufflackern veranlaßte.
Hierzu ist die Zeit viel zu kurz und handelte es sich lediglich um
ein zufälliges Zusammentreffen beider Ereignisse.

Anders steht aber die Frage, ob in solchen Fällen nicht durch
den angestrengten Gebrauch des an und für sich kranken Gelenkes
der Krankheitsprozess weiter verschlimmert ist und schließlich zur
erneuten Exazerbation führte. Es läge alsdann eine Verschlimmerung
durch allgemeine dienstliche Verhältnisse vor. Man muß mit derartigen Begründungen im allgemeinen sicher zurückhaltend sein, da
sonst einer allzu milden Auffassung, zumal bei der heutigen Renten-
sucht, schrankenlos Tor und Tür geöffnet wird. Wir werden noch bei
der Hodentuberkulose die Forderung aufstellen, daß der schädliche
Einfluß des Dienstes auch durch den Nachweis der körperlichen
Schwächung erwiesen werden muß, gleichgültig, ob es sich um Verschlimmerung oder direkte Entstehung handelt.

Dreimal ist unter unseren Fällen von den Begutachtern die Invalidität durch die allgemeinen dienstlichen Verhältnisse begründet
worden. Abgesehen von der körperlichen Beschaffenheit dieser drei
Erkrankten kamen hier mehrere nicht unwesentliche Momente unterstützend zur Geltung. Es handelte sich stets um Rekruten, die in
der Ausbildungszeit erkrankten, somit in einer Dienstperiode, welche
für den Soldaten sicher die allerschwerste und anstrengendste ist, und
es waren in den 3 Fällen 1 mal das rechte Handgelenk und 2 mal
das Fußgelenk erkrankt. Fraglos werden aber an diese Gelenke gerade in der Ausbildungsperiode die größten Anforderungen gestellt.
Bei körperlich nicht gewandten Menschen setzen der langsame Schritt,
die Griffeübungen, das Turnen sicher die Gelenke durch ungeschickte
Bewegungen kleinen fortgesetzten Verletzungen aus, die in Bänder-
zerrungen, in kleinen Blutaustritten bestehen und so die Gelenke und
ihre Umgebungen in einen chronischen Reizzustand versetzen können.

Es dürfte daher auch nicht ein reiner Zufall sein, daß bei den
beiden folgenden Fußgelenkserkrankungen Leiden vorausgegangen
waren, die den Leuten den Dienst sicher erschwert hatten.

4. Der Kanonier K. hatte 8 Jahre vor seiner Einstellung den rechten Unterschenkel gebrochen, infolge eines Sprunges von einem 4 Meter hohen Holzstoß. Die Erkrankung begann an diesem Fuße zunächst mit einer Sehnenscheidenerkrankung in den Streckern, es trat eine Fußgelenktuberkulose hinzu und trotz mannigfaltiger Eingriffe breitete sich die Knochen- und Gelenktuberkulose weiter aus: Kniescheibe, rechtes Schlüsselbein, rechter Daumen ohne auszuheilen.

Im andern 5. Fall kam der Kanonier D. zunächst wegen Plattfußbeschwerden in das Lazarett, und es trat erst allmählich eine chronische Gelenkentzündung an demselben Fuß auf, die im Zusammenhang mit einem rechtsseitigen Lungenspitzenkatarrh als Tuberkulose angesprochen wurde.

Bei genaueren Nachforschungen dürften sich häufig Momente finden, welche den Zusammenhang einer Gelenktuberkulose mit allallgemeinen dienstlichen Einflüssen, die hier in körperlichen Anstrengungen bestehen, glaubhaft erscheinen lassen. Eine sorgfältige Anamnese, vor allem eine fortgesetzte ärztliche Beobachtung der Rekruten werden abgesehen von ihrem allgemeinen Nutzen sicher wertvolle Anhaltspunkte für die Beurteilung derartiger Dienstbeschädigungen geben.

Bei allen nun folgenden Fällen setzt die Tuberkulose primär im Gelenke ein; und die Anamnese und die Untersuchung ergeben nichts von erblicher Belastung, nichts von Resten etwa überstandener Tuberkulose bzw. von früher stattgehabten Verletzungen an den betreffenden Gelenken.

So erkrankt — 6. Fall — Pionier H. am 30. 12. 00 nach einem Falle auf die rechte Hüfte mit lebhaften Schmerzen daselbst, zunächst ohne Temperatursteigerung, ohne pathognostische Stellung. Die Diagnose lautet aber sofort auf tuberkulöse Koxitis. Erst während der Behandlung mit Streckverbänden steigt die Temperatur allmählich an und wird das Gelenk in koxitischer Stellung fixiert gehalten. Am 13. 7. 01 Resectio coxae, da die Temperatur andauernd hoch, der Allgemeinzustand leidet und periartikuläre Abszesse angenommen werden, Symptome, welche die konservative Behandlung nicht zu beseitigen vermochte.

Am 3. Tag nach der Operation erneuter Anstieg der Temperatur. Es setzt eine Meningitis ein, welcher der Kranke nach weiteren 5 Tagen erliegt.

Sektionsbefund: Meningitis tuberculosa, frische tuberkulöse doppelseitige Pleuritis.

Monatelang bleibt hier bei anhaltend ungünstigem Verlauf die Tuberkulose auf die rechte Hüfte beschränkt. Nach der Operation neue Aussaat von Tuberkelbazillen im Organismus. Dieses Ueberschwemmen des Körpers mit Tuberkelbazillen nach Operationen ist ja ein ebenso bekanntes wie gefürchtetes Ereignis, das die Chancen unserer großen Eingriffe bei Gelenktuberkulose wesentlich schmälert. Hierfür bietet dieser Fall ein klassisches Beispiel.

An diese ungünstig ausgegangene Koxitis reihen wir als 7. Beobachtung eine doppelseitige tuberkulöse Hüftgelenksentzündung an mit bisher günstigem Verlaufe — der Kranke ist noch in Behandlung —, und einer Krankengeschichte, welche in mehr als einer Hinsicht bemerkenswert erscheint.

Der Vize-Wachtmeister M. wird am 14., 16. und 23. 10. 04 von einer Remonte abgeworfen. Er fiel jedesmal auf das Gesäß und erlitt so eine starke Erschütterung der Gesäßteile und des Rückens. Namentlich im Gesäß verspürte er Schmerzen, welche von dort in die Schenkelbeuger ausstrahlten. Diese traten besonders hervor beim Uebergang vom Sitzen zum Gehen. M. wurde zunächst vom Reitdienst befreit und später, als die Beschwerden sich vermehrten, dem Garnisonlazarett überwiesen. Hier war zunächst abgesehen von rein neuralgischen Beschwerden im Gebiete der N. crurales nichts Krankhaftes, in Sonderheit an den Hüftgelenken, festgestellt. Auch trat kein Fieber ein. Nach 3 monatiger Lazarettbehandlung wurde der Kranke in das Genesungsheim Rothau geschickt. Auch hier waren weder Bewegungsbeschränkung der Gelenke, noch sonstige Veränderungen nachzuweisen. Mitte Mai 05 indes traten Hemmungserscheinungen in der Bewegung besonders im linken Hüftgelenk auf, sowie Stauchungsschmerzen bei Schlag auf die Fußsohle. M. wurde unter dem Verdacht der doppelseitigen Koxitis nach Straßburg zurückverlegt. Hier bildete sich unter Temperatursteigerungen bis 39,3, die längere Zeit anhielten, das typische Bild der doppelseitigen Koxitis aus. Beide Beine stehen in Außenrotation und Abduktion. Der rechte Trochanter, noch mehr verdickt als links, steht 2 cm über der Roser-Nélaton-Linie. Starke Atrophie beider Oberschenkelmuskeln. Während der Erkrankung sind am 30. 6. zum ersten Male Erscheinungen über der linken Lunge beobachtet und zwar Dämpfung in der linken Unterschlüsselbeingrube mit klingendem Rasseln. Unter Streckverbandbehandlung blieben die Temperatursteigerungen fort, die Stellungen wurden korrigiert und der Kranke kann jetzt wieder, wenn auch mit fixiertem Gelenk, Bewegungen ausführen.

Sicher ist in diesem Falle, daß das Trauma nicht die Gelenke selbst traf — indirektes Trauma[1]). Im Zweifel kann man indes anfänglich darüber sein, ob die zuerst beobachteten Schmerzen im Gebiete der Nn. crurales ohne örtlichen Befund nicht reine Neuralgien waren, bez. also eine Neuritis vorherging und die doppelseitige Koxitis später einsetzte, oder ob die neuralgischen Schmerzen von vornherein Gelenkschmerzen waren, die durch die beginnende Entzündung hervorgerufen und nur wegen des langen Ausbleibens jeder für Koxitis charakteristischen Symptome nicht richtig gedeutet wurden. Auffallend und selten wäre dies immerhin; haben wir doch bei allen Koxitiden gefunden, daß die Schmerzen — spontan oder vor allem bei der Untersuchung — direkt auf das Gelenk bezogen wurden. Bekannt ist ja auch, daß sich neuralgische Schmerzen häufig als erstes und einziges Symptom einer Gelenktuberkulose finden, zumal am Hüftgelenk. —

Die beiden folgenden Fälle betreffen primäre Fußgelenktuberkulosen, die sich durch einen besonders ungünstigen Verlauf aus-

---

1) Vergl. die letzte Beobachtung dieser Gruppe; Frau des Lazarettbeamten.

zeichnen, insofern bei beiden die krankhaften Vorgänge in den Fußgelenken nicht zum Stillstand kommen, sondern im weiteren Verlaufe
— allerdings viel später — die Erkrankung in die Lunge fortgeleitet
wird, der die Patienten alsdann erliegen.

Es ist bekannt, daß in der französischen Armee gerade nach
kleineren Verletzungen, Distorsionen etc., sehr häufig Fußgelenktuberkulosen beobachtet wurden, und daß diese so ungünstig verliefen,
daß das französische Kriegsministerium sich veranlaßt sah, besonders
einzuschärfen, auf diese Verletzungen zu achten. —

Auch die von uns beobachteten Fußgelenkserkrankungen verliefen
— wie bereits erwähnt — trotz weitgehendster Eingriffe ungünstig.
Von drei Kranken wurden zwei erst reseziert, dann amputiert, und
sie starben trotzdem schließlich an allgemeiner Tuberkulose.

8. Der Kanonier L. verstaucht sich am 16. 4. 03 das rechte Fußgelenk beim
Exerzieren. Nach 10 tägiger Revierbehandlung tut er wieder Dienst, bekommt aber
von neuem Schmerzen im rechten Fuße. 27. 4. Lazarettaufnahme. Bei einer Temperatur von 38,4 ist das Fußgelenk ödematös geschwollen und alle Bewegungen
sind stark schmerzhaft. Unter Gipsverbänden gehen die Schmerzen allerdings zurück und die Temperatur fällt ab; die Schwellung aber bleibt bestehen, nimmt
zu. Jodoformglyzerininjektion. Am 7. 9. katarrhalische Geräusche über der
rechten Lungenspitze. 7. 10. dort zugleich Dämpfung. Die Resektion des Fußgelenks wird am 4. 11. ausgeführt, weil seit 3 Wochen das Körpergewicht stark
abnimmt, die Temperatur wieder ansteigt und der örtliche tuberkulöse Krankheitsprozeß nicht zum Stillstande kommt. Im Fußgelenk besonders stark die Malleolen
und Oberfläche des Calcaneus zerstört. Während die Wunden am Fuß Tendenz
zur Heilung zeigen, schreitet die Erkrankung auf den Lungen rapide fort. Exitus
am 17. 12. an Lungenlähmung.

Aehnlich liegt der andere 9. Fall.

Musketier Sch. vertrat sich am 16. 4. den Fuß beim Exerzieren. Stärkerer
Bluterguß um den rechten äußeren Knöchel, der nicht zu beseitigen ist. Es tritt
zunächst eine Verdickung um den Knöchel auf, dann Abszeß. 20. 5. inzidiert.
25. 5. Auskratzung schwammiger Granulationen, die um den Knöchel liegen.
18. 6. wird ein Abszeß am Mall. intern. gespalten, 21. 7. Resektion, 21. 9. Amputatio cruris, da auch nach der Resektion der tuberkulöse Prozeß nicht zum
Stillstand kommt. Die ersten Erscheinungen über den Lungen sind hier am 27. 12.
beobachtet und zwar über der rechten Lunge. Der klinische Verlauf ist auch nach
der Amputation weiter ungünstig, der Stumpf heilt nicht — Reamputation —. Es
tritt außerdem eine Karies der 4. rechten Rippe auf. Patient wird auf seinen
Wunsch nach Dresden übergeführt (22. 4. 04), wo er kurze Zeit darauf stirbt.

In beiden somit ungünstig verlaufenen Fällen trat zuerst die
Gelenktuberkulose auf und erst viel später im weiteren Verlaufe wird
die Erkrankung auf die Lungen fortgeleitet. Ob der primäre Herd
bereits in den Fußgelenken latent vorhanden war und durch das
Trauma nur angefacht worden ist, kann man mit Sicherheit nicht

entscheiden; zutreffen dürfte es nicht. Mit an Gewißheit grenzender Wahrscheinlichkeit darf dies aber in unserem 10. Falle angenommen werden, der eine Handgelenktuberkulose betrifft.

Am 28. 10. 04 glitt der Musketier Fr. mehrfach bei dem Versuche, aus dem Stand an den Querbaum zu springen, ab und verspürte sofort Schmerzen im rechten Handgelenke, das am folgenden Tage stark anschwoll. Erst als diese heftiger wurden, meldete er sich 8 Tage später krank.

Es war damals der Handrücken, besonders über den distalen Handwurzelknochen zum Daumen hin stark geschwollen und druckempfindlich. Die Bewegungen, in Sonderheit die Beugung, waren beschränkt und schmerzhaft. Keine Erhöhung der Körperwärme.

Ein erstes Röntgenbild ergab eine Knochenabsprengung an der Basis des linken Mittelfingers und zwar zur Daumenseite hin.

Nach diesem Befunde glaubte Oberstabsarzt Coste damals eine Knochenabsprengung vor sich zu haben, als Folge des Traumas vom 28. 10. Dementsprechend wurde die Hand geschient und später mit leichter Massage behandelt. Es trat insofern eine Besserung ein, als die Schwellung fast ganz zurückging, desgleichen die Schmerzhaftigkeit. Ende Dezember verschlimmerte sich der Zustand wieder, die Schwellung nahm zu, die Bewegungsbeschränkung dehnte sich auf die Fingerbeuger aus. Es wurden Heißluftbäder verordnet. Ein Anfang Januar aufgenommenes Röntgenbild zeigte, dass es sich nicht mehr um eine Knochenabsprengung allein handelte, vielmehr wiesen die verwaschenen Konturen der Knochen, wie besonders deutlich an der distalen Reihe der Handwurzel zu sehen ist, auf eine Knochenerkrankung hin. Es kam hinzu, daß die Vorderarmmuskeln stark atrophierten, die Anschwellung des Handrückens auch auf die Handfläche übergriff. Nach alledem war es nun nicht mehr zweifelhaft, daß es sich jetzt um eine tuberkulöse Entzündung des Handgelenks handelte. Biersche Stauung und später Jodoformglyzerin-Injektionen blieben erfolglos. Der elende Allgemeinzustand des Patienten und der Nachweis eines Abszesses an der Kleinfingerseite veranlaßten Oberstabsarzt Coste zur Resektion, die in typischer Weise mit Langenbeckschem, radiodorsalem Schnitte ausgeführt wurde.

Fast völlig zerstört waren die Basen des 2. bis 4. Metakarpus bis in den Schaft, sowie die distalen Knochen der Handwurzel. Ganz unversehrt die Knorpelflächen des Radius und der Ulna. Oberstabsarzt Coste sägte sie trotzdem ab. Der Wundverlauf war günstig. Die Wunden sind geschlossen; es ist keine Pseudarthrose aufgetreten.

Fr. bekam eine Prothese, konnte die Finger etwas bewegen. Bei seiner Entlassung war eine kleine Fistel entstanden.

Im Gegensatz zu den Tuberkulosen des Handgelenkes bei Kindern, welche lokalisiert bleiben und häufig zu isolierten Fisteln führen, nach Auskratzungen mit guter Funktion und ohne Wachstumstörungen heilen, ist die Prognose bei Erwachsenen keine günstige. Denn hier hat die Erkrankung eine grosse Neigung zur Diffusion. Schnell breitet sich der ursprüngliche Krankheitsherd, dessen Prädilektionsstelle neben dem Radius — wie auch in unserem Falle — die Basis des 3. Metacarpus ist, auf die anderen Metakarpen und die distale Karpalreihe aus und führt zu grossen Zertrümmerungshöhlen, in denen zwischen dickem Eiter und schwammigen Granulationen morsche Knochentrümmerreste liegen.

Ein Soldat, der anscheinend bisher ganz gesund gewesen ist und seine Hand völlig frei gebrauchen konnte, gibt an, das oben beschriebene Trauma erlitten zu haben. Er versuchte 8 Tage Dienst zu tun, muß sich krank melden und ist dann ständig in ärztlicher Behandlung. Die Anfangssymptome weisen auf eine Verletzung der Handwurzel hin, welche durch das Röntgenbild bestätigt wird. Die sonst bei derartigen Verletzungen übliche und erfolgreiche Therapie versagt, ständig verschlimmert sich der Zustand, ein im dritten Monat nach der Verletzung aufgenommenes Röntgenbild zeigt vorher nicht dagewesene krankhafte Veränderungen an den Handwurzelknochen um den verletzten Knochen herum bei Fehlen krankhafter Veränderung an der proximalen Reihe sowie den Gelenkenden der Vorderarmknochen. Die Operation ergibt endlich als Schluß in der Kette der Erscheinungen eine weiter verbreitete tuberkulöse Zerstörung der Knochen, ausgehend von der primären Verletzung.

Alles weist hier auf den Zusammenhang der Tuberkulose mit dem Trauma hin. Auffallend ist die Entstehung der Fraktur. Nicht direkt durch Fall oder Stoß, sondern lediglich durch die krampfhaften Versuche, die Last des Körpers am Querbaum mit Untergriff zu halten und ein wiederholtes Abgleiten der Hand. Hierbei reißt das Knochenstück an der Basis des 3. Metakarpus ab, ein Knochen, der in seinem Gesamtzusammenhange viel fester in das Gewölbe der Hand eingefügt ist, wie z. B. der Proc. styloideus ulnae. Es spricht deshalb alles für die Annahme, daß dieser Metakarpus latent und symptomlos erkrankt und so nicht mehr genügend widerstandskräftig war, dies um so mehr, als der Bruch an der Prädilektionsstelle des Ausganges der Tuberkulose bei Erwachsenen lag.

Zum Schlusse der Gelenktuberkulosen fügen wir noch eine elfte Beobachtung an, welche sich in gewissem Sinne an die unter Nr. 7 beschriebene anschließt, zu den übrigen aber im Gegensatze steht; denn hier hat das Trauma das Gelenk selbst ganz bestimmt nicht getroffen, sondern einen großen Nerven in der Nachbarschaft direkt verletzt. Hierdurch wurde aber unseres Erachtens die Basis zur Ansiedelung der Tuberkelbazillen im Gelenke geschaffen. —

Der Fall, welcher vom Oberstabsarzt Coste von Anfang an behandelt und später begutachtet worden ist, betraf die Frau eines Lazarettbeamten, bei der nach traumatischer Radialislähmung eine Tuberkulose des Handgelenks eintrat. Es wurde die Heeresverwaltung für dieses Trauma verantwortlich gemacht. Der Frau W. fiel Oktober 1901 beim Oeffnen des Fensters auf den rechten Oberarm ein Zementstück und zwar gerade auf die Umschlagsstelle des Nervus radialis. Es war dort ein Bluterguß, der sich unter feuchten Umschlägen zurückbildete. Es trat indes allmählich ein gewisses Schwächegefühl im Arm ein, und März 1902 wurde eine völlige Lähmung im Gebiete des Nervus radialis festgestellt. In den nächsten Wochen, während das Zurückgehen der Lähmung ärztlich beobachtet wurde, — somit sicher nach Einsetzen der Lähmung, — traten Schmerzen im rechten Handgelenke ein, und zugleich schwoll das Gelenk stark an. Es bildeten sich unter hohem Anstiege der Körperwärme Abszesse auf dem Handrücken unter Atrophie der Vorderarmmuskeln und fast völliger Bewegungsbeschränkung der Finger. Die Resektion ergab eine tuberkulöse Zerstörung des Gelenkes, die besonders stark an der radialen Seite ausgesprochen war.

Ein Gutachten, seiner Zeit vom Generaloberarzt Dr. Lasser und vom Oberstabsarzt Dr. Coste abgegeben, sprach sich in folgendem Sinne aus: Frau W. leidet an den Folgen einer Lähmung des Speichennerven rechts, sowie einer Handgelenktuberkulose, welche zusammen die Gebrauchsfähigkeit der Hand in der Erwerbsfähigkeit so bedeutend geschädigt haben, daß dieselbe fast der des Fehlens gleich zu schätzen ist. In Anbetracht, daß es sich um die rechte Hand handelt, erscheint die Erwerbsfähigkeit den Unterzeichneten um 60 % herabgesetzt.

Hinsichtlich des Zusammenhanges zwischen dem Unfall und dem jetzigen Zustand, geben die Unterzeichneten ihr Urteil wie folgt ab:

1. Der Zusammenhang zwischen der Nervenlähmung und dem Unfall erscheint einwandfrei erwiesen, denn der Zement traf mit nicht unbedeutender Gewalt am Oberarm die genannte Umschlagsstelle des Speichennerven, das heißt jene Stelle, an welcher der Nerv dicht an dem Knochen schräg über den Arm läuft. Hier genügt auch eine nicht sehr bedeutende Gewalt, mit welcher der Nerv gegen den Knochen gepreßt wird, um eine Störung im Nerven hervorzurufen.

2. Daß aber die Nervenentzündung das erste war und nicht etwa die Gelenkentzündung, die erfahrungsgemäß auch Nervenlähmungen im Gefolge haben kann, beweist die Beobachtung und Untersuchung, bei der anfangs weder Schwellung noch Schmerz im Gelenk gefunden wurde. Der Zusammenhang der Handgelenkstuberkulose mit dem Unfall läßt sich nicht in derselben Weise einwandfrei beweisen; es sprechen indes für die Möglichkeit desselben verschiedene Tatsachen, die den Zusammenhang höchst wahrscheinlich erscheinen lassen.

Erfahrungsgemäß treten häufig gerade nach Lähmungen des Speichennerven Schwellungen der Sehnenscheiden, sowie der Gelenke der Handwurzelknochen und Finger auf, die als Folgen der Zerrung der Strecksehnen oder als Ernährungsstörungen aufzufassen·sind. Daß derartige krankhafte Veränderungen der Gelenke für die Ansiedelung von Schwindsuchtsstäbchen günstig sind, ist zwar nicht bewiesen, muß indes durchaus wahrscheinlich und möglich erscheinen. Dies um so mehr, als etwas Analoges bei einer anderen Nervenkrankheit völlig einwandfrei beobachtet wurde.

Bei Tabikern kommen ganz bestimmte in ihrer Art charakteristische Störungen in den Gelenken vor, die auf der Erkrankung der Nerven beruhen. Arthropatie tabétique.

Es sind nun Fälle beobachtet, in denen sich gerade in derartigen Gelenken Tuberkelbazillen ansiedeln und sekundär zur tuberkulösen Erkrankung der Gelenke führen.

Es hat also hier die Nervenerkrankung einen günstigen Boden für die Tuberkulose geschaffen.

Es geben die Unterzeichneten demnach ihr Schlußurteil dahin ab, daß

1. der Zusammenhang zwischen Unfall und Lähmung erwiesen ist,

2. der Zusammhang zwischen der Gelenkerkrankung und dem Unfall ein höchst wahrscheinlicher ist.

Die entscheidenden Behörden erklärten sich mit dem Gutachten und der Anspruchsbegründung einverstanden; aus andern nicht ärztlichen Gründen wurde die Klage indes abgewiesen.

----

Fassen wir nun kurz aus unseren Beobachtungen das praktische Ergebnis bezüglich der Art der Traumen zusammen, so ergibt sich, daß die Verletzungen niemals schwere waren — keine Knochenbrüche, keine Luxationen, vor allem keine Verletzungen mit Wunden.

Es sind, wie Thiem sagt, Verletzungen, die manchmal wieder von selbst heilen, den Kranken kaum oder nur kurze Zeit zur Unterbrechung seiner Arbeit zwingen und deshalb weder von ihm noch vom Arzte als schwerwiegend angesehen werden. Auch in unseren hierher gehörigen Fällen handelt es sich um unwesentliche Verletzungen: Fall auf die Hüfte bezw. das Gesäß (2 mal Hüftgelenkstuberkulose) — Stoß gegen einen spitzen Stein beim Niederknien (Kniegelenkstuberkulose) — Fehltritte bezw. Umknicken beim Marschieren resp. Stoß gegen den Fuß oder Mittelfuß (5 mal Fußgelenkstuberkulose) — Verstauchung der Hand beim Voltigieren bezw. Turnen (2 mal Handgelenkstuberkulose) = 10.

Der Zwischenraum zwischen Krankmeldung und Verletzung schwankt als kürzeste Zeit zwischen 3 Tagen und 3 Monaten. Aber in diesem

letzten Falle war allerdings das Bild der Tuberkulose schon ein ausgesprochenes — es handelte sich um eine solche der Hüfte, und der
Kranke hatte sofort nach der Verletzung lebhafte Schmerzen empfunden.

Naturgemäß lagen bei den mehr oder weniger kurze Zeit nach
der Verletzung aufgenommenen Kranken zunächst lediglich die Folgen
der oben angeführten Traumen zutage, die aber nun — wenn wir
uns so ausdrücken dürfen — nicht mehr zur Ruhe kommen.
8 Kranke blieben bis zur Diagnose Tuberkulose im Lazarett, 2 wurden
versuchsweise in den Dienst geschickt, kehrten aber nach kürzester
Zeit wieder zurück, um dann definitiv dort zu bleiben. Wir betonen
dies, weil die Fälle in dieser Hinsicht in einem gewissen Gegensatze
zu der Auffassung von Thiem stehen und weil wir gerade in diesem
Nichtausheilen der primären Verletzung, sondern in der schrittweisen
Weiterentwickelung von dieser bis zur Tuberkulose ein sehr wesentliches Moment sehen. Ist es doch das einzige, durch welches wir
den traumatischen Zusammenhang beweisen bezw. ablehnen können.

## B. 10 Fälle posttraumatischer Hodentuberkulose.

Die Anschauungen über das Zustandekommen der Infektion bei
Hodentuberkulose beziehungsweise über den Weg, auf welchem die
Tuberkelbazillen in den Hoden eindringen, sind auch heute noch
geteilt.

Zwei Meinungen stehen sich hier gegenüber. Auf der einen
Seite vertreten Kocher, König u. a. den Standpunkt, daß die Hodentuberkulose im allgemeinen sekundär sei und sich von einem Primär-
herd im Urogenitalsystem in deszendierender Richtung entwickelt oder
sich metastatisch von Herden in anderen Organen, vor allem der
Lunge bzw. den Gelenken zum Hoden fortpflanzt. Hier spielt Heredität naturgemäß eine große Rolle.

Demgegenüber halten andere Autoren, namentlich Czerny und
Bruns, gestützt auf eine sehr sorgfältige über 30 Jahre ausgedehnte
Statistik und vor allem auf die Tierexperimente von Baumgarten,
die Hodentuberkulose in den meisten Fällen für eine primäre Erkrankung.

Jordan faßt diese Anschauungen in die These zusammen: Die
Hodentuberkulose ist viel häufiger, als man bisher angenommen hat,
vielleicht in der Mehrzahl der Fälle, eine primäre, hämatogene Erkrankung, deren Weiterverbreitung im Urogenitalsystem in aszendie-
render Weise erfolgt.

Prüft man die von uns beobachteten 10 Fälle auf das Zustandekommen der Infektion, eine Frage, die für die Beurteilung der traumatischen Entstehung des Leidens von großer Wichtigkeit ist, so kommt man zur Ueberzeugung, daß es sich fast ausnahmslos um primäre, aszendierende Tuberkulose handelt[1]).

Gerade beim Militär wird auf das Vorleben des einzelnen Soldaten heute der allergrößte Wert gelegt. Bestimmungsgemäß werden hier nicht allein bei den Musterungen, sondern vor allem auch bei der Einstellung über Heredität und überstandene Krankheiten exakte Angaben verlangt und in die Listen eingetragen, die gegebenen Falls durch Nachforschungen in der Heimat unterstützt und gesichert werden. Bei keinem der Kranken läßt sich hereditäre Belastung nachweisen. Desgleichen finden wir bis auf vier bei keinem vor dem Diensteintritt tuberkulöse Erkrankungen oder solche, welche den Verdacht einer Tuberkulose anderer Organe aufkommen ließen. Denn nur ein Soldat, Chevauleger M., hatte angegeben, daß er in früher Kindheit eine Operation am Hoden durchgemacht, für welche er einen Grund nicht anzuführen wußte, die aber eine sichtbare Narbe zurückgelassen hatte.

In einem zweiten Fall, Musk. M., war der Hoden bei der Einstellung verdickt, es fand sich eine feine Narbe am Hodensack. Der Soldat gab an, daß er im 19. Lebensjahr eine Hodenentzündung gehabt, die zur Eiterung geführt und derentwegen er 3 Monate im Krankenhause gelegen habe. Das Fehlen jeder Gonorrhoe, der weitere Verlauf und der Befund bei der Kastration machen es sehr wahrscheinlich, daß es sich bereits damals um Tuberkulose gehandelt, die indes zunächst für 2 Jahre ausgeheilt gewesen war.

Das gleiche gilt von zwei anderen Erkrankten.

Bei dem Pionier A. wurde bei der Einstellung gefunden: Rechter Hoden und Nebenhoden chronisch verdickt, nicht druckempfindlich. Bei dem Trainsoldaten H. war notiert: 11 Monate vor dem Diensteintritt Quetschung des linken Hodens, die angeblich nach 6 Wochen ohne ärztliche Hilfe heilte; es soll damals eine Eiterentleerung stattgefunden haben.

Auch hier muß man aus dem weiteren Verlauf schließen, daß es sich bereits damals um Tuberkulose handelte. Es sind somit von den 10 Fällen 6 ohne jeden Verdacht auf Tuberkulose eingestellt, während bei 4 Veränderungen am Hoden nachzuweisen waren, die auf eine allerdings streng lokalisierte Tuberkulose des Hodens hinweisen konnten, bei Fehlen jeder anderen Tuberkulose.

---

1) Im Gegensatze zu der Blasentuberkulose, für die heutzutage als Infektionsquelle meist ein renaler Herd angenommen wird.

2*

Auch weiterhin ließen sich schwere Erkrankungen tuberkulöser Art anderer Organe nach der Einstellung nicht nachweisen. Im Gegenteil: die Leute, welche ja während der Rekrutenzeit in bestimmten Abständen gewogen werden, deren Brustmaß aufgenommen und die somit ständig unter ärztlicher Kontrolle stehen, zeigten durch Zunahme ihres Gewichtes etc., daß sie dem Dienste gewachsen waren, bis ihre lokale Tuberkulose ausbrach.

Nur ein Mann, Musk. K., hatte an einem akuten fieberhaften Bronchialkatarrh gelitten, der aber sicher nicht spezifischer Natur war. Denn die Geräusche verschwanden nach kurzer Zeit, das Fieber fiel schnell ab, die Untersuchung auf Tuberkelbazillen blieb negativ, und der Mann tat vier Monate allen Dienst ohne Beschwerden.

Unter den subjektiven Klagen bis zur Operation, sowie dem objektiven Befunde, der die Diagnose sicherte, fanden sich nur solche, welche auf eine strenge Lokalisation im Hoden und Nebenhoden hinwiesen, jedenfalls ein Uebergreifen des Leidens auf den Samenstrang bis über den Leistenring nicht wahrscheinlich machten mit Ausnahme eines Falles, Pionier A. Insonderheit waren die Lungen frei von nachweisbaren Erkrankungen, blieben es auch während der Behandlung. Der Harn war bis auf einen Fall vorausgegangener Gonorrhoe frei von fremden Bestandteilen; auch für eine Erkrankung der Nieren oder des anderen Hodens fanden sich keine Anhaltspunkte. Von den durch die Kastration gewonnenen Präparaten sind mikroskopisch Schnitte leider nicht gemacht; soweit man indes makroskopisch die Frage der Verbreitung der Tuberkulose entscheiden kann, überschritt dieselbe den Samenstrang nicht. Wir haben grundsätzlich den Samenstrang nach dem Vorschlage von v. Büngner hoch abgetragen. Das pathologisch anatomische Bild war meist dasselbe.

Für einen Herd in der Prostata fanden wir in zwei Fällen Anhaltspunkte.

Bei dem oben erwähnten Pionier A. war bei der Einstellung der rechte Hoden verdickt, ohne daß anamnestisch eine Ursache festgestellt wurde. Am 24. 2. 03 quetschte sich p. A. den linken Hoden, nachdem er sich bereits September 1902 eine leichte Quetschung zugezogen hatte. Es wird Tuberkulose des linken Nebenhodens festgestellt, deren Operation abgelehnt. 8. 4. Abnahme der Schwellung des rechten Hodens und Nebenhodens, der deutliche Knotenbildung zeigt. 13. 4. Abszeßbildung im linken Nebenhoden. 5. 5. Doppelseitige Kastration. 25. 6. Blasenkatarrh, der klinisch tuberkulösen Charakter hat, aber keinen Bazillenbefund. 29. 6. Linke Samenblase vergrößert, Temperatur 40°. 30. 6. Eröffnung eines Prostata-Abszesses vom Rektum aus. 5. 7. Linksseitiger Bubo. 15. 7. Perinealer Abszeß. 15. 9. Bei der Entlassung: Kastrationswunden geschlossen. Am Gesäß Fistel, die mit der Prostata kommuniziert.

Aus diesem kurz skizzierten Verlaufe geht hervor, daß die doppelseitige Kastration die Tuberkulose in ihrem Fortscheiten nicht aufhielt, diese vielmehr rapide sich weiter verbreitete. Wie war der Infektionsweg? Während der Beobachtung ließen sich über den Lungen (rechte Spitze) krankhafte auf Tuberkulose hinweisende Erscheinungen nachweisen, allerdings ohne bazillären Befund. Objektiv nachweisbar krankhaft verändert war zuerst der rechte Hoden, dann erkrankt nach Trauma der linke, sowie chronologisch Blase, Samenblase, Prostata, Urethra und die Lungen. Man kann darüber streiten, ob hier der primäre Sitz der rechte Hoden war und die Krankheit sich von hier auf die anderen Organe aszendierend verbreitete. Uns will es wahrscheinlicher erscheinen, als ob der primäre Herd ursprünglich in der Lunge latent vorhanden war und sich alsdann im Verlaufe manifestierte. Man würde bei dieser Annahme zu dem Schlusse kommen, daß es sich um eine deszendierende metastatische Tuberkulose handelte.

Ein 2. Fall von Prostataerkrankung lag bei Musketier G. vor.

Derselbe hatte im 19. Lebensjahr eine Entzündung des rechten Hodens, derentwegen er operiert wurde (Auskratzung?). Am 22. 11. 00. Krankmeldung wegen Anschwellung des linken Hodens ohne bekannte Ursache. Aufnahmebefund: Rechter Hoden und Nebenhoden verdickt. Am Skrotum Narbe. Linkerseits Fistel, die zu stark verdickten knolligen Nebenhoden führt. Hier wird von Kastration abgesehen. Linker Nebenhoden nur ausgekratzt. Im Verlauf der Erkrankung Schmerzen und Verdickung im linken Prostatalappen, die aber nur vorübergehend sind. Das Invaliditätsverfahren, auf das später eingegangen werden soll, wird eingeleitet. Der Kranke, bei dem auch rechts noch Fisteln entstanden, wird entlassen.

Unter den anderen Infektionskrankheiten, welche den Boden für eine Hodentuberkulose vorbereiten, spielt die Gonorrhoe mit und ohne Epididymitis eine hervorragende Rolle. Casper schätzt ihren Einfluß einem Trauma gleich, das besonders bei belasteten Personen eine für die Tuberkulose günstige Prädisposition liefert. Ein treffendes Beispiel hierfür liefert folgende Beobachtung:

Musketier H. akquiriert am 22. 6. 1901 eine Gonorrhoe (Gonokokken nachgewiesen), in deren Verlaufe eine rechtsseitige Nebenhodenentzündung ohne sehr stürmische Erscheinungen auftritt. Eine geringe Anschwellung bleibt zurück, die aber zunächst keine weiteren Beschwerden verursacht. Desgleichen ist die Gonorrhoe nach 60 Tagen gänzlich beseitigt. Nach etwa 4 Monaten traten Schmerzen im rechten Hoden beim Gehen auf, die sich bei körperlichen Anstrengungen wesentlich steigern und allmählich unerträglich werden. Bei der Aufnahme ist eine Verdickung des Nebenhodens zu fühlen mit einzelnen Knoten. In der Haut eine mit dem Nebenhoden kommunizierende Fistel, deren Umgebung gerötet und hart infiltriert ist. Der Samenstrang ist leicht verdickt, zeigt ebenfalls Knotenbildung.

Die Kastration ergibt eine typische Tuberkulose im Nebenhoden sowie im Samenstrang mit Abszeßbildung. Im eitrigen Sekret sind Tuberkelbazillen nachgewiesen. Eine Verletzung hat p. H. nie erlitten.

Hier handelt es sich also um einen Fall, bei welchem sich direkt an die gonorrhoische Nebenhodenentzündung eine Tuberkulose anschließt, die zwar anfangs ohne Beschwerden verläuft, vielmehr solche erst verursacht, als der Prozeß zum Einschmelzen kommt und eine Eiterung mit Fistelbildung einsetzt. p. H. war erblich nicht belastet, nie wesentlich krank gewesen und ist heute nach 5 Jahren noch Unteroffizier. Die Tuberkulose schloß sich direkt an die gonorrhoische Nebenhodenentzündung an. Wenn man naturgemäß auch den Zeitpunkt nicht genau bestimmen kann, so muß diese, den weit vorgeschrittenen Veränderungen am Nebenhoden entsprechend, zu welchen die geringen Krankheitserscheinungen im Gegensatz stehen oder die vielmehr für eine sehr langsame Entwicklung des Leidens sprechen, sehr bald nach der gonorrhoischen Erkrankung des Nebenhodens eingesetzt haben. Hier die Entstehung der Tuberkulose auf dienstliche Veranlassung zurückzuführen, wäre zu weit gegangen. Die Dienstbeschädigung ist daher mit Recht auch in dem Sinne abgelehnt, daß etwa eine Verschlimmerung durch den Dienst stattfand und somit Invalidität.

Das Fehlen der hereditären Belastung, das Vorleben des Erkrankten, die Symptome, der Operationsbefund, sowie endlich der weitere Verlauf, kurzum das ganze Krankheitsbild scheinen bei unseren Fällen dafür zu sprechen, daß es sich um streng lokalisierte, aszendierende Hodentuberkulose handelte, eine Tatsache, welche die Beurteilung des Zusammenhangs zwischen einem Trauma und der Tuberkulose wesentlich erleichtert und vereinfacht, da wir nur zu entscheiden haben, ob die betreffende Verletzung, die das Organ traf, die Tuberkulose hervorrief oder verschlimmerte.

Leichter ist das erstere, nämlich der Nachweis der direkten Entstehung durch ein Trauma. Dies liegt in den ganzen militärischen Verhältnissen. Denn erleidet der Mann im Dienst eine Verletzung, so wird sofort die Tatsache durch Zeugenaussagen festgestellt, untersucht und das Urteil gefällt. Es ist daher in all den Fällen, wo die Angaben der Verletzung sofort gemacht werden, wie in den drei folgenden Fällen (R., M. u. K.) und wo sich die Verletzten nicht etwa erst später darauf besonnen haben, der juristische Tatbestand leicht fixiert. Desgleichen liegt — wenigstens in 2 Fällen — zwischen Verletzung und Krankmeldung, somit dem Beginn der ärztlichen Beobachtung, nur ein Zeitraum von zwei, im 3. Fall allerdings ein solcher von

24 Tagen. — Auch hier also konnten die Aerzte die Verletzung kurz nach der Entstehung bis zum definitiven Abschlusse der Erkrankung einheitlich beobachten und verfolgen.

Die Krankengeschichten sind kurz folgende:

Am 29. 11. 04 quetschte sich der Trainsoldat R. den linken Hoden beim Aufsteigen an dem herunterhängenden Steigbügel; er tat Dienst bis zum folgenden Tage, wo er starke Schmerzen bekommt und der Hoden anschwillt. Aufnahmebefund: 1. 12. 04 gleichmäßige Schwellung des Hodens und Nebenhodens, starke Schmerzhaftigkeit, kein Erguß, keine äußerlichen Verletzungen. Während einer 42 tägigen Behandlung verlieren sich die Schmerzen. Die Schwellung bleibt bestehen, man kann nirgends Ungleichmäßigkeit oder Knotenbildung fühlen. Am 23. 3. 05 erneute Aufnahme, da fortgesetzt Schmerzen. Nunmehriger Befund: Samenstrang verdickt. Vom Nebenhoden strangförmiger Fistelgang zur Haut, der Eiter absondert. Kastration nach Büngner ergibt: Der Fistelgang führt zu einer pflaumenkerngroßen Abszeßhöhle im Hoden, mit bröckligen, käsigen Massen. Im Hoden selbst zahlreiche submiliare Tuberkeln. Nebenhoden stark verdickt, in ihm kirschkerngroße Höhle von gleicher Beschaffenheit. — Pionier M. quetschte sich am 1. 5. 01 beim Nehmen der Hindernisse den rechten Hoden. Starke Schmerzen sowie Anschwellung des rechten Hodens. Krankmeldung am 3. 5. 01. Zunächst Revierbehandlung, da die Schwellung eine gleichmäßige, unverdächtige. Als dieselbe nicht zurückgeht: 24. 5. 01 Lazarettaufnahme. Rechter Hoden gleichmäßig geschwollen, Nebenhoden vergrößert, knollig, höckerig verdickt. Nach 9 Tagen bildet sich ein Abszeß, dessen Eiter Tuberkelbazillen enthält. Kastration ergibt: Nebenhoden größtenteils zerstört, starke Bindegewebsmassen. Hoden makroskopisch unverändert. Im Verlaufe tritt eine Eiterung am Samenstrange auf, die die Nachbehandlung verzögert. — Musketier K. endlich zieht sich am 25. 4. 03 eine Quetschung des linken Hodens beim Sprung über den Kasten zu. Schmerzen im Hoden, die stärker werden; Krankmeldung indes erst 3. 6. 03. Aufnahmebefund: Starke Schwellung des Hodens und Nebenhodens, der besonders stark anzufühlen. Kastration ergibt tuberkulöse Veränderungen im Nebenhoden; Hoden, Samenstrang unverändert, Verlauf reaktionslos, tut Dienst, ist auch heute noch gesund.

Es handelt sich somit in diesen Fällen um Traumen, welche den betreffenden Hoden direkt trafen und Beschwerden verursachten. Nicht so einfach ist es, über die Schwere der Verletzungen ein richtiges Urteil zu gewinnen. Sehr ernster Natur waren diese sicher nicht, denn es trat niemals Shock nach dem Unfall ein. Auch objektiv waren Blutergüsse unter der Haut nicht zu finden, und ebenso war der Befund der exstirpierten Organe insofern negativ, als keine alten Blutungen in demselben nachzuweisen waren, auch keine Hämatocelen. Maßgebend war hier somit allein die klinische Beobachtung gewesen: Zuerst eine gleichmäßige Schwellung des ganzen Organs, die lediglich druckempfindlich, aber nicht entzündlich. Es ist auch nie Temperatursteigerung beobachtet. Die Schwellung ist aber nicht durch Bettruhe zu beseitigen, persistierte vielmehr und unter den Augen des Arztes bilden sich Knoten im Nebenhoden, die Abszesse und Fisteln.

Diese Veränderungen beruhen dann schließlich pathologisch-anatomisch und bakteriologisch auf Tuberkulose. Hieraus ergibt sich für unsere Fälle die Konsequenz, wie wir den Nachweis des Zusammenhanges lediglich darauf stützen können, daß die Tatsache des Traumas so zu sagen juristisch erwiesen ist, und daß ärztlicherseits klinisch einwandfrei beobachtet wurde, wie sich aus den rein traumatischen Veränderungen chronologisch kettenförmig die Tuberkulose entwickelte.

Viel schwerer ist die Entscheidung in all den Fällen, wo ein Trauma eine bereits vorhandene Tuberkulose verschlimmert. Dieselbe ist aber um so wichtiger, weil dies im allgemeinen das häufigere ist. Eine Entscheidung, die dadurch wesentlich erschwert wird, weil hier meist zwischen dem Beginn des Leidens auf der einen — dem Trauma selbst und seiner Geltendmachung auf der anderen Seite — ein breiter Zwischenraum liegt und dementsprechend auch die Angaben bei weitem nicht so präzise sind. Der pathologisch-anatomische Befund läßt uns hier völlig im Stich, denn wir können an den Präparaten nicht die einzelnen Etappen des Fortschreitens des Krankheitsprozesses bemerken. Wir sehen vielmehr in den alten chronischen Entzündungsvorgängen, den Produkten regressiver Metamorphosen, frische Tuberkelknötchen regellos liegen. Trotzdem ist es nicht möglich, hieraus auf die Zeitdauer des Prozesses Rückschlüsse zu machen oder gar bestimmen zu wollen, wann zeitlich neue Nachschübe einsetzten.

Anders steht es vielleicht mit den klinischen Erscheinungen. Hier haben wir nach zwei Richtungen hin gewisse Anhaltspunkte. Es ist interessant, daß, während im allgemeinen unsere Fälle fieberlos verliefen, in 2 Fällen, in denen am Hoden bereits Veränderungen nachzuweisen, die aber gänzlich reizlos waren, nach einem Trauma unter Temperaturanstieg heftige Schmerzen einsetzten und schließlich ein Abszeß durchbricht.

Der Musketier M. zieht sich am 9. 3. 03 beim Felddienstüben eine Quetschung des linken Hodens zu. Sofort sehr heftige Schmerzen. Krankmeldung. Aufnahmebefund: Nebenhoden und Hoden gleichmäßig stark geschwollen. Nach 3 Tagen läßt die allgemeine Anschwellung nach, man fühlt jetzt am Nebenhoden höckrige Hervorragung. Die Temperatur steigt, ist am 4. Tage 38, am 7. 38,3. Es hat sich ein Abszeß am Nebenhoden gebildet. Kastration: Im Nebenhoden zahlreiche tuberkulöse Herde, desgleichen im Samenstrang 2 erbsengroße.

In gleicher Weise trat bei dem Musketier W., bei dem der Verdacht auf Tuberkulose des rechten Nebenhodens bestand, nach Quetschung eine Verschlimmerung des Leidens ein. Die Temperatur war am 3. Tage 38,7. Es bildete sich eine Fistel.

Wenn auch in der Literatur Fälle beschrieben sind, wo sich eine tuberkulöse Nebenhodenentzündung in ganz kurzer Zeit entwickelte, so waren dann die Erscheinungen von Anfang an viel stürmischer.

Sehr wahrscheinlich und ungezwungen will uns hier die Annahme erscheinen, daß die Tuberkulose ganz langsam und schleichend einsetzte, das Trauma indes die Gelegenheitsursache war, durch welche die akute Exazerbation des Leidens hervorgerufen wurde.

In einer zweiten Gruppe bestand einseitige Tuberkulose. Diese griff nach dem Trauma auf die andere Seite über und verschlimmerte sich dann zugleich in dem zuerst erkrankten Hoden.

Es ist dies der Fall A., bei welchem die Hodentuberkulose rechts im 19. Lebensjahre einsetzte. Am 24. 2. 03 quetschte er sich den linken Hoden. Am 27. 2. bei der Aufnahme linker Hoden und Nebenhoden zunächst gleichmäßig stark geschwollen, später grenzt sich die Schwellung gegenseitig ab. Nebenhoden höckrig. 8. 4. tritt Verschlimmerung im rechten Nebenhoden ein. Kastration ergibt in beiden Nebenhoden Tuberkulose.

Hier hatte also das Trauma die Infektion auf den zweiten gesunden Hoden übergeleitet und wurde so ebenfalls Veranlassung zu einer Verschlimmerung des Leidens.

Im Gegensatz zu diesen sicher nachgewiesenen Traumen konnte 3 mal eine bestimmte Ursache für die Entstehung des Leidens nicht angegeben werden.

1. Bei dem Ulan K. war bei der Einstellung der linke Hoden etwas geschwollen, ohne daß K. Beschwerden verspürte oder sich erinnert krank gewesen zu sein, sodaß er nach kurzer Beobachtung am 16. 10. 04 zum Dienst geschickt wurde. Am 1. 3. 05 meldete er sich krank. Am linken Nebenhoden war eine Fistel, der Nebenhoden selbst stark verdickt. Kastration ergibt typische Tuberkulose.

2. Der Traingemeine H. war 11 Monate vor dem Diensteintritt 6 Wochen an einer Eiterung am linken Hoden erkrankt. Bei der Einstellung war eine Narbe am linken Nebenhoden zu sehen, der zugleich leicht verdickt war. Am 1. 11. 04 Krankmeldung wegen Anschwellung des Nebenhodens ohne Schmerzen. Es besteht eine Fistel am unteren Teil des stark verdickten höckrigen Nebenhodens. Kastration, typische Tuberkulose.

3. Der Fall G. Seite 21 bereits beschrieben.

Von diesen Leuten tat der 1. weiter Dienst, der 2. wurde dienstunbrauchbar gemeldet, während der 3. invalidisiert wurde. Die Begründung lautete: „G. leidet demnach an beiderseitiger Hodentuberkulose. Die Erkrankung des rechten Hodens hat schon vor dem Diensteintritt bestanden, diejenige des linken ist erst aufgetreten, nachdem der Mann über 1 Jahr im Dienst gewesen war. Da eine derartige Weiterverbreitung einer Tuberkulose erfahrungsgemäß durch körperliche Anstrengung begünstigt wird, glaube ich eine Verschlimmerung des vor dem Diensteintritt vorhandenen Leidens durch den Dienst annehmen zu müssen. Es liegt somit Dienstbeschädigung vor.

In der Beurteilung derartiger Fälle ist nun ein Unterschied in der Auffassung und den Bestimmungen zwischen der Unfallgesetzgebung und der Pensionierungsvorschrift beim Militär. Erstere verlangt, daß diese Schädigung auf ein plötzliches, zeitlich bestimmbares, in einem verhältnismäßig kurzen Zeitraum eingeschlossenes Ereignis zurückzuführen ist, welches in seinen — möglicherweise erst allmählich hervortretenden — Folgen den Tod oder die Körperverletzung verursacht.

Anders und weitergehend die Dienstanweisung: dort heißt es in Ziffer 7 des § 20 „Invalidität durch Dienstbeschädigung liegt vor, wenn eine bestimmte dienstliche Veranlassung zwar nicht nachgewiesen werden kann, die Entstehung oder Verschlimmerung des Leidens aber auf Grund ärztlicher Erfahrung und unter Berücksichtigung der Natur des Leidens auf die besonderen Eigentümlichkeiten des aktiven Militärdienstes zurückzuführen ist.

Die Tatsache, daß der Soldat im Dienst den mannigfaltigsten körperlichen Anstrengungen ausgesetzt ist, läßt sich naturgemäß nicht leugnen. Diese sind somit unter die besonderen Eigentümlichkeiten des aktiven Militärdienstes zu rechnen. Trotzdem sind wir der Ansicht, daß in solchen Fällen der Nachweis geführt werden muß, daß diese Anstrengungen in der Tat schädigend auf den betreffenden Organismus gewirkt haben und denselben so in seiner Widerstandskraft lähmten. Es müßte also bewiesen sein, daß der Mann die Anstrengungen von Anfang an schlecht vertrug, daß er abmagerte, daß das Brustmaß, welches ja erfahrungsgemäß grade umgekehrt während der Dienstzeit bedeutend zunimmt, stehen bleibt oder zurückgeht. Nur da, wo dieser Nachweis einwandfrei geführt ist, halten wir Dienstbeschädigung und somit Rentenanspruch für berechtigt. — Es ist uns wohl bekannt, daß sich Leute mit Hodentuberkulose oft lange Zeit durchaus wohl fühlen können, glauben aber nicht, daß dies bei den Anforderungen des militärischen Dienstes zutrifft.

## Thesen.

Die Frage des Zusammenhanges zwischen Trauma und Tuberkulose ist experimentell bakterioskopisch bisher nicht gelöst, wir sind daher auf die empirisch-klinische Erfahrung angewiesen. Diese hat sich indes zu ganz bestimmten Grundsätzen verdichtet, die wir nach den von uns beobachteten Fällen zu folgenden Sätzen zusammenfassen.

### A. Tuberkulose der Gelenke.

1. Die Gelenke können nach Traumen metastatisch von primären, dann meist in der Lunge sitzenden, tuberkulösen Herden erkranken — Kaufmann.

2. Es kommen aber auch fraglos Fälle primärer Gelenktuberkulose bei nicht anderweitig vorher infizierten Individuen vor, bei denen sich die Tuberkelbazillen nach gewissen Traumen (siehe T. 4) im Gelenk ansiedeln können oder wo im Gelenk latent vorhandene Krankheitsprozesse durch das Trauma manifest werden. — Sudeck.

3. Hier ist die bei langer Dauer der Erkrankung oder nach Operationen auftretende Tuberkulose der Lungen oder anderer Organe sekundär und metastatisch.

4. Die Traumen sind ausnahmslos leichte häufig fortgesetzte Reize, meist das Gelenk direkt angreifend.

5. Es kommen aber auch Gelenktuberkulosen vor nach indirekten Verletzungen, auch nach solchen der Nerven.

6. Da der Soldat, besonders in der Rekrutenausbildungsperiode häufig kleinen Verletzungen der Gelenke ausgesetzt ist, so kann bei traumatischer Gelenktuberkulose bezüglich des Nachweises einer Dienstbeschädigung von der Forderung einer bestimmten äußeren Verletzung Abstand genommen werden.

### B. Tuberkulose der Hoden.

1. Die von uns beobachteten Fälle machten den Eindruck von aszendierenden Infektionen, blieben lokalisiert oder verbreiteten sich — mit einer Ausnahme — nur im Uro-genitaltraktus.

2. Die Traumen, welche mit den tuberkulösen Erkrankungen in Zusammenhang gebracht werden, waren durchweg unbedeutend und geringfügig, zuweilen freilich mit lebhaften Schmerzen verbunden.

3. Die Glaubhaftigkeit der Verschlimmerung durch ein Trauma wird erhöht, wenn kurz nach dem Trauma fieberhafte Temperatur

oder Abszeßbildung einsetzen, oder der tuberkulöse Prozeß auf andere Organe übergreift.

4. Einen Zusammenhang zwischen den Anstrengungen des Dienstes im Sinne des § 20, 7 b der Dienstanweisung ist man nur dann berechtigt anzunehmen, wenn es sich durch Abnahme des Körpergewichtes usw. nachweisen läßt, daß der Mann tatsächlich dem Dienste nicht gewachsen war und durch diesen daher übermäßig angestrengt wurde.

# II.

# Die Hernia ileo-appendicularis.

Von

## Prof. Dr. Geißler,

Generaloberarzt und Divisionsarzt, dirigierendem Arzt des Clementinenhauses.

(Hierzu Tafel I.)

---

Die Lehre von den inneren Hernien ist durch Treitz 1857 zum ersten Male in die richtige Beleuchtung gerückt worden, und er hat ihr die Grundlagen gegeben, auf denen Waldeyer 1868, Toldt 1879, Jonnesco 1890, Brösike 1891 weiter gearbeitet haben. Treitz (Hernia retroperitonealis, Prag 1857, S. 162) definiert schon genau als innere Unterleibshernien diejenigen, deren Sack wegen Lage des Annulus im Innern der Bauchhöhle unter allen Umständen in der Bauchhöhle verbleiben muß, während als äußere Unterleibshernien diejenigen zu bezeichnen wären, deren Sack aus der Bauchhöhle hervorgetreten ist oder hervortreten konnte. Daher gehörten zu den inneren Hernien durchaus nicht „alle Einschiebungen der Gedärme in Löcher von Gekrösen, Netzen, Pseudomembranen usw., da sie eines besonderen peritonealen Sackes entbehren"; diese Fälle seien als bloße Dislokationen und innere Inkarzerationen zu bezeichnen. Logischerweise hält er es daher selbst für zweifelhaft, ob die Einlagerung der Gedärme in das Winslowsche Loch als innere Hernie zu gelten habe, da sich hier die Gedärme bloß in eine offene Spalte einschieben und die Bildung eines besonderen Hernialsackes nicht stattfindet.

Treitz hat ausführlicher die Hernien der Fossa duodenojejunalis und mehr weniger nebenbei die Hernien der Fossa intersigmoidea und der Fossa subcoecalis beschrieben. Den ersteren erkennt er den Namen „retroperitoneale" zu, weil ihr Hernialsack unter allen Umständen im retroperitonealen Bindegewebe eingebettet bleibt und führt eigens den Beweis, daß diese retroperitoneale Lageanomalie der Därme eine wahre innere Hernie sei, und zwar die häufigste unter den drei

obengenannten Formen, die er unter dem Namen der „wahren inneren
Bruchhernien, Herniae abdominales internae verae" zusammenfaßt.

Die späteren Autoren, insbesondere auch Jonnesco, haben die
beiden Bezeichnungen: Herniae retroperitoneales und Herniae abdominales internae verae wieder zusammengeworfen. Erst Brösike betont
den grundsätzlichen Unterschied zwischen ihnen, empfiehlt die einfache
Bezeichnung „intraabdominelle Hernien" und schlägt zu ihrer genaueren
Charakterisierung vor, sie nach denselben anatomischen Gesichtspunkten
wie die extraabdominellen Hernien zu benennen, nämlich nach dem
Ring, durch den das dislozierte Darmstück hindurchtritt und eingeschnürt werden kann. Entsprechend den sofort verständlichen Bezeichnungen Hernia femoralis, inguinalis, obturatoria, diaphragmatica
teilt er somit die intraabdominalen Hernien ein in:

1. Hernien des Foramen Winslowii,
2. Herniae intersigmoideae,
3. Pericoecale Hernien,
4. Herniae duodeno-jejunales,
5. Herniae parajejunales.

Sultan, der in seinem Lehrbuch über Unterleibsbrüche den
neuesten Standpunkt in dieser Frage vertritt (aber auch von der
„inneren Hernie, Hernia retroperitonealis sive intraabdominalis"
spricht), unterscheidet 5 Arten von inneren Hernien:

1. Herniae foraminis epiploici (Winslowii),
2.     „      recessus duodeno-jejunalis,
3.     „         „      retrocoecalis und ileocoecalis,
4.     „         „      intersigmoideae,
5.     „      retrovesicales.

Hervorzuheben wäre noch, daß die Bauchfelltaschen, in die das
dislozierte Darmstück sich hineinlegt, natürlich auf physiologischem
Wege entstanden sein müssen, nicht Verwachsungen darstellen dürfen,
die pathologischen Vorgängen ihre Entstehung verdanken, ebensowenig
wie ein extraabdominaler Bruch hierher gehört, der mit seinem einschnürenden Ring bei der sogenannten réposition en masse durch Ablösung des parietalen Bauchfelles in die freie Bauchhöhle verlagert ist.
Deswegen brauchen diese Bauchfelltaschen durchaus nicht dem Begriff
des „normalen" zu entsprechen, sie werden oft und müssen eigentlich
abnorm sein, aber sie müssen stets auf physiologische Weise entstanden sein. Mit Recht hebt Brösike hervor, daß solche abnorm
entwickelten Taschen sehr wohl auch durch den Druck von Darmschlingen zu ihrer Größe gedehnt worden sein können, ohne daß die

Darmschlingen jedesmal dauernd in ihnen bleiben oder eingeschnürt zu werden brauchen.

Von Wichtigkeit bei der Entstehung der wirklichen Hernie ist die Weite des Ringes, der Oeffnung der Tasche; diese muß einen kleineren Durchmesser besitzen als der Hohlraum der Tasche selbst, wenn sie sich zum Ringe entwickeln und die Darmschlinge dauernd zurückhalten soll. Sonst müßten wir es auch als Hernie bezeichnen, wenn wir im vorderen oder hinteren Douglasschen Raume Darmteile vorfinden, die sich aber leicht aus diesen Buchten herausziehen lassen.

Bietet schon bei den extraabdominellen Brüchen mit ihren präformierten Pforten jede Art für sich außerordentliche Verschiedenheiten in den einzelnen Fällen, um wie viel mehr erst weichen die Verhältnisse der inneren Hernien mit der abnormen Entwicklung ihrer anatomischen Bestandteile voneinander ab. Von grundlegendem Werte ist daher jede einzelne Beobachtung eines solchen Falles. Wie selten sie sind, ersieht man aus der soeben durch Göbell (Deutsche Zeitschrift für Chirurgie, Bd. 82, 1906) gegebenen Zusammenstellung aller vom 1. 4. 1899 bis 1. 4. 1906 in der Kieler chirurgischen Klinik Helferichs beobachteten Fälle von innerem Darmverschluß. Von 58 Patienten, die wegen mechanischen Ileus operiert wurden, lag bei 7 eine innere Einklemmung vor, aber nie eine Einklemmung in einer inneren Bauchfelltasche.

Ein von mir operierter Fall einer Hernia ileo-appendicularis veranlaßt mich, die wenigen beschriebenen Fälle zu vergleichen und auf die Klasse der pericoecalen Hernien näher einzugehen. In ihrer Beschreibung ist noch immer der Altmeister der Anatomie und Künstler der Darstellung Waldeyer maßgebend, wie er sie schon in seiner Habilitationsschrift niedergelegt hat (Virchows Archiv, Bd. 60, 1874). Er unterscheidet folgende Taschen in der Nähe des Blinddarms (s. Taf. I, Fig. 1 und 2):

1. Recessus ileo-coecalis superior.

Er liegt vor oder über der Uebergangsstelle des Ileum in das Coecum und wird vorn durch eine mesenteriale Gefäßfalte begrenzt, die vom vorderen Blatt des Ileocoecalgekröses ausgehend dicht oberhalb oder vor dem Ende des Ileum nach rechts oder abwärts verläuft, um sich meist an der Vorderfläche des Coecum, seltener an der Wurzel des Wurmfortsatzes, zu verlieren. Brösike bezeichnet sie sehr klar mit dem Namen Plica ileo-coecalis anterior. Von chirurgischer Seite ist diese Bezeichnung mehr angenommen als augenscheinlich von anatomischer, wenigstens soweit ich die Bilder der Atlanten übersehen kann (s. Spalteholz, Fig. 596; v. Bardeleben-Häckel, Fig. 137). In dieser Tasche, die meist sehr klein bleibt, ist noch keine Hernienbildung beschrieben worden.

### 2. Recessus ileo-coecalis inferior s. ileo-appendicularis.

Er liegt, wie sein Name besagt, zwischen dem Ileum und der Appendix. Seine rechte laterale Wand bildet die Appendix, die linke (mediale oder obere) die Dünndarmwand, die hintere das Mesenteriolum der Appendix und die vordere wiederum eine Peritonealfalte zwischen Ileum und Mesenteriolum, die Plica ileo-coecalis (nach Waldeyer), treffender Plica ileo-appendicularis bezeichnet.

Die Eingangsöffnung dieses Recessus ileo-appendicularis sieht somit nach links und unten und sein rechts und oben gelegenes blindes Ende stößt an den unteren Winkel der Einmündungsstelle des Ileum in das Coecum.

Die von Jonnesco und Brösike als Plica ileo-appendicularis bezeichnete Falte ist übereinstimmend mit der Plica ileo-coecalis Luschkas und der Atlanten (s. oben). Sie entsteht an dem vorderen Umfang des Endes des Ileums, zieht in annähernd frontaler Richtung längs der ileo-coecalen Begrenzungsfurche bis zur Wurzel des Wurmfortsatzes hin, verläuft dann eine kurze Strecke an der Vorderfläche des letzteren und geht schließlich in das vordere Blatt des Mesenteriolum über, dessen freien Rand sie gewöhnlich erreicht. Manchmal geht die laterale Ansatzstelle noch weiter nach außen bis zur äußeren Seite des Wurmfortsatzes, selbst bis zur hinteren Bauchwand, so daß dann der ganze Wurmfortsatz in diesem Rezessus liegen kann.

Waldeyer gibt folgende klare Beschreibung der Tasche: Der Recessus ileo-coecalis inferior wird von zwei Peritonealfalten begrenzt, die den unteren Umfang des Ileum zwischen sich fassen und sich im Mesenteriolum des Wurmfortsatzes vereinigen. Die mediane oder untere (hintere) Falte geht vom Ileumgekröse aus, führt die Arteria appendicularis und stellt somit das eigentliche Mesenteriolum dar. Die laterale bzw. obere (vordere) Falte enthält nur kleine Gefäßverzweigungen und, wie Luschka gefunden hat, organische Muskelfasern; sie geht vom unteren Umfang des Ileum aus und trifft mit dem Mesenteriolum an der Basis des Wurmfortsatzes zusammen. Sie ist meist schlaff und zart und deckt als dünnes Segel den unteren Winkel zwischen Ileum und Coecum von vorn her zu, daher der Name Plica ileo-coecalis, oder nach Jonnesco-Brösike Plica ileo-appendicularis.

Eine außerordentlich große Entwickelung dieser Tasche zeigt ein Präparat (s. Bild I u. II), das ich bei einem an einer inkarzerierten Leistenhernie verstorbenen Manne fand. Seine Panniculus adiposus war sehr stark, ebenso abnorm die Fettentwickelung an den Appendices epiplociae, am Netz und Gekröse. Die Zeichnung, die ich ebenso wie die anderen Herrn Generalarzt Reger verdanke, gibt klar die außergewöhnlich entwickelte Plica ileo-appendicularis wieder. Sie ist $9^1/_2$ cm lang, entspringt genau der Ansatzstelle des Mesenterium ilei gegenüber und erhebt sich segelartig bis zu 4 cm Höhe. Das Mesenteriolum des Wurmfortsatzes ist fingerstark und sehr fetthaltig. Zwischen ihm und der Plica ileo-appendicularis klafft die Oeffnung gut $4^1/_2$ cm breit zu einer eigroßen Tasche, deren Grund die Einmündungsstelle des Dünndarms in den Dickdarm enthält. Der Wurmfortsatz selbst ist dünn und gleichmäßig geformt, 9 cm lang. Auch die von Luschkas Schüler Hartmann als Fossa ileo-coecalis infima benannte Tasche unter dem Wurmfortsatz, zwischen diesem und der Fascia iliaca, ist sehr ausgesprochen entwickelt: Leichtenstern bezeichnet sie als Fossa retroappendicularis und Brösike führt sie (l. c., S. 66 oben) durchaus zutreffend zurück auf eine besondere Entwickelung der Plica infraangularis.

3. Die unmittelbar am Blinddarm selbst gelegenen Fossae coecalis und subcoecalis (Waldeyer), für die beide Brösike den Namen Fossa retrocoecalis vorschlägt.

Hier muß man meines Erachtens, wenn man die verschiedenen Gruben identifizieren will, in erster Linie davon ausgehen, wohin ihre Oeffnung sieht. Die eine liegt zwischen der hinteren Wand des Coccum bzw. Colon ascendens und der hinteren Bauchwand und öffnet sich daher nach unten. Sie entspricht nach Waldeyer genau dem Endteil des Coecums, welches in die Grube hineinpaßt und gewöhnlich in diese Tasche hineingesunken erscheint. Der äußere (rechte) Rand der Tasche wird gebildet durch die Verlötung des Coecums an die hintere Bauchwand, die Plica coecalis (s. Spalteholz, Atlas, Fig. 596), ihr innerer (linker) Rand durch die Verlötungslinie des ileo-coecalen Darmabschnittes oder Darmgekröses mit der hinteren Bauchwand. Diese Verlötungsgrenze ist bald mehr hinter dem Mesenterium, bald mehr hinter dem Ileocoecalwinkel, bald hinter dem Coccum oder Colon ascendens gelegen. Sie kann sich nach abwärts in eine Falte verlängern, der Brösike die Bezeichnung Plica angularis gegeben hat.

Die zweite Art muß nach oben oder vorn sehen. Sie beschreibt Tarenetzki sehr anschaulich: An der Fascia iliaca unterscheidet man einen oberen laxen und einen unteren festen Abschnitt und der

untere feste hat manchmal einen nach aufwärts scharfen konkaven
Rand. Unter diesen oder wenigstens in den beweglicheren oberen
Faszienteil kann sich das Bauchfell hinabstülpen und auf diese Weise
die Fossa coecalis bilden, in die sich nun Coecum und auch andere
Darmteile hineinlagern können. Brösike meint daher richtig, daß
dieser Grube, die sowohl in der rechten wie in der linken Fossa iliaca
beobachtet ist, dann besser die Bezeichnung Fossa iliaco-fascialis zu-
käme und Leichtenstern-Luschka nennt diese Art Fossa infra-
coecalis oder eigentlich „intrailiaca", in der Engel (Wiener med.
Wochenschrift 1861. No. 40) fast den ganzen Dünndarm einge-
fangen fand.

Zu diesen pericoecalen Taschen im weiteren Sinne gehören die
rein iliakalen Bauchfelltaschen, deren Vorkommen Treitz (l. c.,
S. 111) schon für wahrscheinlich hielt und Krumm in einem von
ihm operierten Falle nachgewiesen hat (Arch. f. klin. Chir. 1906.
Bd. 78). Er beschreibt eine längliche kraterförmig klaffende Tasche
im mittleren Teile der Fossa iliaca an ihrem medialen Rande etwa
an der Stelle, wo die großen Iliakalgefäße nach Abgang der hypo-
gastrischen näher an und auf den Musculus psoas zu liegen kommen.
Das Coecum, das auffallend hochstehend und beweglich war, sowie
der Wurmfortsatz, völlig frei mit wohlausgebildetem Mesenteriolum,
lag lateral und nach oben von der Tasche, deren Eingang ursprünglich medialwärts gerichtet, durch Zug an den Taschenrändern sich
bei der Verschließung durch die Naht nach vorn richten ließ. Er
hält einen Zusammenhang der Entstehung dieser iliakalen Taschen
mit dem Descensus testiculi für wahrscheinlich, da unter sechs solchen
Beobachtungen zweimal die Testikel als Inhalt neben der Darmschlinge
gefunden wurden.

Für die Entstehung der eigentlichen coecalen bzw. retrocoecalen
Taschen haben Waldeyer und Brösike bewiesen, daß der Des-
zensus der Sexualdrüse nicht verantwortlich zu machen ist. Waldeyer denkt sich ihre Entstehung so, daß „der Blinddarm durch
weiteres Wachstum noch nach abwärts rückt, wenn bereits das Ende
des Colon ascendens durch Verstreichen seines Mesenterium fixiert
ist; er wird dadurch an seinen beiden Seiten, wie auch am Grunde,
Peritonealfalten mit dazwischenliegenden Taschen bilden müssen".
Brösike betont, daß dadurch aber nicht die Entstehung solcher
retrocoecalen Taschen erklärt würde, die sich nach oben weit unter
das Colon ascendens erstrecken bis in die Nähe der Flexura coli
hepatica, wie Aschoff sie auch beschreibt (Berliner Klinik, Heft 100)
in dem von Körte operierten Fall. Zu deren Entstehung muß man

sich vergegenwärtigen, daß der Dickdarm bis zum 4. Embryonalmonat genau so wie der Dünndarm an seinem Mesenterium, an einer entsprechend gebauten Bauchfellduplikatur, dem Mesokolon, beweglich aufgehängt ist. In der Folge legen sich aber Dickdarm und Mesokolon an die benachbarten Abschnitte des Bauchfelles an und das hintere Blatt des Mesokolon und die Serosa der hinteren Wand des Colon ascendens verwächst mit dem ursprünglich vorhandenen Peritoneum parietale der hinteren Bauchwand. Es setzt sich darnach also hier das Peritoneum parietale unmittelbar in die Tunica serosa der rechten Wand des Colon ascendens fort, und die hintere Wand besitzt keinen Bauchfellüberzug mehr. Die Anwachsung erstreckt sich nicht auf das Coecum, das frei bleibt und seinen Bauchfellüberzug behält. Hinter ihm bleibt daher eine Bucht bestehen, die Fossa coecalis, deren Größe also abhängig ist von der mehr weniger tief reichenden Verwachsung des Colon ascendens mit dem Peritoneum parietale der hinteren Bauchwand (s. Fig. 136 des Atlas von v. Bardeleben-Häckel).

Von Hernien in diesen pericoecalen Taschen sind zwei mit Erfolg operiert und als sicher retrocoecale befunden worden, den einen operierte Körte (s. Aschoff, „Zur Lehre von der Darmeinklemmung in inneren Bauchfelltaschen". Berliner Klinik 1896. Heft 100), den zweiten Neumann (Deutsche Zeitschr. f. Chir. 1901. Bd. 58). Aus dem Berner pathologischen Institut beschreibt Funkenstein ausführlich einen von Girard operierten Fall (Deutsche Zeitschr. f. Chir. 1902. Bd. 64), fernere Fälle Müller (Hernia retroperitonealis. Pester med. chir. Presse. Pest 1881) und nach den Hildebrandschen Jahresberichten v. Bonsdorf, Marion, Atherton. Ob es sich bei der von Sonnenburg mit Glück operierten und von Schwalbach in der Vereinigung der Chirurgen Berlins am 11. 7. 98 vorgestellten Patientin um eine retrocoecale Hernie gehandelt hat, ist nicht ganz sicher.

Eine Hernie in der Fossa ileo-coecalis superior ist noch nicht beobachtet worden, dagegen in der Fossa ileo-appendicularis mehrere, die ich im Anschluß an den von mir operierten Fall besprechen will.

Mein Patient war ein 21 Jahre alter Soldat, bisher gesund, klagt seit 1. 2. 1906 über Schmerzen in der Nabelgegend und der Leistengegend, wo angeblich sich eine Geschwulst bemerkbar gemacht haben soll. Am 1. 2. und dem folgenden Tage sei Erbrechen aufgetreten. Stuhlgang sei dagewesen noch am 7. 2., an welchem Tage er sich krank meldete. Er wurde sofort in das Lazarett aufgenommen.

Befund: Mittelgroßer, ziemlich kräftig gebauter und leidlich gut ernährter Mann, Gesicht etwas spitz, Augenbindehäute leicht gelblich. Urin hellbraun, enthält keine krankhaften Bestandteile. Puls 80, kräftig. Der Leib ist im ganzen etwas aufgetrieben und die Bauchdecken gespannt, doch ist weder eine Druckempfindlichkeit, noch eine örtliche Aufblähung oder Dämpfung vorhanden. Die Leberdämpfung in der Brustwarzenlinie ist regelrecht am Rippenrand. Es besteht ein kleiner rechtsseitiger Leistenbruch, der bei Rückenlage von selbst zurückgeht.

Der Patient erhält flüssige Kost in geringen aber wiederholten Mengen, dazu Rhabarberinfus. Er befindet sich am 8. 2 unverändert, bekommt in der Nacht zum 9. 2. Kollern und Schmerzen im Leibe. Es gehen einige Winde ab, doch tritt auch Erbrechen ein von einer mäßigen Menge galliger Flüssigkeit, die nicht nach Kot riecht. Im Laufe des Tages öfteres Aufstoßen, Temperatur und Puls regelrecht, Leib gespannt.

Ordination: Magenausspülung, 2 Einläufe, die eine geringe Menge Kot entleeren. Hydropathischer Umschlag um den Leib.

10. 2. 06. Das Allgemeinbefinden und der örtliche Befund nicht verändert, morgens einmal Erbrechen, aber danach kein Aufstoßen mehr.

11. 2. 06. Gleich nach dem Genuß einer Tasse Milch stärkere Schmerzen und zwar oberhalb des Nabels zwischen diesem und dem Schwertfortsatz. Häufiges Aufstoßen und hörbares Gurren und Kollern im Leibe. Winde gehen nicht ab, das nachmittags eintretende Erbrechen bringt Erleichterung der Schmerzen. Das Erbrechen ist dünnflüssig, gelblich und leicht kotig riechend. Temperatur 37,3. Puls 126, doch kräftig und voll.

Magenausspülung, Einläufe. Kalte flüssige Nahrung, die teelöffelweise gereicht wird.

Wegen der verdächtigen Beschaffenheit des Erbrochenen und der Erhöhung der Temperatur und des Pulses wurde von dem behandelnden Arzte schon die Notwendigkeit der Operation in Erwägung gezogen, doch tritt in der Nacht zum 12. 2. eine erhebliche Besserung ein. Es gehen übelriechende Winde in großer Menge ab, das Erbrechen und Aufstoßen hört ganz auf und vormittags war der Zustand ein ganz zufriedenstellender. Der Leib war noch etwas aufgetrieben, doch weich und schmerzlos. Die Leberdämpfung war etwas verkleinert, keine einzeln geblähte Darmschlinge oder örtliche Peristaltik zu fühlen. Der Mastdarm war leer und von ihm aus keine Geschwulst zu fühlen, die Bruchöffnungen leer.

Am 14. und 15. 2. keine besonderen Veränderungen, keine Klagen. Es erfolgt zwar kein Erbrechen oder Aufstoßen mehr, aber auch kein Stuhlgang, doch gehen angeblich Winde ab. Der Leib ist weich. Mit den Einläufen entleeren sich mehrfach lange Stücke Bandwurm. Als am 15. 2. Rhabarberinfus. 10,0/200,0 gegeben wurde, erfolgt nach 4 Eßlöffeln nachmittags Erbrechen; die Schmerzen im Leibe treten wieder auf, besonders in der Magengegend und rechts vom Nabel. In der Nacht sistieren die Winde gänzlich.

Am 16. 2. ist der Leib wieder aufgetrieben. Ueberall tympanitischer Schall, der sich 2 Querfinger breit über den Rippenrand in der Mamillarlinie nach oben ausdehnt. Vermehrte Peristaltik ist nicht nachzuweisen. Einlauf entleert wieder Bandwurmglieder und geringe Kotballen. Puls 120, regelmäßig, doch schwächer wie bisher; auch der Allgemeinzustand ist weniger gut, daher wird der Kranke abends nach Hannover geschafft.

Während der $1^{1}/_{4}$ stündigen Reise sind die Schmerzen im Leibe recht stark gewesen, vielfach ist Aufstoßen, aber kein Erbrechen dagewesen. Bei der Ankunft

ist der Allgemeinzustand mäßig, Temperatur 36,5, Puls 92—96, leidlich kräftig.
Patient erhält ein Nährklystier, öftere kleine Wasserklystiere und Morphium 0,02.

Am 17. 2. nach leidlicher Nacht Temperatur 36,4, Puls 108. Geringe Klagen
über Spannung und Schmerzen im Leibe, doch ist der Kräftezustand mäßig.
Sprache kräftig, Gesichtszüge spitz, ohne eigentlich verfallen auszusehen. Atmung
ist oberflächlich, etwas beschleunigt und von kostalem Typus. Zunge belegt.
Aufstoßen wird nur hin und wieder beobachtet, kein Erbrechen bisher. Winde
wären angeblich noch immer abgegangen, allerdings in geringer Menge.

Der Leib ist aufgetrieben, besonders in der Nabelgegend und oberhalb im
Bereiche des Querdarms deutlich vorgewölbt. In der rechten Bauchseite etwas
unterhalb des Nabels sind Darmbewegungen sichtbar, doch ist keine fixierte geblähte Darmschlinge durchzufühlen. Ueberall laut tympanitischer Schall, reicht
rechts nach oben bis zum unteren Rand der 6. Rippe, von hier bis zum oberen
Rand der 5. Rippe Leberdämpfung. Auch an den abhängigen Teilen keine
Schallverkürzung. In der Linea alba zwei deutliche irreponible aber durchaus
unempfindliche Geschwülste, eine in der Mitte zwischen Nabel und Brustbeinende,
etwa haselnußgroß und die zweite kleinere dicht oberhalb des Nabels: anscheinend
Herniae epigastricae.

Noch im Laufe des Vormittags tritt Erbrechen auf und die dünne gelbbraune
Flüssigkeit riecht deutlich nach Kot. Daher wird alsbald die Operation vorgenommen, nachdem der Magen ausgespült ist.

Chloroformnarkose, die gut verläuft. Der Schnitt beginnt wegen der oberen
Hernie in der Linea alba zwischen Nabel und Brustbeinende und geht links vom
Nabel bis zur Mitte zwischen diesem und der Symphyse. Es erweisen sich die
beiden Hernien als bloße Ausstülpungen von präperitonealem Fett durch kleine
Spaltöffnungen der weißen Linie, welche das Peritoneum nicht mit hervorgezogen
haben. Nach dessen Eröffnung drängen sich die stark geblähten, doch mit glatter
spiegelnder Serosa überzogenen Dünndarmschlingen in die Wunde. Ein freier
Erguß in der Bauchhöhle ist nicht vorhanden. Die Därme werden, in warmen
Tüchern geschützt, zur Seite gelegt und fast sofort zeigt eine ganz blasse kolla-
bierte Dünndarmschlinge, die in der rechten Fossa iliaca zu sehen ist, die Gegend
des Darmverschlusses. Sie wird weiter verfolgt und läßt alsbald einen Widerstand empfinden, der auf mäßigen Zug nachgibt, und zwar erfolgt die Lösung mit
einem einzigen Ruck. Man erkennt deutlich die Strangulationsstelle des Dünndarms und als Ort der Einklemmung eine klaffende Tasche neben dem Coecum.
Zwischen diesem und dem Endteil des Ileum spannt sich schwimmhautähnlich
eine Falte quer herüber, die Plica ileocoecalis. Sie hat einen scharfen Rand von
etwa 3—4 cm Länge. Von der Vorderfläche des Ileum ausgehend erreicht sie mit
ihrem äußeren (rechten) Rand den Wurmfortsatz, der nur an der Spitze auf eine
kurze Strecke frei ist, sonst aber ein stark entwickeltes Mesenteriolum besitzt. Er
ist sehr lang (wie sich nach der Abtragung messen ließ 11 cm lang) und nach
hinten (rückenwärts) bogenförmig gekrümmt. Nach dieser Richtung hin ist er
durch eine sagittal gestellte dünne Membran fixiert, die sich nach der Fossa iliaca
hin erstreckt und die Entwickelung und Loslösung des Wurmfortsatzes erschwert.
Den Eingang der Tasche bildet also nach rechts (außen) der Wurmfortsatz, nach
vorn und oben die Plica ileocoecalis, nach unten das Mesenteriolum des Wurmfortsatzes, nach links das Ileum. Den Grund der Tasche bildet das Mesenteriolum
und die Wand des Ileum und Coecum. Man kann gut 2 Finger gleichzeitig in die
Oeffnung einführen und zwar 2 Fingerglieder tief.

Das eingeklemmte Darmstück (Taf. I, Fig. 3) befindet sich im Endteil des Ileum, dessen letztes Stück bis zur Ileocoecalklappe ganz kollabiert ist und mit seiner grauen Farbe sich außerordentlich deutlich abhebt von den tiefrotbraunen, geblähten Dünndarmschlingen. Es hat mit der freien Seite voran in der Oeffnung gesteckt, die Gekröseseite ist nicht mit eingeschnürt gewesen. Die eingeklemmte Partie ist deutlich gekennzeichnet durch 2 flache Schnürfurchen (die in der Zeichnung zu scharf markiert sind), sie sind an der freien Seite $4^1/_2$ cm von einander entfernt, konvergieren nach der Gekröseseite hin, die sie selbst gerade erreichen. Das zwischen den Schnürfurchen gelegene Darmstück ist blauschwarz verfärbt, doch seine Serosa noch glänzend und ohne jeden Belag. Die afterwärts gelegene Schnürfurche zeigt in ihrer Mitte eine strichförmige weißliche Verfärbung, die übernäht wird. Sofort nach der Lösung blähen sich die eingeschnürten Stellen zur Dicke des Darmes auf und die Passage im Darm stellt sich sofort her. Die Farbe ändert sich wenig an der hyperämischen Stelle, die aber sonst als lebensfähig zu betrachten ist und daher reponiert wird.

Die Bruchtasche wird nunmehr in die Wunde hervorgezogen und durch Abtragung des Wurmfortsatzes ausgeschaltet. Das Hervorziehen und Lösen des Wurmfortsatzes ist erschwert durch seine Fixation, welche die oben erwähnte nach hinten abgehende Membran verursacht.

Zeichen früherer Entzündung, abnorme Stränge oder Verwachsungen fehlen.

Nicht an der Bildung des Bruchringes beteiligt zog in frontaler Richtung quer über die Vorderfläche des Coecum etwas oberhalb der Einmündungsstelle des Ileum eine freie dünne segelartige Falte herüber; ich möchte sie als die von Brösicke (l. c. S. 53) mit Plica ileocoecalis anterior bezeichnete Falte ansprechen, die den Recessus ileocoecalis superior begrenzt und sich meist an der Vorderfläche des Coecum verliert. Auch sie wurde ohne Blutung entfernt.

Der nach Abbindung des Mesenteriolum freigemachte Wurmfortsatz wird im Niveau der Coecalwand abgetragen, die Oeffnung mit Lembertnähten geschlossen, der Darm versenkt und die Bauchhöhle geschlossen. Dieser Teil der Operation war recht erschwert durch die stark geblähten Dünndarmschlingen.

Nach der Operation fühlt sich der Kranke viel wohler, doch ist der Puls entschieden schlechter, stets um 120, leicht unterdrückbar und dikrot, daher werden öftere Kampferätherspritzen und heiße Nährklystiere gegeben. Temperatur 38°, Winde gehen ab, Aufstoßen tritt noch öfters auf, kein Erbrechen mehr, doch entleert eine abends vorgenommene Magenausspülung noch kotigen Inhalt. In der Nacht erfolgen 2 reichliche kotige Stühle, noch einer am nächsten Vormittag, den 18. 2., das Allgemeinbefinden hat sich aber bedeutend verschlechtert. Temperatur 37,9. Trotz aller möglichen Analeptica wird der Puls flatternder, 140 in der Minute, die Atmung oberflächlicher. Gegen Mittag wird das Sensorium benommen und nachmittag $4^3/_4$ Uhr erfolgt der Tod unter den Erscheinungen der Herzlähmung.

Obduktion: Keinerlei Anzeichen einer Peritonitis. Aus der Bauchhöhle lassen sich etwa 150 ccm klarer, wäßriger Flüssigkeit ausschöpfen. Irgendwelche Fibrinniederschläge sind auf den Därmen nicht vorhanden. Das Zwerchfell steht links dicht unterhalb der 5., rechts am unteren Rande der 6. Rippe. Die eingeklemmt gewesene Darmstelle ist an ihrer blauschwarzen Färbung sofort kenntlich, doch ihre Serosa glatt und spiegelnd und keinerlei nekrotische Stellen an den Schnürfurchen. Sie ist genau 20 cm von der Ileocoecalklappe entfernt. Sie ist gut durchgängig für Luft und Flüssigkeit und lag auch durchaus in der graden

Richtung des zu- und abführenden Darmteiles, nicht etwa geknickt oder verdreht. Das blauschwarz verfärbte eingeschnürt gewesene Darmstück zwischen den zwei konvergierenden Schnürfurchen ist an seinem freien Rande $4\frac{1}{2}$ cm, an der Ge- kröseseite 2 cm lang. Das zugehörige Mesenterium dieses Stückes, sowohl wie das des unteren Dünndarms überhaupt, ist nicht ungewöhnlich lang, auch sonst in keiner Weise von der Regel abweichend. Es ist wenig fettreich, durchschnitt- lich 1 bis $1\frac{1}{2}$ cm dick und weist vielfach bohnengroß geschwollene Lymphdrüsen mit grauroter Schnittfläche auf. Die Nahtstelle am Coecum ist völlig verklebt, die Seidenfäden nicht mehr zu erkennen. Vom äußeren Rande der unteren Fläche des Coecum zieht eine senkrecht (sagittal) stehende zarte dünne Bauchfellfalte mit glatter Oberfläche am inneren Rande des Musculus ileo-psoas zu der Fascia iliaca an den großen Gefäßen entlang herunter zum Leistenring hin, ohne diesen ganz zu erreichen. Durch sie ist der Blinddarm an die Beckenfaszie fixiert. Der leere Leistenkanal ist so weit, daß man die Kuppe des Zeigefingers einführen kann, vollkommen leer.

Die Weite des oberen Teiles des Leerdarms beträgt 3 cm, die des unteren und des Krummdarms bis zur strangulierten Stelle $4\frac{1}{2}$ cm, die des letzten 20 cm langen Stückes (bis zur Ileocoecalklappe) 3 cm. Die Farbe des Dünndarms ist graurot, nur einige Schlingen der Mitte des Krummdarms, die in das kleine Becken hineinhängen, sind dunkelblau gleichmäßig verfärbt.

Die Schleimhaut ist gelbrötlich und weist im Krummdarm und dann wieder im Zwölffingerdarm kleine punktförmige Blutaustritte auf, welche in der Nähe der Einschnürungsstelle etwas gehäufter sind. An dieser ist die Schleimhaut auch blauschwarz, aber sonst erhalten ohne Geschwürsstellen.

Der Dickdarm enthält etwas dünnflüssigen Kot, der nach dem Mastdarm zu dicker wird. Die Magenschleimhaut ist an der großen Kurvatur schwarzbläulich verfärbt, sonst mehr grauweiß. An der kleinen Kurvatur zeichnen sich zahlreiche kleine Blutaustritte ab.

Die Lungen weisen außer einer handtellergroßen Verwachsung der rechten Lunge mit der Rippenpleura nichts Abweichendes auf, ebensowenig die Nieren. Das Herz ist auffallend schlaff, der Muskel an den Schnittflächen dunkelbraunrot.

Fassen wir die Krankengeschichte zusammen, so ergibt sich fol- gendes Bild:

Ein kräftiger, gesunder Mann (Soldat) erkrankt ohne bestimmte Ursache und ohne vorher irgendwelche Störungen der Verdauung be- merkt zu haben, am 1. 2. 1906 an Leibschmerzen und Erbrechen, das sich am 2. 2. wiederholt. Stuhlgang erfolgt regelmäßig. Erst am 7. 2. meldet er sich krank. Außer einer leichten Auftreibung des Leibes ist keine besondere Erscheinung hervorgetreten; in der Nacht zum 9. 2. tritt stärkere Peristaltik und Erbrechen galliger Massen auf. Der Leib wird stärker gespannt, Magenausspülungen und Darm- einläufe bringen Erleichterung. Am 10. 2. einmal Erbrechen, aber sonst kein Aufstoßen. Am 11. 2. Verschlimmerung, Erbrechen von Massen, die etwas kotig riechen. Doch in der Nacht zum 12. 2. be- deutender Umschlag zur Besserung. Nach Abgang vieler Winde fällt der Leib zusammen, am 12. 2. konnte keinerlei bedrohlicher Befund festgestellt werden.

Das Allgemeinbefinden bleibt in den nächsten Tagen gut, doch erfolgt kein Stuhlgang, mit den Darmeinläufen entleeren sich Bandwurmglieder. Am 15. 2. tritt nach 4 Eßlöffeln Rhabarberinfus Erbrechen und stärkere Schwellung des Leibes auf. Der Zustand verschlimmert sich am 16. 2. und veranlaßt die behandelnden Aerzte, den Kranken nach Hannover zu transportieren. Am 17. 2., am 17. Krankheitstage und am 10. Tage der ärztlichen Behandlung wird er operiert. Tatsächlich lag vorher keine strikte Indikation zur Laparotomie vor. Die Symptome des Ileus waren so wechselnd in ihrer Stärke, und durch ausgesprochene Besserung unterbrochen, daß keine sichere Diagnose gestellt werden konnte, man eher an eine allmählich sich entwickelnde Obturation, als an eine Strangulation des Darms denken konnte, besonders da der Abgang langer Bandwurmglieder auch Störungen der Darmpassage durch diese als möglich erscheinen ließ. Oertlich waren die Erscheinungen auch verschwommen, weder die v. Wahlsche fixierte Schlinge noch vermehrte Peristaltik eines bestimmten Darmabschnittes ließ sich feststellen. Nur eins bewies der Nachweis der erhaltenen Peristaltik in den geblähten Därmen noch kurz vor der Operation: daß keine allgemeine Peritonitis bestand. Es traf hier ein, was v. Zöge-Manteuffel (Langenbecks Archiv für klin. Chirurgie. Bd. 41. S. 572) schildert, wie die anatomischen Erscheinungen des Dünndarmverschlusses verschwinden können und ihre Deutung verschleiert werden kann, wenn der Darminhalt durch Erbrechen nach oben entleert ist und Schlange hebt in diesem Sinne in seiner Bearbeitung des Darmverschlusses (3. Band des Handbuchs der prakt. Chirurgie, S. 407) konsequent hervor, daß zu frühe Magenausspülungen in den ersten Tagen das nebelhafte Krankheitsbild nur noch mehr zu verdunkeln geeignet sind.

Der Tod erfolgte infolge der dauernden Kotstauung, die einmal durch die Resorption der Fäulnisprodukte deletär wirkte, dann aber örtlich solche Veränderungen der Schleimhäute hervorbrachte, daß Blutaustritte bis zum Magen im ganzen Darmtraktus oberhalb der Strangulation zu verzeichnen waren. Weder an dem strangulierten Darm noch sonst im Abdomen fanden sich bei der Obduktion Erscheinungen von Bauchfellentzündung, nicht einmal ein Erguß war bei der Operation nachzuweisen. Ob die Inguinaldrüsen der rechten Seite geschwollen waren, ist nicht untersucht worden, in auffallendem Maße ist es sicher nicht der Fall gewesen und jedenfalls fehlte jede Empfindlichkeit während des Lebens, die Rose auffiel und die ihn auf sie aufmerksam machte (Zeitschr. f. Chirurgie. Bd. 40. S. 513). Er beobachtete eine schmerzhafte Anschwellung zweier Lymphdrüsen an den großen Gefäßen unterhalb des Poupartschen Bandes und möchte sie für pathognostisch halten bei innerer Inkarzeration. Er meint, wenn das Bauchwasser resorbiert und mit seinen Infektionskeimen von den Lymphgefäßen aufgenommen würde, schwöllen die mesenterialen Lymphdrüsen an und wenngleich deren Weg zur Gekröswurzel führe, so hinge doch der Plexus lymphaticus coeliacus ohne bestimmbare Grenzen mit dem Plexus lymphaticus lumbalis zusammen, der auch die Vasa efferentia des Plexus iliacus externus aufnimmt, und dieser erhielte doch auch die ausführenden Lymphgefäße der oberflächlichen Leistendrüsen. Bei diesem nahen Zusammenhang der Gekrös- und Leistendrüsen könnte eine retrograde Anschwellung der Leistendrüsen durch eine Entzündung der mesenterialen Drüsen verursacht werden. Einzig Schulz glaubt (Deutsche Zeitschr. f. Chirurgie. Bd. 44. S. 271) diese Beobachtung bestätigen zu können, doch widersprechen dem seine eigenen Angaben. Er fand erstens nur zwei kleine geschwollene Drüsen in der Leistenbeuge rechts (auf der gesunden Seite keine), die aber nicht empfindlich und am nächsten Tage verschwunden waren, und dann lag bei seinem Patienten eine äußerst schmerzhafte Geschwulst vor, die bis in das Skrotum reichte, dessen rechte Hälfte bis auf das doppelte geschwollen war. Dieser Fall bringt also keine Entscheidung und auffallend wäre die Tatsache, daß gerade nur bei der inneren Einklemmung die Inguinaldrüsen ihren Zusammenhang mit den Gekrösdrüsen aufweisen würden, bei deren sonstigen Schwellungen aber, die doch häufig genug bei Tuberkulose und anderen bösartigen Erkrankungen der Baucheingeweide und des Bauchfells vorkommen, sich nie beteiligen sollten.

Was nun die anderen sicheren Fälle von eingeklemmten Hernien im Recessus ileo-appendicularis am Lebenden betrifft, so beschreibt den ersteren Nasse (Langenbecks Archiv. 1896. Bd. 51):

Ein 46jähriger Mann fühlte plötzlich, als er am 9. 8. 1895 schwere Eisenbahnschienen ablud, einen Schmerz in der rechten Unterbauchgegend. Nachmittags schon Erbrechen, Stuhlgang erfolgte noch einmal, sistierte dann ganz. Der Leib wurde allmählich aufgetrieben, das Erbrechen fäkulent und am 15. 8. abends, also $6^{1}/_{2}$ Tage nach der Einklemmung, kam Patient in die Königliche Universitätsklinik Berlin. An dem stark gespannten Leibe war die Palpation der Eingeweide nicht möglich, an den abhängigen Teilen war der Klopfschall gedämpft. Die sofort vorgenommene Laparotomie zeigte den Dünndarm enorm gebläht, den Dickdarm kollabiert, in der Bauchhöhle eine reichliche Menge seröser Flüssigkeit. Beim Eingehen mit der Hand fand sich ein leichter Widerstand, der plötzlich nachließ und als eingeschnürt gewesene Darmschlinge markierte sich eine hühnereigroße kolla-

bierte Darmschlinge, die von einer Strangulationsfurche umgeben war. Sie gehörte
dem unteren Teile des Ileum an. Als Bruchtasche fand sich der auffallend große
Recessus ileo-appendicularis; sie wird durch Matratzennähte verschlossen, die die
Peritonealfalte und die Serosa des Ileum faßten. Die Reposition der geblähten
Därme war sehr schwer und augenscheinlich wurde durch diese Manipulation der
Mageninhalt in die Höhe gepreßt: es trat Trachealrasseln auf, die Atmung blieb
schlecht und einige Stunden nach der Operation trat der Tod ein unter zunehmender Suffokation. Die Obduktion ergab in den Lungen venöse Hyperämie, Oedem
und kleine Hämorrhagien, in den Bronchien fötiden, flüssigen Inhalt: die aspirier-
ten Massen. In der Bauchhöhle etwas blutig-seröse Flüssigkeit, Dünndarm und
Colon bis zur Flexura lienalis gebläht, keine Peritonitis. Hervorzuheben ist, daß
die Lagerung der Bauchorgane und des Peritoneums keinerlei Besonderheiten oder
Abweichungen aufwiesen.

Den zweiten sicheren Fall hat Albers (Berliner klin. Wochenschr.
1895. S. 728) operiert:

45 Jahre alte Frau, im 24. Lebensjahre gastrisches Fieber überstanden, 9 mal
geboren, im Herbst 1894 Blutbrechen. Am 5. oder 6. 4. traten nach dem Heben
schwerer Gegenstände plötzlich heftige Leibschmerzen unterhalb des Nabels auf,
die besonders nach dem Kreuz hin ausstrahlten. Mehrere Tage im Hause behandelt,
suchte sie erst, als die Schmerzen stärker wurden und Erbrechen aufgetreten war,
die Charité auf. Am 14. 4. Laparotomie; da der Leib stark aufgetrieben, an mehreren Stellen stark geblähte Darmschlingen bot, die keine peristaltischen Bewegungen zeigten, seit der Erkrankung kein Stuhlgang mehr gewesen und bei der
Magenausspülung kotig riechende Massen entleert wurden, war die Diagnose auf
innere Einklemmung gestellt worden. Schnitt in der Mittellinie unterhalb des
Nabels. Aus der Bauchhöhle fließt blutig-seröse Flüssigkeit ab. Beim Absuchen
des kontrahierten Dünndarms wurde bald die eingeklemmte Dünndarmschlinge in
einer Tasche am Wurmfortsatz gefunden, deren scharfrandige Eingangsöffnung sich
ohne Schwierigkeit dilatieren ließ, so daß die Einklemmung gehoben wurde. Die
Schnürfurchen wurden mit Serosa übernäht, der Darm reponiert und die Bauchwunde geschlossen. Die Patientin starb im Kollaps an demselben Abend.

Die nur schematische Zeichnung, die Albers gibt, beweist, daß
es sich um eine Hernie in der Fossa ileo-appendicularis gehandelt
hat, doch fehlen leider alle genaueren Angaben über die Bauchfelltasche und ihren Inhalt. Von ersterer wird nur gesagt, daß sie
zwischen dem Mesenterium des Wurmfortsatzes und dem Ligam. ileo-
appendiculare gelegen war.

Den dritten Fall dieser Art innerer Hernie beschreibt Riese
genauer. Er operierte am 7. Tage mit bestem Erfolge eine in dem
Recessus ileo-appendicularis inkarzerierte Hernie (Kongreß der Deutschen Gesellschaft für Chirurgie 1899):

Am 21. 6. 98 hatte der 32jährige Mann, der seit einem halben Jahre einen
kleinen rechtsseitigen beweglichen Leistenbruch besaß, beim Heben von Eisenteilen
plötzlich kolikartige Schmerzen oberhalb des Leistenbruchs bekommen. Auf Abführmittel erfolgte noch Stuhlgang, nach 2 Tagen habe er alles erbrechen müssen.

Seit 36 Stunden hatte er ununterbrochen Kotbrechen und war kollabiert, Temperatur 35,5, der Puls kaum fühlbar, 120—130 in der Minute. Durch hohe Eingießung von 3 Litern Wasser trat etwas nach innen vom Coecum eine harte eiförmige scharf abgegrenzte Geschwulst mit tympanitischem Perkussionsschall hervor, während Coecum und Colon ascendens deutlich gedämpften Schall aufwiesen, der nach Ablaß des Wassers wieder tympanitisch wurde. Dadurch wurde die Annahme einer Darmeinkleimmung in der Nähe des Coecum nahe gerückt und bei der Operation sofort hier das Hindernis der Darmpassage gesucht und auch gefunden. Eine ganz tiefe Ileumschlinge war fixiert, der unterste Teil des Ileum kollabiert. Die eingeklemmte Schlinge ließ sich leicht befreien und zwar war sie deutlich in der taubeneigroßen Höhle des Recessus ileo-appendicularis inkarzeriert. Es handelte sich um einen Darmwandbruch: Gegenüber dem Mesenterialansatz fand sich eine markstückgroße blauschwarze Partie, von einer ganz scharfen grau-weißen Schnürfurche umgrenzt. Da die Zirkulation sich wiederherstellte, wurde der Darm reponiert, die Bruchtasche unberührt gelassen, da der Zustand des Patienten keine Verlängerung der Operation gestattete. In der Bauchhöhle fand sich eine mäßige Menge eines trüben Exsudates und bemerkenswert war die besondere Länge des Mesenteriums und „ein Ausgezogensein der zu der eingeklemmten Schlinge gehörigen Mesenterialpartie". Es erfolgte bald Stuhlgang, Winde gingen ab, doch hielt galliges Erbrechen noch 8 Tage lang an, es sistierte dasselbe nur bei linker Seitenlage, die der unruhige Patient nicht dauernd beibehielt. Er wurde völlig geheilt entlassen.

Riese beschuldigt als Ursache des nach der Operation anhaltenden Erbrechens peritoneale Reizung und die Herabsetzung der Peristaltik durch Darmlähmung.

Bei zwei anderen Fällen, die als Hernia ileo-appendicularis angeführt werden, ist es nicht ganz sicher, ob sie wirklich dahin zu rechnen sind. Der erste ist schon 1846 von Snow in der London medical Gazette beschrieben und von Treitz als Hernie in der Fossa subcoecalis gedeutet worden. Leichtenstern (Handbuch der speziellen Pathologie und Therapie. Band VII. 2. „Verengerungen, Verschließungen und Lageveränderungen des Darms". S. 437) gibt augenscheinlich die Meinung Luschkas wieder, von dem er eine recht instruktive schematische Zeichnung der pericoecalen Bauchfelltaschen bringt, und bestreitet energisch, daß der Snowsche Fall eine Hernia fossa ileo-coecalis sei; er nimmt als Einklemmungsstelle die Fossa subcoecalis Treitzii an, die von Hartmann als Fossa ileo-coecalis infima, von Leichtenstern als Fossa retro-appendicularis bezeichnet wird. Die Beschreibung Snows ist nicht ganz klar und lautet wörtlich:

„Eine Dame von 24 Jahren war im 8. Monat schwanger, als sie plötzlich von sehr heftigen, aber intermittierenden Unterleibsschmerzen mit Uebelkeiten und Erbrechen befallen wurde. Sie hielt den Zustand für Geburtswehen; doch war der Muttermund nicht erweitert. Aus der Bösartigkeit der Symptome schloß man auf

eine mechanische Verschließung des Darms. Alle Behandlung blieb erfolglos und
der Tod erfolgte am 4. Tage der Krankheit.

Die Sektion wurde 24 Stunden nach dem Tode gemacht und erklärte vollständig die Erscheinungen im Leben. Der wurmförmige Anhang lag in einer
Bauchfellduplikatur, welche als ein breites Band vom Coecum und Ileum nach
außen und abwärts zur Fossa iliaca und zum Beckenrande ging. An der äußeren
Seite des Wurmfortsatzes befand sich eine daumenweite, von scharfen Rändern
begrenzte Oeffnung. Hinter jenem Teil dieser Membran, der vom Wurmanhang
in einem Bogen zum Ileum herüberzog, lag eine Tasche, in welche man mit dem
Finger bis 2 Zoll tief eingehen konnte. Die zarte Membran, die vom Wurmanhang
quer zum Ileum herüberführt und die Oeffnung bildete, in welcher die Inkarzeration
stattfand, bewirkte die Ausdehnung des erwähnten Bogens.

Der Verfasser bemerkt, daß sich viele Fälle von Einklemmung
des Darms verzeichnet finden, die durch Anwachsung des Processus
vermiformis an die benachbarten Teile entstanden sind. In diesem
Falle mußte man jedoch nach dem Aussehen der Membran, nach der
Abwesenheit aller Zeichen einer älteren Entzündung und nach dem
Umstande, daß das membranöse Band die natürliche Fortsetzung einer
breiteren Falte war, das Ganze als eine angeborene Bildung des
Peritoneums auffassen, wodurch an der inneren Seite des Processus
vermif. eine ähnliche Oeffnung entstand, wie sie an der äußeren Seite
desselben zu sehen war."

Hier ist doch also bestimmt von 2 Oeffnungen die Rede, die
neben dem Wurmfortsatz bestanden haben, die eine an seiner äußeren
Seite daumenweit und von scharfen Rändern begrenzt, und die andere
an der inneren Seite 2 Zoll tief hinter jenem Teile der Membran,
der vom Wurmanhang in einem Bogen zum Ileum herüberzog, diese
„bildete die Oeffnung, in der die Inkarzeration stattfand" (denn so
„incarceration" statt des augenscheinlichen Druckfehlers „aperture"
muß es doch wohl heißen). Man könnte an die Fossa retro-appendicularis (nach Luschka) denken, doch muß man wohl in dieser
Membran, die vom Wurmfortsatz zum Ileum in einem Bogen herüberzog, die Plica ileo-coecalis sehen und die unter ihr liegende Oeffnung
als den Recessus ileo-appendicularis identifizieren, den Fall somit zu
den Hernien in dem Recessus ileo-appendicularis rechnen.

Sehr interessant ist ferner, aber nicht ganz sicher zu dieser besprochenen Klasse innerer Hernien gehörend, der von Thümer beschriebene Fall, von dem man nur bedauern kann, daß er an so
schwer zugänglicher Stelle als Dissertation (München 1899) veröffentlicht ist. Zwei ausgezeichnete Zeichnungen geben den Befund klar
wieder, der trotzdem schwer zu deuten ist.

Bei dem 38jährigen, von Adolf Schmitt-München, operierten

Manne handelte es sich um das gleichzeitige Vorkommen eines ste-
nosierenden, nicht ulzerierten Karzinoms gerade am Uebergange des
Colon descendens in die Flexura sigmoidea und der Einklemmung
eines Teiles des Coecum in einer retrocoecalen Peritonealtasche, die
schon zur Gangrän der Darmwand und zur diffusen Peritonitis geführt hatte. Die Operation hatte nur in der Anlegung eines Anus
praeternaturalis in dem stark geblähmten Colon ascendens bestehen
können. Die Hernie des Coecum hatte nach der Annahme des Verfassers schon lange bestanden, und erst als die Stenose der Flexura
sigmoidea durch das Karzinom hochgradig wurde und Stauung in den
vorhergehenden Darmteilen, also dem gesamten Dickdarm verursachte,
wurde auch ein Teil der Wand des Colon ascendens in den Bruch-
sack hineingezogen, die Einmündung des Ileum verlegt und somit hier
erst durch eigentliche Strangulation der Ileus erzeugt.

Nach der Beschreibung ist „der Wurmfortsatz nach hinten unter
das Coecum umgeschlagen und in seiner ganzen Ausdehnung mit dem
unmittelbar unterhalb der Valvula ileocolica gelegenen Teil des
Coecum und mit der hinteren unteren Wand des Colon ascendens
verwachsen; zu welcher Zeit und unter welchen Bedingungen diese
Verwachsung stattgefunden hat, läßt sich jetzt nicht mehr feststellen.
Das Coecum selbst, das vermutlich erst nach Entstehung der Hernie
seine enorm große Ausdehnung angenommen hat, zeigt sich vollkommen frei von jedweden mesenterialen Fixationen“.

Thümer sieht neben vielen anderen in den Gefäßen, die sich
in den Faserzügen unterhalb der Bruchpforte finden, einen Beweis,
daß diese Faserzüge zu dem Mesenteriolum der Appendix gehören,
und daß nur durch die Verlagerung des Wurmfortsatzes auch die
auffallenden Veränderungen der peritonealen Lageveränderungen zu
erklären sind, aber es liegt doch die Vermutung nahe, daß diese
Faserzüge früheren appendizitischen Entzündungen ihre Entstehung
verdanken können und daß diese Bruchtasche zu den pericoecalen
Taschen zu zählen ist, die Zuckerkandl in seinem Atlas Fig. 332
als Recessus paracolicus neben dem Recessus retrocoecalis abbildet.

Mir scheint namentlich der Nachweis zu fehlen, der für eine
wirkliche Hernia ileo-appendicularis beweisend ist, daß in diesem
Falle die Arteria appendicularis in dem Rande der Bruchpforte verläuft. Auch das klinische Bild ist durch die Kombination mit dem
strikturierenden Dickdarmkarzinom verschwommen.

Wenn wir die ersten 4 Krankengeschichten zusammenfassen, so
erkennen wir als allen gemeinsam folgendes: Die charakteristische
Tasche des Recessus ileo-appendicularis ist bis Apfelgröße ausgedehnt,

Riese fand sie taubeneigroß. Es ist schwer, den Weg zu denken, den eine größere Darmschlinge nehmen müßte, um Platz zu finden. Wenn die Plica ileo-coecalis aber weit lateral (rechts) erst sich ansetzt, so daß der Rezessus den Wurmfortsatz in sich aufnimmt oder, wie Waldeyer (l. c. S. 80 in Fall II) beschreibt, die Plica bis unter das Coecum geht und sich an die hintere Bauchwand anheftet, ist es doch denkbar, daß auch eine größere Darmschlinge sich Platz verschaffen und die Tasche retroperitoneal ausdehnen könnte. Bisher ist nie eine ganze Darmschlinge eingeklemmt in der Tasche gefunden worden, sondern es handelte sich eigentlich stets um einen Darmwandbruch. In unserem Fall war es so und bei Riese ebenfalls: er fand eine markstückgroße blauschwarze Partie gegenüber dem Gekrösansatz; Albers gibt ihre Größe nicht genau an und bei Nasse war sie hühnereigroß.

Auch darin herrschte Uebereinstimmung, daß die eingeklemmte Stelle stets dem unteren Dünndarmende, nahe der Einmündungsstelle in das Kolon, angehörte. In unserem Falle war sie 20 cm von der Ileocoecalklappe entfernt.

Eine besondere Beweglichkeit des Ileum scheint nur in dem Rieseschen Falle vorgelegen zu haben, er fand die Länge des Mesenteriums auffallend und die zu der eingeklemmten Darmstelle gehörende Mesenterialpartie in die Länge gezogen. Albers erwähnt davon nichts· und Nasse und ich konnten positiv feststellen, daß keine Besonderheiten in der Beschaffenheit oder Lage der betreffenden Unterleibsorgane vorlagen.

Nur war in meinem Falle die Fixation des Wurmfortsatzes durch die zwar dünne, aber recht straffe sagittale Falte, die nach dem Rande des Musculus psoas zog, sehr ausgeprägt und hinderte direkt die Abbindung des Mesenteriolums des Wurmfortsatzes, da dieser sich schwer hervorziehen ließ. Die Behauptung Jonnescos, daß eine gewisse Fixation der Appendix nöthig sei, damit es zu einer Einklemmung kommen könne, fand hier eine Bestätigung. Daß die Einklemmung dadurch erleichtert wird, ist doch ganz klar und auch Nasse fand als begünstigendes Moment in seinem Falle eine „gewisse Fixation des Wurmfortsatzes, der mehr als gewöhnlich durch sein Mesenteriolum mit dem Ileum zusammenhing.“

Riese hat durch Versuche gezeigt, daß die ileo-appendikuläre Tasche sich öffnet, wenn das untere Dünndarmende und der Anfang des Dickdarms mit Blinddarm sich füllt. Schon Tuffier hatte darauf hingewiesen, daß die anatomischen Verhältnisse dies bedingten, da die beiden Darmabschnitte bei der Füllung auseinanderstrebten und folglich die zwischen ihnen befestigte Ileocoecalfalte spannen müßten, auch der Wurmfortsatz sich dabei strecke und zur Entfaltung der sonst aneinander gelegten Taschenwände beitrüge. Riese stellte folgenden Versuch an: er band das Colon ascendens in der Mitte zu und füllte Wasser in das Ileum, das er etwa 30 cm von der Ileocoecalklappe entfernt durchschnitten hatte. Sobald sich beide Darmabschnitte füllten, öffnete sich die vorher zusammengefallene Fossa ileo-appendicularis, indem sich die Plica ileo-appendicularis anspannte. Bei höherem Druck wurde deren Spannung immer stärker und die Bauchfelltasche erweiterte sich immer mehr. Dies alles trat ein, obgleich der Wurmfortsatz ganz besonders lang und in keiner Weise fixiert war, sondern ein sehr freies Mesenteriolum besaß. Nur das Coecum, das vollkommen frei war, mußte dabei ganz leicht mit dem Finger gehalten werden, da es sonst weit nach vorn auswich. Wenn die Falte sich geöffnet hat und bei dauernder Füllung der Darmteile auch eine Zeit klaffend bleibt, kann gewiß ein plötzliches Einsetzen der Bauchpresse ein Darmstück in sie hineintreiben, besonders leicht, wenn sie an die hintere Bauchwand fixiert ist, ihren Platz nicht wechseln und nicht ausweichen kann. Am nächsten liegt ihr das untere Dünndarmende, das daher naturgemäß am ehesten dies Schicksal erleiden wird.

Riese hielt es bei seinem Patienten für nicht unwahrscheinlich, daß die Ausziehung des Gekröses der eingeklemmten Darmstelle nicht erst durch Inkarzeration in der ileo-appendiculären Tasche zu Stande gekommen sei, sondern ihre Ausdehnung dem Umstande verdanke, daß sie vorher in dem bestehenden Leistenbruchsack gesteckt habe; diese Lage habe sie daher vorbereitet und prädisponiert zu der späteren Einklemmung in der Tasche des inneren Bruches. Die Tatsache, daß trotz aller Peristaltik die Darmschlingen ihren Ort nicht wechselten, hat unter Anderen Rindfleisch in seiner experimentellen Arbeit über die Heilung der Darmwunden festgestellt und auch Benno Schmidt (Die Unterleibsbrüche. Deutsche Chirurgie. 1896. Lief. 47) nimmt an, daß sich in einen Bruch immer dieselbe Darmschlinge vorlagert, so oft sie auch reponiert werden mag, und daß sie sich, wenn sie zurückgebracht ist, nicht aus der Nähe der Bruchpforte entfernt.

Wir müssen nun die auffallende Tatsache bestätigen, daß auch in unserem Falle ein rechtsseitiger Leistenbruch bestand; aber er war noch vorhanden, als die deutlichen Symptome des Ileus den Kranken zum Lazarett führten und verschwand erst dort in der dauernden Rückenlage. Sein Inhalt kann also keines Falles identisch sein mit der später bei der Operation gefundenen inkarzerierten Darmschlinge,

ebensowenig wie bei dem Kranken Krumms, der auch vorher einen
rechtsseitigen Leistenbruch gehabt und stets ein Bruchband getragen
hatte. Hier kam der Bruch erst wieder zu Tage, als die Inkarzeration des Darmes in der ileococcalen Bauchfelltasche ausgesprochen
war, und daher konnte unmöglich die eingeklemmte Darmschlinge der
Inhalt des Leistenbruchs gewesen sein.

Wie weit also eine gewisse Prädisposition des Dünndarmstückes
beiträgt zur Einklemmung in diese Tasche, darüber geben unsere bisherigen Beobachtungen keinen Anhalt. Sicher beweisen sie die Notwendigkeit, daß die ileo-appendikuläre Tasche gut entwickelt sein
muß und daß wohl ein starkes Einsetzen der Bauchpresse dazu gehört, um die Darmschlinge in den Recessus hineinzutreiben. Nasses
Patient erlitt die Einklemmung des Darmes beim Heben von Eisenbahnschienen, Rieses beim Heben von Eisenteilen und die Patientin
von Albers hatte beim Heben schwerer Gegenstände den heftigen
plötzlichen Schmerz im Leibe empfunden. Mein Kranker konnte
allerdings keinerlei bestimmte Angaben über die näheren Umstände
machen, unter denen er zuerst erkrankt war. Bei ihm spricht der
weitere Verlauf nicht dafür, daß gleich anfangs die Inkarzeration eine
völlige und ebenso starke war wie kurz vor der Operation. Als Erklärung der auffallenden Besserung, die plötzlich am 12. Tage eintrat,
kann man entweder annehmen, die Schlinge hatte sich aus der Um-
schnürung gelöst und die Tasche verlassen und wurde erst wieder,
als durch die Wirkung des Rhabarberinfuses die Peristaltik angeregt
war, in sie zum zweiten Male hineingetrieben, oder aber und noch
wahrscheinlicher, sie hatte ihren Platz nicht verlassen, aber die Intensität der Einschnürung hatte sich vermindert und wurde dadurch
erst wieder verstärkt, daß das Abführmittel die Därme zur Kontraktion
brachte.

Ich neige zur Ansicht, daß es sich bei dieser Klasse innerer
Brüche stets um akute Einklemmung und um akute Entwickelung
dieser Brüche handelt d. h. daß hier Bruchentwickelung und Einklemmung eins sind.

Ich kann mir wohl vorstellen, daß eine größere Darmschlinge
dauernd in dem großen Recessus retroperitonealis der Fossa duodeno-
jejunalis oder einer großen Bucht hinter dem Blinddarm, sowie im
epiploischen Raume zurückgehalten werden kann, ohne daß lebens-
gefährliche Behinderungen der Darmpassage auftreten, aber dazu, daß
die kleine Bauchfelltasche am Wurmfortsatz einen Abschnitt der
Wand des Dünndarms zurückhält, gehört eine besondere Kraft des
einschnürenden Ringes der Taschenöffnung, die auf die Dauer nicht

ohne Schädigung der inkarzerierten Darmwand bleiben kann und allgemeine Störungen hervorbringen muß. Eine Hernia ileo-appendicularis
ohne Einklemmungserscheinungen kann es meiner Ansicht nach nich
geben.

Eine Wirkung der in der Plica ileo-appendicularis vorhandenen
Muskelfasern ist nicht wahrscheinlich, da sie gerade an dem Rande
der Falte fehlen, aber sie werden dazu beitragen, die Spannung in
ihr zu erhalten und zu verstärken.

Die Symptome werden von der Intensität der Einschnürung abhängen und sind dementsprechend bei den inneren Hernien mit ihren
nachgiebigeren Eingangsöffnungen nicht so stark zu erwarten als bei
den äußeren Brüchen mit ihren engen einklemmenden Ringen. Einheitlich wird das Krankheitsbild sich nie gestalten lassen und nur die
allgemeine Diagnose der inneren Einklemmung wahrscheinlich machen.
Einen abgegrenzten Tumor zu fühlen, den mehrere gerade bei dieser
Bruchform in der Nähe der vorderen Bruchwand für wahrscheinlich
erachten, ist in keinem der bisherigen Fälle gelungen. Theoretisch
hat man seit Treitz versucht, aus den an den verschiedenen Teilen
verschiedenen Spannungsverhältnissen des Bauches die Lage der Inkarzeration zu diagnostizieren, in unseren 4 Fällen, in denen die
Stelle der Inkarzeration fast genau denselben Darmteil betraf, war es
nicht möglich, durch die äußere Betrachtung oder die Palpation des
Unterleibes einen sicheren Rückschluß zu machen auf den Sitz des
Hindernisses. Riese glaubte eine Resistenz in der Ileocoecalgegend
zu fühlen und aus der oben beschriebenen Beobachtung eines abgegrenzten, glatten, eiförmigen Tumors, der nach hohen Mastdarm-
eingießungen neben dem Coecum hervortrat, auf eine inkarzerierte
Hernie in einer Pericoecaltasche schließen zu dürfen; sonst aber war
der Leib seines Patienten, ebenso wie der der 3 anderen, gleichmäßig
und so stark gespannt, daß durch Abtasten keine Sicherheit gewonnen
werden konnte.

Man wird sich in den meisten Fällen damit begnügen müssen,
an die Möglichkeit einer eingeklemmten intraabdominellen Hernie zu
denken, wird aber nicht vermögen, sie von einer Darmknickung oder
Einklemmung durch einen Strang oder auch u. a. von der Drehung der
Flexura sigmoidea zu unterscheiden. Bei letzterer erleichtert ja die
Tatsache, daß wir den Sitz des tiefen Hemmnisses feststellen können
durch die Unmöglichkeit, größere Mengen Wasser in den Mastdarm
einzugießen, die Diagnose, aber gerade die verschieden starke Drehung
der Flexura ist auch der Grund, daß auch hierbei die Ileuserschei-
nungen so verschieden ausgesprochen sein können. v. Samson hat

durch Experimente gezeigt, daß bei sog. halber Achsendrehung, d. h. um 180° keineswegs absolute Undurchgängigkeit des Darmes besteht, daß vielmehr diese erst bei einer Drehung um 270° eintritt. Es können also sehr wohl von Zeit zu Zeit bei nicht vollständiger Drehung geringe Flatus oder etwas Kot abgehen und der Ileus kann gerade so chronisch und unvollkommen wie bei unseren inkarzerierten ileo-appendikulären Darmwandbrüchen sein. Ebenso gering ausgesprochen kann der Ileus bei einer Intussuszeption sein, und schließlich ist der Symptomenkomplex bei der Drehung einer Appendix epiploica ein ähnlicher, wovon Riedel (Münchener medicin. Wochenschr. 1905. S. 2308) und Bruns (Ebendaselbs. 1906. Nr. 1) sehr interessante Beobachtungen mitteilen.

Ebensowenig wie die Form des Bauches und das Hervortreten bestimmter Gegenden an ihm uns in der Diagnose leiten können, ebensowenig ist meines Erachtens der Ort des Schmerzes für die Lokalisation der Einklemmung zu verwerten. Zwar will Sonnenburg (Festschrift für Fr. v. Esmarch 1893) sie einmal verwertet haben, hebt aber das Unzuverlässige dieses Symptomes selbst hervor.

Meist wird der Schmerz, der von einer eingeklemmten oder sonst malträtierten Darmschlinge ausstrahlt, nach der Wurzel des Gekröses verlegt, also nach der Magengegend, weil das Mesenterium durch die fixierte Darmschlinge gezerrt wird. Der örtliche Schmerz, der durch die Quetschung des Darmstückes verursacht wird, tritt in unseren Fällen mehr in den Hintergrund, weil er der mäßigen Stärke der Einklemmung entsprechend gering ist. Und die vermehrte Peristaltik, die zu schmerzhaften Krämpfen der Darmmuskulatur führt, befällt ja zwar die Schlingen vor dem Hindernis am stärksten, sie kann aber, wie Naunyn treffend . sagt, auch „oft weit ausholen" und der Schmerz an Stellen dauernd lokalisiert werden, die recht weit von dem Hindernis entfernt liegen. Naunyn will beobachtet haben, daß bei eingeklemmten Retroperitonealhernien ein heftiger Rückenschmerz vorhanden sei und hält dies Symptom für beachtenswert und wichtig.

Alles in Allem: Wir werden bei einer eingeklemmten Hernia ileo-appendicularis selten mehr als einen Ileus diagnostizieren können und werden besonders an eine solche innere Hernie denken, wenn die Symptome sich langsam entwickelt haben, obgleich auch die Erscheinungen der sofort vollständigen Verschließung des Darmes nicht ausgeschlossen sind.

Daß zur Lösung der Schlinge aus ihrer eingeklemmten Tasche nur die Operation in Frage kommt, ist selbstverständlich.

Die Lebensfähigkeit der Schlinge ist meist nicht sehr stark beeinträchtigt, da die Einschnürung keine so feste ist wie bei den extraabdominellen Brüchen. Sie wurde noch nicht gangränös gefunden nach 7 Tagen von Nasse, nach 8 Tagen von Sonnenburg und Körte, nach 16 Tagen von mir und sogar 21 Tagen von Körte. Nur Krumm hat den Darm am 3. Tage der Einklemmung resezieren müssen und erzielte Heilung.

Der, wie gesagt, für gewöhnlich zu erwartende gute Zustand der eingeklemmten Darmschlinge würde ja eine gute Prognose der Operation gewährleisten. Leider ist aber in allen Fällen der allgemeine Kräftezustand ein recht schlechter gewesen. Die langdauernde Zurückhaltung der Darmkontenta, der flüssigen und gasförmigen, bringt eine hochgradige Intoxikation zustande, die um so schädlicher wirkt, als der Widerstand des Körpers durch die meist Tage lang schon gestörte, wenn nicht aufgehobene Nahrungsaufnahme geschwächt ist. Die Wände des Darmes und Magens sind durch das häufige Erbrechen stark affiziert, zeigten bei meinem Kranken zahlreiche Hämorrhagien. So ist es erklärlich, daß alle Operationen möglichst schnell zu Ende geführt werden mußten und der Versuch, die Taschen durch Vernähen oder Spalten der Wände auszuschalten, um Rückfälle zu verhüten, nicht ausgeführt werden konnte. Körte und Neumann mußten z. B. bei der Operation der retrocoecalen Hernien wegen zunehmender Schwäche der Patienten von einem Verschluß der Tasche Abstand nehmen, bei einem anderen Falle innerer Hernie vernähte Neumann und Nasse in seinem oben erwähnten Falle der ileo-appendikularen Hernie den Bruchsackeingang. Bei den größeren Bruchsäcken der retroperitonealen und retrocoecalen Hernien empfahl Sultan die Einnähung der Taschenränder an die Hautwunde und Tamponade der Tasche selbst, wie es Krumm in seinem Falle von ileocoecaler Hernie mit gutem Erfolge ausführte. Riese betont, daß gerade bei unserer ileo-appendikulären Tasche der Nahtverschluß Bedenken erregen dürfte, weil, wie Waldeyer mitteilt, von Schott ein Fall beobachtet ist, in dem sich in diesem Rezessus durch Spontanverklebung der Wände eine Cyste gebildet hatte, welche durch Druck auf den Darm einen tödlich verlaufenden Ileus verursacht hatte. Hier ist wohl die von mir vorgenommene Abtragung der Appendix mit ihrem Mesenteriolum der einzig gegebene Weg.

III.

# Zur Desinfektion der Instrumente in der Kriegschirurgie.

Von

**Generaloberarzt Professor Dr. Schumburg,** Straßburg i. Elsaß.

Ohne Zweifel ist die Desinfektionstechnik in Friedenszeiten zu einem gewissen Abschluß oder wenigstens auf einer Art Ruhepunkt gelangt: Seit Kochs grundlegender Arbeit vom Jahre 1881 ist der Apparat für strömenden Dampf im Laboratorium, den Kliniken, den Verbandstoffabriken unausgesetzt tätig und mit so gleichmäßig gutem Erfolg, daß kleine Ergänzungen dieser Desinfektionsmethode — z. B. die Verwendung heißer, mit Wasserdampf bis zu 60 % gesättigter Luft zur Desinfektion von Ledersachen — sich nur schwer Eingang verschaffen.

Auch ist seit den Versuchen von Schimmelbusch die Desinfektion der chirurgischen Instrumente in so feste Bahnen gelenkt, daß es wohl keinen Chirurgen mehr gibt, der nicht die kochende Sodalösung hierfür benutzt.

Wenn somit im Frieden die Desinfektionspraxis des Chirurgen wenigstens für Instrumente im allgemeinen fest gefügt erscheint, so lassen sich im Kriege sicherlich nicht alle Desinfektionsmethoden und sicherlich nicht überall so verwenden wie in der Muße des Friedens. Zwar liegen im Kriege in den Reservelazaretten, den Kriegslazaretten, selbst in den Feldlazaretten gleiche Verhältnisse und Bedingungen vor, wie in den Friedenslazaretten. Wo aber wird man auf dem Haupt- oder gar auf dem Truppenverbandplatz die Zeit, wenigstens in jedem Fall, finden, um 15—20 Minuten für die regelrechte Händedesinfektion — neuere Vorschläge verlangen 30 Minuten und mehr! — ja selbst um 5 Minuten für die Sterilisierung eines schnell zu brauchenden Instrumentes aufzuwenden?

Um nun für solche Fälle schnellsten Handels im Kriege sichere Methoden für die Desinfektion ausfindig zu machen, bin ich auf die

Suche gegangen und unterbreite in der nachstehenden Darlegung meiner Versuche über schnelle Desinfektion der chirurgischen Instrumente neben Mißerfolgen auch positive Ergebnisse der Kritik der Bakteriologen wie Chirurgen, nachdem ich vor einigen Wochen im Archiv für Chirurgie von demselben Gesichtspunkt ausgehend neuere Untersuchungen über Händedesinfektion mit recht überraschenden Ergebnissen über den geringen Erfolg des Seifens der Oeffentlichkeit übergeben habe.

An Versuchen zur schnellen Desinfizierung ärztlicher Instrumente hat es auch bisher nicht gefehlt. Unter anderen hat in der deutschen Medizinalzeitung (1900, Nr. 28) und in der deutschen med. Wochenschrift (1902, Nr. 43) Gerson ein solches Verfahren angegeben. Er empfahl, chirurgische Instrumente nach oberflächlicher Reinigung von Blut und Eiter mit Watte fest zu umwickeln, die mit Seifenspiritus getränkt ist. Nach Verlauf weniger Tage sei der Seifenspiritus verdunstet und das Instrument steril; ja, es würde nach diesem Verfahren selbst dann keimfrei, wenn es noch mit Eiter und Blut besudelt wäre und in diesem Zustand mit der Seifenspirituswatte umwickelt würde. Als Beweis für die Richtigkeit seiner Behauptungen führt Gerson eine Reihe von Versuchen auf. Er hat diese Versuche so angestellt, daß er chirurgische Messer, teils gereinigt, teils noch mit Eiter bedeckt, mit Seifenspirituswatte umhüllte. Nach einer Reihe von Tagen entfernte er dann die Umhüllung und stach mit den Messern in erstarrte Nährgelatine in der Erwartung, daß etwa an den Messern noch haftende lebensfähige Bakterien sich an der Gelatine abstreifen und hier vermehren würden. Dies war bei Gerson niemals der Fall. Dasselbe Resultat bekam er beim Einstich in Agar. Bei 20maliger Wiederholung des Versuchs erlebte Gerson keine Ausnahme. Gerson schloß deshalb aus seinen Versuchen, daß durch die Umwickelung der Messer mit Seifenspirituswatte die Messer sicher sterilisiert würden.

Da dies Verfahren von Gerson, falls es sich bestätigte, für die Kriegschirurgie von höchster Bedeutung gewesen wäre, hatte ich es unternommen, die Gersonschen Angaben nachzuprüfen. Die Ergebnisse dieser Nachprüfung habe in der deutschen med. Wochenschrift (1903, Nr. 23) veröffentlicht und ich gebe dieselben in Kürze hier wieder, soweit sie an dieser Stelle von Interesse sind.

Ich habe die Gersonsche Versuchsanordnung ein wenig geändert. Ich mußte bei der Eigenart der erwähnten Versuche annehmen, daß die Bakterien durch längere Berührung mit dem Seifenspiritus und dem Metall des Messers sowie durch Austrocknung in ihren Lebenseigenschaften mindestens stark beeinträchtigt sein konnten. Ich wählte deshalb als günstigsten Nährboden für die etwa durch den Seifenspiritus nicht abgetöteten aber vielleicht stark abgeschwächten Bakterien die Bouillon, die selbst stark geschwächte Bakterien noch aufkeimen läßt, eine Eigenschaft, die den festen Nährböden abgeht. Ferner erbrachte ich im Gegensatz zu Gerson als Kontrolle stets den kulturellen Beweis, daß an den zum Versuch verwendeten Instrumenten wirklich Bakterien hafteten.

Unter Berücksichtigung dieser Gesichtspunkte wurden Versuche nach folgender Versuchsanordnung angestellt:

Lanzetten — Stahlfedern, wie man sie jetzt vielfach zur Pockenschutzimpfung anwendet — wurden ausgeglüht, nach dem Erkalten in eine 24stündige Staphylokokkenbouillon gelegt oder mit 3—4 Oesen einer Staphylokokken-Agarkultur bestrichen und in einer Petrischale getrocknet. Sie wurden dann mit Seifenspirituswatte fest umwickelt. Nach 3 Tagen wurde die Umwickelung entfernt, die Lanzette mit steriler Pinzette erfaßt und mit ihr eine Stichkultur in Gelatine angelegt. Darauf wurde die Lanzette in ein Bouillonröhrchen getan, das in den Brutschrank kam. Dagegen wurden die mit Agarkultur bestrichenen Lanzetten (oder Skalpels) mit sterilem Messer abgekratzt, um die an denselben haftende geringe Kulturmenge zu gewinnen. Dieselbe wurde in ein Bouillonröhrchen geschüttelt. Eine — nicht umwickelte — Lanzette diente, nach 3tägiger Aufbewahrung in steriler Schale als Kontrolle. Es zeigte sich nun in diesen Versuchen, daß der Seifenspiritus nicht imstande war, selbst bei 3tägiger Einwickelung Eitererreger an chirurgischen Instrumenten mit Sicherheit abzutöten.

Von anderen Methoden, um Instrumente in kurzer Zeit keimfrei zu machen, habe ich gelegentlich in chirurgischen und anderen Kliniken rühmen hören einmal das kräftige Abwischen mit sterilen Tüchern und zweitens das Eintauchen der Instrumente in Alkohol mit Abbrennen des Alkohols. Ich habe in der mir zu Gebote stehenden Literatur keine exakte Angabe über bakteriologische Prüfung dieser Methode auffinden können. Deshalb erschien es mir, bei der hohen Bedeutung derselben für die Kriegschirurgie wegen der Einfachheit und Schnelligkeit ihrer Ausführung, angezeigt, einwandfrei zu prüfen, ob durch das Abwischen und durch das Abbrennen mit Alkohol eine sichere Sterilisierung der chirurgischen Instrumente erreicht wird, ohne daß sie, namentlich in ihrer Schärfe, wesentlichen Schaden erleiden.

Ich habe zu diesem Zweck folgende Versuche unternommen:

Versuch 1. Von 6 Impflanzetten wurden die Klingen entfernt und als Versuchsobjekte benutzt. Sie wurden durch $1/_4$ stündiges Auskochen in Sodalösung sterilisiert, mit Staphylokokkenbouillon infiziert und im Brutschrank getrocknet. Dann wurden fünf Klingen mit ausgeglühter Pinzette erfaßt und mit sterilen ($1/_2$ Stunde bei 160° im Heißluftschrank) Handtüchern 6—8 mal kräftig abgerieben. Die 6. Klinge wurde nicht abgerieben, sondern diente als Kontrolle. Alle Klingen wurden dann in Bouillonröhrchen gebracht.

Am nächsten Tage ließ sich in allen Röhrchen reichliches Wachstum von Staphylokokken nachweisen.

Versuch 2. Die Einrichtung des Versuchs war dieselbe, wie bei Versuch 1. Nur wurden sterile ($1/_2$ Stunde bei 160° im Heißluftschrank) Gazekompressen zum Abwischen verwendet und jede Klinge besonders kräftig ca. 15 mal abgewischt.

Auch bei diesem Versuch wiesen am nächsten Tage alle Bouillonröhrchen starkes Wachstum von Staphylokokken auf, ein Beweis, daß noch so kräftiges Abwischen nicht genügt, um von infizierten Klingen die Bakterien zu entfernen.

Allerdings waren in diesen Versuchen die Bakterien fest angetrocknet. Vielleicht konnten die Resultate besser werden, wenn — wie es ja auch der Wirklichkeit mehr entspricht, — die Klingen gleich nach der Infektion mit Staphylokokkenbouillon, ohne erst getrocknet zu werden, durch Abwischen gereinigt werden.

Dies wurde in

Versuch 3 befolgt. 4 Klingen, 1 Kontrolle.

Resultat: Nur eine Klinge wurde steril durch Abwischen, an dreien hafteten noch Bakterien.

Es zeigte sich gleich bei diesen ersten Versuchen, daß die Erkennung der bakteriellen Trübung in den Bouillonröhrchen nicht ganz leicht war, weil selbst sterile Eisenklingen in Bouillon eine Trübung hervorbringen. Allerdings hellt sich die nicht bakterielle Trübung am zweiten oder dritten Tage auf, der Niederschlag sedimentiert, während eine bakterielle Trübung immer bestehen bleibt oder sogar stärker wird.

Um deshalb schneller über die Art der Trübung der Bouillon mich orientieren zu können, habe ich nach 10- bis 24 stündigem Aufenthalt der zu untersuchenden Klingen in der Nährbouillon mit sterilen Instrumenten die Klingen herausgeholt und nun erstens die Bouillon weiter beobachtet und zweitens von der Bouillon auf Agarplatten mehrere Oesen ausgestrichen.

Diese Versuchsanordnung ist bei allen folgenden Versuchen angewendet worden.

Versuch 4. 6 Klingen. Mit Staphylokokken-Bouillon infiziert. Etwa 8 mal besonders kräftig mit steriler Watte ($1/_2$ Stunde bei 160° im Heißluftschrank) abgewischt. In Bouillon. Nach 24 Stunden 3 Oesen dieser Bouillon auf Agar.

Alle Röhrchen und alle Agarstriche steril. Kontr. $+$ $+$ $+$ (bedeutet reichliches Wachstum).

Versuch 5. Dasselbe mit 4 Klingen. Alle $+$ $+$ $+$.

Versuch 6. 5 Klingen. Alle $+$ $+$ $+$, allerdings erst nach 2 Tagen.

Versuch 7. 10 Klingen. Ebenso behandelt.

Nach 2 Tagen alle Röhrchen trübe; alle Agarstriche weisen Wachstum auf.

Versuch 8. 9 Klingen. 1 Kontrolle. Infiziert. Getrocknet. Mit gewöhnlicher entfetteter Watte und Leitungswasser kräftig gereinigt.

Das Leitungswasser enthielt in diesen Tagen ca. 10 Keime im ccm; die gewöhnliche entfettete Watte wies in einer Menge, wie sie etwa zum Abreiben der Klingen benutzt wurde, 22—28 Keime auf.

7 Röhrchen klar; 8 Agarstriche steril.

Versuch 9. Wiederholung des 8. Versuches mit 9 Klingen.

Alle Röhrchen und Agarstriche steril.

Als Resultat kann man aus diesen Versuchen ableiten, daß vielfaches und so kräftig wie möglich ausgeführtes Abwischen selbst feuchter, infizierter chirurgischer Instrumente sogar mit sterilen Tüchern oder steriler Watte nur sehr unsicher die Keime entfernt. Das Abwischen kann deshalb nur als äußerster Notbehelf dienen.

Da aber durch das Abwischen jedenfalls die an den Messern haftenden Keime erheblich vermindert werden, so ist das feuchte Abwischen zweifellos eine treffliche vorbereitende Maßnahme für die jetzt zu untersuchenden Methoden des Abflammens und des Abbrennens mit Alkohol.

Das Abflammen wurde nach einer Reihe orientierender Versuche, die ich nicht aufführen will, in der Art geübt, daß die nahezu 5 cm langen Lanzettenklingen ca. 2 cm weit in eine frische Staphylokokken-Bouillon getaucht und dann mit gewöhnlicher (nicht besonders sterilisierter) entfetteter Watte kräftig abgewischt wurden. Dann wurden die Klingen (jede Seite für sich) mit steriler Pinzette erfaßt und durch die ca. 11 cm lange, nicht leuchtende Flamme eines Bunsenbrenners gezogen, und zwar anfangs in genau derselben Weise, wie nach Koch die mit Bakterienmaterial beschickten Deckgläschen fixiert werden; später, als sich dieses Verfahren für eine sichere Sterilisierung nicht ganz ausreichend erwies, so, daß jede Seite der Klinge so langsam durch die Spitze — bekanntlich der heißeste Teil — der Bunsenflamme gezogen wurde, daß in einer Sekunde etwa 1 cm der Klingenfläche die Flamme passierte. Dann wurde jede Klinge in ein Bouillonröhrchen getan und nach 12stündigem Aufenthalt im Brutschrank wieder herausgenommen. Das Bouillonröhrchen wurde weiter (4 bis 5 Tage) im Brutschrank beobachtet und von seinem Inhalt einige Oesen auf einer Agarplatte ausgestrichen.

Als Kontrolle wurde stets eine Klinge minimal infiziert und in

Bouillon gebracht. Die Kontrolle fiel in allen Versuchen positiv aus. In dieser Weise sind alle folgenden Versuche angelegt.

Versuch 10. 10 Klingen. Aehnlich dem Kochschen Fixierverfahren durch die Flamme gezogen. 3 Röhrchen getrübt, 7 klar.

Versuch 11. 10 Klingen. Ebenso behandelt. 9 steril, 1 infiziert.

Versuch 12. 10 Klingen, wie in Versuch 10 desinfiziert. 2 infiziert geblieben, 8 steril.

Wenn demnach bei den Klingen, die ähnlich dem Fixierverfahren für Deckgläschen durch die Bunsenflamme gezogen werden, nur etwa 75 % völlig sterilisiert werden, so ist das Verfahren doch nicht sicher genug, um empfohlen zu werden.

In den folgenden Versuchen wurde jede cm-Klingenfläche 1 Sekunde in der Spitze der nicht leuchtenden Bunsenflamme belassen.

Versuch 13. 10 Klingen. Alle steril.

Versuch 14. 10 Klingen. Alle steril.

Versuch 15. 10 Klingen. Steril.

Versuch 16. 9 Klingen. 8 steril. Ein Röhrchen enthält Subtilis. Keine Staphylokokken, womit ja die Klingen infiziert waren, nachweisbar.

Versuch 17. 9 Klingen. 9 Röhrchen klar; 9 Agarstriche steril.

Versuch 18. 9 Klingen. Steril.

Versuch 19. 9 Klingen. Steril.

Versuch 20. 9 Klingen. Alle steril.

Versuch 21. 9 Klingen. Am 3. Tage weist ein Röhrchen und der dazu gehörige Agarstrich Kartoffelbazillen auf. Keine Staphylokokken vorhanden.

Versuch 22. 9 Klingen. Sämtlich steril geworden.

Versuch 23. 9 Klingen. Ebenso.

Versuch 24. 9 Klingen. 8 Röhrchen und Agarstriche steril. Ein Röhrchen mit Kahmhaut (Kartoffelbazillen). Keine Staphylokokken.

Versuch 25. Die Staphylokokken-Bouillon war an den Klingen angetrocknet (24 Stunden im Brutschrank). Abgewischt mit Leitungswasser (4 Keime im ccm) und gewöhnlicher entfetteter Watte. Behandlung in der Flamme wie in den Versuchen vorher. 9 Klingen. Alle steril.

Es gelingt also, nach vorheriger feuchter Reinigung und Abtrocknung, durch langsames Durchziehen der Messerklingen durch die Spitze einer nicht leuchtenden Bunsenflamme (Spiritusflamme) fast regelmäßig, alle an den Klingen haftenden Keime zu zerstören. In 120 Einzelfällen gelang die völlige Sterilisierung 117 mal; in 3 Fällen fanden sich sehr widerstandsfähige Staubbakterien in den Nährböden, die entweder in der zum Abwischen verwendeten Watte oder dem Leitungswasser vorhanden gewesen sein und der Desinfektion entgangen sein mögen, die aber ebenso gut bei dem mehrfachen Oeffnen der Nährboden-Röhrchen, namentlich bei dem einige Geschicklichkeit erfordernden Herausfischen

der Klingen aus den Reagensröhrchen in die Bouillon hineingefallen
sein können. 2,5 % so infizierter Röhrchen bei diesen Maßnahmen
dürfte kaum sehr hoch sein. Ausdrücklich sei noch bemerkt, daß in
keinem einzigen Fall auch nur einer der zur Infektion verwendeten
Staphylokokken die Sterilisierung in der Flamme überstanden hat; die
Staphylokokken waren sämtlich vernichtet, eine Tatsache, die gleichfalls für nachträgliche Infektion der 2,5 % der Bouillonröhrchen
spricht.

Das Abbrennen der Klingen mit Alkohol wurde so gehand-
habt, daß die — genau wie vorher beschrieben — infizierten, feucht
abgewischten und getrockneten Klingen in absoluten Alkohol getaucht
und dieser vorher entzündet wurde. Die Uebertragung der Klingen in
Bouillon usw. geschah wie in den vorher erörterten Versuchen. Nach
dieser Methode habe ich nachstehende Versuche ausgeführt.

Versuch 26. 9 Klingen. Röhrchen alle klar. Agarstriche steril.
Versuch 27. 10 Klingen. 3 Röhrchen enthalten Staphylokokken!
Versuch 28. 10 Klingen. Steril.
Versuch 29. 9 Klingen. Sämtlich keimfrei.
Versuch 30. 9 Klingen. Ebenso.
Versuch 31. 9 Klingen. Ebenso.
Versuch 32. 9 Klingen. Ebenso.
Versuch 33. 9 Klingen. 8 keimfrei; 1 Röhrchen und 1 Agarstrich zeigt
Heubazillen; keine Staphylokokken nachweisbar.
Versuch 34. 9 Klingen. Alle steril.
Versuch 35. 9 Klingen. Dasselbe.
Versuch 36. 9 Klingen. Steril.
Versuch 37. 9 Klingen. 8 Röhrchen und Agarstriche keimfrei; 1 Röhrchen
und 1 Agarstrich weisen Heubazillen auf.
Versuch 38. 9 Klingen. 8 steril. 1 Röhrchen mit Kahmhaut (große Stäb-
chen); der dazu gehörige Agarstrich steril. Also nachträgliche Infektion höchst
wahrscheinlich.
Versuch 39. 9 Klingen. Alle keimfrei.
Versuch 40. 9 Klingen. Dasselbe.
Versuch 41. 10 Klingen, in Staphylokokken-Bouillon getaucht, 24 Stunden
im Brutschrank trocknen lassen. Mit Watte und Leitungswasser (ca. 12 Keime)
gereinigt. Mit Alkohol abgebrannt.
2 Röhrchen trübe (Heubazillen). Aber nur 1 Agarstrich positiv. Also in
einem Falle nachträgliche Infektion wahrscheinlich.
Versuch 42. Derselbe Versuch mit 9 Klingen. Alle steril.

Es ergibt sich aus diesen Versuchen, daß von 156 mit Alkohol
abgebrannten, vorher infizierten Klingen 148 (= 94,9 %) völlig steril
geworden waren; von den 8 (= 5,1 %) nicht sterilen Klingen enthielten nach dem Abbrennen 5 (= 3,2 %) Staubkeime (nachträgliche

Infektion also nicht ausgeschlossen), nur 3 ($= 1,9$ %) das Infektionsmaterial, nämlich Staphylokokken.

Wenn demnach auch das Abbrennen der chirurgischen
Instrumente mit Alkohol nicht ganz so sicher wirkt, wie
das langsame Durchziehen beider Flächen eines Messers
durch die Spitze einer Bunsenflamme, so kann es doch
immerhin als ein beachtenswerter und im Notfall wertvoller
Ausweg für die Desinfektion der Instrumente bezeichnet
werden.

Hervorheben möchte ich ausdrücklich, daß weder das Durchziehen der Messerklingen durch die Flamme, noch das Abbrennen mit
Alkohol die Schärfe und die Politur der Instrumente im geringsten
schädigt; selbst 15—20 malige Wiederholung dieser Sterilisations-
methode änderte hieran nichts.

Die Sterilisierung erfolgt am besten mit Hülfe einer Kornzange
oder einer anatomischen Pinzette, deren Branchen vorher keimfrei gemacht sind. Die Stelle an dem zu desinfizierenden Instrument, wo
die Pinzette angriff, bedarf natürlich der vorherigen oder späteren
Berücksichtigung bezüglich der Desinfektion.

Ich ging nun noch einen Schritt weiter und suchte festzustellen,
ob sich auch größere und kompliziertere chirurgische Instrumente,
z. B. Zahnzangen, vor allem aber Kehlkopfspiegel nach diesen Methoden desinfizieren lassen. Namentlich vertragen ja Kehlkopfspiegel
den Dampf auf die Dauer nicht (Glatzel, Militärärztl. Kalender 1903.
S. 229). Glatzel empfiehlt deshalb, die Kehlkopfspiegel 15 Minuten
in 5 proz. Karbolsäure zu legen.

Diese Bemerkung gab mir willkommenen Anlaß, zunächst gerade
an Kehlkopfspiegeln meine Methode des Durchziehens durch die
Flamme zu erproben und zweitens wieder einmal die desinfizierende
Wirkung einer 5 proz. Karbolsäure festzustellen.

Da Kehlkopfspiegel ein recht kostbares Material für Desinfek-
tionsversuche darstellen, so nahm ich zunächst als Ersatz Nickelspatel
älteren Modells, deren Ende in eine etwa $2\frac{1}{2}$ cm im Durchmesser
haltende Schaufel auslief die an einen runden Nickelstiel angenietet
war. Ungefähr entsprach — nach entsprechender Biegung der Schaufel —
dies Instrument in seiner äußeren Form der Größe eines Kehlkopf-
spiegels.

Die Versuchsanordnung war folgende: Die Spatel wurden mit
Staphylokokkenbouillon an ihrer Schaufel infiziert. Im Brutschrank
trocknete dieses Infektionsmaterial in 24 Stunden fest an. Ein so

beschickter Spatel wurde mit gewöhnlicher entfetteter Watte und Leitungswasser gereinigt, getrocknet und in der oben angegebenen Weise durch die Spitze einer Bunsenflamme gezogen; ein anderer, ebenso behandelter Spatel wurde mit Alkohol abgebrannt, noch andere Spatel wurden kräftig feucht abgewischt und verschieden lange Zeit in 5 proz. Karbolsäure gelegt. Nach dem wurden sie tüchtig in sterilem destillirten Wasser abgespült, um die Karbolsäure zu entfernen und in Bouillon getan.

Die einzelnen angestellten Versuche waren folgende:

Versuch 43. Drei infizierte Spatel.
1. Einer $^1/_2$ Stunde in 5 proz. Karbolsäure. Dann 2 mal in sterilem, destillierten Wasser gespült. Dann in Bouillon. Nach 2 Tagen Bouillon getrübt.
2. Einer in der Flammenspitze abgebrannt. In Bouillon. Steril.
3. Einer mit Alkohol abgebrannt. In Bouillon. Steril.

Versuch 44. Dieselbe Versuchsanwendung.
1. 2 Spatel $^1/_4$ Stunde in 5 proz. Karbolsäure. Erfolg: Einer steril, einer nicht.
2. 1 Spatel abgeflammt: steril.
3. 1 Spatel in Alkohol abgebrannt: steril.

Versuch 45. Genau derselbe Versuch.
1. Beide Spatel nicht steril.
2. Steril.
3. Nicht steril.

Versuch 46.
1. Ein Spatel $^1/_4$ Stunde in Karbolsäure: Nicht steril.
2. Ein Spatel in der Flammenspitze: Nicht steril.
3. Ein Spatel mit Alkohol abgebrannt: Nicht steril.

Versuch 47. Derselbe Versuch mit gleichem Erfolg.

Versuch 48. Derselbe Versuch.
1. 2 Spatel in Karbolsäure: Nicht steril.
2. 1 Spatel in Flamme: Steril.
3. 1 Spatel abgebrannt: Nicht steril.

Versuch 49. Derselbe Versuch mit demselben Resultat.

Versuch 50. Dasselbe.

Also auch größere Instrumente mit Nieten und Biegungen lassen sich in der Spitze der Bunsenflamme mit einiger Sicherheit keimfrei machen. Ausnahmslose Sterilisierung wie in der kochenden Sodalösung wird aber nicht erreicht. Das Verfahren ist für größere und komplizierter zusammengesetzte Instrumente also nur ein Notbehelf. Je kleiner das Instrument, desto sicherer ist die Wirkung des Abflammens. Das Verfahren empfiehlt sich also ganz besonders für die kleinen zahnärztlichen Instrumente, kleinere chirurgische und Augeninstrumente.

Das Abbrennen mit Alkohol läßt bei unregelmäßiger gebauten und größeren Instrumenten viel öfter im Stich. Ganz ungenügend aber ist das Einlegen in 5 proz. Karbolsäure. Selbst die Einwirkung von der Dauer einer halben Stunde reicht nicht aus.

Ich habe schon 1903 in einer Arbeit „Ueber die Wirkung einiger chemischer Desinfektionsmittel" (Zeitschr. f. Hyg. 1903. S. 125) durch einwandfreie Experimente, in denen ich besonderes Gewicht auf die völlige Beseitigung des Desinfektionsmittels vor der Einsaat der zu untersuchenden Bakterien in den Nährboden legte, den Beweis führen können, daß selbst unsere stärksten und gebräuchlichsten Desinfektionsmittel, wie das 1 prom. Sublimat oder die 5 proz. Karbolsäure, die praktisch so wichtigen Staphylokokken nicht mit ausnahmsloser Sicherheit abzutöten imstande sind, ja nicht einmal die als Prototyp der Empfindlichkeit geltenden Choleravibrionen. Selbst nicht unter den günstigsten Entwickelungsbedingungen, indem Desinfektionsmittel wie Bakterien in wässerigem Medium miteinander in Berührung waren.

Auch die Versuche 43—50 in dieser Arbeit haben diese Tatsache aufs Neue bestätigt und gezeigt, daß durch Einlegen von Instrumenten in 5 proz. Karbolsäure selbst für $^1/_2$ Stunde keine sichere Sterilisierung gewährleistet wird. Wenn nun, wie bei der Desinfektion der Kehlkopfspiegel, der Fall eintritt, daß einerseits die chemischen Mittel versagen, andererseits der Dampf auf die Dauer die Spiegel angreift, so hat wie in vielen anderen so in diesem Fall die Desinfektionsmethode in der Spitze der Bunsen- oder Spiritusflamme die allergrößte Berechtigung, zumal ja schon zum Erwärmen der Spiegel die Flamme herangezogen wird.

Ich fasse die Ergebnisse der vorstehenden Untersuchungen in folgende kurze Sätze zusammen:

1. Die Umwickelung von Messern, die sogar von Blut und Eiter gereinigt sind, mit Seifenspirituswatte tötet nicht immer alle Bakterien ab.

2. Selbst allerkräftigstes und oft wiederholtes Abreiben der (trockenen oder feuchten) Klingen mit sterilen Handtüchern, Kompressen oder Watte entfernt nicht sicher alle Infektionserreger.

3. Eintauchen gut gereinigter kleinerer Messer mittels steriler Pinzette in absoluten Alkohol, Anzünden des anhaftenden Alkohols und Abbrennen der Messer bewirkt in der Regel völlige Sterilisierung.

Bei größeren und komplizierter zusammengesetzten Instrumenten versagt diese Methode zuweilen.

4. Mehrmaliges Durchziehen der Instrumente durch die ganze Länge der Bunsenflamme von oben nach unten in der Art, wie man nach Koch bakteriologische Deckglaspräparate zu fixieren pflegt, tötet die anhaftenden Bakterien nur recht unsicher ab.

5. Der beste und nur wenig Zeit erfordernde Notbehelf für das unfehlbar wirkende Auskochen der Instrumente in Sodalösung ist folgendes Verfahren:

Man erfaßt das Instrument mit einer Kornzange oder anatomischen Pinzette und zieht es durch die Spitze einer nicht leuchtenden Bunsen- oder Spiritusflamme — jede Fläche für sich — mit solcher Geschwindigkeit hindurch, daß jeder Zentimeter sich eine Sekunde in der Flamme befindet.

Die Stelle, wo die Pinzette anfaßte, darf nicht vergessen werden.

6. Durch dieses in der Regel im Bruchteil einer Minute ausführbare Verfahren wird fast ausnahmslos völlige Keimfreiheit erzielt bei Messern, kleineren und einfacheren Instrumenten. Bei größeren und umständlich zusammengesetzten versagt es gelegentlich. Eine Wiederholung des Abflammens dürfte auch in diesen Fällen den Erfolg sichern.

7. Durch das selbst 10—15 malige Abflammen wird weder die Politur der Instrumente geschädigt, noch die Schärfe beeinträchtigt.

# Die zivile und die militärische Unfallfürsorge.

Studie

von

## Generaloberarzt Professor Dr. Albert Köhler.

In einem Beitrage zur Geschichte der sozialen Wohlfahrtseinrichtungen[1]) habe ich darauf hingewiesen, daß diese kaum 25 Jahre
alten Gesetze allerdings eigentlich noch keine „Geschichte" haben können,
daß wir aber als ihre Vorläufer und Vorbilder die in manchen industriellen
Betrieben z. B. in Bergwerksgegenden seit Jahrhunderten bestehenden
Einrichtungen der Knappschaftskassen oder Bruderladen und die Bestimmungen über die Versorgung invalider Mannschaften ansehen
können, Bestimmungen, die sich zum Teil schon in den großen Heeren
des Römischen Weltreiches nachweisen lassen. Die mannigfachen
Beziehungen, die heute zwischen den sozialen Wohlfahrtsgesetzen,
speziell zwischen dem Unfallversicherungsgesetze und dem Militärpensionsgesetze bestehen, hat Paalzow im Jahre 1899 einer eingehenden und interessanten Besprechung unterzogen[2]), und wenn ich
es unternehme, im folgenden dasselbe Gebiet zu bearbeiten, so kann
diese Arbeit nur eine Bestätigung, höchstens noch eine Erweiterung
dessen liefern, was Paalzow als erster darüber mitgeteilt hat. Die
Kombination einer langjährigen militärärztlichen Dienstzeit mit der
seit 8 Jahren durchgeführten sehr intensiven praktischen und theoretischen, d. h. lehrenden Tätigkeit auf dem Felde der „Unfallheilkunde"
oder der „Sozialen praktischen Medizin" (Thiem), der „Sozialwissen-
schaftlichen Medizin" (Müller), der „Versicherungsrechtlichen Medizin" (Haag und Stolper) oder „Versicherungsmedizin" (Baehr),
kurz der Unfallversicherungspraxis hat mir doch eine große Menge

---

1) Festschrift für Esmarch.  Deutsche Zeitschr. f. Chir.  Bd. 67.
2) Monatsschr. für Unfallheilkunde.  1899.  Heft 2.

Erfahrungen über jene Beziehungen gebracht, deren Mitteilung
vielleicht nicht ohne Interesse und praktischen Wert sein dürfte.
Aus vielen Gründen, deren Aufzählung und Erklärung hier zu
weit führen würde, hat schon die ärztliche Behandlung der
Unfallkranken besondere und andere Aufgaben, als die Therapie
im allgemeinen; sie hat schon darin viel Aehnlichkeit mit der
Behandlung kranker und verletzter Soldaten. Ja, man kann in den
Einrichtungen zur Behandlung kranker und verletzter Soldaten, der
Pension bei Dienstbeschädigung und bei Invalidität durch die Länge
der Dienstzeit, sowie in den ganz ähnlichen Einrichtungen der alten
Knappschaften mit Krankengeld, Pension oder Gnadengeld und „Leib-
gedinge" schon recht alte Vorbilder für die z. Z. als kaum durchführbar angesehene Vereinigung der 3 großen Gruppen der sozialen
Wohlfahrtsgesetze, der Kranken-, Unfall- und Invaliden-Versicherung
sehen.

Die oben angedeuteten Unterschiede zwischen der allgemeinen
ärztlichen Tätigkeit und der des Militär- oder des Unfallarztes sind
immerhin recht beträchtlich. Den Privatmann kann der Arzt z. B.
als geheilt betrachten und entlassen, wenn eine Wunde geheilt,
wenn ein Knochenbruch so gefestigt ist, daß der Gebrauch
des Gliedes keine allzu großen Schwierigkeiten mehr macht;
ja, diese Kranken drängen, sie wünschen aus der stationären
Behandlung herauszukommen. Im Krankenhause müssen sie
selbst bezahlen und außerdem sind sie zu Hause nötig; was
ihnen noch an der vollen Genesung fehlt, kann und wird auch
fast immer durch ein verständiges Verhalten, durch methodische Ein-
übung erreicht. — Wie anders ist das bei Kassen- und Unfallkranken
und bei kranken Militärpersonen! Diese sollen ja bekanntlich nicht
nur im medizinischen Sinne geheilt werden, sondern der Arbeiter soll
womöglich wieder soweit gebracht werden, daß er dasselbe leistet
und verdient wie früher, und der Soldat soweit, daß er den Anforderungen und Anstrengungen des Dienstes wieder voll gewachsen ist!
Das sind sehr große Unterschiede, die es ganz unmöglich machen,
die Heilerfolge an Kliniken und Krankenhäusern ohne weiteres mit
denen an Unfallabteilungen und an Militärlazaretten zu vergleichen.
Wo es dennoch geschehen ist, da hat es zu ganz verkehrten Schlußfolgerungen geführt. So erging es Schede, der vor einer Reihe von
Jahren einmal seine Erfolge mit der Operation des Empyems an der
Bonner Klinik mit denen der Garnisonlazarette verglich, deren Ma-
terial ihm zu Verfügung gestellt war. Er fand, daß er in seiner
Klinik eine sehr viel größere Zahl von Heilungen durch diese Ope-

ration aufzuweisen hatte, als die Militärlazarette, berücksichtigte aber nicht, daß in diesen „geheilt" soviel bedeutet, wie „dienstfähig", und daß nur unter ganz besonderen Umständen ein an Empyem operierter Soldat wieder Dienst tun kann und — will. Die Schlußfolgerungen, die Schede auf diese statistische vergleichende Arbeit stützte, und die ihn zu der Behauptung führten, daß in den Militärlazaretten nicht radikal genug beim Empyem operiert werde, waren infolge dessen falsch.

Diese Unterschiede werden natürlich noch bedeutend vergrößert durch die zuweilen bei kranken Soldaten, viel häufiger noch bei Unfallkranken zu beobachtende und zu bekämpfende Arbeitsscheu, Unzufriedenheit, Begehrlichkeit, Uebertreibung und Simulation; denn unter den nicht, auch nicht privatim versicherten Kranken, die auf keine „Rente" Anspruch haben, gibt es keine Drückeberger und keine Rentenjäger.

Auf eine andere Aehnlichkeit, eine andere Beziehung zwischen den Pflichten und der Tätigkeit des Unfallarztes — um mich kurz auszudrücken — und des Militärarztes hat auch Paalzow schon hingewiesen. Beim Soldaten ist es die Dienstbeschädigung und beim Arbeiter die Beschädigung im Berufe, der „Unfall", die in ihren Folgen und Wirkungen, beim Soldaten auf die Dienstfähigkeit und beim Arbeiter auf die Arbeitsfähigkeit, in Betracht kommen und zu beurteilen sind. Ob wirklich eine Dienstbeschädigung vorliegt, ist auch beim Soldaten nicht immer leicht festzustellen; es müssen besondere nach Zeit und Ort bestimmte Veranlassungen und Ursachen sein, die nicht mit den gewöhnlichen dienstlichen Anstrengungen und Schädlichkeiten, denen jeder Soldat ausgesetzt ist, zusammenhängen — was bisher besonders bei der Feststellung einer inneren Dienstbeschädigung zur Geltung kam und nicht selten große Schwierigkeiten machte. Nach den neuesten Bestimmungen (Nachtrag zur D. A. vom Jahre 1906) ist der Begriff der „inneren Dienstbeschädigung" fortgefallen; als Dienstbeschädigung gelten (S. 8) auch „Gesundheitsstörungen, welche durch die dem Militärdienste eigentümlichen Verhältnisse verursacht oder verschlimmert sind".

In ähnlicher Weise darf bei dem Arbeiter eine Schädigung im Betriebe nur dann als entschädigungspflichtiger Unfall angesehen werden, wenn sie auf ein plötzliches, zeitlich bestimmbares und zwar in einem verhältnismäßig kurzen Zeitraum eingeschlossenes Ereignis zurückzuführen ist, das mit dem Betriebe zeitlich, örtlich und ursächlich zusammenhängt und dabei noch eine besondere, außergewöhnliche Leistung darstellt, die die im geordneten Getriebe üb-

lichen Leistungen überschritt, oder durch besondere Betriebsstörungen
veranlaßt war. Die Erfüllung dieser letzten recht schwierigen Bedingung ist allerdings nach verschiedenen Entscheidungen des R. V. A.
nicht unbedingt und nicht in allen Fällen notwendig. Während nun
der Militärarzt bei der Untersuchung und Feststellung der Dienstbeschädigung und ihres Zusammenhanges mit der Erkrankung auf
Grund wissenschaftlicher Ueberlegungen und praktischer Erfahrungen
mit zu urteilen hat, ja, gewöhnlich das maßgebende Urteil abgibt,
hat sich der Unfallarzt eigentlich gar nicht um den Nachweis zu
kümmern, ob irgend eine Tätigkeit, eine Leistung, die oben aufgezählten,
für die Anerkennung des entschädigungspflichtigen Unfalles maßgebenden
Eigenschaften besitzt. Da er aber in seinem Gutachten den ganzen Hergang notwendigerweise sehr ausführlich erörtern muß, so tut er gut, wie
Thiem mit Recht betont und durch Beispiele erläutert, an diese Bedingungen und Bestimmungen zu denken und darauf zu achten, ob nicht
doch ein plötzliches Ereignis, eine außergewöhnliche Anstrengung vorliegt, auf die er dann natürlich hinweisen wird.

Mit diesen Bedingungen und Einschränkungen hat man, da doch
die Betriebsunternehmer die Kosten der Unfallversicherung allein zu
tragen haben, vor allen Dingen feststellen wollen, daß die Folgen der
eigentlichen Gewerbe- und Berufskrankheiten, die jeder kennt, und
denen er sich wissentlich und freiwillig aussetzt, die sich ganz
allmählich unter dem Einflusse der Beschäftigung entwickeln und
allmählich zu einer Herabsetzung der Leistungsfähigkeit führen —
daß diese Folgen keine „entschädigungspflichtigen Unfälle" sind. —
Es ist klar, daß diese oft sehr schwer zu entscheidenden Fragen zu
einer großen Zahl von Streitigkeiten und Klagen geführt haben und
noch führen, mit denen aber, wie gesagt, der Unfallarzt wenig oder
gar nichts zu tun hat. Nur, wenn er direkt dazu aufgefordert wird,
sich auch darüber zu äußern, muß er auch diesen Dingen nachforschen
und sie in seinem Gutachten eingehend erörtern. Diese Aufgabe wird
ihm noch am häufigsten dann gestellt werden, wenn es sich darum
handelt festzustellen, ob eine bestimmte außerordentliche Arbeitsleistung als mitwirkende Ursache anzusehen ist, wenn eine Krankheit oder die Verschlimmerung eines schon bestehenden, die Arbeitsfähigkeit aber bisher nicht wesentlich beeinträchtigenden Leidens
während der Arbeit im Betriebe aufgetreten ist.

Man sieht, daß dies recht verwickelte und recht unklare Bestimmungen sind, die ihre Wirkung immer mehr verlieren, je besser
die Arbeiter mit ihnen vertraut werden und je besser sie dann die
Anforderungen kennen, die darin für die Feststellung des „Betriebs-

unfalles" maßgebend sind, der für Krankheit, Verletzung oder Tod verantwortlich gemacht werden soll. Das Plötzliche, Außergewöhnliche und das die im Betriebe übliche Arbeit Uebersteigende wird dann, wo es erforderlich sein sollte (s. o.), um so sicherer gefunden und betont werden, je weniger es dem Arbeiter einleuchtet, daß ein im Betriebe und durch ihn entstandenes Leiden bei dem einen als Unfall entschädigungspflichtig ist, bei dem anderen als Berufskrankheit nicht. Ja, wenn das immer klar, immer leicht zu entscheiden wäre! Kommt es doch gar nicht so selten vor, daß Fachmänner darüber streiten, ob Unfall oder Berufskrankheit vorliegt[1]). Da kann man es dem Arbeiter nicht verdenken, wenn er in seinem Falle die für ihn günstigere Ansicht für die richtige hält. Daß Fragen dieser Art auch in der militärärztlichen Praxis recht häufig zu beantworten sind, versteht sich von selbst; auch der unten erwähnte, von R. Müller und von Paalzow verschieden beurteilte Fall ist ein Beispiel dafür. Immerhin muß man zugeben, daß es in der Regel nicht so schwer ist, wenn man sich nur streng an die gegebenen Bestimmungen hält und daß diese Unterscheidung auch vollkommen berechtigt ist. Der militärische Dienst bringt, wie jedermann weiß, auch im Frieden manche unvermeidliche Anstrengungen und Gefahren für alle mit sich, so daß es nicht richtig sein würde, die Folgen jedesmal ohne weitere Beweisführung als Unfall, als Dienstbeschädigung anzusehen, und der Arbeiter, der in ein Arsenwerk, in eine Spiegelfabrik, eine Bleiweißfabrik eintritt, weiß, welche Gefahren ihm drohen und wenn ihn dann nach längerer Zeit das schleichende Uebel erreicht, dann erscheint es nicht richtig, dies als „Betriebsunfall" anzusehen.

Um entscheiden zu können, daß es sich in einem gegebenen Falle nicht um schon länger bestehende, und nur bei passender Gelegenheit auf einen Unfall zurückgeführte krankhafte Zustände handelt; auch, um entscheiden zu können, ob ein vorhandenes, die Arbeitsfähigkeit bisher nicht störendes Leiden durch einen Unfall so verschlimmert ist, daß es dieselbe jetzt verringert oder aufhebt, müßte man jeden Versicherten vor seiner Aufnahme in den Beruf ärztlich untersuchen. Dann würde man wissen, welche Krankheiten oder krankhaften Anlagen er mitgebracht hat und würde Individuen, die für den betreffenden Beruf absolut untauglich sind, von vorn herein abweisen können. Bei den Knappschaftskassen (im Bergbaubetriebe)

---

1) S. R. Müller, Aerztl. Sachv.-Zeit. 1898. No. 18 und Paalzow, Ebenda. No. 21.

geschieht das in der Regel, und bei den Soldaten bekanntlich schon seit langer Zeit immer und in sehr eingehender Weise. Trotzdem ist auch hier die Bestimmung getroffen, daß es nicht als „Dienstbeschädigung" angesehen werden darf, wenn weiter nichts nachgewiesen ist, als daß der bei der Aushebung und bei der Einstellung als gesund befundene und gesund in den Dienst eingetretene Mann während des Dienstes erkrankt ist; auch hier muß, wie schon erwähnt, eine ganz bestimmte Veranlassung nachgewiesen und eine wissenschaftlich begründete Erklärung des Zusammenhanges zwischen Dienstunfähigkeit und Schädigung beigebracht werden. In Unfallattesten liest man gar nicht selten, daß der Geschädigte dem Arzte seit langer Zeit als braver und fleißiger Mann bekannt sei, daß er seit dem Unfall nicht mehr arbeiten könne und infolge dessen eine Rente bekommen müsse. Wenn sich dieses Urteil nur auf die Angaben des Rentenbewerbers, nur auf seine subjektiven Beschwerden und nicht auf einen objektiven, durch einen richtigen entschädigungspflichtigen Unfall verursachten Befund stützt, dann hat das Gutachten wenig oder gar keinen Wert und wird schwerlich dazu beitragen, dem Bewerber zu einer Rente zu verhelfen. Genau dasselbe gilt für die militärärztlichen Zeugnisse; auch hier muß der entschädigungspflichtige Unfall, die Dienstbeschädigung festgestellt, ein objektiver Befund und sein ursächlicher Zusammenhang mit einer im Dienste erlittenen Beschädigung durch wissenschaftliche Gründe und praktische ärztliche Erfahrungen einwandfrei erwiesen sein.

Die Feststellung des Gesundheitszustandes vor dem Eintritt in den Betrieb für alle Arbeiter, ähnlich der Rekrutenuntersuchung bei Aushebung und Einstellung hat aus vielen Gründen, von denen ich nur die Freizügigkeit nenne, in der Praxis allerdings große, vielleicht unüberwindliche Schwierigkeiten. Im allgemeinen ist man deshalb dabei auf die Angaben des Mannes angewiesen und kann ihn nur ermahnen, daß er die Wahrheit sagt, damit er nicht, wenn die Kasse oder die Berufsgenossenschaft genauere Erkundigungen einzieht, als Lügner und Betrüger erkannt und behandelt wird, weil er eine schon vorher vorhandene Krankheit als Unfallfolge bezeichnet hat. In der Mehrzahl dieser Fälle gibt man sich freilich mit dem Resultate der Erkundigungen, der Feststellung des Tatbestandes und der darauf begründeten Abweisung der Ansprüche zufrieden, ohne weiter auf Bestrafung zu dringen. Besonders vorsichtig muß man im zivilen und militärischen Leben sein, wenn es sich um „Krämpfe" handelt, die auf eine Verletzung, gewöhnlich auf eine Kopfverletzung, aber zuweilen auch auf Verletzungen an Rumpf und Gliedmaßen zurückgeführt werden. So berichtet z. B. F. Baehr (Hannover) über einen Mann, der durch ausströmenden Dampf Verbrennungen erlitten hatte, dabei auf eine Dampfklappe aufgefallen und längere Zeit bewußtlos gewesen war. Mehrere angeblich sehr schmerzhafte Narben wurden später exzidiert; im weiteren Verlaufe traten epileptische und hysterische Krampfanfälle auf, die von dem Verletzten, der nie an Krämpfen gelitten zu haben behauptete, auf den Unfall bezogen wurden. Nähere Erkundigungen ergaben aber, daß er sicher vor dem Unfalle epileptisch gewesen war. — In diesen und ähnlichen Fällen werden, wie auch die Erfahrungen in der Armee beweisen, Anfragen bei der Heimatsbehörde, bei den Eltern, Lehrern, Lehrherren, bei Geistlichen, bei beamteten und nicht beamteten Aerzten selten ohne Erfolg sein.

Sagt der Kranke — das gilt wieder für den Arbeiter und den Soldaten — von vornherein die Wahrheit, dann kann man natürlich viel früher und unbefangener an die andere für ihn höchst wichtige Frage herangehen, ob etwa ein schon vorhandenes Leiden durch den Unfall, bezw. die Dienstbeschädigung in bemerkenswertem Grade verschlimmert ist. Läßt sich das nachweisen, dann ist damit auch die Entschädigungspflicht gegeben; freilich muß auch hier eine außergewöhnliche, die im allgemeinen übliche Berufsleistung übersteigende Arbeit vorgelegen haben. Der das Zeugnis ausstellende Arzt hat bei diesen Abschätzungen und Beschließungen nur eine beratende, vorschlagende und keine entscheidende Stimme und hält sich in seinem Gutachten deshalb am besten streng an die ihm gestellten Fragen ohne eingehende Erörterung von Dingen, die andere zu bestimmen haben; trotzdem ist es für das Gutachten des Unfallarztes und des Militärarztes von größtem Werte, daß sie ihre Vorschläge unter genauer Kenntnis und Berücksichtigung aller maßgebenden Bestimmungen machen und den Fall so klar legen, daß eine wirklich gerechte Entscheidung getroffen werden kann. Immerhin spielt das durch die höheren ärztlichen Instanzen revidierte und kontrollierte militärärztliche Gutachten eine maßgebendere Rolle, als die ärztlichen Unfall- und Invaliditätsgutachten. Das Reichsversicherungsamt betont immer wieder, daß die ärztlichen Gutachten über die Erwerbsverminderung nicht maßgebend sind, sondern nur die im Gesetze bezeichneten Organe der Berufsgenossenschaften. Einige Behörden sind sogar schon so weit gegangen, daß sie von dem begutachtenden Arzte wirklich nur die Beschreibung des Zustandes ohne weitere Folgerungen verlangt haben; es gibt auch einige Aerzte, die das für richtig halten. Trotzdem ist und bleibt das ärztliche Gutachten die einzige wirklich sichere Grundlage für eine gerechte Abschätzung und Entscheidung. In der

„Dienstanweisung zur Beurteilung der Militärdienstfähigkeit und zur
Ausstellung von militärärztlichen Zeugnissen" (13. Oktober 1904) fängt
der § 37 mit den Worten an:

„Das militärärztliche Zeugnis ist eine gesetzlich notwendige
Grundlage für die Anerkennung der Pensionsansprüche eines Soldaten,
namentlich auch für die Bemessung der Höhe der Pension durch die
anerkennenden Behörden."

Das klingt immerhin etwas anders, als die wiederholten Ermah-
nungen des Reichsversicherungsamtes an die Behörden, ja nicht zu
viel auf die ärztlichen Gutachten zu geben.

Höchstens könnte bei der Schätzung der Erwerbsfähigkeit in
einem bestimmten Berufe das Urteil eines Berufs- und Arbeitsgenossen,
Arbeitgebers, Meisters, vereideten Sachverständigen gehört werden,
wie es auch unsere neue Pensionsvorschrift (Nachtrag zur D. A.,
S. 13, zu § 27 der alten D. A.) vorschreibt: „Falls die körperlichen
Anforderungen, welche hierfür in Betracht kommen, nicht genügend
bekannt und offenkundig sind, ist die Anhörung geeigneter Sachver-
ständiger durch die Truppenkommandos usw. herbeizuführen." Es
ist aber recht fraglich, ob dieses, soweit Mitarbeiter dabei in Betracht
kommen, auch immer ganz unparteiisch ausfallen würde. Der Arzt,
der so oft in seinem Berufe mit den Arbeitern selbst in längere Berührung kommt, der ihre Lebensweise, ihre Gewohnheiten, Wünsche
und Bedürfnisse kennt, der schon aus hygienischen Gründen die den
einzelnen Berufen eigentümlichen Gefahren und Schädlichkeiten kennen
muß, kann die Leistungsfähigkeit eines Verunfallten im allgemeinen
und für einen bestimmten Beruf mindestens ebenso gut beurteilen,
wie der Berufsgenosse des Rentenbewerbers, oder wie der Verwaltungs-
beamte und der Jurist. Nach den geltenden Bestimmungen soll man
im ganzen überhaupt weniger auf den speziellen Beruf eingehen,
sondern das ganze wirtschaftliche Gebiet daraufhin betrachten, ob
eine den körperlichen und geistigen Fähigkeiten des Verletzten entsprechende Arbeitsgelegenheit ganz oder nur zum Teil von ihm benutzt werden kann. Will die Behörde eine Ausnahme machen, will
sie ein ausführliches Urteil darüber haben, ob der Geschädigte infolge
seiner Verletzung für einen ganz bestimmten Beruf untauglich geworden sei, dann wird sie das in der Aufforderung zum Gutachten
zum Ausdruck bringen; der Arzt kann diese Fragen dann ebenso
gut beantworten, wie die „bestimmenden Organe", und in der Regel
— nach den Erfahrungen des Verfassers — auch ebenso gut, wie
die Berufsgenossen des Geschädigten. Daß es hiervon Ausnahmen
gibt, muß natürlich zugestanden werden. In der schon zitierten

„Dienstanweisung" für Militärärzte heißt es klar und einfach im § 89 (B, 4, 2. Absatz);

„Der Grad der Erwerbsfähigkeit (bei Zivilpersonen im Betriebe der Heeresverwaltung) ist nach den vorgefundenen Fehlern und Gebrechen und deren Einfluß auf den Verlust an allgemeiner Erwerbsfähigkeit auf dem gesamten wirtschaftlichen Arbeitsmarkt unter billiger aber doch nicht ausschließlicher Berücksichtigung der Berufsart des Verletzten zu bemessen."

Eine sehr wichtige Frage, bei der ein recht großer Unterschied zwischen dem Unfallversicherungsgesetze und Militärpensionsgesetze zutage tritt, ist die der „ruhenden Rente", die Paalzow mit Recht sehr eingehend bespricht. Nach den Bestimmungen des U. V. G. genügt in vielen Fällen schon die Möglichkeit, daß der Verunfallte benachteiligt sein könnte, daß seine Konkurrenzfähigkeit anderen Arbeitern gegenüber gelitten haben könnte. Wie sich die faktischen Verhältnisse nachher gestalten, d. h. wie viel er wirklich verdient, kommt auch in den Fällen, bei denen eine Aenderung vorhergesagt und eine Nachuntersuchung nach $\frac{1}{2}$ oder 1 Jahre vorgeschlagen ist, nur dann in Betracht, wenn diese Nachuntersuchung eine bemerkenswerte Besserung des Zustandes, der Unfallfolgen ergeben hat. Damit hat der Arbeiter „seinen Unfall", eine Extraeinnahme, die ihm auch gezahlt wird, wenn er wieder ebensoviel oder noch mehr verdient, als vor dem Unfall, die also einen Schaden ersetzen soll, der gar nicht mehr existiert. Die Rente wird dadurch, wie Paalzow besonders hervorhebt, zur Unfallprämie, die Unzufriedenheit und berechtigten Neid bei den Arbeitsgenossen hervorrufen muß, weil diese bei gleichen oder noch besseren Leistungen sich schlechter stehen, als der für einen Unfall entschädigte Mitarbeiter. Ja, das Vertrauen und die Hoffnung auf die Rente kann sogar zu größerer, der ganzen Umgebung gefährlicher Unvorsichtigkeit im Betriebe verleiten. Auch wenn ein Renteninhaber aus gewissen Gründen vom Staate „freie" Unterkunft und Verpflegung hat, behält er seine Rente. Das R. V. A. hat in einem Erlaß vom 30. April 1888 entschieden, daß „die Inhaftierung eines Rentenberechtigten die Einstellung der Rentenzahlung während der Dauer der Strafhaft nicht nach sich zieht."

Alle diese Uebelstände, Härten und Schwierigkeiten fallen beim Militär fort. Ein Halbinvalide kann unter Umständen noch lange dienen (z. B. Kapitulanten mit Leistenbruch, der durch ein Bruchband zurückgehalten werden kann); solange er im Dienste, also gewissermaßen in „Arbeit und Lohn" steht, bekommt er keine Pension, keine Entschädigung; die Rente ruht. Nähere Ausführungen darüber kann ich fortlassen; ich müßte sonst das wiederholen, was Paalzow in der mehrfach genannten Arbeit gesagt hat. Er weist auch schon den Vorwurf, den man dieser wechselnden, zeitweise ruhenden Rente machen könnte, zurück; daß nämlich der beatus possidens, der Rentenempfänger, dann immer gerade nur soviel arbeiten würde, wie er nötig hat, um mit der Rente seinen bestimmten früheren Verdienst eben noch zu erreichen, jedenfalls nicht zu überschreiten. Diese Abmessung der Arbeit, der eignen Leistung dürfte aber, besonders bei den in manchen Fabriken üblichen gemeinsamen Akkordarbeiten doch recht schwierig und auch bei selbständiger Beschäftigung auf die Dauer kaum durchzuführen sein, ebensowenig, wie es einem Militärinvaliden auf die Dauer möglich ist, nur solche Stellungen anzunehmen, bei denen etwa die Summe des Gehaltes und der Pension das frühere Einkommen bezw. eine bestimmte, für die einzelnen Dienstgrade verschiedene Summe nicht übersteigt. Die Gegner der ruhenden Rente vergessen auch den erziehlichen Einfluß, den mit der Zeit jede Arbeit ausübt, so lange es sich nicht um die schon dem Querulantentum und der ausgebildeten traumatischen Neurose verfallenen Menschen handelt.

Auch die im M. P. G. vorgesehene Verstümmelungszulage entspricht vollkommen dem allgemeinen Rechtsgefühl; sie braucht auch nicht zu „ruhen", wenn später eine passende Arbeit und guter Verdienst gefunden sind, denn diese Zustände machen fast immer besondere Ausgaben nötig und schränken die Konkurrenzfähigkeit fast immer beträchtlich ein. Es wird einem gesunden Arbeiter kaum einfallen, z. B. einen Amputierten zu beneiden, weil dieser eine besondere Zulage bezieht, er wird es aber immer für unrecht halten, wenn ein Mitarbeiter, der ebensoviel verdient, wie er selbst, wegen eines geringen Schadens eine besondere Einnahme, diese Prämie für einen Unfall bezieht.

Ein weiterer Vorzug des M. P. G. liegt in der Möglichkeit, einem dauerd sehr schwer Geschädigten eine besondere Zulage für die Notwendigkeit fremder Pflege und Wartung zu verschaffen. Für den Unfallkranken kann man in diesem Falle wie auch in dem der Verstümmelung, auffallenden Entstellung usw. statt der üblichen $^2/_3$ die wirklich volle Rente, also 100 % des bisherigen Verdienstes vorschlagen. Dasselbe gilt allerdings auch für die in Betrieben der Heeresverwaltung invalide gewordenen Zivilpersonen. Ob das immer genügt, erscheint zweifelhaft; wer dauernd auf fremde Hilfe angewiesen ist, ist natürlich gänzlich erwerbsunfähig, absorbiert aber außerdem in der Regel noch die volle Arbeitskraft einer zweiten Person.

Diese Dinge sind hier nur kurz berührt, weil auch sie von Paalzow schon ausführlich erörtert sind. Er ist außerdem der Ueberzeugung, daß die Mehrkosten durch die höhere Rente oder durch Anstaltspflege für diese schwer Kranken gedeckt werden könnten, wenn man die oben besprochene Einrichtung der ruhenden Rente einführte.

Auch auf einem anderen Gebiete könnte viel gespart werden, ohne irgend einem Unfallverletzten Unrecht zu tun. Das durch nichts gerechtfertigte, allzulange Weiterbeziehen von Unfallrenten könnte in vielen Fällen vermieden werden, wenn eine häufigere Nachuntersuchung der Rentenempfänger in bezug auf Unfallfolgen und wirklichen Verdienst eingeführt würde. Sobald sich die im Gesetze verlangte Nachweisung einer wesentlichen Besserung dabei liefern ließe, müßte die Rente sofort herabgesetzt werden oder fortfallen. Diese Ereignisse sind gar nicht so selten; Blasius berichtet z. B. über einen sehr charakteristischen beweisenden Fall [1]): fünf Monate nach einem Unterschenkelbruch arbeitete der Verletzte wieder an der alten Arbeitsstelle bei seinem früheren Lohne, bezog aber noch fast zwei Jahre lang die Rente, machte also mit seiner Verletzung ein gutes Geschäft! Als ihm infolge einer endlich angeordneten Nachuntersuchung „seine“ Rente dann entzogen werden sollte, legte er natürlich entrüstet Berufung ein.

Unzufriedenheit und Begehrlichkeit bei dem Rentenempfänger und noch mehr bei allen seinen Bekannten, die, weil sie „ihren Unfall“ noch nicht gehabt haben, gar nichts ohne Arbeit bekommen, sind die natürlichen Folgen dieser ungerechten und mangelhaften Einrichtungen.

Ein unleugbarer, wenn auch mehr formeller Vorzug des U.V.G. lag bisher in der genaueren Abschätzung des Schadens nach Prozenten der vollen Arbeitsfähigkeit. Man hatte das in der neuen D.A. auch für militärische Verhältnisse wenigstens zum Teil übernommen; der § 27 mit seiner Unterscheidung der teilweise, größtenteils und gänzlich Erwerbsunfähigen blieb bestehen; jedoch war gleichzeitig in Klammern der Grad der Erwerbsbeeinträchtigung in Prozenten nach § 28 hinzuzufügen (§ 37,4). In der Anlage 2 ist dann noch eine sehr genaue „Anleitung für die Beurteilung der Erwerbsunfähigkeit nach Prozenten der Erwerbsbeeinträchtigung“ auf Grund der Unfallfürsorgegesetze gegeben. Nach den neuesten, seit dem 1. Juli 1906 geltenden Bestimmungen der Mannschafts-Versorgungsgesetze wird auch in den militärärztlichen Gutachten die Erwerbsfähigkeit nur noch nach Prozenten geschätzt.

---

1) Unfallversicherungsgesetz und Arzt. Berlin 1892. S. 41. — Auch der Verf. könnte dafür manches Beispiel anführen.

In einer anderen, ebenfalls rein formellen Angelegenheit sind wieder die militärischen Einrichtungen viel besser und praktischer als die durch das U.V.G. bestimmten.

Aus vielen Gründen ist es notwendig, daß auch bei anscheinend leichteren Unfällen, wo es irgend möglich ist, sofort ein Arzt zugezogen wird, schon deshalb, weil durch seine Anordnungen oft das Hinzutreten schädlicher Komplikationen, z. B. Infektionen, die ganz unverhältnismäßig große Unfallfolgen bedingen, vermieden werden kann. Für diese Forderung gibt es aber noch einen anderen Grund. Der Unfall ist auf vorgeschriebenem Formular der Polizeibehörde zu melden; diese Meldung, die „Unfallanzeige", der Ursprung, das erste Dokument der Unfallakten, auf das man immer wieder zurückkommen muß, das gelbe Blatt, auf das zuerst gesehen wird, wenn man die Akten studieren will, ist oft gar nicht zu gebrauchen. Es enthält eine ganze Reihe von Fragen, wie die nach der Art der Verletzung, nach ihren voraussichtlichen Folgen usw., die nur ein Arzt beantworten kann; sie werden aber in der Regel nicht von einem Arzte, sondern von dem, der die erste Meldung an die Polizeibehörde erstattet, von dem Unternehmer selbst oder von einem seiner Angestellten beantwortet. Bei einzelnen Formularen steht allerdings am Rande, aber sehr klein gedruckt: „Wenn möglich nach Angabe des Arztes". Einige Fragen (IV b, c und d), ob die Verletzung voraussichtlich den Tod oder eine Erwerbsunfähigkeit von mehr als 13 Wochen zur Folge haben wird, läßt man fast immer· zweifelhaft oder ganz unberücksichtigt. Es ist auch am besten so, denn jene Berichterstatter können darauf gar keine Antwort geben.

Aber auch die Beantwortung der ersten, viel einfacheren Frage, die genaue Bezeichnung der Verletzung, läßt oft viel zu wünschen übrig. Nicht selten ist sie so unklar, unbestimmt und direkt irreführend, daß sie für die spätere Beurteilung des Falles ganz unbrauchbar wird. Aus einer größeren Zahl von Fällen dieser Art aus meiner eigenen Unfallpraxis greife ich einige heraus:

Ein Arbeiter, der im August 1901 nach der Unfallanzeige eine „leichte Quetschung des Brustkorbes" erlitten hatte, war nach 1½ Jahren noch vollkommen arbeitsunfähig; er hatte in Wirklichkeit einen Beckenbruch!

Bei einem seit 9 Jahren arbeitsunfähigen Manne stand als Diagnose in der Unfallanzeige: „Allerwahrscheinlichkeit Rippenquetschung". In den Akten findet sich 3 Monate später der erste ärztliche Bericht; danach hatte der Mann einen Bruch des rechtsseitigen Querfortsatzes des II. Lendenwirbels erlitten, eine Diagnose, die freilich auch auf schwachen Füßen stand. Jedenfalls hatte der einige 50 Jahre alte Mann seitdem nicht mehr gearbeitet.

Bei einem Arbeiter, der nach der Unfallanzeige am 27. 2. 1900 (daneben steht 27. 5. 1900), nach seiner eigenen Angabe aber am 2. 5. 1900 einen Unfall erlitten hatte, steht als Diagnose unter IVa nichts weiter als: „Linke zeite“, und Frage 7 (Veranlassung und Hergang des Unfalles) ist mit „Beifelden eines Baumes“ beantwortet. Der Mann war gegen einen Baum gefallen und hatte sich eine Quetschung des Rückens und „eine Schwächung der linken Seite“ zugezogen. Das erste, nach fast $1\frac{1}{2}$ Jahren eingeforderte Gutachten erklärt das Leiden für Ischias und läßt den Zusammenhang mit dem Unfalle zweifelhaft.

Recht bedenklich erscheint es, daß diese merkwürdigen, oft genug geradezu komischen Urteile auf der Unfallanzeige ruhig stehen bleiben, und auch später noch zitiert werden, wenn die richtige Diagnose schon längst durch ärztliche Atteste belegt ist. Auch unbeholfene und unorthographische Aeußerungen an dieser Stelle sollte man lieber korrigieren und nicht zum Spott Aller, die sie im Laufe der Jahre lesen, stehen lassen.

Bei einem Kranken war längst eine Wirbelverletzung (Kümmellsche Kyphose) von uns festgestellt und als solche mehrfach begutachtet. Trotzdem kehrte nach Jahr und Tag bei der Aufforderung zur Nachuntersuchung immer statt dieser Diagnose die Notiz aus der Unfallanzeige wieder: „Zerrung des Bauchfells“.

In diesem Falle war es allerdings die von einem Arzte gestellte Anfangsdiagnose. Aber auch sie hätte korrigiert werden müssen, sobald es sich um ein anderes, viel schlimmer zu beurteilendes Leiden handelte.

Alle diese gewiß nicht gering anzuschlagenden Uebelstände ließen sich vermeiden, wenn man, was schon Blasius verlangte, gleich am ersten Tage einen Arzt zuzöge, der darüber entscheidet, ob der Verletzte im Betriebe (im Dienste) bleiben kann, der ferner die erste Behandlung und auch immer die Beantwortung jener Fragen in der Unfallanzeige übernimmt. Er könnte auch der zuständigen Behörde einen kurzen Bericht, ein Befundattest einsenden, da er sich doch selbst über jeden Fall genaue Notizen machen muß, um spätere Fragen beantworten und Auskunft geben zu können. Das mag in manchen Fällen, besonders auf dem Lande, mit sehr großen Schwierigkeiten verbunden sein; wäre es aber durch Bestimmung und Gesetz allgemein eingeführt, dann würden diese in der wichtigen Anfangszeit unvollständig und unrichtig beschriebenen Fälle bald die Ausnahme bilden, während es jetzt umgekehrt ist. Jetzt wird nur selten sofort ein Arzt bei Unfällen zugezogen und noch seltener hat er die genannten für den ganzen Fall grundlegenden Angaben in der Unfallanzeige zu machen; deshalb ist aus der Unfallanzeige, wie sie jetzt ist, eigentlich nur das Datum der Verletzung (No. 1 oder No. 6) zu schneller Orientierung zu gebrauchen; man weiß dann wenigstens in der Regel (auch nicht einmal immer) wann der Unfall stattgefunden hat.

In dieser rein formellen Angelegenheit, die aber, wie ich gezeigt habe, auch eine sehr große praktische Bedeutung hat, sind die entsprechenden militärischen Einrichtungen viel besser, viel brauchbarer und einwandfreier. Beim Militär wird über jede, auch geringe, zunächst vielleicht unerheblich erscheinende Dienstbeschädigung eine „Verhandlung" aufgenommen und eine Dienstbeschädigungsliste aufgestellt, die der Unfallanzeige des U.V.G. entspricht und auf der der Tatbestand der Dienstbeschädigung vom Kompagniechef pp. erläutert wird. Der Truppenarzt hat sich über den ursächlichen Zusammenhang des Leidens mit der angeschuldigten dienstlichen Verrichtung, nötigenfalls nach Rücksprache mit dem Kompagniechef, sowie über Art und Folgezustände des Leidens und nach Entlassung des Mannes aus der ärztlichen Behandlung über die Folgen des Leidens für die Dienstfähigkeit zu äußern. Das ist eine „Unfallanzeige", bei der die Rollen richtig verteilt sind, und bei der es niemals zu den beschriebenen Uebelständen kommen kann. Und so, wie hier jeder Militärarzt zur Mitarbeit herangezogen wird, so braucht es auch bei den sozialen Wohlfahrtseinrichtungen kein besonderer Unfallarzt, kein von der Berufsgenossenschaft angestellter und kein beamteter Arzt zu sein; meiner Ansicht nach ist dazu jeder Arzt berufen. Die wissenschaftliche Qualifikation darf man keinem Kollegen — ohne den Beweis des Gegenteils — absprechen und die nötige Uebung in den Formalien wird bei der, riesigen Zunahme der Zahl der Versicherten und der angemeldeten Unfälle auch jeder junge Arzt sich bald aneignen, was vielleicht vor 5 oder 10 Jahren noch nicht der Fall war. Daß dazu am besten schon während der Studienzeit, in den älteren Semestern, durch Vorlesungen über Unfallheilkunde und durch praktische Uebungen in der Beurteilung und Begutachtung Unfallkranker der Grund gelegt würde, braucht nicht erst besonders bewiesen zu werden.

# V.

# Kasuistische Mitteilungen über Schädelverletzungen.

## Beitrag zur Frage über die Behandlung von Schädeldefekten.

Von

**Oberstabsarzt Dr. Vollbrecht.**

Seit dem Erscheinen der Kocherschen Arbeit über „Hirnerschütterung, Hirndruck und chirurgische Eingriffe bei Hirnkrankheiten" und seitdem der genannte Autor auf dem Chirurgenkongresse im Jahre 1899 seinen Vortrag „Ueber einige Bedingungen operativer Heilung der Epilepsie" gehalten hatte, ist die Frage der Behandlung traumatischer Schädeldefekte aktuell geblieben. Klinische und experimentelle Studien von Beresowsky und Ito, Schülern Kochers, stützen die von letzterem aufgestellten Grundsätze für das chirurgische Handeln bei Schädelfrakturen und bei der traumatischen Epilepsie. Die Anregung, kasuistisches Material zur Klärung der in Rede stehenden Verhältnisse herbeizuschaffen, ist auf fruchtbaren Boden gefallen. Ich darf voraussetzen, daß die Arbeiten, welche diesen Gegenstand behandeln und sich teils für, teils gegen Kocher aussprechen, bekannt sind.

Angeregt durch einige selbstgemachte Beobachtungen bin ich an die Zusammenstellung einer Kasuistik von Schädelverletzungen herangetreten: Sie stammt aus den Sanitätsberichten der Preußischen Armee und umfaßt den Zeitraum von 1884—1902. Es war von vorneherein zu erwarten, daß das zur Verfügung stehende Material nach mancher Richtung hin reiche Ausbeute liefern würde. Auf den Wert der militärärztlichen Sanitätsberichte wies v. Bergmann im Jahre 1899 in seinen Diskussionsbemerkungen über die traumatische Epilepsie, wobei er den Sanitätsbericht über die Deutschen Heere im Kriege gegen Frankreich 1870/71 heranzog, hin. Dieser Wert liegt in der Gleichmäßigkeit des Materials. Es handelt sich durchweg um junge Menschen, die bei ihrer Einstellung in den aktiven Dienst gesund waren, nicht epileptisch sein, noch je an anderen nervösen Krankheiten, welche zur Epilepsie führen, gelitten haben durften.

Bei der kritischen Durchsicht der mir zur Verfügung stehenden Fälle habe ich mir die Aufgabe gestellt, zu erforschen, ob und inwieweit die von Kocher und seinen Schülern Beresowsky und Ito klinisch und experimentell gefundenen Ergebnisse sich bestätigen. Es handelt sich um einfache und komplizierte Schädelbrüche. Da sie aus verschiedenen, für die Entwickelung der Chirurgie ungemein wichtigen Zeiträumen — aus der antiseptischen und aseptischen Zeit — stammen, da die älteren Fälle zur Operation kamen zu einer Zeit, welche die Schädelplastik nicht kannte, muß eine Vergleichung der operativen Maßnahmen und ihrer Resultate interessant sein.

Weiter. Die Folgekrankheiten nach Schädelverletzungen stufen sich von zeitweisem oder dauerndem Kopfschmerz zum Schwindelgefühl, zum epileptischen Schwindel, zur Epilepsie, zur Geisteskrankheit — halluzinatorisches Irresein, Demenz, progressive Paralyse — nach oben hin ab. Wir wissen, daß die leichten Krankheitserscheinungen in die schweren und schwersten übergehen können. Beresowsky hatte an dem Material der Kocherschen Klinik und nach ihm haben andere gleichfalls an klinischem Material festgestellt, daß der knöcherne Verschluß traumatischer Schädeldefekte oft stärkere Beschwerden im Gefolge hat als der nicht knöchern verheilte Defekt. Kocher hat die Behauptung aufgestellt, daß nicht die Eröffnung des Schädels, sondern dessen Schluß häufig bedenklich sei. Er will den plastischen Methoden für die Deckung von Schädeldefekten nur ein beschränktes Gebiet einräumen. Nach seiner Ansicht haben die Bestrebungen zur Deckung von Schädeldefekten praktisch nicht den Wert, den man ihnen zumißt. Er fährt fort: „Im Gegenteil: Man hat mit der Deckung von Defekten, zumal frischen Defekten, recht oft viel mehr geschadet als genützt, und es ist mehr als einmal ein Glück für den Patienten gewesen, daß ein Einheilungversuch mißglückte und man wegen Verhaltung von Wundsekret oder Nekrose eingelegte Knochenstücke wieder entfernen mußte".

Danach steht der Chirurg vor der Frage, soll er die vielen Methoden der Auto-, Homo- und Heteroplastik bei Schädelverletzungen zum alten Eisen werfen oder nicht.

Ueber die Art, wie ich mein Material gewonnen habe, einige Worte: Aus den Operationstabellen der Sanitätsberichte habe ich zunächst die Fälle herausgezogen und dann die Krankengeschichten studiert. Die Endresultate habe ich aus den obermilitärärztlichen Gutachten, welche über jeden einzelnen Fall Jahr für Jahr oder in Zeiträumen von 2 Jahren abgegeben sind, gewonnen. Auch Berichte aus Zivilkrankenhäusern und Irrenanstalten sind mir von großem Wert gewesen. Zuletzt habe ich an jeden Mann geschrieben und mir Mitteilung über sein Befinden machen lassen.

Die Kasuistik der Friedensverletzungen umfaßt 130 Fälle.

Ursachen der Schädelverletzungen waren:

1. Hufschlag in 70 Fällen.

2. Schlag mit stumpfen Gegenständen — Zaunlatten, Besenstielen, Hacken, Striegel, Ofenplatten, Kohlenschaufel, Stuhlbeinen, Stalleimern, Holzschuhen, Ortscheiten, Steigbügel, Gewehrkolben — in 31 Fällen.

3. Hieb mit der blanken Waffe in 9 Fällen.

4. Stich mit Lanze, Messer, Dunggabel in 5 Fällen.

5. Fall aus der Höhe in 8 Fällen.

6. Ueberfahren durch einen Wagen in 1 Fall.

7. Schußverletzungen mit Revolver oder Platzpatronen aus dem Dienstgewehr in 6 Fällen.

Die einzelnen Schädelknochen waren wie folgt beteiligt:

1. Das Stirnbein 57 mal. — In einzelnen Fällen waren die Stirnbeinbrüche mit solchen des Nasen-, Joch- und Oberkieferbeins kompliziert.

2. Das Stirn- und Scheitelbein 5 mal.

3. Das Scheitelbein 41 mal.

4. Das Schläfenbein 20 mal.

5. Das Scheitel- und Schläfenbein 3 mal.

6. Das Hinterhauptsbein 3 mal.

7. Das Schläfen- und Hinterhauptsbein 1 mal.

Die Indikationen für die Operation waren:

I. In 50 Fällen die Impressionsfraktur an sich. Entsprechend den Gewalteinwirkungen handelt es sich um mehr oder weniger ausgedehnte Splitterbrüche mit Verunreinigung durch Sand, Pferdemist, durch Haare, Strohhalme, Holzsplitter und Hornstücke aus den Pferdehufen. Bald sind äußere und innere Knochentafel in zahlreiche kleine Splitter — bis zu 50 — zersprengt, bald sind größere Knochenstücke in den Schädel hineingepreßt. Bald ist die Dura unverletzt, bald verletzt. In letzterem Falle sind Knochenstücke in das Gehirn eingedrungen. In einigen Fällen besteht Hirnvorfall, in anderen ist Hirn zertrümmert, in Brei verwandelt und aus den Wunden herausgequollen.

Bei einer großen Anzahl dieser Verletzungen fehlen Reizerscheinungen vonseiten des Gehirns ganz. Die Kranken sind bei Bewußt-

sein und kommen oft zu Fuß in die Lazarette. Manche Impressions-
frakturen imponieren nur als unbedeutende Quetschwunden und kommen
erst spät zur Operation, nach 14 Tagen, selbst nach 4 Wochen. Die
Indikation zum Eingriff gab dann die andauernde Eiterung ab, und
man fand unter den zum Teil schon vernarbten äußeren Wunden
weitgehende Knochenimpressionen. Ein Mann hatte 6, ein anderer
noch 7 Tage lang Dienst getan, bis er sich krank meldete. Die
äußeren Wunden waren unterdessen fast geschlossen.

II. In 53 Fällen bestehender oder fortschreitender Hirndruck. Die Hirndrucksymptome hatten entweder sofort nach dem
Unfall eingesetzt und in kurzer Zeit einen gefährlichen Grad erreicht
oder sie waren allmählich im Laufe von Stunden und Tagen aufgetreten. Ein Mann — seine Schädelverletzung am Scheitelbein rührte
von einem Schlag mit einem Stalleimer her — hatte noch eine ganze
Woche schweren Frontdienst getan. Er meldete sich krank, weil die
Kopfwunde unter seiner Behandlung mit Salbenläppchen nicht heilen
wollte. Erst nach Wochen setzten die schwersten Hirndruckerscheinungen ein.

Der Hirndruck war in diesen 53 Fällen verursacht:

A. Bei komplizierten Brüchen ohne und mit Verletzung der harten
Hirnhaut und des Gehirns:

1. Durch die eingedrückten Knochenstücke und -Splitter 40 mal.

2. Durch die eingedrückten Knochensplitter und durch Fremdkörper (Hufstücke, Mützentuch, Geschoß) 4 mal.

3. Durch Ansammlung eines Blutergusses infolge Verletzung der
Arteria meningea media bzw. des Längsblutleiters 2 mal. In einem
Falle hatte der Bluterguß bald nach Verletzung bedrohliche Symptome
ausgelöst, in dem zweiten Falle war er langsam entstanden, so daß die
Hirndruckerscheinungen erst 14 Tage nach dem Unfall auftraten.

4. Durch intrakranielle Drucksteigerung infolge von Vermehrung
des Liquor cerebrospinalis 2 mal.

5. Durch Abszeßbildung im rechten Stirnlappen 1 mal.

B. bei einfachen Schädelbrüchen:

1. Durch intrakranielle Drucksteigerung infolge von Vermehrung
des Liquor cerebrospinalis 2 mal.

2. Durch Blutung 1 mal.

Der Mann hatte einen Schlag mit einem Besenstiel über den
Scheitel erhalten. Die Hirndruckerscheinungen traten bald nach der
Verletzung auf. Aeußerlich fand sich nur geringe Schwellung der
Weichteile über dem linken Ohr, nach Spaltung der Weichteile ein

5 cm langer Riß im Os parietale und nach Zurückklappen des Wagnerschen Lappens ein großer Bluterguß auf der Dura.

3. In einem Falle, welcher die Symptome schwerer Hirnerschütterung darbot, wurde zugleich ein Schädelbruch vermutet. Bei der
temporären Schädelaussägung fand sich nichts. Nach dem Eingriff
schwanden die Hirndruckerscheinungen, doch bildete sich später
Schwachsinn mit Gesichts- und Gehörshalluzinationen heraus.

III. Wegen starker Blutung nach außen bei komplizierten
Brüchen wurde 4 mal operiert. Die Blutung stammte bei Brüchen
des Stirnbeins 2 mal aus der harten Hirnhaut, bei Bruch des rechten
Scheitelbeins 1 mal aus dem zerrissenen Längsblutleiter, 1 mal war
sie durch eine über handtellergroße Zertrümmerung des Stirnbeins
und des Augenhöhlendaches mit Zermalmung des Stirnlappens bedingt. In diesen 4 Fällen fehlten Reizerscheinungen vonseiten des
Gehirns.

IV. Hirndruck und Blutung bei Zertrümmerung des Stirnbeins und Schläfenbeins mit Verletzung der Arteria meningea
media bezw. des Längsblutleiters führten 3 mal zur Operation.

V. Wegen chronischer Eiterung wurden 10 Kranke tre-
paniert.

VI. Um die Entfernung von in den Schädel eingedrun-
genen Fremdkörpern (Messerspitze, größere Holzsplitter und
Hornstücke) handelte es sich in 5 Fällen.

VII. Hirnvorfall gab 2 mal,

VIII. traumatische Epilepsie 3 mal Anlaß zum operativen
Eingriff.

Drei Perioden der Behandlungsmethoden lassen sich unterscheiden:

Die Fälle der ersten Periode fallen in die Zeit der antiseptischen Aera, wo man glaubte, den Karbolspray im Operationsraum
nicht entbehren zu können, wo man mit starken antiseptischen Lösungen — 3—5 % Karbollösungen, Sublimat- und Chlorzinklösungen —
arbeitete. Sehr oft wird in den Krankengeschichten erwähnt, daß die
Wunden mit diesen antiseptischen Flüssigkeiten gründlich ausgespült
wurden.

Die Eröffnung der Schädelhöhle, die Regelung der Wundverhält-
nisse bei den komplizierten Frakturen erfolgte mit Hammer und
Meißel oder mit dem Handtrepan. Die losen oder losgemeißelten
Knochenstücke wurden meistens definitiv entfernt. Häufig zwang

hierzu die starke Splitterung in zahlreiche kleine und unregelmäßige
Stückchen, welche eine Reimplantation sowieso ausschlossen. Des
öfteren wurden größere, eingetriebene Knochenstücke mit dem Elevatorium gehoben und an Ort und Stelle belassen.

Die Operationen wurden nicht immer ausgiebig genug gemacht,
so daß Nachoperationen wegen Eiterung und Knochennekrose notwendig waren.

Nach ausgeführter Operation sind die eingerissene harte Hirnhaut
und die Hautwunden manchmal genäht mit dem Mißerfolge, daß
wegen Störungen im Wundverlauf die Nähte wieder entfernt werden
mußten. Das Vertrauen auf die peinlich durchgeführte Antisepsis
hatte zu diesem Vorgehen verführt. Man hatte dabei dem Charakter
der Verletzungen als schwerer Quetschwunden mit in ihrer Ernährung
geschädigten Geweben zu wenig Rechnung getragen.

In einigen Fällen wurde beim Fehlen jeglicher Hirnerscheinungen
zu konservativ verfahren und erst eine Spätoperation ausgeführt.
Andererseits ist bei Symptomen von Hirndruck, bei Blutungen usw.
der strikten Indikation sofort Rechnung getragen.

Wir begegnen im übrigen den ersten Versuchen, Schädeldefekte
durch Plastik zu schließen.

Die zweite Periode gehört auch noch der antiseptischen Zeit
an. Aber man hatte gelernt, den großen antiseptischen Apparat entbehren zu können, man suchte das Heil nicht mehr in starken Karbol-
und Sublimatlösungen. Statt dessen legte man mehr Wert auf peinliche Versorgung der Wunde. Man operierte früh und gründlich.
Man scheute sich nicht, große Schädeldefekte zu setzen; hatte man
doch in den vielen Methoden der Plastik ein Mittel kennen gelernt,
diese Defekte wieder zu decken. Die Auto-, Homo- und Heteroplastik wurden geübt. In einer Anzahl von Fällen wurde der Müller-
Königsche Lappen, in anderen Fällen ein Hautlappen oder ein
Muskellappen zur Deckung verwandt. Knochenstücke wurden bald
primär, bald sekundär reimplantiert. Man machte die temporäre
Schädelaussägung nach Wagner. Für die Heteroplastik bediente
man sich der Zelluloidplatte.

Die dritte Periode ist die aseptische, in der nach denselben
Grundsätzen, wie in der zweiten Periode verfahren wurde, lediglich
mit dem Unterschiede, daß statt der antiseptischen, mit Sublimat
imprägnierten Verbandstoffe aseptische zur Anwendung kommen und
daß mit sterilen, indifferenten Flüssigkeiten gespült wird. Die Methoden der Plastik hatten sich festes Bürgerrecht erworben.

Die Resultate der Wundheilung sind im allgemeinen gute. Fast alle diese Schädelverletzungen müssen ja als von vornherein infizierte Wunden gewertet werden. Mit Rücksicht hierauf muß es als ein gutes Resultat angesehen werden, wenn unter den 130 Fällen nur bei 29 Fällen = 22,3 % es nicht gelang, eine mehr weniger weitgehende und mehr weniger langdauernde Eiterung zu verhindern. Von diesen 29 Fällen traten 21 schon mit deutlichen Zeichen der Infektion — Eiterung und Knochennekrose — in Behandlung. Es handelte sich dabei um äußerlich stark beschmutzte Wunden. Mehrere Fälle sind erst tagelang nach der Verletzung in Behandlung gekommen. Einmal war die Infektion bei einem Bruch des Stirnbeins mit gleichzeitiger Verletzung des Oberkiefers und des Nasenbeins vom Nasenrachenraum ausgegangen.

In 8 Fällen kam es zur Infektion im Laufe der Behandlung. Auch hier spielt die Uebertragung von der Nasen- und Mundhöhle eine Rolle. In 2 Fällen trug Wundrose die Schuld.

Die Verletzungen der ersten Periode haben die längste Behandlungsdauer erfordert. Es lag dies zum Teil an der ersten, nicht immer ausreichend gemachten Operation, welcher Nachoperationen folgen mußten, in der größten Mehrzahl der Fälle an dem Mangel plastischer Methoden zur Deckung der oft sehr großen Defekte. Natürlich dauerte es lange, bis sich Knochenneubildung eingestellt hatte oder, wo diese zum Teil ausblieb, Vernarbung eingetreten war. Darum erstreckte sich die Behandlung über viele Wochen und Monate.

Zwischen den Fällen der zweiten und dritten Periode ist in bezug auf Wundheilung kein Unterschied. Der Verlauf ist reaktionslos; selten wird erwähnt, daß ein reimplantiertes Knochenstück sich nekrotisch abgestoßen hat. Es werden Dauerverbände angelegt, die Wunden nicht irritiert, und die Heilung erfolgt in 3—4—8 Wochen, dank den ausgeführten Plastiken zur Deckung der Defekte.

Ich komme zu dem wichtigsten Abschnitt meiner kasuistischen Mitteilungen, zu den

Dauererfolgen.

Ich teile die Fälle der Kasuistik in zwei Hauptabschnitte:

I. Schädelbrüche ohne Verletzung der harten Hirnhaut.

II. Schädelbrüche mit Verletzung der harten Hirnhaut und des Gehirnes.

Jede dieser Hauptabteilungen zerfällt in zwei Unterabteilungen:

1. Heilungen mit vollkommen festem Verschluß der Schädelkapsel.

2. Heilungen mit lückenhaftem Verschluß der Schädelkapsel.

Unter 1. rubrizieren die Fälle, bei denen es zum knöchernen
Verschluß gekommen ist und die Fälle, bei denen die Knochenneubildung zum Teil ausgeblieben, die Lücke aber durch derbes, straffes
Bindegewebe ausgefüllt ist, so daß die Hirnpulsation weder sicht-
noch fühlbar ist. Unter 2. rubrizieren die Fälle, bei denen ein Ventil
im Sinne Kochers geblieben ist.

Nicht über alle Verletzten meiner Kasuistik habe ich so sichere
Auskunft erhalten können, daß sie andere und mich befriedigen
könnte. Es ist unendlich schwer, das Schicksal der Einzelnen zu
verfolgen. Die Leute sind ein, zwei und mehrere Male verzogen,
sind nicht mehr in Kontrolle gewesen und haben sich daher weder
ab- noch angemeldet. Ich verwerte in folgendem nur das ganz ein-
wandsfreie Material, über das abschließende ärztliche Gutachten und
Berichte der Verletzten selbst vorliegen.

Es bleiben für die Beurteilung der Dauererfolge im ganzen
100 sicher und über Jahre hinaus beobachtete Fälle.

Zu I, 1. Bei unverletzter harter Hirnhaut ist es zu voll-
kommenem knöchernen Verschluß in 50 Fällen gekommen.
In 10 Fällen blieben kleine Knochenlücken, welche durch
derbes Bindegewebe so fest geschlossen sind, daß von
einem Ventil keine Rede sein kann. Bei diesen insgesamt
60 Fällen ist der Verschluß der durch die Verletzung und durch die
nachfolgende Operation verursachten Schädeldefekte erfolgt:

a) Durch Knochenneubildung vom Periost und der Dura aus
33 mal.

b) Durch Reimplantation, wobei der Defekt vollständig gedeckt
wurde, 9 mal.

c) Durch teilweise Reimplantation — in diesen Fällen reichten
die vorhandenen brauchbaren Knochenstücke nicht aus oder es stießen
sich im Verlaufe der Behandlung reimplantierte Knochenstücke nekrotisch ab — 11 mal.

d) Durch Müller-Königschen Lappen 5 mal.

e) Durch Zurückklappen des gebildeten Wagnerschen Lappens
1 mal.

f) Durch Ueberpflanzen eines Hautlappens 1 mal.

Von den 60 Verletzten haben 14 ihrer Dienstzeit in der Front,
zum Teil in anstrengenden Kommandos genügt und sind felddienst-
fähig geblieben.

Ohne Beschwerden sind weitere 13 Mann, welche als dienstunbrauchbar entlassen wurden, z. B. wegen Taubheit auf einem Ohr, Blindheit auf einem Auge, wegen der ausgedehnten, mit dem Knochen verwachsenen Narbe, wegen körperlicher Gebrechen der Gliedmaßen. Bei 30 Verletzten bestehen Klagen über Kopfschmerzen, Schwindelgefühl, Druckschmerz der Narben.

1 Mann ist wegen Geisteskrankheit einer Irrenanstalt überwiesen. Diese Geisteskrankheit steht aber mit dem Schädeltrauma in keinem ursächlichen Zusammenhange. (Vergl. die nachfolgende Krankengeschichte.)

1 Mann leidet seit der Verletzung an Schwachsinn mit Erregungszuständen. In diesem Falle hat es sich um eine schwere Gehirnerschütterung ohne Bruch der knöchernen Schädelkapsel gehandelt. Eine solche allgemeine Hirnerschütterung will natürlich in ihren Folgen anders gewertet sein als eine lokale Schädelverletzung. Ich glaubte, den Fall aber doch in diese Kategorie bringen zu sollen, weil man bei dem Verdacht auf Hirndruck — es bestand Stauungspapille — die temporäre Schädelaussägung nach Wagner gemacht hatte. Bei der Operation fand sich nichts. Der Wagnersche Lappen wurde zurückgeklappt. Die anfangs günstige Aenderung in dem psychischen Verhalten des Kranken machte später dem vor der Operation vorhandenen Bilde wieder Platz.

1 Mann ist infolge seines Schädeltraumas an Epilepsie erkrankt und daran zugrunde gegangen.

Ich sehe davon ab, sämtliche Krankengeschichten dieser Gruppe wiederzugeben. Oft gleicht ein Fall dem andern aufs Haar, sowohl in bezug auf Ursache und Wirkung, als auch in bezug auf Behandlung und Ausgang. Die ewigen Wiederholungen würden ermüdend wirken. Fälle von Wichtigkeit habe ich natürlich unter den Krankengeschichten aufgeführt.

Krankengeschichten.

No. 1. Gefreiter H. Komplizierter Bruch des Stirnbeins durch Hieb mit einem Totschläger. Keine Hirnerscheinungen. Aeussere Knochentafel, in Fünfmarkstückgröße abgesprengt, wurde herausgehoben. Zahlreiche Splitter der inneren Knochentafel wurden entfernt. Reimplantation des Stückes aus der äußeren Tafel. Naht. Glatte Heilung. Knöcherner Verschluß. H. hat seine Dienstzeit abgeleistet und ist bis heute ohne Beschwerden. — 10 Jahre nach der Verletzung.

No. 2. Musketier Z. Komplizierter Bruch des linken Scheitelbeins durch Hieb. Hirndruck, Fieber, Eiterung. Entfernung der zersplitterten Knochen. Fünf Wochen später Deckung des Defektes durch Müller-Königschen Lappen. Z. hat seine Dienstzeit abgeleistet und ist beschwerdefrei. — 9 Jahre nach der Verletzung.

No. 3. Kanonier H. Komplizierter Bruch des Stirnbeins durch Hufschlag. Keine Hirnerscheinungen. Nach Ausmeißlung der eingedrückten Knochenstücke offene Wundbehandlung. Knöcherner Verschluß. H. hat seine Dienstzeit abgeleistet und versieht jetzt Dienst als Gestütswärter. Frei von Beschwerden. — Fünf Jahre nach der Verletzung.

No. 4. Ulan B. Komplizierter Bruch des Stirnbeins durch Hufschlag. Keine Hirnerscheinungen. Entfernung des stark gesplitterten Knochens. Offene Wundbehandlung. 5 Wochen nach der Verletzung Deckung des Defektes durch Müller-Königschen Lappen. B. hat seiner Dienstpflicht genügt. Heute bei solidem Lebenswandel ohne Beschwerden. — 8 Jahre nach der Verletzung.

No. 5. Kanonier Sk. Komplizierter Bruch des linken Scheitelbeins durch Hufschlag. Einklemmung von Haaren in die eingepreßten Knochenstücke. Ausmeißelung. Wundverlauf unter Eiterung. Knöcherner Verschluß. Dienstfähig geblieben. Ohne Beschwerden. — 15 Jahre nach der Verletzung.

No. 6. Dragoner Ph. Komplizierter Bruch des linken Schläfenbeins durch Hufschlag. Starke Verunreinigung der Wunde. Entfernung zahlreicher Splitter. Knöcherner Verschluß. Dienstfähigkeit erhalten. Ohne Beschwerden. — 4 Jahre seit der Verletzung.

No. 7. Oekonomiehandwerker H. Komplizierter Bruch des linken Scheitelbeins nach Sturz von einer Brücke in ein steiniges Flußbett. Selbstmordversuch. Hirndruck. Abmeißelung der gesplitterten Knochenränder. Einige Knochenstücke werden entfernt, andere gehoben und an Ort und Stelle gelassen. Vorübergehende Fazialislähmung. Langdauernde Eiterung, da sich noch weitere Knochenstücke nekrotisch abstießen. Knochenlücke 10 cm lang, 1,5 cm breit. Heilung mit knöchernem Verschluß. Keine Beschwerden. H. hat nach dem Unfall noch $2^1/_2$ Jahre gedient. Es geht ihm gut, er beklagt sich nur, daß er frühzeitig gealtert sei. — 9 Jahre seit der Verletzung.

No. 8. Pionier B. Komplizierter Bruch des Scheitelbeins durch Schlag mit einer Hacke. Ausmeißelung der eingedrückten Knochenstücke, Entfernung von Schmutz und Haaren aus der Wunde. Naht. Regelrechter Wundverlauf. Knöcherner Verschluß. Im ersten Jahre nach der Verletzung oft Kopfschmerzen und Schwindelanfälle, jetzt ganz gesund. B. ist als erster Techniker in einem großen Baugeschäft tätig. — 10 Jahre seit der Verletzung.

No. 9. Dragoner Sp. Komplizierter Bruch des rechten Scheitelbeins durch Hieb mit einem Seitengewehr. Hirndruck. Knochentrümmer vollständig entfernt. Offene Wundbehandlung. Knöcherner Verschluß. Im ersten Jahre nach der Verletzung Schwindelgefühl beim Bücken und Flimmern vor den Augen. Seit zehn Jahren ohne Beschwerden und als Eisenbahnbeamter tätig.

No. 10. Kürassier F. Komplizierter Bruch des linken Scheitelbeins durch Hieb mit einer Kohlenschaufel. Keine Hirnerscheinungen. Operation erst vier Wochen nach dem Unfall. Nach Entfernung der Knochensplitter 2 markstückgroßer Defekt. Mit Knochenlücke ohne Beschwerden aus dem Dienst entlassen. Heute ist der Defekt knöchern geschlossen. Frei von Beschwerden, als Ingenieur tätig. — 8 Jahre seit der Verletzung.

No. 11. Gefreiter N. Komplizierter Bruch des Stirnbeins durch Hufschlag. Die Wunde war bald nach der Verletzung genäht; die Fraktur war nicht diagnostiziert. Trepanation wegen Infektion. 3 : 2,5 cm großer Knochendefekt. Knöcherner Verschluß. Beschwerdefrei. — 14 Jahre seit der Verletzung.

No. 12. Kanonier R. Komplizierter Bruch des Stirnbeins und des linken Scheitelbeins durch Schlag mit einem Holzschuh. Hirndruck, Stauungspapille. Am 7. Tage nach der Verletzung Operation, wobei die eingedrückten, zersplitterten Knochen in Ausdehnung von 4 : 3,5 cm entfernt wurden. Tagelang anhaltende Bewußtlosigkeit. Wundverlauf durch Erysipel kompliziert. Mit pulsierendem Defekt und Klagen über Kopfschmerzen und Schwindelgefühl entlassen. Heute ist knöcherner Verschluß eingetreten. Ohne Beschwerden. Der Mann schreibt mir auf meine Anfrage, ob er zu klagen habe: „Im Gegenteil, ich kann Gott sei Dank berichten, daß ich schon auf Rollwagen, die doch sehr rasseln, in schärfster Gangart gefahren bin, ohne das Geringste zu spüren. Ich bin vollständig geheilt". — 13 Jahre seit der Verletzung.

No. 13. Gefreiter H. Komplizierter Bruch des linken Scheitelbeins durch Schlag mit einem stumpfen Gegenstand. Keine Hirnerscheinungen. Durch die Operation wurde eine 2 markstückgroße Lücke gesetzt und nach 24 Stunden durch eins der herausgenommenen und in Kochsalzlösung aufbewahrten Knochenstücke teilweise gedeckt. Knöcherner Verschluß. H. war als dienstfähig aus dem Lazarett entlassen. Beim Reiten stellten sich erhebliche Beschwerden ein: Kopfschmerzen, Schwindel, Erbrechen. H. wurde als dienstunbrauchbar entlassen. Jetzt sind diese Beschwerden gehoben. — 8 Jahre nach dem Unfall.

No. 14. Matrose R. Komplizierter Bruch des Stirnbeins und des linken Oberschenkels durch Fall aus einem Eisenbahnwagen. Hirndruck. Ausmeißlung der eingedrückten Knochenstücke. Teilweise Reimplantation. Naht. Ungestörte Wundheilung. Am 14. Krankheitstage treten Erregungszustände auf, sonst normales Befinden. Jetzt zeitweilig auftretende Kopfschmerzen, sonst tadelloses Befinden bei erhaltener voller Arbeitsfähigkeit. — 11 Jahre seit der Verletzung.

No. 15. Musketier M. Schuß mit Revolver in die linke Schläfe. Selbstmordversuch. Langsam zunehmende Hirndruckerscheinungen. Freilegung des Einschusses und des Schußkanals. Das pilzförmig gestauchte Geschoß lag auf einem 1 markstückgroßen Knochenstück, welches eingedrückt war. Nach Entfernung des Geschosses und des losgelösten Knochenstücks erwies sich die Dura unverletzt. Ein großer Bluterguß auf derselben hatte die Knochenhaut bis an das obere Augenhöhlendach abgehoben. Nach Ausräumung der Blutkoagula Drainage mittelst Jodoformgaze. Hirndruck nach der Operation beseitigt. Nach einigen Tagen Deckung des Knochendefektes durch Müller - Koenigschen Lappen. Knöcherner Verschluß. M. ist vollkommen gesund und beschwerdefrei. — 7 Jahre seit der Verletzung.

No. 16. Ulan O. Komplizierter Bruch des Stirnbeins durch Schlag mit einem Stein. Der Kranke verheimlichte seine Verletzung und tat noch 24 Stunden Dienst. Dann stellten sich Hirndruckerscheinungen ein. Ausmeißelung von zehn Knochensplittern. Knochendefekt von 10 cm Durchmesser. Wegen erheblicher Beschwerden — Kopfschmerzen, Schwindelgefühl — wurde ein Vierteljahr später der Defekt durch Müller-Koenigschen Lappen gedeckt. Heilung per primam. Der Knochenlappen liegt etwas über dem Niveau des Schädels. Klagen über leichte Schmerzen in der Narbe bei Witterungswechsel. — 7 Jahre seit der Verletzung.

No. 17. Kanonier M. Komplizierter Bruch des Stirn- und Scheitelbeins durch Hufschlag. Hirndruck. Aufmeißlung des Schädels. Entfernung der zersplitterten Knochenstücke und eines Stückes vom Pferdehuf. Naht der Weichteile über dem Defekt. Heilung mit knöchernem Verschluß, das Niveau des Schädels etwas überragend. Bei Witterungswechsel zuweilen Schmerzen in der Narbe. — 10 Jahre seit der Verletzung.

No. 18. Kanonier L. Quetschung des Stirnbeins durch Hufschlag. Knochennekrose und andauernde Eiterung. $1\frac{1}{2}$ Monate nach dem Unfall Eröffnung des Schädels. Die nekrotischen Knochenpartien wurden entfernt. Die harte Hirnhaut war unversehrt. Verschluß des großen Defektes durch Müller-Koenigschen Lappen. Fester Verschluß. Entlassen wegen Schmerzen beim Helmtragen. Jetzt zuweilen Schmerzen in der Narbe bei Witterungswechsel, sonst beschwerdefrei. — $9\frac{1}{2}$ Jahre seit der Verletzung.

No. 19. Kanonier R. Komplizierter Bruch des Stirnbeins durch Hufschlag. Hirndruck. Aufmeißlung des Schädels. Reimplantation. 10 Stunden nach der Operation sind die Hirndruckerscheinungen verschwunden. Ungestörter Wundverlauf. Knöcherner Verschluß. Klagen über Kopfschmerzen bei Witterungswechsel und Schmerzen in den Augen bei langem Lesen. — 10 Jahre seit der Verletzung.

No. 20. Ulan W. Komplizierter Bruch des rechten Scheitelbeins durch Hufschlag. Keine Hirnerscheinungen. Reimplantation der herausgeschlagenen Knochenstücke von insgesamt Handtellergröße. Knöcherner Verschluß. Anfangs starke Kopfschmerzen und Schwindelgefühl beim Blick nach oben. Jetzt Klagen über Kopfschmerzen beim Einschlafen, sonst ohne Beschwerden. — 4 Jahre seit der Verletzung.

No. 21. Ulan R. Komplizierter Bruch des rechten Scheitelbeins durch Hufschlag. Starke Blutung. Nach Aufmeißlung und Blutstillung Reimplantation. Ungestörte Heilung mit knöchernem Verschluß. R. klagt jetzt zuweilen über Kopfschmerzen bei Erschütterungen z. B. Fahren; das anfangs vorhandene Schwindelgefühl ist beseitigt. — 7 Jahre seit der Verletzung.

No. 22. Ulan M. Komplizierter Bruch des Stirnbeins durch Hufschlag. Hirndruck. Durch Operation wurde ein talergroßer Defekt gesetzt. Im Verlaufe der Behandlung stießen sich noch Knochensplitter nekrotisch ab. Am 8. Tage nach der Verletzung ein epileptischer Anfall. Nach 4 Monaten war der Defekt geschlossen. Vollständig knöcherner Verschluß ist nicht eingetreten, vielmehr eine durch straffes Bindegewebe überbrückte Lücke von 4:2,5 cm geblieben. Keine Pulsation. Klagen über Kopfschmerzen und leichte Erregbarkeit. — 8 Jahre seit der Verletzung.

No. 23. Musketier G. Komplizierter Bruch des Hinterhauptbeins durch Hieb. Keine Hirnerscheinungen. Ausmeißlung eines eingedrückten 6:3 cm großen Knochenstücks. Entfernung von Haaren und Blutgerinnseln auf der unversehrten harten Hirnhaut. Naht. Heilung per primam mit straffer bindegewebiger Narbe. Der Defekt hat sich bis heute nicht knöchern verschlossen. Pulsation nicht vorhanden. Klagen über Schwindelgefühl beim Bücken. — 9 Jahre seit der Verletzung.

No. 24. Dragoner B. Komplizierter Bruch des linken Scheitelbeins durch Hufschlag. Hirndruck. Erweiterung der Wunde mit dem Handtrepan. Lücke von 5 Markstückgröße. Glatte Heilung mit fester knöcherner Narbe. Taubheit auf dem linken Ohr. B. hat nach seiner Entlassung 7 Jahre lang ohne Gesundheitsstörungen als Bahnschaffner gearbeitet, dann aber seine Stellung wegen Gedächtnisschwäche aufgeben müssen. Sonst keine Klagen. — 17 Jahre seit dem Unfall.

No. 25. Ulan Th. Komplizierter Bruch des Stirnbeins durch Hufschlag. Beginnende Hirnhautentzündung. Ausmeißlung der eingedrückten Schädelknochen. Entleerung eines Abszesses auf der Dura, Entfernung von Strohhalmen. Offene Wundbehandlung. Heilung mit knöchernem Verschluß. Kopfschmerzen bei Witterungswechsel. — 11 Jahre seit der Verletzung.

No. 26. Kanonier H. Komplizierter Bruch des Stirnbeins durch Hufschlag. Hirndruck. Teilweise Reimplantation der ausgemeißelten Knochenstücke. Reaktionslose Heilung mit knöchernem Verschluß. Anfangs starke Beschwerden. Dauernde Kopfschmerzen, dauerndes Schwindelgefühl. Klopfen im Schädel und ein unangenehmes Gefühl beim Auftreten auf harten Boden. Diese Klagen sind jetzt erheblich geringer. H. arbeitet schwer und muß manchmal wegen Kopfschmerzen aussetzen. — 12 Jahre seit der Verletzung.

No. 27. Grenadier M. Komplizierter Bruch des Stirnbeins durch Hufschlag. Keine Hirnerscheinungen. Teilweise Reimplantation der ausgemeißelten Knochenstücke. Aseptischer Verlauf. Heilung mit knöchernem Verschluß in 40 Tagen. Nach dem letzten obermilitärärztlichen Gutachten bestehen keine Gesundheitsstörungen, keine Verminderung der Erwerbsfähigkeit. M. selbst gibt an, er habe nach schwerer Arbeit Kopfschmerzen und könne nicht einschlafen. — 6 Jahre seit der Verletzung.

No. 28. Kanonier R. Komplizierter Bruch des Stirnbeins mit Einkeilung eines 4 cm langen Hornstücks aus dem Pferdehuf. Fremdkörper und Knochensplitter entfernt. Offene Wundbehandlung. Heilung in 20 Tagen mit knöcherner Narbe. Klagen über Kopfschmerzen und Schwindel beim Bücken. R. arbeitet schwer. — 13 Jahre seit der Verletzung.

No. 29. Kanonier N. Komplizierter Bruch des Stirn- und Nasenbeins durch Hufschlag. Hirndruck. Ausmeißlung zahlreicher Knochensplitter. Ausspülung mit Sublimatlösung. Tamponade mit Jodoformgaze. Heilung durch Knochennekrose verzögert. Die Hirndruckerscheinungen waren bald zurückgegangen. Bei der Entlassung hatte sich der Defekt nicht durchaus knöchern geschlossen; es war eine kleine, durch straffes Bindegewebe ausgefüllte Lücke geblieben. Dieser Zustand ist unverändert geblieben. Pulsation der Lücke ist weder sicht- noch fühlbar. Klagen über Kopfschmerzen bei großer Hitze. — 14 Jahre seit der Verletzung.

No. 30. Kanonier H. Komplizierter Bruch des Stirnbeins durch Schuß aus einem Revolver. Selbstmordversuch. In bewußtlosem Zustande eingeliefert. Ein- und Ausschuß dicht nebeneinander in der rechten Stirnbeinhälfte.

Bei der Operation wurden die Knochentrümmer und ein Stück des Geschosses entfernt. Harte Hirnhaut und Hirn unverletzt. Tamponade. Rückkehr des Bewußtseins. Mehrere Tage bestand Sprachstörung. Reaktionslose Heilung. H. wurde wegen Geisteskrankheit einer Irrenanstalt überwiesen.

Der Fall bietet besonderes Interesse. Er lehrt, daß man in der Beurteilung des ursächlichen Zusammenhanges zwischen einem Schädeltrauma und der alsdann auftretenden Geisteskrankheit nicht vorsichtig genug sein kann. Hier hat die Schädelverletzung mit der Geisteskrankheit garnichts zu tun. H. stammt aus gesunder, erblich nicht belasteter Familie. Gut begabt zeigte er schon früh auffallende Eitelkeit und Ueberhebung neben großer Willensschwäche. In keiner Stellung hielt er lange aus. Wegen Betruges und Diebstahls kam er in Konflikt mit den Gesetzen. Während seiner Dienstzeit ließ er sich wiederholt Verstöße gegen die Disziplin zu Schulden kommen, er log, betrog und fälschte Urkunden. Seine Spezialität waren Zechprellereien. Bei einer solchen abgefaßt, schoß er sich eine Kugel in den Kopf. Nach Heilung der Verletzung wurden Gesichts- und Gehörshalluzinationen beobachtet und H. einer Irrenanstalt überwiesen. Diese hat er seit 1900 nur mit geringen Unterbrechungen verlassen. Zurzeit ist er wieder interniert. Der Anstaltsdirektor berichtet:

1. Die Schußverletzung des Schädels ist knöchern geschlossen.
2. Der Kranke hat nicht an Epilepsie gelitten.
3. Die Geisteskrankheit steht nicht in ursächlichem Zusammenhange mit der Schädelverletzung.
4. Es handelt sich bei H. um generatives Irresein mit periodenweise auftretenden Sinnestäuschungen und Wahnvorstellungen.

Ich habe die Sanitätsberichte auch auf den Zusammenhang zwischen Schädeltraumen und Geisteskrankheiten durchgesehen. Alljährlich kommen Rekruten zur Untersuchung beim Oberersatzgeschäft und nach Einstellung zur Beobachtung auf ihren Geisteszustand. In einer nicht kleinen Anzahl dieser Fälle sind voraufgegangene Schädelverletzungen nachzuweisen, aber bei Leibe nicht immer läßt sich ein Zusammenhang konstruieren. Erbliche Belastung einerseits und die bis in die früheste Kindheit zurück verfolgte Anamnese andererseits geben oft Aufschluß und die wichtigen Anhaltspunkte für die im Pubertätsalter manifest gewordene Geisteskrankheit. Die zufällig erlittene Schädelverletzung wird ihres Wertes als ursächliches Moment entkleidet.

No. 31. Kanonier P. Gehirnerschütterung nach Hufschlag gegen die linke Schläfe. Oberflächliche Hautabschürfungen.

P. stammt aus gesunder Familie und hatte sich normal entwickelt. Er war ein pflichttreuer Soldat, an dem nichts Auffälliges bemerkt wurde. Nachdem er den Hufschlag erhalten, klagte er über starke Kopfschmerzen und wälzte sich jammernd in seinem Bett herum. Dann lag er ruhig und teilnahmlos da; nur wenn er gestört wurde, schlug er um sich. In den folgenden Tagen wurde er sehr unruhig und war kaum im Bett zu halten. Er aß und trank nur, wenn er gefüttert wurde. Dann kamen Tage großer Schlafsucht. Am 13. Krankheitstage wurde wegen Verdacht auf Hirndruck — Stauungspapille — die temporäre Schädelaussägung nach Wagner gemacht. Es fand sich nichts Krankhaftes, so daß der Lappen zurückgeklappt wurde. In den ersten Tagen nach der Operation verhielt sich P. ruhig, dann wechselten Aufregungszustände mit Teilnahmlosigkeit. Zuletzt wurde P. schwachsinnig und kindisch und bei geringfügigen Anlässen sehr erregt. Der Fall ist also genau unter dem Bilde verlaufen, welches von Bergmann entworfen hat. (Geisteskrankheiten nach Kopfverletzungen und die chirurgische Behandlung von Geisteskrankheiten. Handbuch der prakt. Chirurgie von v. Bergmann, v. Bruns, v. Mikulicz.)

No. 32. Kanonier R. Komplizierter Bruch des Stirnbeins durch Hufschlag. Keine Hirnerscheinungen. Wegen Temperatursteigerung Aufmeißelung am 6. Tage nach dem Unfall. Entfernung von Knochensplittern. Ausräumung eines auf der unverletzten Dura liegenden Blutergusses. Tamponade. Ungestörte Heilung mit knöchernem Verschluß. Bei der Entlassung Klagen über Schmerzen in der Narbe. R. ist später an Epilepsie erkrankt. Wann der erste Anfall aufgetreten ist, habe ich nicht erfahren können. Zwölf Jahre nach erlittener Verletzung ist er im epileptischen Anfall zugrunde gegangen.

Zu I, 2. Bei unverletzter harter Hirnhaut ist es 10 mal zur Ventilbildung im Sinne Kochers gekommen.

Die Deckung des Schädeldefektes wurde einmal durch teilweise Reimplantation angestrebt. 9 mal hat man die Vernarbung sich selbst überlassen.

Von diesen 10 Kranken ist natürlich keiner dienstfähig geworden. Das hat seinen Grund in den militärärztlichen Bestimmungen, wonach Substanzverluste in den Schädelknochen eo ipso dienstunbrauchbar machen. Ganz ohne Beschwerden ist 1 Verletzter, über unerhebliche Beschwerden klagen 2, die übrigen haben recht erhebliche Gesundheitsstörungen: Dauernde Kopfschmerzen, Schwindelgefühl. Klagen über unangenehmes Klopfen in der Lücke. Das Bewußtsein, einen Substanzverlust im Schädel zu haben, wirkt psychisch deprimierend.

1 Mann, welcher dauernd über Kopfschmerzen geklagt hatte, ist nach längerem Krankenlager gestorben. Todesursache unbekannt.

Krankengeschichten.

No. 33. Kürassier N. Komplizierter Bruch des rechten Schläfenbeins durch Hufschlag. Hirndruck. Ausmeißelung eines 8 : 3 cm großen Knochenstücks. Unterbindung des vorderen Astes der Art. meningea media nach Ausräumung eines Blutergusses. Das Bewußtsein kehrte 6 Stunden nach der Operation zurück. Ungestörter Heilungsverlauf mit Hinterlassung einer kleinen pulsierenden Lücke. Außer hin und wieder heftig auftretender Migräne keine Klagen. Pulsierende Lücke noch vorhanden. N. ist als Zollbeamter tätig. — 11 Jahre seit der Verletzung.

No. 34. Sergeant F. Splitterbruch des rechten Stirn- und Scheitelbeins durch Schlag mit einer Zaunlatte. Hirndruck. Ausmeißelung der eingepreßten Knochenstücke. Naht. Drainage. In den ersten Tagen nach der Operation traten epileptiforme Krämpfe auf. Später normales Befinden. Langsame Wundheilung mit Hinterlassung einer bleibenden kleinen pulsierenden Lücke. Ohne Beschwerden, bei der Eisenbahn tätig. — 12 Jahre seit der Verletzung.

No. 35. Kanonier U. Komplizierter Bruch des Stirnbeins durch Hufschlag. Hirndruck. Ausmeißelung eines 4:3 cm großen Knochenstücks. Entfernung zahlreicher Splitter. Offene Wundbehandlung. Ungestörte Wundheilung mit Hinterlassung eines pulsierenden Defektes. Lähmungsartige Schwäche des linken Arms und Beins. Starkes Schwindelgefühl. — Im Laufe der Jahre sind die Paresen der linken Körperhälfte geringer geworden, doch ist die grobe Kraft des linken Armes und Beines herabgesetzt. Klagen über anhaltende Kopfschmerzen. Ventil dauernd. — 10 Jahre seit der Verletzung.

No. 36. Kanonier R. Einfacher Bruch des linken Scheitelbeins durch Schlag mit einem Besenstiel. Rasch zunehmende Hirndruckerscheinungen. Nach Zurückklappen der Weichteile Ausmeißelung eines 8 : 3 cm großen Knochenstücks und zahlreicher Splitter. Auf der unverletzten harten Hirnhaut ein großer Bluterguß. Nach Ausräumung desselben Tamponade. Die Hirndruckerscheinungen ließen sofort nach. Sprache, rechte Gesichtshälfte und rechter Arm waren 8 Tage lang vollständig gelähmt. Diese Erscheinungen gingen langsam zurück; Parese des rechten Armes ist stationär geblieben. Wundheilung durch Knochennekrose verzögert. Bleibende kleine pulsierende Lücke. Klagen über zeitweise auftretende Kopfschmerzen. — 6 Jahre seit der Verletzung.

No. 37. Husar W. Komplizierter Bruch des Stirnbeins durch Hufschlag. Hirndruck. Ausmeißelung von 10 Knochenstücken. Defekt von 5:3 cm. Knöcherner Verschluß bis auf eine kleine pulsierende Lücke. Ständige Klagen über Kopfschmerzen. An Lungentuberkulose gestorben 5 Jahre nach der Verletzung.

No. 38. Kanonier B. Komplizierter Bruch des linken Schläfenbeins durch Schlag mit einem Stallbesen. Hirndruck. Zuckungen in der rechten Körperhälfte. Mit dem Handtrepan wurde ein talergroßes, tief eingepreßtes Knochenstück entfernt. Offene Wundbehandlung. Die Hirndruckerscheinungen gingen allmählich zurück. Ungestörte Wundheilung mit Hinterlassung einer stationär gebliebenen, pulsierenden Lücke. Klagen über Kopfschmerzen und Schwindel beim Bücken. — 15 Jahre seit der Verletzung.

No. 39. Kürassier B. Komplizierter Bruch des Stirnbeins durch Hufschlag. Krämpfe in der rechten Schultermuskulatur. Entfernung mehrerer eingedrückter Knochenstücke. Ungestörte Heilung. Operation zur Deckung des pulsierenden Defektes wurde abgelehnt. Bei der Entlassung Klagen über Kopfschmerzen, namentlich bei heißem Wetter und im geheizten Zimmer. Der pulsierende Defekt ist geblieben. B. leidet dauernd an Kopfschmerzen und kann nur wenig arbeiten. — 6 Jahre seit der Verletzung.

No. 40. Kanonier St. Komplizierter Bruch des Stirnbeins durch Hufschlag. Hirndruck. Ausmeißelung von 5 Knochenstücken in Größe von 3:1,5:1 cm. Naht des Periostes. Antiseptischer Verband. Heilung ohne Störung mit Hinterlassung einer pulsierenden Lücke. St. leidet an häufig auftretendem Kopfschmerz und an Schwindelgefühl bei warmem Wetter. Wegen der Knochenlücke ist er bei seinem schweren Geschäft — Fleischer — in ewiger Sorge. Im Sommer ist seine Arbeitsfähigkeit wegen stärkerer Beschwerden erheblich beeinträchtigt. — 17 Jahre seit der Verletzung.

No. 41. Dragoner St. Komplizierter Bruch des rechten Scheitelbeins durch Hufschlag. Keine Hirnerscheinungen. Teilweise Reimplantation. Reaktionslose Heilung mit Hinterlassung einer pulsierenden Lücke. Klagen über oft auftretende heftige Kopfschmerzen. Das Klopfen in der Lücke regt den Mann sehr auf, so daß er sich von allem Lärm zurückziehen muß. Seinem Schmiedehandwerk kann er nicht nachgehen. — 12 Jahre seit der Verletzung.

No. 42. Dragoner F. Komplizierter Bruch des linken Schläfenbeins durch Hufschlag. Es trat Eiterung ein. Pulsatorisches Ausfließen des Eiters. Ausmeißelung eines markstückgroßen eingekeilten Knochenstücks am 14. Tage nach dem Unfall. Langsame Heilung per granulationem unter Hinterlassung eines pulsierenden Defektes. Seit der Verletzung hat F. dauernd über Kopfschmerzen und schlaflose Nächte geklagt und viel gekränkelt. Vier Jahre nach dem Unfall ist er nach längerem Krankenlager gestorben.


Zu II, 1. Bei Verletzung der harten Hirnhaut und des Gehirns ist 14mal fester Verschluß eingetreten.

6 mal erfolgte die Knochenneubildung vom Periost und der Dura aus, 3 mal wurde ein Müller-Königscher Lappen gebildet, 4 mal

die temporäre Schädelaussägung nach Wagner gemacht, 1 mal wurde
der Defekt durch eine Zelluloidplatte gedeckt. 2 Verletzte sind dienstfähig geblieben, darunter der Fall von Heteroplastik. Ganz beschwerdefrei sind weitere 4 Mann; über geringe Beschwerden, welche die Erwerbsfähigkeit nicht beeinträchtigen, klagen 7. 1 Verletzter ist im
epileptischen Anfall gestorben.

Krankengeschichten.

No. 43. Sergeant L. Komplizierter Bruch des Stirnbeins durch Säbelhieb.
Der Kranke beachtete seine Verletzung anfangs nicht, hatte ungestörte Nachtruhe
und meldete sich erst am nächsten Tage.

Befund: In der 3 cm langen, leicht klaffenden Wunde lag zertrümmerte
Hirnsubstanz. Keine Hirnerscheinungen. Operation: Bruchstücke der äußeren
Knochentafel entfernt. Innere Knochentafel in Ausdehnung von 5,5 : 4 cm in drei
Bruchstücke geschlagen. Harte Hirnhaut in derselben Ausdehnung sternförmig
zerrissen. Im Gehirn eine stark blutende Zertrümmerungshöhle. Jodoformgaze-
Tamponade. Leichter Hirnvorfall. Glatte Heilung in 5 Wochen. 7 Wochen später
— L. hatte unterdessen noch eine antiluetische Kur durchgemacht — wurde der
pulsierende Knochendefekt gedeckt. Nach Bildung eines Weichteillappens wurde
das Periost vom Defektrande losgelöst, wobei sich das Gehirn so fest mit den
Weichteilen verwachsen zeigte, daß es mit dem Messer abgelöst werden mußte.
Durareste waren nicht vorhanden. Nach sorgfältiger Blutstillung Einsetzung einer
4 mm dicken Zelluloidplatte in den Defekt. Naht des Weichteillappens. Reaktionslose Heilung.

L. ist noch heute im aktiven Dienst. Platte vollkommen eingeheilt, unverschieblich; ihre Ränder sind nicht mehr festzustellen. Beklopfen schmerzlos.
Haut über der Platte gut verschieblich. L. hat niemals Klagen. — 4 Jahre seit
der Verletzung.

(Der Fall ist in der Deutschen Zeitschrift für Chirurgie, Band 82 von Stabsarzt Dr. Blecher beschrieben.)

No. 44. Musketier R. Stichverletzung des Kopfes 8 Tage vor der Einstellung
in den aktiven Dienst. Im hinteren Teil des linken Scheitelbeins war eine Messerspitze stecken geblieben. Klagen über Kopfschmerzen beim festen Auftreten. Ausmeißelung einer 1,7 cm langen Messerspitze, welche durch die harte Hirnhaut in
das Gehirn eingedrungen war. Tamponade der Wunde. Beim ersten Verbandwechsel mäßiger Abfluß von Liquor cerebrospinalis. Ungestörte Heilung mit
knöchernem Verschluß. R. hat seiner Dienstpflicht genügt. Später hat er zuweilen
über Kopfschmerzen geklagt. Jetzt ist er gesund und sehr zufrieden. — 7 Jahre
nach der Verletzung.

No. 45. Husar R. Komplizierter Bruch des linken Scheitelbeins durch Hufschlag. Hirndruck. Operation am 6. Tage nach der Verletzung. Losgesprengte
Knochensplitter wurden entfernt, andere mit dem Periost noch in Verbindung
stehende gehoben und an Ort und Stelle belassen. Die harte Hirnhaut wurde eingeschnitten, um einen darunter liegenden Bluterguß entfernen zu können. Glatte
Heilung. Aus dem Dienst entlassen mit pulsierendem Defekt und Klagen über
Schwindelgefühl und Druckschmerz. Nach 3 Jahren hatte sich der Defekt knöchern
geschlossen. R. will zuweilen Schmerzen in der Narbe haben, ist sonst ohne Be-

schwerden und ein gesund aussehender, kräftiger Mann, der schwere Arbeit verrichtet. — 5 Jahre seit der Verletzung.

No. 46. Unteroffizier G. Komplizierter Bruch des linken Scheitel- und
Schläfenbeins durch Hieb mit einem Seitengewehr. Hervorquellen von zertrümmerten Hirnmassen. Entfernung von 24 Knochensplittern. Einige größere Stücke
wurden gehoben und an Ort und Stelle gelassen. Harte Hirnhaut zerrissen. Die
Hirntrümmer wurden schonend entfernt. Nach der Operation starke Unruhe und
häufigeres Erbrechen. Sprachdefekte. Allmähliches Schwinden dieser Erscheinungen. Wundheilung ohne Störung. Der Defekt von 10,5 : 5 cm schloß sich
knöchern. Klagen über mitunter auftretende Schwindelanfälle. Als Briefträger
tätig. — 12 Jahre seit der Verletzung.

No. 47. Ulan N. Stich mit einer Dunggabel in die linke Schläfe. Die Zinke
saß sehr fest und wurde von einem Kameraden mit Anstrengung herausgerissen.
Bald nach dem Unfall zunehmende Hirndruckerscheinungen. Nach Aufmeißelung
wurden zahlreiche Knochensplitter entfernt und die eingerissene harte Hirnhaut
breit gespalten. Freilegung des unteren Endes der Zentralfurche. In der darüber
liegenden Querfurche fand sich eine Stichverletzung und ein Knochensplitter, bei
dessen Fortnahme Krämpfe, erst der rechten Körperhälfte, dann der gesamten
Körpermuskulatur auftraten. In den ersten Tagen nach der Operation hielt die
Bewußtlosigkeit an. Dann blieb rechtsseitige Hemiplegie, anamnestische Aphasie
und Agraphie noch längere Zeit stationär. Allmähliche Rückkehr aller Funktionen.
Der Schädeldefekt schloß sich knöchern. N. wurde dienstfähig zur Truppe entlassen, später wegen einer Verdickung des Nebenhodens und wegen eines Reitknochens am rechten Oberschenkel als invalide entlassen. Jetzt ist er als Tele-
graphist tätig und klagt nur über zeitweilige Kopfschmerzen nach starker Erregung.
— 14 Jahre seit der Verletzung.

No. 48. Kanonier L. Zertrümmerung der rechten Stirnbeinhälfte durch Hufschlag. Starke Blutung. Nach Aufmeißelung der Zertrümmerungshöhle, Blutstillung und Entfernung der Hirnbröckel wurden einige Knochenstücke zurückgelagert. Die zerrissene Dura wurde nicht genäht. Tamponade. Während der
Wundheilung stieß sich noch ein größeres, reimplantiertes Knochenstück nekrotisch ab. Nach 3 Monaten wurde der pulsierende Defekt von 8 : 4 cm durch einen
Müller-Königschen Lappen gedeckt. Reaktionslose Heilung mit knöchernem
Verschluß. L. ist durchaus beschwerdefrei, fühlt sich vollkommen gesund und ist
als Postschaffner tätig. — 7 Jahre nach der Verletzung.

No. 49. Ulan L. Lanzenstichverletzung des rechten oberen Augenhöhlen-
randes. Nach 4 Wochen Eiterung im rechten Hirn-Stirnlappen. Schnell zunehmende Druckerscheinungen. Temporäre Schädelresektion nach Wagner. Nach
Zurückschlagen des Lappens drängten sich Dura und Hirn stark vor. Keine Pulsation. Freilegung eines 6 cm tiefen, taschenförmig ausgebuchteten Abszesses im
rechten Stirnlappen. Entleerung von stinkendem, grüngelbem Eiter. Der Wagnersche Lappen wurde lose zurückgelagert, doch so, daß die Abszeßhöhle drainiert
werden konnte. Anfangs hatte der Kranke starke Kopfschmerzen, Schwindelanfälle
und das Gefühl, als wolle ihm das Gehirn herausfallen. Diese Beschwerden
nahmen mit Zunahme der Verheilung ab. Aus dem Dienst entlassen mit knöchernem
Verschluß, Klagen über Schwindelgefühl, Blutandrang nach dem Kopf beim
Bücken und Klagen über starken Kopfschweiß. Jetziger Befund: Keine Hirn-
störungen, Defekt knöchern fest geschlossen. Der Mann schreibt: „Es geht mir
gesundheitlich gut, ich habe keine Beschwerden". — 5 Jahre nach der Verletzung.

No. 50. Kanonier van Sch. Komplizierter Bruch des rechten Schläfenbeins durch Hufschlag. Hirndruck. Nach Ausmeißelung der Knochensplitter resultierte ein Defekt von 13 : 7 cm. Die harte Hirnhaut war eingerissen und wurde wegen Blutung noch weiter gespalten. Das Hirn war unverletzt. Die Hirndruckerscheinungen schwanden nach der Operation sofort. Der große Knochendefekt wurde sekundär durch Müller-Königschen Lappen gedeckt. Ungestörte Heilung. Narbe fest und reizlos. Klagen über zeitweise auftretende Kopfschmerzen und Schwindelgefühl. van Sch. ist in seinem Erwerbe nicht gestört. — 8 Jahre nach der Verletzung.

No. 51. Kanonier G. Komplizierter Bruch des Stirnbeins durch Hufschlag. Keine Hirnerscheinungen. Ausmeißelung eines zweimarkstückgroßen, tief eingedrückten Knochenstücks. Dura zerrissen, Hirn unverletzt. Heilung mit teils knöchernem, teils derb bindegewebigem Verschluß. Bei Witterungswechsel, bei großer Hitze und bei geistiger Anstrengung Schmerzen in der linken Kopfseite. Schwindelanfälle beim Bücken. — 7 Jahre seit der Verletzung.

No. 52. Ulan A. Komplizierter Bruch des Stirnbeins und linken Scheitelbeins durch Hufschlag. Hirndruck. Ausmeißelung von Knochenstücken. Dura zerrissen. Knochensplitter waren in das zertrümmerte Hirn eingedrungen. Naht der Dura und Reimplantation der Knochenstücke. Letztere mißglückte, daher Deckung des talergroßen Defekts durch Müller-Königschen Lappen. Ungestörte Heilung mit knöchernem Verschluß. Klagen über zeitweilige Kopfschmerzen und Schmerzen in der Narbe bei Witterungswechsel. Gedächtnisschwäche. — 5 Jahre nach der Verletzung.

No. 53. Husar S. Hirnerschütterung nach Fall von einem Heuboden aufs Pflaster. Hirndruck. Blutung aus Nase und Mund. Ueber dem linken Scheitelbein eine Blutgeschwulst und einige oberflächliche Hautverletzungen. Pulsverlangsamung. 6 Tage lang lag S. im Dämmerzustande, aß, trank, verrichtete seine Bedürfnisse mechanisch. Am 7. Krankheitstage bekam er epileptische Anfälle, die sich alle Viertelstunde wiederholten. Temporäre Schädelaussägung. Der Knochen war unverletzt, dagegen die sehr prall gespannte Dura eingerissen. Aus dem Riß entleerte sich Liquor cerebrospinalis in großer Menge. Leider sah man davon ab, die Dura zu spalten, sondern klappte den Wagnerschen Lappen zurück. Nach der Operation blieb der Dämmerzustand, doch sistierten die Krämpfe 5 Tage lang. Dann traten sie wieder auf und waren von Tobsuchtsanfällen begleitet. Das ging noch 6 Tage so weiter. Es wurde während dieser Zeit Bromkali innerlich gegeben und an der linken Schläfe eine Blutentziehung mit 10 Blutegeln gemacht. Die Tobsuchtsanfälle hörten auf und das Sensorium wurde nach und nach ganz frei. Der Wagnersche Lappen heilte glatt an. Die Rekonvaleszenz war ungestört. Keine Hirnerscheinungen, keine geistigen Defekte. Nach zweimonatiger Behandlung wurde S. dienstfähig aus dem Lazarett entlassen, später aber invalidisiert. Heute macht S. einen durchaus gesunden, blühenden Eindruck. Er klagt über zuweilen bei großer Hitze auftretende Schwindelanfälle. Wagnerscher Lappen im Schädelniveau angeheilt, Narbe kaum sichtbar. — 10 Jahre nach der Verletzung.

No. 54. Grenadier R. Stichverletzung des Gehirns bei einer Schlägerei. Hirndruckerscheinungen, Lähmung der linken Körperhälfte. Aufmeißelung des rechten Scheitelbeins, Dura eingerissen, Gefäße prall gefüllt. Starke Blutung aus zerrissenen Gefäßen. Wie tief der Stich in das Hirn gedrungen war, ist nicht festgestellt. Der 7 : 3 cm große Defekt heilte teils durch Knochenneubildung, teils durch straffe, bindegewebige Narbe. Die Lähmung des linken Armes und Beines besserte sich nur wenig. Ein Jahr nach dem Unfall trat R. in Behandlung im Knappschaftslazarett Kattowitz. Er konnte selbst an Krücken nicht gehen, die linke Körperhälfte war total gelähmt. An Epilepsie hatte der Kranke nicht gelitten. Entsprechend der alten Verletzungsstelle fand sich im Schädel ein reichlich erbsengroßer Defekt, angefüllt mit Bindegewebe. Bei der temporären Schädelresektion zeigte sich, daß der Bindegewebspfropf in das Gehirn hineinragte. Dieser Pfropf wurde exzidiert. Der Erfolg war zeitweilig gut, dann traten heftige Erregungszustände auf: Unter lautem Brüllen schleuderte R. seinen linken Arm umher und hielt ihn minutenlang in senkrechter Stellung, bis der Krampf nachließ. In der Vermutung, daß sich der Wagnersche Lappen unter das Niveau gesenkt habe, wurde eine zweite Resektion vorgenommen. Die Vermutung bestätigte sich nicht. Die Gelegenheit wurde benutzt, das lokalisierte Krampfzentrum aus der Hirnrinde zu exzidieren. Dann wurde der Lappen zurückgeklappt. Erhebliche Besserung, keine Krämpfe. Jetzt zeigt das linke Bein Peroneuslähmung, der linke Arm ist leicht paretisch. R. klagt über periodisch auftretende Kopfschmerzen, ist im übrigen aber im Stande, das Amt eines städtischen Straßenaufsehers zu versehen. — 11 Jahre nach der Verletzung.

No. 55. Husar R. Komplizierter Bruch des linken Scheitelbeins nach Schlag mit einem Stuhle. Hirndruck, Krämpfe, Fieber. R. meldete sich erst am 6. Tage nach der Verletzung krank. Ausmeißlung eines 5 Markstückgroßen eingepreßten Knochenstückes. Durch die zerrissene Dura war ein 2 : 1 cm langer Knochensplitter in das Hirn eingespießt. Offene Wundbehandlung. Am Tage nach der Operation erster epileptischer Anfall. Die Krämpfe begannen im rechten Bein, griffen dann auf das linke Bein und beide Arme über. Ursache: Eiterverhaltung. Es wurde noch ein Knochensplitter entfernt. Die Untersuchung des auf den Hirnwindungen befindlichen Eiters ergab Staphylokokken. Der Kranke bekam noch einen Krampfanfall. Dann normaler Verlauf bei normaler Körpertemperatur. Die Wunde heilte per granulationem, wobei sich noch kleine Splitterchen aus der Tiefe abstießen. Zuletzt trat knöcherner Verschluß ein. Bei der Entlassung war der Verletzte beschwerdefrei. $1^1/_2$ Jahre später erkrankte er an Epilepsie, die ihn nicht mehr verließ. Eine Operation lehnte er ab. Er ist im epileptischen Anfall $^1/_2$ Jahr später — 2 Jahre nach der Verletzung — zugrunde gegangen.

No. 56. Kanonier W. Traumatische Epilepsie. W. stammt aus gesunder, erblich nicht belasteter Familie. Durch Sturz vom Pferde auf gefrorenen Boden zog er sich über dem linken Scheitelbeine eine blutende Wunde zu, welche ohne ärztliche Behandlung unter Hinterlassung einer 2 cm langen, beweglichen Narbe heilte. W. tat $1^1/_2$ Jahr lang Frontdienst und hatte während dieser Zeit nur über zeitweise auftretende Kopfschmerzen zu klagen. Eines Tages brach er beim Pferdeabsatteln bewußtlos zusammen und kam sofort in Lazarettbehandlung. Er klagte über Schwindelanfälle und Kopfschmerzen, welche von der alten Narbe am linken Scheitelbein ausgingen. Die Schwindelanfälle steigerten sich zu tiefen Ohnmachten mit Zittern in allen Gliedmaßen. Dann traten hysterische Anfälle, gekennzeichnet durch lautes Schreien, Schluchzen und abnormes Benehmen, auf. Nach Verlauf von 4 Monaten der erste schwere epileptische Anfall von mehrstündiger Dauer. Ihm folgten in den nächsten Tagen 4 weitere, leichte Anfälle, dann eine Periode hysterischer Anfälle, dann nach einer Pause eine Periode teils hysterischer, teils epileptischer Anfälle, die täglich 1—2 mal auftraten. Sie zeigten nun den Typus Jaksonscher Rindenepilepsie. Sie begannen im rechten Fuß und stiegen durch das rechte Bein zum rechten Arm auf. Zu diesen Krämpfen ge-

sellten sich hysterische Angst- und Wutausbrüche und Halluzinationen. Neben
dauernder Parese des rechten Beines machte sich allgemeiner Verfall der Körper-
und Geisteskräfte bemerkbar. Die innre Therapie mit Bromkali und Jodkali versagte vollkommen. Daher temporäre Schädelresektion in Gegenwart von
Bergmanns. Nachdem mit dem Köhlerschen Meßapparat die Lage der Ro-
landoschen Furche bestimmt war, wurde ein 11 cm langer, 9 cm breiter Haut-
Periost-Knochenlappen umschnitten, abgemeißelt und heruntergeklappt. Weder
am Knochen noch an der Dura zeigte sich etwas Krankhaftes. Kreuzförmige
Spaltung der Dura. Das stark hyperämische Gehirn pulsierte, die Hirnwindungen
und -Furchen waren auffallend undeutlich. In tiefster Narkose wurde durch fara-
dische Reizung das als erkrankt angesehene Bewegungszentrum für das rechte
Bein bestimmt. Um es ganz frei zu legen, mußte noch ein Stück des Knochens
abgemeißelt werden. Dann wurde dieses Zentrum in 10 Pfennigstückgröße und
in einer Dicke von 2,5 mm exstirpiert. Tamponade mit Jodoformgaze und loses
Zurücklegen des Wagnerschen Lappens. Nach dem Erwachen aus der Narkose
war das Bewußtsein frei, der rechte Arm bis auf den Daumen gänzlich gelähmt,
das rechte Bein bis zum Knie stark paretisch. Reaktionslose Wundheilung. Die
Lähmung des rechten Armes ging nach 14 Tagen plötzlich und unvermittelt zurück.
Wochenlang bestanden allgemeine körperliche Unruhe, Schlaflosigkeit, reißende
Schmerzen im rechten Arm, Taubheitsgefühl in der rechten Gesichtshälfte und der
rechten Rumpfseite, ferner eine fast täglich auf $1/_2$ Stunde auftretende Hypo-
glossusparese. Zum Schluß trat nach einem heftigen Aerger ein hysterischer Anfall auf. Von da ab schritt die Genesung ungestört fort. Der Kranke hatte nicht
die geringste Andeutung von epileptischen oder hysterischen Zuständen, er war
intelligent, ruhig und verständig geworden. Die einzige Gesundheitsstörung bestand in ganz geringfügiger Abschwächung der motorischen Kraft des rechten
Armes, in subjektivem Taubheitsgefühl am rechten Rippenbogen, dem rechten
Knie und der Ulnarseite des rechten Ringfingers, endlich in einer leichten Ermüdung nach geistigen Anstrengungen. Seit nunmehr 16 Jahren ist W. frei von
Epilepsie, er klagt nur über zeitweilig auftretende Kopfschmerzen nach ungewöhnlichen Anstrengungen und Aufregungen. Der Wagnersche Lappen ist fest
verheilt.

Zu II. 2. Bei Verletzung der harten Hirnhaut und des
Gehirns ist es 15 mal zur Ventilbildung gekommen.

Die Deckung der Defekte wurde 2 mal durch Reimplantation
ohne Erfolg versucht, 1 mal wurde der Musc. temporalis überlagert,
sonst geschah nichts.

Die Wiederherstellung der Dienstfähigkeit ist bei diesen Fällen
nach den gesetzlichen Bestimmungen (Substanzverlust im Schädelknochen) ausgeschlossen. Ohne Beschwerden ist keiner. Die Verletzten haben Klagen über Kopfschmerzen, Schwindel- und Ohnmachtsanfälle, Brechneigung, Krankheitssymptome, die hart an der Grenze
der Epilepsie stehen. Die Erwerbsfähigkeit ist mehr minder beeinträchtigt.

An Epilepsie haben 2 Verletzte gelitten: bei einem sind die Anfälle ausgeblieben, seitdem die Schädellücke nicht mehr als Ventil

funktioniert, bei dem anderen wurde eine Hirnzyste operativ entfernt. Seitdem sind die Krämpfe nicht mehr aufgetreten, doch die Gesundheitsstörungen erheblich.

2 Verletzte leiden an Epilepsie, einer ist an Epilepsie gestorben.

## Krankengeschichten.

No. 57. Kanonier D. Komplizierter Bruch des rechten Scheitelbeins durch Hufschlag. Hirndruck. Krämpfe im gelähmten linken Arm und Bein und in der Nackenmuskulatur. Nach Entfernung von 8 Knochensplittern entstand ein 6 qcm großer Defekt. Harte Hirnhaut und Längsblutleiter zerrissen. Die Blutung stand auf Tamponade und Druckverband. In der der Operation folgenden Nacht traten noch einmal klonische Krämpfe in den gelähmten Gliedmaßen auf. Der Wundverlauf war ungestört. Die Lähmung des linken Armes ging ganz zurück, das linke Bein blieb paretisch. Entlassen mit pulsierendem Defekt und Klagen über Kopfschmerzen. Das 5 Jahre später erstattete ärztliche Gutachten lautet: Knochenlücke wie früher. Klagen über Kopfschmerzen und leichte Ermüdung des linken Beines. Heute schreibt mir der Mann: „Das linke Bein ist bedeutend schwächer als das rechte, die große Zehe steht nach oben und bohrt mir den linken Stiefel durch. Die Wunde im Kopfe ist mit einer dünnen Haut bewachsen, die Haut hebt sich beim Husten in die Höhe. Alle 8—10 Tage habe ich Schmerzen in der rechten Schläfe, danach schmerzt die Haut auf dem Kopfe, so daß ich mich nicht kämmen kann. — 18 Jahre nach der Verletzung.

No. 58. Kanonier L. Komplizierter Bruch des linken Scheitelbeins durch Hufschlag. Hirndruck. Lähmung des rechten Armes. Nach Aufmeißelung des Schädels wurden zahlreiche Knochensplitter entfernt, die zertrümmerten Hirnteile abgetragen. Der Knochendefekt wurde durch Reimplantation gedeckt. Nach einigen Tagen traten Zuckungen in der rechten Gesichtshälfte und im rechten Arm auf ohne Bewußtseinsverlust. Die Wundheilung verzögerte sich, da die reimplantierten Knochenstücke sich zum Teil nekrotisch abstießen. Es trat nur teilweiser knöcherner Verschluß des Defektes ein. Bei der Entlassung bestand eine pulsierende Lücke. L. klagte über Schwindelanfälle und über ein unangenehm klopfendes Gefühl in der Schädellücke beim Auftreten auf harten Boden. Die Lähmung des rechten Armes war zurückgegangen. Jetzt Status idem der verletzten Stelle. Klagen über Kopfschmerzen und Schwindel. Gesichtszucken. — 6 Jahre nach der Verletzung.

No. 59. Kanonier Sch. Komplizierter Bruch des rechten Scheitelbeins durch Hufschlag. Auftreten von Hirndruckerscheinungen 14 Tage nach der Verletzung. Bei der Operation wurde ein 4 cm langes, 3 cm breites, tief eingedrücktes Knochenstück herausgemeißelt. Die harte Hirnhaut war zerrissen, das Gehirn sichtbar nicht verletzt. Blutung aus zwei Aesten der Art. meningea media wurde durch Unterbindung gestillt. Der große Defekt verkleinerte sich bis auf eine etwa 10 pfennigstückgroße bleibende, pulsierende Lücke. Mit Aluminiumschutzplatte entlassen. Klagen über Kopfschmerzen und Schwindelgefühl. Bei gleichbleibenden Beschwerden ist die Narbe jetzt so empfindlich geworden, daß Sch. die Schutzplatte nicht mehr tragen kann. — $7^1/_2$ Jahr nach der Verletzung.

No. 60. Ulan Sch. Komplizierter Bruch des linken Schläfenbeins durch Hufschlag. Hirndruck und Blutung. Nach Freilegung der Bruchstelle zeigte sich die

Dura zerrissen, Knochensplitter waren in das Gehirn eingedrungen. Es floß ziemlich viel Zerebrospinalflüssigkeit ab. Die Blutung stand auf Tamponade. Die Hirnerscheinungen gingen prompt zurück; der Abfluß von Liquor cerebrospinalis hielt tagelang an. Der Defekt schloß sich knöchern bis auf eine kleine pulsierende Lücke. Mit Klagen über dauernde Kopfschmerzen und Schwindelanfälle wurde Sch. entlassen. Nach ärztlichem Gutachten ist die Lücke im Schädel geblieben. Sch. schreibt mir: „Ich spüre jeden Pulsschlag im Kopf, größtenteils habe ich heftige Kopfschmerzen. Denken oder Lesen höchstens 10 Minuten, sonst wird mir unwohl." — 10 Jahre nach der Verletzung.

No. 61. Husar H. Komplizierter Bruch des rechten Scheitelbeins durch Hufschlag. Beide Knochentafeln zertrümmert, harte Hirnhaut zerrissen. Hirn unverletzt. Teilweise Reimplantation. Tamponade; sekundäre Naht. Bleibende pulsierende Lücke. Klagen über Gedächtnisschwäche. Bei leichtem Druck auf die Knochenlücke Rötung des Gesichts, Ohnmachtsgefühl, Brechneigung. — 4 Jahre nach der Verletzung bis heute.

No. 62. Gefreiter Sch. Komplizierter Bruch des linken Schläfenbeins durch Hufschlag. Hirndruck. Aufmeißelung des Schädels und Entfernung der eingekeilten Knochenstücke. Es entstand ein talergroßer Defekt. Die harte Hirnhaut war zerrissen, das Hirn unverletzt. Unter aseptischem Verbande fieberloser Verlauf. Ueber den Defekt wurde später der Musc. temporalis gelagert. Bleibende pulsierende Lücke. Der Verletzte hat nach einer mir gemachten Mitteilung sehr erhebliche Beschwerden: „Kopfschmerzen beim Heben und Tragen schwerer Gegenstände und beim Genuß von alkoholischen Getränken. Schwindel- und Ohnmachtsanfälle, weil das Gehirn an der Stelle, wo die Schädeldecke fehlt, hochquillt. Schwindelanfälle beim Stuhlgang." Bei starker Hitze und großer Kälte hat er sehr zu leiden, „sein Gehirn ist dann stark angegriffen". — 7 Jahre nach der Verletzung.

No. 63. Dragoner B. Komplizierter Bruch des rechten Schläfenbeins durch Hufschlag. Eindrückung des Knochens, Hirnquetschung, linksseitige Fazialislähmung, Parese des linken Beines. Amnestische Aphasie. Knochen in Talergröße eingedrückt. Ein dreieckiges Knochenstück war in das Gehirn hineingetrieben. Nach Entfernung der gelösten Knochenstücke Blutstillung, Glättung der Wundränder, Naht bis auf eine kleine Lücke für ein Drain. Aseptischer Verband. Heilung ohne Zwischenfall. Die Lähmungen gingen zurück. Entlassen mit pulsierender Lücke, Klagen über Kopfschmerzen und Schwäche im linken Arm. Der pulsierende Defekt ist derselbe geblieben bis heute. Kopfschmerzen und Schwindelanfälle sind stärker geworden. Die linke Hand ist so unsicher geworden, daß B. sein Geschäft als Friseur aufgeben mußte. — 6 Jahre nach der Verletzung.

No. 64. Ulan St. Komplizierter Bruch des Stirnbeins durch Hufschlag. Hirndruck. Bei der ersten, bald nach der Verletzung stattgehabten Operation wurden lose Knochensplitter entfernt, andere, welche noch in Verbindung mit dem Periost geblieben waren, gehoben und an Ort und Stelle belassen. Die Bewußtlosigkeit hielt an. Sechs Tage später Nachoperation. Es wurden sämtliche Knochenstücke und Splitter, welche sich in das Hirn eingebohrt hatten, entfernt. Hautnaht über den Defekt. Reaktionslose Heilung mit Hinterlassung einer bleibenden pulsierenden Lücke. Beschwerden: Beim Bücken und schnellen Gehen verstärktes Klopfen in der Schädellücke. Ganz frei von Kopfschmerzen niemals. — 9 Jahre seit der Verletzung.

No. 65. Musketier O. Quetschwunde über dem rechten Scheitelbein nach
Sturz. Heftige Krämpfe, anfangs in der linksseitigen Hals-, Schulter- und Arm-
muskulatur, dann sich über den ganzen Körper ausdehnend. Am 4. Tage nach
dem Unfall Zunahme der Hirndrucksymptome. Aufmeißelung des unverletzten
Schädeldaches. Spaltung der harten Hirnhaut. Hirn unverletzt. Punktion der
Ventrikel ohne Resultat. Offene Wundbehandlung. Nach 2 Tagen trat noch einmal
ein Krampfanfall auf, dann normales Befinden. Defekt bis auf eine kleine pulsierende Lücke geschlossen. Kopfschmerzen bei Witterungswechsel. — 7 Jahre
seit dem Unfall.

Unter den 130 Fällen der Kasuistik ist dies der einzige Fall, wo anamnestisch
festgestellt wurde, daß der Mann in seinem 16. Lebensjahre an epileptischem
Schwindel gelitten hatte. „Es ist ihm manchmal so von unten heraufgekommen
und er hat dann schlecht gesehen." Einmal hat er sich in einem solchen Zustande
auf den „großen Sand" in Mainz begeben und dort nackt ausgezogen, ohne nachher
zu wissen, warum er das getan und wie er dahin gekommen. Bis zu seinem
20. Jahre war er dann vollkommen gesund. Die Hirnerschütterung, welche er
durch den Sturz davongetragen hat, kann nach dem negativen Befunde nur ganz
leicht gewesen sein, genügte aber, um bei dem belasteten Mann die epileptischen
Anfälle auszulösen.

No. 66. Trainsoldat P. Komplizierter Bruch des linken Schläfenbeins durch
Hufschlag. Hirndruck. Weitgehende Zertrümmerung des Knochens. Nach Entfernung von 7 Splittern war ein Defekt von 8 : 4 cm vorhanden. Die harte
Hirnhaut war zerrissen. Aus dem Riß entleerte sich pulsatorisch Liquor
cerebrospinalis. Reaktionslose Heilung mit pulsierender Lücke. Die Sehkraft
des linken Auges ist erloschen. P. klagt heute über Kopfschmerzen und über
Schwindelanfälle, die so stark sind, daß er oft tagelang das Bett hüten muß. In
seiner Erwerbsfähigkeit daher erheblich beschränkt. — 4 Jahre nach der Verletzung.

No. 67. Kürassier M. Komplizierter Bruch des Stirnbeins nach Hufschlag.
Hirnreizung, Krämpfe, Bewußtlosigkeit. Nach Ausmeißelung eines 2 markstückgroßen, tief eingedrückten Knochenstücks zeigte sich die harte Hirnhaut zerrissen,
das Hirn unverletzt. Bei jeder Pulsation erfolgte reichlicher Ausfluß von Zerebrospinalflüssigkeit. Lockere Tamponade. Die Bewußtlosigkeit hielt noch 5 Tage
nach der Operation an, dann Wiederkehr aller Funktionen. Entlassen aus dem
aktiven Dienst mit pulsierendem Defekt und Klagen über Kopfschmerzen und
Schwindelgefühl. M. hat die nächsten Jahre schwere Arbeit als Schmied getan.
Zwei Jahre nach der Verletzung hatte er drei, ärztlich bescheinigte echte epileptische Anfälle. Die Pulsation der Schädellücke war um diese Zeit noch sehr
deutlich. Wiederum 2 Jahre später erneute ärztliche Untersuchung. Die Lücke
im Schädel war 5 pfennigstückgroß, Pulsation aber nur noch zu konstatieren,
wenn der Mann ausgestreckt lag. Hand in Hand mit der Verkleinerung und geringeren Pulsation war das Befinden besser geworden. Krampfanfälle sind in den
letzten 2 Jahren nicht mehr aufgetreten, so daß der Mann für tauglich zur Verwendung im Zivildienst erklärt werden konnte, was bei Epilepsie ausgeschlossen
ist. M. ist jetzt Heizer im hygienischen Institut in Königsberg i. Pr. Er leidet
nicht an Epilepsie. An der verletzten Stelle ist eine mit Bindegewebe ausgefüllte
Lücke noch zu fühlen. Pulsation ist weder im Stehen noch im Liegen vorhanden.
Beim Pressen wölbt sich die Stelle leicht vor. (Mitteilung der Kgl. Universitäts-
Poliklinik Königsberg i. Pr.) — 9 Jahre seit der Verletzung.

No. 68. Husar F. Komplizierter Bruch des rechten Scheitelbeins durch Huf-schlag. Leichte Hirndruckerscheinungen. Nach Ausmeißelung von zwei Knochen-stücken trat aus der zerrissenen Dura gequetschtes Gehirn aus. Lockere Tamponade. Die Wundheilung verlief ohne Störung. Der Defekt schloß sich mit Hinterlassung einer pulsierenden Lücke. 6 Wochen nach der Verletzung bekam der Kranke zum ersten Male einen epileptischen Anfall. Anfälle wiederholten sich an den beiden folgenden Tagen und noch einmal 14 Tage später. Bei der Entlassung klagte F. über starke Kopfschmerzen und Schwindelgefühl. Abgesehen von diesen Be-schwerden fühlte sich F. 3 Jahre lang verhältnismäßig wohl und arbeitete schwer. Dann traten wieder epileptische Anfälle auf (1901). Auch heute leidet er noch an Epilepsie, seine Intelligenz hat nicht gelitten. Seine Erwerbsfähigkeit ist er-heblich beschränkt, um so mehr, als er dauernd an Kopfschmerzen leidet. — 8 Jahre seit der Verletzung.

No. 69. Kürassier St. Komplizierter Bruch des Stirnbeins durch Hufschlag. Einkeilung eines 6 cm langen, 2 cm breiten Knochenstücks in das Schädelinnere. Sofort Operation bei bedrohlichen Erscheinungen von Hirndruck. Entfernung der zersplitterten Knochen vom oberen Augenhöhlenrande und aus dem Stirnbein. Resektion des Jochfortsatzes des Stirnbeins. Die harte Hirnhaut zeigte einen einmarkstückgroßen Defekt. Aus dem zertrümmerten Hirn wurden noch kleine Splitterchen herausgezogen. Es resultierte eine 6 cm tiefe Höhle, welche sich im Laufe der Behandlung langsam ausfüllte. Der Kranke hatte im Anfange nur selten leichte Bewußtseinsstörungen, niemals Krämpfe. Nach 2 Monaten war die Wunde geschlossen. In der tief liegenden, gut verschieblichen Narbe eine deutlich pul-sierende Lücke von 4 : 1 cm. Bald nach der Entlassung aus dem Dienste — 4 Monate nach der Verletzuug — klagte St. über Schwindel. Er hatte das Gefühl, als wenn ihm unter der Narbe etwas im Gehirn schaukle. Beim Bücken war es ihm, als bekäme er auf die Beugeseiten beider Arme einen leichten elektrischen Schlag, den er bis in die Spitzen des 3. und 4. Fingers spüre. Bald nach seiner Entlassung bekam St. Epilepsie und ging in einem epileptischen Anfall zu Grunde. — 5 Jahre nach der Verletzung.

No. 70. Füsilier C. Vor dem Diensteintritt Schlag mit einer Ofenplatte. Die Kopfwunde war genäht und geheilt. Nach der Einstellung — 5 Wochen später — Kopfschmerzen und Schwindelgefühl. Eiteransammlung unter der Narbe. Bei der Operation wurde ein Schädelbruch festgestellt, der Eiter pulsierte. Nach Ent-fernung der Knochensplitter, von denen nur einer ins Hirn gedrungen war, fand sich ein Abszeß im rechten Hirn-Stirnlappen. Offene Wundbehandlung. Niemals Hirnerscheinungen. Der Versuch, den Defekt durch oberflächliche, aus der Nach-barschaft abgemeißelte Knochenstücke knöchern zu schließen, scheiterte. Es blieb eine pulsierende Lücke. Ein Jahr später der erste epileptische Anfall, dann ein Jahr Pause, dann ein epileptischer Anfall von 10 Stunden Dauer. Ihm folgten Tobsuchtsanfälle. Aufnahme in die Irrenanstalt Bonn-Galkhausen, von da Ueber-weisung an die chirurgische Klinik. Status epilepticus, Jaksonsche Epilepsie mit linksseitiger Hemiplegie. Die Krämpfe begannen meistens im linken Bein, griffen auf den linken Arm und dann auf die gesamte Körpermuskulatur über. Operation: Gestielter Lappen über dem rechten Ohr hinter der alten Verletzungsstelle. Tre-panation nach Braatz. Dura unverletzt. Hirn pulsierte nicht. Probepunktionen absolut negativ. Erweiterung des Schnittes nach der alten Narbe hin. Dura ad-härent, sonst nichts Abnormes. Nach Spaltung der Dura begann das Gehirn zu pulsieren. Der Lappen wurde zurückgeklappt und teilweise genäht. Noch 3 Tage nach der Operation dauernde Krämpfe. Wallnußgroßer Hirnprolaps, durch welchen die trepanierte Platte hochgehoben wurde. 6 Tage nach der Operation keine Krämpfe mehr; das linke Bein wurde normal bewegt, der linke Arm war total gelähmt. Patient sollte daher nochmals operiert werden. Auf dem Operationstisch stellte sich die Beweglichkeit im linken Arm plötzlich wieder her. Daher unterblieb die Operation. Der Hirnprolaps ging zurück. Nach 5 monatiger Behandlung mit normaler Beweglichkeit des linken Armes und Beines, geheilter Wunde, frei von Krämpfen entlassen. 4 Wochen später mit Krämpfen der linken Körperhälfte Tobsuchtsanfällen, halluzinatorischem Irresein wieder eingeliefert. Von Operation wurde abgesehen. Seit 1899 — 3 Jahre nach der Verletzung — befindet sich C. in der Irrenanstalt. Er ist total verblödet, zuweilen erregt, die epileptischen Anfälle sind seltener. Rechte Schädelhälfte vorgewölbt, pulsiert zum Teil. — Bis heute sind 10 Jahre seit der Verletzung vergangen.

No. 71. Invalide J. Komplizierter Bruch des Stirnbeins durch Ueberfahren. Die Verletzung war mit Hinterlassung einer pulsierenden Narbe geheilt. 2 Jahre später bekam J. Krämpfe in den Armen und Beinen, doch nicht anhaltend. Wieder 2 Jahre später traten an 4 aufeinanderfolgenden Tagen echt epileptische Anfälle auf. In der alten Narbe hatte sich eine eiternde, pulsierende Fistel gebildet. J. trat in Lazarettbehandlung. Nach kreuzweiser Spaltung der alten Narbe wurde eine gegen das Gehirn eingesenkte Knochenmulde ausgemeißelt, wobei nekrotische Knochensplitter entfernt werden konnten. Nach Durchtrennung eines zarten, sulzigen Gewebes gelangte man in eine mit Flüssigkeit gefüllte Cyste mit etwa 80 ccm Inhalt. Sie reichte bis in die Seitenhirnkammer. Lockere Tamponade. Nach der Operation Wohlbefinden. Keine Ausfallserscheinungen. Nach Verlauf von zwei Monaten war die Cyste ausgeheilt und der Defekt im Knochen durch eine 7:3 cm große, pulsierende, tief eingesunkene Narbe geschlossen. Ein Jahr lang war J. frei von Krämpfen, dann traten dieselben wieder stark auf. J. begab sich in Krankenhausbehandlung. Worin diese Behandlung bestand, habe ich nicht erfahren können. Doch scheint operativ nicht eingegriffen zu sein, denn der lokale Befund ist bis heute derselbe wie oben beschrieben. — In den letzten 6 Jahren ist J. frei von Krämpfen. Er wird öfter von Mattigkeit mit unerträglichen Kopfschmerzen befallen, so daß er wochenlang das Bett hüten muß. Diese Zustände treten vornehmlich in der heißen Jahreszeit auf. — Die Kinder J.s sind gesund und haben sich normal entwickelt. — Seit der Verletzung sind 12 Jahre vergangen.

Zum Schluß gebe ich noch die Krankengeschichte eines Falles, bei dem ich nicht mit Sicherheit habe feststellen können, ob knöcherner Verschluß oder Ventilbildung besteht.

No. 72. Kanonier D. Komplizierter Bruch des Stirnbeins durch Hufschlag. Hirndruck. Freilegung der Bruchstelle. Abmeißelung eines 1 cm breiten Knochenrandes. Entfernung mehrerer, in die Dura eingekeilter Knochensplitter. Abfluß von Liquor cerebrospinalis. Lockere Tamponade. Nach der Operation leichte Benommenheit, die bald freiem Bewußtsein Platz machte. Nach 20 Tagen Sekundärnaht der Weichteile. Ohne Beschwerden entlassen. Allmähliche Entwicklung der „epileptischen Veränderung": Kopfschmerzen, Ohnmachtsanfälle, Absenzerscheinungen, epileptische Krämpfe. Häufung der Anfälle; körperlicher und geistiger Verfall. 10 Jahre nach der Verletzung Tobsuchtsanfälle, so daß die Ueberführung in eine Irrenanstalt notwendig wurde. Ueber der rechten Orbita eine 2 : 3 cm große Knochendepression. Hautnarbe verschieblich, druckempfindlich. D. ist noch interniert. — 11 Jahre nach der Verletzung.

Das aus der vorstehenden Kasuistik gewonnene Bild ist reich und vollständig und belegt das ganze große Gebiet traumatischer Schädelverletzungen und ihrer Folgen mit Beispielen. Was lehren die Endresultate?

Die aseptische Zeit hat nach mancher Richtung hin mit den Prinzipien der älteren Antiseptik gebrochen. Spülungen von Wunden mit starken Karbol- und Sublimatlösungen werden von den meisten Chirurgen da verworfen, wo der chemische Reiz auf zarte Gewebe eine deletäre Wirkung ausüben kann. Beresowsky hat nachgewiesen, daß eine Schädigung der weichen Hirnhaut zu adhäsiver Entzündung, welche sich auf die Hirnrinde fortsetzt, führt. Daher erklärt Kocher es für einen Fehler, Schädelwunden bei verletzter Dura mit starken antiseptischen Lösungen zu bespülen oder zu betupfen. Dem soll man ohne weiteres beistimmen. Der keimtötende Effekt solcher Spülungen ist nicht hoch anzuschlagen. Es wird nicht mehr erreicht als eine indifferente Flüssigkeit, wie sterile Kochsalzlösung auch leistet. Der Effekt besteht lediglich in der mechanischen Fortschwemmung der Keime. Gelingt es nicht, auch mit Strömen von Flüssigkeiten nicht, alle pathogenen Bakterien aus der Wunde zu entfernen, so verhindert Karbol- oder Sublimatlösung ihr weiteres Wachstum auch nicht. Der beste Schutz gegen Bakterienwucherung, gegen Eiterung und Knochennekrose ist frühe und gründliche Operation: Breites Freilegen des Verletzungsfeldes, Vermeiden von toten Winkeln, Glättung aller Ecken und Kanten, peinliche Blutstillung. Zweifellos sind eine ganze Reihe von Beschwerden nach Schädelverletzungen auf abgelaufene Entzündungsvorgänge, welche zu Adhäsionen zwischen Knochen und Hirnhäuten, diesen und der Hirnoberfläche geführt haben, zurückzuführen, Folgezustände, welche sich nach den beherzigenswerten Mahnungen Kochers in Zukunft sicher vermeiden lassen.

Wie steht es aber mit den Fragen: Sollen wir Schädeldefekte plastisch decken oder nicht? Wann und in welchem Stadium der Wundbehandlung dürfen wir die Plastik vornehmen? Wann verbietet sie sich? Sind wir berechtigt, nach dem Vorschlage Beresowskys so vorzugehen, daß eine Lücke im Schädel bleibt, indem wir uns von vornherein von dem Gedanken leiten lassen, daß der knöcherne Verschluß bedenklicher ist als das Kochersche Ventil?

In diesen Fragen gehe ich nicht mit den Kocherschen Ansichten.

Ueberblicken wir die Fälle der ersten Gruppe meiner Kasuistik — unverletzte Dura — knöcherner Verschluß — so verfügen wir über schöne Erfolge in bezug auf Wundheilung und Endresultat.

Der knöcherne Verschluß der Schädeldefekte hat nicht nur nicht geschadet, sondern genützt.

Wenn Leute nach einer Schädelverletzung wieder dienstfähig werden, so wird derjenige, welcher die strengen Bestimmungen über die körperliche Tauglichkeit unserer aktiven Soldaten kennt, diesen Erfolg zu würdigen wissen. Wenn eine andere Reihe von Kranken, die den gesetzlichen Bestimmungen über die Dienstfähigkeit nicht mehr genügten, doch dem bürgerlichen Leben voll wiedergegeben werden konnten, so wiegt auch das ungemein schwer. Eine dritte Reihe von Verletzten weist zwar Beschwerden auf, doch nicht in dem Grade, daß dadurch das Leben zu einer Last geworden wäre. Im Gegenteil, sie alle sind in bürgerlichen, teils schweren Berufen als Arbeiter, Landbriefträger usw. tätig.

Angesichts dessen fragt es sich: sollen wir bei unverletzer Dura den natürlichen Heilungsvorgängen in den Arm fallen und den knöchernen Verschluß der Defekte verhindern? Sollen wir auf die plastischen Methoden verzichten? Ich antworte hierauf mit einem entschiedenen Nein. Wir sind nicht berechtigt, unserem Kranken durch operative Maßnahmen eine bleibende Lücke in seinem Schädel zu schaffen. Wo die natürlichen Heilungsvorgänge, die Knochenneubildung vom Periost und der Dura aus nicht ausreichen, tritt die Plastik, am besten mit dem Müller-Koenigschen Lappen, in ihr Recht. Einen bedeutenden Eingriff wird diese Osteoplastik nicht darstellen, denn die restierenden Lücken pflegen nicht groß zu sein. Diese Plastik primär anzuwenden, dürfte sich auf wenige Fälle beschränken. Man kann warten, bis sich die natürlichen Heilungsvorgänge erschöpft haben. Vielleicht läßt sich der Fehler, daß der Müller-Koenigsche Lappen unter das Niveau der Schädelkapsel sinkt und dadurch zu der von Kocher gefürchteten Raumbeengung führt, vermeiden, einmal durch schräggestellte Sägen- oder Meißelflächen, zum anderen dadurch, daß man den Lappen nicht gleich in das Niveau hineinbringt. In meiner Kasuistik sind 2 Fälle, wo der Müller-Koenigsche Lappen das Niveau überragt.

Ferner fragt es sich: Sollen wir entfernte Knochenstücke reimplantieren? Ich sehe keine Kontraindikation. Wenn der knöcherne Verschluß keinen Schaden bringt, sondern nützt, werden wir uns des Vorteils, durch die Reimplantation die Behandlungsdauer abzukürzen, nicht begeben. Ob primär, ob sekundär reimplantiert werden soll, ist in jedem Falle zu entscheiden. Der gekochte Knochen verdient den Vorzug.

Zweifellos ist der feste knöcherne Verschluß der Bildung einer straffen, bindegewebigen Narbe in einer kleinen gebliebenen Lücke vorzuziehen. Verletzte mit diesem Heilungsausgang haben mehr weniger Beschwerden, welche auf Adhäsionen zurückgeführt werden dürfen. Sie wären wohl nach unseren Erfahrungen durch Plastik vermieden.

Schließlich gehört in diese Gruppe ein Fall von Epilepsie (No. 32). Es war keine schwere Verletzung, Hirnerscheinungen fehlten ganz. Wann die Epilepsie aufgetreten ist, habe ich nicht feststellen können. 12 Jahre nach der Verletzung ging der Kranke im epileptischen Anfall zu Grunde. Beim Fehlen eines Obduktionsbefundes ist es schwer über diesen Fall zu urteilen. Sehr fraglich bleibt es, ob dieser traurige Ausgang durch ein Ventil im Sinne K o c h e r s verhindert worden wäre.

Sehen wir uns die Fälle an, wo es bei unverletzter Dura zur Ventilbildung gekommen ist. Daß bei keinem Verletzten die militärische Dienstfähigkeit erhalten ist, liegt in den gesetzlichen Bestimmungen, wonach ein Substanzverlust im Schädel eo ipso dienstuntauglich macht. Aber ganz abgesehen hiervon ist unter den Verletzten dieser Gruppe ganz beschwerdefrei nur einer, alle anderen haben Beschwerden, so daß die berufliche Erwerbsfähigkeit manchmal stark beeinträchtigt ist. Auch das Bewußtsein, eine pulsierende Lücke im Schädel zu haben, wirkt deprimierend. Woher sollen die Leute wissen, daß sie dadurch nicht sonderlich gefährdet sind. Sagt man es ihnen, so glauben sie es doch nicht und schleppen die Angst mit sich, es könne ihnen wieder etwas passieren. Das Ausbleiben des knöchernen Verschlusses ist bei unverletzter Dura nicht die Regel, Gottlob nicht die Regel. Ich stehe auf dem Standpunkt, die Lücken plastisch zu schließen.

Bei der II. Gruppe: verletzte harte Hirnhaut mit Hirnverletzung — knöcherner Verschluß bzw. Ventilbildung — haben wir es mit schweren und schwersten Verletzungen zu tun.

Bei knöchernem Verschluß sind schöne Erfolge zu verzeichnen. Bei zwei Verletzten ist die Dienstfähigkeit erhalten, einer befindet sich noch in der Front. Andere sind ohne Klagen und bürgerlich vollkommen erwerbsfähig. Beschwerden, die anfangs bestanden, sind im Laufe der Jahre geschwunden, bei zwei Verletzten erst, nachdem sich die zuerst vorhandene Lücke geschlossen hatte. Die wegen traumatischer Epilepsie operirten Kranken sind von ihrer Epilepsie befreit.

Diese Tatsachen beweisen den Nutzen des knöchernen Verschlusses, gerade durch die Plastik. Daran ist nicht zu rütteln, auch nicht im Hinblick auf die Ausgänge in Epilepsie. Daraus lernen wir, daß Fehler gemacht werden, welche bei unserem fortgeschrittenen Wissen vermieden werden können.

Wir werden in dem Bestreben, Defekte nach so schweren Verletzungen knöchern zu decken, vorsichtig in der Wahl des Zeitpunktes und der Methode der Plastik sein müssen. Die natürlichen Heilungsvorgänge sich abspielen zu lassen, dürfte am wenigsten richtig sein. Selbst wenn trotz der verletzten harten Hirnhaut die Knochenneubildung ausreichend sein sollte, wird dieser Heilungsprozeß sehr lange Zeit in Anspruch nehmen, und wir gehen nicht sicher, daß nicht bei dieser Ausheilung adhäsive Entzündungen entstehen, die später den Reiz für den manifesten Status epilepticus bilden können. Uebrigens kommt so der knöcherne Verschluß nur selten zustande. Gewöhnlich bleibt eine kleine bindegewebig verschlossene Lücke. Das gibt erst recht keine Sicherheit, wie der Fall lehrt, bei welchem ein Bindegewebspfropf in das Hirn hineinragte und den Krampf auslöste, gibt nicht die Sicherheit gegen Cystenbildung im Gehirn. Daher ist auch die primäre Reimplantation zu verwerfen, während der sekundären Reimplantation ein kleines, wenn auch beschränktes Feld bleiben dürfte. Aber eine gefahrlose Methode scheint sie mir nicht. Meines Erachtens sollte man die Deckung sekundär mittelst des Müller-Koenigschen Lappens oder durch Heteroplastik machen zu einer Zeit, wo die Wunde verheilt oder nahezu verheilt ist, wo Höhlen im Gehirn wieder ausgefüllt oder vernarbt sind. Dann legt sich der Müller-Koenigsche Lappen oder die Zelluloidplatte als ein Ganzes auf den Defekt und kann bei aseptischem Verlauf keine entzündlichen Erscheinungen hervorrufen.

Der Heteroplastik mittelst Zellulidplatte gebührt m. E. ein weiteres Feld als ihm bisher eingeräumt ist. Ich verweise auf die Blochersche Arbeit in der Deutschen Zeitschrift für Chirurgie. Band 82.

Andererseits werden wir den Ausgang in traumatische Epilepsie mit operativen Maßnahmen nicht immer abwenden. Dafür ist die bei diesen Verletzungen entstandene Hirnquetschung verantwortlich zu machen. von Bergmanns klassische Arbeiten werfen Licht auf dies düstere Gemälde, vor dem ärztliche Kunst ratlos versagt.

Es bleiben noch die Fälle dieser Gruppe mit Ventilbildung im Sinne Kochers. Die Resultate sind entmutigend. Keiner von diesen Verletzten ist ohne Beschwerden, die meisten haben recht erhebliche

Klagen, welche ungezwungen auf die pulsierende Lücke zurückgeführt werden müssen. Ich weise auf die Fälle hin, bei denen intrakranielle Drucksteigerung vorhanden war und bei denen die Beschwerden geringer wurden, je kleiner die Lücke und je undeutlicher ihre Pulsation wurde. Man wird beim Studium der Krankengeschichten den Gedanken nicht los, daß die Beschwerden ihren Grund in dem Ventil haben und durch festen Verschluß gehoben werden könnten. Man denkt dabei an die glänzenden Resultate, welche bei der traumatischen Epilepsie dem Müller-Koenigschen Lappen zu seinem Recht verholfen haben.

Ueber die intrakranielle Drucksteigerung Kochers habe ich meine eigene Gedanken. Experimente am Tier und Beobachtungen am Menschen verbürgen ihr Bestehen. v. Bergmann erwähnt den Fall Stadelmanns, welcher im epileptischen Anfall den Druck von 35 mm auf 500 mm Wasserdruck steigen sah. Ich kann mit einem Fall, der geradezu wie ein Experiment wirkt, dienen.

Es handelte sich um einen komplizierten Bruch des rechten Scheitelbeins durch Schlag mit einem Stalleimer. Der Verletzte tat noch 6 Tage Dienst, zog 2 mal auf Wache und meldete sich bei gutem Allgemeinbefinden krank. Die Schädelwunde eiterte. Nach ihrer Freilegung wurde das eingedrückte Knochenstück ausgemeißelt, die Dura war unverletzt. Die Wunde heilte, keinerlei Hirnerscheinungen. Erst 2 Monate später setzten diese unvermittelt ein: Zuckungen in den Gliedmaßen, Tobsuchtsanfälle, dazwischen tiefe Bewußtlosigkeit. Puls beschleunigt. Temporäre Schädelresektion nach Wagner an der alten Verletzungsstelle. Die harte Hirnhaut war sehr blutreich und stark gespannt. Hirnpulsation nicht bemerkbar. Nach Spaltung der Dura reichlicher Abfluß von Liquor cerebrospinalis. Hirnpunktion ohne Ergebnis. Hirnpulsation wieder deutlich. Die Dura wurde zum Teil wieder vernäht bis auf eine Lücke für ein Drain, der Wagnersche Lappen lose aufgelegt. Nach der Operation Temperatur und Puls normal, Sensorium frei. Der Abfluß von Zerebrospinalflüssigkeit hielt an. Nach 6 Tagen wurde versucht, die Drainage fortzulassen, doch mußte hiervon wieder Abstand genommen werden, da der Kranke unruhig und der Puls beschleunigt und unregelmäßig wurde. Es floß wieder Liquor aus. Dies Spiel wiederholte sich. Erst am 20. Krankheitstage konnte der Wagnersche Lappen liegen bleiben. Plötzlich am 26. Krankheitstage bekam der Kranke Zuckungen in den Gliedmaßen, wurde unruhig und biß um sich. Drucksteigerung nicht mehr nachweisbar. Unter Morphium und Bromkali gingen die Aufregungszustände zurück.

Der Wagnersche Lappen, welcher Lücken zeigte, wurde nach Anfrischung der Haut vernäht. Von nun an keine Störung mehr. Ohne Beschwerden nach 6 Monate langer Behandlung entlassen. Ich habe leider über das Schicksal des Verletzten nichts mehr erfahren können und daher den Fall nicht verwertet.

Nicht ganz so offen liegen die Verhältnisse im Fall No. 53. Zweifellos hat es sich hier um intrakranielle Drucksteigerung gehandelt. Ich halte es für fehlerhaft, daß bei der Operation die Dura nicht gespalten, daß nicht eine zeitlang drainiert wurde, um dem Liquor Abfluß zu verschaffen. Der Kranke wäre sicher bald zum Bewußtsein gekommen und die schweren Krampf- und Tobsuchtsanfälle wären ausgeblieben. Statt das Gehirn also direkt zu entlasten, hat man Blutegel gesetzt und Bromkali gereicht. Ich lasse es dahingestellt, wieviel diese Therapie zum endgültigen guten Ausgange beigetragen hat. Hoch schlage ich ihren Wert nicht an. A. Kochers mit dem Drillbohrer angelegtes Bohrloch mit nachfolgender Punktion und Drainage hätte hier vielleicht einen glänzenden Triumph gefeiert. Dem Kocherschen Ventil rede ich darum aber doch nicht das Wort. Andere Momente geben in solchen Fällen den Ausschlag, wie aus den folgenden Auseinandersetzungen hervorgehen wird.

Nach meiner Zusammenstellung von 130 Fällen ist die intrakranielle Drucksteigerung keine häufige und keine dauernde Erscheinung. Sie gleicht sich nach mehr oder weniger langer Zeit aus. Der Stoß, welcher das Gehirn und die in demselben verteilte Flüssigkeitssäule, gleichwie in kommunizierenden Röhren, in Oszillationen versetzt hat, dieser Stoß, welcher in dem Kanalsystem, wenn ich mich so ausdrücken darf, die Regulierung zwischen Zu- und Abfluß gestört hat, klingt mählich ab. Die Schwankungen werden schwächer und schwächer, bis die Gleichgewichtslage wieder erreicht ist. Wäre dem nicht so, müßten wir ganz andere klinische Bilder sehen, müßte der epileptische Anfall permanent sein und erst mit dem Leben erlöschen. Wenn dem nicht so wäre, was würde dann eine so wenig Spielraum gewährende Lücke im knöchernen Schädelgehäuse, wie sie das Kochersche Ventil tatsächlich darstellt, gegenüber Druckschwankungen von einigen 100 mm Wasserdruck überhaupt zu sagen haben. Mir will scheinen, das angelegte Ventil wird hinfällig, um so hinfälliger, je längere Zeit vergeht, je schwächer die Druckschwankungen werden, bis sie ganz aufhören. Dann spreche ich dem Ventil jede Berechtigung ab, ja halte es für schädlich. Es schützt nicht nur vor der Epilepsie, sondern leistet ihrer Entstehung Vorschub.

Ich mache auf Fall No. 69 aufmerksam. Der Verletzte hat das Gefühl, als schaukle ihm etwas im Gehirn. Jedesmal beim Bücken, wenn sich also das Hirn in die Lücke hineindrängt, ist ihm, als bekäme er einen elektrischen Schlag auf die Arme. Im Laufe der Zeit bekommt der Kranke Epilepsie und stirbt daran. Ich behaupte, seine Epilepsie verdankt er den fortgesetzten Stößen des Hirns gegen das Ventil.

Nicht minder charakteristisch ist Fall No. 67. Der Mann leidet an Epilepsie solange er ein Ventil hat, und wird seine Epilepsie los, nachdem die Knochenlücke aufgehört hat, als Ventil zu funktionieren.

Kocher hat in der vermehrten intrakraniellen Spannung eine Erklärung der „epileptischen Veränderung" gesucht und gefunden. Daraus hat er den allgemeinen Schluß gezogen, daß für die Prophylaxe der Epilepsie nicht die Eröffnung des Schädels bei Kopfverletzungen den größten Schaden bringt, sondern der Verschluß desselben.

Sein abfälliges Urteil über die plastischen Methoden war die weitere Konsequenz. Ich nehme nicht Anstand, den Kocherschen Satz umzukehren. In betreff der Schädelplastiken soll man sich m. E. durch die Kocherschen allgemeinen Schlußfolgerungen, welche über das Ziel hinausschießen, nicht kopfscheu machen lassen. Nicht für berechtigt halte ich den Operateur, bei Schädelverletzungen an seinem Kranken eine Operation vorzunehmen, welche zu einem bleibenden Substanzverlust im knöchernen Schädelgehäuse führt.

Für die traumatische Epilepsie und ihre Heilbarkeit gilt der umfassende Standpunkt v. Bergmanns, dem er in seinen Diskussionsbemerkungen zum Kocherschen Vortrage auf dem Chirurgenkongreß 1899 als seinem „Glaubensbekenntnis" Ausdruck gegeben hat.

# VI.

# Ueber Muskelknochen.

Von

**Stabsarzt Dr. Vollrath,** Stettin.

(Mit 11 Textfiguren.)

———

Die Knochenbildungen im Muskel nach bestimmten Verletzungen, wie sie im Heere besonders nach Hufschlag und Bajonettierstößen häufig genug beobachtet werden, haben in der allgemein-chirurgischen Literatur bisher nur recht spärliche Beachtung gefunden. Dies ermutigt mich, im Folgenden auf Grund mehrjähriger Beschäftigung mit dem Gegenstande zu versuchen, einiges zur Klärung der noch strittigen Fragen über Entstehung und Wesen der traumatischen Muskelverknöcherungen beizutragen. Ich muß dabei zunächst kurz einiges Bekanntere streifen.[1])

Das höchst eigenartige und seltene Krankheitsbild der Myositis ossificans multiplex progressiva ist seit Münchmeyers (1869) Veröffentlichung vielfach erörtert worden. Es kann nicht wohl bezweifelt werden, daß dem Leiden eine bestimmte Dyskrasie oder Diathese zugrunde liegt, und andererseits läßt es unverkennbar scharf die bei der entwicklungsgeschichtlichen Gleichheit und den bleibenden nahen Beziehungen in der Fortentwicklung aller Stützgewebe erklärliche Fähigkeit des Muskelbindegewebes hervortreten, sich in Knochengewebe umzuwandeln. Dabei entsprechen die makroskopischen und histologischen Befunde bei diesem Leiden ganz demjenigen bei solitären Knochenbildungen im Muskel.

———

1) Ich kann auf genauere Literaturangaben ganz verzichten, da sie sich ausführlich bei Knaak („Die subkutanen Verletzungen der Muskeln", 1900, Veröffentlichungen aus dem Gebiete des Militär-Sanitätswesens, Heft 16) und in den bezüglichen Arbeiten der Deutschen militärärztlichen Zeitschrift finden (1898, 2 — Salman; 1901, 10 — Schmiz; 1902, 5 — Schmidt; 1902, 9 — Tubenthal, Vollrath; 1902, 11 — Overmann; 1904, 1 — Dieterich; 1906, 4 — Pochhammer, Vollrath; 1906, 7 — Graf; 1906, 9 — Schumann).

Als solche, durch Verletzungen entstehende Muskelknochen sind
am längsten die Exerzier- (1830 Kühn) und Reitknochen (1855
Billroth) bekannt. Bei letzteren, von denen der Armee-Sanitätsbericht fast alljährlich eine kleine Anzahl aufführt, handelt es sich
vielfach nicht um reine Muskelknochen, sondern mehr um Sehnen-
knochen mit vorwiegendem Sitz im Ansatzteil des langen Anzieher-
muskels (M. adductor longus). Diese Sehnen-Muskelknochen sind
meist klein, von Kirsch- bis Pflaumengröße und selten groß mit finger-
förmigen, in die Muskulatur hineingreifenden Fortsätzen; sie sitzen
dem Beckenknochen zwar fest auf, sind aber meist nur fibrös und
wohl nur bei alten Gebilden knöchern mit ihm verbunden, woraus
keineswegs der Schluß a priori sich ableiten läßt, daß etwa die
Knochenbildung von Zellen der ein- oder abgerissenen Knochenhaut
ausginge.

Dabei wird eine mehr allmähliche Entwicklung der Reitknochen
— zumeist in den ersten Monaten der Rekrutenausbildung beobachtet
— unterschieden von einer plötzlichen Entstehung, die nach bestimmter
Verletzung, z. B. beim Reiten bockender Pferde, auch bei alten Kavalleristen beobachtet wird und mit schmerzhafter Schwellung am inneren
Teil der Schenkelbeuge einhergeht. Bei den allmählich entstehenden
Reitknochen wird allgemein angenommen (Düms), daß es sich um
wiederholte kleine Blutungen zwischen den Sehnen- und Muskelfasern
infolge Einreißungen handle und daß erst durch Fortsetzen der Reit-
übungen aus einer Summe von Reizen sich schließlich die Knochenbildung herleite. Dieselbe Auffassung gilt für die von Virchow beschriebenen Ossa praepubica bei Sattlern und Schustern, die vom Ein-
stemmen der Leisten herrühren und übrigens analog auch bei Feilen-
hauern vorkommen. Demgegenüber möchte ich der Anschauung, die
ich aus anderen Beobachtungen gewonnen habe, Ausdruck geben, daß
es sich auch in allen diesen Fällen der Lage der Dinge nach sehr
wohl um eine einmalige oder wiederholte stärkere Verletzung durch
Zerrung oder Quetschung handeln kann, die für sich den bestimmten
Anlaß zur Knochenbildung abgibt, während den späteren Reizen nur
ein mittelbarer Einfluß auf Art und Umfang der Knochenbildung zukommt. Jedenfalls steht Virchows Ansicht, daß diese Knochenbildungen am klarsten die nahen Beziehungen der Geschwulstbildung
zu chronischen Reizzuständen zeigen könnten, in unlösbarem Widerspruch zu den zahlreichen späteren Beobachtungen von traumatischen
Muskelverknöcherungen, die in allerkürzester Zeit sich ausbilden und
mit denen histologisch die Reit- und Exerzierknochen völlig übereinstimmen.

Die eigentlichen Exerzierknochen gehören der Vergangenheit mit ihren schweren Gewehren und besonderen Gewehrexerzitien an und haben mit deren Aenderung (Einsetzen des Gewehres, „Faßt das Gewehr an") eine Wanderung von der linken zur rechten Schulter durchgemacht. Erwähnt sei, daß Hasse (1832) unter 600 Rekruten 18 Fälle von Exerzierknochen fand und daß Villaret 83 Fälle, von denen 60 die rechte Schulter betrafen, zusammenstellen konnte. Seit dem neuen Ezerzierreglement von 1888 kommen wirkliche — sensu strictiore — Exerzierknochen nur noch selten vor; der letzte Armee-Sanitätsbericht 1902/03 führt nur 2 Fälle auf und im letzten Jahre beobachtete ich selbst zum ersten Male einen solchen Fall bei einem Rekruten, bei dem sich im linken großen Brustmuskel über dem Rabenschnabelfortsatz und in straffer Verbindung mit dem Schlüssel-bein ein halb daumengroßer, kugelig vortretender Muskelknochen ge-bildet hatte. Ihren typischsten Sitz hatten die alten Exerzierknochen im inneren Teil des Deltamuskels über dem Rabenschnabelfortsatz, selten im mittleren oder gar äußeren Teil des Muskels auf dem Ober-armknochen. Eine Quetschung des Muskels gegen den Knochen durch heftiges oder fehlerhaftes Einsetzen des Gewehres muß jedenfalls stattfinden, und dies wird um so leichter geschehen können, je mehr der Rabenschnabelfortsatz vorspringt. Ich bin bezüglich der Exerzier-knochen noch mehr als hinsichtlich der Reitknochen der Ansicht, daß — entgegen der früheren Anschauung — einer chronischen Muskel-reizung nur ein nebensächlicher Wert beizumessen und wohl stets ein bestimmter Anlaß zur Knochenbildung durch eine einmalige, eventuell auch wiederholte umschriebene Gewalteinwirkung anzunehmen ist.

Von den eigentlichen Exerzierknochen zu trennen sind alle Fälle von traumatischer Muskelverknöcherung nach bestimmten Verletzungen und hier überwiegen im militärischen Leben, abge-sehen von den äußerst seltenen Fällen gewisser Turnverletzungen (Armwelle), die Knochenbildungen nach Hufschlag und besonders nach Bajonettierstößen. Ja, die letzteren Fälle, die — entsprechend der Fechtstellung — stets den linken Oberarm oder Oberschenkel betreffen, sind so häufig, so typisch und zum klinischen Studium besonders geeignet, daß man kurzweg von „Bajonettierknochen" als einer modernen Form der „Exerzierknochen" sprechen kann. Im übrigen bieten die Knochenbildungen im Muskel nach Hufschlag oder Bajonet-tierstoß ebenso wie nach andersartigen selteneren Verletzungen völlig das gleiche klinische und histologische Verhalten und werden allge-mein und, wie ich später zeigen möchte, mit Recht als Myositis ossi-ficans traumatica bezeichnet.

Während der Armee-Sanitätsbericht alljährlich zahlreiche hierhergehörige Fälle aufführt (Berichtsjahr 1902/03 = 32 Fälle), bleibt es auffallend und mir nicht erklärlich, daß im Zivilleben bei unserer gewaltigen Industrie mit ihren zahllosen Unfällen die traumatische Muskelverknöcherung allem Anscheine nach nur selten beobachtet wird. Daß sie auch vielbeschäftigten Chirurgen nicht häufig vorkommt, darf z. B. aus dem Umstande geschlossen werden, daß auf dem diesjährigen Chirurgenkongreß König - Altona über „traumatische Osteome am Knochen" als einer ganz neuen Geschwulstart berichtete, während die Schilderung zweier Fälle wie das gezeigte Röntgenbild für die, die Fälle von Myositis ossif. traumat. selbst gesehen haben, bewiesen, daß es sich auch hier um echte, große Muskelknochen handelte, und nur ein dritter Fall (bei Rückenmarkslähmung) anderer Art zu sein schien. Interessant war in der anschließenden Diskussion die Mitteilung eines mir unbekannt gebliebenen Chirurgen, daß bei Bierfahrern solche Muskelknochen am Oberschenkel durch das Aufkanten der Fässer nicht selten zustande kämen.

Die verletzende Gewalteinwirkung ist fast immer eine äußere und wirkt, mehr oder weniger breit und vorwiegend stumpf auftreffend, ohne die Haut zu verletzen, direkt auf die Muskulatur, die gegen den unterliegenden Knochen gequetscht und verschoben wird. Neben Hufschlag- und Bajonettierquetschungen können begreiflicherweise die verschiedensten Verletzungen die gleiche Wirkung haben, so sind z. B., um nur einiges anzuführen, als· seltene Ursachen der Muskelverknöcherung beobachtet worden: Aufschlagen des schweren Säbelkorbes oder Karabinerschuhes, Sprung gegen den Kasten beim Turnen, Deichselstoß, Fall aufs Gesäß u. a. m. Es ist bei allen diesen Verletzungen ohne weiteres verständlich, daß vorzugsweise solche Muskeln betroffen werden, die eine breite Ansatzfläche am Knochen haben, während freilaufende Muskeln leicht ausweichen. Und so ist der typischste Sitz der traumatischen Muskelverknöcherungen am Arm im äußeren Teile des M. brachial. int. und am Bein in der Streckmuskulatur (M. vastus ext.). Demgegenüber sind es z. T. ganz seltene Beobachtungen, wo andere Muskeln (z. B. M. masseter, glutaeus, iliopsoas, verschiedene Arm- und Beinmuskeln) betroffen sind, ja die Rumpfmuskeln fallen ganz aus der Beobachtung aus. Bemerkenswert sind daneben aber noch die Fälle, wo es sich nicht um von außen kommende Gewalteinwirkungen, sondern um Quetschungen und Einreißungen der Muskulatur, zumeist bei Verrenkungen mit oder ohne Knochenverletzungen handelt. In neuerer Zeit sind gerade bei Ellbogenverrenkungen häufiger solche Muskelverknöcherungen in der Ell-

beuge (meist M. brachial. int., seltener auch M. biceps hum.) beobachtet worden, wobei gewöhnlich Blutergüsse bestanden und die
rundlichen Muskelknochen keinen Zusammenhang mit dem Knochenschaft hatten.

Was nun das Krankheitsbild bei den gewöhnlichen Formen
der traumatischen Muskelverknöcherung betrifft, so ist zunächst hervorzuheben, daß die Verletzung selbst, abgesehen von dem ersten
stärkeren Schmerz, keineswegs immer sofort eine erhebliche Störung
bedingt, sondern es ist eine recht häufige Beobachtung, daß die Leute
die Verletzung anfangs wenig beachten, weiter Dienst tun und erst
nach einigen Tagen oder selbst Wochen sich krank melden wegen
zunehmender Gebrauchsstörung des verletzten Gliedes. In frischen
Fällen findet sich eine mehr oder weniger starke und ausgedehnte
Schwellung, die durch große Derbheit ausgezeichnet, oft mit blutiger
Hautverfärbung verbunden und nicht besonders druckschmerzhaft ist.
Selten besteht dabei ein lähmungsartiges Schwächegefühl des verletzten
Gliedes, wohl stets aber stellt sich schneller oder langsamer eine
typische Bewegungsbehinderung ein, die am Arm als Beuge- und am
Bein als Streckkontraktur gekennzeichnet ist, entsprechend der Funktion
der verletzten Muskeln, die teils durch den der Verletzung folgenden
Reiz selbst, vorwiegend aber durch die ödematöse bzw. exsudative
pralle Schwellung in ihrer Dehnbarkeit gehemmt werden. Die weiteren
Vorgänge lassen sich am schönsten am Oberarm bei „Bajonettierknochen" beobachten. Mit der Abnahme der derben Schwellung, die
unter der einfachsten Behandlung in verschieden langer Zeit schwindet,
wird in ihrer Tiefe immer deutlicher, gleichsam herauskristallisierend,
eine knochenharte Geschwulst, der Muskelknochen, fühlbar. Anfangs
besonders nahe am Knochenschaft, wo der Muskel seinen festen Ursprung hat, schon deutlicher abgrenzbar, gewinnt er im freieren Muskelteil noch weiter an Größe, bis er, nicht selten die Haut deutlich
vorwölbend, überall sich umgreifen läßt. Das weitere Schicksal hängt
z. T. von der Behandlung ab, von der noch später zu sprechen sein
wird; hier sei aber schon ausdrücklich bemerkt, daß fast regelmäßig
gerade bei rein abwartender Behandlung eine fortschreitende Rückbildung und Verkleinerung der Knochenbildungen im Muskel beobachtet
und durch das Röntgenbild nachgewiesen bzw. festgehalten werden
kann (vergl. die Abbildungen 5—11), daß sich gleicherweise die
Muskelhemmung gänzlich verlieren und damit die Gebrauchsfähigkeit des Gliedes völlig wieder hergestellt bzw. die Dienstfähigkeit
dauernd erhalten werden kann. Hervorheben möchte ich noch, daß
die Kraft des verletzten Gliedes sehr wenig Einbuße zu erleiden pflegt

und es nach meinen Beobachtungen nie zu einem solchen Grade der Atrophie des verletzten Muskels, in dem der Muskelknochen gleichsam wie ein Sesambein eingeschaltet liegt, kommt, wie wir es regelmäßig nach Gelenkverletzungen (z. B. am Knie) infolge reflektorisch-trophoneurotischer Störungen beobachten.

Lage, Form, Größe und Ausdehnung wie Zusammenhang der entstandenen Knochengebilde bieten die mannigfachsten Unterschiede, die sich teils schon aus Heftigkeit und Umfang der Verletzung, teils aus der Form und Mächtigkeit des getroffenen Muskelabschnittes (Arm oder Bein) herleiten lassen, teils von dem weiteren Verhalten des

Fig. 1.

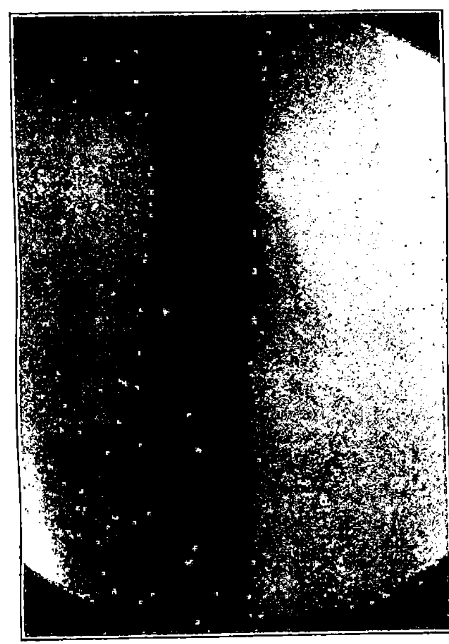

Fig. 2.

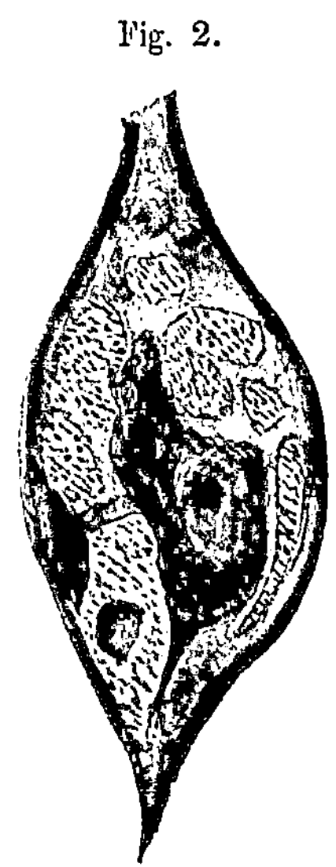

Figur 1 und 2. Junger Muskelknochen. Grenadier P., Stettin. 19. 6. 06 Bajonettstoß gegen die Außenseite des linken Oberarmes, 23. 6. Lazarett, 4. 7. Operation. Vollständige Heilung, 31. 7. dienstfähig.

Fig. 1 aufgenommen 30. 6. 06. — Fig. 2. Unreifer Muskelknochen. In der Mitte gelbbräunliche Fibrineinlagerung mit Blutresten. Gewuchertes Bindegewebe, teils gelblich und schwielig, teils rötlich und weich. Einzelne Knochenherde, z. T. verschmolzen. Bindegewebige Hülle.

Verletzten und auch von der Art der Behandlung beeinflußt werden können. So sind bei der äußeren Untersuchung die in der Tiefe der Streckmuskulatur des Oberschenkels entstehenden Muskelknochen meist als beträchtlich große, länglich runde, platten-, leisten-, kamm- und spangenförmige Gebilde, nach Hufschlagverletzungen öfters als

mehr rundliche Geschwülste zu fühlen, schwer abzugrenzen, kaum oder
gar nicht zu verschieben. Am Oberarm sind die Knochengebilde viel
besser abzutasten, häufig mehrfach, in kleineren oder größeren Abständen im Muskel gelegen, von Kirsch- bis Hühnereigröße und darüber,
unter Knirschen mit dem Muskel in Längs- und Querrichtung ver-

Fig. 3.

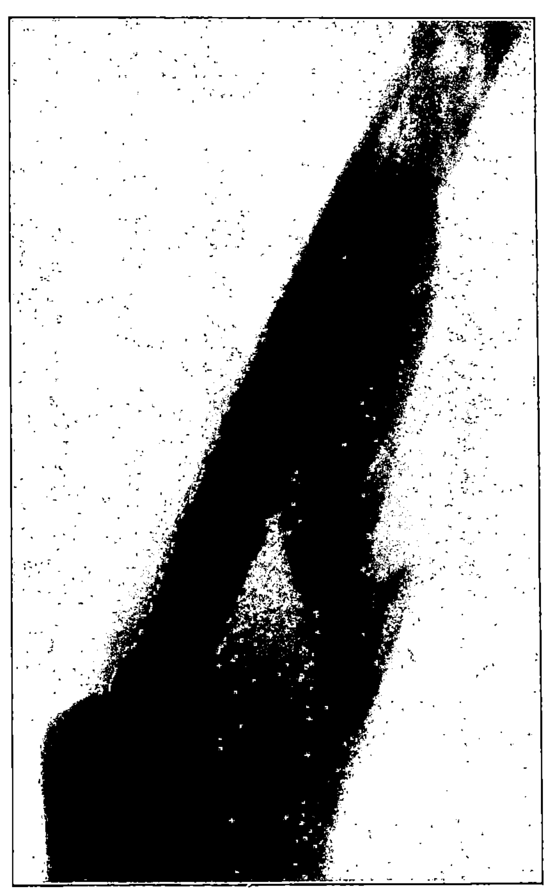

schiebbar oder zusammenhängend und länglichrund, spangen- und
kammförmig, im unteren Teil mehr oder weniger beweglich oder von
schalenförmigen Gebilden (Fig. 3 u. 4) überlagert, im oberen unbeweglich und mit dem Knochenschaft fest verbunden. Typisch ist die Form,
wo der „Bajonettierknochen" schnabel- oder hakenförmig vom Knochenschaft des Oberarmes mehr oder weniger weit nach abwärts in die
Muskulatur (M. brachial. int.) hineinragt (Fig. 3 u. 4), während er sich

bei leichteren Fällen häufig als ein kleinerer, kammförmiger oder länglichrunder Auswuchs in der oberen Ansatzzacke des genannten Muskels darstellt (Fig. 1 u. 2).

Durch die Röntgenuntersuchung ist auch das Studium der Muskelknochen sehr befruchtet worden. Die einfache Durchleuch-

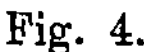

Fig. 4.

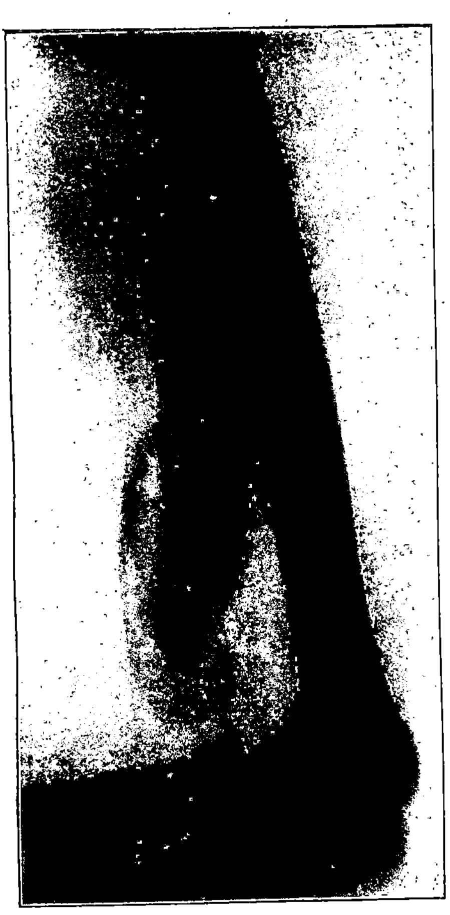

Figur 3 und 4. Alter Muskelknochen. Musketier Sch., Kolberg. 8. 7. 04 Bajonettstoß gegen die Außenseite des linken Oberarmes, 11. 7. bis 24. 9. Lazarett, mehrfach gewaltsame Streckbewegungen. 2. 1. 05 Lazarett Stettin. Ausnehmend großer Muskelknochen; oberer Teil ragt vom Knochenschaft kielartig in den Musc. brach. int., über seinem unteren Ende liegt in der Ellbeuge ein bewegliches, schalenförmiges Knochengebilde. 14. 1. 05 Operation (unvollständig). 11. 3. 05 dienstfähig (Beugung noch behindert, Schmerzen).

tung läßt meist nichts von dem Knochengebilde wahrnehmen, die Röntgenphotographie zeigt aber seine Entstehung oft schon nach

wenigen Tagen (vergl. Fig. 1, 2 und 5) und läßt seine weitere Entwicklung, Anwachsen, Verdichtung, Formveränderungen und Rückbildung beobachten (vergl. Fig. 5—11). Sehr deutlich zeigen viele
Röntgenbilder, wie die Verknöcherung der Faserrichtung (Fig. 5)
und der Schichtung der Muskeln (Fig. 9—11) folgt und läßt so die

Fig. 5.

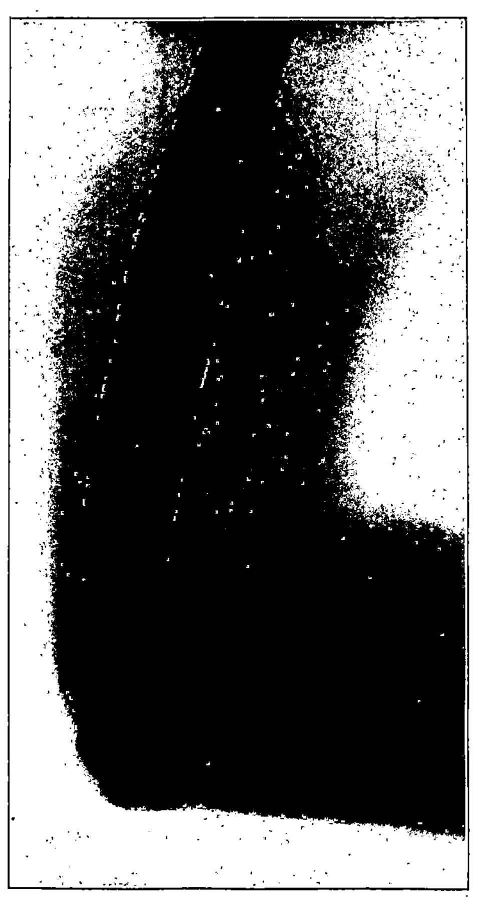

Bildung von Knochenleisten, Spangen und Schalen leicht verstehen.
Anfangs ist der Knochenschatten sehr zart — entsprechend dem noch
geringen Kalkgehalt, genau wie beim Bruchkallus; mit zunehmendem
Alter der Knochengebilde wird der Schatten dichter, besonders nahe
dem Knochenschaft, ohne doch je dessen große Dichtigkeit zu er-
langen. Selten ist der Schatten auch bei alten Gebilden ganz gleichmäßig, sondern verrät durch helle und dunklere Stellen teils den

ungleichmäßigen und oft unterbrochenen (Fig. 6), teils den stets schwammigen (spongiösen) Bau der Gebilde, die nicht selten auch kleinere oder größere Zysten umschließen. Bei jungen Knochenbildungen, die selbst dem Gefühl nach dem Knochenschaft fest aufsitzen, ist fast regelmäßig im Röntgenbild zwischen ihnen und dem

Fig. 6.

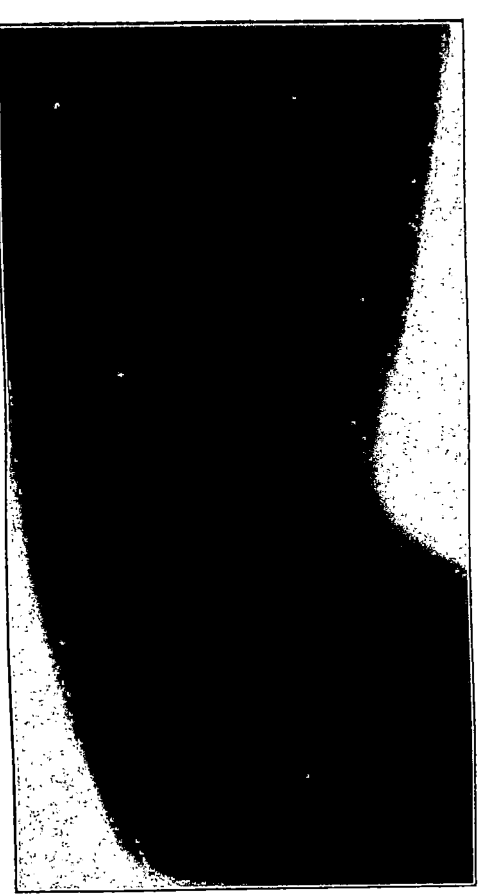

Knochenschaft ein schmaler, heller Streifen vorhanden, der gar nicht anders gedeutet werden kann, als daß zwischen beiden das unveränderte Periost liegt. Dagegen findet sich später ebenso regelmäßig ein inniger Zusammenhang zwischen dem Schatten des Muskelknochens und dem viel dichteren des Knochenschaftes und läßt, wenn auch die Möglichkeit der Schattendeckung infolge Umgreifens der vergrößerten Geschwulst vorliegt, meist sicher darauf schließen, daß eine wirkliche

Verbindung beider Teile eingetreten ist. Diese Beobachtungen sind im Verein mit anderen sehr wichtig für die Frage nach dem Ausgangspunkt der Geschwülste.

Die Figuren 5—11 beweisen aufs Klarste die Rückbildungsfähigkeit der Muskelknochen, die öfters wohl bis auf geringe Reste

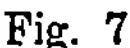

Fig. 7.

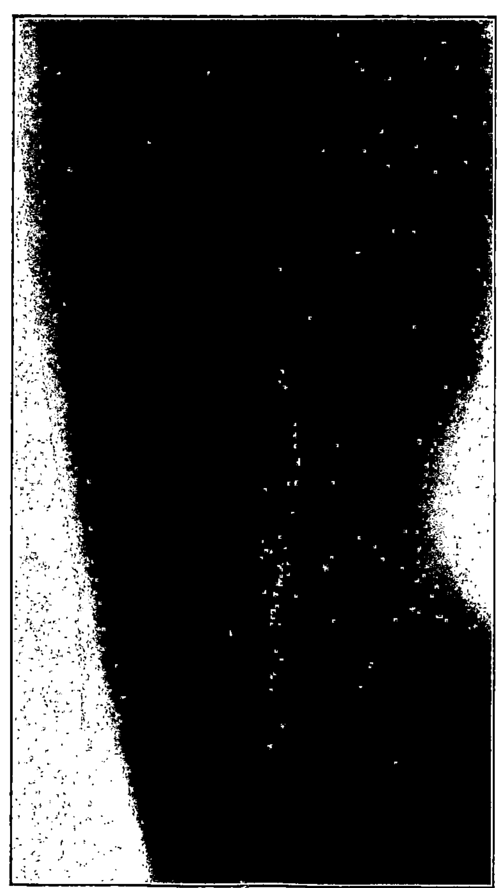

mit der Zeit eine vollständige werden kann, aber nicht immer, wie Fig. 3 u. 4 zeigt, eintreten muß, sondern stets von der Größe der Verletzung und den schon oben angedeuteten Nebenumständen abhängig sein wird.

Zur makroskopischen und mikroskopischen Untersuchung von Muskelknochen haben zahlreiche Operationen Gelegenheit gegeben. Die dabei entfernten Gebilde, wie sie sich in der Literatur beschrieben finden, entsprechen in der Mannigfaltigkeit der Form, Zusammensetzung und Größe den schon zuvor erwähnten Befunden bei der äußeren Untersuchung. Hinzugefügt mag noch werden, daß nicht selten durchlöcherte Schalen, hohle Knochenkugeln· mit dünner, unregelmäßiger Wandung und sirupähnlichem Inhalt, sowie haken-, tabakspfeifen- und andersartige, z. T. wunderliche Gebilde gefunden wurden, die sich aus den wechselnden Wachstums- und Rückbildungsvorgängen der in verschiedenen Längs- und Querschichten der Muskeln entstehenden Geschwülste zwanglos erklären lassen. Gemeinsam ist allen Muskelknochen ihr stets schwammiger (spongiöser) Bau; die äußeren Schichten

Fig. 8.

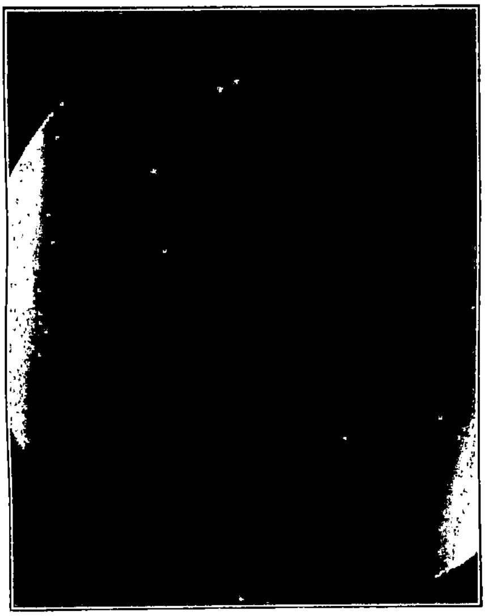

Figur 5—8. Kanonier R., Stettin. Anfang April 06 Hufschlag gegen die Außenseite des linken Armes, 19. 4. Lazarett. Beugekontraktur. Konservative Behandlung. 16. 6. dienstfähig, 14. 7. linker Arm voll gebrauchsfähig. Rückbildung am Muskelknochen ist deutlich zu verfolgen.. Fig. 5: 19. 4.; Fig. 6: 4. 5.; Fig. 7: 16. 6.; Fig. 8: 14. 7. 06.

sind dabei je nach dem Alter der Gewächse mehr oder weniger kompakt, in ganz alten Gebilden sind zuweilen sogar lamelläre Schichtung und Haverssche Kanäle gefunden worden. Im allgemeinen sind die Muskelknochen von wenig derber, meist mürber und krümeliger Beschaffenheit und zeigen eine braunrote Färbung der inneren Teile, während die meist auch nur dünnen Rindenschichten mehr gelblich erscheinen. Stets sind die ausgebildeten Muskelknochen überkleidet

von einer derben grauweißlichen Haut, die dem Periost sehr ähnlich
ist und in welche von außen die Muskelfasern wie bei einem Sesambein einstrahlen. Von besonderer Wichtigkeit ist ihr verschiedenes
Verhalten zum Knochenschaft. Völlig frei im Muskelbauch liegende
Knochen sind einwandfrei in nicht mehr seltenen Fällen gefunden, in

Fig. 9.

anderen standen bewegliche Gebilde im indirekten oder unmittelbaren
Zusammenhang mit dem Knochenschaft, überwiegend häufig sitzen die
Muskelknochen aber dem letzteren in kleinerer oder größerer Aus-
dehnung fest auf, teils fibrös, teils knöchern mit ihm bzw. der
Knochenhaut verwachsen. Diese Beziehungen werden uns noch weiterhin
näher beschäftigen.
     Hier muß ich noch anführen, daß bei ganz jungen Muskelknochen,

wie Fig. 2 an einer solchen von mir 15 Tage nach der Verletzung ausgelösten Geschwulst erkennen läßt, in schwieligen Bindegewebszügen zuerst einzelne kleinere und größere, z. T. schon verschmolzene Knochenstellen von unregelmäßiger, rundlicher und schalenförmiger Gestalt sich bilden. Bei der äußeren Untersuchung fühlte sich diese

Fig. 10.

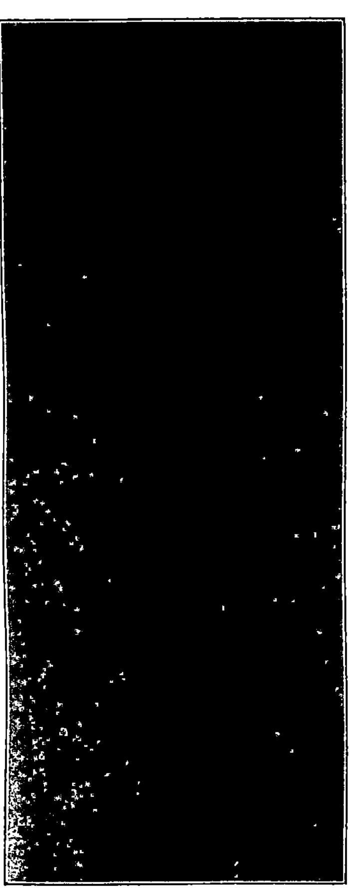

kleinhühnereigroße Geschwulst knochenhart an, die entfernte Geschwulst zeigte im ganzen knorpelartige Beschaffenheit und ließ sich noch ziemlich leicht schneiden. Sie saß mit einer knöchernen Stelle fest der Außenschicht der an sich als völlig unversehrt befundenen und so auch bei der teils scharfen, teils stumpfen Ablösung der Geschwulst erhaltenen Knochenhaut des Oberarmknochens auf. Ein Rezidiv trat nicht ein.

Die mikroskopische Untersuchung der Geschwulst ergab die völlige Uebereinstimmung mit allen früher darüber veröffentlichten Befunden (Cahen, Salman, Berndt u. a.) und insbesondere auch mit den von Orth kürzlich erst (v. Leuthold-Festschrift 1906) beschriebenen Veränderungen beim parostalen Kallus. Eine in der Mitte

Fig. 11.

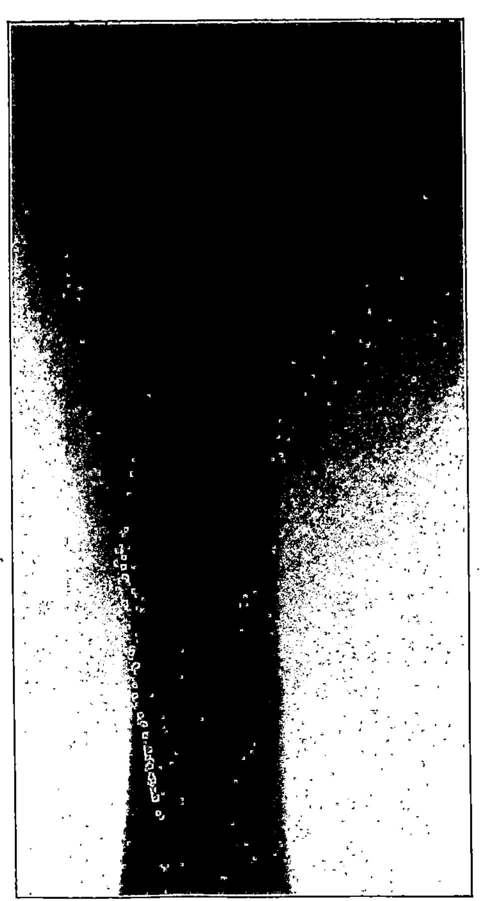

Figur 9—11. Musketier W., Köslin. Mitte März 06 Stoß mit dem linken Oberschenkel gegen den Sprungkasten (?), 17. 3. heftige Schmerzen beim Exerzieren, Lazarett. 9. 4. Lazarett Stettin, Streckkontraktur. Konservative Behandlung. 16. 6. dienstfähig, linkes Bein frei beweglich und kräftig. Rückbildung am Muskelknochen ist deutlich zu verfolgen. Fig. 9: 11. 4.; Fig. 10: 1. 5.; Fig. 11: 16. 6. 06.

der Geschwulst (vergl. Fig. 2) gelegene weiche, gelbbräunliche Einschließung erwies sich als Fibrin mit zahlreichen roten und spärlichen weißen Blutkörperchen. Den breitesten Raum auf allen Durchschnitts-

bildern nahmen mehr oder weniger mächtige Faserzüge von ge-
wuchertem Bindegewebe mit Spindelzellen ein; dazwischen lagen an
wenigen Stellen einzelne oder in aufgelockerten, von jungem Bindegewebe durchschossenen Bündeln eingeschlossene spärliche, wohl-
erhaltene und gut färbbare Muskelfasern. An den harten Stellen
fand sich unreifes Knochengewebe in lappen- und balkenförmiger Anordnung, teils von jungem großzelligen Bindegewebe (Fibroblasten)
begrenzt und auch in den markartigen Zwischenräumen erfüllt, teils
den faserigen Bindegewebszügen unmittelbar angrenzend. Im lockeren
großzelligen Bindegewebe fanden sich vereinzelt auch Riesenzellen.
Die Knochenbälkchen selbst zeigten im inneren Teil dichte feinkörnige
Verkalkung, während die äußeren Schichten noch kalkfrei und färbbar
(Hämatoxylin-Eosin bzw. van Gieson) waren. Die recht zahlreichen
Zellen in den Knochenbalken zeigten an verschiedenen Stellen wechselnd
entweder plumpzackige Gestalt (osteoides Gewebe) oder große blasige
Formen mit deutlicher Kapsel (Knorpelgewebe). Während die Knorpel-
balken sich gegen das Bindegewebe hin nicht scharf absetzten, zeigten
die osteoiden Bälkchen deutlichere, z. T. zackige Umgrenzungen mit
rundlichen Aussparungen und waren vielfach umsäumt von reihen-
weise, nach Art der Osteoblasten gelagerten großen Zellen des jungen
Bindegewebes.

Aus anderen Veröffentlichungen über ältere Muskelknochen ist
dem hinzuzufügen, daß die weitere Verknöcherung der knorpligen
Stellen teils nach endochondralem Typus (Auflösung und Ersatz durch
neugebildetes Knochengewebe), teils durch direkte Umwandlung in
Knochengewebe nach periostalem Typus erfolgt, während auch einzelne
Knorpelinseln unverändert lange Zeit erhalten bleiben können. An
den oft in den Muskelknochen gefundenen Muskelfasern ist in seltenen
Fällen (Grawitz) anscheinend primärer Zerfall beobachtet worden,
woraus auf eine ausschlaggebende Bedeutung dieses Muskelzerfalls
für die Knochenbildung geschlossen wurde. Steht damit der eben
mitgeteilte Befund in meinem kürzlich untersuchten Falle in schroffstem
Widerspruch, so haben auch alle anderen Beobachtungen mit un-
zweifelhafter Sicherheit ergeben, daß die eingeschlossenen Muskelfasern eine völlig passive Rolle spielen und erst sekundär untergehen,
wobei fibrillärer, scholliger und körniger Zerfall der Fasern gefunden
wurde, obwohl sie auch lange erhalten bleiben und nur einfache
Atrophie mit welliger Formbildung zeigen können. Daß natürlich
bei der Verletzung selbst mehr oder weniger Muskelteilchen gequetscht
werden und damit dem primären Zerfall anheimfallen können, ist ein-
leuchtend. An den dem Muskelknochen außen anliegenden Muskel-

fasern wurde wiederholt einfache Atrophie beobachtet, was ja leicht
verständlich ist.

Virchow hat schon endgültig festgestellt, daß die Muskelfasern
an der Knochenbildung gänzlich unbeteiligt sind und daß deren
Mutterboden das Bindegewebe ist. Freilich glaubte er, daß immer
die Knochenbildung durch ausgewanderte Zellen des verletzten Periostes besorgt würde, und deutete die Fälle von frei
im Muskel liegend gefundenen Knochen durch später erfolgte Ablösung vom Knochen bzw. der Knochenhaut. Unsere heutigen Kenntnisse lassen aber diese Anschauung widerlegen, nachdem sie bislang
den Streit der Geister über die periostale oder muskuläre
Herkunft der Muskelknochen unterhalten hat. Gerade der so
häufig gefundene Zusammenhang der Muskelknochen mit dem Knochenschaft veranlaßte viele Autoren, an der Vorbedingung einer Periostverletzung festzuhalten. Berthier suchte dafür auch den experimentellen Beweis zu erbringen, jedoch sind seine Versuche ganz einseitig und beweisen nur, daß abgelöstes Periost Knochen bilden kann,
was niemand bezweifelt. Berndt sah eine Stütze jener Ansicht auch
in dem Auftreten und Verhalten von Rezidiven nach Operationen;
demgegenüber schließe ich mich ganz der Ansicht Overmanns an,
daß es sich bei diesen sogenannten Rezidiven, die bei freien Muskelknochen nie beobachtet wurden, nur um die Folgen der operativen
Periostverletzung bei festsitzender Geschwulst handeln kann. Die
Gutartigkeit dieser Geschwülste steht ja auch außer jedem Zweifel,
niemals sind etwa Metastasen oder unaufhaltsam fortschreitendes
Wachstum beobachtet worden; dies widerspräche auch ganz ihrer
Natur, die, wie wir noch sehen werden, als einer eigen gearteten
Narbenbildung entsprechend aufgefaßt werden kann, und wird völlig
widerlegt durch die zweifelsfrei erwiesene, oft weitgehende Rückbil-
dungsfähigkeit der Muskelknochengeschwülste.

Daß nun zu ihrem Entstehen eine Periostverletzung greifbarer
Art und die formende Tätigkeit der Periostzellen keineswegs nötig
ist, beweisen die zahlreichen Fälle frei im Muskel weitab vom
Knochen gelegener und durch gesundes Muskelgewebe von ihm ge-
trennter Knochenbildungen. Ihre etwa erst später erfolgte Ablösung
vom Knochen (Virchow) erscheint an sich schon gekünstelt und
widerspricht den tatsächlichen Beobachtungen. Ja, auch gerade das
Gegenteil tritt offenbar häufig ein, wie ich schon bei Besprechung
der Röntgenbilder andeutete; die anfangs vom Knochenschaft getrennte
Muskelgeschwulst wächst allmählich an ihn heran und bezieht die
Knochenhaut mit in die fortschreitende Verknöcherung hinein, indem

sie den in das Periost und zum Knochen einstrahlenden Muskel- bzw.
Sehnenfasern folgt. So können auch bei völlig unverschrtem Periost,
wie ich in dem oben angeführten Falle (Fig. 1 u. 2) selbst beobachtet
habe, die Muskelknochen bald in feste fibröse und knöcherne Verbindung mit dem Knochenschaft treten und dann den Eindruck ihres
Ursprungs vom Knochen erwecken. Andrerseits wäre es widersinnig
zu behaupten, daß nicht auch Fälle genug vorkommen, wo die Gewalteinwirkung tatsächlich die Knochenhaut gequetscht oder eingerissen hat, so daß sie für sich der Sitz einer Verknöcherung wird,
die mehr oder weniger eng mit dem im Muskel selbst entstehenden Knochen zusammenhängen kann. Darin stimme ich auch
ganz mit den von Berndt in seiner letzten diesbezüglichen Arbeit
(v. Langenbecks Archiv, Bd. 79, H. 3) vertretenen Anschauungen überein, obwohl seinem letzten Falle der von mir auch gerade bezüglich
der Knochenhaut genau untersuchte Fall (Fig. 1 u. 2) gegenübersteht.
Indessen kommt es für die Frage nach Ursprung und Wesen der
Muskelknochen in erster Linie nur auf die Feststellung an, ob die
Periostzellen zum Aufbau der Muskelknochen nötig sind. Und das
ist durch die angeführten Tatsachen als widerlegt zu erachten. Einen
ganz besonderen Rückhalt geben meiner Ueberzeugung zudem die
Ausführungen Orths über die Bildung des parostalen Kallus bei
Knochenbrüchen; trotz der groben Verletzung der Knochenhaut und
der möglichen Verlagerung kleiner Zipfel derselben in die Muskulatur
hat Orth hier aus seinen eingehenden Untersuchungen den Beweis
erbringen können, daß weitab vom Knochen parostaler Kallus ganz
allein durch Wucherung und Gewebsmetaplasie des inter- und intramuskulären Bindegewebes entstehen kann. Und dem parostalen Kallus
sind unsere Muskelknochen nicht nur in histologischer, sondern auch
in genetischer und klinischer Betrachtung eng verwandt oder, noch
richtiger gesagt, gleichwertig.

Man hat die periostale Entstehung der Muskelknochen auch deswegen angenommen, um sich die Tatsache zu erklären, daß bei der
Unzahl der tagtäglich vorkommenden Quetschungen doch immerhin
nur in einer verschwindend kleinen Zahl von Fällen Muskelknochen
entstehen. Der Grundgedanke, daß also hier immer eine besondere
Art der Verletzung vorliegen müsse, ist auch nach meiner Ansicht
ganz richtig, nur muß eben die Folgerung, daß der Ursprung aller
Muskelknochen vom Periost ausgehe, ausgeschaltet werden. Es liegt
ferner außerordentlich nahe, bei dieser Seltenheit der Muskelknochen
an eine besondere Disposition zu denken, wie sie seit Ziegler die
allgemeine Anschauung mehr oder weniger beherrscht hat. Poch-

hammer will diesen immer mit einer gewissen Unklarheit verbundenen Begriff, der eigentlich nur einem „nescimus" entspringt, gänzlich ausschalten. Ich kann dem aber nicht vollkommen beistimmen, weil doch die nicht selten beobachteten Fälle von mehrfacher oder exzessiver Knochenbildung im Muskel nach geringen, zuweilen gar nicht beachteten Verletzungen einen Anklang und stufenweisen Uebergang zu den unbedingt als auf krankhafter Disposition bzw. Dyskrasie beruhend aufzufassenden Fällen von Myositis ossif. universal. seu multiplex progressiva dartun. Allgemein betrachtet werden wir, wie überall in der Pathologie, individuelle Unterschiede auch hier gelten lassen müssen, können aber doch von einer besonderen Disposition gemeinhin absehen und uns in erster Linie beziehen auf die unzweifelhafte generelle Fähigkeit aller Bindesubstanzen, sich in andere Gewebsarten gleicher Herkunft umzuwandeln, und speziell auf die erwiesene Fähigkeit des Muskelbindegewebes, Knochen zu bilden. In zweiter Linie steht dann die Frage nach der besonderen Art der Verletzung als Ursache der Muskelverknöcherung.

Die periostale Entstehung ist als allgemein gültig abgetan; hervorheben möchte ich aber nochmals, daß damit das häufige Vorkommen irgendwelcher greifbaren Periostverletzung ganz und gar nicht geleugnet werden darf, sondern im Gegentheil an sich ein wichtiges Moment bildet. Denn ich bin zu der Ueberzeugung gelangt, daß es in der Tat die Fortwirkung der verletzenden Gewalt auf den Knochen, mag sie nun seine Knochenhaut quetschen, zerren, ein- oder abreißen oder nur den Knochen erschüttern ohne greifbare Verletzung, den spezifischen Reiz für die Verknöcherung im hauptsächlich verletzten Muskel abgibt. Die Muskelverletzung selbst aber kann zu verschieden sein nach Ausdehnung und Schwere, um grundsätzlich eine bestimmte Voraussetzung zu ergeben, zumal auch Sitz, Größe und Form der Muskelknochen von besonderen Verhältnissen abhängig sein werden.

Pochhammer hält es für möglich, daß eine Sequesterbildung im verletzten Muskel den Boden für die Knochenbildung abgibt. Gewiß werden durch die einwirkende Gewalt (z. B. Hufschlag) sehr oft einzelne Muskelteile gequetscht, abgerissen oder aus ihrem Zusammenhang gelöst werden und z. T. dem Untergang verfallen sein. Aber soll man schon einzelne Muskelfasern als Sequester ansehen oder annehmen, daß die Größe der gefundenen Muskelknochen auch einem Sequester entspricht? Man betrachte nur Fig. 3 u. 4, um dann die Unmöglichkeit einzusehen, daß eine dementsprechend große Muskelzerstörung vorgelegen haben kann, da der Mann noch 3 Tage nach der Quetschung des Armes beim Bajonettieren Dienst getan hat und nur durch eine zunehmende Beugekontraktur des Armes zur Krankmeldung veranlaßt wurde, wie wir dies fast als Regel beobachten können. Es ist offenbar, daß der Muskelknochen gewaltig über einen den Umständen nach doch nur als sehr klein anzunehmenden Sequester hinausgewachsen sein muß. Wirkt nun der fragliche Muskelsequester etwa als Fremdkörper, der sich mit einer „Totenlade" umgibt? Es liegt sehr viel näher anzunehmen, daß er einfach verkalken oder, was in Experimenten solcher Art meist beobachtet worden ist, einfach untergehen und verschwinden wird. Jedoch stützt sich Pochhammer für seine Anschauung wesentlich auf den von ihm in einem Falle wie so oft schon von anderen erhobenen Befund des Einschlusses von Muskelfasern in die Knochengeschwulst. Demgegenüber ist aber festzustellen, daß dieser Vorgang (vergl. oben die Schilderung des mikroskopischen Befundes) sich von selbst dadurch erklärt, daß überall das intramuskuläre Bindegewebe wuchert und seinem natürlichen Wege, den interfibrillären Spalten folgt, wobei es einzelne Muskelfasern wie größere Bündel umwächst. Die Muskelfaser selbst aber spielt eine ganz passive Rolle, wie schon erwiesen wurde.

Ob nun nach der Verletzung durch Fortgebrauch des Gliedes und weitere mechanische Insulte, wie Düms dies für die anscheinend allmählich entstandenen Reitknochen annimmt, ein chronischer Reizzustand die Knochenbildung verursachen kann, muß m. E. abgelehnt werden. Dagegen ist solchen Insulten, wie man aus der täglichen Beobachtung und auch aus den Folgen gewaltsamer Behandlungsarten schließen darf, oft ein bestimmender Einfluß auf das Wachstum der Muskelknochen beizumessen. Die Fälle aber, in denen es trotz sofortiger und dauernder Ruhigstellung des verletzten Gliedes gleichwohl zur Knochenbildung im Muskel kommt, beweisen, daß dieselbe durch die Art der Verletzung vorgezeichnet wird. Wer Erfahrung in diesen Dingen hat, sieht es einer solchen Hufschlag- oder Bajonettier-Quetschung mit ihrer charakteristisch derben Schwellung von vornherein an, daß hier ein Muskelknochen entstehen wird. Ich muß aber hier einfügen, daß es öfters bei leichteren Verletzungen dieser Art nur zu derb - schwieligen Muskelverdickungen kommt ohne nachweisbare Knochenbildung oder nur mit einer umschriebenen Verdickung am freier liegenden Knochenschaft, die als periostitische anzusehen ist. Ferner muß ich noch erwähnen, daß in ganz seltenen Fällen auch eine Vereiterung neben der Knochenbildung im Muskel beobachtet worden ist, zumal wenn dabei Blutergüsse bestanden; dies Ereignis ist aber offenbar ein rein zufälliges, wie es bei jeder

Verletzung vorkommen kann, wenn im Blute Eiterkeime kreisen, die von
Furunkeln, Zahngeschwür, Mandelentzündung oder anderem stammen.

Die ursächliche Bedeutung einer Blutung im Muskel für die
Entstehung der Muskelknochen (Rammstädt u. a.) kann allgemein
nicht Geltung haben, obwohl in einzelnen Fällen Blutergüsse, die sich
knöchern verkapselten, oder fertige Knochenzysten mit blutähnlichem
Inhalt gefunden wurden. Zuzugeben ist nur, daß der Bluterguß, dessen
Wert für die Heilung der Knochenbrüche wir ja kennen, den Reiz
der Verletzung erhöht und einen bestimmenden Einfluß auf die Form
der Muskelknochen gewinnen kann, wenn wir auch nicht unbedingt
mit Berndt anzunehmen brauchen, daß das ausgetretene Blut beim
Fortgebrauch des Gliedes in die Faser- und Schichtspalten des Muskels
hineinmassiert wird und so zur Bildung der Knochenspangen und
-Schalen führt. Das Eine ist jedenfalls zweifellos erwiesen, daß das
Blut die Knochenbildung nicht besorgt und daß diese allein vom
Muskelbindegewebe ausgeht.

Ich stelle mir nun die Verletzung selbst immer so vor, daß die
auftreffende Gewalt den Muskel gegen den Knochen quetscht und
namentlich auch bei schräger Einwirkung (typisch bei den Bajonettier-
verletzungen) gegen den letzteren verschiebt und bis in seine breit
ansetzenden, in die Knochenhaut einstrahlenden Fasern verzerrt. Der
Knochen selbst wird dabei je nach der Mächtigkeit der Muskulatur
mehr oder weniger gequetscht oder doch stets erschüttert, die
Knochenhaut sehr häufig auch gezerrt oder gar eingerissen. Die
Quetschung des Muskels kann begreiflicherweise eine ungleichmäßige oder auch mehrfache sein, so daß dann auch unregelmäßig
zusammenhängende und mehrfache Knochenherde entstehen werden.
Einzelne Muskelfasern können zerquetscht werden, andere reißen quer
ein oder werden von den benachbarten Bündeln gelöst, der ganze ge-
troffene Muskelabschnitt aber ist mehr oder weniger heftig gequetscht
und in seinen Längsfaserzügen wie in den einzelnen Schichten aus-
einandergezerrt. In den entstandenen Rissen und Spalten tritt mehr
oder weniger Blut bzw. ein plastisches Exsudat ein, das gereizte
Bindegewebe aber wuchert und bildet, in der ganzen Ausdehnung der
Verletzung den Spalten, also oft bis zum Knochen heran (Faser-
einstrahlung) folgend, den Muskelknochen.

Ich schließe hier mit dem Satz, der die Frage nach der letzten
Ursache der merkwürdigen Knochenbildung im Muskel einheitlich zu
lösen geeignet ist, daß

   „das an sich nach der entwicklungsgeschichtlichen Gleichheit
  der gesamten Stützgewebe zur metaplastischen Knochenbildung

befähigte Muskelbindegewebe doch nur dann bei Muskelverletzungen zu Verknöcherungen eine ausgesprochene Neigung hat und Muskelknochen bildet, wenn die Verletzung den Knochen bzw. die Knochenhaut irgendwie mitbetroffen und dadurch einen spezifischen Reiz gesetzt hat".

Dieser Satz würde m. E. nur dann in seiner Allgemeingiltigkeit eine Einschränkung erfahren können, wenn es in zahlreichen einwandfreien Versuchen gelingen würde, durch seitlich und ohne Quetschung oder Zerrung an der Knochenhaut erfolgende stumpfe Muskelverletzungen Knochenbildung im freilaufenden Muskel zu erzeugen. Dagegen spricht aber schon die alltägliche Erfahrung, daß selbst Zerreißungen solcher Muskeln wohl narbig, aber nie knöchern verheilen.

Schließlich dürfte jedoch für seltene Ausnahmefälle mit besonderer Prädisposition (vgl. Fall Schumann, a. a. O.) auch eine andere Entstehungsart einer Muskel- oder Faszienverknöcherung nicht undenkbar sein, obgleich immer die Möglichkeit vorliegt, daß eine ursächliche Verletzung in unserem Sinne unbeachtet geblieben war (vgl. Reitknochen).

Es erübrigt noch, die Frage, die alle Beobachter beschäftigt hat, zu erörtern: Ist die traumatische Muskelverknöcherung als Geschwulstbildung aufzufassen? Gewiß ist der fertige Muskelknochen eine Geschwulst, aber seine Entstehung wie sein weiteres Schicksal zwingen noch zu anderer Betrachtung. Anfangs läßt zuweilen das Krankheitsbild direkt die differentialdiagnostische Frage entstehen, ob es sich nicht um ein Knochensarkom handelt. So in dem höchst interessanten Fall, den Oberstabsarzt Tubenthal-Metz berichtet hat und der von Professor Recklinghausen untersucht wurde, wo sich bei einem Kanonier nach Fall auf die linke Gesäßhälfte in deren Muskulatur schnell eine gewaltige Knochengeschwulst entwickelt hatte, die auf Gefäße und Nerven (N. ischiadicus) drückte, heftigste Schmerzen und Stauungsschwellung des linken Beines verursachte und sich bei der Operation als typischer Muskelknochen ohne Zusammenhang mit den Beckenknochen erwies. Wie hier, so wird sich aber immer sehr bald die gutartige Natur der Geschwulst, die ihr unter allen Umständen eigen ist, herausstellen. Insbesondere ist es ihre Rückbildungsfähigkeit, die sie von allen echten Geschwülsten, wie sie sich ja gerade auch nach Verletzungen entwickeln können als Sarkom, Fibrom, Osteom u. a., scharf unterscheidet. Die Wachstums- und Rückbildungsvorgänge bei der Muskelverknöcherung sind abhängig vom An- und Abschwellen des durch die Verletzung

gesetzten formativen Gewebsreizes, der einen reparativen Charakter
hat, aber über das notwendige Maß hinausführend eine Geschwulst
erzeugt. Es handelt sich ja um eine Verletzung des Muskels mit
mehr oder weniger weitreichender Trennung einzelner Teile, Spaltbildung und Blutung; die Heilung erfordert eine Narbenbildung und
als eine solche müssen wir denn auch den Muskelknochen gerade so
betrachten wie den periostalen und parostalen Kallus, mit dem er
trotz mancher Abweichungen unverkennbare Aehnlichkeit hat. Nur
ist es eben nicht wie dort die regelmäßige, homöoplastische Narbenbildung, die beim Knochen immerhin selten ausbleibt und zur rein
bindegewebigen Pseudarthrose führt, sondern der Muskelknochen stellt
in diesem Sinne eine heteroplastische Narbe dar, die zudem hyper-
trophisch ist mehr noch als auf der anderen Seite der Callus luxurians.
Einseitig wäre es aber nach allem, wenn man nun den Muskelknochen aller übrigen Eigenschaften entkleiden und nur noch als
Narbenbildung eigener Art ansehen wollte, wie Pochhammer dies
will. Einmal tritt der Charakter der Geschwulstbildung doch zu
sinnfällig hervor und andrerseits wird gerade anfangs das Krankheitsbild von den Erscheinungen der einfachen traumatischen Entzündung
beherrscht, so daß sich in diesem Bilde der Muskelknochen als eine
entzündliche Geschwulstbildung darstellt, die als Folge einer
bestimmten Verletzungsart durch einen spezifischen formativen Gewebsreiz in ihrem ganzen Schicksal bestimmt wird. Nach dem klinischen Ablauf der Krankheitserscheinungen halte ich es durchaus für
gerechtfertigt, hier wie bei anderen Quetschungen, Verstauchungen
u. dgl. von entzündlichen Vorgängen zu sprechen, obwohl keine Infektion mitspielt ebensowenig wie bei anderen einfachen traumatischen
Entzündungen (Periostitis u. a.) und wenn uns auch im histologischen
Bilde hier der Mangel der kleinzelligen Infiltration auffallen kann, an
deren Stelle aber die starke Wucherung des Bindegewebes tritt. Als
äußere Zeichen der Entzündung stehen immer nur Schwellung und
Schmerzhaftigkeit im Vordergrund, zuweilen werden aber vorübergehend auch leichte Rötung und Hitze beobachtet. Berndt spricht
sich letzthin sogar entschieden für einen entzündlichen Vorgang als
bestimmend für die Knochenbildung aus und meint, daß es sich wahrscheinlich dabei um eine leichte hämatogene Infektion des Blutergusses
durch die bekannten Eitererreger handle. Dieser Folgerung glaube
ich aber nach meinen Beobachtungen und Ausführungen jede allgemeine Bedeutung unbedingt absprechen zu müssen, zumal, da noch nie
Eitererreger gefunden worden sind — außer in den seltenen Fällen von
Vereiterung, die neben der Verknöcherung abläuft, und als dement-

sprechend dann auch besondere Keime beim Entstehen traumatische.i
Fibrome, Lipome, Sarkome usw. ihr Unwesen treiben müßten. Solange wir aber Gottlob solche Keime nicht gefunden haben, kann uns
hier die einfache traumatische Entzündung mit einem spezifischen formativen Gewebsreiz vollauf genügen.

Mag man daher die Verknöcherung als heteroplastische geschwulst-
artige Narbenbildung bzw. als parostalen Kallus ansehen oder den
fertigen Muskelknochen als traumatisches Osteom im Muskel benennen, so besteht doch die allgemein übliche Bezeichnung der
Myositis ossificans traumatica voll zu Recht, wenn man das
ganze Krankheitsbild umfassend und anschaulich kennzeichnen will.

Was schließlich die Behandlung betrifft, so wird es stets einen
Unterschied machen, ob man eine frischere Verletzung oder einen
fertigen Muskelknochen vor sich hat. · Im ersteren Falle hat die Behandlung eine völlig konservative zu sein und kann sich auf die
billigsten Mittel beschränken: Ruhe, Hochlagerung, Eis, kalte Umschläge, weiterhin feuchtwarme Verbände, heiße Umschläge und
Bäder, Heißluftkasten. Alle diese Mittel zielen auf Milderung der
traumatischen Gewebsreizung sowie auf Verteilung und Aufsaugung
der von ihr bedingten Krankheitsprodukte ab. So wird man nicht nur
ein baldiges Schwinden der derben Schwellung und schwieligen Verdickungen erreichen, sondern weiterhin auch eine Rückbildung der
fühlbaren Knochengeschwulst beobachten (vgl. Fig. 5—11). Bei nachweis-
barem, umschriebenem Bluterguß empfiehlt sich durchaus die baldige
Entleerung mittels schonender Punktion oder kleinem Einstich. Die
Biersche Stauung kann ich nicht anraten, da sie nach ihren unbestrittenen Erfolgen bei schlechter Heilung von Knochenbrüchen auch
hier viel eher die Verknöcherung begünstigen, als die Resorption
fördern möchte, die sich auf andere und einfachere Weise sicherer erzielen läßt. Alle mechanischen Reize wie Massage und gewaltsame
Bewegungen lasse man aus dem Spiele; die vorwiegend entzündliche
Muskelkontraktur löst sich bei der vorgenannten Behandlung unter
Hinzufügung einfachster vorsichtiger Freiübungen von selbst, wie ich
mich bisher immer überzeugen konnte, falls nicht die Knochengeschwulst besonders groß oder ungünstig (z. B. in der Ellbeuge)
gelegen ist. Wiederholt sind dagegen Verschlimmerungen des schon
erreichten Zustandes durch gewaltsames Beugen und Strecken mit
der Hand oder mittels Gummizuges ebenso wie durch zu frühzeitigen
Wiedergebrauch des Gliedes im vollen Dienst beobachtet worden.
Diese Mittel sind höchstens erst bei ganz alten fertigen Muskelknochen angebracht, wenn die Operation verweigert wird. Diese ist

stets nur dann notwendig und angezeigt, wenn sich eine unveränderlich bleibende Geschwulst, die klar abzugreifen ist, herausgebildet hat und Beschwerden macht — sei es durch Schmerzen bei angestrengterem Gebrauch des Gliedes und damit zusammenhängende Schwäche desselben oder wie gewöhnlich durch hartnäckige Kontraktur, durch direkte Behinderung der Bewegung bei ungünstiger Lage (Ellbeuge) oder durch Druck auf Nerven und Gefäße.

Als Grundsatz der Behandlung im Ablauf der Knochenbildung möchte ich also hinstellen: durch schonendste und die Resorption begünstigende Maßnahmen das übermäßige Wachstum der Geschwulst zu beschränken und ihre Rückbildung zu befördern, die Operation aber aufzusparen, bis sich ein unveränderlich bleibender Knochenkern herausgebildet hat, und sie auch dann nur notwendigerweise vorzunehmen, wenn fortdauernde Beschwerden bestehen und wenn die Größe des notwendigen Eingriffes, wie besonders an der Oberschenkelmuskulatur, keine zu störende Narbenbildung erwarten läßt.

Die Behandlungsdauer kann sich nach diesem Plan über 2 bis 3 Monate erstrecken, wird aber oft viel kürzer sein. Tritt zuweilen überraschend schnell umschriebene Geschwulstbildung ein und liegen sonst die Verhältnisse günstig, so kann natürlich auch, zumal wenn der Verletzte die baldige Operation wünscht, schon frühzeitig operiert werden, wie ich es kürzlich in einem solchen Fall (Fig. 1 u. 2) mit vollem Erfolge d. h. Wiederherstellung der Dienstfähigkeit getan habe, obwohl kein zwingender Grund zu der am 15. Tage nach der Verletzung ausgeführten Operation vorlag.

Die auf den Figuren 5—11 gezeichneten Fälle beweisen andrerseits, um nur diese beiden erst kürzlich beobachteten Fälle herauszugreifen, den vollen Erfolg der rein abwartenden Behandlung, da beide Leute ihre volle Dienstfähigkeit zurückerlangten. Daß dies nichts Ungewöhnliches ist, beweisen die Angaben in den Armeesanitätsberichten, nach deren letztem (1902/03) bei 18 konservativ behandelten Fällen nur 1 mal Invalidität eintrat, während von 13 Operierten 5 invalide wurden. Knaak (1900) stellt 31 operierten Fällen mit 21 Heilungen und 4 Besserungen allerdings 46 abwartend behandelte Fälle mit nur 12 Heilungen und 6 Besserungen gegenüber, jedoch spielen wohl bei diesen älterer Zeit entstammenden Fällen unkontrollierbare Nebenumstände und wechselnde Auffassungen über Wesen und Bedeutung der Knochenbildungen eine wesentliche Rolle. In neuester Zeit mehren sich die Stimmen, die zur konservativen Behandlung raten.

Nach meinem oben gekennzeichneten Plan wird die als notwendig erkannte Operation auch zumeist den besten Erfolg haben, peinliche Asepsis und gute Technik vorausgesetzt. Keineswegs ist die Operation immer leicht, der fertige Muskelknochen läßt sich nicht einfach ausschälen, sondern muß scharf aus der fest anhaftenden Muskulatur ausgelöst werden, wobei die ihn umkleidende periostähnliche Haut mit zu entfernen ist. Wo er dem Knochen aufsitzt, läßt er sich gewöhnlich unschwer mit dem Meißel abschlagen oder abgraben; ob und wieweit hierbei das Periost mitentfernt werden muß, ist in jedem Falle nach dem Befunde zu entscheiden. So radikal, wie es vor langer Zeit Helferich bei einem Falle für nötig hielt aus Furcht vor einem Rezidiv, wird das Vorgehen m. E. nie mehr zu sein brauchen bei einem echten Muskelknochen. Beim Vorgehen nach meinem Plane hat die Operation durchaus kein wirkliches Rezidiv zu befürchten, umschriebene periostitische Verdickungen als Reste der Geschwulst oder Folgen der Periostverletzung können niemals die Bedeutung von Rezidiven haben und brauchen den guten Erfolg der Operation durchaus nicht zu beeinträchtigen. Erwähnt sei noch, daß ich die Operation ohne Blutleere vorziehe, andernfalls die Einlegung eines dünnen Drains anrate zur Vermeidung von Blutansammlung unter der über dem Knochen wieder vereinten Muskulatur. Nebenverletzungen an Nerven und Gefäßen müssen natürlich vermieden werden, kommen aber schließlich nur selten in Betracht wie z. B. in einem von mir selbst beobachteten Falle, wo in der Ellenbeuge die Gefäße, Sehnen und Nerven in tiefen Furchen der apfelgroßen Knochengeschwulst eingebettet lagen, weshalb ich von der Operation als unsicher in ihrem Erfolge Abstand nahm. Eine solche Beschränkung kann sich aber gerade für den, der nicht Meister ist, noch öfters empfehlen und er darf von der konservativen Behandlung recht viel erwarten.

# VII.

# Ueber die heilende Wirkung der Röntgenstrahlen bei abgegrenzten Eiterungen.

Von

**Stabsarzt a. D. Dr. Evler,** Treptow a. R.

Daß Röntgenbestrahlung bei lokalisierten Eiterungen Heilung zur Folge hat, wird nur vereinzelt in der Literatur berichtet.

Morton[1]) fand Erweichung eines Nackenkarbunkels nach 8 Minuten langer Einwirkung der X-Strahlen, nach der 3. Bestrahlung spontanen Durchbruch.

Kaufmann[2]) sah bei zirkumskripter periurethraler gonorrhoischer Infektion unter Röntgenbehandlung Zerstörung des pathologischen Gewebes mit Resorption.

Bei Röntgendurchleuchtungen von Alveolarpyorrhöen fiel auf, daß der Eiterfluß, die Schmerzen und sonstige Beschwerden nachließen.[3])

Die günstige Beeinflussung der Akne wird mehrfach erwähnt.

Ein von mir beobachteter, anscheinend verzweifelter Fall von Nackenkarbunkel bei einem $62\frac{1}{2}$ jährigen herzkranken Manne, über welchen ich in der Medizinischen Klinik, 1905, No. 52, berichtet habe, gab mir infolge des überraschenden Umschwunges nach der Röntgenbestrahlung Veranlassung, diese Behandlung aufzunehmen.

Auch bei einem mit Karbunkel am Gesäß und linksseitiger Leistendrüsenschwellung erkrankten Soldaten wendete ich eine einmalige Röntgenbestrahlung von 6 Minuten Dauer in 20 cm Abstand mit halbweicher Röhre bei Schutz der Umgebung durch Bleiplatten an, nachdem trotz tiefer Inzision von 5,5 cm Länge die Entzündungserschei-

---

1) Medical Record. 1905. 25. 7.

2) Zentralblatt für Krankheiten der Harn- und Sexualorgane. 1903. Bd. 14. Heft 10.

3) Price Archiv of electrology and radiology. Vol. IV. No. 3. 1904. Ref. Bd. 7 der Fortschritte auf dem Gebiete der Röntgenstrahlen.

nungen und das Fieber bis 39,4 weitergegangen waren; der Karbunkel
hatte eine Länge von 9 cm und eine Breite von 7,5 cm; auch hier
sofort Nachlaß der Spannung und der Pulsbeschleunigung, Aufhören
der Schmerzen, Fieberabfall allmählich bis zur Norm am 3. Tage,
Rückgang der Leistendrüsenschwellung; geringe Neigung zu nekrotischen Prozessen, schleimige Umwandlung des Eiters. Stärkeres, einige
Tage anhaltendes Erythem der Haut in der Umgebung des Karbunkels,
soweit dieselbe nicht durch Blei abgedeckt war.

Ohne jede Inzision kam bei einer nervenschwachen Frau von
55 Jahren ein kleinapfelgroßer Karbunkel im Nacken mit ausgedehnter
brettharter schmerzhafter Anschwellung der Kopfhaut des Hinter-
hauptes, welcher bereits 8 Tage bestanden hatte, nach 9 maliger Bestrahlung, die ersten 3 mal von je 5, sonst je 3 Minuten Dauer in
20 cm Abstand, zur Rückbildung, und zwar namentlich durch schleimige
Umwandlung des Eiters. In den ersten Tagen waren Schmerzen noch
vorhanden und der Allgemeinzustand etwas angegriffen. Nach der
Heilung vorübergehender Haarausfall an der infiltrierten Stelle trotz
Anwendung von Bleiplatten, Narbe nur wie nach einem tiefgehenden
Einschnitt.

Auch ein wallnußgroßer Karbunkel der rechten Nasen- und
Wangenseite mit entzündlicher Schwellung der Umgebung bei einem
92 jährigen Manne ging nach 8 maliger, täglich vorgenommener Bestrahlung von je 4 Minuten Dauer bei 20 cm Abstand in Erweichung
über, ohne daß das Allgemeinbefinden litt und ohne erwähnenswerte
Nekrose; bei dem hohen Alter des Kranken und der Gefährlichkeit
derartiger Eiterungen im Gesicht ein bemerkenswerter Erfolg.

Ueberraschend war die Heilung, und zwar durch Eintrocknen,
bei einer seit Wochen bestehenden und behandelten Furunkulose in
beiden Achselhöhlen mit Drüsenschwellung; die 42 jährige Kranke
wurde 5 mal bestrahlt.

Auch in diesem sowie in den folgenden Fällen betrug die Dauer
einer Sitzung 4 Minuten, der Abstand 20 cm.

Eine Nagelbettentzündung bei einer 26 jährigen Frau bildete sich
nach 2 maliger Bestrahlung zurück, ohne daß es zum Verlust des
Nagels kam.

Zahngeschwüre vergingen allmählich nach 2- bzw. 3 maliger Anwendung von Röntgenlicht.

Eintrocknen wurde oft bei frischen Furunkeln gesehen und schon
nach einmaligem Röntgenisieren, aber die Neigung zum Auftreten
neuer Furunkel ließ sich durch die vereinzelt vorgenommenen Be-
strahlungen nicht beseitigen.

Bei großer Schmerzempfindlichkeit, Drüsenanschwellung und Um-
sichgreifen der Infektion, bei öfteren Rückfällen dürfte daher auch für
Furunkel das Röntgenlicht· als ein sehr geeignetes, das Messer entbehr-
lich machendes Heilverfahren zu empfehlen sein.

Sehr rasches Schwinden einer anscheinend osteomyelitischen Anschwellung am Oberschenkel trat bei einem 13 jährigen Mädchen unter
Fieberabfall nach den zur Herstellung von Röntgenogrammen stattgehabten Durchleuchtungen ein.

Wichtig erscheint der Verlauf eines periproktitischen Abszesses
bei einer kräftigen 32 jährigen Frau von zirka 90 kg Körpergewicht.
Nach 2 maligem Röntgen trat hier eine erhebliche Verschlimmerung
im Krankheitsverlauf ein durch Steigerung der Schmerzen und des
Fiebers bis zu $39{,}6^{0}$ Morgentemperatur und durch eine Verschlechterung des Pulses wie bei Perforationsperitonitis, so daß schnell nach
dem bewährten und wohlbegründeten Wahlspruch unseres hochverehrten
Altmeisters Sr. Exzellenz von Bergmann „ubi pus ibi evacua“ der
Herd durch Operation mit Sphinkterdurchtrennung eröffnet wurde.
Eiter war nur zirka 1 Teelöffel voll in der Abszeßhöhle enthalten.
Der Fall verlief unter ziemlich reichlicher schleimig-eitriger Absonde-
rung bei nach und nach abnehmendem Fieber ohne weitere Komplikation günstig, die Wunde heilte sehr schnell.

Daß hier die anfangs lokalisierte Erkrankung, bei der das All-
gemeinbefinden· nur wenig und der Puls gar nicht verändert war, in
das Bild schwerer Allgemeininfektion umschlug, ist, wenn überhaupt
bei der Dicke des Fettpolsters eine kräftige Wirkung der Röntgenstrahlen anzunehmen ist, vielleicht auf Ueberschwemmen des Körpers
mit den Endotoxinen der infolge des Röntgenisierens zur Auflösung
gekommenen Bakterien zurückzuführen. Es würde dann ein ähnlicher Vorgang sein, wie er nach der Bierschen Stauung bei Behandlung akuter Eiterungen mitunter beobachtet ist. Vielleicht hatten
aber ·in diesem Falle die Bakterien infolge ihrer Menge die Ueber-
macht.

Bei zweifelhaften und anscheinend schweren eitrigen Infektionen
wird also die Röntgenbestrahlung nur sehr vorsichtig zu versuchen
sein, ohne einen nach den allgemein anerkannten Grundsätzen erforder-
lichen operativen Eingriff aufzuschieben, gegebenenfalls erst nach
einem solchen.

Bisher habe ich nur gelegentlich leichte Zellgewebsentzündungen
geröntgt, stets ohne Verschlimmerung zu beobachten; wieweit gegenüber anderen Behandlungsarten ein Vorteil vorliegt, z. B. hinsichtlich
Abkürzung des Verlaufes, darüber könnten nur in größerem Umfange

angestellte Versuche Aufschluß geben, umsomehr, als es an und für
sich eine sehr schwierig zu beurteilende Frage ist.

Erstaunlich ist ja, wie der menschliche Körper schon aus sich
häufig Eiter umwandelt und zum Verschwinden zu bringen vermag,
also nach den jetzigen Anschauungen gewissermaßen sich selbst durch
eigene Schutzimpfungen immunisiert.

Furunkel und Zellgewebsentzündungen vergehen mitunter spontan
bei Kranken, welche einen vorgeschlagenen Einschnitt hinausgeschoben
hatten, ferner auch unter Behandlung mit Spiritusumschlägen, allerdings oft mit längerer Dauer als es nach der Inzision der Fall ist.

Die spontane Resorption eines Hypopyon der vorderen Augen-
kammer ist auch als Beispiel anzuführen, ferner Appendizitisfälle, bei
denen gelegentlich eine Operation die Residuen vorangegangener,
günstig abgelaufener Eiterungsprozesse zeigt.

Eitrige Bauchfellentzündung heilt namentlich bei jugendlichen
Individuen zuweilen aus, ohne daß der Eiter vollkommen oder überhaupt entfernt wurde.

Daß allmählich der Inhalt von Eiterhöhlen seine Giftigkeit und
Gefährlichkeit verliert, beobachtet man bekanntlich bei Operationen
von alten Pyosalpinxsäcken, bei denen das dabei oft unvermeidliche
Platzen dem Bauchfell wenig schadet.

Gewiß sind die Menschen nicht gleichmäßig empfänglich für Eitererreger, und die Eiterungen verlaufen verschieden bei dem schwankenden Gehalt des Blutes der einzelnen Menschen an Antikörpern gegen
die Eitergifte, wie z. B. an Antistaphylolysin und Antileukozidin.

Bei vielen genügen die im Blute vorhandenen Schutzstoffe, um
ein bedrohliches Wachstum der Eitererreger und erhebliche Eiterungen
nicht aufkommen zu lassen, bei anderen hat zu denselben nur noch
etwas hinzuzukommen, um den Ausschlag zur Heilung zu geben und
hierfür umstimmend zu wirken.

Nach meinen bisherigen Versuchen haben die Röntgenstrahlen
diese Wirkung; es gelingt, mit ihnen die Widerstandskraft des Körpergewebes, insbesondere der Eiterzellen, gegen die Gifte der Bakterien
zu heben und die gesamte Zelltätigkeit anzuregen.

Mit in Betracht zu ziehen sind beim Röntgenisieren die vermehrte
Blutzufuhr und die dadurch beschleunigte Resorption, ferner die aus-
trocknende Wirkung der X-Strahlen auf das Serum an der Oberfläche
und die hierdurch zustande kommende Anhäufung lebender Eiterzellen; bei weiter fortgeschrittenem Verlauf auch die direkt mechanische Begünstigung der Eiterentleerung durch schnelleres Abstoßen
bzw. Einschmelzen der oberflächlichen Schichten; ferner der stärkere,

mikroskopisch nachzuweisende Zerfall einzelner, weniger widerstands-
fähiger Eiterkörperchen, welche dem Röntgenlicht besonders ausgesetzt
waren, und die anscheinend hiermit in Zusammenhang stehenden
fermentativen und autolytischen Vorgänge.

Als das wesentlichste Moment sehe ich aber die durch die Röntgenstrahlen erhöhte Zellentätigkeit an. Bewiesen wird dieselbe leicht
durch Beobachtungen im hängenden Tropfen auf erwärmtem Objekttisch.

Im geröntgten Eiter ist die Phagozytose sichtlich gesteigert, ebenso
die Bakteriolyse, letztere in den Zellen und im Serum, während die
Phagolyse aufhört. Die Eiterzellen erhalten in kurzer Zeit das ent-
schiedene Uebergewicht über die allmählich verschwindenden Bakterien.

Geröntgtes, außer einigen Eiter- und Blutkörperchen Gonokokken
enthaltendes Serum erweist sich als bakterizid und agglutinierend, und
zwar auch gegen zugesetzte, sehr bewegliche, aus altem Urin eines
Blasenkranken gezüchtete Bakterien, während im nicht geröntgten
frischen oder im Brutschrank aufbewahrten Serum auch nach Röntgen
der erwähnten Bakterien diese Erscheinung nicht auftritt.

Für die Beeinflussung der Zelltätigkeit im Sinne eines kräftig
andauernden Reizes kann ich außer dem beschriebenen mikroskopischen Bilde das Verhalten von Pflanzensamen gegenüber dem gleichen
Röntgenisieren von 4—8 Minuten Dauer in 20 cm Abstand anführen.

Der geröntgte Samen von Bohnen, Radieschen, Kresse, Kürbis
und Gurken geht nachgewiesenermaßen schneller auf und gibt kräf-
tigere Pflanzen und kommt eher zur Blüte als der ungeröntgte.

Bei Radieschen, welche auf nebeneinanderliegende, gleich be-
arbeitete Beete ausgesät waren, fiel dieser Unterschied besonders auf,
ferner bei Bohnen.

Es ist daher die Annahme berechtigt, daß die Röntgenstrahlen
auch auf die Eiterkörperchen einen anreizenden, die Sekretion und
gesamte Zelltätigkeit und dadurch die Bildung und Abgabe von
Schutzstoffen steigernden Einfluß ausüben und somit den Organismus
in seinem Kampfe gegen die Krankheitserreger unterstützend, auf die
natürlichen Heilungsvorgänge fördernd einwirken.

Die bei abgegrenzten Eiterungen, insbesondere schweren Karbun-
keln, klinisch gewonnenen günstigen Ergebnisse erscheinen nunmehr
unserem Verständnisse nähergebracht.

# VIII.

(Aus der geburtshilflich-gynäkologischen Universitätsklinik
der Königl. Charité.)

## Zur Frage der akuten Magenerweiterung
## und des arterio-mesenterialen Darmverschlusses an der
## Duodeno-Jejunalgrenze.

Von

**Stabsarzt Dr. Fritz Kayser,**

Dozenten an der Akademie für praktische Medizin in Cöln, früherem Assistenten der Klinik.

(Mit 2 Textfiguren.)

Das wissenschaftliche Interesse an der akuten Magenerweiterung
einem der aktuellsten Kapitel aus den Grenzgebieten der Chirurgie
und inneren Medizin — gehört ausschließlich unserer Zeit an. Vereinzelte in der Literatur vor dem Jahre 1890 sich findende Mitteilungen
[Miller[1]) 1853; Erdmann[2]) 1868; Fagge[3]), Gross 1873; Morris[4])
1883; Hunter[5]) 1887; Albu[6])] geben das Krankheitsbild lediglich
als Kuriosität kasuistisch wieder. Erst als Riedel[7]) den Symptomenkomplex als Morbus sui generis scharf charakterisierte, fand das
Leiden wissenschaftliche Würdigung; erst seit 1896 datiert der Versuch
einer Deutung des dunklen Bildes.

Es liegt gewiß die Annahme nahe, daß wie immer vor der
Kreierung neuer Krankheitsgruppen einschlägige Beobachtungen nicht

---

1) **Miller-Humby**, Transactions of the Pathol. Society of London. 1853.
Vol. IV.

2) **Erdmann**, Virchows Arch. f. path. Anat. 1868. Bd. 43. S. 295.

3) **Fagge**, Hilton, Guys Hospital Reports. 1873. Vol. XVIII.

4) **Morris**, Transact. of the Path. Society of London. 1883. Vol. XXXIV.

5) **Hunter**, The med. Record. New-York. 1887. Vol. XXXII.

6) **Albu**, Deutsche med. Woch. 1896.

7) **Riedel**, Chirurg. Behandlung der Gallensteinkrankheit. Handb. d. spez.
Therapie innerer Krankh. Bd. 4. S. 133.

richtig gedeutet und dadurch zahlreiche Erkrankungsfälle nicht erkannt
wurden, zumal die Erscheinungen der akuten Magenerweiterung klinisch
oft nur schwer von denen eines Darmverschlusses oder einer Perforationsperitonitis geschieden werden können; auch bei Sektionen wird
vielfach die Magenerweiterung — so könnte man weiterhin annehmen
— als sekundäre Erscheinung, vielleicht als Teilerscheinung lokaler
peritonitischer Prozesse aufgefaßt worden sein. Wenn wir aber im
ganzen bis jetzt etwa 60 Beobachtungen, unter denen zudem mehrere
in ihrer Deutung nicht völlig einwandfreie Abortivfälle eingerechnet
sind, besitzen, so dürfen wir schließen, daß die akute Magenerweiterung, wie bereits Boas[1] 1894 betonte, zu den großen Seltenheiten gehört. Sind doch andererseits die Erscheinungen der Erkrankung so akut einsetzende und stürmische und der Sektionsbefund ein
derart charakteristischer, daß das Leiden, nachdem es zur allgemeinen
Kenntnis — vor allem der chirurgisch tätigen Aerzte — gekommen ist,
.sich der richtigen Deutung, wenigstens in obductione, nicht mehr entziehen dürfte. Zumeist handelt es sich um eine enorme Ausdehnung des
Magens. Kausch[2] hebt besonders hervor, daß in der Sammlung des
Breslauer Pathologischen Instituts sich nur ein Magen eines Patienten,
welcher einem das Duodenum komprimierenden Karzinom des Pan-
kreaskopfes erlag, befindet, welcher in seiner Größe ungefähr dem
bei der akuten Magenerweiterung beobachteten Bild entspricht. Da
das Krankheitsbild in der Art seines Auftretens und seines meist
jeder Behandlungsmethode trotzenden Verlaufs ein ungemein eindrucks-
volles zur Mitteilung geradezu anregendes ist, dürfen wir auch annehmen, daß nur wenige Fälle der Kasuistik verloren gegangen sind.
Dazu kommt, daß gerade in der Bauchchirurgie besonders erfahrene
Operateure, wie mir aus persönlicher Rücksprache bekannt ist, das
Symptomenbild, wenigstens in seiner klassischen Form, überhaupt
nicht oder, wie z. B. Körte, nur einmal gesehen haben.

Trotz dieser Seltenheit des Leidens gestatten doch die bis jetzt
gemachten Erfahrungen eine allgemeine Besprechung.

Das Geschlecht scheint die Bedeutung eines wesentlichen ätiologischen Faktors nicht zu besitzen. Die Zahl von 28 Fällen, bei welchen
ich genauere Angaben finde, ist zu gering, um auf ihr statistische
Schlüsse zu basieren. Immerhin ist bemerkenswert, daß unter diesen
sich nur 10 Frauen befinden, die Männer somit sichtlich prävalieren.

Die zwei ersten Dezennien disponieren anscheinend in beson-

---

1) Boas, Deutsche med. Woch. 1894.
2) Kausch, Ueber Magenektasie bei Rückenmarksläsion. Mitteil. aus den
Grenzgeb. d. Med. u. Chir. 1901. Bd. 7.

derer Weise zur Erkrankung. Die Disposition nimmt vom 30. Lebensjahre rasch ab, derart, daß in der Literatur nur über einen Fall, welcher das 50. Lebensjahr überschritten hat, berichtet wird. Ob die 69 jährige Patientin Kundrats [1]), welche, einer Embolie der Lungenarterie erlag, dem typischen Bild der akuten Magenerweiterung zugezählt werden darf, muß dahingestellt bleiben, da das bei ihr beobachtete Kotbrechen bei der akuten Magenerweiterung fehlt.

Die Erkrankung setzt bei Patienten, welche vorher zumeist irgend welche Magenstörungen meist nicht gezeigt haben, akut ein. Allgemeines schweres Uebelbefinden, heftiges stürmisches Erbrechen eröffnet die Szene. Der Leib bläht sich unter dem Gefühl schmerzhafter Völle auf. Starker Durst quält den Kranken. Rasch entwickelt sich unter fortdauerndem Erbrechen ohne Steigerung der Körpertemperatur ein Zustand schwersten körperlichen Verfalls. Der Puls wird klein, fliegend, bis auf 140—160 Schläge steigend; die Atmung beschleunigt; die Zunge trocken, rissig; der Urin spärlich, hochgestellt. Die Schleimhäute werden livide; die Augen sinken ein; die Temperatur sinkt unter die Norm. In den relativ wenigen geheilten Fällen klingen die Erscheinungen ganz allmählich ab; zumeist erfolgt nach wenigen Stunden bis zu 5 Tagen der Tod. Nur zwei Fälle haben den 11. [Meyer [2])] und 13. [Bäumler [3])] Tag erlebt.

In einzelnen Zügen bietet das im großen und ganzen gut charakterisierte Krankheitsbild mannigfache Abweichungen.

Das Erbrechen fehlt in seltenen Fällen (Kehr); vereinzelt tritt es erst nach einigen Tagen (2 Tage bei Kundrats Fall; 3 Tage bei dem Fall von Boas) ein.

Das Aussehen der erbrochenen Massen ist ein wechselndes. Zumeist war es rein gallig, oft gashaltig, wiederholt bräunlich-schwarz. Diese Färbung beruht mit Wahrscheinlichkeit auf der Beimengung von Blut, welches in mehreren Fällen [Brown [4]), Riedel, Kelling [5]), Neck [6])] teils spektroskopisch, teils mikroskopisch festgestellt wurde. Die Quelle der Blutung ist bis jetzt nicht einwandfrei nachgewiesen, denn fast immer

---


1) Kundrat, Ueber eine seltene Form der inneren Inkarzeration. Wien. med. Woch. 1891.

2) Meyer, Virchows Archiv. 1899. Bd. 115.

3) Bäumler, Münch. med. Woch. 1901. S. 657.

4) Brown, Ref. in der Deutsch. med. Woch. 1893. S. 1344.

5) Kelling, Ueber den Mechanismus der akuten Magendilatation. Verh. d. Deutsch. Ges. f. Chir. 1901.

6) Neck, Sammelref. im Zentralbl. f. d. Grenzgeb. d. Med. u. Chir. 1905. No. 14. S. 529.

zeigte sich eine makroskopisch intakte Schleimhaut; auch mikroskopisch hat man wohl kleinzellige Infiltration und frische Blutungen im Gewebe nachgewiesen, aber nie eine Verletzung des Epithelbelags beobachtet.

Der Abgang von Flatus und Stuhl verhielt sich bei den einzelnen besonders auch bei den postoperativen Fällen verschieden. Er sistiert regelmäßig nur bei der Frühform d. h. bei den Fällen, bei welchen die Erkrankung im unmittelbaren Anschluß an einen operativen Eingriff auftritt. Ich glaube, daß wir die Erklärung Müllers[1]) als befriedigend ansehen können, welcher annimmt, daß der Abgang von Darminhalt post operationem infolge der durch Abführmittel erzielten Entleerung des Darmrohres, welches einige Tage nach der Operation durch Aufnahme von Nahrung oder der Sekrete der Magen- und Darmschleimhaut wieder gefüllt ist, unterbleibt. Jedenfalls weisen einige, wenn auch vereinzelte Beobachtungen einer Stuhlentleerung während des Krankheitsverlaufs darauf hin, daß wir es mit einer allgemeinen Parese des Darms nicht zu tun haben.

Besondere Beachtung verdient die Menge des Erbrochenen. Sie ist außerordentlich groß und übertrifft die eingeführte Flüssigkeitsmenge meist um ein Bedeutendes, so daß einzelne Autoren (Morris) geradezu eine Gastrorrhoe annehmen. Das Symptom ist zweifellos bei einer Reihe von Fällen auch ohne diese Hypothese erklärbar. Wir wissen aus den Versuchen Leubes, daß der Magen unter normalen Verhältnissen bis 30 Liter Flüssigkeit pro die produziert. Die Resorption dieser Flüssigkeit findet nach den experimentellen Feststellungen von Moritz und v. Mering zum größten Teile im Darm, nur zu einem verschwindend kleinen Teil im Magen statt. Da, wie wir sehen werden, bei der akuten Magenerweiterung gleichzeitig ein Verschluß des Dünndarms, welcher einen Uebertritt des Mageninhalts in den Darm nicht gestattet, häufig sich findet und somit die Resorption von seiten des Darms fortfällt, so würde sich auch bei der Annahme nicht wesentlich gesteigerter sezernierender Tätigkeit der Magenschleimhaut die Anhäufung einer großen Flüssigkeitsmenge im Magen erklären.

Zwei Erscheinungen finden jedoch bei dieser Annahme keine genügende Erklärung: In verschiedenen Mitteilungen (Morris, Boas, Kelling, Staffel u. a.) wird ausdrücklich der große Durst hervorgehoben, welcher die Patienten auf das unerträglichste peinigte. „Der Kranke klagte fortwährend über furchtbaren Durst" sagt Staffel[2]) in sehr bezeichnender Weise. Subkutane und intravenöse Kochsalzinfusionen,

---

1) Müller, Deutsche Zeitschr. f. Chir. 1900. Bd. 56.
2) Staffel, Sammlung klin. Vorträge. 1889. No. 342.

deren prompte durststillende Wirkung wir so oft bei Laparotomierten zu sehen Gelegenheit haben, schaffen ebenso wie rektale Eingiessungen (wenngleich die zumal in das Unterhautzellgewebe eingeführte Flüssigkeit von dem Körper nach Art eines trockenen Schwammes aufgesogen wird) nur vorübergehende Linderung oder versagen vollständig. — Diese ganz ungewöhnliche Erscheinung, auf welche meiner Ansicht nach bis jetzt mit Unrecht kein besonderes Gewicht gelegt worden ist, bildet in den meisten Fällen ein durchaus pathognomonisches Symptom, welches bei keiner anderen Erkrankung sich findet.

Weiterhin wird unter den objektiven Symptomen wiederholt über einen enormen Gewichtsverlust berichtet. Dieser dürfte wohl in den meisten Fällen beobachtet sein, wenngleich natürlich die schwerkranken, oft schon nach 2 bis 3 Tagen moribunden Patienten nur in den wenigsten Fällen einer exakten Wägung unterzogen worden sind. Das Bild schwerster Kachexie entwickelt sich so rasch, wie wir es in dieser Erscheinungsform nur bei schweren inneren Blutungen und bei Vergiftungen sehen. Interessant ist die Angabe Kellings, dessen Patient in 14 Tagen 19 Pfund an Körpergewicht verlor.

Diese Beobachtungen machen in ihrer Verbindung die Annahme wahrscheinlich, daß ein sehr starker Flüssigkeitsverlust stattfindet. Denn die rapid eintretende Gewichtsabnahme kann nur aus einem Verlust der Gewebssäfte, jedenfalls nicht aus einem Zurückgehen des Parenchyms erklärt werden. Es kommt hinzu, daß gerade in den Fällen, in welchen auf dem Wege der subkutanen Infusion und des Klysmas reichliche Flüssigkeit dem Körper zugeführt wurde, die Trockenheit der Muskulatur als sinnenfälliger Befund bei der Sektion konstatiert wurde. Man geht wohl nicht fehl in der Annahme, daß die Flüssigkeit infolge der enorm gesteigerten Magensekretion dem Organismus verloren geht. Auch Bäumler hebt ausdrücklich die rasche Ansammlung von Flüssigkeit im Magen hervor, obwohl sofort mit dem ersten Auftreten der Erscheinungen die Flüssigkeitszufuhr möglichst beschränkt und die Nahrung vorwiegend per rectum zugeführt wurde. Daß unter anormalen sekretorischen Verhältnissen eine derartige Flüssigkeitsausscheidung in den Magen tatsächlich statthat, ergibt sich aus analogen Beobachtungen, welche auf der I. medizinischen Klinik an Tabikern gemacht wurden[1]). In einzelnen Fällen gaben diese Patienten während gastrischer Krisen eine derartige Flüssigkeitsmenge

---

[1]) Nach persönlicher Mitteilung des Herrn Prof. M. Michaelis, früheren Assistenten der Klinik.

in den Magen ab, daß vereinzelt eine Gewichtsabnahme bis zu 15 Kilo in 7 Tagen konstatiert werden konnte.

Wenn wir somit der Annahme einer Gastrorrhoe in diesem Sinne durchaus uns anschließen, so scheint uns doch der Erklärungsversuch von Morris, welcher in der Gastrorrhoe die wesentliche Ursache der Erkrankung sieht, durchaus unwahrscheinlich. Abgesehen von später zu erörternden Gründen ist nicht einzusehen, weshalb der Magen, wenn nur seine sekretorische Funktion gelitten hat, sich der in ihm angesammelten Flüssigkeit nicht entledigen sollte.

Der Tod erfolgt unter den Zeichen rapid einsetzender Entkräftung im Kollaps. Jürgensen[1]) hat in einem Fall hochgradiger Erweiterung des Magens, bei dem der Tod unter schweren Hirnerscheinungen eintrat, das tödliche Ende auf eine Selbstvergiftung (eine endogene Toxikose im Sinne v. Jackschs) bezogen. Der Fall Jürgensen stellt jedoch eine genuine akute Magenerweiterung nicht vor, da es sich um eine organische Stenose des Pylorus handelte. Wenngleich theoretisch zugegeben werden muß, daß der chemisch veränderte, in einzelnen Fällen (Boas, Heine) sogar schwefelwasserstoffhaltige Mageninhalt toxisch zu wirken geeignet ist, können wir nach den klinischen Erscheinungen eine derartige Vergiftung, welche auch Kundrat zur Erklärung heranzieht, nicht annehmen. Die Beobachtung Albus, welcher seinen Patienten unter Vergiftungssymptomen (Apathie, Benommenheit, Delirien) zugrunde gehen sah, ist eine ganz vereinzelte. Im allgemeinen zeigen die Patienten weder nervöse Symptome noch das Bild der Somnolenz, wie wir es bei Vergiftungen sehen. Bei schwerem allgemeinen Krankheitsgefühl besteht meist bis ante finem ein ungetrübtes klares Bewußtsein, meist auch ohne den Ausdruck des Wachen und Angstvollen, wie wir ihn bei dem Peritonitiker sehen. Es ist ein Tod unter den Symptomen hochgradiger Schwäche, wie er bei Patienten mit Carcinoma oesophagi, welche dem Hungertode erliegen, beobachtet wird. Nach dem klinischen Bild liegt es somit am nächsten, die enorme Austrocknung der Gewebe, deren schädigende Wirkung naturgemäß eine um so größere ist je rascher sie einsetzt, als Todesursache anzusprechen.

Der Leib der Patienten ist in den meisten Fällen im ganzen aufgetrieben, sehr selten weich und eindrückbar (Riedel); nur vereinzelt ist eine Auftreibung des Unterleibs [Heine[2]), Bäumler, Fränkel[3])]

---

1) Jürgensen, Tod unter schweren Hirnerscheinungen bei hochgradiger Erweiterung des Magens. Deutsch. Arch. f. klin. Med. Bd. 60. 1898.

2) Heine, Wien. med. Woch. 1900.

3) Fränkel, Deutsch. med. Woch. 1904. S. 155.

beschrieben. Die Dämpfungsfigur zeigte in den einzelnen Fällen eine verschiedene Form; einmal ist eine den ganzen Bauch einnehmende von der Leber bis zur Schamfuge reichende Dämpfung erwähnt (Müller).

Aus diesen wechselnden Befunden erklären sich die vielfachen diagnostischen Irrtümer. In dem Fall Bennetts[1]) und Kellings war die Diagnose „Perforationsperitonitis" gestellt worden. In dem Fall Kirchs[2]) hatte der Nachweis eines großen gedämpften fluktuierenden Bezirks in der Unterbauchgegend zur Diagnose „abgesacktes peritoneales Exsudat infolge Durchbruchs eines geschwürigen Prozesses" Veranlassung gegeben. Der Patient wurde nur durch den Umstand, daß ein zweiter hinzugezogener Art das Bild der akuten Magendilatation aus der Literatur kannte und die Diagnose stellte, vor einem nutzlosen oder vielmehr schädlichen Eingriff bewahrt; auch Körte[3]) stellte die Diagnose „Perityphlitis". Die Gefahr einer falschen Diagnose ist besonders groß, wenn, wie in dem Fall Kehrs[4]), Singultus ohne Erbrechen besteht. Solcher Fehldiagnosen sich zu erinnern, ist für den Diagnostiker gewiß von besonderer Bedeutung.

Riedels charakteristische Schilderung des Befundes, welchen der Operateur in der Annahme einer foudroyanten Peritonitis nach Eröffnung des Leibes erhebt, entspricht im allgemeinen auch dem Befund, welchen uns die Sektion bietet: „Man findet keine Spur von Sekret oder auch nur Belag auf den Intestinis; statt dessen drängt sich der dunkelblaurote enorm gespannte und dilatierte Magen aus der Wunde heraus. Zwei gewaltige armdicke Schläuche liegen nebeneinander; von der Kardia geht der linksseitige bis zum Lig. Poup. sin. herunter, um dort unter spitzem Winkel in den rechtsseitigen überzugehen, der fast in sagittaler Richtung nach oben zum Pylorus verläuft; zwischen beiden liegt in extremer Weise angespannt das kleine Netz."

Diese fast in allen Obduktionsbefunden bestätigte Schilderung des Befundes bedarf insofern einer Ergänzung, als in dem größten Teil der Fälle eine gleichzeitige Erweiterung des Dünndarms nachgewiesen werden konnte derart, daß an einer nach den Angaben der Literatur an der Leiche bisher meist nur ungenau bestimmten Stelle das Lumen des Dünndarms eine hochgradige Verengerung oder eine vollkommene Verlegung zeigte. Abgesehen von einer noch zu erwähnen-

---

1) Bennett, Principles and practice of medicine under diseases of the respiratory system.
2) Kirch, Deutsch. med. Woch. 1899.
3) Körte, Deutsch. med. Woch. 1904. S. 1554.
4) Kehr, Arch. f. klin. Chir. 1899. Bd. 58. S. 632.

den Beobachtung (Bäumler) fanden sich in keinem Fall ulzerative Prozesse, Geschwülste oder Narben, welche zu einer Stenose geführt hatten. Der Fall von Jürgensen, bei welchem ungefähr 1 cm unterhalb des Pylorus eine ringförmige konstringierende Narbe von bindegewebiger Beschaffenheit bestand, kann somit, wie bereits erwähnt, dem genuinen Krankheitsbild nicht subsumiert werden, so ähnlich sich bei der Sektion im übrigen das pathologisch-anatomische Substrat zeigte; klinisch bietet allerdings die Beobachtung insofern ein interessantes Vergleichsobjekt, als sie zeigt, daß sich bei einer schon bestehenden chronischen Magenerweiterung infolge organischer Duodenalstenose unter den gleichen klinischen Symptomen eine akute Magendilatation ausbilden kann.

Eine zweite Ergänzung des von Riedel am Lebenden beschriebenen Befundes ergibt die Feststellung der Sektion, daß die Dünndärme häufig zusammengezogen und leer im kleinen Becken sich fanden; im Fall Bäumlers hatte sich der ganze Dünndarm, und zwar insbesondere der obere Dünndarm, in das kleine Becken gesenkt. Im übrigen zeigten sich in den einzelnen Fällen bei der Sektion verschiedentlich differente Nebenbefunde: es wurden Nephritis interstitialis, Nephritis parenchymatosa, Verkleinerung der Leber und der Milz, Bronchopneumonie, Atrophia fusca cordis, Myokarditis, Pankreasatrophie u. a. festgestellt. Diese Befunde sind offenbar, wenn überhaupt, für Pathogenese und Klinik der akuten Magenerweiterung nur von mittelbarer Bedeutung.

Ein Ueberblick über die Symptomatologie der akuten Magenerweiterung, die Befundergebnisse bei der Eröffnung des Leibes in vivo und in mortuo ergibt somit, daß es sich trotz vielfacher Abweichungen in den einzelnen Fällen um ein gut umgrenztes Krankheitsbild handelt. So gewinnt auch die Frage nach der Entstehung des Leidens eine allgemeinere und besondere Bedeutung.

Die naheliegende Annahme, daß die akute Magenerweiterung, welche im Anschluß an Laparotomien auftritt, Teilerscheinung einer lokalen Peritonitis oder einer peritonealen Reizung darstellt, gibt keine Erklärung. Eine Peritonitis wird von den Obduzenten ausdrücklich in Abrede gestellt; die essentielle Lähmung des Intestinaltraktus (Ileus paralyticus) kann zur Erklärung nicht herangezogen werden, da eine allgemeine Darmlähmung weder klinisch noch in obductione nachgewiesen wurde. Auch die neuerdings von Arndt[1]) beschriebene Beobachtung, daß in einzelnen Fällen, besonders solchen, welche in Beckenhochlage-

---

1) Arndt, Das Eserin in der Behandlung der postoperativen Darmparalyse. Zentralbl. f. Gyn. 1904. No. 9.

rung operiert wurden, die postoperative Paralyse den Magen mehr als
den Darm beteiligt, kann in dieser Beziehung nicht verwertet werden.
Zudem ist die akute Magenerweiterung bei diesen Fällen häufig genug
beobachtet, nachdem mehrere Tage nach der Operation volles Wohlbefinden bestanden hatte und die durch die Schädlichkeiten des operativen Eingriffs hervorgerufene Darmparese längst überwunden war.
Schließlich aber stehen den nach Operationen in der Bauchhöhle gemachten Beobachtungen „reine Fälle" [v. Herff[1])] gegenüber, d. h.
solche, bei denen der operative Eingriff fernab von der Bauchhöhle
vorgenommen wurde, das Peritoneum somit einer direkten operativen
Schädlichkeit gar nicht ausgesetzt war.

Die Zahl derartiger Mitteilungen ist keine kleine: so beobachtete
Goodhardt[2]) das Leiden nach einer Exartikulation im Hüftgelenk und
nach einer Knieresektion, Morris nach einer Resektion des Fußgelenks,
Schnitzler[3]) nach einem Redressement hochgradiger Genua valga, Albrecht[4]) nach einer Amputatio mammae und einer Resectio cubiti wegen
Tuberkulose, Box und Wallace[5]) bei einem Mann, bei dem wegen sep-
tischer Entzündung eines Beines die Amputatio femoris vorgenommen
war, Müller bei der Operation eines Spitzfußes und einer Kniegelenkskontraktur.

Man war naturgemäß geneigt, in diesen Fällen als ursächliches
Moment die Narkose heranzuziehen und zwar vor allem die Chloroformnarkose, welche fast ausschließlich in Anwendung kam. Die
Debatten über die Wirkung des Chloroforms in bezug auf die Auslösung des Symptomenbildes nehmen in den einschlägigen Mitteilungen
einen breiten Raum ein. Gegenüber den Theorien, welche eine Einwirkung des Chloroforms auf zentrale Nervenbezirke (Vagus, Sympathikus) supponieren, betont vor allem v. Herff die Ansicht, daß mit
hoher Wahrscheinlichkeit in erster Linie die peripheren Nervenendigun-
gen, insbesondere die motorischen geschädigt würden. Er geht dabei von
der Annahme aus, daß analog den Untersuchungen Hitzigs und Alts
über das Morphium, Schlangen-, Bakteriengifte etc. der Magen ein
Ausscheidungsorgan für das Chloroform darstellt. Das ausgeschie-
dene Chloroform bzw. dessen Umwandlungsprodukte schädige die
peripheren motorischen Nervenapparate und zwar nicht nur die des

---

1) v. Herff, Zeitschr. f. Geb. u. Gyn. 1900. Bd. 44.
2) Goodhardt, Transactions of the Patholog. Society of London. 1883.
Vol. XXXIV. p. 88.
3) Schnitzler, Wiener klin. Rundschau. 1895.
4) Albrecht, Virch. Arch. f. pathol. Anat. Bd. 156.
5) zit. n. Robson. Lancet 1900. Vol. I. p. 832.

Magens, sondern auch des Duodenums; aus der Tatsache, daß die nach der Chloroformnarkose erbrochenen Massen stets gallenhaltig seien, könne man ohne weiteres schließen, daß nicht nur der Pförtner, sondern auch der Anfangsteil des Duodenums in seiner motorischen Funktion durch das Chloroform beeinträchtigt würde. In ähnlicher Weise würde man auch einen von Neck[1] beobachteten Fall erklären können, bei dem zwei Stunden nach Verabreichung von 0,1 g Veronal unter heftigem Erbrechen eine akute Magenerweiterung sich ausbildete.

Der Erklärungsversuch kann nicht befriedigen, da er in den Fällen, bei welchen es mehrere Tage nach der Operation zur Entwicklung des Leidens kam, die unverständliche Voraussetzung macht, daß erst nach Ablauf einer Zeit, welche jedenfalls zur Ausscheidung des im Körper befindlichen Chloroforms genügte, die Erscheinungen einer Schädigung des Magens auftreten. Die Annahme, daß es sich in diesen Fällen um eine explosivartige vielleicht durch Zuführung von Speisen und Getränken bedingte Steigerung einer seit der Operation bestehenden latenten Erkrankung handelt, wird hinfällig, da in vielen Fällen ausdrücklich hervorgehoben wird, daß während der ersten Tage nach der Operation völliges Wohlbefinden bestand. Akutes Einsetzen mitten in voller Gesundheit ist vielfach ein Charakteristikum des Bildes. Diese Beobachtung macht es von vornherein unwahrscheinlich, daß grobanatomische Veränderungen der Magenwand d. h. Degenerationen des Protoplasmas, welche als Spätwirkung des Chloroformgiftes aufgefaßt werden könnten, die Entstehungsursache abgeben können. Dementsprechende anatomisch-histologische Befunde fehlen auch bis jetzt durchaus; in dem Befundprotokoll Orths, welcher die histologische Untersuchung in dem Fall Meyers vornahm, wird dagegen ausdrücklich hervorgehoben, daß pathologische Prozesse der Magenwand nicht bestanden.

Ob und welche ursächliche Bedeutung der Chloroformnarkose sonst zukommt, steht noch dahin. Berücksichtigen wir die Tatsache, daß die akute Magenerweiterung in einer stattlichen Anzahl von Fällen nach akuten Infektionskrankheiten wie nach Scharlach (Albu), Typhus (Bäumler), Pneumonie, Tuberkulose (in etwa $1/_3$ der Fälle) beobachtet wurde, also bei Patienten, bei welchen wir einen schlechten Ernährungszustand, ein Darniederliegen der allgemeinen vegetativen Funktionen voraussetzen können, so dürfen wir vielleicht annehmen, daß lediglich in der allgemeinen Schwächung des Körpers und in der besonderen Alteration der Magenmuskulatur durch das postnarkotische Erbrechen die schädigende Wirkung der Chloroformnarkose begründet

---

1) Neck, Zentralbl. f. d. Grenzgebiete d. Medizin u. Chirurgie. 1905. S. 614.

liegt. Wir gewinnen auch von klinischen Gesichtspunkten ein Verständnis für das Wesen dieser Wirkung, wenn wir uns der Leubeschen Feststellungen erinnern, nach welchen akute und chronische Krankheiten verschiedener Art stets zu einer Herabsetzung des Tonus der Magenmuskulatur und deren Motilität führen.

Selbstverständlich können diese Ursachen nur im Sinne prädisponierender Momente Verwertung finden. Das innere Wesen der Erkrankung erklären sie nicht. In dieser Beziehung erscheint es mir von besonderer Bedeutung, die Fälle heranzuziehen, bei denen neben der Magenerweiterung gleichzeitig eine Erweiterung des Duodenums bestand. Sie entsprechen im großen und ganzen einem bekannten Symptomenbild der älteren Literatur: dem sog. arterio-mesenterialen Dünndarmverschluß an der Duodeno-Jejunalgrenze.

Es ist für den, welcher sich mit der Betrachtung der akuten Magenerweiterung näher beschäftigt, eine eigentümliche Erscheinung, daß grade in den letzten Jahren, welche uns eine Anzahl guter Beobachtungen gebracht haben, diese Fälle nicht zum Ausgangspunkt kritischer Erörterungen genommen sind. Denn abgesehen davon, daß es einen eignen Reiz hat, Syndromenreihen vergleichend zu prüfen, welche in der Akuität ihres Eintritts, in ihrem Verlauf und in ihrem Abschluß soviel übereinstimmende Züge tragen, kann die Frage bezüglich des Zusammenhangs beider Erkrankungen wenigstens nach der vorliegenden Literatur bisher noch keineswegs als abgeschlossen gelten. Es ist bezeichnend, daß zwei Autoren, welche sich jüngst eingehend mit dem Gegenstand beschäftigt haben, auf Grund ihrer in dem gleichen Heft der Deutschen Zeitschrift für Chirurgie[1]) niedergelegten Erfahrungen zu den entgegengesetzten Anschauungen bekennen. Stieda nimmt eine akute Atonie des Magens bzw. des Duodenums zur Erklärung an; Müller meint, daß „die Kompression des Duodenums stets der Anfang der verhängnisvollen Kette sei". Auch die letzten Erörterungen der Frage, vor allem die experimentellen Arbeiten Kellings und Brauns[2]) haben unseres Erachtens eine abschließende begründete Beurteilung der Frage nicht gebracht.

Die Annahme eines hochsitzenden Darmverschlusses als Ursache des Krankheitsbildes geht auf Rokitansky[3]) (1842) zurück. Rokitansky schreibt: Die Inkarzeration ist durch Druck bedingt, welchen eine Darmpartie und ihr Gekröse auf ein Darmstück ausübt, indem sie auf diesem lastet und dasselbe von vorne nach der hinteren starren

---

1) Deutsche Zeitschr. f. Chir. 1900. Bd. 56.
2) Braun, Deutsche med. Wochenschr. 1904. S. 1553.
3) Rokitansky, Handb. d. spez. path. Anat. (1. Aufl.) 1842. Bd. 2. S. 215.

Bauchwand hin komprimiert. Wie die Erfahrung lehrt, so ist es der
beweglich an einem häufig kränkhaft verlängerten Gekröse nach der
Bauchhöhle herablastende Dünndarm, welcher eben mittelst seines
Mesenteriums ein Darmrohr zusammendrückt. Hierher gehört die
Kompression des unteren Querstücks des Duodenums durch das Dünn-
darmgekröse und zwar durch die in die Gekröswurzel eintretende
Art. mes. sup. mit dem sie umstrickenden Nervenplexus (s. Fig. 1;
schematisch).

Fig. 1.

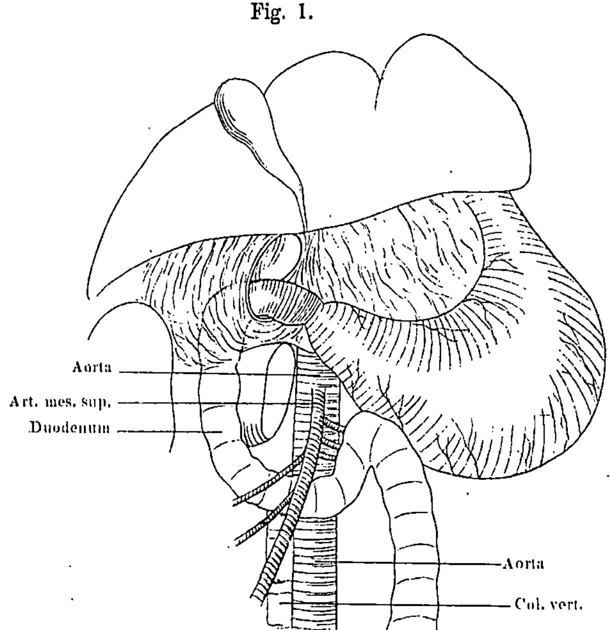


Glénard[1]) wies darauf hin, daß parallel mit der Art. mes. sup.
eine reichliche Menge von Bindegewebsbündeln zieht, welche als „das
eigentliche Aufhängeband" des Dünndarms bezeichnet werden dürfen;
anscheinend ohne die Theorie Rokitanskys zu kennen, erbrachte er
eine Begründung der Hypothese der besonderen Gefährdung der
Duodeno-Jejunalgrenze durch den Nachweis, daß der in das kleine
Becken gesunkene leere Dünndarm mit einem Gewichtszug von 500 g
auf der Duodenalwurzel lastet.

Als weiteren wichtigen Faktor glaubt Kundrat[2]) die Form des
Mesenteriums heranziehen zu müssen. Nach Kundrats Ansicht zeigt
das normale Mesenterium die Gestalt eines entfalteten Fächers. Je
mehr der Fächer geschlossen ist, desto mehr wird die Zugrichtung

---

1) Glénard, De l'Enteroptose. Presse méd. belge. 1889.
2) l. c.

des Mesenteriums gegen die Wirbelsäule gerichtet, derart, daß eine zur Stenose prädisponierte Stelle des unter ihm liegenden Darmrohres geschaffen wird. Man kann sich in der Tat leicht vorstellen, daß die Mesenterialwurzel an sich um so eher einen zirkumskripten und dadurch besonders wirksamen Druck auszuüben vermag, je schmaler, bandartiger und konsistenter sie sich darstellt. Kundrat nimmt weiter an, daß schlaffe Bauchdecken und gasleere zusammengezogene Darmschlingen Voraussetzung für den Eintritt eines wirksamen Verschlußmechanismus sind.

Schnitzler[1]) fügte diesen prädisponierenden Faktoren als weiteres begünstigendes Moment eine Lordose der Lendenwirbelsäule hinzu. Ihre Bedeutung wird eine um so größere sein, je tiefer das Duodenum gelagert ist. Schnitzler weist ferner darauf hin, daß nach Versuchen am Kadaver eine stärkere Torsion der Mesenterialwurzel, besonders nach rechts, ätiologisch von Bedeutung sein könne.

Albrecht[2]) fand, daß, wenn man bei einer in Rückenlage befindlichen Leiche am Mesenterium einen Zug in der Richtung der Längsachse des Körpers nach unten und hinten ausübt, man durch Einführen eines Fingers ins Duodenum sich leicht von der wahrscheinlich bereits physiologisch vorhandenen Abflachung des Darmlumens überzeugen kann. „Die Fingerspitze schnappte wie ein zwischen Daumen und Zeigefinger eingepreßter Zwetschgenkern zurück". Die Art. mes. sup. ist bei diesem Versuch als deutliches strangartiges Gebilde zu erkennen. Der vom Jejunum eingeführte Finger palpiert einen Blindsack, dessen Boden von der Art. mes. sup. begrenzt wird. Wirkt auf das Mesenterium der Leiche, welches von seinem Darm getrennt ist, ein Gewichtszug von 2 kg ein, so ist ein sehr starker Druck des in den Dünndarm einströmenden Wassers notwendig, um das Wasser in das Jejunum einzutreiben.

Müller[3]) zeigte in ergänzenden Versuchen, daß, sobald der Zug am Mesenterium ausgeübt wurde, die Vena mes. sup. nie besonders gefühlt werden konnte, während die Art. mes. sup. stets als derber Strang zu fühlen war. Er fand weiterhin, daß der Verschluß um so leichter eintritt, je magerer das Individuum ist und konnte in Ergänzung dieser experimentellen Feststellung nachweisen, daß in 22 Fällen 13 Patienten sehr schlecht genährt waren.

Von der Richtigkeit dieser Versuchsergebnisse habe ich mich bei zahlreichen Leichenversuchen überzeugen können. Man fühlt bei einem starken am Gekröse von mageren Leichen ausgeübten Zug sowohl mit dem vom Duodenum wie vom Jejunum eingeführten Finger, daß das

---

1) l. c.   2) l. c.   3) l. c.

Gefäßbündel — und zwar entsprechend der Feststellung Müllers hauptsächlich die Arterie — eine Verengerung des Duodenums herbeiführt. Mit der Steigerung des Zuges kann diese Strikturierung bis zur völligen Passageaufhebung des Darmrohres gesteigert werden. Auch die angeführten prädisponierenden Momente spielen beim Leichenexperiment sicher eine Rolle.

Wenn in den Versuchen auch vielfach Wirkung und Ursache nicht streng auseinander gehalten ist und Kundrat z. B., wie bereits Albrecht hervorgehoben hat, insofern einem Irrtum verfiel, als er einen Folgezustand — die bandförmige Gestalt des Mesenteriums — als ein ursächliches Moment ansah, so ist jedenfalls nicht daran zu zweifeln, daß durch Straffung der Gekröswurzel im Sinne Rokitanskys und unter besonderen prädisponierenden Verhältnissen eine arterio-mesenteriale Kompression des Duodenums — diese Bezeichnung trifft das Wesen der Erscheinung zweifellos besser wie der Ausdruck „Inkarzeration" — erzielt werden kann. Eine andere Frage ist es, ob auch am Lebenden ein derartiger Verschlußmechanismus in Wirkung treten kann.

Bezüglich der Auffassung der meist promiscue angewandten Bezeichnungen „Magenerweiterung" und „Magenlähmung" besteht keine Uebereinstimmung. Ich greife zum Beweis zwei Autoren heraus. v. Herff spricht von „akuter Magenlähmung — unzutreffend Magenerweiterung genannt". Kelling sagt: „Wenn große Massen erbrochen werden können, so kommt es nicht so sehr zur Dilatation, sondern zu den Symptomen der Magenlähmung". Während v. Herff also die Lähmung ganz allgemein als die primäre Erscheinung ansieht, stellt Kelling die Lähmung in Gegensatz zur Dilatation des Magens und faßt die Lähmung als einen sekundären Zustand, als eine unter bestimmten Voraussetzungen auftretende Folge der Ueberfüllung des Magens auf.

Im Gegensatz zu v. Herff, Riedel u. a., welche das Zustandekommen der Magenerweiterung schon bei normalen anatomischen Verhältnissen annehmen, geht Kelling nämlich von der Voraussetzung aus, daß selbst ein sekundärer Verschluß am Pylorus oder irgendwo im Duodenum nicht genügt, daß vielmehr anatomische Besonderheiten bestehen müssen, infolge deren lediglich durch Ueberfüllung des Magens ein Klappenverschluß zu stande kommt.

Kelling konnte im Versuche an der Leiche in einer größeren Anzahl von Fällen durch Einblasen von Luft in den Magen zeigen, daß es am Duodenum zu einem Klappenverschluß kommen kann, derart, daß der aufgeblähte obere Teil des Duodenums an der Stelle seiner kürzesten Fixation einknickte und den unteren kollabierten Teil komprimierte. Der Knick lag zum Teil oberhalb, zum Teil unterhalb der

Einmündung des Ductus choledochus in den Darm zwischen Pars desc.
und hor. inf. duod. Klinisch würden sich die Fälle in vivo durch das Vorhandensein bzw. das Fehlen von Galle im Magen unterschieden haben.

Kelling konnte weiterhin nachweisen, daß in einzelnen Fällen bei
Ueberfüllung des Magens ein Klappenverschluß bis zu einem Druck von
bestimmter Höhe eintritt. Wird der Druck sehr stark, so wird der Zugang zur Speiseröhre frei; diese zeigt sofort wiederum einen Verschluß,
wenn der Druck sinkt. In einzelnen wenigen Fällen bestand auch maxi-
malem Druck gegenüber ein absolut dichter Klappenverschluß der Kardia.
Kelling nimmt somit an, daß es Individuen gibt, welche lediglich
durch Ueberfüllung des Magens, also durch rein mechanische Momente,
einen spontanen, unlöslichen Verschluß an der Kardia und am Duodenum acquirieren können. In dieser anatomischen Anordnung sieht
er den Hauptgrund des Leidens. „Von den Störungen, welche die
Ueberfüllung des Magens veranlassen können", sagt er, „gibt es funktionelle (Parese bzw. Paralyse des Magens) und mechanische (Hindernisse im oberen Dünndarm). Diese beiden führen aber nie zur akuten
Dilatation, sondern es muß noch eine anatomische Anlage vorhanden
sein, welche die Entleerung des Magens erheblich behindert".

Mag nun aber die Parese primärer (v. Herff u. a.) oder sekundärer Natur (durch Ueberfüllung des Magens in Verbindung mit anatomischen Anomalien) sein: jedenfalls ist die Dilatation das Anfangs-
glied der Symptomenkette.

Während Kelling allerdings daneben noch einen primär entstehenden arterio-mesenterialen Dünndarmverschluß annimmt, hat man
sich nach der Ansicht v. Herffs den Mechanismus beim Zustandekommen des Befundes etwa derart vorzustellen, daß es durch Anhäufung von Mageninhalt in Verbindung mit den durch Gärung der
stagnierenden Massen entstehenden Gasen zu einer Dehnung des Magens
kommt, welche sich nach Erschlaffung des Pylorus auch auf den Darm
erstreckt. Tritt eine starke Dehnung des Darmrohres ein, so werden
die Stellen, an welchen schon physiologisch infolge straffer Fixation
des Darms gewisse Bewegungshindernisse vorhanden sind, in besonderer
Weise sich dadurch manifestieren, daß Knickungen des Darmes eintreten. Eine derartige Stelle findet sich an der Kreuzungsstelle der
Art. mes. sup., deren begleitende Bindegewebsbündel Glénard, wie
bereits erwähnt, geradezu als „Aufhängeband des Darms" auffaßte.

Bei der grundsätzlichen Verschiedenheit der Theorien, welche in
der Annahme eines primären, hochsitzenden Dünndarmverschlusses
einerseits, einer primären Magendilatation mit sekundärem Dünndarmverschluß andererseits ihren Ausdruck findet, beanspruchen neben den

experimentellen Feststellungen die kritische Würdigung der klinischen Erscheinungen und theoretische Erwägungen eine besondere Bedeutung.

Vom klinischen Standpunkt aus stehen der Auffassung der Erkrankung als eines primären hochsitzenden Dünndarmverschlusses eine Reihe wichtiger Bedenken entgegen.

Es ist allerdings zuzugeben, daß das Symptomenbild in wesentlichen Zügen dem Charakter eines Ileus entspricht. Hierhin gehören die Plötzlichkeit des Auftretens, das stürmische Erbrechen, der rasch eintretende Kollaps. Gerade die Trias dieser Symptome ist für den Dünndarmverschluß in den oberen Partien charakteristisch. Je höher der Verschluss sitzt, desto stürmischer sind bekanntlich die Symptome. Wenn trotz dieser typischen Erscheinungen im allgemeinen die Diagnose eines hochsitzenden Darmverschlusses in so seltenen Fällen in vivo gestellt wird, so liegt der Grund einerseits in dem Umstand, daß das klassische Bild des hochsitzenden Ileus nur in den Fällen sich entwickelt, in welchen die Zirkulationsverhältnisse einer Darmschlinge so schwer gelitten haben, daß schwere Ernährungsstörungen der Darmwand eingetreten sind — auch für unsere Frage ist, wie wir sehen werden, diese Feststellung nicht unwichtig —; andererseits in der Tatsache, daß die Symptome sich bei einer großen Anzahl anderer Erkrankungen wiederfinden. Schon Gerhardi [1]) wies darauf hin, daß bei der Nierenstein- und Gallensteinkolik Erscheinungen von täuschender Aehnlichkeit vorkommen. Daß auch die Peritonitis in häufigen Fällen ein ähnliches Bild hervorruft, braucht bei der bekannten Vielgestaltigkeit der Peritonitis nur angedeutet zu werden.

Eine wichtige Erscheinung jedoch, welche wir zumeist beim Ileus beobachten, fehlt in dem Symptomenbild der sog. akuten Magendilatation von Beginn an: das Ankämpfen des Magens und Darmes gegen die supponierte Stenose. Ebenso wie der Darm sucht der Magen einen der Fortbewegung seines Inhalts darmwärts gesetzten Widerstand durch gesteigerte peristaltische Tätigkeit zu überwinden. Es kommt, besonders bei einem Magen mit hypertrophischer Wandung zu einem lebhaften deutlich erkennbaren Spiel der Muskulatur. „Die Wellenberge, welche über den Magen sich hinbewegen", sagt Kußmaul [2]) „sind groß und mächtig". Von diesen Erscheinungen, welche die Patienten selbst als Wogen und Zusammenziehen im Leib empfinden — Kußmaul bezeichnet sie als „peristaltische Unruhe" — findet sich bei dem Bild der akuten Magenlähmung im allgemeinen

---

1) Gerhardi, Pankreaskrankheiten und Ileus. Virchows Arch. Bd. 106.
2) Kußmaul, Die peristaltische Unruhe des Magens. Samml. klin. Vortr. 1880. No. 181. (v. Volkmann.)

nichts. Bäumler erwähnt allerdings, daß bei einem seiner Patienten von Zeit zu Zeit von links nach rechts eine peristaltische Welle in der Magengegend verlief; einen ähnlichen Befund erhoben Schnitzler und Kundrat. Sonst wird aber stets eine rasch sich ausbildende maximale Magendilatation festgestellt, ohne daß präliminare Kontraktionsbewegungen beobachtet wurden. v. Herff weist ausdrücklich darauf hin, daß bei seinen Patienten solche Bewegungen auch durch elektrische Ströme nicht ausgelöst werden konnten.

Weiterhin fügt sich bei genauerer Betrachtung der Charakter des Erbrechens auch in den Fällen, welche ausdrücklich unter der Bezeichnung des arterio-mesenterialen Dünndarmverschlusses beschrieben sind, nicht der Annahme eines Ileus. Vielfach finden sich bezüglich des Erbrechens nur allgemeine Angaben „mehrmaliges Erbrechen", „bricht heute oft", „abundantes Erbrechen". Wiederholt wird aber das in Pausen erfolgende Erbrechen beschrieben [Hunter[1])]. Das Erbrechen zeigt nicht den fortdauernden Brechreiz mit zum Teil erfolglosen Brechbewegungen des an akutem Ileus Erkrankten, sondern deutlich den Charakter des Intermittierenden. Es macht den Eindruck, daß erst dann, wenn eine beträchtliche Menge von Mageninhalt in dem dilatierten Magen sich angehäuft hat, der oft nach Litern zu berechnende Inhalt durch Erbrechen ausgestoßen wird. Es folgt ein Stadium, in welchem bis zur weiteren Anhäufung großer Flüssigkeitsmengen das Erbrechen vollkommen sistiert. Daß im Gegensatz zu dieser Erscheinung für hochsitzenden Dünndarmverschluß ununterbrochenes Erbrechen, welches mit quälendem Brechreiz einhergeht, charakteristisch ist, ist eine längst bekannte Tatsache, welche bereits Jaspis in seiner Beobachtungsreihe bestätigen konnte.

Vor allem sprechen aber rein theoretische Erwägungen gegen die Annahme eines primären Ileus.

Die Theorie geht davon aus, daß durch die bei Sektionen gefundene Verlagerung des Dünndarms in das kleine Becken eine zur Abknickung des Darms führende Straffung der Mesenterialwurzel herbeigeführt wird. Die Beobachtung, daß bei Sektionen häufig genug der ganze Dünndarm im kleinen Becken gefunden wird, ohne daß Passagestörungen beobachtet wurden, daß ferner Frauen mit schlaffen Bauchdecken zur Erkrankung nicht disponieren, macht eine solche Annahme von vornherein sehr unwahrscheinlich. Ist aber ferner eine Straffung des Mesenteriums durch Zug des in das kleine Becken herabgesunkenen Darms nach allgemeinen physikalischen Gesetzen überhaupt möglich? Eine Verlagerung des Dünndarms in das kleine Becken kann

---

1) Hunter, The med. Record. New-York 1887. Vol. XXXII.

zweifellos jederzeit in vivo erfolgen. Der Darm ist an seinem Mesenterium frei beweglich. Teils durch die Eigenbewegung, teils durch Beeinflussung von seiten des Magens und des Dickdarms kann der Dünndarm entsprechend den durch die Länge seines Mesenteriums gesetzten Grenzen nach unten verlagert werden. Diese Verlagerung genügt jedoch nicht, um die angenommene Wirkung hervorzurufen. Der Mechanismus ist nur denkbar, wenn eine das Mesenterium direkt straffende Zugwirkung zustande kommt, derart, daß die Mesenterialwurzel den unter ihr liegenden Dünndarm mechanisch abklemmt und daß weiterhin diese Abklemmung eine dauernde ist.

Welche Kräfte können für einen derartigen Effekt verantwortlich gemacht werden?

Ohne weiteres würde sich eine Verlagerung des Dünndarms erklären, wenn im Abdomen ein luftleerer bzw. luftverdünnter Raum sich ausbilden könnte, und zwar ein dauernd bestehender. Ich gehe auf eine nähere Charakterisierung des Wesens des gerade in der letzten Zeit[1]) wieder lebhaft umstrittenen intraabdominellen Drucks nicht ein. Wir sind der Ansicht, daß ein dauernder physikalisch bestimmbarer intraabdomineller Druck im Sinne einer einheitlichen Größe überhaupt nicht existiert; somit kann auch ein dauernder negativer intraabdomineller Druck nicht bestehen. Vorübergehend können wir einen negativen Druck allerdings leicht erzeugen. Ich erinnere an das mit zischendem Geräusch erfolgende Einströmen von Luft in den Bauchraum beim Einschneiden des Peritoneums des in steiler Beckenhochlagerung liegenden Patienten — eine Erscheinung, welche sich aus der Tatsache erklärt, daß bei dieser Lagerung die Bauchdecken derart gespannt sind, daß der auf den Bauchdecken lastende äußere Luftdruck die Bauchdecken nicht entsprechend der bei der Lagerung eintretenden Vergrößerung des Bauchraums einzudrücken vermag. In analoger Weise können wir die Erscheinungen durch Anheben der Bauchdecken vor dem Einschneiden des Peritoneums erzielen. Immer aber handelt es sich um ein vorübergehendes, durch gewaltsame Volumenvergrößerung der Bauchhöhle bewirktes Phänomen. Auch eine Steigerung des intraabdominellen Drucks wird geeignet sein, eine Verlagerung des Darms herbeizuführen — aber jedenfalls nur eine rasch vorübergehende, da der erhöhte Druck durch kompensatorische Vorgänge sofort ausgeglichen wird. Daraus ergibt sich, daß u. a. auch nicht ein äußeres Trauma bei geschlossenem Bauchraum für eine dauernde Verlagerung des Darms

---

1) R. Meyer, „Fort mit dem intraabdominellen Druck." — K. Hörmann, Die intraabdominellen Druckverhältnisse. Arch. f. Gyn. Bd. 75. H. 3; — ferner Arch. f. Gyn. Bd. 78. Heft 2. — P. Mathes, Arch. f. Gyn. Bd. 79. Heft 1.

wird verantwortlich gemacht werden können. So halte ich auch den Vorgang bei dem Patienten Schmorls[1]), bei dem durch die Bauchpresse beim Lachen eine Inkarzeration des Darms in das kleine Becken eingetreten sein soll, aus physikalischen Gründen für ausgeschlossen.

Man hat weiterhin das Gewicht des Darms als ein Moment herangezogen, welches für die Straffung der Mesenterialwurzel verantwortlich zu machen ist.

Glénard[2]) betonte, wie bereits erwähnt, daß, wenn der Darm leer und in das kleine Becken gesunken ist, ein Gewicht von mehr als 500 g an dem die Duodeno-Jejunalgrenze gegen die Wirbelsäule pressenden Aufhängeband hängt.

Ich halte in dieser Beziehung die Erwägung für gleichgültig, ob diese Zerrung durch das Gewicht des Darms, wie Schnitzler und Müller wollen, nur bei gasleerem Darm eintritt, — eine wohl deshalb anfechtbare Ansicht, weil die Gasfreiheit des Darms immer nur eine relative sein kann. Jedenfalls scheint mir die ätiologische Bedeutung der Hypothese an sich sehr zweifelhaft. Schon v. Herff führt aus, daß die Lage der Eingeweide zueinander nicht durch die Schwere des Darms bestimmt wird. Luftdruck, Adhäsion der Berührungsflächen, Kraft der die Bauchhöhle einscheidenden Muskeln stellen die Kräfte dar, welche die Därme in ihrer Lage erhalten. Diese Kräfte stehen zur Erhaltung der Konstanz der Lage zu den im Sinne von Widerstandskräften wirkenden Faktoren: Gewicht der Baucheingeweide, Reibung bei ihrer Bewegung, Elastizität der Bauchwandungen und der Baucheingeweide im Gleichgewicht. Das Gewicht des Darms kommt somit beim geschlossenen Abdomen des lebenden Menschen gar nicht für sich allein in Betracht. Es ist nur ein Komponens der Widerstandskräfte, denen sehr wirksame andere Kräfte gegenüberstehen, so daß nur ein sehr kleiner natürlich nicht meßbarer Bruchteil des Eigengewichts des Darms zur Geltung kommt. Es geht aus dieser einfachen Ueberlegung der Momente, welche die Lagebeziehungen der intraabdominellen Organe regeln, hervor, daß es in dieser Frage überhaupt nicht angängig ist, Leichenergebnisse auf die Vorgänge beim lebenden Menschen zu übertragen. Tatsächlich kann man bei der Laparotomie gleichsam wie im Experiment zeigen, daß der Dünndarm selbst bei Erzeugung eines negativen interabdominellen Drucks bei steiler Beckenhochlagerung nicht seiner Schwere folgend im geschlossenen Abdomen sich lagert. Erst in dem Moment, da der Scherenschlag das Peritoneum durchtrennt, sinkt der Darm, welcher

<hr>

1) Siehe bei Kelling, l. c. S. 312.
2) Glénard, l. c.

bis dahin deutlich durch das unverletzte Peritoneum erkennbar bis zur Höhe des Promontoriums sich senkte, zwerchfellwärts —, ein um so überzeugenderes Ergebnis, als bei den zur Laparotomie vorbereiteten Patienten im allgemeinen ein sehr wenig gashaltiger Darm vorliegt. Ich erinnere ferner daran, daß, wenn in der Tat das tatsächliche Eigengewicht der Bauchorgane in vivo zum Ausdruck kommen würde, der schwangere Uterus in späteren Schwangerschaftsmonaten durch sein Gewicht die verhängnisvollste Wirkung vor allem auf den Ureter ausüben müßte. Wir beobachten nun die Erweiterung eines, besonders des rechten, oder beider Harnleiter in der Schwangerschaft nicht allzu selten, häufig schon in frühen Schwangerschaftsmonaten. Einen Druck des Uterus können wir aber — und ich folge hier einer lebhaft verfochtenen Ansicht meines Lehrers Gusserow — hierfür nicht verantwortlich machen. Bekannt ist ja, daß die meisten Autoren der Ansicht Hammarstens zuneigen, welcher die bei der Schwangerschaft eintretende Urinstauung auf die durch die seitliche Verschiebung des Harnleiters durch den wachsenden Uterus entstehende Vergrößerung des Knickungswinkels an der Kreuzungsstelle des Harnleiters mit der Arteria iliaca bezieht.

Dürfen wir somit das Gewicht des Darms als die Kraft, welche das Mesenterium anspannt, füglich ausschalten, so bleibt die Annahme, daß wir die Straffung des Mesenteriums auf einen Zug beziehen, welcher von unten her den Dünndarm angreift.

Zwei Möglichkeiten können wir in dieser Beziehung konstruieren:

Wir können annehmen, daß der Darm im kleinen Becken inkarzeriert wird. Dafür spricht klinisch der akute Beginn und die ganze Syndromenreihe, welche dem Bilde einer Inkarzeration durchaus entspricht. Rokitansky[1]) sah fernerhin — das ist nach dieser Richtung von hohem Interesse — durch Zerrung großer Skrotalhernien Erweiterungen des Magens zustande kommen.

Diese Hypothese findet jedoch ohne weiteres ihre Widerlegung in der Tatsache, daß bis jetzt in keinem Fall eine Inkarzeration bei einem Fall akuter Magenerweiterung beobachtet worden ist. Niemals ist ein Oedem oder eine zyanotische Verfärbung eines Dünndarmstücks gesehen worden, obgleich auf die Erscheinung, wie aus der Literatur hervorgeht, besonders geachtet worden ist.

Ferner kann man supponieren, daß Adhäsionen zwischen dem Dünndarm und dem Beckenboden geeignet sein müßten, die zum Eintritt des Mechanismus erforderliche Zugwirkung zu schaffen. Die Vermutung eines derartigen Vorgangs wurde bereits von Duchaussoy[2])

---

1) Rokitansky, Handb. d. pathol. Anat. Bd. 2. S. 178.
2) Duchaussoy, Mém. de l'Acad. de Méd. Paris. Vol. XXIV. 1860.

ausgesprochen. Solche Verklebungen können allerdings zu akut einsetzenden Erscheinungen führen. So beobachtete ich eine Patientin, welche nach einer Entfernung der linksseitigen Adnexe an akuten ileusartigen Symptomen erkrankte, welche innerhalb weniger Stunden zu einem völligen Verfall führten. Bei der Relaparotomie fand ich eine Dünndarmschlinge an dem linksseitigen Adnexstumpf fixiert, nach deren Lösung baldige Genesung eintrat. Es handelte sich bei der Beobachtung aber lediglich um einen Knickungsverschluß des Darmrohres an der Stelle der Fixation; eine Magendilatation fand sich ebensowenig wie eine Straffung der Mesenterialwurzel. Auch die einzige diesbezügliche Beobachtung, welche bei einem Falle akuter Magendilatation gemacht ist (v. Herff) ist in diesem Sinne nicht zu verwerten; auch hier hatte die beobachtete Verklebung von Dünndarmschlingen mit einer nach einer Totalexstirpation des Uterus zurückgebliebenen Narbe am Beckenboden jedenfalls zu keiner Straffung der Mesenterialwurzel geführt.

Weiter ist die Frage zu beantworten: Ist der Druck der Art. mes. sup. überhaupt imstande, einen Ileus im Sinne Rokitanskys hervorzurufen?

Selbst v. Herff, welcher die primäre Entstehung des Leidens, wie erwähnt, abweist, gibt dies in bedingter Weise zu. Er spricht von der Tatsache des Vorkommens eines Verschlusses des Duodenums durch Straffung der Gekrösewurzel und meint, daß es „sekundär durch Straffung der Mesenterialwurzel zu einem Duodenalverschluß kommen" kann.

Vergegenwärtigen wir uns die Natur des Hindernisses, welches angenommen wird, so wird der Darm durch einen Strang (die Art. mes. sup. bzw. das Gefäßbündel überhaupt) komprimiert, welcher über ihn hinwegzieht, ihn jedoch nicht ringförmig umgreift. Tritt infolge der Kompression eine Erweiterung des Magens und des angrenzenden Duodenalabschnitts ein, so kann — so sollte man annehmen — der komprimierende Strang, an welchen wenigstens in horizontaler Lage des Patienten kein nennenswerter Zug ausgeübt wird, gehoben und der Durchgang für den nachdrängenden Magen- und Darminhalt wieder frei werden; auch müßte der nur von oben und vorn komprimierte Darm nach unten ausweichen können.

Wenn Albrecht ferner mit anderen annimmt, daß die Duodeno-jejunalgrenze zwischen der Wirbelsäule und der Art. mes. komprimiert wird, so stützt sich diese Erfahrung auf Beobachtungen an der Leiche. Am Lebenden wird tatsächlich die die Wirbelsäule überragende Aorta zunächst einen Widerstand gegen einen Druck des Darmrohres ausüben. Es handelt sich somit, wenn die Einklemmung zwischen der Art. mes. sup. und der Aorta desc. stattfindet, um zwei leicht gegeneinander verschiebliche Gebilde, welche das Bestreben haben, gegeneinander auszuweichen. Wenn somit ein Zug am Mesenterium in der Richtung nach dem kleinen Becken ausgeübt würde, so müßte die Möglichkeit einer wenigstens zeitweiligen Passage des Darms gegeben sein — umsomehr, als der Darm zwischen zwei arteriellen Gefäßen liegt, welche bei Systole und Diastole unter verschiedenem Druck stehen. Damit würde die Voraussetzung für das Zustandekommen einer akuten Magendilatation, nämlich der dauernde Verschluß des Darmrohrs, wegfallen.

Diesen theoretischen Schlüssen widerspricht anscheinend die sehr eigenartige Beobachtung Bäumlers[1]): er fand die übrigens glatte Serosa des Duodenums da, wo es unter der Mesenterialfalte in das Jejunum übergeht, „in einer Ausdehnung von etwa 2 cm durch eine mehr hellrote Färbung scharf abgegrenzt und dieser Stelle in der Schleimhaut entsprechend eine fast ringförmige oberflächliche Nekrose von 1,5 cm Breite. Auf Schnitten zeigten sich die Blutgefäße zum Teil thrombosiert. In der mittleren Partie der nekrotischen Stelle ist die Schleimhaut bis an die Grenze der Submucosa zugrunde gegangen".

Dieser in der Literatur ganz vereinzelte Befund beweist zweifellos, daß bei einer akuten Magendilatation an der Stelle, an welcher die Gefäße über den Darm hinwegziehen, ein Locus minoris resistentiae gegeben ist. Bäumler selbst ist aber nicht der Meinung, daß die Druckwirkung lediglich durch einen dünnen Gefäßstrang hervorgebracht ist, sondern glaubt, daß neben dem Zug der Mesenterialwurzel die Schwere des Magens, die Anämie und allgemeine Schwäche der in der Rekonvaleszenz von Ileotyphus befindlichen Patientin in ihrem Zusammenwirken zu dem Grad von Blutleere in dem Darmabschnitt führte, welcher zur Nekrose der Schleimhaut Veranlassung gab. Wollten wir trotz allem die Möglichkeit eines primären Verschlusses des Darms theoretisch zugeben, so würde doch das Wesen der Magenerweiterung nicht verständlich sein, da eine lediglich auf behindertem Abfluß beruhende akute Dilatation des Magens eine unerhörte, bisher nicht beobachtete Erscheinung darstellt.

Wie fügen sich, wenn somit alle theoretischen Spekulationen und klinischen und anatomischen Befunde gegen die Annahme eines primären Dünndarmverschlusses sprechen, die klinischen Erscheinungen des Leidens der Annahme eines primären Magenleidens?

Wir schicken voraus, daß wir uns vorläufig der Kellingschen

---

1) Bäumler, l. c.

Auffassung, daß die Magenerweiterung sich infolge besonderer anatomischer Verhältnisse entwickle, nicht bedingungslos anschließen können.

Zunächst erscheint es, wie bereits betont, höchst zweifelhaft, ob wir berechtigt sind, Ergebnisse von Leichenversuchen ohne weiteres auf den Menschen zu übertragen, zumal, wenn die Versuchsresultate an solchen Organen gewonnen sind, bei denen der in vivo bestehende Tonus und das wirksame Spiel des Bänderapparats eine ganz besondere Rolle spielen muß.

Ferner ist auffallend, daß wir gemäß der großen Anzahl der positiven Ergebnisse der Untersuchungen Kellings, welche an einem bunten jedenfalls nicht besonders ausgewählten Leichenmaterial vorgenommen wurden, die am Lebenden beobachtete akute Magenerweiterung so extrem selten sehen. Würde am Lebenden die Möglichkeit eines Verschlusses an der Kardia und am Pylorus eine gleich hohe sein bzw. in diesem Verschluß in letzter Linie der Grund der akuten Magendehnung liegen, so ist der Grund nicht zu erkennen, weshalb wir nicht eine entsprechende Häufigkeit der Erkrankung klinisch beobachten, da zu einer Ueberfüllung des Magens jedenfalls häufig genug Gelegenheit gegeben ist. Auch die Erweiterung des an den Magen angrenzenden Dünndarmteils wird nicht erklärt. Diese Erscheinung spricht im Gegenteil ohne weiteres gegen eine Stenose des Pylorus, welche den Magen gegen den Darm abschließt. Die Feststellung Kellings, daß in einzelnen Fällen bei Ueberfüllung des Magens ein Klappenverschluß bis zu einem Druck bestimmter Höhe eintritt und daß mit steigendem Druck der Zugang zur Speiseröhre frei wird, um sofort wieder einem Verschluß Platz zu machen, sobald der Druck sinkt, ist für die klinische Deutung sehr verlockend, denn gerade in der großen Quantität der erbrochenen Massen und in dem intermittierenden Ausstossen des Mageninhalts liegt, wie wir sahen, ein Charakteristikum der Erkrankung; solange aber exakte klinische Feststellungen in dieser Beziehung fehlen, müssen wir uns unserer Ansicht nach auf die bis jetzt allein diskutable Theorie beschränken, welche eine primäre Lähmung des Magens annimmt, ohne besondere anatomische prädisponierende Verhältnisse zu supponieren.

Mit den klinischen Erscheinungen des Symptomenbildes ist die Hypothese einer Lähmung gut vereinbar. Sie erklärt das Erbrechen sowohl an sich wie in seiner Eigenart des Ruckweisen, Intermittierenden. Das Erbrechen spricht, wie hier im Gegensatz zu v. Herff hervorgehoben sei, durchaus nicht gegen eine Lähmung des Magens. Die für den Brechakt bei stark überfülltem Magen wesentlich in Betracht kommenden Faktoren sind weit weniger in der Muskulatur des

Magens wie in der Muskulatur des Zwerchfells und der Bauchwand
gegeben. Magendie zeigte an Hunden, denen er nach Exstirpation
des Magens eine Schweinsblase eingefügt hatte, daß das Erbrechen
völlig unabhängig von der Funktion des Magens erfolgen kann.

Die Hypothese läßt ferner die Tatsache verständlich erscheinen,
· daß abgesehen von den bereits erwähnten drei Fällen eine der Magenerweiterung vorausgehende gesteigerte Peristaltik des Magens überhaupt nicht beobachtet wurde. Bäumler bezeichnet zudem im
Vergleich zu den in gewöhnlichen Fällen von Magenerweiterung mit
Ueberfüllung so deutlich hervortretenden Bewegungserscheinungen die
von ihm gesehenen peristaltischen Bewegungen des Magens als „sehr
schwach“. Der paretische Magen ist eben selbst einer Arbeitsleistung,
durch welche er sich gegen eine Ueberfüllung schützen kann, nicht
fähig. Die Fälle von akuter Magenerweiterung gehören somit nicht
zu den von Kußmaul beschriebenen Beobachtungen enormer Magen-
erweiterungen mit den Symptomen eines Verschlusses am Pylorusende;
denn bei ihnen hat er gerade bei völligem Abschluß eine lebhafte
Tätigkeit des Magens beobachtet.

Weiter spricht für eine primäre Beteiligung des Magens die Beobachtung einer veränderten Magenfunktion, welche ihren Ausdruck in der bereits
erwähnten Hypersekretion und in dem veränderten Chemismus findet. Auf
das Vorhandensein von Gasen [Albrecht, v. Herff, Appel[1]), Boas,
Heine, Kelling, Riedel], sowie insbesondere von Schwefelwasserstoff
(Boas, Heine) kann nicht viel Wert gelegt werden, da diese Folge der
Zersetzung sein können. Wohl aber verdient die Feststellung Beachtung, daß von Bäumler, Kirch das Fehlen von Salzsäure, von
Bäumler, Kelling, Neck Milchsäure nachgewiesen wurde.

Vor allem aber muß betont werden, daß die akute Magenerweiterung
in mehreren Fällen nach Traumen operativer oder nichtoperativer Natur
beobachtet ist, welche den Magen direkt trafen. So besonders häufig nach
Gallensteinoperationen, bei denen eine Lösung von Adhäsionen zwischen
der Gallenblase und dem Magen oder wenigstens dem Magen benach-
barter Gebilde stattgefunden hatte. Appel, Wallace-Box sahen das
Krankheitsbild nach einer Quetschung des Bauches auftreten; Perry-
Skaw[2]) und Kelling nach Anlegung eines Gipskorsetts bei einer
Wirbelsäulenverbiegung, bei welchem sehr wohl eine Quetschung des
Magens zwischen der verbogenen Wirbelsäule und dem starren Gips-
korsett stattgefunden haben konnte. Auch die starke Ueberfüllung

---

1) Appel, Philadelphia med. Journ. 1899. 12. Aug.
2) Perry and Skaw, Guys Hosp. Reports. 1894. Vol. L.

des Magens spielt offenbar eine wichtige Rolle in dieser Beziehung: so entwickelte sich das Leiden im unmittelbaren Anschluß an eine starke Mahlzeit bei den Fällen Hoffmanns[1]), Körtes und Heines.

Besitzen wir für die Annahme einer primären Lähmung des Magens eine genügende Erklärung?

Es liegt eine Anzahl von Untersuchungen und Experimenten vor, welche eine Deutung dieser Frage zu geben versuchen. Wenn Kelynack[2]) ganz allgemein von einer „Neuroparese" spricht, so ist damit naturgemäß über das innere Wesen der Erkrankung nichts gesagt.

Kausch[3]) hat die Möglichkeit einer spinalen Affektion einer eingehenden Besprechung unterzogen. Er führt zunächst aus, daß noch in keinem Fall von Querschnittsmyelitis eine Magenektasie bisher sich fand, wie sie bei der akuten Magenerweiterung beobachtet wird. Er betont ferner, daß unter den publizierten Fällen von Magenerweiterung überhaupt keine Beobachtung vorliegt, welche über eine Rückenmarksaffektion berichtet. Auch das Tierexperiment spricht gegen einen solchen Zusammenhang. Der Magen wird nicht vom Rückenmark, sondern vom Vagus und Sympathikus versorgt. So erklärt es sich, daß auf Rückenmarkstraumen beruhende intestinale Erscheinungen lediglich den Darmkanal betreffen. Kausch untersuchte ferner die Motilität und den Chemismus des Magens bei Querschnittsmyelitis, ohne Veränderungen zu finden. Nur die erhebliche Verlangsamung der Stuhlentleerung, welche sich jedoch zum Teil sicher durch das gleichzeitige Fehlen oder die Schwäche der Bauchpresse erklärt, läßt auf eine Verminderung des Tonus der Muskulatur des Intestinaltraktus schließen.

Kelling zeigte, daß, wenn man einem Hund von einer Magenfistel aus Luft in den Magen treibt, jedesmal bei bestimmter Druckhöhe durch Reflex die Luft durch Erbrechen oder Eruktation ausgestossen wird. Beim narkotisierten Hund kann der Magen zum Zerplatzen aufgeblasen werden, ohne daß Luft in den Oesophagus entleert wird.

Braun[4]) bestätigte die Möglichkeit einer maximalen Füllung des Magens mit Luft in Narkose und zeigte, daß sofort beim Erwachen des Tieres ein Entweichen der Luft stattfindet. Er fügte hinzu, daß auch im wachen Zustand eine maximale Auftreibung des Magens 24 bis 48 Stunden nach dem Durchschneiden der Vagi möglich ist.

---

1) Hoffmann, 75. Versamml. deutsch. Naturforscher u. Aerzte. Zentralbl. f. Chir. 1903.

2) Kelynack, Medical Chronicle. 1892.

3) Kausch, Mitteil. a. d. Grenzgeb. d. Med. u. Chir. 1901. Bd. VII.

4) Braun, l. c.

Nach einiger Zeit treten jedoch Ruktus auf, welche eine teilweise Entleerung der Luft bewirken.

Einen ähnlichen Versuch führte bereits früher Stieda aus. Wurde bei einem Hund der Vagus doppelt durchschnitten, so entwickelte sich eine Dilatation des Magens, selbst wenn der Pylorus durch Naht verschlossen und eine Gastroenterostomie angelegt war.

Was lehren diese Versuche? Zunächst die Tatsache, daß eine Beteiligung des Rückenmarks, dessen ursächliche Bedeutung v. Herff annahm, für die Erklärung des Leidens nicht in Frage kommen kann. Von wesentlichem Einfluß ist eine Verletzung des Vagus, dessen Einfluß auf die Magenfunktion auch durch das physiologische Experiment insofern erwiesen ist, als seine elektrische Reizung, wenn auch inkonstant, die Peristaltik des Magens anregt. Mit hoher Wahrscheinlichkeit ist aber nicht allein eine Schädigung der motorischen, sondern der sensiblen Vagusfasern für die Erkrankung verantwortlich zu machen; denn in letzter Linie scheint das Leiden durch eine schwere Beeinträchtigung des Spiels des Reflexapparats bedingt zu sein. Daß in dieser Beziehung nicht allein der Vagus, sondern auch andere nervöse Bahnen, vor allem der Sympathikus und das Ganglion solare eine Rolle spielen, geht aus den Versuchen Brauns mit großer Wahrscheinlichkeit hervor. So kommen auch wir auf Grund der Ergebnisse des exakten Experiments allerdings mit einer gewissen Einschränkung zur Anerkennung der bereits 1862 von Brinton[1]) geäußerten Ansicht: „nicht bloß der Sympathikus, sondern auch das zerebrospinale Zentrum ist beeinträchtigt und gestört; ein Umstand, welcher im Verein mit — der allgemeinen Erschöpfung auf den Plexus solaris und die pneumogastrischen Stämme des letzteren als die hauptsächlich ergriffenen Teile hindeutet".

Die weitere Frage ist: Wie kommt bei einer Lähmung und Erweiterung des Magens ein Verschluß des Duodenums zustande?

Die nächstliegende Annahme ist gewiß, daß der den ganzen Bauchraum ausfüllende Magen den Darm durch Druck gegen die Wirbelsäule derart komprimiert, daß ein Darmverschluß eintritt. So stellt sich auch Meyer den Vorgang vor, meint aber selbst, daß die Tatsache, daß der Druck des Magens eine zu den Erscheinungen der Darmeinklemmung führende Darmverengung herbeiführe, wohl ohne Beispiel dastehe.

Das Experiment an der Leiche kann nach dieser Richtung

---

1) Brinton, Die Krankheiten des Magens. Aus dem Englischen übersetzt von Dr. Bauer. Würzburg 1862. S. 247.

nicht viel beweisen, da hier, wie wir sahen, ganz andere Versuchs-
bedingungen wie am Lebenden vorliegen. Jedenfalls dürfte die Annahme eine recht unwahrscheinliche sein, zumal wir doch selbst bei
außerordentlich großen Ovarialzysten, welche den Darm gegen die
Wirbelsäule pressen, die Erscheinungen aufgehobener Darmpassage
nur dann in seltenen Fällen auftreten sehen, wenn durch Punktionen
entstandene Adhäsionen, welche wir im allgemeinen ohne voraus-
gegangene operative Eingriffe nicht sehen, vorliegen.

Die Beobachtung, daß die Erkrankung wiederholt nach Operationen am Gallengangssystem auftrat, legt den Gedanken nahe, daß
etwa bei ungenügender Länge der an die Bauchwand herangezogenen
Gallenblase bei der Cholecystostomie Verhältnisse geschaffen werden,
welche zur Abknickung prädisponieren. Das Irrige dieser Ansicht
wies Kelling nach, indem er zeigte, daß selbst durch starkes Anziehen des völlig frei präparierten Ductus cysticus ein Knickungsverschluß am Duodenum nicht erzielt werden kann. Von dieser Tatsache kann man sich an der Leiche wie auch bei Operationen am
Lebenden leicht überzeugen.

Schließen wir somit diese Entstehungsmöglichkeiten aus, so
können wir nur annehmen, daß der herabhängende, stark gefüllte
Magen direkt durch die Auszerrung des Duodenums eine Abschnürung
hervorzurufen befähigt sein muß.

Für die Annahme einer Stenosierung des Darms infolge Zugs des
gefüllten oberen Darmabschnitts ist jedenfalls die Voraussetzung unerläßlich, daß der Darm an einer Stelle ringförmig umfaßt wird,
derart, daß er eine zirkuläre, ein seitliches Ausweichen überhaupt
nicht gestattende Stütze erhält.

Nach dieser Richtung an der Leiche angestellte Untersuchungen
haben mir folgendes ergeben:

Es ziehen von der Leber eine ganze Anzahl von Faserzügen zu
den unterhalb der Leber gelegenen Organen: das Lig. hepato renale
zur Niere; das Lig. hep. col. zur Flex. coli dextri; das Lig. hep. cavo-
duodenale zum Duodenum. Dieses Ligament umgreift von hinten
schlingenförmig das Duodenum und setzt sich nach vorn in das Lig. hepato-
gastricum-duodenale fort. Hinter den Bändern liegt das Foramen Winslowii; zwischen ihnen lagert das Duodenum (s. Fig. 2, schematisch).
Allerdings wird es nicht mit scharfer Schlinge umfaßt, da die Bänder
breit ansetzen. Es findet außerdem physiologisch keine Anspannung
der Bänder statt, da neben diesen gröberen Faserzügen unzählige andere zum Duodenum nach allen Richtungen ausstrahlen und dafür
sorgen, daß das Lumen des Darms offen erhalten wird. Nimmt man

aber eine Lähmung des Magens als Grundursache des Leidens an,
so steht nichts der Annahme im Wege, daß ein Zustand der Parese
sich auch auf diese Bänder erstreckt. Schon dann würde, wenn man
voraussetzt, daß die stärkeren, den Darm schlingenförmig umfassenden
Bänder weniger als die zarten, ihn fixierenden Faserstränge beteiligt
werden, sich eine Abschnürung des Darms erklären — sie wird um so
verständlicher, wenn man berücksichtigt, daß das Gewicht des stark
ektasierten und mit Inhalt erfüllten Magens, sowie des darmwärts bis
zu dieser Schlingenbildung gelegenen Darmabschnitts, welcher in die
Ektasie meist einbezogen wird, auf dem Band lastet. Naturgemäß
wird in erster Linie das nach vorn gelegene Lig. hepato-gastricum
beteiligt werden müssen.

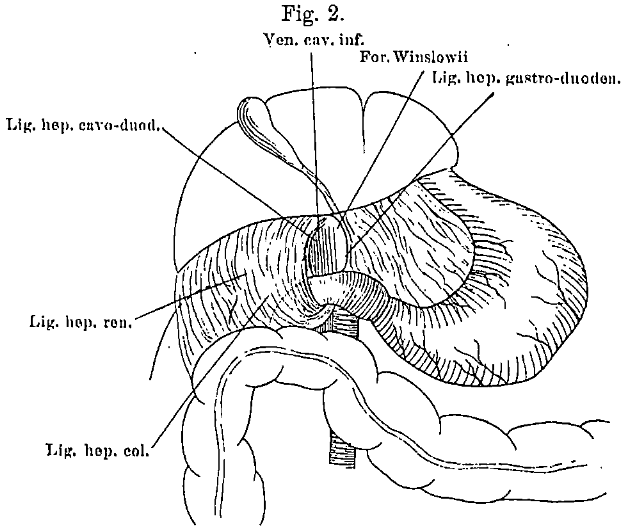



Dafür spricht auch in bezeichnender Weise der Befund in
Kauschs[1]) zweitem Fall:  Das Lig. hepato-gastric. in seinem linken
Teil, welcher zur Kardia hinzieht, derb und dick; die rechte Hälfte
ist dagegen auffallend dünn und gedehnt.

Diese Bänderschlingen umfassen das Duodenum nach Art eines Ringes
in der Nähe der Papilla duodenalis. Es ist bei der Breite der Schlinge
somit die Möglichkeit gegeben, daß die Stenosierung in dem einen Fall
oberhalb, in einem anderen unterhalb der Schlinge zu liegen kommt.
So erklärt sich die Tatsache, daß in dem einen Fall Galle in dem
Magen vorhanden war, in dem anderen fehlte.

Zur Stütze der Theorie würde es ungemein wichtig sein, experi-

---

1) Kausch, l. c. S. 573.

mentell am Tier oder an der Leiche die supponierte Stenose zu erzeugen, ihre Wirkung zu studieren und zu analysieren.

Ich habe eine Anzahl von Versuchen an der Leiche vorgenommen
und folgendes gefunden:  Füllt man den in situ liegenden, an der Kardia
abgebundenen Magen der Leiche durch eine an der vorderen Magenwand angelegte Fistel mit Wasser unter hohem Druck,  so tritt das
Wasser unter rascher Dehnung des Pylorus in das Duodenum über,
welches sich in seinem an den Magen angrenzenden Teil rasch aufbläht.
Die Aufblähung des Duodenums setzt sich bis über das Foramen Winslowii fort.  Hier kommt es unter gleichzeitiger Sagittalstellung des
geblähten Stücks des Duodenums zu einem scharfen Knick, welcher
jedoch — auch bei mittelstarkem Druck — die Passage des Darms
nicht völlig aufhebt; erst wenn der Druck ein maximaler bis zum
Platzen des Magens gesteigerter wird — wie wir ihn naturgemäß
in vivo nicht annehmen können — kommt es zu einem völligen
Knickungsverschluß.  Den letzteren müssen wir aber bei den beobachteten klinischen Erscheinungen voraussetzen.

Ein ähnliches Experimentergebnis hatte Kußmaul[1]) bei diesbezüglichen Versuchen: Füllte er den in situ liegenden Magen bis
zum Bersten mit Wasser, so bildete sich eine spitzwinklige Knickung
am Uebergang der Pars hor. duod. in die Pars vert.; es gelang ihm
nicht, den Ring des Ostium pylori in einen engen undurchgängigen
Schlitz zu verwandeln.  Der entstehende Berstungsriß fand sich dementsprechend nie im Magen, sondern an der skizzierten Knickungsstelle.

Die Tatsache, daß es Kußmaul sowenig wie mir gelungen ist,
ein völlig der klinischen Beobachtung analoges positives Resultat
zu erzielen, hat jedoch nichts Ueberraschendes, wenn man sich
vergegenwärtigt, daß es außer dem Bereich der Möglichkeit liegt,
weder am menschlichen Kadaver noch am lebenden Tier die Voraussetzung eines erfolgreichen Ausfalls des Experiments: den paretischen
Zustand des an den Magen angrenzenden Darmteils und seiner
fixierenden Stränge zu schaffen.  Daß wir die beobachtete Erweiterung
des Dünndarmabschnitts überhaupt nicht als eine lediglich mechanisch
bedingte auffassen können, geht aus der von Kausch bei seinem
zweiten Fall gemachten Beobachtung hervor.  Er schreibt[2]): „2—3 cm
hinter der Stelle, wo das Duodenum durch die Radix mesenterii tritt,
wo die aus der Aorta und Vena cava inf. entspringenden Vasa mes.
sup. über das Duodenum hinweg zum Mesenterium ziehen, kurz vor

---

1) Kußmaul, l. c.
2) Kausch, l. c. S. 573.

der Flex. duodeno-jejunalis kollabiert das Duodenum, das bis dahin stark gebläht ist, und das angrenzende Jejunum ziemlich plötzlich. Das Jejunum zieht dann extrem kontrahiert tief unten in den Leib ...". Es zeigte sich also, daß das Duodenum noch jenseits der von mir angenommenen Stelle der Stenose und auch jenseits des Uebertritts der Gefäße über den Dünndarm erweitert war; der Uebergang der erweiterten Darmpartie in die nicht erweiterte fand ganz allmählich statt; der Umfang des Darms betrug $7\frac{1}{4}$, 7, 6, 4, $2\frac{1}{2}$ cm. Eine ähnliche Auftreibung des Darms jenseits der Art. mes. sup. sahen Hood[1]) und Kirch.

Ob der von mir gemachten Annahme alle unter dem Symptomenkomplex geschilderten Fälle sich fügen, steht dahin. Ich glaube jedoch, daß wir jedenfalls nicht berechtigt sind, nach Kellings Auffassung drei Krankheitsgruppen primärer Natur zu unterscheiden: die Magenparalyse, den akuten arterio-mesenterialen Dünndarmverschluß, die akute Magendilatation.

In vielen Fällen trat auch bei meinen Versuchen an den Leichen in auffälliger Weise eine abplattende Wirkung der nach abwärts ziehenden Mesenterialwurzel hervor. Aus der gewiß verständlichen Vorliebe des Anatomen, solange einer mechanischen Erklärung zuzuneigen, als er entsprechende Befunde nachweisen kann, ist zu verstehen, daß immer wieder der Versuch gemacht wird, einen durch Druck des Mesenteriums entstehenden Darmverschluß anzunehmen. Eine solche Deutung ist aber naturgemäß nur dann berechtigt, wenn sie gleichzeitig die klinischen Symptome und die Resultate experimenteller Untersuchungen erklärt und mit ihnen und theoretischen Erwägungen nicht in Widerspruch steht. Diese Forderung erfüllt, wie wir gesehen haben, der Erklärungsversuch in keiner Weise.

Von drei Fällen akuter Magendilatation, welche ich beobachtete, ist besonders der letzte — ein Unikum der bisherigen einschlägigen Literatur — geeignet, in dem Dunkel, welches auch jetzt noch über der Genese des Leidens liegt, klärend zu wirken.

Fall 1. Den ersten Fall beobachtete ich als Assistent der chirurgischen Abteilung des neuen Allgemeinen Krankenhauses Hamburg-Eppendorf. Es handelte sich um einen 71 jährigen dekrepiden Mann, welcher schon längere Wochen an zeitweiliger Stuhlverstopfung gelitten hatte und plötzlich nach dem Genuß von Hummer akut mit heftigen Schmerzen und Erbrechen erkrankt war; er wurde in einem Zustand bedrohlicher Herzschwäche in das Krankenhaus eingeliefert. Der Leib war im ganzen stark aufgetrieben, auf Druck leicht schmerzhaft; eine ge-

---

1) Hood, The Lancet. 1891. Vol. II.

steigerte Peristaltik war nicht zu erkennen. Bruchpforten frei. Der in das Rektum eingeführte Finger konnte eine Geschwulstbildung nicht nachweisen. Wahrscheinlichkeitsdiagnose: Hochsitzendes Dickdarmkarzinom, welches zu plötzlichem Ileus geführt hatte. Eine eingehende Untersuchung wurde mit Rücksicht auf das schlechte Allgemeinbefinden nicht vorgenommen. Unter S c h l e i c h scher Lokalanästhesie wurde von dem Arzt vom Tagesdienst oberhalb des linken P o u p a r t schen Bandes eine Darmfistel derart angelegt, daß ein in die schräg verlaufende Laparotomiewunde sich einstellender stark geblähter Darmteil durch Serosa-Peritonealnähte eingenäht und eröffnet wurde. Es floß eine mehrere Liter betragende Menge dünner heller, nicht fäkulent riechender Flüssigkeit ab. Nach 2 Stunden Exitus in Kollaps, der durch den Eingriff nicht gehoben wurde. Die Sektion ergab den überraschenden Befund, daß der enorm dilatierte Magen eingenäht war. Der an den Magen angrenzende Darmabschnitt war auf eine Strecke von 10—15 cm in die Erweiterung des Magens einbezogen. Im übrigen fand sich im Magen und insbesondere am Darm kein pathologischer Befund. Auf den Mechanismus der Abknickung ist bei der Sektion leider nicht eingegangen worden.

E p i k r i s e : Es handelt sich offenbar um eine nach einem Diätfehler akut entstandene Magenerweiterung, welche trotz der Entlastung des Magens zum Exitus führte. Das Verkennen des Magens lag in der Tatsache begründet, daß bei dem kollapsähnlichen Zustand des Patienten eine eingehende Untersuchung nicht vorgenommen wurde und bei einer extremen Ausdehnung des Magens die charakteristische Gefäßzeichnung der Magenwand nicht deutlich hervortritt. Im übrigen findet der Irrtum sein Analogon in dem Fall B r o w n s , welcher den Magen in der Annahme einnähte, daß es sich um eine Pankreaszyste handele.

Die beiden weiteren Fälle kamen während meiner Tätigkeit als Oberarzt der Universitäts-Frauenklinik der königlichen Charité zu meiner Beobachtung:

Fall 2. Schwester V. E., 20 Jahre, ein graziles, aber stets gesundes kräftig entwickeltes Mädchen, welches insbesondere nie an Magenbeschwerden gelitten hatte, erkrankte am 27. 6. 04 2 Stunden nach dem Genuß von fettem, angeblich nicht frischem Ochsenfleisch und Meerrettichsauce an heftigen Magenschmerzen und ziehenden Schmerzen im Leib, welche sich allmählich verschlimmerten. 4 Stunden später stellte sich heftiges Erbrechen ein. Als ich die Patientin sah — 10 Stunden nach dem Auftreten der ersten Beschwerden — bot sie folgendes Bild: kollapsähnlicher Zustand, Puls gegen 120, Temperatur 36,8. Bauchmuskulatur fest kontrahiert, Leib kaum druckschmerzhaft. Heftiges Erbrechen, welches alle 10—15 Minuten eintrat und gegen $^1/_2$—1 Liter gelbbräunlicher, nicht fäkulent riechender Flüssigkeit zu Tage förderte. Heftigster Durst. Nach dem Genuß weniger Teelöffel kalten Tees tritt sofort wieder Erbrechen auf. 4 Stunden später ließ die Spannung der Bauchdecken nach. Die Untersuchung ergab jetzt, daß die untere Magengrenze zwischen Nabel und Symphyse stand. Magenspülungen, welche das Allgemeinbefinden jedoch nur bis auf die Zeit von $^1/_2$—$^3/_4$ Stunden sichtlich gut beeinflußten. Die Injektion von 0,001 Eserin. salicyl. dreimal täglich schien den Abgang von Winden aus-

zulösen. Die Untersuchung des erbrochenen Mageninhalts (Geheimrat Sal-
kowski) ergab folgendes: „Das Erbrochene enthält keinen Gallenfarbstoff, wohl
aber ein Reduktionsprodukt desselben: Urobilin, das übrigens sehr häufig auch
in der Galle neben Gallenfarbstoff vorkommt. Es besteht also kein Zweifel,
daß Galle in den Magen gelangt ist. — Das Erbrochene übte auch bei alkalischer
Reaktion verdauende Wirkung auf Fibrin aus und ließ sich in der Lösung das
für tryptische und ähnliche Verdauung charakteristische Tryptophan in geringer
Menge nachweisen. Da aber der Mageninhalt nicht ganz frisch war, so ist dieser
Nachweis für Pankreassekret nicht unbedingt beweisend".

Am nächsten Morgen konnte ich die untere Magengrenze 3 Querfinger oberhalb der Symphyse nachweisen. Dieser Befund wurde durch die Herren Geh. Rat
Bumm und Kraus, welche die Patientin mit mir behandelten, bestätigt.

Das klinische Bild dauerte in den weiteren Tagen im ganzen unverändert
fort: schweres Krankheitsgefühl; Agrypnie; Fehlen jeglicher Somnolenz; Magenschmerzen, welche sich besonders bei dem Erbrechen steigerten; in Intermissionen
erfolgendes Erbrechen reichlicher grünlich bräunlicher, nicht fäkulenter Flüssigkeit;
quälender Durst, welcher durch reichliche subdermale Kochsalzinfusionen in keiner
Weise beeinflußt wird. Wiederholte Magenspülungen bringen nur auf $\frac{1}{2}$ Stunde
Erleichterung. Die untere Magengrenze steht dauernd 2—3 Querfinger oberhalb der
Symphyse. Winde gehen bis zum 3. Tag ab; sie sistieren vom 4. Tag ab. Injektionen
von Eserin sind ohne jede Wirkung; ebensowenig haben die verschiedensten Lage-
rungen (Bauchlagerung, Beckenhochlagerung, Knieellenbogenlage) irgend welchen
nachweisbaren Erfolg. Stuhl fehlt. Nährklystiere werden sehr unangenehm empfunden. Am 9. Tag schwerer Kräfteverfall; hochgradige Abmagerung; livide Schleimhäute; fast völlige Anurie; Facies hippocratica. Temperatur 35,8°. Prognose wird
pessima gestellt. Am 10. Tag ordnete ich aus äußeren Gründen eine Verlegung nach
einer anderen Station an. Beim Transport plötzliche auffällige Besserung, welche
durch den Abgang vereinzelter Winde eingeleitet wird. 5 Stunden später erfolgt
dünner bräunlicher reichlicher stark fäkulenter Stuhl. Das Erbrechen sistiert nach
mehrmaliger Magenausheberung. Spärliche Mengen Tees werden vertragen und
lindern das qualvolle Durstgefühl in auffällig rascher Weise. Die untere Magengrenze ist 2 Tage nach der Verlegung in Höhe des Nabels nachweisbar; am 3. Tag
ist eine krankhafte Ausdehnung des Magens nicht mehr erkennbar. Unter außerordentlich großer und mühsam zurückgehaltener Eßlust tritt relativ rasche Erholung
ein, so daß die Patientin schon am 19. Krankheitstag — 9 Tage nach dem kritischen Abfall der lebensbedrohenden Erscheinungen — einige Stunden außer Bett
sein kann. Die Heilung ist eine völlige und dauernde geblieben. Pat. ist in bestem
Wohlbefinden und hat, wie sie mir erst vor kurzem berichtete, auch nach Genuß
schwer verdaulicher Speisen nicht die geringsten Beschwerden.

Epikrise: Auch in diesem Fall entwickelt sich das überaus
charakteristische Bild der akuten Magenerweiterung im Anschluß an
den Genuß eines wahrscheinlich toxisch wirkenden Genußmittels. Es
muß hervorgehoben werden, daß einige andere Schwestern, welche
von der gleichen Abendkost genossen hatten, an Durchfall und rasch vorübergehenden Kopfschmerzen erkrankten, ohne jedoch schwerere Erscheinungen zu zeigen. Sehr bezeichnend war der vom Beginn des
Leidens an bestehende quälende Durst, welchen die in das Unterhaut-

zellgewebe und das Rektum eingeführte Flüssigkeit nicht im geringsten
linderte, und der rapide Verfall bei einem im übrigen durchaus gesunden kräftigen jungen Mädchen. Die subkutane Applikation von
Eserin, dessen Nutzen Arndt[1]) so lebhaft betont hatte, wenn überhaupt,
nur eine sehr rasch vorübergehende Wirkung auf den Darm; es blieb
ohne jeden Einfluß auf die Magenfunktion. Besondere Beachtung
verdient die Tatsache, daß eine plötzliche Besserung und zwar erst
zu einer Zeit, da die Prognose bereits infaust gestellt werden mußte,
beim Transport der Kranken eintrat.

Fall 3. Die dritte Beobachtung betrifft eine 37 jährige in schwer leidendem
Zustand in die Klinik aufgenommene Arbeitersfrau, bei welcher am 10. Mai 1902
eine mannskopfgroße, im Mesenterium des Dünndarms sitzende Mesenterialzyste
exstirpiert wurde (Operateur: Geh. Rat Gusserow). Bei der ausgedehnten Verwachsung der anliegenden, unter einander selbst innig verklebten Darmschlingen
mit der Zyste konnte die Entfernung nur unter multipler Verletzung des Darmrohres ausgeführt werden. An zwei Stellen zeigte der Dünndarm fast die ganze
Peripherie des Darms mit partieller Erhaltung der Mukosa einnehmende Durch-
trennungen des Darmrohres. Eine weitere markstückgroße Perforation befand sich
an dem gleichfalls mit der Zyste fest verwachsenen Colon descendens. Die Darm-
verletzungen wurden mit Lembertschen Darmnähten geschlossen. Schluß der
Bauchhöhle nach leichter Fixation der verletzten Dünndarmschlingen im unteren
Wundwinkel des Laparotomieschnittes. Nach anfänglich ungestörtem fieberfreien
Heilungsverlauf entwickelte sich am 6. Tag post operationem eine Dünndarm-
fistel, welche zunächst nur wenig Darminhalt austreten ließ, jedoch die Ver-
anlassung war, daß die Kräfte der an sich elenden Patientin rasch zurückgingen.
Plötzlich am 12. Tag nach der Operation stießen sich offenbar als Folge der
Verletzung des Mesenteriums und der schweren Schädigung der in ihm ver-
laufenden Darmgefäße große Teile nekrotischen Dünndarms ab. Eine hochsitzende
Dünndarmfistel mündete jetzt frei am unteren Winkel des Laparotomieschnitts.
Da es nicht gelang, den aboralen Darmteil zu sondieren und eine Ernährung der
Patientin durch die Fistel somit nicht möglich war, verfielen die Kräfte rapid.
Bei einer deshalb unternommenen zweiten Laparotomie (Op. Dr. Kayser), durch
welche eine Vereinigung einer zuführenden und abführenden Darmschlinge geschaffen werden sollte, zeigte sich der Dünndarm in noch weit ausgedehnterem
Maße wie bei dem ersten Bauchschnitt verwachsen. Zwischen Magen und
einem Konvolut unentwirrbarer Darmschlingen befanden sich ungefähr 60 cm
nachweisbar durchgängigen Dünndarms. Die Länge des mit dem Kolon in Verbindung stehenden nicht fest verwachsenen Dünndarmteils betrug etwa 35 cm.
Beide Dünndarmabschnitte wurden durch seitliche Anlagerung und Fistelbildung
in breite Kommunikation gesetzt. Zunächst wiederum ungestörter Heilungsverlauf. Am zweiten Tag nach der Operation trat Stuhlgang auf. Die Kräfte
begannen sich zu heben. Als ich die Patientin am 7. Tag nach der Operation
sah, zeigte sie bei regem bisher nur durch Suppen gestillten Appetit und gutem Allgemeinbefinden einen weichen leicht und schmerzlos eindrückbaren Leib. Da setzte

---

1) Arndt, l. c.

2 Stunden später plötzlich im Anschluß an den reichlichen Genuß von Buttermilch, welche sich die Patientin von einer Mitkranken verschafft hatte, plötzlich heftiges Erbrechen ein. Der Leib blähte sich zunächst im Epigastrium auf, während der Unterleib schmerzlos und weich blieb. Bereits nach 3 Stunden war eine enorme Ausdehnung des Magens nachweisbar; am Abend stand die untere Magengrenze drei Querfinger oberhalb der Symphyse. Das Erbrechen trat intermittierend auf derart, daß nach einviertel- bis einhalbstündiger Pause plötzlich literweise grünlich wässrige Flüssigkeit ruckweise ausgestoßen wurde. Magenspülungen entleerten reichliche Mengen der gleichen Flüssigkeit. · Heftigstes Durstgefühl, auf welches subdermale Kochsalzinfusionen und Rektaleingießungen keine Wirkung üben. Puls steigt rasch auf 160 Schläge in der Minute. Temperatur 36,8. Wiederholter Abgang von Flatus am Nachmittag; in der Nacht wird geformter Stuhl entleert. Am folgenden Morgen tritt, nachdem das in einzelnen Schüben während der Nacht fortdauernde Erbrechen nach einer Magenausspülung eine Stunde sistiert hatte, plötzlich bei einem neuen Brechakt, welcher wiederum mehrere Liter der geschilderten Flüssigkeit zu Tage förderte, ein schwerer Kollaps ein, der trotz Anwendung von Exzitantien zum Exitus führt.

Auszug aus dem Sektionsprotokoll: Stark abgemagerte Leiche; spärliches subkutanes Fett. In der Linea alba eine lineare Narbe. Unter der nicht veränderten Haut findet sich zwischen der Muskulatur der Recti ein kleiner Bauchdeckenabszeß, dessen Grund von einer dicken, den Peritonealraum von dem Abszeß vollkommen abschließenden Schwarte gebildet wird. In die Bauchdeckenwunde stellt sich ein prall gespanntes bläulich weißes zystisches Gebilde ein, welches die Bauchhöhle völlig ausfüllt: der stark aufgeblähte Magen, der sich in Form zweier annähernd parallel verlaufender, nach oben konkaver unmittelbar über der Symphyse in einem Knickungswinkel in einandergehender Schläuche darstellt. Der Pylorus ist im oberen Drittel des rechten Schenkels als schmaler Ring nachweisbar. Dieser Schenkel geht dicht unter der Leber in scharfer Knickung in den unterhalb der Knickungsstelle liegenden fest kontrahierten bandförmigen Dünndarm über. Zirka $1^1/_2$ Liter grünlich-gelbe mit einzelnen Flocken vermischte Flüssigkeit fließt aus dem eröffneten Magen ab, · welcher sich auch nach seiner Entleerung kaum sichtbar zusammenzieht. Mit der Eröffnung ist der Knick, mit welchem der erweiterte Dünndarmabschnitt in den kontrahierten Darm übertritt, momentan geschwunden. Der Dünndarm präsentiert sich in Form eines starken Darmkonvoluts, welches mit der vorderen Bauchwand fest verwachsen ist. Die Darmserosa ist, soweit sie frei liegt, allenthalben spiegelnd und glänzend. Im kleinen Becken liegt keine Dünndarmschlinge. Dickdarm bis zum After mit zum Teil stark eingedicktem Kot gefüllt. Nahtstellen des Darms unversehrt. Anastomose für einen Querfinger durchgängig. Im Lumen der zu einem Konvolut vereinigten Darmschlingen eine geringe Menge einer zähschleimigen, nicht kotig riechender Masse. Der ganze zwischen der Anastomose liegende Darmteil ist vollkommen von der Passage des Kotes ausgeschaltet. Das Herz zeigt braune Atrophie; im übrigen findet sich nichts Erwähnenswertes.

Epikrise: Entstehung, Verlauf und Obduktionsergebnis der Beobachtung sind typisch. Die Krankheit tritt bei einer hochgradig entkräfteten Patientin in mittlerem Lebensalter auf, bei welcher wir eine Magenatonie voraussetzen dürfen. Zu den allgemeinen prädisponierenden Momenten (allgemeine Schwäche, Einwirkung der Chloroformnarkose und des Operationsshocks) tritt als auslösende Ursache ein schwerer Diätfehler: der Genuß eines anscheinend rasche Gärung und Luftauftreibung des Magens verursachenden Genußmittels.

Der Fall entspricht somit der Beobachtung Bennetts, welcher die Erkrankung im Anschluß an den Genuß von brausender Limonade auftreten sah. In dem plötzlichen Beginn, dem intermittierenden Erbrechen großer die eingeführte Flüssigkeit weit übersteigender Mengen ohne dauernden Brechreiz, dem qualvollen und unstillbaren Durst, dem Abgang von Winden manifestieren sich ebenso. wie in dem unter den Erscheinungen der Herzschwäche bei bis ante finem erhalten gebliebenem klaren Bewußtsein, Symptome, welche wir bei der Erkrankung ganz regelmäßig beobachten. Auch die Autopsie ergab den gewöhnlichen Befund: extreme Dilatation des Magens, in welche der obere Dünndarmteil einbezogen ist. Sagittalstellung der Pars duod. sup., welche mit dem Magen zusammen ein großes nach oben offenes Hufeisen darstellt, zwischen dessen beiden Hälften sich das kleine Netz ausspannt.

Das ganze Bild ähnelte in ungemeiner Weise dem von Kausch[1]) im Photogramm wiedergegebenen Befund. Es fand sich jedoch — und das halte ich für die Deutung der Pathogenese des Falles für ungemein wichtig — kein Teil des Dünndarms im kleinen Becken. Der Einwurf, daß ein solcher Befund übersehen worden sei, kann ohne weiteres zurückgewiesen werden, da nach dem bereits bei der zweiten Laparotomie festgestellten anatomischen Verhalten nur ein 60 cm langes freies Dünndarmstück unterhalb des Magens sich befand und der ganze übrige Dünndarm zu einem Konvolut innig miteinander und mit der vorderen Bauchwand verwachsener Darmschlingen verklebt war, welches einer Bewegung nach dem Becken gar nicht fähig war. Damit fällt die Annahme einer auf die Mesenterialwurzel etwa übertragenen Zugwirkung fort. Es muß vielmehr in dem Fall mit aller Bestimmtheit eine primäre Dilatation des Magens mit sekundärer Erweiterung des Duodenums und Stenosierung des Darmrohres angenommen werden.

Die Beobachtung erbringt somit mit der Kraft eines Experiments den Beweis, daß eine Magendilatation an sich mit Sicherheit eine vollständige Abknickung des Duodenums auch beim Lebenden herbeizuführen vermag — eine um so wertvollere Erfahrung, als wir eben nicht in der Lage sind, uns bei experimenteller Feststellung die Voraussetzung eines positiven Ausfalls des Versuchs d. h. den pa-

---

1) Kausch, l. c. S. 570.

retischen Zustand des Magens, des Duodenums und des dieses fixierenden Bandapparats zu schaffen.

Wir resumieren somit die in unseren Fällen gemachten Erfahrungen in Verbindung mit den aus den bisherigen Beobachtungen zu
ziehenden Schlüssen dahin:

Die Annahme einer primären Magendilatation entspricht einer
Tatsache. Die Ursache dieser Dilatation ist in einer akut entstehenden
Lähmung zu suchen, für welche keinesfalls das spinale Nervensystem,
wohl aber Schädigungen des Vagus und Sympathikus und vielleicht
noch anderer, vor allem in ihrer gegenseitigen Wechselwirkung noch
nicht erkannter Nervenbahnen verantwortlich gemacht werden müssen.
Mechanische Momente wirken zweifellos beim Zustandekommen des
vollausgebildeten Symptomenkomplexes mit. Es ist erwiesen,
daß die starke Erweiterung des Magens eine Abknickung des Duodenums herbeiführen kann, bei deren Entstehung die gleichzeitige
Lähmung des dem Magen angrenzenden Dünndarmstücks mit Wahrscheinlichkeit eine bedeutsame Rolle spielt. Der Mechanismus der
Entstehung dieser Abknickung durch den das Duodenum zirkulär umfassenden Bandring der Ligg. hep. gastr. duod. und hep. cavo-duod.
liegt dem Verständnis durchaus nahe. Ob eine Abknickung unter besonderen durch die weiter oder weniger weit sich erstreckende Parese
des Duodenums gegebenen Verhältnissen auch noch im weiteren Verlauf des Duodenums eintreten kann, steht dahin.

Zur Klarlegung der Pathogenese wird es, da wir an der Leiche
positive Erfahrungen kaum sammeln können und auch tierexperimen-
tellen Feststellungen nur ein sehr bedingter Wert beizumessen ist,
fernerhin darauf ankommen, nicht „Uebergangsfälle" zu studieren, sondern
das besondere Augenmerk darauf zu richten, die klinischen Erscheinungen
bei vollausgebildeten Fällen mit dem Sektionsbefund in Einklang zu
bringen und das „Ineinandergreifen der muskulären und nervösen
Elemente" (Braun), welches wir zweifellos annehmen müssen, in
seine einzelnen Komponenten zu zerlegen und zu analysieren.

Da die Ergebnislosigkeit der bisherigen Leichenuntersuchungen zumeist in dem Umstand begründet liegt, daß der mit den klinischen Erscheinungen und vielleicht auch mit der Theorie des Symptomenkomplexes
nicht genügend vertraute Pathologe sich der in Frage kommenden
Gesichtspunkte nicht klar ist, wird es auch zur Erkennung der Pathogenese im einzelnen Fall besonders wichtig sein, daß bereits
in vivo die Diagnose gestellt wird. Wie auch Kelling betont, ist es
wichtig, die Organe in situ zu härten und zwar am besten bei geschlossener Bauchhöhle und erst die gehärteten Organe zu unter-

suchen. Nur auf diese Weise dürfte es gelingen, eine klare Erkenntnis des Mechanismus zu gewinnen, da schon eine geringe Veränderung der Lagebeziehungen, wie sie bei der Eröffnung der Bauchhöhle eintreten kann, den Mechanismus zerstören kann. Man erinnere sich bei der Deutung des Obduktionsbefundes dabei stets, daß bei der Leiche der Tonus der Gewebe und deren vitale Eigenschaften, welche in vivo wahrscheinlich eine bedeutsame Rolle spielen, fehlen.

Jedenfalls findet, wie wir schon jetzt behaupten können, die auch heute noch angenommene Sonderstellung des primären sog. arteriomesenterialen Dünndarmverschlusses weder in theoretischen Erwägungen noch in den klinischen Erfahrungen ihre Begründung. Ebenso wie wir Kellings Einteilung nicht anerkennen konnten, fassen wir im Gegensatz zu Albrecht, welcher die schweren Fälle von akuter Magenlähmung der Krankheitsgruppe des arteriomesenteriellen Dünndarmverschlusses subsumiert, die unter dieser Bezeichnung mitgeteilten Fälle als akute Magenlähmungen auf und geben eine Trennung beider Krankheitsbilder überhaupt auf.

Eine auf der Aetiologie aufgebaute Therapie hat somit zwei Angriffspunkte:

1. Direkte Beeinflussung der Lähmung;

2. Entlastung des Magens, um dadurch den durch Abknickung des Darms entstehenden schweren Circulus vitiosus zu beseitigen.

Nach den bisherigen Erfahrungen hat es nicht den Anschein, als ob wir dem ersten Moment in wirksamer Weise genügen können: Faradisation des Magens, subkutane Injektionen von Eserin kommen hier in Frage.

Das zur Entlastung des Magens vorgeschlagene operative Vorgehen hat bisher nennenswerte praktische Erfolge nicht erzielt. Die Gastrotomie in den Fällen Appels, Hoffmanns, Wallace-Boxs, die Gastrostomie im Fall Jestops, die Gastroenterostomie bei den Patienten Kehrs und Körtes konnten das tödliche Ende nicht aufhalten. Wenn auch die Patientin Kehrs anscheinend nicht der Magendilatation, sondern einer cholämischen Nachblutung erlag, so ist doch in dem Fall eine Beeinflussung der Magenerkrankung durch die Gastroenterostomie nicht erwiesen.

Theoretisch erscheint auch jede den Magen angreifende Operation unzulässig, da sie dem bereits schwer geschädigten Organ eine neue Schädigung bringt. Die Ansicht Kundrats, daß nur eine Gastroenterostomie Heilung bringen könne, dürfte daher ebenso unrichtig sein, wie der Vorschlag der Anlegung einer Magenfistel oder einer von Albrecht empfohlenen operativen Magenverkleinerung nach Art der Bircherschen Gastroplastik. Zweckmäßiger erscheint

dann immer noch die von Borchardt angelegte, in ihrer Technik
grade bei diesen Fällen aber nicht leichte Jejunostomie, welche allerdings
nur der Zuführung von Speisen dient, das Grundleiden an sich
ganz unberücksichtigt läßt. Im Prinzip ist vielmehr eine unblutige Entlastung
des Magens durch fortgesetzte Magenspülungen anzustreben.
Die charakteristische Beobachtung Borchardts[1]), welcher trotz vorausgegangener
Magenspülung bei der Obduktion noch einen halben
Eimer Flüssigkeit im Magen fand, macht es erforderlich, die Magenspülungen
mit besonders langen Magensonden, eventuell nach dem bereits
1902 von Neck[2]) gemachten Vorschlag in Beckenhochlagerung,
vorzunehmen, da die gewöhnliche Sonde nicht in den tiefstehenden
Flüssigkeitsspiegel eintaucht. Daneben ist die Wirkung einer verschiedenen
Lagerung der Patienten, bei welchen wir einen Circulus
vitiosus der besprochenen Art voraussetzen dürfen, vor allem die
Bauchlage und Knieellenbogenlage zu beobachten. Wir dürfen trotz der
häufigen von ihr gesehenen Mißerfolge und der u. a. von Borchardt
gemachten Beobachtung, daß die Bauchlage durch Behinderung der
Zwerchfellatmung das Befinden sogar verschlechterte, nicht vergessen,
daß Schnitzler bei seinem zweiten Fall nach der Bauchlage eines
seiner Patienten eine rasche zur Heilung führende Besserung beobachtete.
Namentlich spricht aber die beim Transport erfolgende Wendung
zum Besseren bei meiner ersten Patientin (Fall II) mit hoher Wahrscheinlichkeit
dafür, daß mechanische, durch Lagewechsel zu beeinflussende
Momente eine besondere Rolle spielen.

Daß wir neben diesen prinzipiellen Maßnahmen durch Analeptika,
Nährklystiere, Kochsalzinfusionen trotz ihrer, wie wir sehen, höchst
zweifelhaften Wirkung dem bald eintretenden Kollaps zuvorzukommen
bzw. ihn zu bekämpfen suchen werden, ist selbstverständlich.

Das Fazit, welches wir aus unseren Erörterungen ziehen, ist
somit in therapeutischer Beziehung ein recht geringes. Trotzdem
dürften unsere Schlüsse, wenn sie richtige sind, schon deshalb auch
in praktischer Beziehung wichtige sein, weil sie uns ein Vermeiden
der Schädlichkeiten gestatten. Wir werden, obgleich das einer
inneren Inkarzeration täuschend ähnliche klinische Bild zu einer Operation
geradezu drängt, von jedem operativen Eingriff Abstand nehmen
und auch auf das von Cohnheim[3]) empfohlene Eingießen von Olivenöl

---

1) Borchardt, Deutsche med. Woch. 1904. Sitzung der Freien Verein. d.
Chirurgen Berlins.
2) Neck, l. c.
3) Verhandl. des XIII. internat. Kongr. in Paris 1900. Münch. med. Woch.
1900. II. S. 1147.

und Einblasungen von Luft in den Magen (Bäumler), durch welches gewaltsam eine Durchgängigkeit der vermuteten Darmstenose erzielt werden soll, verzichten. Schon dadurch wird es uns vielleicht gelingen, die bisher außerordentlich große Mortalitätsziffer von annähernd 71 % — von 60 Patienten starben 47 — in günstiger Weise zu beeinflussen.

Von größter Bedeutung und am aussichtsreichsten ist zweifellos eine richtig geübte Prophylaxe: sorgfältigste klinische Beobachtung bei allen verdächtigen Fällen — und zu ihnen gehören alle Fälle vor allem operativer Art, bei denen sich auch ohne direkt auf eine Magenerkrankung deutende Zeichen Symptome allgemeinen schweren Uebelbefindens einstellen, für welche keine anderweitige einwandfreie Erklärung möglich ist — oft wiederholte Magenausspülungen nach den beschriebenen Maximen, um dem durch Abknickung des Dünndarms zustande kommenden gefürchteten Circulus vitiosus frühzeitig zu begegnen. Wenn wir der Ansicht Müllers[1]), daß die Diagnose, „selbst die nur richtig vermutete", „alles", insofern nur bedingungsweise beipflichten können, als es in einer Anzahl von Fällen trotz rechtzeitiger sachgemäßer Bekämpfung des Leidens nicht gelingt, seine volle Entwicklung und den gewöhnlichen verhängnisvollen Ausgang zu verhüten, so ist doch wohl zuzugeben, daß die früh gestellte Diagnose ein sehr wichtiges Stück der Therapie darstellt. Ihre Ausbildung weiter fördern, heißt somit gleichzeitig das Leiden bekämpfen!

---

1) Müller, l. c. S. 506.

Anmerkung: In der Textfigur 2 ist irrtümlicherweise das Foramen Winslowii zwischen den beiden den Dünndarm umfassenden Bändern, das Lig. hep. gastr. duod. als hinter, das Lig. hep. cavo-duod. als vor dem Duodenum liegend gezeichnet. Tatsächlich liegt bekanntlich das Foramen Winslowii hinter den den Dünndarm fixierenden Bändern, das Lig. hep. gastr. duod. umgreift von vorn, das Lig. hep. cavo-duod. von hinten den Dünndarm. — Eine Berichtigung war aus äußeren Gründen leider nicht möglich.

## IX.

(Aus dem Röntgen-Institute der Akademie für
praktische Medizin in Cöln. — Leiter: Stabsarzt Graessner.)

# Die Brüche des grossen Oberarmhöckers.

Von

**Stabsarzt Dr. Rudolf Graeßner,**
Dozent an der Akademie.

(Mit 2 Figuren und 8 Röntgenbildern im Text.)

Seit mehreren Jahren werden im Bürgerhospital in Cöln alle Verletzungen, auch die leichterer Art, wie Kontusionen und Distorsionen,
soweit als möglich bei der Aufnahme und in den meisten Fällen auch
vor der Entlassung mit Röntgenstrahlen durchleuchtet. Die Röntgenogramme zeigen uns, daß auch diese leichteren Verletzungen vielfach
in mehr oder minder großen Knochenabsprengungen oder -abreißungen
bestehen. Auffallend ist die große Zahl der Tuberculumfrakturen,
nicht nur als Begleiterscheinung einer Schulterverrenkung, welche
Komplikation ja schon lange bekannt ist, sondern auch als isolierter
Bruch. Die auffällige Häufigkeit dieser Fraktur, welche bisher als
selten galt, hat mich bewogen, unsere Röntgenaufnahmen auf diese
Verletzung hin durchzusehen. Im Februar dieses Jahres habe ich in
einer Dissertation von Hoffmann (13) die in den Jahren 1903 und
1904 beobachteten Fälle von Tuberculumfrakturen, soweit sie aus der
Bardenheuerschen Klinik stammten, zusammenstellen lassen; es
waren 15 isolierte Brüche und 12 bei gleichzeitiger Luxation des
Humerus. Ich habe für diese Arbeit das gesamte Material des
Röntgeninstituts aus den Jahren 1903—1906 verwertet und fand 23
isolierte Frakturen und 24 mit gleichzeitiger Schulterverrenkung.

Dieses häufige Vorkommen, besonders der isolierten Fraktur,
stimmt nicht mit den bisher in der Literatur verzeichneten Angaben.

Gurlt (8), welcher in seinem Handbuche von der Lehre von den
Knochenbrüchen von der Mitte des 18. bis über die Mitte des 19. Jahr-

hunderts hinaus die in der deutschen, englischen und französischen Literatur erwähnten Frakturen zusammengestellt und die in den Museen und anatomischen Instituten enthaltenen Präparate von frakturierten Knochen beschrieben hat, berichtet nur über 4 Beobachtungen, bei denen ein isolierter Bruch des Tuberculum majus während des Lebens festgestellt wurde (in einem Falle bestand sogar ein Zweifel, ob nicht eine Luxatio humeri ursprünglich vorhanden gewesen war) und über 42 Fälle mit gleichzeitiger Luxation (9 unvollständige und 33 vollständige). Die Arbeiten von Thaden (24) 1865 und Reuß (22) 1866 in Langenbecks Archiv beschreiben nur das Vorkommen dieser Verletzung in Gemeinschaft mit einer Schulterverrenkung, ebenso die Dissertation von Deuerlich (6) 1874. Auch Wohlgemuth (25), welcher 1900 ausführlich die Aetiologie, Pathologie, Prognose und Therapie der Fraktur des Tuberculum majus bei gleichzeitiger Luxation des Oberarmes bespricht, betont, daß er „von einer isolierten Fraktur des Tuberculum majus keine Beobachtung aufzuweisen habe".

So finden wir auch in den Werken über Frakturen von Hamilton (9), Bardenheuer (2, 3, 4), König (17), Kocher (16), Hoffa (12), Helferich (10) u. a., oft unter Erwähnung der von Gurlt berichteten Fälle, die Ansicht vertreten, daß die isolierte Fraktur des Tuberculum majus sehr selten sei, daß sie dagegen häufig sei als Begleiterscheinung der Luxatio humeri, und daß sie vorkommen könne mit anderen Frakturen am oberen Humerusende, daß sie dann aber gegenüber diesen Frakturen, welche das obere Humerusende in seiner ganzen Quere durchsetzen, in den Hintergrund trete.

Deutschländer (7) bringt 1904 einen durch das Röntgenbild diagnostizierten Fall von isoliertem Bruch zur Kenntnis, entstanden durch Fall auf den ausgestreckten rechten Arm. Daß erst die Röntgendurchleuchtung beim Lebenden den Nachweis des häufigen Vorkommens dieser als selten geltenden Fraktur gefördert hat, beweist auch die Arbeit von Jacob (14) in der Gazette des hôpitaux 1903: „De la fracture parcellaire de la grosse tuberosité", welcher mehrfach bei Schulterkontusionen, die sich mit einer traumatischen Periarthritis kompliziert hatten, eine isolierte Fraktur des Tuberculum majus im Röntgenbilde nachweisen konnte, ebenso die Mitteilung von Fritz König (18), daß die isolierte Fraktur des großen Oberarmhöckers garnicht so selten sei, daß er selbst eine frische und zwei nicht erkannte veraltete Fälle im Röntgenbilde festgestellt habe.

Niescytka (20) berichtet im Aprilheft dieses Jahres in der Deutschen Zeitschrift für Chirurgie schon über 8 Fälle (7 veraltete,

1 frischen) von isolierter Fraktur, welche in der Hooftmannschen Privatklinik in Königsberg i. Pr. im Röntgenbilde erkannt wurden.

Auch Hennequin (11) erwähnt in seinem Werke: „Les fractures des os longs“, daß die isolierte Tuberculumfraktur nicht so selten sei, daß die Diagnose dieser Verletzung nur im Röntgenogramme zu stellen sei.

Die Röntgenaufnahmen des Bürgerhospitals in der Zeit vom 1. April 1903 bis 31. März 1906 zeigen die isolierte Fraktur des Tuberculum majus in 23, mit gleichzeitiger Luxation des Humerus in 24 Fällen.

Um ein Urteil über die Häufigkeit dieser Fraktur zu gewinnen, ist es nötig, einige Daten über das gesamte Frakturenmaterial des Bürgerhospitals, besonders aber über die Frakturen am oberen Humerusende in diesem Zeitraum zu geben.

Herrn Geheimrat Bardenheuer und Herrn Professor Tilmann, aus deren Kliniken und Polikliniken das Material zum größten Teil stammt, spreche ich auch an dieser Stelle für die Ueberlassung meinen aufrichtigen Dank aus.

Doch möchte ich nicht unerwähnt lassen, dass für diese Arbeit, soweit nicht anders vermerkt, nicht die klinischen Aufzeichnungen der beiden chirurgischen Abteilungen im Bürgerhospital, sondern nur die im Röntgenzimmer gemeldeten Notizen vermerkt sind.

Im gleichen Zeitraum kamen 2111 Knochenbrüche zur Behandlung, so daß die isolierte Tuberculumfraktur in 1,09 % vorkam.

Von Frakturen und Luxationen am oberen Humerusende konnte ich auf den Röntgenplatten beobachten:

    1 Fraktur des Kopfes,

    7 pertuberculäre Frakturen (darunter 2 Epiphysentrennungen),

  35 subtuberculäre Frakturen,

  23 isolierte Frakturen des Tuberculum majus,

  24 Frakturen des Tuberculum majus bei gleichzeitiger Humerus-
      luxation,
      ferner

  24 Luxationen des Humerus ohne nachweisbare Tuberculum-
      fraktur.

Die pertuberculären Frakturen (7 Fälle), die ja den queren Bruch des Tuberculum majus darstellen, und die longitudinalen Brüche des großen Oberarmhöckers, welche bei den queren und schrägen und Y-förmigen Frakturen am oberen Humerusende (16 Fälle) vorkommen können, ausführlicher zu beschreiben, geht über den Rahmen dieser

Arbeit; überdies tritt in diesen Fällen die Tuberculumfraktur hinter der Wichtigkeit des Oberarmbruches zurück. Nur möchte ich erwähnen, daß letztere Bruchform fast nur bei den eingekeilten Frakturen vorkommt, wenn das Schaftfragment sich in das Kopffragment oder umgekehrt hineindrängt und das Tuberculum absprengt. In den meisten Fällen ist aber nicht das Tuberculum allein, sondern vielfach noch ein Stück vom Kopf oder vom Schaft mit abgesprengt: ganz losgelöst ist es nur in seltenen Fällen, am meisten noch bei den Y-förmigen Frakturen. Die Prognose ist bei diesen Brüchen, wenn die Verstellung der Fragmente nicht zu groß ist bzw., wenn eine gute Reposition der Fragmente ohne deren Lösung gelingt, nicht schlecht, sobald man den Arm deckenwärts extendiert und frühzeitig mit Bewegungen beginnt.

Die isolierte Fraktur des großen Oberarmhöckers wurde 23 mal im Röntgenbilde nachgewiesen. In den meisten Fällen zeigte schon das Bild bei der Aufnahme deutlich die Frakturlinie oder die Verschiebung des Bruchstückes; in anderen war erst die Aufnahme bei der Entlassung beweisend, indem an der verletzten Stelle eine kallöse Verdickung sichtbar wurde. Der klinische Befund hatte schon bei der ersten Untersuchung in diesen Fällen auf einen Bruch des Höckers hingewiesen.

In 10 Fällen waren nur ein oder mehrere schalenförmige Stücke abgesprengt. Eine geringe Verschiebung war bei diesen kleinen abgesprengten Stücken immer vorhanden; in der Regel mehr nach außen als oben; in einigen Fällen waren auch diese kleinen Absprengungen noch durch eine Spange mit dem Kopf verbunden. Diese Verbindung fand sich auch oft bei der Fraktur des ganzen Tuberculum, meistens mit dem Schafte, seltener mit dem Kopfe. Erheblichere Verschiebungen fanden 3 mal nach hinten oben statt. In den meisten Fällen, in denen eine Dislokation nicht stattgehabt hat, ist die Fraktur durch eine Fissurlinie gekennzeichnet; um eine solche zur Anschauung zu bringen, bedarf es natürlich guter Röntgenbilder, und ich möchte empfehlen, nicht immer gleich die erste Aufnahme beweisend sein zu lassen. Auf die Technik der Aufnahmen werde ich weiter unten kurz eingehen.

Die Bruchlinie der Fraktur des ganzen Tuberculum verläuft nicht immer in horizontaler Richtung, sondern oft bogenförmig; bei starker Dislokation des Bruchstücks, namentlich bei gleichzeitiger Luxation vor der Einrenkung sieht man dann deutlich den halbkugeligen Defekt in Form einer Grube im Humerus. Oft ist der ganze Höcker zertrümmert; falls eine Dislokation stattgefunden hat, ist diese auf dem Bilde gut zu erkennen, schwieriger schon, wenn der Schatten des Tuberculum mit dem Humerusschatten sich zum Teil deckt. In einzelnen dieser Fälle von Kompressionsfraktur besteht gleichzeitig noch der Abriß eines schalenförmigen Stückes mit Verschiebung. Außer einem Bruch des Schulterblatthalses habe ich andere gleichzeitige Frakturen z. B. des Rabenschnabelfortsatzes nicht entdecken können. Die Figuren 1 und 2 sowie die Röntgenbilder 3—10 zeigen die verschiedenen Frakturformen.

Dem Geschlecht nach waren es 20 männliche, 3 weibliche Verletzte. Von ersterem gehörten die meisten dem Arbeiter- bzw. Handwerkerstande, einige dem kaufmännischen oder verwandten Berufen an.

Wie stark die einzelnen Altersklassen vertreten sind, zeigt die folgende Aufstellung:

Es entfallen auf:

das 2. Dezennium 2
 „  3.      „     4
 „  4.      „     8 (4 mal Fraktur nur eines Stückes)
 „  5.      „     6 (3 mal    „      „     „     „  )
 „  6.      „     2
 „  7.      „     1

Von Gurlt (8) und Wohlgemuth (25) wird für die isolierte Tuberkulumfraktur ein Alter jenseits des 30. Jahres angegeben; die Fälle von Niescytka (20) scheinen dieses zu bestätigen; der jüngste unter diesen Fällen war 34 Jahre alt. Von unseren Verletzten waren 6 unter 30 Jahren; der jüngste war 19 Jahre alt.

Was die Aetiologie betrifft, so waren in 20 Fällen die Frakturen durch direkte Gewalt entstanden, in 3 Fällen durch eine indirekte Gewalteinwirkung (Fall auf die vorgestreckte Hand des abduzierten Armes). Indirekte Frakturen, wie sie Pitha (21) durch eine plötzliche vehemente Kontraktion der 3 am Tuberculum majus sich ansetzenden Muskeln bei einer Turnübung und beim Schneeballwerfen entstanden beschrieben hat, haben wir nicht beobachtet. Bei den direkten Frakturen war meistens Fall auf die Schulter zu ebener Erde, nur in 2 Fällen Fall einige Meter tief von einer Leiter die Ursache; in einem Falle war die Ursache Stoß einer zuschlagenden Tür gegen die Schulter. Bei einem Verletzten hatte ein Fall auf die Schulter auch einen Bruch des Collum scapulae zur Folge.

Der Mechanismus der Entstehung der Fraktur bei direkt einwirkender Gewalt ist einfach. Der Fall auf die Schulter oder der sie treffende Schlag quetscht oder sprengt das Tuberculum vom Humerus ab oder komprimiert dasselbe.

Komplizierter ist. der Mechanismus bei der indirekten Fraktur. Beim Fall auf die vorgestrecke Hand des abduzierten Armes kommt es zunächst zu einer Hyperabduktion des Armes, wobei sich das Tuberculum gegen den oberen Rand der Pfanne, der chirurgische Hals gegen das Akromion anstemmt. Dieses wird zum Hypomochlion, und die noch fortwirkende Gewalt bewirkt indirekt die Absprengung. Nach König (17) spielt auch der Zug der am Tuberculum majus ansetzenden Muskeln eine große Rolle mit. Dieselbe Gewalt, die manchmal den Humeruskopf nach vorn luxiert, kann eben durch Vermittelung dieser Muskeln das Tuberculum majus abreissen. Es braucht, wie Kocher (16) sagt, aus dem Vorgang keineswegs notwendig auch eine Luxation zu resultieren; denn es kann vorkommen, daß, wenn die Verrenkung noch nicht vollständig war, der Oberarmkopf spontan reponiert wird. In unseren Fällen von indirekter Fraktur handelt es sich sowohl um teilweise Absprengung wie auch um Fraktur des ganzen Höckers.

Welche klinischen Erscheinungen macht die isolierte Fraktur des Tuberculum majus?

Den Auswärtsrollern ist der Ansatzpunkt genommen, und daher ist die aktive Auswärtsdrehung des Oberarmes aufgehoben; in den Fällen, in denen nur die Fazetten für den Ansatz der Mm. supra- und infraspinatus abgerissen sind, der Teres minor seine Tätigkeit aber ausüben kann, ist eine schwache Supinationsbewegung noch möglich. Passiv läßt sich die Auswärtsdrehung des Armes leicht ausführen. Die Innenrotation ist ausgiebiger. Dadurch, daß die Auswärtsrotatoren ihren Halt verlieren, rückt der Kopf in eine Subluxationsstellung nach vorne (Kocher). Bei der direkten Fraktur besteht nun aber oft gerade an der Außenseite des Schultergelenkes ein so starker Bluterguß, daß alle aktiven Bewegungen sehr schmerzhaft und gestört und die Konturen des Schultergelenkes nicht zu erkennen sind. Sicherer läßt sich die Diagnose schon durch den Nachweis der Beweglichkeit des abgerissenen druckempfindlichen Fragmentes stellen, welches oft nach oben und hinten verlagert als ein kleiner prominenter Tumor unter der Haut zu fühlen ist. In vielen Fällen ist dieser Nachweis aber selbst in Narkose nicht möglich; ebenso fehlt vielfach die Krepitation. Die Verlagerung des Fragmentes nach oben und hinten kann ein Abduktionshindernis bewirken, so daß der Arm nur bis zur Horizontalen gehoben werden kann. (Nicht immer ist aber bei älteren Fällen das Abduktionshindernis in einem solchen

verlagerten Fragment zu suchen, sondern in einer fibrösen Verdickung der Gelenkkapsel, die sich bei der Elevation des Armes unter
dem Akromion einklemmt und Schmerzen auslöst. Bardenheuer
hat in einem solchen Falle in seiner Privatpraxis die Verdickung der
Kapsel exzidiert, ohne das Gelenk zu eröffnen und zwar mit gutem
Resultat. Das frakturierte, nur wenig dislozierte Tuberculumfragment
wurde exstirpiert.)

In allen Fällen kann man aber eine Druckempfindlichkeit an der
Stelle, wo das Tuberculum abgequetscht ist, konstatieren; auch besteht in der Regel eine Verbreiterung des Gelenkes von vorne nach
hinten. Dieses sind die klinischen Erscheinungen der frischen Verletzung.

Bei veralteten Frakturen ist die Diagnose noch schwieriger zu
stellen; eine Verbreiterung des Schultergelenkes, Verdickung am Tuberculum, bei nicht knöchern verheiltem Bruch Krepitation, vielleicht
auch der Nachweis des dislozierten Fragmentes weisen aber auf eine
isolierte Tuberculumfraktur hin. Die typischen Bewegungsbeschrän-
kungen sind meistens nicht zu verwerten, da infolge von Arthritis
eine mehr oder minder große Versteifung besteht.

Daß die Diagnosestellung eine schwierige ist, kann man daraus
ersehen, daß nur 4 Fälle in der Literatur beschrieben sind, bei denen
während des Lebens auf Grund der klinischen Erscheinungen die
Diagnose gestellt wurde, während in allen anderen veröffentlichten
Fällen erst das Röntgenbild den Nachweis dieser bisher als so selten
geltenden Fraktur brachte. Auch in unseren Fällen haben wir erst
im Befunde des Röntgenbildes eine Sicherstellung der Diagnose er-
blickt.

Die Anfertigung guter Röntgenbilder der Schulter bei frischen
Verletzungen ist nicht so leicht. Zur Herstellung guter Röntgenogramme
der Schulter ist es unerläßlich diese ruhig zu stellen; vor allem gilt
es zu verhüten, daß sie sich bei der Atmung mitbewegt. Bei Rückenlage des Verletzten, Unterschieben eines Keilkissens unter die verletzte Schulter und Fixierung durch Sandsäcke oder Schlitzbinden gelingt dieses, zumal, wenn man den Verletzten bewegen kann, nur
oberflächlich zu atmen. Abraten möchte ich, die Aufnahme in Narkose zu machen. So liegt es z. B. bei einer gleichzeitigen Luxation
ja sehr nahe, wenn empfindliche Patienten eine Einrenkung in Narkose wünschen, diese zur Herstellung des Röntgenbildes zu benutzen.
Die tiefen Atemzüge in der Betäubung erschweren aber eine Ruhigstellung außerordentlich. In vielen Fällen wird man ohne Kompressionsblende auskommen und brauchbare Bilder erzielen. Ich möchte

aber erwähnen, daß wir bei 5 Verletzten eine Tuberculumfraktur ohne Dislokation auf der ersten Aufnahme ohne Kompressionsblende hergestellt nicht erkennen konnten, sondern erst nach 2—5 Wochen auf Bildern mit der Kompressionsblende angefertigt. Bezüglich der Technik, namentlich der Einstellung, verweise ich auf die Röntgentechnik von Albers-Schönberg (1). Ich habe Patienten gefunden, die gleich nach der Verletzung den Druck der Blende nicht ertrugen; ich empfehle aber, sobald der Bruchschmerz vorüber ist, Blendenbilder anzufertigen und die Kompressionsblende so viel als möglich anzuwenden. Der Arm muß bei der Aufnahme außenrotiert sein; doch ist eine forzierte Außenrotation zu vermeiden; eine Abduktion ist nicht erforderlich.

Die Prognose der isolierten Tuberculumfraktur gilt als nicht gut. Bei den von Niescytka (20) mitgeteilten Fällen „klagten die Patienten über beständige Schmerzen, die bei Bewegungen zunehmen, so daß sie hauptsächlich wegen der Schmerzen den verletzten Arm noch monate-, selbst jahrelang nach der Verletzung vorsichtig zu bewegen und mit ihm normale Exkursionen zu machen nicht imstande waren. Dazu kam die Klage über zunehmende Schwäche des verletzten Armes. Allen Fällen gemeinsam war die erhebliche Bewegungsbeschränkung. Die aktive Beweglichkeit der verletzten Schultergelenke war fast gleich schlecht; nur in den passiven Bewegungen bestanden bei den einzelnen Patienten erhebliche Unterschiede, welche Niescytka einmal in dem Grad der Dislokation der Bruchstücke, andererseits in der Stärke der der Fraktur folgenden chronischen Arthritis erklärt findet". Die gleichen Beobachtungen konnte ich an den Fällen, welche veraltet in das Bürgerhospital zur Behandlung oder Begutachtung kamen, machen.

Diesen Ergebnissen möchte ich die Resultate gegenüberstellen, welche bei Patienten gewonnen sind, welche mit der frischen Verletzung in Behandlung kamen und mit Extensionsverbänden behandelt sind. Ich verwerte nur die Fälle, die ich selbst in den Jahren 1903 und 1904 auf der Frakturenstation der Bardenheuerschen Klinik mitbehandelt habe. Es sind 13 Fälle von isolierter Tuberculumfraktur, die ich auch zu einer Nachuntersuchung bestellt habe; nur 6 sind erschienen. Bei allen diesen Leuten konnte ich eine fast völlig freie Beweglichkeit im Schultergelenk feststellen; darunter befand sich ein Mann, der erst 5 Wochen nach der Verletzung mit ziemlicher Versteifung in unsere Behandlung gekommen war. Ich muß aber zugeben, daß die Verstellung der Fragmente in diesen Fällen keine sehr bedeutende gewesen war.

Bei der Behandlung handelt es sich zuerst darum, eine möglichst gute Vereinigung der Fragmente zu erstreben. Im Handbuche der praktischen Chirurgie (23) wird die Fixation des Armes in Abduktion und Außenrotation empfohlen. König (17) wählt die erhobene und abduzierte Stellung, Wohlgemuth (25) fügt noch eine mäßige Auswärtsrotation hinzu und hält als Verband einen rechtwinkligen Middeltorpfschen Triangel für geeignet. Für den Fall, daß auf diese Weise eine Vereinigung der Fragmente nicht erzielt wird, wird allzeitig die operative Behandlung vorgeschlagen, die viele Chirurgen überhaupt als alleinige Behandlungsmethode anerkannt wissen wollen. So empfiehlt Niehans (19) die temporäre Annagelung, die Naht Fritz König (18). Ganz entschieden tritt auch Kocher (16) für die Operation ein, nach dessen Ansicht sich eine günstige Heilung nur operativ durch Annähung bzw. Annagelung des Fragmentes oder durch Exzision erzielen läßt, wie viele andere Chirurgen von der Ansicht ausgehend, daß bei der Kleinheit des Fragmentes durch einen Verband eine knöcherne Verheilung nicht erzielt werden könne.

Daß dieses aber doch möglich ist, beweisen die oben angeführten, mittelst Extension behandelten Fälle, bei denen ich bei der Nachuntersuchung eine feste Verheilung konstatieren konnte.

Die Behandlung geschah in folgender Weise [siehe auch Bardenheuer-Graeßner (5), Technik der Extensionsverbände]: Um die Fragmente aneinander zu bringen, wird der verletzte Arm nach hinten oben und etwas nach außen mittelst eines Längszuges geführt; hierbei muß darauf geachtet werden, daß der Arm in Außenrotation steht. Der Längszug wird mit etwa 6 kg belastet. So wünschenswert es ist, frühzeitige Bewegungen in den verletzten Gelenken vorzunehmen, so warten wir bei der Tuberculumfraktur so lange, bis wir annehmen können, daß ein einigermaßen fester Kallus vorhanden ist, den man bei den höckrigen Bruchflächen, wenn sie gut in Kontakt sind, in 12—14 Tagen annehmen kann. Die dann beginnenden Uebungen werden anfangs nur in geringen Exkursionen ausgeführt; eintretender Schmerz soll dem Patienten anzeigen, daß ausgiebiger nicht bewegt werden darf. Von Tag zu Tag werden die Bewegungen ausgiebiger. 3 Wochen bleibt der Verband liegen; vom Beginn der 3. Woche ab werden aber schon Stabübungen ausgeführt, während welcher der Patient natürlich aufstehen muß; in der übrigen Zeit bleibt aber die Extension in Tätigkeit.

Während die gute Vereinigung der Fragmente eine geringe Kallusproduktion bedingt, hat die frühzeitige Vornahme von Bewegungen den Vorteil, daß sie eine Arthritis verhütet und somit eine gute Beweglichkeit des mitbeteiligten Gelenkes garantiert.

Die Fraktur des Tuberculum majus mit gleichzeitiger Luxation des Humerus beobachteten wir in 24 Fällen.

In 18 Fällen bestand eine Luxatio subcoracoidea,
„  2 Fällen   „   „   „   infraglenoidalis,
„  1 Falle   „   „   „   horizontalis.

Bei 3 Verletzten hatte die Einrenkung außerhalb des Krankenhauses stattgefunden; welcher Art diese gewesen war, konnte nicht mehr festgestellt werden.

Einen jener seltenen Fälle von Luxation des Humerus nach hinten mit gleichzeitiger Tuberculumfraktur, wie sie Pitha erwähnt, haben wir nicht aufzuweisen.

In 19 Fällen war das ganze Tuberculum frakturiert, in 5 waren nur schalenförmige Stücke abgerissen. Von gleichzeitigen anderen Frakturen waren auf 2 Platten ein Bruch des Collum scapulae, auf einer ein Bruch am akromialen Ende der Clavicula vorhanden. Auf einem Röntgenbilde ist es zweifelhaft, ob nicht auch eine Fraktur des Processus coracoideus besteht. Einige Mal wurde eine starke, lokalisierte Druckempfindlichkeit am Rabenschnabelfortsatz angegeben. Die Platten lassen aber eine solche nicht wahrnehmen. Meines Erachtens ist diese im Röntgenbilde, wenn nicht eine größere Dislokation besteht, schwer zu erkennen. Man fahnde bei Luxation des Humerus aber auf eine Fraktur des Schulterblatthalses. Wir haben einen solchen Fall beobachtet, bei dem während einer mehrwöchigen Behandlung sowohl klinisch wie im Röntgenbilde diese Fraktur nicht erkannt war und erst bei einer Röntgenaufnahme mehrere Monate nach der Verletzung sich herausstellte. Einen Bruch der Gelenkpfanne haben wir nie nachgewiesen.

Die Dislokation des frakturierten Tuberculum, besonders aber der kleinen abgerissenen Stücke geschieht nach derselben Richtung, ist aber eine größere wie bei der isolierten Fraktur. In einem Falle hatte sich nach der Reposition das ganze Tuberkulum zwischen Kopf und Akromion eingeklemmt. Ebenso ist die Form der Bruchstücke, ihre etwaige Verbindung mit dem Humerus die gleiche wie oben für die isolierte Fraktur beschriebene. Die Erfahrung von Fritz König, daß man nach erfolgter Einrenkung nicht immer in der Lage sei,

Form und Größe der Fraktur zu erkennen, kann ich nur bestätigen
(Figur 1 und 2).

Dem Geschlechte nach waren es 4 Frauen, 20 Männer; diese
gehörten meistens dem Arbeiterstande an. Das Alter der Verletzten
ist aus folgender Tabelle zu ersehen: Es entfielen

auf das 2. Dezennium 0 Fälle
„    „   3.    „    2  „   (1 mal Fraktur eines Stückes)
„    „   4.    „    7  „   (2  „      „      „      „    )
„    „   5.    „    7  „   (2  „      „      „      „    )
„    „   6.    „    6  „
„    „   7.    „   .1 Fall
„    „   8.    „    1  „

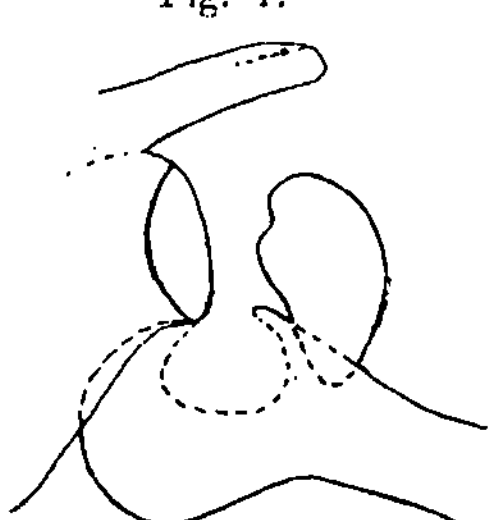

Fig. 1.

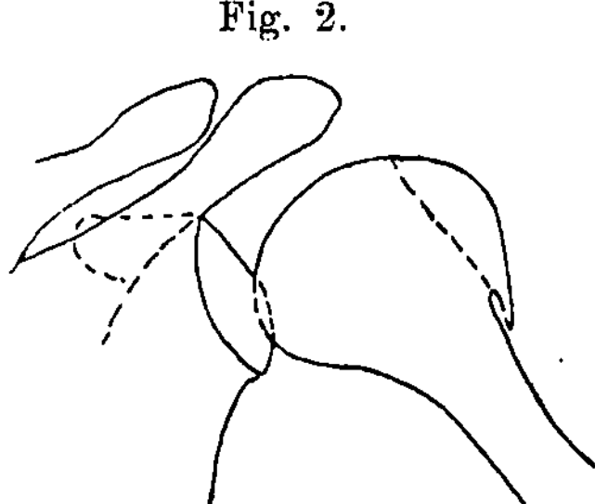

Fig. 2.

Als Entstehungsursache wurde in 15 Fällen eine direkte Gewalteinwirkung (13 mal Fall auf die Schulter, 2 mal Stoß gegen die
Schulter) angegeben; in 5 Fällen hatte die Gewalt, Fall auf die ausgestreckte Hand, indirekt die Fraktur verursacht; in 4 Fällen (Ohnmacht, Epilepsie) war die Ursache nicht festzustellen gewesen.

Auffallend ist die große Zahl der durch direkte Gewalteinwirkung
entstandenen Luxationen.

Bei den durch indirekte Gewalt verursachten Verrenkungen gilt
ja in der Regel der Bruch des großen Oberarmhöckers durch den
vehementen Zug der stark gespannten Außenrotatoren entstanden; doch
kommt wohl auch der bei der isolierten Fraktur beschriebene Hyper-
abduktionsmechanismus mit in Betracht. In den Fällen von direkter
Gewalteinwirkung, bei denen wir eine Kompressionsfraktur des Tuberkulum haben, können wir diese wohl auch direkt hierauf zurückführen; die fortschreitende Gewalt bewirkt dann erst nachträglich die
Luxation.

Es ist oft schwer zu entscheiden, ob es sich um eine direkte
Fraktur mit folgender oder gleichzeitiger Luxation oder um eine
Luxation mit folgender Fraktur durch Muskelzug handelt. Außer der

Fig. 3.

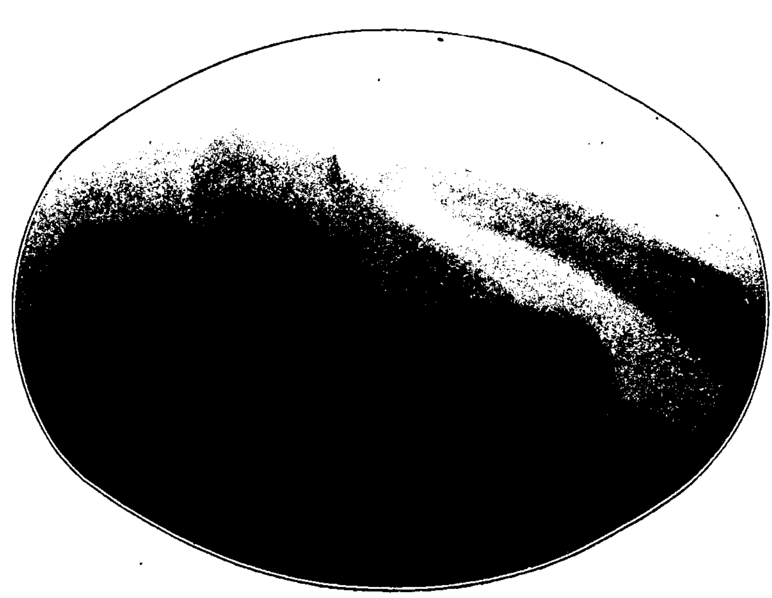

Fig. 4.

Fig. 5.

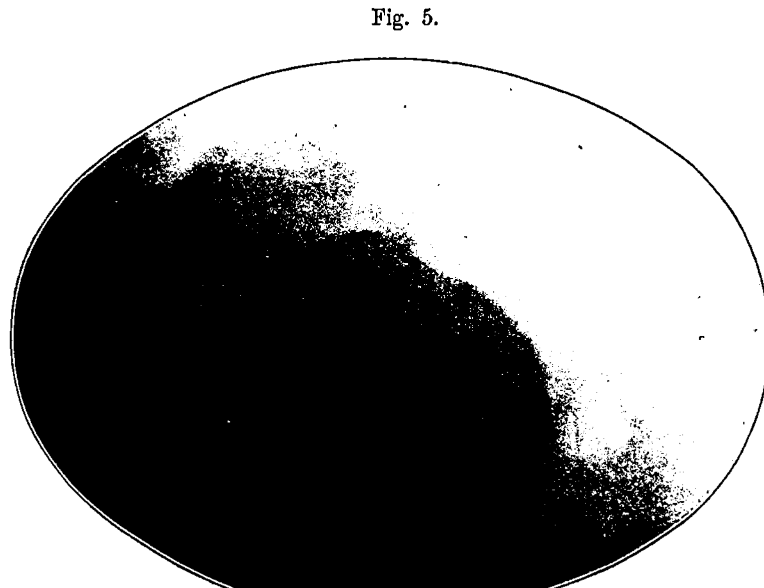

Fig. 6.

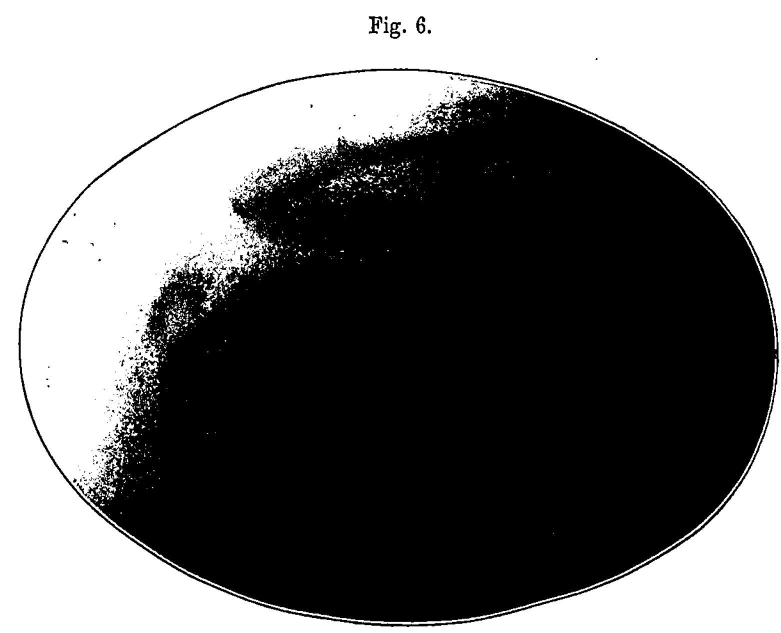

Fig. 7.

Fig. 8.

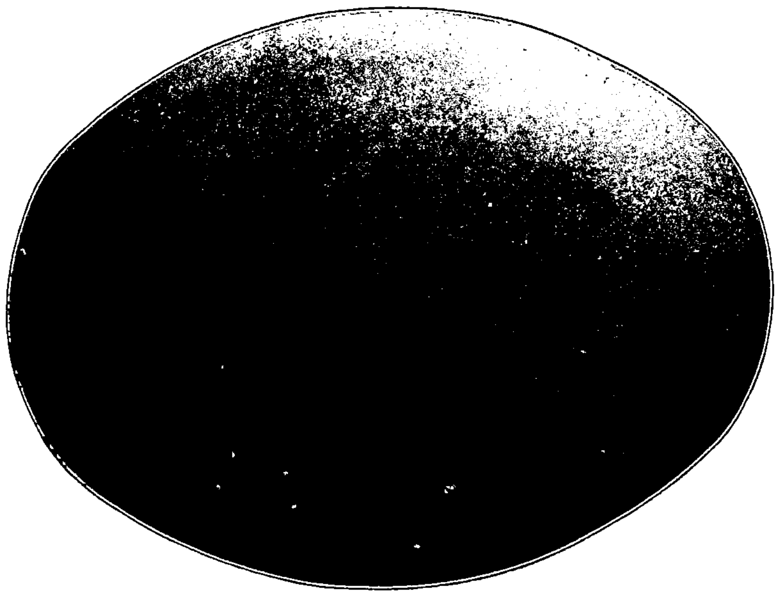

Fig. 9.

Fig. 10.

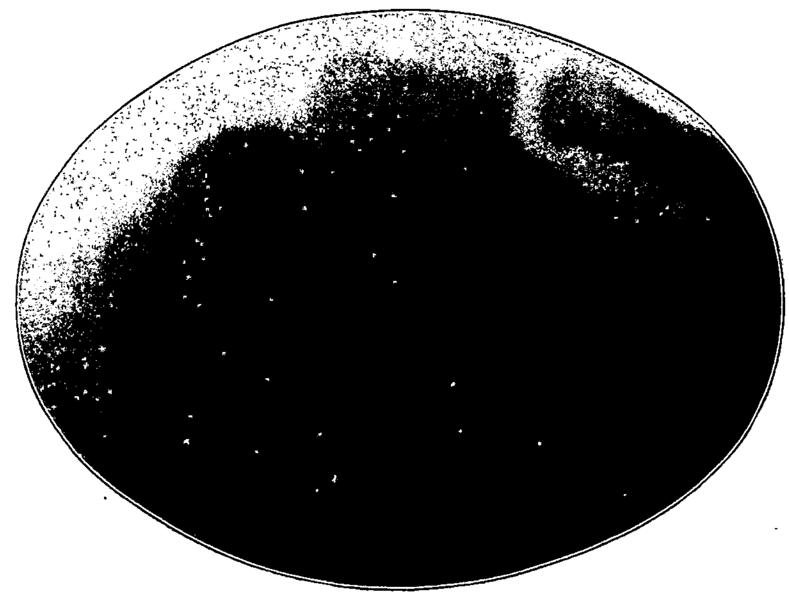

Anamnese kann die Form der Fragmente, zumal der Abriß einzelner Fazetten zur Beurteilung verwertet werden.

Die Frage, ob bei der indirekten Fraktur erst der Abriß, oder erst die Luxation oder beides gleichzeitig, oder in umgekehrter Reihe erfolgt, zu erörtern, würde zu weit führen. Pitha (21), Jössel (15), Reuß (22), Thaden (24), König (17), Wohlgemuth (25) und Niescytka (20) haben sich hierzu eingehend geäußert. Die Ansichten sind sehr widersprechend.

Klinisch ist die Diagnose bei einer Luxation auf eine gleichzeitige Tuberculumfraktur sehr schwer, beim Abriß von kleinen Fragmenten unmöglich zu stellen. Pitha schildert auf Grund eigener Beobachtung den Symptomenkomplex. Wohlgemuth hält dagegen die Diagnose klinisch für kaum möglich. Als auffällig hebt er eine ungewöhnliche Beweglichkeit des luxierten Humerus hervor gegenüber der unkomplizierten Luxation, wo der Oberarmkopf am Thorax federnd feststeht. Grund hierfür ist die Aufhebung der Spannung der am großen Oberarmhöcker inserierenden Muskeln sowie des Lig. coracohumerale nach der Absprengung der Tuberculumfraktur. Es gibt ja Fälle, bei denen man an der Cavitas glenoidalis bei fehlendem Kopfe einen beweglichen Körper, das abgesprengte Fragment fühlen kann; meistens ist aber der Bluterguß so groß, daß es unmöglich ist. Ich bin mit Wohlgemuth der Meinung, daß eine sichere Diagnosenstellung nur im Röntgenbilde möglich ist.

Die Komplikation mit Tuberculumfraktur soll eine außerordentlich starke Neigung zu Reluxationen bieten. In einem unserer Fälle, wo das Fragment zwischen Akromion und Kopf eingeklemmt lag, trat diese 3 mal ein.

Die Prognose der Fraktur des großen Oberarmhöckers mit gleichzeitiger Humerusluxation ist noch ungünstiger als bei der isolierten Tuberculumfraktur zu stellen. Die Fälle, welche uns veraltet zu Gesicht kamen, und bei denen das Schultergelenk lange Zeit fixiert gewesen war, hatten meistens eine hochgradige Arthritis und Versteifung. Von den von mir behandelten und zu einer Nachuntersuchung bestellten Verletzten sind nur 3 erschienen. In einem Falle war völlig freie Beweglichkeit des verletzten Schultergelenks vorhanden; in den beiden anderen bestand beine leichte Arthritis und Beschränkung der Funktion um ein Drittel.

Die Ursache der Arthritis haben wir wohl nicht allein in dem Reiz des abgesprengten und dislozierten Fragmentes zu suchen, sondern auch in der langen Ruhigstellung des Gelenkes. Um eine Wiederausrenkung zu vermeiden, muß das Schultergelenk 12—14 Tage in einem ruhigstellenden Verbande liegen; früher darf man mit Bewegungen nicht beginnen. Diese Zeit genügt aber schon, entzündliche Verwachsungen entstehen zu lassen. Um deren schädliche Folgen zu beseitigen, bedarf es dann einer mehrwöchigen Behandlung. Um das Gelenk zu entlasten, extendieren wir den Arm nach hinten und oben, und lassen dann aktiv vorsichtige, nicht schmerzhafte Bewegungen ausführen. In den meisten Fällen haben wir damit auch ein zufriedenstellendes Resultat erreicht. Von anderer Seite wird die sofortige Exstirpation des abgesprengten Fragmentes, um diesen Reiz auszuschalten, empfohlen. Daß auch wir bei einer Interposition des Fragmentes zwischen Kopf und Akromion dieses operativ beseitigen, ist selbstverständlich. In dem von uns beobachteten Falle gestattete der Zustand des Verletzten (hochgradige Leberzirrhose) dieses nicht. Niescytka (20) hat in den von ihm beobachteten veralteten Fällen in der Behandlung mit Heißluftbädern, Massage und systematischen Uebungen befriedigende Erfolge gesehen.

Erwähnen möchte ich noch, daß Deutschländer in seinem Falle, bei dem eine hochgradige Schulterversteifung bestand, durch eine plastische Verlängerung der Subskapularissehne einen vollen funktionellen Erfolg erzielte.

Um einen Vergleich anstellen zu können zwischen der Prognose des Luxation des Humerus mit und ohne Tuberculumfraktur, berichte ich kurz über 24 stationär behandelte Fälle von Schulterverrenkung, bei denen das Röntgenbild einen Bruch des großen Oberarmhöckers nicht nachgewiesen hat. Es handelt sich um eine Luxatio subcoracoidea 15 mal, um eine subglenoidalis 7, um eine horizontalis 2 mal. In einem Falle von Luxatio subcoracoidea bestand die Neigung zu häufiger Ausrenkung. Von den zu einer Nachuntersuchung bestellten Fällen hat sich keiner vorgestellt, woraus man wohl schließen kann, daß erhebliche Funktionsstörungen nicht bestehen. Wir haben wenigstens die Beobachtung gemacht, daß zu solchen Nachuntersuchungen nur die Leute erscheinen, die wirklich noch Beschwerden haben. Wenn die Verletzten die Behandlung stationär ausgehalten haben, oft verlassen sie kurz nach erfolgter Einrenkung das Krankenhaus, so haben wir durchweg gute Beweglichkeit erzielt.

Vergleichen wir diese Ergebnisse miteinander, so müssen wir die Prognose für die Luxation des Humerus mit gleichzeitiger Tuberculumfraktur ungünstiger als bei den unkomplizierten Verrenkungen stellen.

In der Literatur, so bei Kocher (16), finden wir die Ansicht vertreten, daß in der Mehrzahl der Fälle die resultierende Funktionsstörung nach erfolgreicher Reposition nicht sehr bedeutend ist. Die von Niescytka (20) und uns beobachteten Fälle widersprechen dem. Die resultierenden Funktionsstörungen nach einer Tuberculumfraktur, mag sie nun isoliert sein oder in Gemeinschaft mit einer Luxation vorkommen, können sehr erhebliche sein, so daß wir die Pflicht haben, auch dieser kleinen Knochenverletzung mehr wie bisher unsere Aufmerksamkeit zuzuwenden. Namentlich bei Unfallverletzten müssen wir auch bei einer anscheinend einfachen Kontusion oder Distorsion immer an die Möglichkeit dieser Verletzung denken und suchen den sicheren Nachweis dieser zu bringen. Wie oben gezeigt, gelingt dieses in den meisten Fällen nur im Röntgenbilde.


## Literatur.

1. Albers-Schoenberg, Die Röntgentechnik. 2. Aufl. Hamburg 1906.
2. Bardenheuer, Die permanente Extensionsbehandlung. Stuttgart 1889.
3. Bardenheuer, Leitfaden der Behandlung von Frakturen und Luxationen mittelst Feder- bzw. Gewichtsextension. Stuttgart 1890.
4. Bardenheuer, Behandlung der subkutanen Frakturen. Archives internationales de Chirurgie. Volume I., Fascicule 3. Gand 1903.
5. Bardenheuer und Graeßner, Die Technik der Extensionsverbände. 2. Aufl. Stuttgart 1905.
6. Deuerlich, Ueber die Komplikation der Luxatio humeri mit Fraktur des Tuberculum majus. Dissertation. Göttingen 1874.
7. Deutschländer, Die Fraktur des Tuberculum majus (Demonstration im ärztlichen Verein in Hamburg. 15. 2. 1903). Deutsche med. Wochenschrift. 1904. No. 16.
8. Gurlt, Handbuch der Lehre von den Knochenbrüchen. Berlin 1862/64.
9. Hamilton, Knochenbrüche und Verrenkungen. Deutsch von A. Rose. Göttingen 1877.
10. Helfferich, Atlas und Grundriß der traumatischen Frakturen und Luxationen. 6. Aufl. München 1903.
11. Hennequin et Loewy, Les Fractures des os longs. Paris 1904.
12. Hoffa, Lehrbuch der Frakturen und Luxationen. 4. Aufl. Stuttgart 1904.
13. Hoffmann, Ueber isolierte Frakturen des Tuberculum majus humeri. Dissertation. Leipzig 1906.
14. O. Jacob, De la fracture parcellaire de la grosse tuberosité de l'humérus dans les prétendues contusions de l'épaule compliquées de périarthrite traumatique. Gazette des hôpitaux. 1903. No. 2. Referat: Zentralbl. f. Chir. Bd. 30. No. 21.
15. Jössel, Anatomische Beiträge zur Kenntnis der Humerusluxation mit Fraktur der Tuberkula. Deutsche Zeitschr. f. Chir. Bd. 4.
16. Kocher, Beiträge zur Kenntnis einiger praktisch wichtigen Frakturformen. Basel und Leipzig 1896. I. Teil.
17. König, Lehrbuch der speziellen Chirurgie. 7. Aufl. III. Bd. Berlin 1900.
18. Fritz König, Ueber die Berechtigung frühzeitiger blutiger Eingriffe bei subkutanen Knochenbrüchen. Langenbecks Archiv. Bd. 76.

19. Niehans, Zur Frakturbehandlung durch temporäre Annagelung. Langenbecks Archiv. Bd. 73.
20. Niescytka, Ueber die isolierte Fraktur des Tuberculum majus humeri. Deutsche Zeitschr. f. Chir. Bd. 82.
21. Pitha-Billroth, Handbuch der allgemeinen und speziellen Chirurgie. IV. Bd. 2. B. Stuttgart 1868.
22. Reuß, Ueber Humerusluxationen mit Fraktur des Tuberculum majus. Langenbecks Archiv. Bd. 7.
23. Schreiber und Hofmeister, Handbuch der praktischen Chirurgie. 2. Aufl. IV. Bd. I. Abschnitt. Stuttgart 1903.
24. Thaden, Ueber den Bruch des Tuberculum majus bei Luxation des Humerus. Langenbecks Archiv. Bd. 6.
25. Wohlgemuth, Die Fraktur des Tuberculum majus. Berliner klin. Wochenschrift. 1900. No. 43.

# X.

# Das Wesen des harten traumatischen Oedems.[1]

Von

**Stabsarzt Dr. Thöle,** Danzig.

(Mit **6** Textfiguren.)

Ueber das harte traumatische Oedem sind seit der ersten Beschreibung des Krankheitsbildes durch Secrétan 1901 noch 9 Publikationen erschienen. S. allein hat über 20 Fälle berichtet, die anderen Autoren zusammen haben nur noch 15 hinzugefügt. Ueber das Wesen der Affektion, welche pathogenetisch von nicht geringem allgemeinen Interesse ist, war man bisher im Unklaren, weil keine histologischen Untersuchungsresultate vorlagen.

Ich habe in 2 Fällen Stücke der veränderten Gewebe exzidiert und mikroskopisch untersucht. Auf Grund der Befunde glaube ich eine abgeschlossene Darstellung der Veränderungen und der zugrunde liegenden pathologischen Vorgänge geben zu können. Ich gebe zunächst die beiden Krankengeschichten wieder und füge dann noch 2 weitere neue Fälle hinzu, in denen einmal nicht operiert, einmal durch Operation die Veränderungen nur makroskopisch festgestellt wurden.

**Fall I.**

Anamnese: Füsilier W. stammt aus gesunder, nervös nicht belasteter Familie. Vor 6 Jahren im Anschluß an Panaritium rechtsseitige Achseldrüsenvereiterung. Sieben Wochen im Krankenhaus, Drüsenabszeß gespalten, Arm damals und auch später niemals geschwollen. Diensteintritt Oktober 1903. Während des 1. Dienstjahres nicht krank. Am 27. 6. 05 zog er sich beim Hobeln durch Stoß gegen eine Holzkante eine kleine Hautabschürfung am rechten Ellenbogen zu dicht unterhalb der Olekranonspitze. Schon am selben Tage schwoll der Unterarm an der Streckseite an, W. meldete sich aber nicht krank, weil keine Schmerzen und Funktionsbehinderung. Erst als in den nächsten Tagen die Schwellung des Unterarms im ganzen zunahm, erfolgte am 1. 7. 05 Krankmeldung.

---

1) Abgekürzt enthalten in den Verhandl. des 35. Chirurgen-Kongresses 1906.

Lazarett-Aufnahmebefund: Mittelkräftiger, etwas blasser, sonst gesunder Mensch. An der Streckseite des rechten Ellenbogens eine etwa zehnpfennigstückgroße trockene, nicht eiternde, ganz oberflächliche Hautabschürfung. Gelenk ohne Erguß. Unterarm namentlich an der Streckseite stark teigig geschwollen, Fingerdruck hinterläßt tiefe Dellen. Keine Schmerzhaftigkeit spontan oder auf Druck. Keine Entzündung der Lymphgefäße und Lymphdrüsen. In der rechten Achselhöhle hinter dem Pektoralisrande diesem parallel eine lineäre verschiebliche ganz oberflächliche und nicht eingezogene Hautnarbe von 18 cm Länge, auf den Oberarm übergehend. Unter hydropathischen Umschlägen und Suspension des Arms am Galgen ging die Schwellung vollständig in 4 Tagen zurück, so daß W. am 6. 7. 05 dienstfähig entlassen wurde. Die Verletzung wurde für unbedeutend leicht angesehen. — Aber bald nahm die Schwellung des Arms wieder zu und am 10. 7. 05 wurde W. wieder dem Lazarett überwiesen.

Zweiter Aufnahmebefund: Jetzt ist nicht nur der ganze Unterarm, sondern auch die Streckseite des Oberarms erheblich und stärker als bei dem ersten Lazarettaufenthalt geschwollen. Die Hand ist frei von Schwellung, letztere hört am Handgelenk ziemlich plötzlich auf, während sie sich am Oberarm an der Grenze von mittlerem und oberem Drittel allmählich verliert. Es handelt sich um ein sehr beträchtliches Hautödem, Fingerdruck hinterläßt an der Beugeseite tiefe Dellen für lange Zeit, an der Streckseite, wo die Schwellung etwas steifer und härter ist, sind die Dellen weniger tief. Die Umfangsmaße betragen:

|                                       | rechts:   | links:     |
|---------------------------------------|-----------|------------|
| Mitte des Oberarms                    | 28   cm   | 24,25 cm   |
| Ellenbogen                            | 27   cm   | 25    cm   |
| Größter Umfang des Vorderarms         | 28,5 cm   | 25,5  cm   |
| Mitte des Vorderarms                  | 24   cm   | 21    cm   |
| Dicht über dem Handgelenk             | 18,5 cm   | 16,25 cm   |
| Mittelhand                            | 21,5 cm   | 21,0  cm.  |

Die Hautfarbe im Bereich der Schwellung nicht verändert. Die geschwollene Haut läßt sich nur in ganz dicken steifen Falten abheben. Sie fühlt sich nicht kühl an, ist etwas faltenloser, aber doch nicht glänzend gespannt, ist weder spröde und abschilfernd, noch besonders feucht. Bei Nadelstichen tritt kein Schwitzen auf. Am rechten Vorderarm sind die Hautvenen kaum sichtbar, links sehr deutlich. Am Oberarm ist dieser Unterschied in der Venenzeichnung geringer. Stumpf und spitz wird regelrecht unterschieden, Nadelstiche beiderseits gleich schmerzhaft, Lagesinn ungestört. Warm und kalt wird rechts im Bereich der Schwellung als weniger warm bzw. kalt gefühlt. Die faradokutane Minimal- und Schmerzempfindung ist rechts etwas herabgesetzt. Auch der galvanische Strom wird rechts etwas weniger gefühlt. Infolge der ödematösen Durchtränkung ist der galvanische Leitungswiderstand rechts etwas geringer. Keine Dermatographie. Wenn man durch Fingerdruck die Haut an einer Stelle blutleer gemacht hat, tritt die normale Farbe rechts bedeutend später wieder auf, hernach aber erscheint rechts eine erheblich stärkere reaktive Hyperämie als links. Auch nach dem Abschnüren beider Oberarme mit Gummibinden ist rechts im Bereich der Schwellung die reaktive Hyperämie stärker und länger anhaltend als links. Schmerzen weder spontan, noch bei Druck, auch keine ausstrahlenden Nervenschmerzen, nur Gefühl von Schwere. Bewegungen der Finger frei, der Hand etwas eingeschränkt. Beugung im Ellenbogen wegen der Schwellung bedeutend beschränkt: links bis 30⁰, rechts nur bis 70⁰. Schultergelenksbewegungen frei. Puls an der A. radialis und ulnaris beiderseits gleich. Sehnenreflexe an beiden Armen gleich. Blutuntersuchung ergibt 4 Millionen rote, 9000 weiße Blutkörperchen, Hämoglobingehalt normal. In gefärbten Blutpräparaten keine Anomalien. Schilddrüse weder vergrößert, noch verkleinert. Urin frei von Eiweiß und Zucker. Keinerlei hysterischen Symptome. Röntgenphotographie — beide Ellenbogen, Vorderarme und Hände auf derselben Platte — zeigt keine Knochenatrophie; infolge der Weichteilschwellung ist die Strukturzeichnung nur rechts nicht so scharf. Temperatur und Pulsfrequenz dauernd normal. Untersuchung des Blutdrucks an den Fingern mit Gärtners Tonometer ergibt keinen beachtenswerten Unterschied (r. 11, l. 12).

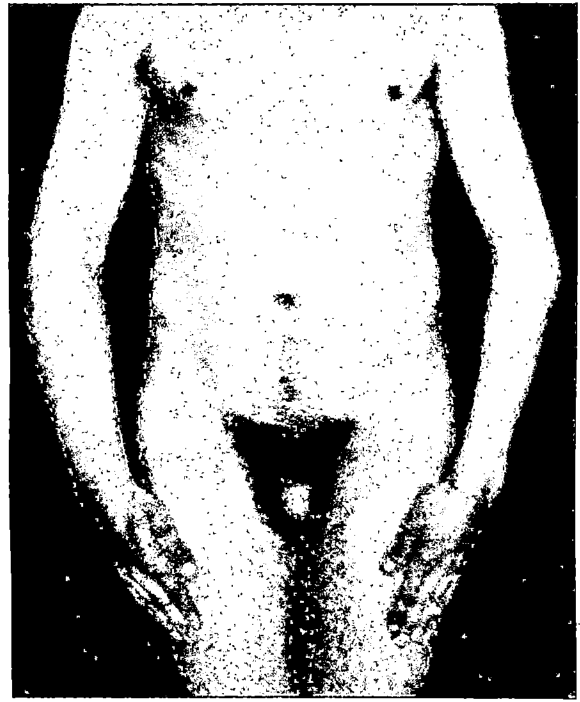

Diagnose: Traumatisches Oedem (das aber noch nicht als „hart" zu bezeichnen ist).

Behandlung: Hydropathischer Umschlag, Suspension am Galgen mit Schiene.

Verlauf: Schwellung nahm nicht ab; im Gegenteil, schon nach 8 Tagen war die Haut an der Streckseite derber und steifer, Fingerdruck hinterließ hier nur noch geringe Dellen. Im unteren Drittel des Vorderarms sind jetzt auch die Sehnenscheiden der Streckmuskeln als verdickte Stränge durchzufühlen. Die Hautfarbe wird etwas mehr bläulich rot. Beim Bewegen der Hand und Finger fühlt man nirgends Reiben oder Knarren.

Heißluftbäder von 80—100°, angenehm empfunden, verringerten die Schwellung nicht. Vom 4. 8. 05 an wurde außerdem 1 Stunde täglich leichte Biersche

Stauung angewandt. Die Schwellung stieg etwas höher hinauf; am 19. 8. reichte
sie an der Streckseite fast bis zum Akromion, an der Beugeseite bis zur Mitte des
Oberarms, am Handgelenk schnitt sie nach wie vor ziemlich scharf ab. Hand
dauernd frei von Schwellung.

Nach 2 Monaten wurde in Narkose und Blutleere ein schmales elliptisches
Gewebsstückchen von der Streckseite des Vorderarms zwecks mikroskopischer
Untersuchung exzidiert. Beim Einschneiden ins subkutane Fett tropft massenhaft
Oedemflüssigkeit aus. Die dem Korium zunächst liegende Schicht des subkutanen
Fettgewebes erscheint makroskopisch ziemlich unverändert, die tieferen Schichten
stark hydropisch gequollen. In glasig grauem, lockerem Bindegewebe liegen hier
nur noch einzelne kleine gelbe Fettträubchen eingesprengt. Die Muskelfaszie und
das Muskelgewebe selbst sind unverändert. Oedemflüssigkeit, auf Blutserum- und
Agarschälchen ausgestrichen, erweist sich als steril. Das exzidierte Gewebsstückchen (Haut + Fett + Faszie + oberflächlichste Muskelschicht in einem Stück)
wird in wässeriger Formalinlösung, dann in Alkohol gehärtet, in Paraffin eingebettet und geschnitten.

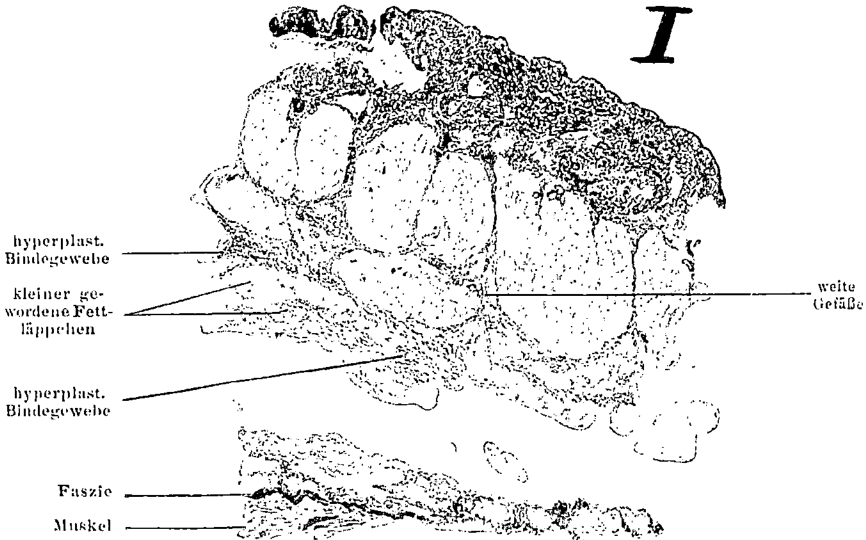


Mikroskopische Untersuchung der mit Hämalaun, nach van Gieson
und Weigert (auf Elastinfasern) gefärbten Schnitte ergab folgende Veränderungen
des Unterhautfettgewebes: An frischen Schnitten hatte man das Oedem an den
Zwischenräumen zwischen den durch Transsudat auseinandergedrängten Bindegewebsfasern erkannt. Am gefärbten Präparat (Fig. I) sieht man, daß die Fettläppchen in den tieferen Schichten der Subkutis und durch Abnahme des Fettes
die Fettzellen kleiner geworden sind. Das Bindegewebe in und besonders zwischen
den Fettläppchen ist vermehrt, es hat an Kollagen- (rot) und Elastinfasern (blauschwarz) zugenommen. In den höheren Schichten hat das Bindegewebe zwischen
den normal großen Fettläppchen normale Breite. Die Gefäße sind weit, sonst
anatomisch nicht nennenswert verändert, ebenso nicht die Nerven. Korium,
Muskelfasern und Muskelfaszie nicht verändert.

Weiterer Verlauf: Heilung der Wunde in normaler Weise. Behaarung an der Streckseite des Armes und am Handrücken nahm rechts mehr und mehr ab, an den Nägeln traten keine Veränderungen auf.

Als am 18. 9. ($2^1/_2$ Monate nach dem Unfall) noch gar keine Besserung zu bemerken war, wurde die bisherige Behandlung mit Heißluftbädern und Bierscher Stauung (zuletzt täglich 4 Stunden) ausgesetzt, und eine Thiosinamininjektionskur nach Grünbaums Empfehlung eingeleitet. Jeden 2. Tag 1 ccm einer 15 proz. alkoholischen Lösung in die Oberarm-Schultermuskulatur nahe der Schwellung injiziert, täglich Einreiben von 10 proz. Thiosinaminsalbenseife Beiersdorf auf den ganzen Arm und die Hand. Injektionen für einige Stunden sehr schmerzhaft, schmerzhafter als vergleichsweise Injektionen von reinem Alkohol. Einigemale blieb für einige Tage an der Injektionsstelle ein geringes tiefes Infiltrat zurück, keine sonstigen lokalen oder allgemeinen Reaktionserscheinungen. Als 28 Injektionen keine Spur von Besserung herbeigeführt hatten, wurde Ende Oktober die Behandlung ausgesetzt. Auch heiße und kalte Wechselduschen, Faradisieren nutzten nichts. Deshalb wurde W. am 7. 12. 05, $5^1/_2$ Monate nach der Verletzung, nach Einleitung des Invaliditätsverfahrens entlassen.

Entlassungsbefund: Allgemeinbefinden ungestört. Nichts von allgemeiner Nervosität. Schwellung reicht vom Handgelenk über den ganzen Unterarm hin, am Oberarm an der Streckseite bis fast zum Akromion, an der Beugeseite bis zur Grenze zwischen mittlerem und oberem Drittel. Umfangsmaße wie oben. Hautfarbe an beiden Armen ziemlich gleich, rechts ein wenig roter. Starker Fingerdruck hinterläßt jetzt namentlich an der Streckseite nur noch ganz geringe flache breite Dellen, die aber lange bestehen bleiben. An der Beugeseite ist das Oedem nach wie vor etwas weicher. Die Bindegewebshyperplasie hat also immer noch zugenommen. Behaarung an der Streckseite des Arms und der Hand jetzt auffallend gering gegen links, Nägel unverändert. Sensibilität wie bei Aufnahme; auch die reaktive Hyperämie tritt noch wie damals rechts später ein, ist aber stärker und hält länger an. Auch jetzt keine Dermatographie. Puls an der Radialis und Ulnaris unverändert. Bewegungen im Schulter- und Ellenbogengelenk rechts von etwa $^1/_3$ geringerer Kraft als links. Händedruck rechts nur wenig herabgesetzt. Röntgenphotographie ergibt auch jetzt keine Knochenatrophie, überhaupt nichts Anormales. — W. ist als (zeitig) ganzinvalide und größtenteils erwerbsunfähig ($66^2/_3$ %) zu beurteilen.

## Fall II.

Anamnese: Unteroffizier H.-Graudenz, früher angeblich stets gesund und aus nervös nicht belasteter Familie stammend, bekam am 16. 3. 05, als er Hilfsstellung beim Springen gab, von einem Mann mit dem Fuß einen Stoß gegen den linken Daumen, so daß dieser dorsalwärts überstreckt wurde. Der linke Daumenballen und der Mittelhandrücken schwollen in wenigen Minuten schmerzhaft an, die Haut war dunkelblau verfärbt. Erste Diagnose Verstauchung des linken Daumens. Daumenballen und Handrücken über dem 2. Mittelhandknochen stark teigig geschwollen, Haut namentlich über dem 1. Mittelhandknochen bläulich verfärbt. Auch Röntgenphotographie wies an den Knochen keine Veränderung nach. H. wurde zunächst mit feuchten Umschlägen behandelt. Die blaue Verfärbung bildete sich in 14 Tagen zurück, aber die Schwellung des Handrückens blieb bestehen, sie nahm sogar noch zu. Vorsichtige Massage verschlechterte den Zustand. Die teigige Schwellung verbreitete sich auf das untere Ende des Vorderarms, das

Handgelenk wurde schmerzhaft und versteift, der 1. Mittelhandknochen und das
Gelenk zwischen diesem und dem Daumengrundglied blieben stark druckschmerzhaft, die aktive Beweglichkeit des linken Daumens war nahezu aufgehoben, während passive Bewegungen lebhafte Schmerzen auslösten. Massage deshalb ausgesetzt, keine Besserung durch heiße Bäder und feucht-warme Umschläge mit
Ruhigstellung der Hand.

Am 19. 5. 05 dem Lazarett Danzig überwiesen. Aufnahmebefund: Kräftiger, sonst gesunder Mensch. Herz gesund. Keinerlei hysterischen Symptome,
keine Reflex- oder Gefühlsanomalien, keine Gesichtsfeldeinschränkung. Schilddrüse nicht vergrößert, auch nicht verkleinert, deutlich zu fühlen. Linker Handrücken, Rückseite des linken Handgelenks und aller Finger erheblich und ziemlich
gleichmäßig geschwollen. Die Schwellung ist nicht mehr teigig, sondern auffallend derb, offenbar durch Bindegewebshyperplasie. Durch stärkeren längeren
Fingerdruck entstehen flache breite Dellen, welche sich noch nach 5 Minuten nicht
wieder ganz ausgeglichen haben. Die Schwellung verliert sich zwischen unterem
und mittlerem Drittel des Vorderarms allmählich. Im Bereich der Schwellung ist
die Haut etwas mehr bläulich rot, glatt und faltenlos, steif und nicht zu falten,
kühl und feucht, nicht spröde und nicht abschilfernd. Keine Ekchymosen oder
Hautverfärbungen durch Bluterguß. Achseldrüsen nicht geschwollen. Keine Dermatographie. Druck auf den 1. Mittelhandknochen und das Gelenk zwischen
diesem und dem Daumengrundglied noch außerordentlich schmerzhaft, auch Druck
auf die übrigen Mittelhandknochen, das Handgelenk und das untere Ende der
Speichen angeblich etwas schmerzhaft. Spontan keine Schmerzen. Die sämtlichen
Finger werden leicht gebeugt gehalten und können aktiv nur mit Mühe ein wenig
gestreckt und weiter gebeugt werden. Passive Bewegungen, namentlich das
Beugen, rufen ein sehr schmerzhaftes Spannen im Handrücken entlang den Strecksehnen hervor. Man fühlt dabei entlang den Sehnen kein Knarren. Im Grund-
gelenk des Daumens sind weder aktive noch passive Bewegungen möglich wegen
großer Schmerzen. Sensibilitätsprüfung: Berührungs- und Schmerzempfindung
ungestört, Nadelspitze und -Kopf werden überall genau unterschieden, feinste Berührungen mit Wattebäuschchen im Bereich der Schwellung ebenso gut empfunden.
Keine Hyper- oder Hypalgesie. Lagesinn regelrecht. Temperatursinn dagegen
alteriert, insofern als nur am linken Handrücken warm und kalt im Vergleich zu
rechts als weniger warm bzw. kalt gefühlt wird. Faradokutane Minimal- und
Schmerzempfindung am Handrücken herabgesetzt. Auch der galvanische Strom
wird links weniger empfunden, die Interossei reagieren auf faradischen Strom
nicht und erst auf viel stärkeren galvanischen Strom als rechts. Der galvanische
Leitungswiderstand (Endwiderstand) ist deutlich größer als auf der gesunden Seite.
Röntenphotographie — beide Hände und Vorderarme auf derselben Platte — zeigt
keine größere Durchlässigkeit der Knochen links, keine Sudeck-Kienböcksche
Knochenatrophie; keinen Knochenbruch. Wiederholte Blutuntersuchungen ergaben
eine geringe Verminderung der roten Blutkörperchen auf 4 Millionen im Kubik-
millimeter bei 7000 weißen. In gefärbten Präparaten keine Anomalien. Hämoglobingehalt normal. Temperatur und Pulsfrequenz dauernd normal.

Diagnose: Hartes traumatisches Oedem des linken Handrückens.

Behandlung und Verlauf: Ruhigstellung auf Schiene, täglich halb-
stündiges Heißluftbad von 80°. Dasselbe wurde sehr angenehm empfunden
und hatte den Erfolg, daß die Schmerzhaftigkeit auch auf Druck in 1 Monat fast
ganz verschwand. Im Heißluftkasten und 1 Stunde nach dem Schwitzen, solange

die Hand noch warm war, waren die Finger auch etwas besser beweglich. Die Schwellung jedoch blieb unbeeinflußt, das Oedem nahm an Härte zu. Auch bei Steigerung der Temperatur auf 110° keine Besserung. Deshalb nach 1½ Monaten Heißluftbehandlung ausgesetzt und täglich 2 Stunden lang leichte Biersche Stauung. Während der Stauung passive Bewegungen, die bei der Stauung weniger schmerzhaft und etwas weiter möglich waren. Röntgenphotographie auch jetzt normal. Die Schwellung verbreitete sich namentlich an der Streckseite etwas weiter auf den Unterarm hinauf bis zu dessen Mitte. Auch die Weichteile an der Beugeseite des Handgelenks, der Hohlhand und aller 5 Finger wurden verdickt, wenn auch weniger als an der Streckseite. Am Daumenballen und der Beugeseite

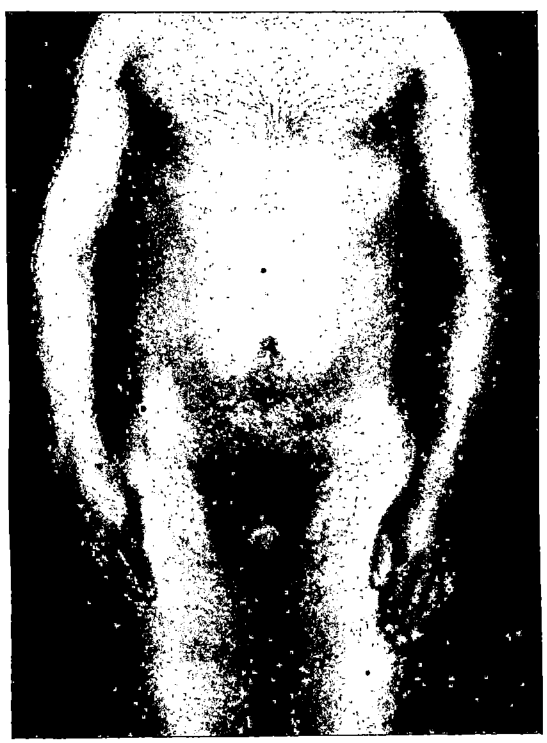

des Handgelenks traten stellenweise ganz kleine blaurote Ekchymosen auf. Die Hautfarbe wurde an der Streckseite der Hand und Finger etwas, an der Beugeseite stärker blaurot als rechts. Während die Haut sich in der obern Hälfte des Unterarms noch ebenso gut falten ließ wie rechts, konnte sie weiter abwärts nur in steifen dicken Falten, am Handrücken und den Fingern garnicht abgehoben werden. Grenze der Schwellung nirgends scharf; am stärksten war sie am Handrücken. Die steifen Weichteile ließen sich garnicht gegen die Mittelhandknochen verschieben. Fingerbewegungen, namentlich die Beugung, waren offenbar dadurch so sehr behindert, daß außer der Haut und Unterhaut auch die tieferen Weichteile, das lockere Gewebe um die Sehnen herum schwielig verdickt waren. Sehnenscheiden der langen Daumenstreckmuskeln als verdickte Stränge am Vorderarm

durchzufühlen. Infolge der Weichteilverdickung an der Handgelenksbeuge war
der Puls an der Art. ulnaris garnicht, an der Art. radialis viel weniger deutlich
zu fühlen als rechts. An beiden A. brachiales war der Puls gleich kräftig. Untersuchung des Blutdrucks an den Fingern mit Gärtners Tonometer ergab keinen
beachtenswerten Unterschied zwischen rechts und links (rechts 11, links 10,5).
Wenn man durch Fingerdruck eine Stelle der verdickten Haut blutleer machte, so
dauerte es im Vergleich zu rechts länger, bis die frühere Farbe wieder vorhanden
war, und hinterher trat eine stärkere und länger andauernde reaktive Hyperämie
ein. Wenn beide Oberarme 5 Minuten lang mit Gummibinden abgeschnürt wurden,
trat nach Abnahme der Binden linkerseits im Bereich der Hautverdickung eine viel
stärkere reaktive Hyperämie auf. Nach 2 Minuten war diese rechts verschwunden
und links nur noch im Bereich der Hautverdickung vorhanden; der Farbenton war
wieder mehr bläulich geworden. Schmerzhaft war nur noch stärkerer Druck auf
das Daumenmittelhandgelenk. Umfangsmaße wie bei der Aufnahme, nur am
Handgelenk betrug der Umfang 1 cm mehr:

|                                                                   | rechts: |    | links: |    |
|-------------------------------------------------------------------|---------|----|--------|----|
| Mitte des Oberarms                                                | 27      | cm | 25     | cm |
| Größter Umfang des Vorderarms                                     | 26,5    | cm | 25,5   | cm |
| Mitte des Vorderarms                                              | 23,5    | cm | 23     | cm |
| 6 cm oberhalb des Radio-karpalgelenks                            | 18,5    | cm | 19,5   | cm |
| 2 cm oberhalb des Radio-karpalgelenks                            | 17,5    | cm | 18,5   | cm |
| Am Handgelenk                                                     | 17      | cm | 19     | cm |
| In Höhe der Mittelhandköpfchen                                    | 20,5    | cm | 21,5   | cm |
| Grundglied des Mittelfingers                                     | 6,75    | cm | 7,5    | cm |
| Höhe des Handrückens, auf dem Tisch liegend gemessen             | 3,5     | cm | 4,5    | cm |
| Durchm. d. Mittelhand, mit meinem Goniodiameter gemessen         | 2,5     | cm | 3,5    | cm |

Bewegungen im linken Ellenbogengelenk frei, im linken Handgelenk erheblich eingeschränkt. — Fingerbewegungen aktiv und passiv äußerst gering.
Die rechte Hand wurde aktiv so weit gespreizt, daß 18 cm gespannt werden, links
nur 14 cm. Kraft des Händedrucks links = 0, weil Adduktion und Opposition
des Daumens, sowie Flexion der 4 Finger nahezu unmöglich.

Unter der Stauung, auf 3 und später bis 6 Stunden täglich verlängert, verschwand die Druckschmerzhaftigkeit völlig, die Beweglichkeit besserte sich aber
nicht, auch nicht durch Bewegungsübungen am Handgelenk- und Fingerpendel.
Auch Röntgenbestrahlung (harte Röhre, 30 cm Abstand, täglich 10 Minuten),
14 Tage lang fortgesetzt, hatte keinen Effekt.

Am 21. 8. 05 wurden einige Gewebsstücke zur histologischen Untersuchung
exzidiert. Blutleere, Operation auf Wunsch ohne Narkose. Von Infiltrations-
anästhesie wurde Abstand genommen, damit die Gewebe nicht verändert wurden.
Längsschnitt über der Mitte des Handrückens 6 cm lang vom distalen Rande des
Lig. carpi dorsale bis über die Mitte des 3. Metacarpus nach vorn. Haut hart und
derbe, das subkutane Fettgewebe in ein dickes grauweißes schwieliges Gewebe
umgewandelt, in welchem nur einige schmale gelbe Striche und kleine gelbe Flecke
als Reste des Fetts, keine deutlichen Fettträubchen mehr vorhanden. Es tritt nur
ganz wenig wässrige Flüssigkeit aus der Schnittfläche aus. Auf Blutserum- und
und Agarplatten ausgestrichen, erweist sie sich als steril. Das oberflächliche über
den Strecksehnen gelegene Faszienblatt ebenfalls erheblich verdickt, grauweiß,
und von dem schwieligen Fettgewebe nicht zu trennen. Distal vom Lig. carpi

dorsale kommt man bei der Spaltung des dicken grauweißen Gewebes in einen Hohlraum, den man zuerst für das distale Ende der Sehnenscheide der 3. Streck-sehne hielt. Denn er lag gerade da, bis wohin normalerweise diese Sehnenscheide reichen kann. Aber in dem Hohlraum lag keine Sehne. Es war also keine Sehnen-scheide, sondern eine pathologische Spaltbildung, wie ein akzessorischer Schleim-beutel oder Gleitbeutel. Es ist eine ca. 3 cm lange und 3 cm breite, nicht kreis-runde, sondern unregelmäßig begrenzte flache lumenlose Tasche, zwischen Subkutis

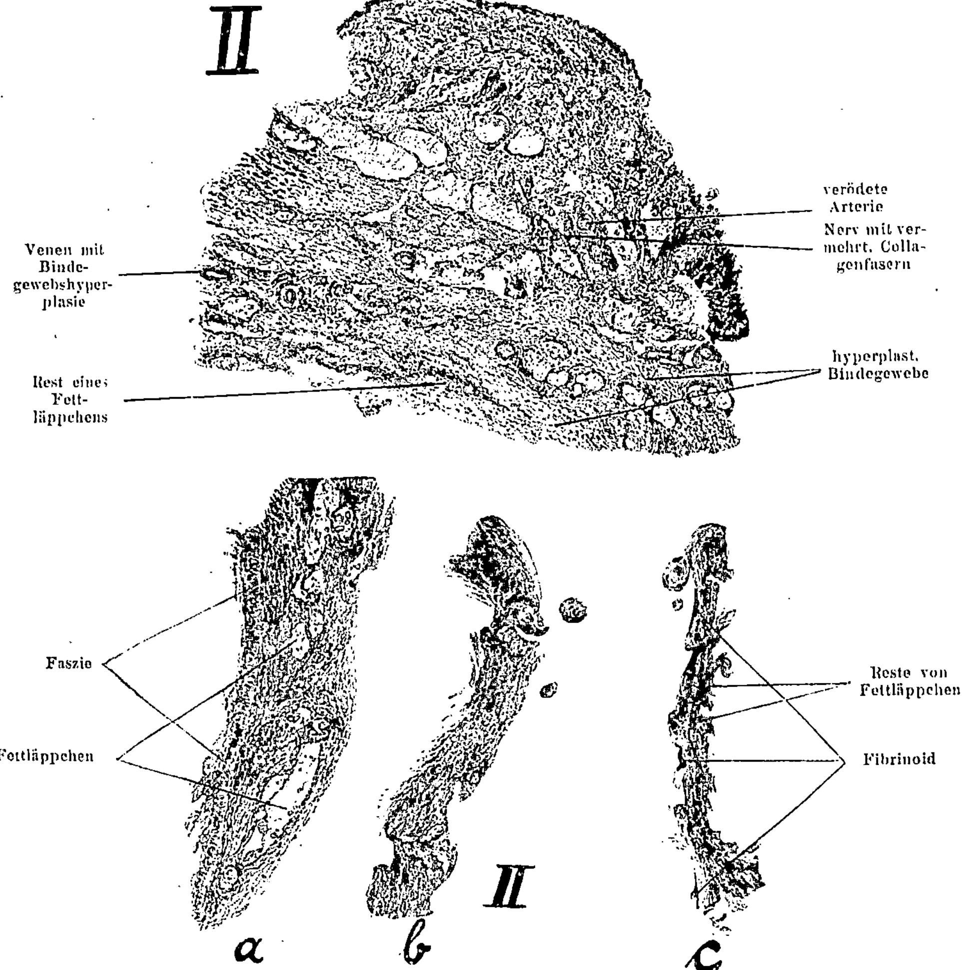


und Stecksehnen gelegen. Die Wand wird gebildet von einem graugelben derben Gewebe, welches an der Innenfläche, dem Hohlraum zugewandt nicht glatt, son-dern von stecknadelkopfgroßen und etwas größeren zahlreichen Knötchen dicht besetzt ist. Die kleineren Knötchen sitzen der Wand breitbasig auf, die etwas größeren mehr gestielt. Freie Reiskörperchen sind nicht vorhanden. Die Wandung der Tasche (obere und untere Wand) wird zur histologischen Untersuchung ganz exzidiert. Die Strecksehne zeigte strichförmige gelbe

Einsprenkelungen; M. interosseus und seine Faszie makroskopisch normal. Weiter distal, vom Metakarpo-Phalangealgelenk an, ist die Strecksehne von einer Hohlrinne überbrückt, welche, wie Sondenuntersuchung zeigt, bis über die Mitte des Grundgliedes hinaus nach distal reicht und fast so breit ist wie der Finger. Sie wird gebildet von dem gleichen dicken grauweißen Schwielengewebe, wie jene proximal gelegene Tasche. Innenfläche dieser Halbrinne glatt, nicht mit Knötchen besetzt. Nach den Seiten, den Fingerrändern zu, geht dies Gewebe in die oberflächliche Faszie über. Unter der Strecksehne ist kein verdicktes Gewebe mehr vorhanden. Nachdem ein schmales elliptisches Stück aus Haut und Unterhaut exzidiert ist, wird die kleine Wunde vernäht, was ohne besondere Spannung möglich ist. Heilung per primam in 7 Tagen, Heilungsverlauf wie bei normalen Geweben.

Die histologische Untersuchung ergab im Unterhautgewebe dieselben Veränderungen wie im ersten Fall, nur in viel stärkerem Grade (Fig. II). Die Fettläppchen und Fettzellen sind ganz klein geworden; stellenweise sind nur noch ihre hyperplasierten Gefäße vorhanden, die infolge des Fettschwundes jetzt dicht zusammen liegen. Das Bindegewebe in und besonders zwischen den Fettläppchen ist außerordentlich stark vermehrt, es hat an Kollagen- und Elastinfasern zugenommen. Auch in den erweiterten Arterien und Venen ist das Bindegewebe vermehrt, die Intima ist hyperplastisch, während die Muskelfasern vermindert sind. Eine große Arterie ist ganz verödet. In den Nerven sind ebenfalls die Kollagenfasern vermehrt. Figur II a zeigt dieselben Veränderungen an Fettgewebe und Faszie. Durchmusterung von Serienschnitten zeigte, daß die Faszie ganz in dem Schwielengewebe aufging. Figur II b und c stellen Schnitte aus der Wand jenes Hohlraums dar. Nach dem Lumen des Hohlraums zu liegen die Höcker; da ihr Stiel nicht mitgetroffen ist, imponieren sie als freie Reiskörper. Als Vorstufe des verflüssigten Kollagens (s. u.) ist an mehreren Stellen Fibrinoid zu sehen, gelb statt rot nach van Gieson gefärbt. Elastinfasern sind in den 3 letzten Präparaten nicht vorhanden, nur vermehrte Kollagenfasern.

Im September wurden Heißluftbäder, Biersche Stauung und Röntgenbestrahlung nebeneinander täglich angewandt. Die Schwellung nahm, wohl infolge zu festen Anziehens der Stauungsbinde, ganz bedeutend zu und erstreckte sich weiter nach oben bis zum oberen Drittel des Oberarms hinauf. Der ganze Arm erschien plump elephantiastisch. Am Handrücken war die Schwellung unverändert derbe; je weiter proximalwärts, um so weicher wurde sie. Die Streckseite von Fingern, Hand und Vorderarm war noch livider geworden, die Farbe spielte ins Graublaue. Volarseite der Hand und Finger lebhaft rosenrot. Linke Hand dauernd sehr kühl und feucht, Vorderarm weniger kühl. Die Behaarung am Handrücken und namentlich an der Streckseite des Vorderarms wurde links deutlich geringer. Die Fingernägel links nicht so glatt, mit starken Längsleisten versehen, aber nicht auffallend brüchig und nicht verfärbt. Unter jedem Nagel stand ein leistenförmiger kleiner Wulst des Nagelbetts vor, auf Druck äußerst empfindlich. Wenn man diese weichen Hautwülste zurückzuschieben versuchte, zeigten sie sich weit distalwärts mit den Nägeln verwachsen und bluteten. Hierbei fingen linke Hand und Finger an der Beugeseite stark zu schwitzen an, während sehr schmerzhafte Nadelstiche in die rechten Finger auf dieser gesunden Seite kein Schwitzen hervorriefen.

Am 18. 9. wurde die bisherige Behandlung ausgesetzt (es war $2\frac{1}{2}$ Monate gestaut, 28 mal mit Röntgenstrahlen bestrahlt) und Thiosinamin wie in Fall I injiziert. Die Injektionen wurden immer als sehr schmerzhaft empfunden, viel schmerzhafter, als zum Vergleich vorgenommene Injektion von reinem Alkohol. Die Schmerzen hielten angeblich den ganzen Tag bis zum Abend an. Einige Male blieb an Stelle der Injektionen mehrere Tage lang ein tiefes und etwas schmerzhaftes Infiltrat zurück. Nie erhebliche örtliche Reaktion, Allgemeinbefinden in keiner Weise beeinflußt. 28 Injektionen hatten keinen Effekt; es ging nur der, wohl durch zu starkes Stauen hervorgerufene, rasch aufgetretene Zuwachs einer mehr weichen ödematösen Schwellung zurück. Heiße und kalte Wechselduschen, Galvanisieren und Faradisieren blieben auch ohne Erfolg. Deshalb wurde der Mann am 8. 12. 05, 9 Monate nach der Verletzung, wieder nach Graudenz entlassen zwecks Invalidisierung.

Entlassungsbefund: Allgemeinbefinden ungestört, nichts von allgemeiner Nervosität, nie Zeichen von Hysterie. Die Schwellung des linken Armes besteht fort. Schwellung am Handrücken und der Streckseite des Unterarmes am härtesten, etwas weicher am Oberarm. Sie hört zwischen oberem und mittlerem Drittel des Oberarmes, da, wo meist die Stauungsbinde gelegen hat, ziemlich plötzlich auf. Nur starker Fingerdruck hinterläßt unbedeutende flache Dellen, die aber lange Zeit bestehen bleiben. Die Bindegewebshyperplasie hat offenbar noch mehr zugenommen. Farbe der Arme jetzt rechts und links gleich. Die Rückseite der Hand und Finger ist links etwas mehr ziegelrot, nicht mehr so bläulich rot wie früher. Beugeseite der Hand und Finger ist noch lebhafter rot, feucht, weich. Haut im Bereich der Schwellung kühl, je derber die Haut, um so mehr. Beweglichkeit der Finger und Hand nur wenig gebessert, Händedruck = 0. Sensibilität wie früher. Auch jetzt keine Dermatographie. Nach dem Abschnüren beider Oberarme mit Gummibinden werden, während die Binden liegen, die Finger der linken Hand mehr blaugrau, zyanotischer als rechts. Nach Abnahme der Binden tritt die reaktive Hyperämie links, besonders an Hand und Fingern deutlich später auf, wird aber dann stärker und hält erheblich länger an. Auch an der Art. radialis ist jetzt kein Puls zu fühlen. Die Verdickung der Haut an der Handgelenksbeuge ist nicht so hochgradig, daß sie dies erklären könnte. Es ist auf Gefäßwandveränderungen (Bindegewebshyperplasie und Verengerung des Lumens) zu schließen. Puls an beiden Art. brachiales gleich kräftig. Röntgenphotographie ergibt auch jetzt keine Knochenatrophie. — H. ist als (vorläufig zeitig) ganzinvalide und größtenteils erwerbsunfähig (66 $^2/_3$ $^0/_0$) zu beurteilen.

## Fall III.

Anamnese: Kanonier K., früher angeblich stets gesund und aus nervös nicht belasteter Familie stammend, fiel am 3. 12. 05 abends beim Wasserholen auf Glatteis hinten über und schlug mit dem rechten Handrücken auf die abgerundete, 12 cm breite Kante eines gemauerten Waschtrogs. Handrücken sofort stark geschwollen, blaurot (wie von einem Bluterguß) verfärbt. Mäßige Schmerzen, wusch noch einen Drillichanzug. Nach Mitternacht schlaflos wegen Reißens in der Hand. Am nächsten Morgen Handrücken noch viel stärker geschwollen als im März 06 zur Zeit der Aufnahme ins Lazarett Danzig. Auch der 2. und 3. Finger waren ringsum geschwollen, der Handteller nicht. Daumen, 4. und 5. Finger immer frei. Unter hydropathischen Umschlägen und Ruhigstellung, 8 maligem Pinseln mit Jodtinktur ging die Schwellung in 14 Tagen etwas zurück, blieb dann konstant. Bewegungen in den Metakarpo-Phalangealgelenken 2—5 unmöglich, in den Interphalangealgelenken frei. Die rote Farbe des Handrückens und des 2. und 3. Fingers wurde langsam blasser. Am 5. 3. 06 dem Lazarett Danzig überwiesen.

Aufnahmebefund: Kräftiger, sonst gesunder Mann. Nichts von Hysterie. Rechter Handrücken flach rundlich geschwollen. Keine Schmerzen spontan oder bei Druck. Scheitel der Schwellung über der Mitte des 3. Mittelhandknochens. Die verdickte glatte Haut ist überaus derbe, der ganze Handrücken fühlt sich fast knochenhart an, 3. und 4. Mittelhandknochen nicht durchzufühlen. Fingerdruck hinterläßt gar keine Dellen. Auf der Höhe der gleichmäßig nach allen Seiten hin allmählich abfallenden Schwellung ist die Haut in etwa Markstückgröße bläulich-rot, der Fleck ist landkartenförmig begrenzt. Er blaßt bei Fingerdruck ab; die Blässe verschwindet bei Aufheben des Druckes langsamer wie links. Hautfarbe im übrigen wie links, doch sind zahlreiche stecknadelkopfgroße braunschwarze Punkte vorhanden, welche bei Fingerdruck nicht verschwinden (in der Haut liegender Blutfarbstoff). An Daumen, Beugeseite der Hand und Finger, Handgelenk und Vorderarm ist die Haut nicht verdickt und ebenso faltbar wie links. Aufgehobene Hautfalten sind an der Streckseite der Grund- und Mittelglieder dicker wie links, namentlich am Mittelfinger, an dessen Grundglied die Haut überhaupt nicht faltbar ist. Strecksehnen am Handrücken auch bei Fingerbewegungen nicht sichtbar. Dabei fühlt man kein Reiben. Haut nicht kühl und feucht, auch nicht besonders trocken und abschilfernd, aber deutlich weniger behaart als am linken Handrücken. Nägel unverändert. Bei Nadelstichen kein Schwitzen. Keine Dermatographie, auch nicht auf dem rechten Handrücken. Sensibilitätsprüfung: Stumpf und spitz im Bereich der Handrückenschwellung, namentlich auf dem Scheitel, nicht so scharf unterschieden. Temperatursinn stark abgestumpft, Lagesinn normal. Farado-kutane Minimal- und Schmerzempfindung erheblich herabgesetzt. Galvanischer Leitungswiderstand deutlich erhöht. Umfangsmaße an beiden Armen und am Handgelenk gleich. Mittelhand 24,5 : 21,5 cm; Durchmesser 5 : 2,5 cm (mit Goniodiameter gemessen). Umfang des Mittelfingergrundgliedes 8 : 7 cm. Haltung von Hand und Fingern normal. Daumen frei beweglich. Fingerspreizen rechts bis 22, links bis 23 cm. Handgelenksbewegungen rechts etwas eingeschränkt. Aktive Beugung in den Metakarpo-Phalangealgelenken links um 90°, rechts nur um 40° möglich, in den Interphalangealgelenken rechts nur wenig eingeschränkt. Faust-schluß nicht möglich, Händedruck rechts $\frac{1}{4}$ so stark wie links. Schilddrüse zu fühlen, nicht vergrößert. Blutbefund (Zählung, Hämoglobingehalt, gefärbte Prä-parate) normal. Keine geschwollenen Achseldrüsen. Hautvenen an der Beugeseite des linken Vorderarmes deutlicher sichtbar als rechts. Puls an Art. radialis und ulnaris, sowie Blutdruck beiderseits gleich. Klopfen auf die Knochen der Hand und des Vorderarmes nicht schmerzhaft. Röntgenphotographie absolut normal. Nach Heißluftbad (90°, 20 Minuten lang, beide Hände und Vorderarme im selben Kasten) ist die Röte beiderseits im ganzen gleichmäßig, doch sind rechts an der Rückseite der Finger und der Kleinfingerseite des Handrückens zahlreiche blasse Flecken vorhanden. Beide Hände gleich feucht. Wenn man am Handrücken das Blut ausstreicht, kehrt die alte Farbe rechts erst später wieder. Die Hyperämie hält rechts, aber nur am Handrücken, länger an. Bei gleichmäßiger Bier-scher Stauung (an einem anderen Tage) ist der Farbenton beiderseits im ganzen gleich: die Hände sind mehr blaurot, die Arme blaugrau. Nur im Bereich der Handrückenschwellung ist die Haut dunkler, und zwar marmoriert, blaurote Flecke von blaugrauen Zügen umgrenzt. Kräftiges Streichen mit Fingernagel über die Vorderarme erzeugt beiderseits Blässe, dann kehrt der alte blaugraue Ton wieder und allmählich treten ziegelrote Flecke auf, sich vergrößernd und zusammentretend. Nach ein paar Minuten beginnen sie wieder zu verschwinden, beiderseits in gleicher

Weise. Nur Gefühl von Schwere in der rechten Hand. Nach $^1/_2$ Stunde hat der bläuliche Ton beiderseits, besonders aber am rechten Handrücken, zugenommen; Finger rechts runder und steifer (vermehrte Transsudation); Stechen im Bereich der Schwellung. Nach Abnahme der Binde rechts etwas stärkere reaktive Röte, und zwar nicht nur an der Hand, auch am Arm, aber langsamer einsetzend, länger anhaltend.

Festes rasches Abschnüren beider herabhängenden Oberarme ohne vorherige Elevation: sofort Kribbeln in den Fingerspitzen, dann in den Händen. Rückseite der rechten Hand wird im ganzen blaurot, nur an den Seiten der Finger und in den Gruben zwischen den Metakarpalköpfchen heller gelbweiß (scheckig). Links dagegen ist die Rückseite gleichmäßig blaß, nur über den Knöcheln noch etwas Röte. Beugeseite der Hand und Finger beiderseits gleich

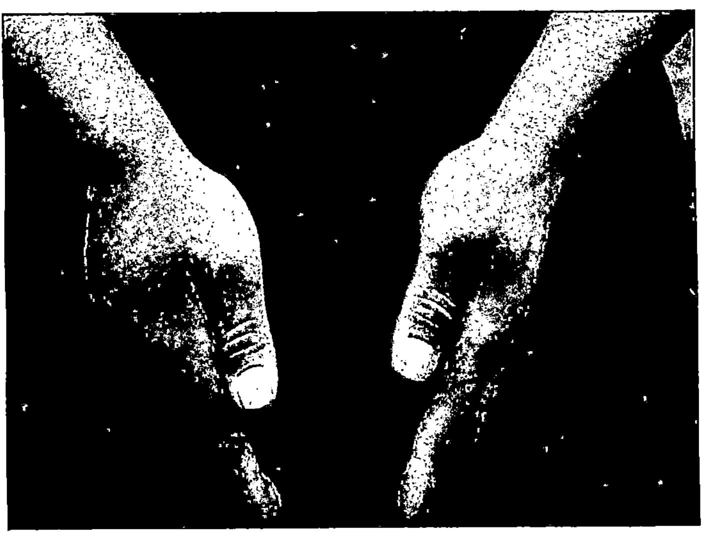

blaß. Hautvenen an der Beugeseite des Vorderarmes und in der Ellenbeuge links erheblich aufgeschwollen, rechts kaum sichtbar. Kribbelgefühl nimmt zu, Einschlafen der Hände, rechts schmerzhaftes Ziehen. Nach 8 Minuten werden die Finger beiderseits noch gut bewegt. Nach $^1/_4$ Stunde Schmerzen in beiden Armen, rechts stärker. Der rechte Arm sieht sehr blaß gelbweiß, der linke dunkler bläulichgrau aus. Streichen mit dem Fingernagel erzeugt rechts keine Veränderung, links einen weißen Strich, der erst spät verschwindet und (solange die Abschnürung dauert) nicht rot wird. Fingerbewegungen jetzt unmöglich. Hände kalt und feucht; der rechte Handrücken deutlich wärmer als der linke. Unterarme wärmer als die Hände, Oberarme am wärmsten. — Abnahme der Binden nach 20 Minuten: sofort tritt helle Röte auf, die Schmerzen lassen nach, Taubheits- und Kribbelgefühl halten noch 10 Minuten an. Faustschluß schon nach kurzer Zeit wieder möglich. Beide Hände und Arme gleichmäßig hellrot, der Farbenton hat an den Händen einen Stich ins Gelbe, an den Armen mehr ins Blaue. Nur der rechte Handrücken ist viel dunkler, braunrot (Ziegelröte $+$ Zyanose). An beiden Vorderarmen treten jetzt rote Streifen an den Stellen auf, über die man während der Ab-

14*

schnürung gestrichen hatte.    Nach Druck auf den Handrücken verschwindet der
entstandene weiße Fleck rechts langsamer als links (5 : 2 Sekunden). Puls beiderseits gleich kräftig, hoch. Die Hyperämie läßt auf beiden Seiten gleichmäßig nach,
nur im Bereich der Handrückenschwellung bleibt die dunklere Färbung. Erst nach
1 Stunde ist der Ton ungefähr wieder so wie vor der Abschnürung.

2 monatige Behandlung mit Heißluftbädern, Galvanisieren und Faradisieren,
Bierscher Stauung, leichter Massage und Bewegungsübung blieb ohne jeden Erfolg.    Am 7. 5. 06 nach Einleitung des Invaliditätsverfahrens entlassen.

Fall IV (nicht selbst beobachtet).

Musketier W. war vor 3 Jahren 11 Wochen wegen Vorderarmbruchs rechts
behandelt, sonst stets gesund.    Am 11. 2. 1902 nach dem Griff „Gewehr über"
Schmerz in der rechten Hand.    Der rechte Handrücken schwoll bald darauf an,
ohne sich zu verfärben. Krankmeldung erst nach 8 Tagen. Er ging dem Lazarett
Graudenz zu mit einer starken Schwellung an der Rückseite und beiden Seiten des
Handgelenks, sowie am Handrücken. Handgelenksbewegungen, besonders Beugen,
wegen Schmerzhaftigkeit beschränkt.    Dabei fühlte man ein Knacken im Handgelenk.
Während die Handgelenksgegend in 2 Tagen unter Ruhigstellung abschwoll,
blieb die Schwellung des Handrückens bestehen, wurde derber und steifer, so daß
nach einigen Wochen durch Fingerdruck keine Dellen mehr hervorgerufen wurden,
was anfangs der Fall war. Druck auf den 3. Mittelhandknochen war schmerzhaft,
eine nach 1 Monat aufgenommene Röntgenphotographie zeigte aber nichts Abnormes·
Unter Massage, warmen Bädern und Einwickelungen, Jodpinselungen ließen die
Schmerzen nach, die Schwellung aber blieb bestehen und war nach 2 Monaten fast
knochenhart. Sie lag über dem 2. bis 4. Metakarpus. Bewegungen im 2. bis 4. Metakarpo-Phalangealgelenk völlig unmöglich, im 5. nur erschwert. Der Daumen
blieb frei. Vorübergehend wurde bei passiven Fingerbewegungen ein Knarren und
Knirschen über der 3. und 4. Strecksehne gefühlt.

Nach 2½ monatiger erfolgloser Behandlung dem Garnisonlazarett Danzig
zur mediko-mechanischen Behandlung überwiesen.

Aufnahmebefund: Nichts von Hysterie. Rechter Handrücken über dem
2. bis 4. Metakarpus hart geschwollen. Die Schwellung erstreckt sich vom Handgelenk bis über die Metakarpo-Phalangealgelenke hinaus. Auch der 2.—4. Finger
sind noch leicht geschwollen. Umfangsunterschied 1,5 cm. Hohlhand, Daumen
und kleiner Finger sind frei von Schwellung. Handrücken bläulichrot, kühl, glatt
und faltenlos, haarlos. Sensibilität an Hand und Vorderarm überall ungestört.
Beugung im 2. bis 4. Metakarpo-Phalangealgelenk aktiv und passiv unmöglich.
Beim Beugen in den Interphalangealgelenken fühlte man in den ersten Tagen ein
Knarren und Knirschen beim Auflegen des Fingers auf den Handrücken. Beugung
in den Fingergelenken des 2.—4. Fingers aktiv stark behindert, passiv frei.
Daumen und 5. Finger auch aktiv frei beweglich, ebenso das Handgelenk.
Röntgenphotographien von oben und seitlich aufgenommen zeigen nichts abnormes,
keine Knochenatrophie.

Unter Ruhigstellung durch abnehmbaren Gipsverband und Jodpinselungen
ging die Schwellung etwas zurück und wurde weicher, Heilung trat aber nicht ein.

Deshalb wurde 4 Monate nach der Verletzung operiert. Es wird ein 12 cm
langer Längsschnitt über dem 3. Metakarpus geführt. Haut und besonders Unterhaut stark verdickt und hart. Das Unterhautfettgewebe ist in ein derbes grau-

weißes schwieliges Gewebe umgewandelt. Dasselbe geht bis an die Strecksehnen des 2. bis 4. Fingers heran und umgreift diese, indem es, wenn auch in geringerer Masse, auch noch zwischen Strecksehnen und Mittelhandknochen bzw. Interossei liegt. Das schwartige Gewebe wird exstirpiert, so daß die Strecksehnen wieder frei sind. Größtenteils mußten die Sehnen scharf ausgelöst werden, nur auf kleine Strecken waren sie nicht so fest mit dem Schwartengewebe verwachsen und stumpf auszuschälen. Die Sehnen selbst erschienen unverändert. Eine Grenze war zwischen ihnen und dem Schwartengewebe überall deutlich erkennbar.

Histologische Untersuchung wurde nicht vorgenommen.

Die vernähte Operationswunde heilte per primam, eine wesentliche Besserung der Funktion trat nicht ein. Als der Mann nach 1 Monat (d. h. 5 Monate nach der Verletzung) als invalide entlassen wurde, konnte er den 2.—4. Finger in den Metakarpo-Phalangealgelenken um $1/_2$ R. beugen. Der Handrücken war noch geschwollen und ebenso hart.

Ehe ich in die Erörterung über das Wesen und die Pathogenie des harten traumatischen Oedems eintrete, muß ich einige allgemeine Gesichtspunkte festlegen. Alle Vorgänge im Tierkörper spielen sich ab als physikalisch-chemische Prozesse in flüssigen Medien. An dem flüssigen Aggregatzustand des Protoplasmas ist kein Zweifel mehr. Corpora non agunt nisi soluta. Die reine Zellularphysiologie kann keinen Vorgang erklären. Ricker hat in seinem „Entwurf einer Relationspathologie" mit Recht den Blick wieder von den Zellen auf die an sie herantretende und zu ihrer Existenz notwendige Blutflüssigkeit gelenkt. Allen Wachstums- und Rückbildungsprozessen liegen bestimmte Beziehungen zwischen dem dünnflüssigen Blutplasma und dem dickflüssigeren Histioplasma zugrunde. Sie sind abhängig vom wechselnden Grade und Charakter der Blutströmung, und diese hängen wieder vom Einfluß des Gefäßnervensystems ab. Ein Vorgang in der Außenwelt, der zu den Vorgängen im Körper in Beziehung tritt, greift als Reiz am Nervensystem an. Die Reize sind physikalischer (mechanischer, thermischer, elektrischer) und chemischer (bakterieller) Natur. Wachstum, Hyperplasie ist die Vergrößerung eines Organs oder Organteils durch Vermehrung seiner (chemischen) Konstituenten. Wachstum besteht demnach in einer Mehrzufuhr dieser Konstituenten oder ihrer Vorstufen und ihrer Bindung und setzt vermehrte Durchströmung mit Blut voraus; diese erfolgt durch Gefäßerweiterung auf Grund von Nervenreizung. Hypertrophie ohne Vermehrung des Numerus, ohne Hyperplasie ist eine theoretische unrichtige Konstruktion.

Von diesen allgemeinen Anschauungen ausgehend wird es möglich sein, aus dem Vergleich der histologischen Veränderungen bei Fall I und II (auch IV) und unter Berücksichtigung des klinischen Verlaufs der Fälle über das Wesen des harten traumatischen Oedems ins Klare zu kommen.

Das z. B. den Handrücken treffende Trauma erzeugt durch Reizung der erweiternden Gefäßnerven hier eine typische Hyperämie in einem größeren oder kleineren Gebiet: die Gefäße werden vermehrt und beschleunigt durchströmt, mit der Erweiterung ist zunächst der neuromuskuläre und elastische Tonus gesteigert und der elastische Rückstoß der Gefäße und Kapillaren, sowie des umgebenden Gewebes verstärkt. Die Folge ist sichtbare Hyperämie des Gebiets und eine verstärkte Durchströmung desselben mit Lymphe.

Diese Periode der erhöhten Reizung des Gefäßnervensystems mit typischer Hyperämie, einem rein quantitativen Zuwachs von Durchströmung, geht nach einer gewissen Zeit vorüber. Ein Grundgesetz der Nervenphysiologie besagt, daß nach einer starken Reizung eine Periode der herabgesetzten Erregbarkeit eintritt, an die sich später Verlust derselben anschließen kann. Damit wird der Charakter der Strömung qualitativ verändert: Der neuromuskuläre Tonus der Gefäße und Kapillaren läßt mehr und mehr nach, die rhythmischen Druckschwankungen bleiben aus, es kommt zu einer gleichmäßig andauernden Hyperämie mit verlangsamter Strömung in den erweiterten Gefäßen. Das Experiment (Landerer, Die Gewebsspannung usw. Leipzig 1884, Vogel) hat ergeben, daß länger dauernde Hyperämie aus physikalischen und chemischen Ursachen die Elastizität der Gefäße, Kapillaren und des umgebenden Gewebes herabsetzt, wodurch wiederum die Blutbewegung beeinträchtigt wird.

Die nächste Folge ist eine Verlangsamung der Bewegung des Transsudats, welches aus den unter erhöhtem Druck stehenden und erweiterten Kapillaren austritt. Es sammelt sich schon in den ersten Stunden nach dem Trauma als Oedem an. Die Verlangsamung des Blutstroms ist als gering zu denken, infolgedessen wesentlich der flüssige Bestandteil des Blutes die Kapillarwände passiert (im Gegensatz zu „akuter Entzündung" mit stärkerer Verlangsamung des Blutstroms und Austritt von weißen Blutkörperchen). Es ist anzunehmen, daß der Reiz am Gesamtgefäßnervensystem des Gebietes d. h. auch auch an den Lymphgefäßen im gleichen Sinne angreift, daß auch in ihnen in dieser Periode die Strömung verlangsamt ist.

Je mehr die Elastizität der Gewebe abnimmt, umsomehr sammelt sich Lymphe an. Die weitere in ihrer Elastizität nicht geschädigte Umgebung übt auf die Flüssigkeit und die Venen einen Druck aus, wodurch die Verlangsamung und Drucksteigerung im Kapillarstrom zunimmt und die Transsudation befördert wird.

Infolgedessen häuft sich mehr und mehr Blutplasma in den Geweben an, die Beziehungen und Wechselvorgänge zwischen dem dünneren Blutplasma und dem dickeren Histioplasma sind vermehrt und gesteigert. Das macht sich im Unterhautfettgewebe in der Weise geltend, daß das Fett aus den Fettzellen der Fettläppchen abnimmt. Es wird durch Oxydation und Spaltung aufgelöst, die Fettzellen werden kleiner und mehr und mehr Bindegewebszellen ähnlich, aus denen sie durch Synthese von fettsauren Salzen und Glyzerin, herstammend aus der Blutflüssigkeit, hervorgegangen sind. Außer diesem Fettschwund aus den Fettzellen, dem wir auch bei nicht lokal, sondern vom Herzen aus bedingter Vermehrung und Verlangsamung des Blutstroms begegnen, finden wir einen Wachstumsvorgang am Bindegewebe, zunächst nur im Unterhautfettgewebe (Fall I). Alle Kreislaufsstörungen machen sich an den Endverzweigungen der Gefäße infolge der daselbst größeren Widerstände zuerst bemerkbar, hier also in den tieferen Schichten des Unterhautfettgewebes, weil dieses vom kutanen Arteriennetz rückläufig versorgt wird (cf. Kromayer, Allg. Dermatologie 1901, Tafel III u. Spalteholz, Atlas. Bd. III. S. 841). Infolgedessen sind dort schon stärkere Veränderungen vorhanden, wenn sie nahe dem Korium noch fehlen. — Der kapilläre Druck ist infolge Nachlasses des neuromuskulären und elastischen Tonus, des elastischen Widerstandes der Gewebe erhöht, sekundär noch durch die genannte Beeinträchtigung des venösen Abflusses. Für eine primäre Steigerung des Venendrucks spricht bei der vorliegenden Krankheit nichts. Das Bindegewebe wird hyperplastisch, und zwar, da es sich im vorliegenden Fall nur um eine geringe Hyperämie handelt, wesentlich nur an Fasern, an Kollagen- und Elastinfasern. Die Fasern werden nicht von den Bindegewebszellen gebildet, sondern das Kollagen und Elastin fällt als ungelöstes Albumoid aus dem Transsudat aus. Je mehr Kollagen sich anhäuft, umsomehr wird die Zirkulation behindert, umsomehr schwinden die Fett- und Bindegewebszellen. Es umgibt nämlich als dichte, fast homogene Masse die Kapillaren und verengt sie. Ferner fällt auch in ihrer Wand, sowie in derjenigen der kleinen Gefäße, Arterien und Venen, Kollagen aus; in der Folge schwinden die glatten Muskelfasern der Gefäßwände, denn ihre Existenz ist abhängig vom normalen Charakter der Zirkulation. Die Fettgewebsläppchen gehen schließlich so zurück, daß man an ihrer Stelle nur noch ein Häufchen jetzt dicht zusammenliegender Gefäße findet, die früher, solange noch Fett vorhanden war, weit auseinander lagen. Sie liegen als kleine Inseln zwischen den dichten, immer breiter gewordenen Zügen des hyperplastischen Bindegewebes, die aus den Septen des Fettgewebes hervorgegangen sind (Fall II). Besonders zu betonen ist, daß auch die Nerven an Kollagenfasern zunehmen, daß das bindegewebige Perineurium und Endoneurium hyperplastisch wird. Diese Nerven enthalten als gemischte auch die Gefäßnerven, welch letztere demnach durch die Bindegewebshyperplasie und Schwund der Achsenzylinder an Reizbarkeit einbüßen, so daß der neuromuskuläre Tonus der Gefäße immer mehr sinken muß — ein Circulus vitiosus.

Bei noch stärkerer Stromverlangsamung (Fall II) leiden auch die Kollagenfasern; hier und da gehen sie an den Stellen der stärksten Strombehinderung (in den Grenzgebieten zwischen den kleinsten Arterienbezirken) in Auflösung über. Es bildet sich zunächst Fibrinoid, später wird dieses verflüssigt. Die Verflüssigungsherde im hyperplastischen Bindegewebe, in dem das Fettgewebe ganz geschwunden ist, treten zusammen und können größere Hohlräume bilden. Ihre Wand weist stellenweise Warzen, Leisten und polypöse Anhängsel auf, die Reste ehemaliger Fettläppchen, welche als solche jetzt nur noch an der Zahl und Anordnung der zusammengerückten Gefäße und an dem lappigen Bau zu erkennen sind. Zwischen diesen Warzen ist das Kollagen der Hohlraumwandung verflüssigt. Die Höcker sind also keine Wucherungen, auch keine Niederschläge von Blutfibrin, das „organisiert" worden wäre, sondern infolge besserer Durchströmung stehengebliebene Teile der Wand. Nimmt an ihrer Basis die Verflüssigung des Kollagens mehr und mehr zu, so hängen sie bald nur noch durch einen dünnen Stiel mit der Wand zusammen. Die Gefäße im Innern der Warzen schwinden unter Zunahme des Kollagens, an der Peripherie und im Stiel bildet sich mehr und mehr Fibrinoid, nur im Zentrum des im übrigen gelben Höckers sieht man noch Reste von rotgefärbtem Kollagen. Dann ist dem Höcker nicht mehr anzusehen, daß er aus einem Fettläppchen entstanden ist. Wird auch der Stiel verflüssigt, so haben wir einen freien Reiskörper vor uns.

Die Höcker sind also das noch nicht verflüssigte Bindegewebe mit den Gefäßen, wo infolge der noch guten Durchströmung die Verflüssigung ausgeblieben ist. Mit Zunahme des Kollagens und Behinderung der Zirkulation werden sie zu Reiskörpern. Diese entstehen nicht aus Exsudatfibrin.

Neumann[1]) hat zuerst nachgewiesen, daß das Fibrinoid kein Exsudat ist, mit dem Blutfibrin nichts zu tun hat, sondern, daß es ein „Degenerationsprodukt" des Bindegewebes ist, dessen ungelöste

---

1) Neumann, Zur Kenntnis der fibrinoiden Degeneration des Bindegewebes bei Entzündungen. Virch. Arch. Bd. 144. 1896.

Fasern unter Schwund der Zellen in eine lösliche äußerlich fibrinähn-
liche Masse umgewandelt werden, Schuchardt[1]), Goldmann[2]),
Garrè[3]) haben Neumanns Untersuchungsergebnisse bestätigt. Ricker[4])
und später sein Schüler Langemak[5]) haben den Nachweis erbracht,
daß das Fibrinoid eine Vorstufe der völligen Verflüssigung der Kollagenfasern ist.

Es handelt sich beim traumatischen Oedem also um die gleichen
Vorgänge wie bei der Entstehung eines Ganglioms oder Hygroms, wie
bei der physiologischen Bildung eines Gelenks und eines tiefen, mit
dem Gelenk kommunizierenden Schleimbeutels. Alles sind Spaltbil-
dungen im Bindegewebe durch Verflüssigung desselben, des normalen,
oder, im Falle der Hygrome und Gangliome, des vermehrten.

Die Fälle I und II repräsentieren Stadien desselben Prozesses,
der Schwielenbildung im Fettgewebe und der späteren Verflüssigung.
Im Fall III und IV werden die histologischen Veränderungen ähnlich
gewesen sein wie in Fall II, vielleicht noch weiter vorgeschritten.

Die meisten Autoren hatten eine „Organisation" eines fibrinösen
Exsudats angenommen (Secrétan, Vulliet, Borchard, Leppmann,
Moreau). Grünbaum glaubt an die Organisation eines Blutergusses
und stellt die Affektion in Parallele zur Myositis ossificans. — Borchard, Leppmann, Reiske, Moreau sprechen außerdem von
„chronischer Entzündung". Moreau erinnert an die Holzphlegmone
von Reclus und vermutet, daß das Trauma eine lokale Disposition
zur Ansiedelung von im Blut kreisenden Keimen schaffe; Leppmann denkt an besondere Keime. Eine Trophoneurose ziehen nur
Leppmann, Brouardel, Gérand in Frage, wobei Leppmann die
Läsion eines peripheren Nerven, Brouardel eine zerebrospinale vaso-
motorische Störung, Gérand eine Trophoneurose auf hysterischer Basis
annehmen. Also viele unbewiesene Hypothesen!

(Mehrfach hat man von einer chronischen Sehnenscheidenentzündung am Handrücken gesprochen, worauf nur zu erwidern ist, daß

---

1) Schuchardt, Die Entstehung der subkutanen Hygrome. Virch. Arch.
Bd. 121. 1890.

2) Goldmann, Bildung der Reiskörper in tuberkulösen Gelenken, Sehnenscheiden und Schleimbeuteln. Beitr. z. klin. Chir. Bd. 15. 1896.

3) Garrè, Primäre tuberkulöse Sehnenscheidenentzündung. Beitr. z. klin.
Chir. Bd. 5. 1891.

4) Ricker, Die Verflüssigung der Bindegewebsfasern. Zugleich ein Beitrag
zur Kenntnis der fibrinoiden Degeneration. Virch. Arch. Bd. 163. 1900.

5) Langemak, Die Entstehung der Hygrome. Arch. f. klin. Chir. Bd. 70.
Heft 4. 1903.

die Scheiden der Fingerstrecksehnen schon dicht peripher vom Lig. carpi dorsale über den Basen der Metacarpi aufhören.)

Von einem fibrinösen Exsudat ist nicht die Rede. Ein Bluterguß braucht nicht vorhanden zu sein und war es in den meisten Fällen nicht. Auch bei der Myositis ossificans verhält sich das ähnlich. Immer wieder taucht seit Virchow der Streit auf: handelt es sich dabei um das Produkt einer chronischen Entzündung oder um eine Neubildung? Noch neuerdings hat wieder Dieterich[1]) sich für Geschwulst entschieden, anscheinend nur, weil er sich bei dem rein „passiven Verhalten“ der atrophierenden Muskelfasern an dem Namen Myositis stößt. —

Nun, ich meine: Der Streit, ob Produkt einer chronischen Entzündung oder Geschwulst, ist recht müßig. Wo ist überhaupt die Grenze zu ziehen? Wo hört z. B. die sog. knotige Hyperplasie der Leberläppchen auf und fängt die Adenombildung an? wo ist bei der Prostatahypertrophie, bei der Struma usw. die Grenze zwischen Hyperplasie und Geschwulstbildung?

Für das Wachstum der Geschwülste sind im wesentlichen dieselben Veränderungen der Blutströmung verantwortlich zu machen, wie für jede Hyperplasie. Um vermehrte und beschleunigte Durchströmung handelt es sich wie bei typischer Hyperplasie eines Organs oder Organbezirks so beim Wachsen eines Leberadenoms, Fibroadenoms der Mamma, eines Fibromyoms des Uterus, eines Muskelmyoms, eines Lipoms, Angioms usw. Die meist annähernd kuglige Gestalt, welche die morphologische Bezeichnung Geschwulst erzeugt hat, beruht auf der Anordnung der Gefäßgebiete, in welchen die Hyperplasie auftritt. Die Grenze zwischen Hyperplasie und Geschwulstbildung ist nicht scharf.

Atypischer Hyperämiecharakter, vermehrte, aber verlangsamte Strömung, liegt wie bei Bindegewebshypertrophie mit Parenchymschwund (vulgo „chronischer Entzündung“) vor beim Wachsen z. B. von Fibromen in Muskeln, von Polypen.

Zwischen dem Produkt einer Bindegewebshyperplasie und einem Fibrom besteht kein prinzipeller scharfer Unterschied. Was sagt die vage Bezeichnung: chronische Entzündung? Das Gemeinsame bei allen hierin einbegriffenen Prozessen ist die Hyperplasie des Bindegewebes mit Schwund des Parenchyms. So auch bei der sog. Myositis ossificans.

---

1) Dieterich, Ueber Myositis ossificans. Deutsche militärärztl. Zeitschr. 1904. Heft 1. S. 13.

Die Untersuchung lehrt, daß in wirrem Durcheinander und in unmerklichen Uebergängen aus dem Muskel- und faszialen Bindegewebe des Ortes (das Periostbindegewebe braucht keineswegs beteiligt zu sein!) unter Schwund der Muskelfasern gewöhnliches faserreiches hyperplastisches Bindegewebe, Knorpel- und spongiöses Knochengewebe mit Fasermark entsteht.

Das Trauma wirkt als mechanischer Reiz auf die Gefäßnerven der Region. Ein Bluterguß braucht nicht vorhanden zu sein. Der Reiz führt Hyperämie, vermehrte und zunächst beschleunigte, in einem späteren Stadium vermehrte und verlangsamte sowie vergleichmäßigte Durchströmung mit Blut und Lymphe herbei, die nach langem Bestande allmählich abnimmt. Diesem Strömungscharakter kommen 2 Eigentümlichkeiten zu, welche in Beziehung zu den Vorgängen am Gewebe gesetzt werden können:

> eine Vermehrung des Blutes und der Lymphe bewirkt die in Zunahme bestehenden Vorgänge am Bindegewebe,
>
> die qualitative Strömungsänderung bewirkt den Schwund des an einen anderen Zirkulationstypus (an häufige Steigerungen des Blutdruckes mit starker Beschleunigung der Durchströmung, abwechselnd mit Perioden verminderter Durchströmung) in seiner Existenz gebundenen Parenchyms, d. h. in diesem Fall der Muskelfasern.

Während diese sehr allmählich abnehmen, wird das Bindegewebe an seinen sämtlichen Bestandteilen hyperplastisch: d. h. an Zellen, Kollagenfasern und Muzin; gleichzeitig wachsen auch die in verstärkte Beziehung zum Blut geratenen Gefäße und Kapillaren.

a) Stellen, an welchen die Zellen und wesentlich nur das Kollagen zunehmen, sind das gewöhnliche hyperplastische Bindegewebe mit seinen im ganzen reichlichen Kapillaren, wie es sich z. B. in jeder jungen Narbe, solange sie noch eine Verdickung darstellt, findet.

b) Stellen, an denen zwischen den spärlichen, in weiten Abständen liegenden Bindegewebszellen und den ebenfalls spärlichen, auf große Strecken ganz fehlenden Kapillaren, das vermehrte Muzin mit dem (in weit größerer Menge als bei a) neugebildeten Kollagen in chemische Verbindung tritt, werden Knorpel genannt.

c) Stellen, an denen diese chemische Verbindung nur in netzförmig zusammenhängenden Bälkchen auftritt, von denen jedes im größten Abstand von den mit fasrigem Bindegewebe („Fasermark") umgebenen Kapillaren verläuft (also in der Mitte ihres weitmaschigen Netzes), werden als knorplige Vorstufe von spongiösem Knochen bezeichnet. In Knochen gehen sie über unter Eintritt von Kalksalzen in die Muzin-Kollagenverbindung und Verkleinerung der Zellen.

d) Solche Bälkchen spongiösen Knochens können auch ohne knorplige Zwischenstufe aus ebenso angeordneten, besonders kollagenreichen dichten Bindegewebszügen hervorgehen, die durch Hinzutreten von Kalksalzen zu Knochengewebe werden.

Blicken wir zurück und setzen wir diese Befunde in den zeitlichen Zusammenhang, wie er sich aus den Präparaten (und anderen Erfahrungen) entnehmen läßt, so sind im gewöhnlichen hyperplastischen faserreichen Bindegewebe die Kapillaren relativ reichlich, und es ist damit die Beziehung zum Blut relativ eng: die Folge ist ein vergleichsweise reichlicher Gehalt an Zellen, ein relativ geringer Gehalt an ungelöstem Kollagen und Ausbleiben der Verkalkung.

Je mehr das Kollagen zunimmt, desto spärlicher werden die Kapillaren und Zellen, mit andern Worten: je mehr ungelöste Stoffe auftreten, um so mehr treten die zytoplasmatischen in gelöstem Zustand befindlichen Stoffe zurück.

Die ungelösten Stoffe werden aus in der wie das Blut vermehrt und verlangsamt strömenden Lymphe vorhandenen gelösten Vorkörpern gefällt. Eine Ansammlung der Lymphe, eine dieser zugrunde liegende Verminderung des Blutdrucks ist also die Ursache, die gleichzeitig auch die Verkalkung mit sich bringt.

Ob dabei nun diffuses Knorpelgewebe, Knorpelbälkchen oder Bindegewebsbälkchen auftreten, in denen sich später, ebenfalls aus dem Bluttranssudat, die Kalksalze niederschlagen, hängt lediglich von dem Umfang und der Stärke der Durchströmung der noch vorhandenen Kapillaren ab.

Gewiß enthält diese Auffassung der Vorgänge bei Myositis ossificans nur die Grundzüge, und es muß sehr viel an Kenntnissen über den Charakter der Blutströmung und über die chemischen und physikalischen Vorgänge, die sich zwischen der Blutflüssigkeit und dem Gewebe abspielen, hinzukommen, — Kenntnisse, zu denen neue physiologische Methoden und Fortschritte der physiologischen Chemie nötig sind. Nur das eine darf behauptet werden, daß die vorgeschlagene Betrachtungsweise methodologisch für jeden physikalischchemisch denkenden Pathologen ihre Vorzüge hat vor der gebräuchlichen, die wir als biologisch bezeichnen möchten, und die im speziellen zellularpathologischen Charakter hat.

So finden wir z. B. im Kaufmannschen Lehrbuch (1904) für die sog. Myositis ossificans progressiva, die in keinem prinzipiellen Gegensatz zu dem uns hier beschäftigenden lokalen Prozeß steht, folgende Erklärungsversuche aufgeführt: 1. kongenitale knochenbildende Diathese des dem Skelett des Bewegungsapparates zuzurechnenden (!) intermuskulären Bindegewebes. 2. Weiterentwickelung von in der fötalen Zeit versprengtem Periostgewebe oder vom Perioste eingewanderter Osteoblasten. Der Autor erklärt die 1. Deutung für plausibler.

Es braucht nur daran erinnert zu werden, daß eine einmalige mechanische Einwirkung oder (als Summationswirkung) multiple kleine Gewalten (Exerzierknochen!) denselben Prozeß hervorrufen können an jedem beliebigen Ort des Körpers, z. B. auch im Unterhautfettgewebe, und es zeigen sich die Mängel dieser vom Gefäßnervensystem, vom Blut und von chemischen Kenntnissen gänzlich abstrahierenden Auffassungsweise.

Also die Grenze zwischen chronischer Entzündung und Geschwulstbildung ist nicht scharf. Es handelt sich um an sich gleiche Wachstumsvorgänge. Der Grund, weshalb von fast allen Pathologen eine künstlich erzwungene Trennung aufrecht erhalten wird und eine einheitliche, auf die Wachstumsprozesse zurückgreifende Betrachtung fehlt, liegt in der einseitigen Betonung der Zellen.

Die reine Zellularphysiologie kann keinen Vorgang erklären.

Ebenso existiert keine Grenze zwischen akuter und chronischer Entzündung; deshalb hat man noch zu einer subakuten Entzündung seine Zuflucht genommen. Was heißt überhaupt akute Entzündung? Ernst Zieglers Definition, welche der landläufigen Anschaung entspricht, können wir uns nicht anschließen: „Die Entzündung ist ihrem Wesen nach eine durch irgend eine Schädlichkeit bewirkte, mit pathologischen Exsudationen aus den Blutgefäßen verbundene örtliche Gewebsdegeneration, an welche sich zur Regeneration oder auch zur Hypertrophie führende Gewebswucherungen bald früher, bald später anschließen". Diese Erklärung akzeptieren wir nicht, weil sie mit teleologischen, hypothetischen, nicht naturwissenschaftlichen a priori-Begriffen rechnet. Wir lassen aus ihr nur die Tatsachen gelten: das Angreifen einer Schädlichkeit, die Transsudation aus den Blutgefäßen, hypo- und hyperplastische Vorgänge, und suchen diese Erscheinungen in einen geschlossenen physikalisch-chemischen Ablauf und Zusammenhang zu bringen:

Alle Reize, welche Zirkulationsstörungen machen, können nur am Gefäßnervensystem angreifen. Vom Grad und Charakter der Strömungsveränderung ist der Effekt abhängig. Die sogenannte akute Entzündung, beispielsweise eine bakteriell-chemische, stellt einen hohen Grad der Gefäßnervenalteration dar. Die Bakterien üben einen so starken Reiz aus, daß der Gefäßtonus rasch nachläßt, Transsudation von Blutplasma und bald Extravasation von weißen Blutkörperchen durch Blutdruckerhöhung eintritt, die Strömung bis zum Stillstand verlangsamt, das Versorgungsgebiet außer Beziehung zum fließenden Blut gesetzt wird und der Sequestration verfällt. Der Sequester wird durch Transsudat, welches aus der Nachbarschaft zuströmt, aufgelöst, es entsteht eine Verflüssigung des Gewebes, ein Abszeß. Die Vermehrung und Verlangsamung des Kapillarstroms ist also nur quantitativ größer als bei der sogenannten chronischen Entzündung. Bei dem erhöhten Druck transsudiert nicht nur Flüssigkeit, sondern aus dem Randstrom treten auch die Blutzellen aus, weil die Stomata der erweiterten Kapillaren größer, und durch Veränderung der Elastizität der umgebenden Gewebe die physikalischen (und vielleicht auch che-- mischen) Eigenschaften der Kapillarwände geändert sind. Eine „aktive Auswanderung der Leukozyten und eine Gefäßwandalteration mit erhöhter Durchlässigkeit, Störung der Lebenstätigkeit der Endothelzellen" sind nicht nachzuweisen. Das sind nur bildliche Ausdrücke, anthropomorphe Analogieschlüsse. Die Leukozyten werden auch nicht durch Chemotaxis passiv angezogen, und die Phagozytose ist keine aktive Zellleistung. Die Extravasation der Leukozyten, vorwiegend mehrkerniger Zellen, erfolgt durch dieselben Kräfte, die Drucksteigerung und Verlangsamung des Kapillarstroms, wie die Transsudation des Blutplasmas. Verschluß der Kapillaren durch infektiöse Emboli hat dieselbe Wirkung. Diese ist so intensiv, weil die Mikroorganismen sich vermehren und weithin einen starken Gefäßreiz ausüben. Das Fieber bei akuter Entzündung entsteht durch Erhöhung des chemischen Umsatzes infolge der verstärkten Beziehungen zwischen dem Blutplasma und dem Histioplasma der Organe (besonders der Muskeln), bei verminderter Wärmeabgabe an der Körperoberfläche infolge veränderter Blutverteilung. Die Intoxikationserscheinungen beim infektiösen Fieber sind auf Gefäßnervenreizungen im Zerebrospinalnervensystem durch Bakterien bzw. Bakterienprodukte zurückzuführen.

Der Unterschied zwischen akuter und chronischer Entzündung ist also nur ein gradueller. Daher ist es gezwungen, die Oedeme in entzündliche und nichtentzündliche zu sondern. Kurt Ziegler[1] führt als Zellularpathologe alle Oedeme auf Alteration der Gefäßwandzellen zurück und teilt sie ein in

1. nicht entzündliche d. h. marantische (Stauung durch Herzschwäche) und Blut- und Lymphstauungsödeme

2. entzündliche Oedeme durch chemisch wirksame Stoffe.

---

1) Histologische Untersuchungen über das Oedem der Haut und des Unterhautzellgewebes. Beitr. z. path. Anat. Bd. 36. S. 435. 1904.

Er konstatiert auch, daß chronisch entzündliche sich von nicht entzündlichen fast garnicht unterscheiden, daß im Grunde es sich also um Zirkulationsstörungen handelt bei allen Formen. Hätte er die neuropathischen Oedeme, besonders das akute zirkumskripte Hautödem (Quincke) mit in den Rahmen seiner Betrachtung gezogen, so hätte er wohl erkannt, daß hierfür nur am Gefäßnervensystem angreifende Reize verantwortlich zu machen sind. Diese sehen wir mit Ricker als die Ursache aller Oedeme und Entzündungen an und als den wesentlichen Faktor bei allen Wachstums- und Rückbildungsvorgängen.

Wenn jemand beim harten traumatischen Oedem von chronischer Entzündung sprechen will, mag er es tun; er hat aber mit diesem vagesten aller pathologischen Ausdrücke keine Klarheit gewonnen. Von einer bakteriellen Entzündungsursache kann aber garnicht die Rede sein. Die Holzphlegmone[1]) unterscheidet sich von einer sog. „akuten Phlegmone" nur durch den geringeren Grad der Zirkulationsstörungen, welcher eine Folge geringerer Virulenz der Bakterien ist. Dem mehr chronischen Charakter entspricht eine Verlangsamung des Blutstroms, die zu Bindegewebshyperplasie führt. Daher die bretthart Infiltration. Zu Stase und Sequestration, eitriger Einschmelzung kommt es nur in beschränktem Umfange.

Das harte traumatische Oedem gehört ins Gebiet der sog. vasomotorisch-trophischen Neurosen.

Die gestörte Vasomotilität erkennt man deutlich aus dem Verhalten der Hautfarbe während und nach v. Esmarchscher Blutleere, bei und nach Bierscher Stauung, nach dem Heißluftbad. Man erkennt die Kapillaratonie, die Herabsetzung ihres neuromuskulären Tonus (s. besonders Fall III).

Die vermehrte Feuchtigkeit erklärt sich daraus, daß auch die zu den Schweißdrüsen gehenden Gefäßästchen erweitert sind. Gewöhnlich ist bei vermehrter Schweißabsonderung die Strömung vermehrt und beschleunigt, sie kann auch vermehrt und verlangsamt sein. Wenn bei blasser Haut vermehrt Schweiß sezerniert wird, ist

---

1) Reclus, Phlégm. ligneuse du cou. Rev. do chir. 1896. No. 1. — L. Krause, Zentralbl. f. Chir. 1899. No. 17. S. 505. — Kusnetzoff, Arch. f. klin. Chir. 1899. Bd. 58. S. 455. — Mühsam, Deutsche med. Wochenschr. 1901. No. 5. S. 65. — Jenney, Der Militärarzt. Zeitschr. f. d. ges. Sanitätswesen d. Armee. Wien 1902. No. 17/18. — H. Lang, Ein weiterer Fall von sog. Holzphlegmone. Dissert. Würzburg 1904. — H. Merkel, Zentralbl. f. Chir. 1904. No. 48. — Sick, Deutsche Zeitschr. f. Chir. 1905. Bd. 77. S. 311. — Schmincke, Zentralbl. f. Chir. 1905. No. 1.

zu schließen, daß nicht alle Hautgefäße, sondern nur die zu den Schweißdrüsen gehenden feinsten Aestchen erweitert sind. Da die Schweißflüssigkeit nicht durch Zerfall von Schweißdrüsenepithel entsteht, so ist dieser Schluß zwingend.

Die trophischen Störungen (Abschilfern der Epidermis, Schwund der Haare, Auftreten von Leisten, Rissen, Verfärbungen an den Nägeln) sind eine unmittelbare Folge von Zirkulationsstörungen, denn besondere trophische Nerven gibt es nicht. Sie erklären sich ungezwungen aus den beschriebenen Gefäßveränderungen und dem Gefäßverlauf: Die Papillarkörpergefäße kommen aus der Schwiele heraus. In einem Falle von Secrétan, in welchem Roux ein Stück grauweißes Schwielengewebe exzidierte, blieb, als sich der Mann die Narbe wieder aufstieß, monatelang ein torpides Ulkus bestehen.

Auch die geringfügigen Sensibilitätsstörungen sind von den Zirkulationsveränderungen abhängig. Tast- und Schmerzempfindung waren meist ungestört; nur in einem Fall von Leppmann war die Schmerzempfindung herabgesetzt. Ich fand dreimal die faradokutane Minimalund Schmerzempfindung herabgesetzt, den Temperatursinn abgestumpft, wie er auch beim Gesunden durch Einwirkung von Kälte (Eiswasser) oder Hitze (Heißluftbad) abstumpft. Ziehende bis in den Nacken ausstrahlende Schmerzen sind nur in einem Fall von Leppmann erwähnt. Der galvanische Leitungswiderstand ist im Anfang bei seröser Durchtränkung vermindert, später nimmt er mit zunehmender Schwielenbildung zu, wie bei der Sklerodermie.

Das Vasomotorensystem ist in allen seinen übereinandergelegenen Abschnitten sowohl direkt als reflektorisch, durch übertragene Nervenreize, reizbar. Die letzte Etappe, die die Gefäße umspinnenden Plexus und ihre Endigungen in den Gefäßwänden selbst sind am selbständigsten. Beim traumatischen Oedem handelt es sich um eine direkte Reizung dieser letzten Etappe, nicht der im Rückenmark und Gehirn gelegenen übergeordneten Zentren, wie Brouardel annahm. Es ist eine rein lokale Affektion, welche allerdings fortschreiten kann, wenn der Reiz und die Gefässveränderung auf weitere Bezirke übergehen (Fall I und II, Fälle von Brouardel und Moreau). Wenn die meisten Autoren behaupten, daß beim traumatischen Oedem der Hand Vola und Daumen frei blieben, etwa weil „die Aponeurosen die Ausbreitung des Oedems verhinderten" (Moreau), so wäre das nach dem ganzen pathologischen Vorgang nicht zu verstehen und ist nach meinen Beobachtungen eine falsche grobmechanische Vorstellung. Es ist unrichtig, wenn Gérand vermutet, daß meist Hysterie zugrunde liege. Die eigentlichen hysterischen Oedeme, das oedème blanc

(Sydenham), bleu (Charcot) und rouge, sind zwar auch meist von langer Dauer, aber in ihrer Intensität schwankend. Oft treten sie zusammen mit hysterischen Lähmungen und Kontrakturen auf.

Die Oedeme, welche nach Verletzung eines peripherischen Nerven oder bei Neuritis auftreten, entsprechen in ihrer Ausdehnung in der Regel dem Nervenverlauf. Feilchenfeld (Berliner klin. Wochenschr. 1903. No. 4. S. 332) hat jedenfalls Unrecht, wenn er behauptet, daß alle sog. harten traumatischen Oedeme Folgen von Verletzung bzw. Entzündung eines größeren Nervenstammes seien.

Die lokalen Vorgänge sind beim hysterischen, neuritischen und traumatischen Oedem die gleichen. Bei entsprechender Dauer des Prozesses kann bei allen Bindegewebshyperplasie, ein „hartes" Oedem entstehen. Aufschluß gibt die Aetiologie. Auch einem nach mehrfachem Erysipel sich entwickelnden chronischen indurativen Oedem liegen dieselben Veränderungen zugrunde. Der Reiz des Traumas wird hier durch den chemischen Reiz der Bakterien bzw. Bakteriengifte vertreten. Wenn bei einem Hysterischen nach Trauma ein hartes Oedem entsteht, ist es ein müßiger Streit, ob man das als hysterisches oder traumatisches bezeichnen will. In einem Fall von Kausch (Allg. med. Zentralzeitung 1904. No. 31) lag eine Handverletzung durch Glasscherben ½ Jahr zurück. Oedem trat erst auf, als wegen Gebrauchsbehinderung massiert wurde. Die Massage wirkte als traumatischer Reiz, weil die Glasverletzung mit nachfolgender langer Entzündung die Reizbarkeit der Gefäßnerven in dem Gebiet erhöht hatte. Zwölf Tage nach der plötzlichen starken Anschwellung des Handrückens trat aber eine Reihe von hysterischen Symptomen auf. Will man das Oedem als erstes Symptom einer traumatischen Hysterie bezeichnen oder als rein traumatisch?

Auch bei den bekannten vasomotorisch-trophischen Neurosen (Cassirer, Die vasomotorisch-trophischen Neurosen. Berlin, Karger 1901) z. B. der Erythromelalgie, der Raynaudschen Krankheit, besonders der Sklerodermie und Sklerodaktylie mit den vielfachen Uebergängen zwischen den einzelnen Formen kommen sog. sklerodermatische Veränderungen vor. Der an sich gleiche Vorgang im peripherischen Gefäßnervensystem ist hier von einer direkten oder reflektorischen Alteration des Zentralnervensystems fortgeleitet und führt zu denselben Veränderungen wie beim traumatischen Oedem. Wie diese vasomotorischen Neurosen nicht nur als essentielle, sondern auch als symptomatische Krankheitsbilder, bei organischen Erkrankungen des Zentralnervensystems und der peripherischen Nerven, sowie bei den sog. funktionellen Neurosen und Psychosen auftreten, so finden wir chronische indurative Oedeme bei Myelitis dorsalis, Gliosis spinalis, zerebraler Hemiplegie, spinalen und peripherischen Lähmungen. Die gemischten Nerven enthalten auch die Gefäßnerven.

Eine besondere Besprechung verlangt noch die in einzelnen Fällen (von Borchard, Grünbaum, Gérand) durch Röntgenphotographie nachgewiesene Halosterese der Knochen. Dabei waren dann die Knochen (der Mittelhand, Handwurzel und die unteren Enden von Radius und Ulna) auch auf Beklopfen schmerzhaft.

Diese Knochenatrophie wurde bekanntlich zuerst von Sudeck[1]) außer bei Alters- und Invaliditätsatrophie bei akut entzündlichen Affektionen der Knochen und Gelenke mittelst Röntgenographie nachgewiesen. Sie trat sehr rasch auf und ergriff nicht nur die direkt erkrankten, sondern auch benachbarte Knochen. Sudeck nimmt an, daß im Knochenmark der dem Entzündungsherd benachbarten Knochen eine entzündliche, zu Knochenresorption führende Reizung vorliege. Die Anwesenheit von Mikroorganismen in diesen fernliegenden Knochen hält er freilich für ausgeschlossen, ebenso erscheint ihm aber eine trophische Störung unwahrscheinlich, die auf reflektorischem Wege vom Rückenmark aus zustande komme. Eine klare Vorstellung vom Wesen der Affektion hat er jedenfalls nicht. —

Kienböck[2]) hat gezeigt, daß solche in weitere Bezirke gehenden Knochenveränderungen auch bei nicht entzündlichen Affektionen vorkommen, nach den verschiedensten Traumen (Kontusionen, Distorsionen, Frakturen), selbst nach einfachen Weichteilverletzungen ohne akute Entzündung und Eiterung. Er hält sie für pathogenetisch gleichbedeutend mit trophischen Störungen der Haut, Haare, Nägel, Muskeln, die als Folgezustände bei solchen Verletzungen, wie auch bei Entzündungen auftreten, welche mit ausgedehnten Zirkulationsstörungen einhergehen. In dieser Erklärung schließt sich Grünbaum ihm mit Recht an. Auch bei Sklerodermie kommen bekanntlich Knochenatrophien vor.

Im Sinne Rickers würde eine Knochenatrophie folgendermaßen zu erklären sein. Aus dem Studium der Rachitis und Osteomalazie, dem Schwund der Knochengrundsubstanz beim raschen Wachsen zellreicher Geschwülste und bei Tuberkulose wissen wir, daß bei vermehrter Blutzufuhr der Kalkgehalt dem Knochen verloren geht, während der übrigbleibende bindegewebige Teil der Knochenbälkchen und

---

1) Sudeck, Ueber die akute entzündliche Knochenatrophie. Verhandl. der deutsch. Gesellsch. f. Chir. 29. Kongreß. 1900. Verhandl. II. S. 673 u. Arch. f. klin. Chir. Bd. 62. 1900. S. 147.

2) Kienböck, Wiener klin. Wochenschr. 1903. No. 3 u. 4.

das Mark in verschiedenem Maße, je nach Dauer, Stärke und Charakter der Hyperämie hyperplastisch werden. Das vermehrt und beschleunigt fließende Transsudat löst also die mit dem Kollagen identische dichte Knochengrundsubstanz mehr oder weniger vollständig auf und auch den an sie gebundenen Kalk. Dieser Vorgang spielt sich nicht immer an den ganzen Knochenbälkchen ab, sondern häufig nur in ihren peripherischen Teilen: Die Bälkchen werden dadurch dünner, ihr peripherischer Teil wird z. B. in Fasermark umgewandelt.

Es läßt sich nun sehr leicht, etwa am rhachitischen Knochen und bei der puerperalen Osteomalazie nachweisen, daß in einiger Entfernung von diesem Prozeß — bei der Rhachitis in der Diaphyse im Gegensatz zur Epiphysengegend — die einzige Veränderung in einer Verringerung des Kalkgehalts besteht, erkennbar an der leichteren Schneidbarkeit. Diese alleinige Kalkabnahme ist die Folge einer Hyperämie geringsten Grades, abhängig von einer in der Peripherie entsprechend geringeren Reizung der Gefäßnerven.

Im vorliegenden Fall also kann sich der starke traumatische Reiz, welchen z. B. ein Schlag gegen den Handrücken auf die Gefäßnerven der Subkutis ausübt, bis auf die Gefäßnerven der Metacarpi und Carpalia ausdehnen. Hier — weiter entfernt vom Angriffspunkt des Reizes — wirkt der Reiz weniger heftig, von der Art, daß entweder nur der Kalkgehalt abnimmt, oder auch ein peripherischer Teil der Knochenbälkchen in Fasermark umgewandelt wird.

Es ist zu betonen, daß eine Knochenatrophie erst erwiesen ist, wenn auf der Röntgenplatte die Kortikalis deutlich schmäler, die Spongiosa durchsichtiger ist. Blässe und undeutliche Strukturzeichnung gegenüber der (auf dieselbe Platte zu photographierenden!) gesunden Seite ist Folge der geringeren Durchlässigkeit der schwieligen Weichteile. Knochenatrophie gehört keineswegs notwendig zum Krankheitsbild dazu. Im Fall von Moreau lag ein Wadenbeinbruch vor. Das am Fuß und Unterschenkel auftretende Oedem ist nicht als Folge des Bruchs, sondern als koordinierte Folge des auf das Gefäßnervensystem der Subkutis einwirkenden Traumas aufzufassen.

Das harte traumatische Oedem ist eine anscheinend seltene Affektion. Wenn Secrétan meint, daß 1 % der Unfallverletzten davon betroffen seien, so steht damit Grünbaums Angabe in schroffem Widerspruch: Bei 1500 Unfallverletzten begegnete er dem Leiden nur 3 mal.

Ohne die Annahme einer individuellen Disposition, einer besonderen Reizbarkeit des Gefäßnervensystems, kommt der Praktiker nicht aus.

Von einer neuropathischen Belastung, welche bei den vasomotorisch-trophischen Neurosen eine große Rolle spielt, war in meinen Fällen nichts zu eruieren und ist auch sonst nichts erwähnt. Auch war das Trauma nicht in allen Fällen besonders schwer: meist handelte es sich allerdings um eine direkte starke Quetschung durch breit angreifende Gewalt; manchmal aber fand nur eine starke Dorsalflexion der Hand statt (Vulliet, Borchard, Reiske), in meinem Fall II nur eine Ueberstreckung des Daumens. In Fall IV genügte das feste Anfassen des Gewehrs beim Griff „Gewehr über", bei dem eine Dorsalflexion der Hand garnicht stattfindet und eine direkte Quetschung des Handrückens ausgeschlossen ist. Den von Cassierer (l. c., S. 519) angeführten, eine Straußenfederarbeiterin betreffenden Fall, der als idiopathisches, chronisches, neurotisches Oedem bezeichnet ist, fasse ich auch als traumatisches Oedem auf. Hier genügte Ueberanstrengung der Hand bei an sich leichter Arbeit, das Leiden hervorzurufen.

Auch ein unzweckmäßiges Verhalten der Verletzten bald nach dem Trauma oder schädigende therapeutische Maßnahmen (frühzeitige Massage) waren meist nicht nachzuweisen.

Es bleibt dann nur die Annahme einer besonderen Reizbarkeit des Gefäßnervensystems übrig. In der Tat reagiert dasselbe bei verschiedenen Individuen auf alle Arten von Reizen außerordentlich verschieden.

Ich kenne einen sonst ganz gesunden, gar nicht nervösen oder hysterischen jungen Mann, bei dem jeder auf die Haut kommende Wassertropfen eine Urtikariaquaddel erzeugt. Bei naßkalter Witterung treten am Hals und Gesicht zu großen Plaques zusammenfließende Quaddeln auf: Die Augen schwellen fast zu, die Lippen werden rüsselförmig, die Zunge wird dick und unbeweglich. Außerdem nur Kopfschmerzen, bei großer Ausdehnung der Urtikaria Schwindelgefühl. Als der Mann einmal kalt badete, wurde er ohnmächtig und wäre fast ertrunken; der ganze Körper war mit großen zusammenfließenden, erhabenen, blassen Plaques bedeckt.

Was die lokale Prädisposition des Hand- und Fußrückens anlangt, so erklärt sich diese folgendermaßen:

1. Die Akra sind von allen vasomotorisch-trophischen Neurosen mit Vorliebe betroffen, weil hier der Blutdruck schon stark vermindert ist durch die Länge der Strombahn und die vielen Verzweigungen.

2. Hand und Fuß sind beim arbeitenden Manne Traumen besonders ausgesetzt. Die unbekleidete Hand wird leicht von einer direkten Quetschung betroffen, welche an dem von dünner Haut bekleideten Handrücken stärker einwirkt, als an der derben Vola. Der Fuß ist besonders indirekten Traumen unterworfen. So entstehen Frakturen der Metatarsi und Periostitiden durch Ueberbelastung. Etwa in $^1/_3$ der

Fälle von „Fußgeschwulst" liegt ein Knochenbruch vor. Sehr selten bleibt aber die oft wochenlang sehr intensive Weichteilschwellung am Fußrücken bestehen. Ich habe nur 1 mal einen Mann deswegen zu invalidisieren brauchen, bei welchem es zu einer erheblichen Bindegewebshyperplasie gekommen war.

Daß aber auch andere Körperteile Sitz des harten traumatischen Oedems sein können, lehrt Fall I.

Die lange Dauer und schlechte Prognose der Affektion erklären sich aus folgendem:

Die transsudierte Flüssigkeit wird nicht resorbiert, weil sie außer Beziehung zu den resorbierenden Blut- und Lymphgefäßen und -Kapillaren steht.

Die Schwiele schwindet nicht infolge der Schwerlöslichkeit des Kollagens und der mangelhaften Beziehung zum lösenden Blutplasma. Sie bleibt vielmehr erhalten, soweit ein Gleichgewichtszustand zwischen dem Grad der Durchströmung und des vorhandenen Schwielengewebes besteht. Sinkt die Durchströmung weiter, so nimmt die Flüssigkeit durch fortschreitende Verflüssigung des Kollagens zu, die Masse des Hyperplastischen ab, eine scheinbare Rückbildung (bis zur glossy skin). Dagegen nimmt die Schwiele an der Peripherie nicht zu, sofern ein einmaliges Trauma zu Grunde liegt, — im Gegensatz zu den durch immer wiederholte Berufstraumen entstehenden Hygromen. Eine Restitutio ad integrum ist unmöglich.

Aus dem Wesen der Affektion erklärt sich die Machtlosigkeit jeder Therapie.

---

## Literatur.

Secrétan (Lausanne), Oedème dur et hyperplasie traumatique du métacarpe dorsal. Revue méd. de la Suisse romande. Jahrg. 21. No. 7. 20. 7. 1901. (9 Fälle.)

Secrétan (Lausanne), Assurance-accidents. Genève. Eggimann u. Co. 1902. (11 Fälle.)

Vulliet (Lausanne), Hartes traumatisches Oedem des Hand- und Fußrückens. Zentralbl. f. Chir. 1902. No. 43. S. 1105. (Gemeinschaftliche Beobachtungen mit Secrétan.)

Borchard (Posen), Ueber traumatisches Oedem des Handrückens. Monatsschr. f. Unfallheilkde u. Invalidenwesen. 10. Jahrg. No. 2. S. 33. 15. 2. 1903. (2 Fälle.)

Grünbaum (Wien), Ueber das harte Oedem des Handrückens. Deutsche med. Wochenschr. 1903. No. 51—52. S. 972 u. 995. (3 Fälle, nur 1 genauer.)

Leppmann, Zur Kenntnis der sogen. harten traumatischen Oedeme. Aerztl. Sachverst.-Ztg. 15. 1. 1904. No. 2. S. 32. (1 Fall.)

Reiske, Ueber das harte traumatische Oedem des Handrückens. Aerztl. Sach-
    verst.-Ztg. 15. 3. 1904. No. 6. S. 114. (4 Fälle.)
Immelmann, Ueber das harte traumatische Oedem des Handrückens. Verhandl.
    d. 33. Chir.-Kongresses. 1904. I. S. 131. (2 Fälle.)
Moreau, Contrib. à l'étude de l'oedème dur traumatique. Bull. de l'acad. Royale
    de méd. de Belgique. Séance de 31.12. 1904. IV. Série. T. XVIII. No. 11.
    (1 Fall und 1 Fall von Brouardel.)
Gérand, Etude sur les oedèmes durs de la main, à propos d'un cas d'oedème
    dur traumat. du metac. dorsal chez un hystérique. Arch. de méd. et de
    pharm. mil. 1905. No. 8. (1 Fall.)

# XI.

# Ueber Mesenterialzysten;
## mit Beitrag zur Frage der traumatischen Entstehung der Blutzysten.

Von

**Dr. Wegner,**

Stabs- und Abteilungsarzt im 1. Kurhessischen Feldartillerie-Regiment Nr. 11.

Die Literatur über Mesenterialzysten ist in den letzten 30 Jahren, seitdem dieselben nicht mehr Zufälligkeitsbefunde der Anatomen, sondern mit der Entwicklung der Bauchchirurgie den Gegenstand operativen Eingreifens bilden, eine ziemlich umfangreiche geworden. Braquehage (14) hat bis 1892 aus der Literatur 104 Fälle zusammengestellt, Becker (10) fügt 41 neue bis 1900, Forjahn (21) weitere 26 bis 1904 hinzu. Mit 10 der letzten beiden Jahre würden also ca. 180 Fälle veröffentlicht sein. Trotzdem werden dieselben in Lehrbüchern der pathologischen Anatomie und der Chirurgie immer noch sehr summarisch abgehandelt. In den ersteren findet sich häufig nur der kurze Hinweis auf das seltene Vorkommen derselben; das ist im Handbuch von Ziegler, Orth, Ribbert der Fall. Kaufmann (31) führt zystische Lymphangiome, die zu Zeiten Chylus führen, als Mesenterialzysten auf, ferner als große Seltenheit multiple, bis faustgroße Lymphzysten bei chronischer Peritonitis, Dermoidzysten und zystische Teratome (mit fötalen Inklusionen), endlich Pseudozysten, entstanden durch Absackung von Exsudat zwischen entzündlichen Membranen. Blutzysten erwähnt er nicht. Borst (13) führt in seiner Lehre von den Geschwülsten außer den wirklichen Geschwülsten der zystischen Lymphangiome nur noch die einfachen zystischen Ektasien der Chylusgefäße an. In den neusten Auflagen der chirurgischen Handbücher von König (32) und von v. Bergmann - v. Mikulicz-v. Bruns (26) sind die Mesenterialzysten behandelt. König nimmt bei den meisten Blutzysten ein einmaliges, bestimmt angegebenes

Trauma als Ursache an. Körte (26) erwähnt im Handbuch der praktischen Chirurgie, daß in einigen Fällen ein Trauma der Entstehung
der Geschwulst vorausgegangen war; für die Blutzysten nimmt er die
Entstehung aus einem Hämatom oder Blutung in eine erweichte Geschwulst an. In demselben Lehrbuch kommen v. Mikulicz und
Kausch zu dem Resultat, daß wir über die Aetiologie der serösen
und hämorrhagischen Formen nichts Sicheres wissen.

Solange also eine völlige Klarheit über die verschiedenen vorkommenden Formen der Mesenterialzysten, sowie über ihre Aetiologie,
noch nicht vorhanden ist, scheint mir die Veröffentlichung jeder Beobachtung, die zur Sicherung bisher vielleicht noch zweifelhafter Anschauungen beiträgt, von Wert. Ehe ich jedoch zur Besprechung einer
von mir operierten Blutzyste übergehe, will ich kurz auf die Klinik
der Mesenterialzysten im allgemeinen eingehen.

In ihren Anfängen pflegen die Zysten kaum Erscheinungen zu
machen. Erst mit stärkerem Wachstum stellen sich Beschwerden ein,
die sich in Schmerzhaftigkeit, besonders in Attacken mit schmerzfreien Intervallen, in Obstipation, die sich bis zum chronischen Ileus
steigern kann, in akutem Ileus bei Achsendrehung des Darmes und
der Zyste, wie sie von König (10), Moynihan (41) und Hagen-
Torn (27) beobachtet sind, äußern. Als Erscheinungen bei sehr
großen Zysten sind weiter hochgradige Atembeschwerden, ferner solche
von seiten der Blase und weiblichen Geschlechtsorgane beschrieben.
Der Palpationsbefund ist entsprechend der Größe der Zyste ein sehr
wechselnder. Von Apfel- und Orangen- bis zu Kopfgröße sind die
Tumore vor der Operation nachweisbar gewesen. Ihr Sitz ist meist
unterhalb des Nabels mehr auf der rechten Seite; bei größeren überschreitet die obere Grenze des Tumors die Nabelhorizontale bis zu
Handbreite und mehr. Zysten des Mesokolon, die von Rotter (50)
und Launay (36) beschrieben sind, sitzen in der Hauptsache in
Nabelhöhe. Als charakteristischstes Symptom der Mesenterial- gegenüber den Zysten anderer Organe mit Ausnahme derjenigen des Netzes
wird fast stets ihre sehr ausgiebige Beweglichkeit, die erst bei größerer
Ausdehnung infolge der starken Raumbeengung im Abdomen und der
Verwachsung mit den Nachbarorganen geringer wird, angegeben.
Eine Ausnahme machen die nahe der Rad. mesent. sitzenden und die
zwischen den Gekrösblättern des Coecum sitzenden. Als ein weiteres
differentialdiagnostisch sehr wichtiges Zeichen findet man bei großen
Zysten oft streifenförmigen tympanitischen Schall vor denselben, bedingt durch vor ihnen liegenden, oft mit ihnen verwachsenen Darm.
Bei denen des Mesokolon ist durch Aufblähung des Kolon die obere

tympanitische Angrenzung des Tumors durch den sie halskrausenartig umziehenden Darm deutlich nachzuweisen [Brentano (15)]. Wichtig scheint mir ferner der Hinweis von Martin (38), daß nie eine Verwachsung mit der vordern Bauchwand eintritt; es ist dadurch bei Nichteröffnung der Bauchhöhle doch wohl oft möglich, eine Verwechslung mit abgesacktem peritonitischen Exsudat, wie sie m. E. in der Literatur vorkommt, zu vermeiden. Die Unterscheidung von Zysten der Niere, des Pankreas und des Ovariums wird durch die große Beweglichkeit der meisten Mesenterialzysten und durch die Schallverhältnisse in manchen Fällen möglich sein, die von Netzzysten so gut wie unmöglich.

Der Schwierigkeit, für die einzelnen Arten der Zysten eine sichere Genese aufzustellen, sowie der weiteren, dieselben nach ihrem Inhalt genau gegen einander abzugrenzen, entsprechen die bisherigen, m. E. nicht befriedigenden Versuche, dieselben zu klassifizieren. Die Einteilung von Augagneur (3) in Kystes séreux, sanguines, hydatiques, dermoides änderte Hahn (24) ab in Chylus-, seröse, Blut- und Echino-kokkenzysten; er bestritt das sichere Vorkommen von Dermoidzysten und betonte das ausnahmslose Fehlen von Epithel und Endothel. Moynihan (41) fügte Fälle von bösartigen zystischen Geschwülsten und von Zysten mit Wandungen von der Struktur des Darmes hinzu. Baumann (6) hält die Einteilung von Dowd in embryonale, Hydatidenzysten und Fälle von zystischer bösartiger Erkrankung als auf dem Studium des Ursprungs der Zysten aufgebaut für rationeller. Braquehaye (14) teilt ein in 1. Blutzysten oder Hämatome, 2. Lymph- (Chylus-) Zysten, 3. parasitäre (Hydatiden-) Zysten, 4. kongenitale (Dermoid-) Zysten, 5. Zysten mit Ursprung aus den Nachbarorganen (Ovarial-, Parovarial-, Pankreas-Z.). Den beiden ersten zählt er die serösen, und zwar die meisten den Lymphzysten zu. Auch dies Schema reicht m. E. nicht aus, insofern als den kongenitalen noch die Enterokystome zuzuzählen sind; mit Abstrich der Zysten aus den Nachbarorganen, die nicht dahin gehören, wird es dem praktischen Bedürfnis einer Einteilung vielleicht noch am ersten Rechnung tragen. Ob es freilich gelingen wird, die serösen Zysten in der von B. angenommenen Weise immer unterzubringen, scheint mir zweifelhaft.

Damit komme ich zur Frage der Genese der einzelnen Zysten-formen. Die serösen läßt, wie oben angeführt, Braquehaye größtenteils aus den Lymphzysten, teilweise aus den Blutzysten entstehen. Diese letztere Genese nahm Richet (47) als ausschließlich an, einen Vorgang also, der in der Entstehung der Corpp. lut. in den Ovarien ein Analogon hat. Aschoff (2) nimmt in einzelnen Fällen die Entstehung von serösen Zysten aus dem Lymphgefäßsystem als zweifellos an.

Für die Lymph- und Chyluszysten betont derselbe die Schwierigkeit zu entscheiden, ob es sich um reine Stauung oder Neubildung vom Chylusgefäßsystem oder einen Bruch in demselben mit Erguß in die umliegenden Gewebe handelt. Tilger (56) betont für dieselben die Beziehung zu chronisch-entzündlichen Zuständen. Baumann hält die Entstehung durch Verschluß in den Chylusgefäßen deshalb für unwahrscheinlich, weil Ligatur des Duct. thorac. oder seiner Wurzeln nicht zur Zystenbildung führe. Borst (13) zitiert dagegen Winiwarter, der bei einem angeborenen Hindernis im Duct. thorac. die Lymphstämme an der Mesenterialwurzel zu mehreren großen Lymphzysten erweitert fand, und v. Bramann, der ähnliches sah. Neben diesen Retentionszysten sind zystische Lymphangiome zweifellos. Borst betont das angeborene Vorkommen desselben. Er führt M. B. Schmidt an, der ein multilokuläres chylushaltiges Lymphangiom des Mesenteriums sah, bei welchem alle, auch die kindskopfgroßen Zysten, Wandungen mit derartig hypertrophischen Muskeln hatten, daß die Innenfläche teilweise einer trabekulären Harnblase glich. Die Wandungen enthielten viel hypertrophische Lymphgefäße. Eine kopfgroße Zyste, die ihrem Bau nach aus einer Konfluenz von ektatischen Venen und Lymphgefäßen des Mesenteriums entstanden war, beschreibt Lauenstein (35). Eine aus mehreren kleinen Zysten bestehende Geschwulst des Mesenteriums an der Grenze von Jejunum und Ileum bei einem am 3. Tage verstorbenen Kinde mit Melaena neonat. findet sich in der russischen Literatur von Shukowski (51) beschrieben; ein von Müller in Rostock operierter Fall von Lymphangiom, das von der Rad. mesent. ausging, bei Forjahn (21). Gegen die Stauungstheorie der Lymph- und Chyluszysten wendet sich Klemm (34); er läßt für die Chylangiome allein eine traumatische kongenitale Dislokation bindegewebiger Keime, die, aus ihrem natürlichen Zusammenhang gerissen, atypisch zu wachsen beginnen, gelten.

Ueber die Echinokokkenzysten ist nicht viel zu sagen. Sie kommen sehr selten solitär im Mesenterium vor, sondern meist zugleich mit einer Aussaat auf dem übrigen Peritoneum.

Mesenteriale Dermoidzysten wurden von Hahn (24) noch angezweifelt. Durch Beobachtungen von König (32), Mayer (39), Langton (41), Launay (36), Müller (bei Frojahn), Sepson (30) ist ihr Vorkommen sichergestellt. Die sekundären Wanderungen von Keimen aus dem Gebiet der Urogenitalleiste in die mesenterialen

Bildungen sind hiernach also, wie Aschoff anführt, nicht auszuschließen.

Den kongenitalen Zysten sind weiter die Enterokystome anzuschließen. Je nach der Zeit ihrer Entstehung weisen sie darmähnliche oder völlige Darmstruktur auf. Die ersten Fälle sind von Roth (49 a), der sie aus intramesenterial liegenden Resten des Duct. omphalomesent. entstehen läßt, und Nasse (43) beschrieben. Dahin gehört weiter der von Studsgaard (53) beschriebene Fall einer kopfgroßen, einkammerigen Zyste, deren Wand völlig der Darmwand mit hypertrophierten Lieberkühnschen Drüsen glich, ferner die Müllersche Zyste aus dem Mesenterium des Blinddarms (42) mit Zylinder- bzw. kubischem Epithel, eine solche von Prichard (46) zwischen den Blättern des Mesokolon, deren Wand den Bau des Magendarmkanals zeigte, und eine von Adler (1) beschriebene mannskopfgroße multilokuläre im Dünndarmmesenterium, die mit mehrschichtigem Zylinderepithel ausgekleidet war. Aus einer Absprengung in einem ganz frühen Stadium der Entwicklung, jedenfalls wohl noch zur Zeit der flächenhaften Ausbreitung des Embryo, läßt G. Roegner (49) ein von ihr beschriebenes kolloidales Kystom im Mesenterium des Dünndarms entstehen.

Einfacher als für die übrigen Zysten liegt die Aetiologie für die Blutzysten. Für die traumatische Entstehung, die für die meisten Fälle angenommen wird, gibt es nach Hahn 3 Möglichkeiten:

1. aus einem Hämatom,
2. durch Blutung in eine Chyluszyste,
3. durch Umbildung eines Lipoms, welches nach einer durch das Trauma in ihm erfolgten Blutung erweichte. Ein überzeugendes Beispiel für die letzte Art der Entstehung — Virchow beschreibt in seinen krankhaften Geschwülsten das Vorkommen einer Erweichung von Lipomen — habe ich in der Literatur nicht auffinden können. Auch die Deutung von Hahn für seine eigene Beobachtung halte ich nicht für einwandfrei; König (24) möchte eher glauben, daß es sich in dem Fall um eine von einem Gefäß oder Lymphangiom ausgehende Geschwulst handelte. Die Möglichkeit einer Entstehung durch Blutung in eine andere Zyste ist erwiesen: in einem Fall (5) fand sich in einer multilokulären Zyste blutiger Inhalt in einer Kammer, chylöser in den übrigen. Die einfachste Art der Entstehung von Blutzysten bleibt aber die durch Abkapselung eines Hämatoms im Mesenterium. In einem von mir operierten Fall ist die Entstehung so unzweifelhaft und die Deutung der Zyste als ziemlich frisches, abgekapseltes Hämatom so einfach, daß die ausführliche Beschreibung, glaube ich, Interesse hat:

H., ein 21 jähriger Dragoner des Dragoner-Regiments No. 5, ein gesund aussehender, kräftig gebauter Mann, nach seiner Angabe bis zu seiner jetzigen Erkrankung stets gesund, besonders nie an Leibschmerzen leidend, kam am 25. 8. 04 auf der Rückkehr von seiner Heimat ins Garnisonlazarett Kassel mit der Angabe, daß er auf Urlaub an einer schweren Blinddarmentzündung über 14 Tage lang mit Fieber und Schmerzen in der rechten Unterbauchgegend zu Bett gelegen habe. Es wurde, bei rechtsseitigem Kryptorchismus, genau am Mac Burneyschen Punkt ein apfelgroßer, kugliger, wenig verschieblicher, leicht druckempfindlicher Tumor festgestellt, der als Exsudatrest nach überstandener Perityphlitis angesprochen wurde. Temperaturerhöhung war bei 5 wöchiger Anwesenheit nicht vorhanden. Von seiner Garnison Hofgeismar, wohin H. nach fast völliger Beseitigung der Beschwerden bei der Ablehnung einer Operation entlassen war, kam er am 5. 11. 04 ins Lazarett Kassel zurück mit der Bitte um Vornahme derselben, nachdem er nach einigen Tagen Dienst mit stärkeren Leibschmerzen und Erbrechen erkrankt war. Befund genau derselbe, wie am 25. 8. 04. Keine Temperatursteigerung. An der Annahme eines perityphlitischen Exsudatrestes schien kein Zweifel möglich. Operation am 14. 11. 04: Schnitt am rechten Rektusrand. Wurmfortsatz, ca. 10 cm lang, glatt, glänzend, ohne Einschnürung an irgend einer Stelle, ohne Verwachsung völlig frei beweglich; in der Umgebung keine Spur einer peritonealen Verwachsung. Nahe der hinteren Bauchwand ein kleinapfelgroßer kugliger, glatter, wenig vorziehbarer, mit den anliegenden Darmteilen in seiner größten Ausdehnung fest verwachsener Tumor fühlbar. Nach Anlegung eines Querschnitts nach hinten gelang es mit großer Mühe, meist scharf denselben aus den Mesenterialblättern heraus und von seinen festen Verwachsungen mit den anliegenden Darmteilen zu lösen. Ein auf die Auslösungsstelle geführter Gazedocht wird zum Treffpunkt der beiden, im übrigen vernähten Schnitte herausgeleitet. Am 7. 1. 05 Schluß der Wunde mit fester, nicht druckempfindlicher Narbe vollendet; am 17. 1. Entlassung in die Garnison.

Der exstirpierte Tumor war rund, seine Oberfläche bis auf die Verwachsungsstellen glatt, die Wandung ca. 3—4 mm dick, die Innenfläche rauh, fetzig und balkig. Der Inhalt bestand aus einer ziemlich dicken, teilweise geronnenen, braunroten Flüssigkeit; sie entsprach in der Farbe und sonstigen Beschaffenheit völlig altem Blut. Eine mikroskopische und chemische Untersuchung unterblieb leider.

Die mikroskopische Untersuchung, welche Hr. Geh.-R. Ribbert im pathologischen Institut zu Göttingen auszuführen die Freundlichkeit hatte, ergab folgendes: „Der cystische Tumor hat eine sehr derbe, bindegewebige Wand; außen zirkulär geschichtetes, dichtbalkiges, narbiges Bindegewebe, innen etwas weniger festes, mit lymphatischen Herdchen durchsetztes Gewebe. Gegen das Lumen setzt sich das Gewebe unregelmäßig höckerig und fetzig ab, ohne daß hier eine besondere Grenze (durch Epithel etc.) bestände. Das Bindegewebe ist völlig indifferent."

Die Entstehungsgeschichte des Tumors erhielten wir erst nach der Operation. Während der Patient entgegen sonstigen Erfahrungen nie den Versuch gemacht hatte, für seine „Blinddarmentzündung" eine Dienstbeschädigung zu konstruieren, gab er am Tage nach der Operation auf eine diesbezügliche Frage an, daß er am 23. 7. 04, 4 Tage vor Antritt seines Urlaubs, während des Badens beim Kopfsprung aus etwa 3—4 m Höhe mit angezogenen Beinen flach mit dem Bauch aufs Wasser aufgeschlagen sei. Er habe einen äußerst heftigen Schmerz im rechten Unterleib empfunden, sei von seinen Kameraden aus dem Wasser gebracht und ca. 5 Minuten lang halb bewußtlos gewesen. Aus der Lunge (?) und Nase sei Blut geflossen. Nach seiner Angabe lag er 2 Tage zu Bett, hatte die nächsten Tage noch starke Schmerzen, meldete sich aber, weil er sich seinen Urlaub nicht entgehen lassen wollte, nicht krank. Am 27. 7., eine Stunde nach der Ankunft in seiner Heimat, wohin er eine 5—6 stündige Bahnfahrt zu machen hatte, stellten sich dann heftige Schmerzen in der rechten Unterbauchgegend und Erbrechen ein, wegen deren er $2^1/_2$ Wochen, wie erwähnt, an Blinddarmentzündung behandelt wurde. Die Anfrage bei dem Arzt, der H. behandelt hatte, ergab, daß in der Ileocoecalgegeud eine Resistenz fühlbar war. Aufzeichnungen über die Körpertemperatur waren nicht mehr vorhanden, doch gibt der betr. Arzt an, daß vom Tage der Erkrankung an Erhöhung derselben vorhanden gewesen sei; die Messungen durch die Hebamme des Ortes hätten nach seiner Erinnerung Temperaturen zwischen 38 und 39 ⁰ ergeben. Von dem Sturz aufs Wasser habe H. ihm auch Mitteilung gemacht.

Daß die operierte Blutzyste des Mesenteriums ein abgekapseltes Hämatom, entstanden durch den Fall aufs Wasser, darstellt, kann einem Zweifel wohl nicht unterliegen. Die Temperaturerhöhung bleibt freilich rätselhaft, allerdings sind auch die Angaben über dieselben etwas unsicher; doch war auch bei der von v. Bramann operierten Frau, auf die ich später noch ausführlich zurückkomme, Schüttelfrost und Fieber vorhanden (Hase [28]). Die Diagnose war bei dem Fehlen einer traumatischen Anamnese, auf die, nach der Angabe des Patienten, daß er eine fieberhafte Blinddarmentzündung mit Erbrechen überstanden habe, zu fahnden nicht der geringste Grund vorlag, unmöglich vor der Operation zu stellen. Fehlte doch gerade das charakteristische Zeichen der Mesenterialzysten, die große Beweglichkeit, ein Umstand, der durch den Sitz der kleinen Geschwulst nahe der Anhaftungsstelle des Mesenteriums an die hintere Bauchwand ja ohne weiteres erklärt wird. Und im Beginn der Erkrankung hätten die Symptome des Fiebers und der lokalen Spannung des Leibes, wenn nicht 4 Tage seit der Verletzung vergangen waren, eher zur Annahme einer Darmruptur als zu der einer Blutung führen müssen. Im klinischen Verlauf bleibt die verhältnismäßig beschwerdefreie Zeit zwischen Verletzung und erstem Auftreten der stürmischen Erscheinungen, selbst wenn man bei dem sehr kräftigen und willensstarken Menschen die Bekämpfung der Beschwerden angesichts des bevorstehenden Urlaubs in Betracht zieht, so schwer erklärbar, daß man wohl an eine Verstärkung der Blutung infolge der Anstrengungen der Reise denken könnte. Was endlich die Verwachsung mit den benachbarten Darmteilen betrifft, so muß diese doch wohl zu der Annahme führen, daß es sich nicht um ein subseröses Platzen eines Gefäßes, sondern um gleichzeitigen Einriß des Mesenterialblattes gehandelt hat.

Ueber die Frage der Notwendigkeit eines Eingriffs kann nach der Rückkehr der Beschwerden bei dem Versuch, wieder Dienst zu tun, meines Erachtens kein Zweifel existieren. Die Beispiele aus der Literatur, daß anfänglich klein gefühlte Tumoren im Laufe der Zeit zu enormen heranwuchsen, deren Exstirpation wesentlich größere Schwierigkeiten und Gefahren bietet, wären dem Entschluß zur Operation auch dann wohl zur Hilfe gekommen, wenn der Tumor als solcher diagnostiziert wäre. Die sonst aufgeworfene Frage, ob Exzision, Drainage oder Punktion vorzuziehen sei, kam hier bei der Kleinheit des Tumors nicht in Betracht. Die Geschwulst selbst bot keine Besonderheit. In ihrer Dickwandigkeit stimmt sie mit den Beispielen von Blutzysten überein. Der Inhalt bot so das Aussehen älteren Blutes, daß mir gar keine Zweifel aufstiegen, es könne sich um etwas anderes handeln, und daß deshalb leider die mikroskopische Untersuchnng, wie schon erwähnt, unterblieb.

Für die Frage der Entstehung von Hämatomen im Mesenterium interessiert allgemein zu wissen, wieweit isolierte Läsionen desselben durch Bauchkontusionen möglich sind. Ich will deshalb kurz auf dieselben eingehen. Im Gegensatz zu den deutschen Chirurgen, welche sie als höchst selten bezeichnen, rechnet Lejars (37) sie sowohl isoliert, als zusammen mit Verletzungen anderer Organe, zu den ziemlich häufigen Folgen von Bauchquetschungen. Er berichtet über drei selbstbeobachtete Fälle von isolierter Verletzung desselben, die er durch Naht zur Heilung brachte. Es handelte sich jedesmal um einen oder mehrere Risse bis zu 20 cm Länge. Aldrich (4) sah einen Patienten, der nach Fall an Bruch des rechten Unterschenkels behandelt wurde, am 8. Tag nach der Verletzung unter plötzlichem Kollaps unter den Zeichen innerer Verblutung sterben. Bei der Sektion fanden sich mehrere Gekrösarterien zerrissen. Schindewolf (62) fand bei einem 8 Tage nach einem Fall an den Zeichen innerer Verblutung verstorbenen Manne, bei dem nur eine Gelenkfraktur der Tibia festgestellt war, einen breitklaffenden Riß im Gekröse des Dünndarms 3 fingerbreit unterhalb des Blinddarms. Wenn so schwere Zerreissungen des Mesenteriums isoliert, als Folge von Bauchkontusionen vorkommen und ohne daß, wie in den beiden letzten Fällen, eine intraabdominale Verletzung nachgewiesen wurde, die Verletzten 8 Tage später an einer Blutung plötzlich zugrunde gingen, so kann man wohl annehmen, daß kleine Gefäßzerreissungen im Mesenterium aus demselben Anlaß undiagnostiziert öfter vorkommen. Und wenn das der Fall ist, so bietet die bindegewebige Abkapselung derselben zu Blutzysten nichts besonderes. Unter den etwa 180 Mesenterialzysten der Literatur werden 36 als

Blutzysten bezeichnet, 25 von Braquehaye bis zum Jahre 1892, von Becker bis 1900 weitere 10, von Forjahn 1 bis 1904; in den letzten beiden Jahren habe ich eine Blutzyste nicht mehr beschrieben gefunden. Braquehaye faßt unter seinen 25 Fällen die blutigen und serösen, die aus einer Blutung entstanden sind (d'origine hématique) zusammen. Sie sind nach seiner Angabe fast immer traumatischen Ursprungs; einigemale habe man sie bei Herzkranken beobachtet. Die 3 Arten der Entstehung von Hahn nimmt auch er an. Uebergänge zwischen Blutungen diffuser Art und abgekapselten Zysten sind nach ihm von Lannelongue beobachtet. Als Beispiele kleiner diffuser Blutungen dienen die bei Taxis eingeklemmter Hernien beschriebenen (Bérard). Traumatischen Ursprungs waren nach Braquehaye die Fälle von Lannelongue, Hahn (24), Crespi (18) und Bianchi (8). Eine Blutzyste hinter dem Colon ascendens, die aus deren Mesenterialblättern ihren Ursprung nahm, ist von Spencer Wells [bei Augagneur (3)] beschrieben. Ein Trauma ist nicht erwähnt. Bei der 63 jährigen Frau war der Tumor in der rechten Bauchseite im Laufe von 30 Jahren allmählich gewachsen. Die Diagnose war von 3 Voruntersuchern verschieden gestellt. W., der die Patientin 1882 operierte, hatte schon im Jahre 1858 an eine Mesenterialzyste gedacht, während ein anderer eine Uterusgeschwulst, ein dritter eine bewegliche Niere annahm. Der Inhalt von 3 Litern war rotbraun und enthielt Cholestearin und zahlreiche rote Blutkörperchen. Die Hahnsche Zyste (24) war 2 Jahre vor der Operation nach einem Schlag gegen den Leib entstanden. Damals bemerkten die Eltern eine hühnereigroße Geschwulst in der rechten Seite. Der damals 5 jährige Knabe litt seit der Zeit an häufigen Leibschmerzen. In der letzten Zeit vor der Operation waren durch mehrere schmerzfreie Tage unterbrochene äußerst heftige Attacken von Leibschmerzen, die nur in stark gekrümmter Stellung etwas nachließen, und von Erbrechen aufgetreten. Während der Anfälle bestand Obstipation. Die Geschwulst war dicht über der Symphyse bis in die Nabelgegend in Apfelsinengröße, äußerst frei bis unter den Rippenbogen verschieblich, fühlbar. Bei der Operation fand sich eine mit dem rechtsseitigen Dünndarm in 2 Markstückgröße verwachsene Zyste im Mesenterium desselben. Die Wand war 4 mm dick, innen im allgemeinen glatt, teilweise runzlig; an einer Stelle saß ein wallnußgroßes Blutgerinnsel. Mikroskopisch bestand die Wand aus Bindegewebe mit Rundzellenanhäufungen ohne Epi- oder Endothelbelag. Hahn nahm Erweichung eines Lipoms an, indem er glaubt, daß zentimeterlange fadenartige, in die Höhle hineinragende Stränge, die sich als Gefäße

erwiesen, wegen ihrer größeren Widerstandsfähigkeit gegenüber dem
Erweichungsprozeß stehen geblieben seien. Unter den 10 Becker-
schen Fällen von Blutzysten mögen die noch etwas ausführlicher beschrieben werden, die durch Laparotomie zweifellos als solche sichergestellt sind. Bedenkt man die außerordentlichen Schwierigkeiten der
Diagnose, die in fast allen durchgesehenen Fällen vor der Operation
zu Fehlschlüssen führten, so sind Zweifel an den ohne Eröffnung des
Bauches als Mesenterialzysten angesprochenen, glaube ich, nur zu berechtigt. Bei der von Binaud (63) beschriebenen Zyste z. B. fand
sich erst bei der zweiten Punktion, nachdem bei der ersten eine helle
Flüssigkeit entleert war, ein blutiger Inhalt. Zweimalige voraufgegangene
Hämoptoe legt doch den Gedanken an ein abgekapseltes tuberkulöses
Exsudat sehr nahe. Daß die Zyste nach der Aorta in die Tiefe ging,
dürfte doch für die Diagnose einer Mesenterialzyste nicht genügen.
Ueber einen zweifellosen Fall traumatischer hämorrhagischer Mesenterialzyste berichtet Brentano (15): Ein bis dahin immer gesunder
32 jähriger Mann erkrankte ganz plötzlich mit Leibschmerzen, nachdem er sich mit dem Leib gegen einen großen Bohrer gestemmt hatte.
Zwei Tage später bemerkte er eine Geschwulst im Leibe, die von dem
konsultierten Arzt als Bluterguß diagnostiziert wurde, nach 14 Tagen
Größenzunahme, weswegen er sich ins Krankenhaus aufnehmen ließ.
Es wurde eine nicht verschiebliche Geschwulst der rechten Unter
bauchgegend festgestellt, die unten bis fast an die Symphyse, oben
bis 5 cm über die Nabelhorizontale, links etwas über die Lin. alba
reichte. Punktion ergab blutigen Inhalt. Die Diagnose lautete
auf hämorrhagischen Pankreasprozeß. Bei der Ausräumung der
Zyste wurde ihr Ursprung in der Rad. mesent. festgestellt. In
einem 2. Fall exstirpierte B. einer 42 jährigen Frau, die 2 mal,
das letzte Mal 1½ Jahre vor der Operation, Peritonitis hatte,
eine mit dunkelbrauner Flüssigkeit gefüllte Zyste des Mesokolon.
Ein Trauma fehlte. Ein weiteres zweifelloses Beispiel traumatischer
hämorrhagischer Mesenterialzyste bietet der von v. Bramann operierte Fall (Hase). Eine 42 jährige, bis dahin ganz gesunde Frau,
bekam nach dem Heben einer 40 Pfund schweren Speckseite, die sie
nach oben reichte, so heftige Schmerzen oberhalb der rechten Leistenbeuge, daß sie sich krümmen mußte. Drei Tage darauf bemerkte sie
in der schmerzhaften Gegend eine etwa apfelgroße, auf Druck schmerzhafte Geschwulst. Am nächsten Tag legte sie sich mit Frost und
Fieber zu Bett; ein hinzugezogener Arzt diagnostizierte Leberschwellung. Erbrechen fand nicht statt. Bei der Aufnahme in die
Klinik, etwa 1 Monat nach dem ersten Schmerzanfall wurde im

oberen Teil der rechten Fossa iliaca eine von oben nach unten
wenig, seitlich etwas mehr verschiebliche Geschwulst gefühlt. Die
Diagnose lautete auf Tumor der Ileocoecalklappe. Bei der Operation
fand sich zwischen den Mesenterialblättern hinter dem Colon ascend.,
etwa 4 Querfingerbreit über dem Proc. vermiform. ein faustgroßer
Tumor. Sein Inhalt bestand aus einer rotbraunen, leicht fadenziehenden,
mit bohnen- bis haselnußgroßen Ballen vermengten Flüssigkeit. Die
Wand der Zyste war 3—4 mm dick, hatte an ihrer Innenfläche
leistenartige Vorsprünge, kleinere und größere körnige Niederschläge
und Auflagerungen, hier und da eine Taschenbildung. Mikroskopisch
bestand die Innenschicht der Wand fast ganz aus Zellen vom Charakter der Fibroblasten. In den Taschenbuchten war besonders deutlich sichtbar, wie die Gewebsproliferation durch Hineinwuchern der
Fibroblasten in die Fibrinniederschläge vor sich ging. Eine Innenschicht enthielt ausgewachsene Bindegewebsfasern mit neugebildeten
Gefäßen, die Außenschicht ein welliges, kernarmes, fibrillär ange-
ordnetes Bindegewebe.

H. hält die Entstehung des Hämatoms beim Heben einer
schweren Last über Kopfhöhe durch Zerrung von den anderen Darmschlingen und der Rad. mesent. her an dem festsitzenden Colon für
sehr plausibel. Diese Beobachtung ist, zusammen mit der unserigen,
durch die bei der Kürze der seit dem Trauma verflossenen Zeit noch
geringeren Veränderungen des Hämatoms wohl am beweisendsten für
die Umbildung derselben zur mesenterialen Blutzyste. Als letztes
Beispiel will ich endlich aus der Forjahnschen Veröffentlichung der
von Müller operierten Fälle einen 32 jährigen Mann anführen, der,
nachdem er vor 2 Jahren einen Stoß mit einem Balken gegen den
Rücken in die linke Lendengegend erhalten hatte, seit $^1/_2$ Jahr vor
Aufnahme in die Klinik eine zunehmende Anschwellung seines Leibes
bemerkte. Die pralle Geschwulst der rechten Bauchseite vom Rippenbogen herab bis zum Becken machte den Eindruck eines derben Tumors. Die Diagnose war auf intraperitonealen Tumor gestellt, die
Möglichkeit eines Sarkoms des in der Bauchhöhle befindlichen rechtsseitigen Hodens erwogen. Bei der Operation wurden aus einer
riesigen Zyste $4^1/_2$ Liter einer leicht blutigen Flüssigkeit entleert.
Exitus 6 Tage nach der Operation. Die Obduktion ergab eine enorme
mehrkammrige Zyste, die von der Rad. mesent. ausging und vollständig retroperitoneal war. Eine eigentümliche Uebereinstimmung
dieses Falles mit dem unsrigen besteht in dem Kryptorchismus derselben Seite, auf der sich die Zyste fand. Eine traumatische retroperitoneale Zyste, die ja eigentlich nicht zu den Mesenterialzysten

zählt, aber durch ihre Entstehung und enorme Entwicklung doch für dieselben einen wichtigen Vergleich bietet und deshalb hier noch kurz angeführt werden mag, beschreibt Méry (40). Ein 76 jähriger Mann, der vor 4 Jahren einen Stoß in die rechte Seite erhielt, vor 2 Jahren ein Stärkerwerden des Leibes bemerkte, $\frac{1}{2}$ Jahr später zuerst lanzinierende Schmerzen in der rechten Bauchseite empfand, hatte einen großen Tumor in der rechten Unterbauchgegend. Durch Punktion wurden $1\frac{1}{2}$ Liter schwärzlicher, sanguinolenter Flüssigkeit entleert. Er starb im Marasmus. Die Obduktion ergab das Vorhandensein eines mehr als kopfgroßen Tumors, der, der vorderen Bauchwand nicht adhärent, Verwachsungen mit der unteren Leberfläche und dem Zwerchfell hatte. Mit seiner hinteren Fläche saß er in der rechten Lumbalgegend fest. Er enthielt noch $2\frac{1}{2}$ Liter Flüssigkeit von derselben Beschaffenheit, vermischt mit schwärzlichen, weichen Gerinnseln. Der Innenfläche der 2 mm dicken, in mehrere Blätter spaltbaren Wand saßen Massen auf, die offenbar alte Blutgerinnsel waren und zwischen denen und der Wand sich noch eine Lage frischeren schwärzlichen Blutes fand. Die retroperitoneale traumatische Blutzyste hatte also das Peritoneum nach vorn, die Leber nach links verdrängt.

Gegenüber diesen, aus der Literatur gesammelten Blutzysten stellt die eigene Beobachtung ein Frühstadium dar. Sie gibt den bisherigen Anschauungen über die traumatische Entstehung dieser Art von Mesenterialzysten, wie ich glaube, eine beweiskräftige Stütze. Mit der Zusammenstellung und kurzen Beschreibung der bisher zerstreuten Fälle, die durch anatomische Untersuchung als Lymph- oder Chylangiome und Enterokystome sichergestellt sind, hoffe ich zur Frage der Genese und zur Unterscheidung der einzelnen Zystenformen von einander etwas beigetragen zu haben.

------

## Literatur.


1. Adler, Ueber Mesenterialzysten. Münch. med. Wochenschr. 1905. No. 46.
2. Aschoff, Zysten: in Lubarsch-Ostertag, Ergebn. d. allgem. Path. etc. 1897. Bd. 2.
3. Augagneur, Tumeurs du mésentère. Paris 1886.
4. Aldrich, Traumat. rupture of mesenteric arter. Ann. of surg. 1902. März. Ref. Zentralbl. f. Chir. 1902.
5. Arékion, Etudes sur les kystes du mésent. Par. Thèse 1891.
6. Baumann, Mesent. cysts. Lancet 1904. May 7.
7. v. Bergmann, Berl. klin. Wochenschr. 1886.
8. Bianchi, Riform. med. Nov. 1891.

9. **Binaud**, Sur un cas du kyste sanguin du mésent. Gaz. de méd. Paris 1894. No. 20.
10. **Becker**, Ueber Mesenterialzysten. Diss. Berlin 1900.
11. **Bérard**, Des hématomes du mésent. Thèse Paris 1888.
11. **Blum**, Ein Fall von Mesenterialzyste mit Dünndarmvolvulus. Wiener klin. Wochenschr. 1901. No. 48.
12. **Bondarew**, Ueber primäre Geschwülste des Dünndarmmesenteriums. Russ. Chirurgia 1903. Ref. Zentralbl. f. Chir. 1903. S. 1255.
13. **Borst**, Die Lehre von den Geschwülsten.
14. **Braquehaye**, Des kystes du mésent. Arch. gén. de méd. 1892.
15. **Brentano**, Ueber Mesenterialzysten. Berl. klin. Wochenschr. 1895. S. 400.
16. **Carson**, Derm. cyst of mesent. Journ. of Amer. med. assoc. 1889. Juni.
17. **Colby**, A mesent. cyst, causing intest. obstruct. Brit. med. journ. 1898.
18. **Crespi**, Encycl. med. Ital. Ser. II. Vol. III.
19. **Fisher**, Guys Hosp. reports 1892.
20. **Frentzel**, Zur Kasuistik und Therapie mes. Zysten. Deutsche Zeitschr. f. Chir. Bd. 33. S. 129.
21. **Forjahn**, Beiträge zur Chirurgie des Mesenteriums. Diss. Rostock 1904.
22. **Gildemeister**, Beiträge zur Kenntnis der Mesenterialtumoren. Dissertat. Breslau 1902.
23. **Graff**, Mesenterialzyste. Deutsche med. Wochenschr. 1905. No. 25.
24. **Hahn**, Ueber Mesenterialzysten. Berl. klin. Wochenschr. 1887. S. 408.
25. **Hahn**, Diagnostisch interessante Mesenterialzyste. Münch. med. Wochenschr. 1905. No. 46.
26. **Handb.** d. prakt. Chir. von v. Bergmann, v. Mikulicz, v. Bruns. 1. Aufl.
27. **Hagen-Torn**, Annal. d. russ. Chir. Ref. Zentralbl. f. Chir. 1902. S. 584.
28. **Hase**, Ueber Mesenterialzysten. Diss. Halle 1894.
29. **Hochenegg**, Ueber zyst. Mesenterialtumoren. Wiener klin. Rundschau 1898. No. 6 u. 7.
30. **Jepson**, Derm. cyst of intest. and mesent. Ref. Zentralbl. f. Chir. 1906.
31. **Kaufmann**, Lehrb. d. spez. pathol. Anat. Berlin 1901.
32. **König**, Lehrb. d. spez. Chir. 7. Aufl.
33. **Killian**, Berl. klin. Wochenschr. 1886.
34. **Klemm**, Beiträge zur Genese der mesent. Chylangiome. Virch. Arch. Bd. 181. S. 541.
35. **Lauenstein**, Ueber einen Fall von Mesenterialzyste. Diss. München 1893.
36. **Launay**, Dermoidzyste des Mesokolon. Ref. Zentralbl. f. Chir. 1904. S. 1107.
37. **Lejars**, Technik dringl. Operationen. Deutsch von Strehl 1902.
38. **Martin**, Diagnostik der Bauchgeschwülste. Deutsche Chir. Liefg. 45a. 1903.
39. **Mayer**, Dermoidzyste des Mesenteriums. Wiener klin. Wochenschr. 1898. No. 47.
40. **Méry**, Kyste sanguin de l'hypocondre. Progr. méd. 1885. Ref. Zentralbl. f. Chir. 1886. No. 15.
41. **Moynihan**, Mesenteric cysts. Ann. of surg. 1897.
42. **Müller**, Zur Pathologie der Blinddarmgegend. Verh. d. deutsch. Gesellsch. f. Chir. 1898.
43. **Nasse**, Ein Fall von Enterokystom. Arch. f. klin. Chir. 1893. Bd. 46. Heft 3.
44. **Petrivalski**, Mesenterialzyste. Ref. Zentralbl. f. Chir. 1906. No. 11.

45. Pagenstecher, Zwei Fälle von Zystenbildung im Mesenterium. Berl. klin. Wochenschr. 1895. No. 42.

46. Prichard, Case of mesent. cyst. Brit. med. journ. Dez. 1903. Ref. Zentralbl. f. Chir. 1905.

47. Richet, Union méd. 1877.

48. Ribbert, Lehrb. d. spez. Path.

49. Roegner, Enterokystom des Mesenteriums und Netzes. Virch. Arch. Bd. 181. S. 521.

49a. Roth, Ueber Mißbildungen im Bereiche des Duct. omph.-mesent. Virch. Arch. Bd. 86. Heft 3.

50. Rotter, Diskussion zu Brentano. Berl. klin. Wochenschr. 1895. S. 401.

51. Shukowski, Mesenterialgeschwülste und Ileus bei Melaena neonat. Russ. Arch. f. Path. Ref. Zentralbl. f. Chir. 1902. S. 1152.

52. Spencer Wells, bei Augagneur, l. c. Obs. VI.

53. Studsgaard, Ueber Geschwülste des Mesenteriums. Hospitaltidende 1894. Ref. Zentralbl. f. Chir. 1895.

54. Schönwerth, Ueber einen Fall seltener mesenterialer Zyste. Münch. med. Wochenschr. 1895. No. 2.

55. Schramm, Berl. klin. Wochenschr. 1899. No. 52.

56. Tilger, Virch. Arch. Bd. 137. S. 288.

57. Traver, Albany med. ann. 1904. No. 1. Ref. Zentralbl. f. Chir. 1906.

58. Treuberg, Ueber chyl. Mesenterialzysten. Annal. d. russ. Chir. Ref. Zentralbl. f. Chir. 1903.

59. Ullmann, Durch Laparotomie geheilte Mesenterialzyste. Wien. med. Presse 1895. No. 36.

60. Wagener, Mesenterialzyste. Niederl. Zeitschr. f. Heilk. Ref. Münch. med. Wochenschr. 1903. No. 5.

61. Lehrbücher der path. Anatomie von Orth u. Ziegler.

62. Schindewolf, Ueber isolierte Verletzungen des Mesenteriums bei indirekten Gewalteinwirkungen. Diss. Marburg. 1905.

63. Binaud, Sur un cas du kyste sang. Gaz. méd. de Paris 1894. No. 20.

Bezüglich weiterer Vervollständigung der Literatur verweise ich auf Braquehaye, Becker, Forjahn.

# XII.

# Multiple Hirnabszesse bei gleichzeitig bestehender Mittelohreiterung und eitriger Bronchitis.

Von

**Stabsarzt Dr. Voß,**

Privatdozent. in Königsberg i. Pr.

(Hierzu Tafel II und 2 Textfiguren.)

---

Als Assistent der Ohrenklinik der Charité hatte ich Gelegenheit, an der Beobachtung und Behandlung des nachstehenden Falles teilzunehmen, der nach verschiedenen Richtungen hin Interesse beanspruchen dürfte.

Anamnese: Fritz P., $3^1/_4$ Jahre, illegitim, dessen Mutter chronisch lungenleidend sein soll, während ein Bruder von ihm an Lungentuberkulose gestorben ist, ist nach Angabe der Mutter immer schwächlich gewesen und hat andauernd an Husten gelitten. $^3/_4$ Jahre vor seiner Aufnahme akquirierte er im Anschluß an eine Lungenentzündung eine doppelseitige Mittelohreiterung, die nach Verlauf von etwa 8 Wochen, während deren er im Kaiser und Kaiserin Friedrich-Krankenhause eine Masern- und Scharlachinfektion überstand, vollständig behoben gewesen sein soll. Seit dieser Zeit habe das Kind jedoch bei im übrigen zufriedenstellenden Allgemeinbefinden dauernd an Müdigkeit gelitten. Im März 1902 habe es im Anschluß an eine wunde Nase wiederum rechtsseitiges Ohrenlaufen bekommen, wegen dessen die Mutter die Kinderpoliklinik aufsuchte. In den letzten Tagen vor seiner Aufnahme in die Charité klagte das Kind über rechtsseitige Ohrenschmerzen und faßte häufig nach der rechten Kopfseite. Am 11. 4 erfolgte einmaliges Erbrechen. Am 13. 4. Abends habe es, während es die Mutter auf dem Arm trug, einen Krampfanfall bekommen, der zunächst den linken Arm, dann das linke Bein und schließlich die linke Gesichtshälfte betroffen habe. Die Augen seien dabei starr und gleichmäßig nach rechts gerichtet gewesen, das Bewußtsein war angeblich vollständig erloschen. Die Zuckungen sollen sich unter gleichzeitiger Verziehung des Gesichts nach rechts immer mehr verstärkt und erst nach einer geraumen Zeit völlig nachgelassen haben. Darnach sei das Kind völlig steif gewesen, habe laut geschrien und Schaum vor dem Munde gehabt. Ein hinzugerufener Arzt veranlaßte die Aufnahme in die Charité.

Befund bei der Aufnahme (14. 4. 02): Das ziemlich große Kind von grazilem Knochenbau, schlaffer Muskulatur, mäßigem Fettpolster und blassem Aussehen liegt in tiefstem Koma. Temperatur 37,4. Puls 108, regelmäßig. Die Perkussion der Lungen ergibt überall vollen Schall, bei der Auskultation hört man unbestimmtes Atmen mit beiderseits reichlichem, nicht näher zu bestimmendem Rasseln. Die Atmung zeigt deutlich Cheyne-Stokesschen Typus: große Atempausen wechseln mit tiefen, lauten Atemzügen. Die Zahl der letzteren beträgt 18 in der Minute. Am Herzen keine Abweichungen von der Norm. Die untere Lebergrenze ist 1 Querfinger breit unterhalb des Rippenbogens in der Mamillarlinie als scharfer Rand zu palpieren. Ein spontan entleerter Stuhl ist von dickbreiiger Konsistenz und brauner Farbe. Betastung der Wirbelsäule ist schmerzhaft. Die Reflexe sind sämtlich vorhanden und von normaler Stärke. Durch Venaesektion werden 40 ccm dunkles, leicht gerinnendes Blut entleert. Mittels Lumbalpunktion (zwischen 2. und 3. Lendenwirbel) werden 20 ccm, unter geringem Druck stehender, wasserklarer Liquor gewonnen, dessen Untersuchung nach dem Absetzen kleine spinngewebige Gerinnsel erkennen läßt, die mikroskopisch aus Fibrinfasern und reichlichen Eiterkörperchen ohne Tuberkelbazillen oder andere bakterielle Beimengungen bestehen.

Die Nacht vom 14.—15. 4. verlief ruhig, das Kind saß am Morgen des 15. auf und spielte. Bei der an diesem Vormittag vorgenommenen Untersuchung konnte ich folgenden Befund erheben: Das Kind lag ruhig und ohne Zeichen ernsterer Erkrankung im Bett und zeigte sich bei der mit ihm vorgenommenen Untersuchung nur wenig ängstlich. Beklopfen der ganzen rechten Kopfseite, sowie Druck auf den rechten Warzenfortsatz war schmerzhaft. Eine stärkere Klopfempfindlichkeit oberhalb des rechten Ohrmuschelansatzes bestand nicht. Krankhafte Veränderungen an den Weichteilen über dem rechten Warzenfortsatz waren nicht nachweisbar. Die Pupillen waren mittelgroß, gleich weit und reagierten prompt auf Lichteinfall. Die Augenbewegungen nach allen Seiten waren frei. Der Augenhintergrund war normal (St.-A. v. Haselberg). Im Bereiche des Facialis beider Seiten keine Abweichungen. Es bestand keine Nackensteifigkeit, keine Kernigsche Flexionskontraktur, kein Trousseausches Phänomen. Sämtliche Reflexe waren vorhanden und von normaler Stärke. Der Puls, anfänglich kräftig, regelmäßig, beschleunigt (144), wies nach einiger Zeit 76, deutlich unregelmäßige Schläge auf. Die Temperatur war normal.

Im rechten äußeren Gehörgang etwas grünlich-gelbes, übel riechendes, eitriges Sekret. Das Trommelfell war diffus gerötet, im hinteren Abschnitte etwas vorgewölbt, Hammergriff und kurzer Fortsatz waren nicht sichtbar. Im hinteren unteren Quadranten längsovale Perforation mit pulsierendem Lichtreflex.

Im Hinblick auf den vorausgegangenen Krampfanfall und den eben beschriebenen Befund dachte ich an die Möglichkeit eines Schläfenlappenabszesses. Infolge dessen sofortige Operation. In ruhiger Chloroformnarkose rechtsseitige Radikaloperation. Die Weichteile, ebenso wie der Knochen, äußerlich ohne krankhafte Veränderungen. Nach Abmeißelung der Kortikalis zeigt sich der ganze Warzenfortsatz bis in die Spitze mit schmutzig-eitrigen Granulationen durchsetzt, aus der Spitze dringt dünnflüssiger Eiter. Vom Ambos ist der lange Schenkel kariös zerstört, der Hammer liegt in Granulationen, ist aber gesund, im Mittelohr dickes Granulationspolster. Nach Ausräumung der Knochenhöhle Freilegung der mittleren Schädelgrube. Tegmen und Dura gesund, mehrfache Punktionen des Schläfenlappens ergaben keinen Eiter.

16. 4. Das Kind hat die Nacht über ziemlich ununterbrochen ruhig ge-

schlafen und ist heute morgen bei voller Besinnung.  Es hat etwa 3 Liter Milch getrunken und zweimaligen Stuhlgang gehabt.

Eine nochmalige spezialärztliche Augenuntersuchung ergibt völlig normalen Augenhintergrund beiderseits.

Infolge eines erneuten klonischen Krampfanfalls, der sich durch die Beteiligung der ganzen linken Körperhälfte als echte Jaksonsche Rindenepilepsie charakterisierte und hierdurch den Verdacht auf einen Abszeß in der rechten motorischen Region nahe legte, wurde am Abend des 16. 4. in Chloroformnarkose mit Hilfe der elektromotorisch betriebenen Kreissäge ein über handtellergroßer Wagnerscher Hautperiostknochenlappen gebildet, der nach oben bis nahe an die Mittellinie des Schädels reichte, während seine Basis oberhalb des oberen Ohrmuschelrandes lag. Die nach dessen Abklappung freigelegte Dura erschien an einigen Stellen etwas verdickt, war aber im übrigen nicht krankhaft verändert. Nach Spaltung der Dura durch Kreuzschnitt lag das nicht pulsierende, außerordentlich blutreiche Gehirn im Bereiche des Sulcus Rolandicus vor. Die Piagefäße waren prall gefüllt.  Ein Abszeß war nicht sichtbar und auch durch Punktionen und Inzisionen nach den verschiedensten Richtungen nicht aufzufinden.  Nach Einführung eines Jodoformgazedochts in den unteren Wundwinkel Zurückklappen des Lappens, trockener steriler Verband.

Das Kind, das die Operation bis auf mehrmaliges Erbrechen gut überstanden hatte, bekam nach etwa 24 Stunden wiederum einen Krampfanfall, der diesmal aber nur auf die linke Gesichtsseite beschränkt blieb.  Ihm folgte in der daranschließenden Nacht (vom 18 —19. 4.) ein zweiter, wiederum die ganze linke Körperseite betreffender von etwa 3 stündiger Dauer, dem das Kind erlag.

Bei der Obduktion fanden sich 9 etwa erbsengroße Abszesse, zum größten Teil dicht gruppiert um das obere Ende der Zentralfurche (s. Fig. 1 u. 2).  Die Mehrzahl derselben lag in der Rinden-, drei in der Marksubstanz. Infolge Durchbruchs des einen davon in den Subarachnoidealraum bestand gleichzeitig eine umschriebene eitrige Leptomeningitis in der Umgebung der Abszesse.

Die mikroskopische Untersuchung des aus mehreren Abszessen entnommenen Eiters ergab weder Tuberkelbazillen, noch andersartige Mikroorganismen.  Kulturell fand sich Bacterium coli in Reinkultur.  Bei der mikroskopischen Untersuchung des Mittelohreiters ließen sich gleichfalls Tuberkelbazillen nicht feststellen, hingegen Staphylokokken und lange Streptokokkenketten. Die kulturelle Untersuchung ergab hier Staphylococcus aureus, Streptococcus pyogenes und Bacterium coli.

Eine Obduktion von Brust- und Bauchhöhle mußte leider aus äußeren Gründen unterbleiben.

Die behufs histologischer Untersuchung in 4 proz. Formalinlösung fixierten, in Alkohol nachgehärteten und in Zelloidin eingebetteten Präparate werden nach Zerlegung in Serienschnitte mit Hämatoxylin-Eosin gefärbt.  Die mikroskopische Betrachtung ergab am meisten peripherwärts neben normalem Hirngewebe eine Zone kleinzelliger Infiltration, die besonders ausgeprägt in der Nähe der meist erheblich erweiterten und zum Teil strotzend gefüllten Blutgefäße war. An diese schloß sich nach innen ein schmaler Saum homogenen Grundgewebes mit zahlreichen Kerntrümmern (Zone von Koagulationsnekrose), während die Mitte vollständig von Eiterkörperchen eingenommen wurde, deren zentrale Schichten sich, wie aus ihrer schlechten Färbbarkeit hervorging, im Zustande des Zerfalls be-

fanden und mit Detritus vermengt waren. Veränderungen, die als tuberkulöse
zu deuten gewesen wären, ließen sich an keinem der untersuchten Abszesse
auffinden.

Fig. 1 (halbschematisch).

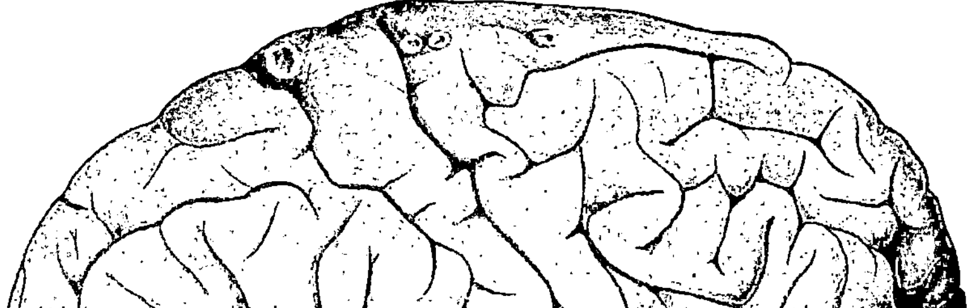

Lage der von außen sichtbaren Hirnabszesse.
(1 im Gyrus frontalis superior, 2 im Gyrus praecentralis, dicht vor dem Sulcus
centralis, 1 im Gyrus retrocentralis).

Fig. 2 (nach der Natur gezeichnet).

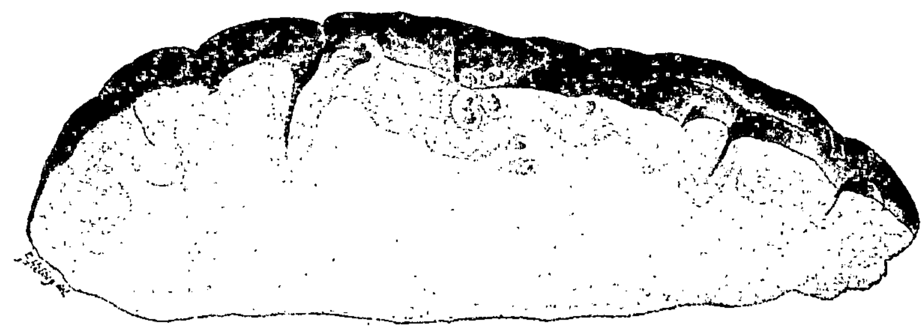

Sagittalschnitt durch das Gehirn in der Gegend der Abszesse.
(6 in der Rinden-, 2 in der Marksubstanz gelegen. Der 9. liegt in der Marksubstanz
der anderen, hier nicht abgebildeten Hirnhälfte.)

Die Obduktion hatte mithin die klinische Annahme, daß es sich
um eine Abszeßbildung im Bereiche der rechten motorischen Region
handelte, bestätigt und damit die Rechtfertigung für den von mir vorgenommenen operativen Eingriff erbracht. Daß durch den letzteren keiner
der vorhandenen Abszesse aufgedeckt wurde, lag daran, daß die am
meisten nach abwärts reichenden von dem oberen Rande des gebildeten
Hautperiostknochenlappens noch um etwa 1,5 cm entfernt lagen. Infolge

ihrer Kleinheit waren sie Punktionsnadel und Messer entgangen. Außerdem hätte bei der Multiplizität der Abszesse und deren z. T. sehr versteckter Lage die Eröffnung des einen oder anderen von ihnen den schließlichen Ausgang doch nicht aufzuhalten vermocht.

v. Bergmanns Verdienst ist es, mit allem Nachdruck darauf hingewiesen zu haben, daß die Fälle primärer, idiopathischer Abszeßbildungen im Gehirn zu den größten Ausnahmen gehören, die im Hirn sich ansiedelnden pyogenen Kokken vielmehr allermeist aus anderweitigen Eiterherden im Körper des Kranken stammen. Derartige Herde, die als Quelle der Infektion der Hirnsubstanz vorliegenden Falles in Betracht kämen, haben wir zwei: die Lunge und das rechte Mittelohr. Im Bereiche der ersteren ließen sich wenigstens klinisch die Zeichen einer ausgebreiteten Erkrankung feststellen, die als eitrige Bronchitis angesprochen wurde. Leider konnte infolge Fehlens der Brustsektion eine genauere Feststellung der Art dieses Leidens nicht gewonnen werden. Die Anamnese und ·die hereditären Verhältnisse legten den Gedanken eines tuberkulösen Leidens sehr nahe. Die mikroskopische Untersuchung des Mittelohr- und Hirnabszeßeiters jedoch sowie die histologische Untersuchung der Hirnabszesse selbst geben für die Möglichkeit, daß es sich bei den letzteren um tuberkulöse Veränderungen hätte handeln können, keinerlei Anhalt.

Gegen die Annahme, daß die Mittelohreiterung als ursächlicher Herd für die Entstehung der Abszesse in Frage kommen könne, scheint der von Körner aufgestellte Satz zu sprechen, „daß die otitischen Hirnabszesse stets in nächster Nähe des kranken Ohres oder Knochens liegen". Dieser Satz, dessen Formulierung unendlichen Segen gestiftet hat, wie die Statistik der mit Glück operierten otogenen Hirnabszesse beweist, ist vielfach irrtümlich dahin verstanden worden, als ob sein Autor einer breiten kontinuierlichen Fortpflanzung der Eiterung aus dem Schläfenbein auf die Hirnsubstanz habe das Wort reden wollen. Das ist jedoch, wie aus Körners eignen Worten in der 3. Aufl. seines bekannten Buches über otitische Erkrankungen hervorgeht[1]), nicht der Fall. Aus der Tatsache, daß die dem kranken Knochen anliegende Abszeßwand in vereinzelten Fällen normal erscheint, zieht er den Schluß, „daß der infektiöse Mikroorganismus vom ursächlichen Eiterherd aus auf engen Wegen durch die äußere Rindenschicht hindurch mehr oder weniger tief in das Hirn gelangt und hier zur Abszedierung führt". Für die Richtigkeit dieser Annahme spricht außer dem eben genannten auch der Umstand, daß die Ent-

---

1) S. 134 f.

stehung otogener Hirnabszesse selbst im Anschluß an reine Schleimhauterkrankungen des Warzenfortsatzes ohne jede Mitbeteiligung des Knochens beobachtet ist. Einen derartigen sehr instruktiven Fall habe ich vor kurzem aus dem Material der Charité-Ohrenklinik veröffentlichen können[1]). Die Fortleitung der Erreger, wenigstens in solchen Fällen, müssen wir uns, und das tut auch Körner, entweder durch rückläufige Thrombose auf dem Wege der Blut- oder auf dem der sie begleitenden Lymphbahnen vorstellen. Tun wir das aber, dann liegt theoretisch ein Grund nicht mehr vor, warum die Erreger auf dem angegebenen Weg nicht auch einmal weiterhin in die Hirnsubstanz sollten verschleppt werden können. Und in der Tat finden sich in der Literatur Mitteilungen von Fällen nicht gar so selten, in denen ein fern vom erkrankten Mittelohr sitzender Abszeß als otogener angesprochen wurde. Derartige Berichte stammen u. a. von Scheller, Politzer, Hansberg, R. Müller, Bauerreis und Miyaj. Gegen die Fälle ersterer Autoren sind hinsichtlich ihrer otogenen Herkunft mehrfache Bedenken besonders wegen des Fehlens der Körpersektion erhoben worden (Körner). Heimann glaubt sogar nur einen Lapsus calami dafür verantwortlich machen zu sollen, daß der Abszeß in den Fällen Müller und Hansberg angeblich auf der der Ohreiterung entgegengesetzten Seite gefunden wurde. In dem mir über den Fall Miyajs, in welchem das Verhältnis das gleiche wie in den beiden eben genannten war, zugänglichen Referat fehlen leider gleichfalls Angaben über die Ergebnisse der Körpersektion sowie über eine etwa gleichzeitig vorhandene und diesfalls als Ursache des Abszesses anzuschuldigende Sinusthrombose, so daß auch er zur einwandsfreien Beantwortung der vorliegenden Frage nicht geeignet erscheint. Alle angeführten Einwendungen aber werden hinfällig der Beobachtung von Bauerreis gegenüber, bei der sich der Abszeß im Thalamus opticus der gleichen Seite wie die Mittelohreiterung fand, ohne daß bei der Obduktion weder eine gleichzeitige Sinusthrombose noch andersartige Veränderungen im Körperinneren nachzuweisen waren, auf die die Entstehung des Abszesses hätte zurückgeführt werden können.

Wenn also durch keinen anderen, so ist jedenfalls durch diesen Fall mit Sicherheit erwiesen, daß die Entstehung otogener Hirnabszesse fern von dem kranken Schläfenbein und zwar auf einem der oben bezeichneten Wege ins Bereich der Möglichkeit gehört.

Man könnte versucht sein, in unserem Falle auch noch den post

---

1) Die Heilbarkeit der otogenen eitrigen Meningitis. Char. Annal. Bd. XXIX. S. 36 ff.

mortem erhobenen gleichartigen Befund von Bacterium coli in Mittel-
ohr- und Hirneiter zur Unterstützung der Annahme eines otogenen
Ursprungs der Abszeßbildung heranzuziehen. Gegenüber einer derartigen Kombination aber ist daran zu erinnern, daß das Bacterium
coli nachweislich bereits in der Agone alle Teile des Organismus
durchwandern, seine Anwesenheit an den genannten Stellen mithin also
sehr wohl lediglich ein zufälliges postmortales Vorkommnis sein kann.

Die Annahme einer Weiterverbreitung der Krankheitserreger nach
dem Hirn auf dem Blut- oder Lymphwege gibt auch die einfachste
Erklärung für das, wenn auch nicht allzu häufige, Vorkommen multipler otogener Abszesse, wie sie Körner an seinem Material in 15 %
der Fälle fand. Heimann, der sich auf im ganzen 645 Fälle stützt,
konnte in 45 Fällen = ca. nur 7 % 2, in einem Falle 3 und 2 mal
multiple Abszesse nachweisen. Zwei weitere Fälle multipler Abszesse der
neueren Literatur von Hill Hastings und Hüttig, die von ihren Autoren
als solche otogener Natur aufgefaßt werden, halten, da in beiden die
Körpersektion nicht gemacht bzw. deren Ergebnisse nicht mitgeteilt werden,
einer strengen Kritik hinsichtlich ihres otitischen Ursprungs nicht stand.

Wenn letzterer Mangel leider auch unserer Beobachtung anhaftet,
so reicht doch gleichwohl nach dem bisher Gesagten weder die größere
Entfernung der Hirnabszesse vom erkrankten Schläfenbein noch ihre
Multiplizität vorliegenden Falles aus, um deren otogene Natur ohne
weiteres in Frage zu stellen.

Im Sinne einer vom Ohr ausgehenden Affektion könnte vielleicht
sogar des ferneren die mit der Ohreiterung gleich- d. h. rechtsseitige
Lage der Abszesse gedeutet werden, zumal es für Fälle pulmonären
Ursprungs, wie ein solcher hier höchstens noch in Frage käme, namentlich seit Martius' diesbezüglichen Untersuchungen feststeht, daß sie,
wenigstens soweit sie solitär sind, überwiegend häufig in der linken
Hirnhälfte ihren Sitz haben.

Wenn somit im vorliegenden Falle auf Grund der angeführten
Momente die Möglichkeit einer otogenen Entstehung der vorgefundenen
Hirnabszesse m. E. auch nicht a limine von der Hand zu weisen sein
dürfte, so ist andrerseits doch zuzugeben, daß dieser Fall infolge der
gleichzeitig vorhandenen krankhaften Veränderungen im Bereich beider
Lungen zu einer einwandsfreien Entscheidung dieser Frage in der angegebenen Richtung nicht geeignet ist, ja daß gewichtige andere Umstände sogar mehr für einen pulmonären Ursprung der Abszesse
sprechen. Denn das, was bei otogenen Abszessen die Ausnahme, ist
bei pulmonären die Regel: die hier vorhandene Multiplizität. Zweitens
ist, wie wir dies durch Martius wissen, infolge der besonderen Ver-

teilung der die betr. Emboli aufnehmenden Gefäße im Gehirn (Heubner) die auch in unserem Falle betroffene Gegend der Zentralwindung eine Prädilektionsstelle für derartige Abszesse. Drittens endlich ist der Sitz pulmonärer Abszesse zwar, wie erwähnt, häufiger, aber keineswegs ausschließlich die linke Hirnhälfte. Auch an die Möglichkeit, daß es sich sowohl bei der Otitis wie bei den Abszessen lediglich um die verschiedene Lokalisation der gleichen Erreger von einer gemeinsamen Stelle, also wohl der Lunge, aus und zwar auf hämatogenem Wege gehandelt habe, könnte man denken. Derart ließe sich vielleicht auch der gemeinsame Befund von Bacterium coli im Mittelohr- und Abszeßeiter deuten, wenn nicht dessen Nachweis post mortem hinsichtlich seiner ätiologischen Beziehungen zu den in Rede stehenden Eiterungsprozessen von vornherein den oben diskutierten Zweifeln begegnete.

Muß demnach die Entscheidung über die Aetiologie der Hirnabszesse diesfalls in suspenso bleiben, und war es infolge des besonderen Charakters der Affektion, wie die Obduktion erwies, leider ausgeschlossen, auf operativem Wege Hilfe zu bringen, auch wenn die Eröffnung des einen oder anderen Abszesses s. Z. gelungen wäre, so beweist doch der vorliegende Fall aufs Neue, wie zahlreich und innig die Verbindungsfäden sind, die die Otochirurgie mit der allgemeinen Hirnchirurgie verknüpfen, ohne deren genaue Kenntnis die otologische Welt heute nicht mit dem Stolz und der Befriedigung auf die Resultate ihrer operativen Wirksamkeit blicken könnte, die zu empfinden sie allen Grund hat. Ein Gebot besonders gern geübter Dankes- und Ehrenpflicht gerade für die Ohrenärzte ist es daher, dem Altmeister der Chirurgie, dem die ohrenärztliche Diagnostik und Therapie soviel Befruchtung verdankt, an seinem heutigen Ehrentage zu huldigen. Einen bescheidenen Beitrag zur Abstattung dieser Schuld enthalten die vorstehenden Zeilen.

---

### Erklärung der Abbildungen auf Tafel II.

Figur 1. Durchschnitt durch einen Hirnabszeß. Schwache Vergrößerung. Hämatoxylin-Eosin.

       *a* = normale Hirnsubstanz.

       *b* = kleinzellige Infiltration mit erweiterten und prall gefüllten Blutgefäßen.

       *c* = Zone homogener Grundsubstanz mit Kerntrümmern.

       *d* = Eiter.

Figur 2. Dasselbe Präparat. Starke Vergrößerung.

       *a* = normale Hirnsubstanz. Gefäß mit kleinzelliger Infiltration.

       *b* = kleinzellige Infiltration.

       *c* = Zone homogener Grundsubstanz mit Kerntrümmern.

       *d* = Eiter.

# XIII.

# Ueber Kontusionsverletzungen der Bauchspeicheldrüse.

Von

**Stabsarzt Blecher** in Straßburg i. E.

Die subkutanen Verletzungen des Pankreas durch stumpfe Gewalt sind infolge der geringen Größe und der geschützten Lage des Organs absolut und im Verhältnis zu denen der anderen Bauchorgane sehr selten; so konnte Geill (1) bei 496 an Rupturen innerer Organe Gestorbenen nur 3 mal — in 0,6 % — eine Zerreißung des Pankreas feststellen. Meistens findet sich diese auch noch vergesellschaftet mit der Zerreißung anderer Organe: isolierte Zerreißungen sind bisher erst in 9 Fällen (Garrè [2]) beobachtet worden. Die Verletzung kommt entweder durch Ueberfahrenwerden zustande oder durch umschriebene, direkt das Pankreas treffende Gewalteinwirkungen — Eisenbahnpufferquetschung, Hufschläge, Fußtritte, Stöße. Da fast ausschließlich das vor der Wirbelsäule gelegene Mittelstück der Drüse verletzt ist, ist wohl anzunehmen, daß das Organ zwischen Wirbelsäule und dem verletzenden Gegenstand gequetscht wird; die Quetschung kann zur teilweisen oder völligen Durchtrennung führen, die Wunde wird häufig als scharfrandig — wie geschnitten — beschrieben. Bei den mit Zerreißung anderer Organe komplizierten Pankreasrupturen wird der Verlauf durch die Schwere der Nebenverletzungen beherrscht; sie enden meist in kurzer Zeit infolge von Verblutung oder Peritonitis tödlich; die Pankreasverletzung selbst tritt gegenüber der der anderen Organe auch im klinischen Bilde völlig zurück und wird häufig nur als Nebenbefund bei der Obduktion gefunden. Aber auch die Prognose der isolierten Pankreaszerreißung ist äußerst ungünstig: von den 9 von Garrè gesammelten Fällen ist nur der von ihm selbst operierte am Leben geblieben, die übrigen zum Teil trotz Operation gestorben. Ich bin in der glücklichen Lage, die Kasuistik durch einen operativ geheilten Fall vermehren zu können.

Der 23jährige Musketier, frühere Knecht, erhielt am 31. 1. 06 abends einen Hufschlag gegen die Magengrube; er fiel angeblich um, erholte sich jedoch rasch wieder. Am 2. 2. vormittags traten stärkere Schmerzen an der getroffenen Stelle und einmaliges Erbrechen auf; er wurde zunächst ins Revier und am 3. 2. ins Lazarett aufgenommen. Hier fand sich bei dem etwas blaß aussehenden Manne eine handtellergroße Dämpfung in der Mitte der linken Unterleibsseite, die nach rechts etwas über die Mittellinie hinüberreichte; sie ging nach unten zu in die Blasendämpfung über und war nach außen durch tympanitischen Schall begrenzt. Die Dämpfung selbst war stark druckempfindlich; ferner bestand Spannung der graden Bauchmuskeln. Sonst war der Leib nicht aufgetrieben und nicht schmerzhaft. Es bestand Stuhlverhaltung und Erbrechen, Temperatur 37,4, Puls 66—72. Behandlung: Eisblase, Einläufe. Im Laufe des Tages nahm die Schmerzhaftigkeit zu, das Erbrechen wurde häufiger, der Puls stieg, das Aussehen verschlechterte sich. Am 4. 2. sah ich den Kranken und nahm folgenden Befund auf: Verfallenes, sehr blasses Aussehen. Puls 120, klein. Temperatur p. r. 37,8. Sehr häufiges Erbrechen, kein Stuhl und keine Winde seit dem 2. 2. Zunge feucht. Leib nicht aufgetrieben. Spannung der graden Bauchmuskein im oberen Abschnitt, Leberdämpfung in normalen Grenzen vorhanden. Sehr starke Druckempfindlichkeit oberhalb des Nabels links der Mittellinie; dort fand sich eine undeutliche Resistenz und über ihr eine zirka fünfmarkstückgroße Dämpfung, die nach rechts ein wenig von der Mittellinie entfernt blieb, nach links den Außenrand des M. rectus überschritt. Nach oben wurde sie vom Magen begrenzt, nach unten von tiefem, wohl dem Kolon angehörigen Darmschall; ebenso fand sich nach außen von ihr Tympanie. Bei der Atmung verschob sich die Resistenz nicht. Freie Flüssigkeit war nicht nachweisbar. Im Urin kein Blut. Nach dem Gesamtbilde mußte es sich um eine langsam verlaufende innere Blutung handeln; der Umstand, daß sie nicht in die Bauchhöhle erfolgte und der Sitz der Dämpfung zwischen Magen und Kolon sprach mit Sicherheit für das Pankreas als Ausgangspunkt.

Bei der sofort in Chloroformnarkose ausgeführten Laparotomie fand sich nach Eröffnung in der Mittellinie kein Blut in der Bauchhöhle; die vorliegenden Darmschlingen waren leicht gebläht, aber reizlos. Im Lig. gastrocolicum sah man entsprechend der Dämpfung eine talergroße Blutunterlaufung, jedoch war hinter ihm kein Blut; dagegen fühlte man hinter dem Kolon eine deutlich fluktuierende Resistenz. Nach Verlagerung des Kolon und Netzes nach oben sah man nun das untere Blatt des Mesokolon stark vorgewölbt und blutunterlaufen. Die Blutunterlaufung setzte sich in geringerem Grade in das Gekröse des Dünndarms und in das Lig. hepato-duodenale fort; im Dünndarmgekröse fanden sich außerdem vereinzelte gelbrötliche umschriebene Flecke. Ueber der Höhe der Vorwölbung rechts der Mittellinie wurde nun das Peritoneum durchtrennt, man kam in eine ausgedehnte mit Blut und Gerinnseln gefüllte Höhle, die vor der Wirbelsäule zwischen Vena cava und Aorta nach oben sich erstreckte. Nach Ausräumung lag der Pankreaskopf mit dem ihn umgebenden Duodenum vor; ein blutendes Gefäß fand sich nicht, dagegen fühlte man an der Rückseite des Pankreaskörpers vor der Wirbelsäule einen unregelmässigen, queren, etwa die Hälfte der Dicke durchsetzenden Riß. Die Vorderseite des Pankreas war, soweit man sie durch das Mesokolon durchschimmern sah, unverletzt. Da eine Naht des Risses nicht möglich war, wurde er tamponiert und nach teilweiser Naht der Bauchdecken nach außen drainiert.

Unter reichlichen subkutanen Kochsalzinfusionen erholte sich der Kranke langsam, das Erbrechen verschwand, der Puls hob sich, die Darmtätigkeit stellte sich wieder ein. In den ersten 3 Tagen nach der Operation — vorher war nicht darauf untersucht worden — gab der Urin deutliche Zuckerreaktion, die dann verschwand. In dem ziemlich reichlichen, dünnflüssigen Wundsekret konnten dagegen Pankreasfermente nicht nachgewiesen werden. Der sonst fieberfreie Heilungsverlauf wurde durch eine Bronchopneumonie etwas verzögert. Anfang April war die Wunde völlig geheilt, Appetit dauernd sehr gut, Stuhlgang regelmäßig; der Operierte konnte in gutem Wohlbefinden auf dem Chirurgenkondreß vorgestellt werden. Wegen geringer Bauchbruchbildung im unteren, anfänglich tamponierten Teil der Narbe wird er als Invalide entlassen werden.

Es handelte sich hier also um eine teilweise Zerreißung des Pankreas, die zu einer äußerst bedrohlichen Blutung geführt hatte.

Ursache der Verletzung war ein Hufschlag, der wohl zwischen Magen und Kolon — dem umschriebenen Bluterguß im Lig. gastricolicum entsprechend — das Pankreas getroffen hatte. Der Riß lag auch hier in der Mitte des Organs vor der Wirbelsäule.

Bemerkenswert ist der Fall hauptsächlich dadurch, daß es möglich war, vor der Operation die Diagnose zu stellen; er gab mir deshalb auch Veranlassung, mich mit den für die Diagnose der isolierten Pankreasruptur ausschlaggebenden Symptomen näher zu beschäftigen: bei Beteiligung anderer Organe, Leber, Milz oder Darm, beherrschen naturgemäß die Zeichen ihrer Verletzung völlig das Krankheitsbild.

Anfänglicher Shock fehlt bei isolierter Pankreasruptur meist — in 10 Fällen war er nur zweimal vorhanden; die Verletzten sind manchmal noch imstande, zunächst ihre Tätigkeit fortzusetzen oder zu Fuß sich nach Hause zu begeben.

Von den Zeichen der Organverletzung sind die meisten in den klinisch genauer beobachteten Fällen zum Teil schon wenige Stunden nach erfolgtem Trauma vermerkt worden; so mehrfach Erbrechen, gelegentlich von Blut, manchmal umschriebener Druckschmerz im Epigastrium, und vor allem fast regelmäßig Bauchdeckenspannung im Epigastrium; ein rasches Ansteigen der Pulszahl oder der Körperwärme, wie es ja für Darmrupturen als pathognostisch gilt, wurde dagegen niemals beobachtet.

Ein oder mehrere derartige Symptome, namentlich das der Bauchdeckenspannung, müssen natürlich nach vorausgegangener Verletzung den Verdacht auf eine Organzerreißung erregen und es ist auch schon daraufhin frühzeitig laparotomiert worden, wobei einmal [Garrè (2)] nach längerem Suchen ein Riß im Pankreas gefunden, einmal dagegen nicht entdeckt wurde (Villières [11]). Was die Blutung aus der Pankreaswunde und ihre klinische Zeichen anlangt, so muß man zunächst unterscheiden zwischen einer frei in die Bauchhöhle erfolgenden und einer abgekapselten. Zu ersterer kommt es, wenn zugleich mit dem Pankreas das der Vorderfläche anliegende Bauchfell zerrissen ist und das Blut aus der Bursa omenti minoris entweder durch das Foramen Winslowi, oder das gleichfalls zerrissene Omentum minus oder Lig. gastrocolicum sich in die Bauchhöhle ergießt. Wegen des Gefäßreichtums des Pankreas und der gelegentlichen Mitverletzung anliegender größerer Gefäße muß die Blutung eine reichliche sein — trotzdem ist nur einmal (Kraske [4]) ein freier Erguß nachgewiesen worden und hier wurde er — was ja natürlich das nächstliegende ist — auf eine Milzzerreißung bezogen. Nach dem Operationsbefund von Garrè scheint, wie es ja bei Leberruptur öfter beobachtet ist und wozu wohl die zentrale Lage der Bauchspeicheldrüse besonders beiträgt, bei Blutungen aus ihr eine gleichmäßige Verteilung des Blutes zwischen den Därmen stattzufinden. Hierdurch wird ein physikalischer Nachweis selbst größerer Blutmengen unmöglich gemacht und damit auch ein Rückschluß auf die etwaige Quelle der Blutung ausgeschlossen.

Anders ist es dagegen, wenn die Blutung nicht in die freie Bauchhöhle erfolgt, sondern abgekapselt ist, wie dies bei geschlossener bzw. sich noch verschließender (Kraske [4]) Bursa omenti minoris, oder bei erhaltener Bauchfellbekleidung des Pankreas eintreten muß; im ersten Falle füllt das ausgetretene Blut die Bursa aus, im zweiten ergießt es sich retroperitoneal und zwischen die Blätter des Mesokolon. Beidemal wird sich ein umschriebener Bluterguß bilden, der durch seine Lage zu den Nachbarorganen häufig einen charakteristischen Befund geben wird; dieser muß ähnlich dem einer Pankreaszyste sein und zwar werden, da die Blutung fast durchgängig der Mitte des Organs entstammt, abnorme Lageverhältnisse, wie sie bei von seitlichen Teilen der Drüse ausgehenden Zysten vorkommen, kaum zu erwarten sein. Im Epigastrium findet sich dann ein gelegentlich fluktuierender Tumor, der oben vom Magen, unten vom Kolon begrenzt wird, von der Milz durch tympanitischen Schall getrennt ist, der aber (Kraske [4]) nach rechts in die Leberdämpfung übergehen kann, was ja bei Pankreaszysten bei leerem Magen auch beobachtet wird; es ist dies bei Blutungen in die Bursa ohne weiteres verständlich. Auch wenn, wie in unserem Fall, die Blutung retroperitoneal bzw. zwischen die Blätter des Mesokolon erfolgt, wird, wie dies ja auch bei den sich so entwickelnden Zysten (Species mesocolica) meist eintritt, der Erguß unter stärkerer Vorwölbung des oberen Mesokolonblattes mehr in die Bursa omenti minoris hineinragen und perkutorisch auch zwischen Magen und Kolon nachzuweisen sein.

Bedingung für das Zustandekommen einer solchen umschriebenen Blutung ist wie gesagt für einen Teil der Fälle Verschluß des Foramen Winslowii; dieser kann, wiewohl sehr selten, angeboren sich vorfinden, häufiger wird die Verklebung der oft spaltförmigen Oeffnung erst vielleicht infolge der durch Blut und Pankreassaft hervorgerufenen Peritonitis eintreten, wie im Fall Kraske (4). Unter 10 Fällen isolierter Pankreaszerreissung lag jedenfalls bei 4 [Stern (5) 2 Fälle, Kraske (4), eigener Fall], vielleich auch in einem 5. [Schneider (6)] eine derartige abgeschlossene Blutung vor; nur zweimal ist sie allerdings erkannt und diagnostisch richtig verwertet worden; ob und warum sie in den anderen Fällen nicht nachgewiesen worden ist, läßt sich nicht feststellen.

Da es sich nach dem Operations- bzw. Obduktionsbefund um große — kindskopfgroße (Stern) — Blutergüsse gehandelt hat, kann man wohl annehmen, daß bei daraufhin gerichteter Untersuchung vielleicht der klinische Nachweis geführt und damit auch die Diagnose der Verletzung hätte gestellt werden können — denn ein derartiger Befund —, Dämpfung, ev. mit Fluktuation zwischen Magen und Kolon mit Zeichen innerer Blutung nach einer Verletzung des Epigastriums, deuten sicher auf eine Verletzung des Pankreas hin. Allerdings kommt er für eine Frühdiagnose nicht in Betracht, denn die Blutung aus dem Pankreas ist ja parenchymatös und steht in einem abgeschlossenen Hohlraume bald unter einem gewissen Druck, die Bildung eines größeren Blutergusses wird daher doch einige Zeit beanspruchen und ist auch bisher erst am 4. bis 5.Tage nach der Verletzung beobachtet worden. Doch da immerhin, wie bisher auch bei einem Teil der Pankreaszerreissungen, die Symptome der Organverletzung anfangs nicht so ausgeprägt sein werden, um eine sofortige Laparotomie zu rechtfertigen, wird im späteren Verlauf vielleicht gelegentlich der Befund des abgeschlossenen Blutergusses die richtige Diagnose ermöglichen. Gleichzeitig mit der Blutung erfolgt ein Ausfließen von Drüsensaft aus der Pankreaswunde; wenn dieser meist auch aseptisch und nur selten durch eingewanderte Darmbakterien infiziert sein wird, ruft er doch um so cher eine Reizung des Peritoneums, bzw. eine Peritonitis hervor, als er nach Mikulicz grade in der Mischung mit Blut hochgradig toxisch wirkt. Deren Symptome sind aber einerseits nicht vor 24 Stunden zu erwarten, für eine Frühdiagnose daher kaum verwertbar, bieten andererseits, wenn sie auch nicht so stürmisch aufzutreten scheinen, wie nach einer Darmverletzung, doch - nichts Charakteristisches für das Pankreas als Ausgangspunkt.

Bei abgeschlossenen Blutungen fließt auch nicht Pankreassaft in die Bauchhöhle — es bleibt dann auch, wie sich in allen derartigen Fällen nach 4 Tagen und länger gezeigt hat, die Peritonitis aus; diagnostisch hat dies wenigstens den Wert, daß eine Magen- bzw. Darmverletzung mit ziemlicher Sicherheit ausgeschlossen werden kann.

Der nicht sehr häufige Befund von Zucker im Urin, weist ja, wenn vorhanden, deutlich auf das Pankreas hin; er scheint aber nicht frühzeitig aufzutreten, jedenfalls darf in allen zweifelhaften Fällen die Urinuntersuchung, die von uns leider vor der Operation unterlassen ist, nicht unterbleiben.

Es besteht also immer noch das zu Recht, was Körte (3) in seiner Monographie gesagt hat: „Eine Diagnose der subkutanen Pankreasruptur ist vorläufig nicht zu stellen. Bei schweren Quetschungen der oberen Bauchgegend, welche die Erscheinungen einer Organverletzung oder innerer Blutung darbieten, müssen wir an die Möglichkeit einer Verletzung der Bauchspeicheldrüse denken" — wenigstens für die Frühdiagnose; öfters dagegen wird es möglich sein, im Verlauf einiger Tage durch den Nachweis des oben beschriebenen abgeschlossenen Blutergusses eine genaue Diagnose zu stellen.

Die Gefahren der Pankreasruptur sind die Verblutung, die Peritonitis und die Fettnekrose. An Verblutung gehen, namentlich wenn dem Pankreas anliegende größere Gefäße mit zerrissen sind, viele Verletzte zugrunde, bevor sie in ärztliche Behandlung kommen; auch wenn die Blutung nicht in die freie Bauchhöhle erfolgt, sondern abgekapselt wird, ist zwar die Verblutungsgefahr verringert, aber nicht aufgehoben. Im Fall Kraske (4) führte sie den tödlichen Ausgang herbei, im eigenen Fall wäre sie nach meiner Ueberzeugung ohne operativen Eingriff sicher eingetreten. Gelegentlich kommt ja hier die Blutung zum Stehen, und wenn nicht noch nachträglich Perforation des Blutergusses in die freie Bauchhöhle und dadurch der Tod eintritt [Stern (5) 2. Fall], kann er sich unter dem Einfluß des Pankreassaftes zu einer Pseudozyste umwandeln [Stern (5) 1. Fall], während die Pankreaswunde verheilt. Derartige Fälle bilden dann den Uebergang zu den traumatischen Pankreaszysten und -pseudozysten, die auch ohne gröbere Verletzung des Pankreas und meist ohne nachweisbaren Blutaustritt kürzere oder längere Zeit nach Traumen des Epigastriums auftreten.

Der Peritonitis sind von den noch in Betracht kommenden neun Fällen drei erlegen, darunter zwei nach vorausgegangener Operation, in der man aber wohl nicht die Ursache der Peritonitis suchen kann. Fettnekrose ist nur einmal nach isolierter Zerreissung des Pankreas beobachtet worden [Simmonds (10)]; es gehört hier vielleicht noch der von Schmidt (9) beschriebene Fall her — Tod nach Fettnekrose 58 Stunden nach Pankreaszerreissung, die allerdings mit einem oberflächlichen Milzriß und einer Zwerchfellwunde kompliziert war. Ob die vereinzelten gelbrötlichen Flecke im Dünndarmmesenterium bei meinem Kranken auf beginnende Fettnekrose zurückzuführen sind, möchte ich dahingestellt sein lassen. Es läßt jedenfalls der Umstand, daß nicht in allen Fällen, die doch hinsichtlich der Verletzung und des Einfließens von Pankreassaft ziemlich gleiche Verhältnisse boten, Fettnekrose eintrat, wohl darauf schließen, daß außer dieser Ursache noch eine andere, die mit der Verletzung selbst nichts zu tun hat — sei es eine sekundäre Infektion, sei es eine durch toxische (Alkohol) oder andere Einflüsse erworbene Disposition — hinzutreten muß, um die Fettnekrose hervorzurufen; die beiden oben erwähnten Kranken waren z. B. 48 bzw. 51 Jahre alt. Wenn auch, wie im Fall Stern (5) unter Bildung einer Zyste Spontanheilung des zerrissenen Pankreas eintreten kann, so ist dies doch eine solche Seltenheit, daß, wenn nicht schon auf die Symptome der Organverletzung hin eine Laparotomie gemacht worden ist, sie später nach Feststellung der Diagnose der Pankreasverletzung absolut indiziert ist. Ziel der Operation ist die Entleerung des schon ausgeflossenen Blutes und Drüsensekretes und der Verschluß der Pankreaswunde unter gleichzeitigem Abschluß gegen die Bauchhöhle.

In jedem der 3 operierten Fälle ist ein anderer Zugang zum verletzten Pankreas gewählt worden: Garrè (2), bei dem allerdings eine Ptosis des Magens vorlag, ging durch das Omentum minus, Schneider (6) durch das Lig. gastrocolicum, ich durch das Mesokolon hindurch. Da die Zerreißungen in der Regel die Mitte des Organs betreffen, scheint der am meisten empfehlenswerte Zugang der durch das Lig. gastrocolicum zu sein, der die verletzte Stelle wohl immer freilegen wird; in unserem Falle wäre es auf diese Weise vielleicht möglich gewesen, die Pankreaswunde zu Gesicht zu bekommen und zu nähen, was auf dem von mir eingeschlagenen Wege ohne ausgiebige Spaltung des Mesokolon, die ich wegen der stets zu befürchtenden und leicht von Darmgangrän gefolgten Gefäßverletzung nicht vorzunehmen wagte, nicht möglich war.

Die Pankreaswunde ist bei Rupturen, wie dies ebenso bei Schuß- und Stichwunden zweckmäßig geschieht, wenn irgend möglich, durch die Naht zu schließen; sie stillt sicher die Blutung (Garrè [2], Kuttner [7]) und verhütet das weitere Ausfließen von Drüsensaft. Beim Anlegen der Nähte ist nach Körtes (3) Vorschlag die Vorsicht zu beachten, möglichst nahe dem Wundrande einzustechen, um gefährliche Gefäßverletzungen in der Tiefe zu vermeiden. Wenn auch Ninni (8) mit gutem Erfolg bei einer Schußverletzung des Pankreas nach Naht der Wunde die Bauchhöhle geschlossen hat, so ist doch als das Normalverfahren die Tamponade auch der genähten Pankreaswunde zu betrachten, um trotz der Naht austretenden Drüsensaft nach außen zu leiten und seine verhängnisvolle Einwirkung auf das Peritoneum auszuschalten. Bei totalen Querrissen kann bei gleichzeitiger Zerreißung der ernährenden Gefäße Nekrose und Ausstoßung des distalen Schwanzteiles der Drüse eintreten, wie dies nach Schußverletzungen schon beobachtet ist (Borchardt [12]); auch aus diesem Grunde wird man die Tamponade bevorzugen. Ganz unerläßlich ist sie, wenn schon Peritonitis oder Fettnekrose besteht, deren Heilung ja nur auf diesem Wege möglich ist.

## Literatur.

1. Geill, Die Ruptur innerer Organe durch äußere Gewalt. Vierteljahrsschr. f. gerichtl. Med. 1899. XVIII. 3. Folge. S. 206.
2. Garrè, Beiträge zur klin. Chirurgie. 46. Bd. S. 233.
3. Körte, Die chirurgischen Krankheiten und Verletzungen des Pankreas. Stuttgart 1898.
4. Kraske, Aerztl. Sachverst.-Ztg. 1895. S. 194 ff.
5. Stern, Vierteljahrsschr. f. gerichtl. Med. 1899. XVIII. 3. Folge. S. 275.
6. Schneider, ref. Zentralbl. f. Chirurgie. 1904. S. 1470.
7. Kuttner, Beiträge zur klin. Chirurgie. 32. Bd. S. 246.
8. Ninni, ref. Zentralbl. f. Chirurgie. 1901. S. 1024.
9. Schmidt, zit. bei Hart, Münch. med. Wochenschr. 1904. S. 51.
10. Simmonds, Deutsche med. Wochenschr. 1902. Vereinsbeilage. S. 23.
11. Villières, zit. bei Körte.
12. Borchardt, Zentralbl. f. Chirurgie. 1904. S. 20.


Anmerk.: Der Fall Kraske, der nach liebenswürdiger Mitteilung von Hrn. Prof. Goldmann mit dem von Leith (Lancet. 1895. p. 773) zitierten Falle identisch ist, gehört zu den isolierten Pankreasrupturen; bei Leith ist er nicht richtig wiedergegeben.

Dagegen scheint es sich bei dem Fall Wagstaff (Lancet. 1895, zit. bei Garrè), wo sämtliche Organe ein alcoholic habit zeigten und the whole organ (Pankreas) was so lacerated and bruised, as to break up on handling, um keine Pankreaszerreißung, die doch nur auf einen Teil des Organs beschränkt sein könnte, sondern um eine Pancreatitis haemorrhagica mit beginnender Nekrose gehandelt zu haben.

# XIV.

## Zur Frage der subkutanen Paraffinprothesen.

Von

**Stabsarzt Dr. Curt Ehrlich** in Wesel.

———

Sechs Jahre sind verflossen, seit Gersuny seine Wahrnehmung veröffentlicht hat, daß Vaselin, in nachgiebiges Gewebe unter gewissen Kautelen eingespritzt, ohne nennenswerte Reaktion einheilt. In dieser Zeit ist seine Methode in der mannigfaltigsten Weise angewandt und variiert worden. Eine umfangreiche Literatur über den Gegenstand ist erschienen, ein Beweis dafür, daß die Meinungen der verschiedenen Autoren noch sehr auseinandergehen. Meistens sind es begeisterte Schilderungen und Berichte über glänzende Resultate, aber auch die warnenden, ernsten Stimmen fehlen nicht. Besonders in neuester Zeit haben die letzteren bedeutend zugenommen.

Gersunys ursprüngliches Verfahren, über welches er und sein Schüler Moszkowicz in einer langen Beobachtungsreihe wiederholt über fast durchweg günstige Resultate berichten und welches in seiner Klinik auch heute noch ausschließlich Anwendung findet, ist folgendes:

Vaselin. puriss. alb. von einem Schmelzpunkte von 36—40° wird zumeist in einer Porzellanschale über einer Flamme zum Sieden gebracht und dadurch sterilisiert. Dann wird es bis zur Erstarrungsgrenze abgekühlt und unter aseptischen Kautelen mit einer gewöhnlichen Pravazspritze in das Unterhautzellgewebe eingespritzt. Vorher ist das Operationsfeld durch Infiltration mit einer 1 %igen Kokainlösung aufgelockert und unempfindlich gemacht worden. Bei Körpertemperatur läßt sich das Vaselin — wie Gersuny sich ausdrückt — „wie ein Kommedo" aus der Spritze herausdrücken. Die Nadel wird zunächst ohne Spritze eingestochen und beobachtet, ob Blut aus ihr heraussickert. Zu demselben Zweck wird noch mit einer leeren Spritze aspiriert. Kommt Blut, so sticht man an einer anderen Stelle ein. Ist die Einstichstelle richtig gewählt, dann wird unter langsamem, stetigem Druck zunächst eine kleine Menge Vaselin eingespritzt und allmählich dann das Paraffindepot vergrößert. Nach Vollendung der Einspritzung wird die Masse nach Wunsch mit den Fingern geformt z. B. bei Sattelnasen. Wie Moszkowicz beobachtet hat, ist die eingespritzte Masse in den ersten acht Tagen teigig, dann gleicht sie einem derben Infiltrat und ist schließlich nach zwei Monaten knorpelhart. Bei der Anwendung des Verfahrens ist die Einspritzung in Gewebe, welche Zerrungen oder starken Muskelbewegungen ausgesetzt sind, zu vermeiden. Ebenso darf in straffe Gewebe nicht zuviel auf einmal eingespritzt werden. Zunächst wird vielleicht 1 ccm einverleibt. Nach einigen Tagen wird dann in die Mitte des Paraffinklümpchens eingestochen und nach und nach die Injektionsgeschwulst bis zu der gewünschten Ausdehnung vergrößert.

In neuester Zeit hat Gersuny noch sogenannte weiche Paraffinprothesen für Körperstellen, an denen eine gewisse Weichheit des Gewebes wünschenswert ist, angegeben, z. B. für die Wange. Er benutzt dazu ein Gemenge von 1 Raumteil Vaselin und 4 Raumteilen Olivenöl. Das Olivenöl wird nach seinen Wahrnehmungen, die auch histologisch nachuntersucht sind, resorbiert, während die kleinen Paraffinpartikelchen allein zerstreut im Gewebe zurückbleiben und diesem die nötige Festigkeit zugleich mit der durch das dazwischen gewucherte Bindegewebe bedingten Elastizität und Weichheit geben. Es ist nämlich in der Gersunyschen Klinik, von Stein und neuerdings auch von Scholz nachgewiesen worden, daß das Weichparaffin nicht nur, wie jeder Fremdkörper, von Bindegewebe eingekapselt, sondern auch von einem starken Bindegewebsgerüst durchwachsen wird. Dadurch ist die spätere knochenharte Konsistenz der Prothesen bedingt. Gersuny beschreibt das Aussehen eines Stückchens exzidierter Prothese unter dem Mikroskop als das eines „entzündeten Lipoms": stark lichtbrechende Kugeln in einem kleinzellig infiltrierten Stroma eingebettet.

Die neue Methode fand nun sehr bald überall Aufnahme, sie wurde bei allen möglichen Gelegenheiten und in den verschiedensten Gebieten angewendet. Die Indikationen sind so mannigfaltig und zahlreich, wie vielleicht bei keiner anderen Behandlungsmethode gestellt worden. Krlin zählt allein 36 aus den verschiedensten Gebieten der Medizin auf. Ich will mich nur auf die hauptsächlichsten beschränken.

Man kann die Indikationen in zwei große Gruppen scheiden, in funktionelle und kosmetische. Zu den ersteren gehören Inkontinenz des Mastdarms, der Blase, Behandlung des Uterus- und

Scheidenvorfalls, der Cystocele vaginalis, Verschluß von Bruchpforten und Verengerung von Gaumenspalten, zu den letzteren, welche bei weitem die zahlreichsten sind, Verlust eines oder beider Hoden, Sattelnasen, eingezogene Narben aller Art, Knochenplomben, Ozaena, Rhinitis atrophicans, Hemiatrophia facialis und andre mehr. Sogar recht bizarre Indikationen wurden gestellt, so schlug Chrobak die Bildung neuer Columnae rugarum bei atrophischen Vaginalwänden vor. Ferner berichtet Tuffier über eine Patientin, die mit ulzerierten Geschwülsten der Brüste zu ihm kam. Eine Diagnose ließ sich nicht stellen. Schließlich kam heraus, daß die Patientin sich Paraffininjektionen hatte machen lassen, um die Brüste fester und weniger hängend zu gestalten.

Natürlich haben sich gegen das Verfahren Gersunys auch viele Einwände erhoben, es wurde die Frage der Giftigkeit, der Resorbierbarkeit des Vaselins aufgeworfen, dann wurde eingewendet, daß das Vaselin zu weich sei. Es verbreite sich deshalb im Gewebe weiter als nötig und würde auch dort abgelagert, wo es nicht erwünscht wäre. Dies führte zur Benutzung härterer Paraffine mit höherem Schmelzpunkt, welche rasch erstarren und hart werden. Besonders Eckstein hat das Hartparaffin in der weitgehendsten Weise benutzt und seinem Beispiele ist zum größten Teile das Ausland (Broeckaert u. a.) gefolgt. Hauptsächlich waren es die Oto- und Rhinologen, welche das Hartparaffin verwandten, Broeckaert erzielte schöne Erfolge bei der Behandlung der Ozaena. Er mischte sein Paraffin mit 10 % Gajaform, um die Wirkung zu erhöhen. Am weitesten geht Eckstein in der Verwendung des Hartparaffins, er injizierte 66 ccm zur Bildung einer Mamma nach Amputation, er schlägt die Einlegung von Hartparaffinplatten zum Verschlusse von Bruchpforten vor und empfiehlt die Anlegung von Paraffinkappen über die Knochenstümpfe nach Amputation von Gliedmaßen, um die Gehfähigkeit zu erhöhen.

Die Anwendung der härteren Paraffine steigerte aber die Schwierigkeiten der Technik erheblich. Hartparaffin muß flüssig eingespritzt werden und erstarrt sehr schnell. Es wurde deshalb die Konstruktion neuer Spritzen, welche den eben beschriebenen Anforderungen genügen sollten, nötig. Wie schwierig dies Problem ist, beweist die große Zahl der gemachten Vorschläge und konstruierten Spritzen. Hertel, Karewski und Pflugk geben eine solche mit Heizschlange an, Kantorowicz, Ewald, Sarason und Eckstein mit Thermophormantel. Die Berliner Firma Loewenstein & Co. konstruierte eine Spritze, die durch den elektrischen Strom einer Batterie oder eines Akkumulators erwärmt wird. Walker Downie benutzt zu seinem

sehr komplizierten Apparat ebenfalls die Elektrizität. Krlin hat ein
ganzes Instrumentarium ausgearbeitet, welches aber eben nur für Chirurgen bestimmt sein kann, welche sich ausschließlich mit Paraffin-
plastiken beschäftigen.

Die Schwierigkeit, das Paraffin in Spritze und Nadel warm und
flüssig zu erhalten, führten weiter zur Konstruktion der Spritzen von
Lagarde, Cornill, Smith und Broeckaert, welche das Paraffin
auf mechanischem Wege verflüssigen und endlich zu den Konstruktionen
Steins und Onodis, welche gestatten, Hartparaffin in festem, kaltem
Zustande einzuspritzen.

Im großen und ganzen folgen alle, welche Hartparaffin verwenden,
dem Beispiele Ecksteins. Ich will deshalb auch kurz seine Methode
beschreiben. Er benutzt ein Paraffin mit einem Schmelzpunkt von
58—60°, welches heiß eingespritzt wird. Das Operationsfeld wird
zunächst mit Wasser, Seife, Alkohol, Benzin und Sublimat gereinigt,
die Spritze mit Lysoform desinfiziert. Ein Assistent begrenzt das
Operationsgebiet mit den Fingern, dann spritzt der Operateur 1 bis
3 ccm ein und wiederholt dies in mehreren Sitzungen. Nach der Injektion zieht er die Nadel nicht sofort heraus, sondern wartet, bis
das Paraffin erstarrt ist, um ein Herausfließen von flüssigem Paraffin
aus dem Stichkanal zu verhindern. Die Einstichstelle wird mit einem
Stückchen Mull und Heftpflaster bedeckt. Vor gewaltsamer Einspritzung des Paraffins in gespannte Gewebe warnt er, ebenso
macht er die Patienten (es handelt sich fast nur um Leute mit Sattelnasen) darauf aufmerksam, daß nach der Injektion Nase und Augenlider anschwellen. Diese Anschwellung verschwinde nach einiger Zeit,
besonders bei Anwendung von Umschlägen mit Burowscher Lösung.
Vor der Operation werden die Patienten photographiert, denn gewöhnlich könnten sich die Leute nicht vorstellen, wie sie vorher ausge-
sehen haben. Auch macht er auf einen Umstand aufmerksam, der
bei seinen Nasenplastiken sehr ins Gewicht fällt, daß nämlich die
Prothese infolge der sich um sie herumbildenden Bindegewebskapsel
sich mit der Zeit vergrößert.

Eine weitere Methode, Hartparaffin anzuwenden, die nicht eigentlich hierher gehört, der Vollständigkeit und Brauchbarkeit halber,
aber erwähnt werden muß, hat Burmeister angegeben. Er nähte
nach Kastration einen aus Hartparaffin geschnitzten Hoden ein. Auch
Eckstein schlägt vor, bei blutigen Nasenplastiken das Gerüst von
Paraffin herzustellen und einzunähen.

In diese beiden Lager, Gersuny mit Weichparaffin, Eckstein
mit Hartparaffin haben sich nun alle Anhänger der Methode geteilt.

Die Folge war eine Fülle von interessanten Untersuchungen über die Resorbierbarkeit, über die Giftigkeit der verschiedenen Paraffingemische, ihre Verbreitung im Körper, die histologischen Veränderungen, welche sie hervorrufen, und schließlich die Veröffentlichung der üblen Zufälle, die dann dieser oder jener Methode mehr zur Last gelegt wurden.

Was zunächst die Resorptionsfähigkeit des Paraffins betrifft, so weist Moszkowicz den dem Weichparaffin gemachten Vorwurf der leichteren Resorbierbarkeit entschieden zurück. Die Versuche Ecksteins, welcher Paraffinstäbchen von verschiedenem Schmelzpunkt unter die Rückenhaut von Kaninchen brachte und nach einem Vierteljahr wieder exzidierte, bezeichnet er als primitiv. Eckstein hatte nachgewiesen, daß die Hartparaffinstäbchen durch den vierteljährigen Aufenthalt im Tierkörper nichts von ihrem vorher genau festgestellten Gewicht eingebüßt hatten, während bei den Weichparaffinen eine deutliche Gewichtsabnahme zu konstatieren war. Eckstein bezeichnet als Grenze für die Resorption beim Kaninchen einen Schmelzpunkt von 55—60°. Auch die exakten Versuche Meyers, welcher die als Versuchstiere dienenden Ratten in Kalilauge in toto digerierte und aus der Flüssigkeit das Paraffin durch Destillation und fraktionierte Kristallisation darstellte, und nach 38 Tagen 79,29 %, nach 58 Tagen nur 42,08 % des eingespritzten Paraffins wieder gewann, erscheinen ihm nicht stichhaltig. Er wendet dagegen ein, daß sämtliche Weichparaffinprothesen, auch wenn sie sich nur halb so langsam vermindern würden, wie bei Meyers Versuchen, nach einem Jahre keine Spur von Paraffin mehr zeigen könnten. Davon sei aber in der Gersuny-schen Klinik in drei Jahren nichts bemerkt worden. Ebenso verfährt er mit den Juckuffschen Versuchen, welcher das Paraffin mit Chlorophyll mischte und nach längerer Zeit in den Lymphdrüsen einen grünen Körper nachwies. Chlorophyll sei ein Fettkörper, welcher ganz andere Resorptionsbedingungen habe, als das Paraffin. Es könne also allein resorbiert sein und der Nachweis des grünen Körpers in den Lymphdrüsen sei mithin nicht beweisend. Er glaubt auf Grund seiner Untersuchungen überhaupt nicht an eine Resorption des Paraffins beim Menschen.

Die andere Partei führt nun die oben geschilderten Versuche von Juckuff, Meyer und Eckstein für ihre Behauptungen ins Feld und hat ja auch die einfache Tatsache für sich, daß von dem in 1 bis 2 Minuten erstarrenden harten Paraffinklumpen unmöglich nennenswerte Mengen resorbiert werden können. Im übrigen ist sie aber nicht imstande, Moszkowicz direkt zu widerlegen. — Meyer erwähnt, daß bei den Versuchen Juckuffs 2 Tiere nach Injektion geringer Paraffinmassen stark abmagerten. Er führt diese Erscheinung aber nicht auf eine Giftwirkung, sondern auf eine Verstopfung der Gewebssaftbahnen zurück. Stein konnte bei seinen Tierversuchen keine Giftwirkung feststellen. Nur Taddei und Delaine verloren alle Tiere, denen sie Paraffin, und zwar von 41—60° Schmelzpunkt, eingespritzt hatten, während Tiere, denen eine Agarlösung eingespritzt wurde, am Leben blieben. Die Todesfälle erfolgten sehr früh, weshalb nicht ausgeschlossen erscheint, daß andere, nicht toxische Einwirkungen den Tod verschuldet haben.

Was nun die histologischen Veränderungen betrifft, welche durch die Einspritzung des Paraffins hervorgerufen werden, so habe ich das Aussehen einer exzidierten Weichparaffinprothese, wie Gersuny sie beschreibt, bereits erwähnt. Genau werden diese histologischen Bilder von Moszkowicz beschrieben, welcher auch einen gewissen Zusammenhang des histologischen Befundes mit den klinischen Erscheinungen nachweist. Heilte das Paraffin ohne größere Reaktion ein, so hatte man in der Regel nach ungefähr 10 Wochen einen zentralen größeren unregelmäßig begrenzten Hohlraum, der Paraffin enthält, um welchen sich ähnliche kleinere gruppieren. Auffallend war die geringe kleinzellige Infiltration und das Fehlen von Riesenzellen. Das Vaselin war überall in Form feinster Nadeln zu sehen. In die Hohlräume ragten Bälkchen hinein, Reste von Bindegewebszügen oder Neubildungen. Zwischen den einzelnen Vaselinkristallen bemerkte man ein Netz von feinstem Detritus mit einigen, meist vielkernigen Leukozyten. Das Bindegewebe war reich an großen, bläschenförmigen Kernen. Die kleinen von Vaselin erfüllten Hohlräume hatten eine scharfe Begrenzung von platten, endothelähnlichen Zellen.

Bei starker Reaktion, besonders nach Einspritzungen in Narbengewebe, fand sich im mikroskopischen Bilde zunächst eine starke kleinzellige Infiltration, derbe, stark gewucherte Bindegewebszüge und vor allem eine große Zahl von Riesenzellen.

Hertel kommt auf Grund seiner Tierversuche zu der Ansicht, daß auch das Hartparaffin von dem Bindegewebe, welches sich um die Prothese bildet, durchwachsen wird. Dagegen halten Eckstein und Krlin die in Hartparaffindepots gefundenen Bindegewebszüge für bei dem Eindringen des Paraffins in das Gewebe losgerissene und von der noch weichen Masse eingehüllte Stränge und Reste. Sie stützen ihre Ansicht durch die Verschiedenheit des Verhaltens dieser Züge gegen Farbstoffe im Vergleich zu normalem Bindegewebe. Auch Hertel konnte bei in die Orbita implantierten Paraffinkugeln

keine Durchwachsung feststellen, nur die Bildung einer Art Zystenwand. Im übrigen werden die histologischen Bilder bei Hartparaffin-
prothesen übereinstimmend beschrieben. Ganz wie Moszkowicz für
Weichparaffin festgestellt hat, treten hier, da klinisch durch die In-
jektion der harten Paraffine eine starke Reaktion entsteht, um den
Paraffinklumpen eine Menge Riesenzellen auf. In neuester Zeit hat
Kirschner auf Grund ausführlicher histologischer Untersuchungsbefunde darzulegen versucht, daß weder das harte noch das weiche
Paraffin im Organismus „einheile", sondern daß beide Arten des
Paraffins resorbiert und durch bindegewebige Durchwachsung ersetzt
würden. Das junge, bei der Organisation des Paraffins gebildete
Bindegewebe falle dann noch der narbigen Schrumpfung anheim, so
daß dadurch der Zweck der Prothese, Lücken auszufüllen, hinfällig
würde. Als Material dienten ihm 5 Hart- und 1 Weichparaffinprothese, die bis zu 2½ Jahren in den verschiedensten Teilen des
Körpers verweilt hatten und z. T. später wieder entfernt werden
mußten. Dagegen kommt Bolognesi bei seinen zahlreichen Tierversuchen zu dem Resultat, daß das Paraffin nicht resorbiert werde
und aseptisch einheile. Die Bindegewebsneubildung hat auch er beobachtet.

In einem Punkte stimmen aber alle Autoren überein, daß nämlich das Paraffin verschleppt werden kann, gewissermaßen wandert,
entweder wenn es direkt in die Blutbahn gerät, oder auch durch
Phagozyten. In dem einen Falle kommt es dann zu Embolien, im
andern zur Ablagerung des Paraffins an Stellen, wo es nicht erwünscht ist. Damit gelangen wir zu den Nachteilen der Methode.

Abgesehen davon, daß häufig Gangrän beobachtet wurde, wenn
in unnachgiebiges, straffes Gewebe eingespritzt wurde, daß bei Einspritzungen zu heißen Paraffins Kombustionsnekrosen vorkamen, daß
das Paraffin aus irgend welchem Grunde wieder ausgestoßen wurde
und dadurch zu unliebsamen Entstellungen oder Mißerfolgen Anlaß
gab (Lejars, Tuffier u. a.), kamen auch direkte Schädigungen der
Gesundheit, ja sogar Todesfälle vor. Letztere sind meist auf Rechnung der Embolie zu setzen.

Der bekannteste und zuerst publizierte Fall ist der von
Pfannenstiel. Es trat bei einer Patientin, welcher wegen incontinentia urinae eine periurethrale Paraffininjektion gemacht worden war,
eine Lungenembolie auf. Nach anfänglich bedrohlichen Erscheinungen
erfolgte aber völlige Wiederherstellung ein. Das benutzte Paraffin hatte
einen Schmelzpunkt von 45°. Dagegen verlor Kofmann eine
Patientin an Lungenembolie, 24 Stunden nachdem wegen Prolapsus

vaginae Vaselin eingespritzt worden war. Moszkowicz sah zwei
Fälle von Lungenembolie, welche nach zu gynäkologischen Zwecken
gemachten Vaselininjektionen auftraten, die Patientinnen erholten sich
ebenfalls wieder. Ebenso berichtet Halban über einen, Kapsammer
über drei weniger stürmisch verlaufene Fälle. Hurd Holden,
Leiser und Mintz erlebten Kollapse bei der Korrektion von Sattelnasen, an welche sich Amaurose eines Auges anschloß. Die benutzten Paraffine hatten einen Schmelzpunkt von 43,5, 42 und 43°.
Broeckaert hatte bei der gleichen Gelegenheit eine leichte Embolie.
Der Schmelzpunkt des verwandten Paraffins betrug 45°.

Diese Zufälle mahnen jedenfalls zur Vorsicht. Beide Richtungen,
die Gersunys und die Ecksteins, haben Mißerfolge zu verzeichnen.
Beide Autoren haben dann auch Vorsichtsmaßregeln angegeben, die
schon gelegentlich der Beschreibung der Technik erörtert sind. Eckstein
und mit ihm die Hartparaffinschule behauptet, daß bei Anwendung von
Paraffin mit über 45° Schmelzpunkt Embolien überhaupt nicht vorkommen könnten, da dies Paraffin sofort erstarre. Demgegenüber
führt Moszkowicz mit Recht an, daß die Embolien im Moment der
Injektion erfolgten, und daß das flüssig eintretende Hartparaffin doch
mindestens ebensogut eine solche veranlassen könnte, als das in
Salbenkonsistenz eingespritzte Vaselin. Meiner Ansicht nach kann
man die Entstehung von Embolien überhaupt nicht mit Sicherheit vermeiden, da beim Anstechen einer Vene nicht einmal Paraffin, sondern
nur Luft einzutreten braucht, um eine Embolie hervorzurufen.

Dies ist in kurzen Zügen die Entwickelung und der jetzige Stand
der Frage der subkutanen Paraffinprothesen.

Es sei mir nun gestattet, auf Grund der vorstehenden Erörterungen
und meiner eigenen Erfahrungen, welche sich auf eine im Vergleich
zu Anderen allerdings nur bescheidene Kasuistik und auf eine Reihe
Tierversuche stützen, die Methode kurz kritisch zu beleuchten.

Es ist unzweifelhaft, daß das Verfahren Gersunys eine Bereicherung
der plastischen Chirurgie darstellt. Doch möchte ich angesichts der
Tatsache, daß sich üble Zufälle bei keiner der beiden Hauptmethoden
(Hart- und Weichparaffin) trotz aller Vorsichtsmaßregeln vermeiden
lassen, die Indikationen erheblich einschränken. Allgemeingut der
Aerzte, selbst der Chirurgen, Oto- und Rhinologen kann das Verfahren
doch nie werden. Daran hindert schon die schwierige Technik, besonders
der Hartparaffininjektionen. Wie schwierig diese ist, beweist ja die
Anzahl der erfundenen Spritzen und Operationsmethoden, die immer
noch nicht ideal sind und außerdem meist eine zahlreiche und geschulte
Assistenz erfordern. Ich möchte deshalb, besonders für die funktionelle

Anwendung der Methode, den Standpunkt Pfannenstiels als den richtigen hinstellen und ihn auch auf die kosmetische ausdehnen, nämlich die Paraffineinspritzung nur bei Defektzuständen anzuwenden, „bei denen ein anderes Verfahren entweder ausgeschlossen oder mit noch größeren Gefahren verbunden ist, als die Paraffineinspritzung mit sich bringt."

Was nun zunächst die funktionelle Anwendung betrifft, so kommt sie eben nur für ganz desolate Fälle in Frage, also bei Prolapsen aller Art, die auf keine andere Weise mehr zu heilen sind. Auszuschließen sind nach meinen Erfahrungen die Analprolapse der Kinder, deren Behandlung mit Paraffininjektionen Karewski empfiehlt. Diese Beobachtungen sind schon an sich durchaus nicht beweisend, da Anusprolapse kleiner Kinder meist von selbst ausheilen. Ueberhaupt möchte ich vor der Anwendung des Paraffins, sei es nun hart oder weich, in dem lockeren perirektalen Gewebe, ebenso wie in ähnlichen Geweben, warnen. In diesen Fällen kann man nie genau kontrollieren und nie dafür einstehen, wohin das Paraffin gelangt; es findet nirgends einen Widerhalt und breitet sich in dem weitmaschigen Gewebe rasch aus. Dabei will ich noch gar nicht von der Gefahr einer Embolie bei dem Reichtum an großen und zahlreichen Venen, welche die Umgebung des Rektums und der Vagina besitzt, und von den unangenehmen Nebenwirkungen des heiß eingespritzten Hartparaffins in dieser empfindlichen und für Infektionen prädisponierten Gegend sprechen. Ich habe solche tatsächlich in einem Falle von prolapsus ani, der von einem Arzte mit Hartparaffin von 60° Schmelzpunkt behandelt worden war, gesehen. Jedenfalls muß man sich gerade hier genau an die Vorschrift halten, zunächst ein kleines Depot anzulegen und von diesem aus und an ihm Stützpunkt findend dann weitere Mengen immer in kleinen Dosen von höchstens 3 ccm einzuspritzen. Dasselbe gilt von der hinteren Rachenwand, in welche man bei operierten Gaumenspalten zur Verbesserung der Sprache mit Vorteil Paraffin einspritzen kann.

Nach Vorstehendem leuchtet es ohne weiteres ein, daß die besten Erfolge der Methode auf kosmetischem Gebiete liegen, wie dies die zahlreiche Kasuistik auch beweist. Die Korrektur von Sattelnasen und eingesunkenen Narben läßt sich gut und sicher ausführen, wenn man die Haut vom Knochen genügend abheben kann. Ist dies nicht möglich, so muß sie zunächst nach dem Vorgange von Eckstein abgelöst werden. Das Ecksteinsche scharfe Elevatorium ist sehr praktisch für solche Zwecke. Doch würde ich aus Gründen der Infektions- und Emboliegefahr widerraten, das Paraffin sofort nach der Ablösung

einzuspritzen, sondern erst zwei, ja drei Tage zu warten, bis die
Gefäßlumina verklebt sind. Die Haut läßt sich auch dann noch
leicht und ohne neue Blutung abheben. Daß eine genaue peinliche
Asepsis gerade hier zu fordern ist, brauche ich wohl nicht zu erwähnen. Ich habe selbst vier Sattelnasen mit sehr zufriedenstellendem
Erfolge korrigiert und auch eingesunkene Narben an der Stirn auf
die eben beschriebene Weise gehoben. Ueble Zufälle habe ich nicht
beobachtet. Doch sind auch solche bei diesen verhältnismäßig einfachen Eingriffen vorgekommen. So ist in einem Falle, in dem von
anderer Seite eine eingezogene Narbe nach Stirnhöhlenempyemoperation
mit Paraffineinspritzung behandelt wurde, das Paraffin überall an der
Stirn zum Vorschein gekommen und mußte auf operativem Wege
entfernt werden. Tuffiers ähnlichen Fall habe ich schon erwähnt,
ebenso die Zufälle bei Sattelnasenkorrektur.

Als Knochenplombe, wie aus der Ohrenheilkunde besonders
(Alt u. a.) berichtet wird, ist nach meinen Tierversuchen und nach
einer Erfahrung am Menschen das Paraffin nicht zu brauchen. Erstens
benetzt es den Knochen nicht, haftet also auch nicht daran, und dann
zieht es sich beim Erstarren so stark zusammen, daß die Plombe im
Knochen klappert und leicht in toto herausgenommen werden kann.
Die Otologen legen neuerdings ihre Plomben auch nicht direkt auf
den Knochen, sondern warten erst, bis die aufgemeißelte und ausgekratzte
Höhle sich mit Granulationen bedeckt hat (Politzer u. a.) Ueber
letzteren Punkt fehlen mir eigene Beobachtungen. Schließlich aber
erfüllt das Paraffin die Hauptbedingung, die man an eine Knochenplombe stellen muß und die auch die Mosetigsche Plombe erfüllt,
nicht — es ist nicht resorbierbar.

Nach Kastrationen (7 Fälle) habe ich stets die Burmeistersche
Methode angewandt, einen aus Hartparaffin geschnitzten, sterilisierten
Hoden einzunähen. Dazu ist eine peinliche Blutstillung und die
wirkliche Entfernung alles kranken Gewebes Vorbedingung. Auch
empfiehlt es sich, in den Paraffinhoden einige Schrote einzuschmelzen,
weil er infolge seines leichten Gewichtes durch die narbige Schrumpfung
des umgebenden Gewebes meist sehr hoch nach dem Leistenkanal
gezogen wird und dann Beschwerden verursachen kann.

Die Technik, mit welcher ich, abgesehen von den Hartparaffin-
versuchen, bei der Behandlung und bei den Tierversuchen stets gut
ausgekommen bin, ist die von Pfannenstiel benutzte, eine geringfügige Modifikation der ursprünglichen Gersunyschen Methode. Ich
benutzte eine 2—3 Gramm haltende Spritze mit verschieden geformten,
nicht zu dünnen Kanülen und einem Bajonettverschluß für das Fest-

halten der Nadel, man kann auch jede gute Schleichsche Spritze dazu verwenden. Die Spritze wird ausgekocht und in dem warmen Wasser liegen gelassen. Das zur Behandlung verwandte Paraffin hatte einen Schmelzpunkt von 42—46° und wurde kurz vor der Erstarrungsgrenze eingespritzt. Die üblichen Vorsichtsmaßregeln, Einstechen der Nadel ohne Spritze, Aspirieren mit der leeren Spritze, um zu sehen, ob ein Gefäß angestochen ist, Begrenzung des Operationsfeldes usw. wurden natürlich stets angewendet.

Außerdem folgte ich entgegen dem Verfahren Ecksteins dem Vorschlage Frankes und machte die Injektionen im Aetherrausch. Denn selbst intelligente Patienten können mitunter durch ein Zusammenzucken oder eine unwillkürliche Bewegung den ganzen Effekt der Operation verderben. Außerdem ist die Manipulation doch nicht ganz schmerzlos. Die von Gersuny empfohlene Cocaininfiltration wandte ich nicht an, weil sie meines Erachtens das Gewebe an und für sich schon spannt und daher im Verein mit dem nachher eingespritzten Paraffin leicht Gangrän verursachen kann. Die Einstichstelle bedeckte ich immer mit einem sterilen Verband, was noch den Vorteil vor dem Heftpflaster Ecksteins hat, daß der Patient bei Operationen im Gesicht die anfänglich, auch bei dem niedrigen Schmelzpunkt des von mir angewandten Paraffins, auftretende Schwellung der Nase und der Augenlider bezw. der Stirn nicht sieht. Von einem Photographieren der Patienten vor der Operation habe ich Abstand genommen, da es sich immer um intelligente Leute handelte und ich ihnen vorher gesagt hatte, daß die Operation ebensogut mißlingen wie gelingen konnte und sie trotzdem auf der Ausführung bestanden. Ueber den Verschluß von Bruchpforten durch Paraffininjektion z. B. bei Nabelbrüchen oder durch Einlegen von Paraffinplatten fehlt mir die persönliche Erfahrung. Doch glaube ich, daß in Fällen, in denen eine blutige Operation des Nabelbruches nicht gewünscht wird oder schlecht ausführbar ist, ein Versuch mit Hartparaffin nicht von der Hand zu weisen sei. Bei Leistenbrüchen verspreche ich mir der straffen Gewebe und der dauernden Bewegung der Leistengegend beim Gehen wegen nicht viel Erfolg von dem Verfahren.

Giftige Wirkungen des Paraffins habe ich weder beim Menschen noch bei den Tierversuchen beobachtet, ebensowenig eine Verschleppung des Paraffins. Auch eine Gewichtsabnahme der Tieren teils durch Einspritzung, teils durch Einnähen einverleibten Paraffinmengen von niedrigem und hohem Schmelzpunkt habe ich nicht feststellen können.

Die histologischen Bilder der von Tieren gewonnenen Weichparaffinprothesen entsprachen denen Moszkowiczs, bei Hartparaffin-

klumpen konnte ich, je nach dem Alter, eine glatte Zystenwand und
Riesenzellen nachweisen, Bindegewebszüge im Innern von Hartparaffindepots habe ich nie gesehen. Bei zarten Geweben, z. B. am Kaninchen-
ohr, kamen beim Einspritzen von heißem Paraffin von 50° Schmelzpunkt ab Verbrennungen und Verbrennungsnekrosen vor. Embolien
habe ich nicht gehabt, ebenso andere schädliche Wirkungen nicht feststellen können.

Die älteste von mir angelegte Prothese (Sattelnasenkorrektur) ist
1¼ Jahre alt und bis jetzt unverändert. Ebenso sind bei allen
übrigen, auch bei den eingenähten Hoden, bis jetzt irgendwelche Veränderungen nicht eingetreten. — Fassen wir den Inhalt der vorstehenden Arbeit und damit den jetzigen Stand der Frage noch einmal
kurz zusammen, so kommen wir zu folgendem Resultat:

1. Wir haben in der subkutanen Anwendung des Paraffins ein
Verfahren, welches unzweifelhaft gute kosmetische, z. T. auch funktionelle Erfolge hat.

2 Die Methode ist trotz aller Vorsichtsmaßregeln und
trotz der weitestgehenden Ausbildung der Technik nicht
ungefährlich und wird, besonders in funktioneller Hinsicht,
nur da anzuwenden sein, wo plastische Operationen nicht
angängig sind oder verweigert werden.

Die plastische Chirurgie kann durch die Methode nie ersetzt werden.

3. Für den Schmelzpunkt des anzuwendenden Paraffins läßt sich
keine einheitliche Norm aufstellen, man wird genau nach dem betreffenden Fall und dem gewünschten Resultat höher oder niedriger
gehen müssen. Für die gewöhnlichen Plastiken an Nase und Stirn
genügt ein Paraffin von 46° Schmelzpunkt und die einfache Pfannen-
stielsche Technik. Hartparaffin von höherem Schmelzpunkt
ausschließlich sollte nur in Kliniken mit besonders dafür
bestimmtem Instrumentarium, großem, geschultem Personal
und einem sich besonders mit der Sache befassenden Operateur angewandt werden.

4. Das Paraffin wirkt beim Menschen nicht giftig.

5. Die Resorption des Paraffins im menschlichen Körper ist bis
jetzt noch nicht sicher und einwandfrei nachgewiesen.

6. Die Härte der Prothese wird mit durch neugebildetes Bindegewebe bedingt. Weichparaffin wird von Bindegewebe durchwachsen,
Hartparaffin von demselben eingekapselt.

7. Man ist auch bei peinlicher Asepsis und glatter Ein-
heilung eines Dauerresultates nicht sicher, da auch noch
nach Jahren das Paraffin ausgestossen werden kann.

# Literatur.

1. Alt, Ueber subkutane Paraffininjektionen. Monatsschr. f. Ohrenheilkde. 1901. No. 9.
2. Bolognesi, Sulla introduzione di paraffina fusa nell' organismo animale. Clinica chir. 1903. No. 3 u. 4.
3. Broeckaert, Prothèse nasale au moyen d'injection de paraffine solide, d'après le procédé d'Eckstein. Rev. hebd. de laryngol. 1901. Bd. XXII. No. 49. — La méthode des injections de paraffine solide en ophtalmologie. La clinique ophthalm. 1901. p. 357. — Technique des injections de paraffine solide. La Belgique médicale. 10. 4. 1902. — Des injections de paraffine en Oto-Rhino-Laryngologie. Rev. hebd. de laryngol. 1902. No. 27. — Les injections à froid de paraffine. Presse méd. 1904. No. 96.
4. Burmeister, Zur Paraffinprothese nach Gersuny. Zentralbl. f. Chirurgie. 1902. No. 39. S. 1024.
5. Eckstein, Ueber subkutane und submuköse Hartparaffinprothesen. Deutsche med. Wochenschr. 1902. No. 32. S. 573. — Berl. med. Gesellsch. 1901. 10. u. 24. 7.; 1902. 12. 3.; 1903. 21. 1. — Verhandl. d. deutschen Gesellsch. f. Chir. 1902. S. 194. — Therapeutische Erfolge durch Hartparaffininjektionen aus dem Gesamtgebiet der Chirurgie. Berl. klin. Wochenschr. 1903. No. 12 u. 13. — Zur Paraffinplastik. Wiener med. Presse. 1904. No. 46.
6. Ewald, Thermophorspritze zur Paraffininjektion. Zentralbl. f. Chir. 1902. No. 41. S. 1071.
7. Franke, Zur Technik der Paraffinprothesen. Zentralbl. f. Chir. 1903. No. 28. S. 762.
8. Gersuny, Ueber eine subkutane Prothese. Zeitschr. f. Heilkunde. 1900. Bd. I. Heft 9. — Harte und weiche Paraffinprothesen. Zentralbl. f. Chir. 1903. No. 1.
9. Halban, Sitzung der geburtsh.-gyn. Gesellsch. in Wien. 30. 10. 1900.
10. Juckuff, Ueber die Verbreitungsart subkutan beigebrachter, mit den Körpersäften nicht mischbarer Flüssigkeiten im Organismus. Arch. f. experiment. Pathol. Bd. XXXII. S. 124.
11. Kantorowicz, Eine neue Paraffinspritze. Münch. med. Wochenschr. 1901. S. 193.
12. Kapsammer, Gesellsch. der Aerzte von Wien. 15. 2. 01. Wiener klin. Wochenschr. 1901. S. 193.
13. Karewski, Berl. med. Gesellsch. 12. 3. 01. Berl. klin. Wochenschr. 1901. S. 316. — Die Behandlung des Prolapsus ani der Kinder mit Paraffininjektionen. Zentralbl. f. Chir. 1902. No. 28. S. 745. — Spritze zu Hartparaffininjektionen. Ebendas. S. 760.
14. Kirschner, Paraffininjektionen in menschliche Gewebe. Eine histologische Studie. Virchows Archiv. Bd. CLXXXII. S. 339.
15. Kofmann, Einiges über die subkutanen Prothesen nach Gersuny. Zentralbl. f. Chir. 1903. No. 10.
16. Krlin, Beitrag zur Beseitigung der technischen Schwierigkeiten bei subkutanen Paraffinprothesen. Archiv f. klin. Chir. 1904. Bd. 74.
17. Lagarde, Un instrument destiné à faciliter les injections interstitielles de paraffine. Bull. de l'acad. de méd. 68. ann. 3. sér. No. 17.
18. Lejars, Les injections de paraffine. Gaz. des hôpit. 1903. No. 50.

19. Meyer, Ueber subkutane Paraffininjektionen. Münch. med. Wochenschr. 1901. No. 11.
20. Mintz, Amaurose nach Paraffinplastik einer Sattelnase. Zentralbl. f. Chir. 1905. No. 2.
21. Moszkowicz, Ueber subkutane Injektionen von Ungt. Paraffini. Wiener klin. Wochenschr. 1901. S. 603. — Ueber subkutane Paraffininjektionen. Wiener klin. Wochenschr. 1903. No. 2.
22. Onodi, Paraffinspritze. Aerztl. Polytechnik. 1905. Dezember.
23. Pfannenstiel, Zur Diskussion über die Paraffineinspritzung bei Incontinentia urinae nach Gersuny. Zentralbl. f. Gyn. 1901. No. 2. — Gießener med. Gesellsch. 6. 12. 04. Deutsche med. Wochenschr. 1905. No. 14.
24. Pflugk, Ein Beitrag zur Technik der Injektionen von Paraffin. solid. Dtsch. med. Wochenschr. 1902. S. 422.
25. Stein, Ueber die Erzeugung subkutaner Paraffinprothesen. Deutsche med. Wochenschr. 1901. No. 39 u. 40. — Ueber subkutane Paraffinprothesen. Berl. med. Gesellsch. 10. u. 24. 7. 01. Berl. klin. Wochenschr. 1901. No. 32. — Verhandl. d. deutsch. Gesellsch. f. Chir. 1902. S. 61. — Ueber die Verwendung von harten und weichen Paraffinen zu subkutanen Injektionen. Deutsche med. Wochenschr. 1903. No. 37. — Spritze zu Paraffininjektionen. Aerztl. Polytechnik. 1905. Februar.
26. Taddei e Delaini, Ricerche sperimentali sulle injezioni interstitiale di vaselina, di paraffina e di agar. La Riforma medica. 1902. No. 18—20.
27. Tuffier, Les injections de paraffine. Gaz. des hôpit. 1903. No. 50.
28. Urbantschitsch Ueber Paraffinausfüllungen von Operationshöhlen. Monatsschrift f. Ohrenheilkde. 1903. No. 9.
29. Walker Downie, On the subcutaneous injection of paraffin for the removal of the deformities of the nose. Brit. med. Journ. 1903. 3. May. — Ibid. 1902. 8. Nov.
30. Wassermann, Ueber kosmetische Behandlung von Sattelnasen mit Vaselininjektionen. Beitr. zur klin. Chir. Bd. XXXV. S. 613.
31. Wendel, Das Paraffin als subkutane Prothese. Therapeut. Monatshefte. 1903. Heft 4.

# XV.

# Beitrag zur Kenntnis der Myositis ossificans traumatica.

Von

**Stabsarzt Dr. Graf** in Düsseldorf.

(Mit 4 Textfiguren.)

---

Die auf ein Trauma hin zustande kommende Knochenbildung innerhalb eines Muskels ist vor allem in histogenetischer Beziehung noch Gegenstand lebhafter Erörterungen. Wenn, wie dies fast durchweg geschieht, ätiologisch eine scharfe Trennung der einmaligen Gewalteinwirkung von dem öfter wiederkehrenden Trauma, dem „Berufstrauma" gemacht wird, so darf hierbei nicht übersehen werden, daß es nicht immer möglich ist, eine solche Unterscheidung streng durchzuführen. Die Bildung eines „Reitknochens" in den Adduktoren kann sowohl die Folge einer Summe von Schädigungen sein, die diese Muskelgruppe fortgesetzt beim Reiten erleidet, oder sie erfolgt nach einer gewaltsamen Anstrengung des Reiters, auf durchgehendem Pferde, beim Nehmen eines Hindernisses u. dgl. sich im Sattel zu halten (Favrier, Orlow). In letzterem Falle aber ist es oft unmöglich zu sagen, wie weit das einmalige Trauma, wie weit andere voraufgegangene verantwortlich zu machen sind. Ein Bajonettstoß trifft den linken Oberarm des fechtenden Soldaten immer an derselben Stelle. Es wird vielfach nicht festzustellen sein, ob das im Brachialis internus zur Entwickelung kommende Osteom lediglich auf einen einmaligen heftigen Stoß oder auf eine ganze Anzahl leichterer und schwererer Stöße zurückzuführen ist. Der Effekt solcher einmaliger oder wiederholter Verletzungen ist ja auch kein verschiedener: es kommt im Verlauf einiger Wochen in dem getroffenen Muskel zu einer Knochenbildung, die entweder vollkommen frei in der Muskulatur gelegen ist oder mit schmalerem oder breiterem Stiel dem unterliegenden Knochen aufsitzt. Weder bewirkt das einmalige Trauma stets eine mit dem Periost zusammenhängende oder von ihm ausgehende Ossifikation,

noch hat der wiederholte Insult immer eine intramuskulär zur Entwickelung kommende Knochenbildung zur Folge — wie dies mehrfach behauptet worden ist.

Die Frage der ersten Bildungsstätte des Knochens haben sorgfältige histologische Forschungen der letzten Jahre zu beantworten
versucht. Von Wert sind naturgemäß nur Untersuchungen in Früh-
stadien der Erkrankung, da in späterer Zeit sekundäre Vorgänge nicht
auszuschließen sind. In erster Linie wären hier die Arbeiten von
Haga und Fujimura[1]), Borchard[2]), Busse und Blecher[3]) zu
nennen, deren Ergebnisse in den wesentlichsten Punkten übereinstimmen.
Darnach setzt sich der Vorgang der Muskelverknöcherung aus drei
Stadien zusammen:

1. Stadium der Entzündung: Anschwellung, später Zerfall der
   Muskelfasern, Infiltration des intramuskulären Bindegewebes und
   Hämorrhagien in dasselbe.
2. Stadium der Keimgewebsbildung: Wucherung des intramuskulären Bindegewebes unter Beteiligung der Sarkolemmschläuche;
   an Stelle der Muskelfasern tritt junges an spindelförmigen Zellen
   reiches Bindegewebe.
3. Stadium der Verknorpelung und Verknöcherung: Aus den „Bil-
   dungszellen" werden Chondroblasten, in der Umgebung entsteht
   hyaline Substanz. Dieses Knorpelgewebe verwandelt sich durch
   Kalkablagerung späterhin in Knochengewebe. Neben dem Vorgang der endochondralen Ossifikation kommt auch eine direkte
   Umwandlung der Bindegewebszellen in sternförmige Knochen-
   zellen unter Verkalkung der Grundsubstanz vor.

Eine derartige Umwandlung des intramuskulären Bindegewebes in
Knochengewebe hat ja an und für sich durchaus nichts Auffallendes,
findet man doch auch anderen Orts, in Arterienwandungen, in der
Lunge, im Gehirn metaplastische Knochenbildungen, vor allem aber
— ist doch nach den neuesten Untersuchungen von Orth[4]) das intramuskuläre Bindegewebe die Bildungsstätte des „parostalen" Kallus
bei der Heilung einer Fraktur. Auffällig aber und bis jetzt unerklärt
ist die Ursache dieses metaplastischen Vorgangs. Daß in dem Trauma
der Reiz für die Verknöcherung liegt, ist zwar selbstverständlich, aber
allein vermag es die Erklärung nicht zu geben, denn wie häufig sind
Muskelquetschungen, wie selten vergleichsweise Muskelverknöcherungen!

---

1) Archiv für klinische Chirurgie. Bd. 72.
2) Deutsche Zeitschrift für Chirurgie. Bd. 68.
3) Deutsche Zeitschrift für Chirurgie. Bd. 73.
4) Gedenkschrift für Rudolph von Leuthold. 1906. II. Teil. S. 31.

Man hat deswegen in den letzteren Fällen eine knochenbildende Diathese des Bindegewebes, dem ein geradezu periostaler Charakter zuzusprechen wäre, angenommen (Ribbert, v. Recklinghausen), aber auch dieser Versuch einer Erklärung befriedigt nicht recht. Einstweilen müssen wir diese Frage als eine noch ungelöste betrachten, doch steht soviel fest und geht auch aus den unten mitgeteilten eigenen Beobachtungen hervor, daß das in schweren Fällen immer nachweisbare und meist beträchtliche Hämatom von besonderer Wichtigkeit hinsichtlich des Zustandekommens einer Muskelverknöcherung ist.

Ist nun durch die genannten Untersuchungen einwandfrei festgestellt, daß es eine vom Periost vollkommen unabhängige traumatische Muskelverknöcherung gibt, deren begleitende Entzündungserscheinungen sie auch den Namen einer Myositis ossificans zu Recht führen lassen, so entstehen doch durchaus nicht alle intramuskulären Knochenbildungen auf diese Weise. Für eine größere Anzahl läßt sich die a priori auch am erklärlichsten erscheinende Entstehung aus dem Periost direkt nachweisen. Macht schon ein frühzeitig beobachteter Zusammenhang der Geschwulst mit dem Periost die Beteiligung desselben sehr wahrscheinlich, so spricht auch das Fehlen eines solchen Zusammenhangs nicht gegen den periostalen Ursprung, da eine nachträgliche Loslösung des Tumors vom Knochen und Verheilung der ursprünglichen Periostwunde vorkommt (Berndt). Vornehmlich nach den Untersuchungen von Berndt[1]) und Schulz[2]) muß für eine gewisse Anzahl von Muskelverknöcherungen, besonders für solche, die breitbasig nach Art der Exostosen dem Knochen aufsitzen, der periostale Ursprung ohne weiteres angenommen werden.

Drittens aber haben wir — und dieses gilt sicherlich nicht für wenige Fälle — an eine Kombination beider Vorgänge zu denken, wird doch namentlich bei dem einmaligen schweren Trauma nicht nur der Muskel, sondern gleichzeitig die Knochenhaut gequetscht oder zerrissen. Dann kann sowohl innerhalb des Muskels wie am Periost der ossifizierende Prozeß auftreten, und während die untersuchende Hand eine im Laufe weniger Tage stattfindende Verwachsung der vorher frei beweglichen Muskelgeschwulst mit dem Knochen feststellt, zeigt das Röntgenbild die zustande kommende Vereinigung des periostalen und des intramuskulären Schattens.

Aus Vorstehendem erklärt sich die Schwierigkeit der Beant-

---

1) Archiv für klinische Chirurgie. Bd. 65.
2) Beiträge zur klinischen Chirurgie. 1902. Bd. 33.

wortung dieser genetischen Frage im Einzelfalle und die Möglichkeit ihrer Beantwortung nur in ganz frischen zur Untersuchung kommenden Fällen. Darauf aber beruht der Wert militärärztlicher Beobachtungen. Der militärische Dienst mit seinen erhöhten Anforderungen an die körperliche Leistungsfähigkeit führt früher als ein anderer Beruf die Verletzten der ärztlichen Untersuchung zu. Es kommt die Häufigkeit der Beobachtung traumatischer Muskelverknöcherungen bei Soldaten hinzu, wurden doch in den Jahren 1898 bis 1902 nicht weniger als 163 Fälle von Reit- und Exzerzierknochen, vorwiegend Muskelverknöcherungen in der Preußischen Armee[1]) behandelt.

Zwei Insulte sind es, die in diesen Beobachtungen immer wiederkehren: Bei dem Infanteristen trifft der Bajonettstoß die Vorder- und Außenseite des linken Oberarms und veranlaßt Quetschung und Knochenbildung im Brachialis internus, seltener im Biceps; dem Kavalleristen schlägt der Huf des Pferdes gegen die Vorderseite des Oberschenkels und ruft Knochenbildung im Quadriceps hervor.

Ich hatte Gelegenheit, im Laufe der letzten beiden Jahre im Garnisonlazarett Düsseldorf 10 Fälle traumatischer Muskelverknöcherungen zu behandeln. Von diesen waren verursacht

    5 durch Bajonettstoß (4 Brachialis int., 1 Biceps brachii),
    4 durch Hufschlag (3 Quadriceps femoris, 1 Brachialis internus),
    1 durch Ellenbogengelenksverrenkung (Brachialis internus).

Sehr charakteristisch ist z. B. das Krankheitsbild, welches der Bajonettstoß entstehen läßt. Der Stoß trifft die Vorderseite bzw. Außenseite des vorgestreckten, im Schultergelenk einwärts rotierten Humerus etwa in der Mitte: er trifft den Arm in einem mehr oder weniger spitzen Winkel zu seiner Längsachse. Der Schmerz unmittelbar nach der Verletzung ist meist nicht bedeutend, er wird zuweilen im Radialisgebiet ausstrahlend angegeben; energische Naturen fechten ohne sonderliche Anstrengung weiter. An der getroffenen Stelle und in der Umgebung entwickelt sich nun rasch ein teils intramuskulärer, teils subkutaner Bluterguß, dessen gewöhnlich beträchtliche Ausdehnung einige Tage später die Hautverfärbung anzeigt. Die Beschwerden sind in den ersten Tagen geringe, so daß die Dienstfähigkeit nicht aufgehoben ist. Nun bemerkt der Verletzte nach 8 bis 10 Tagen, daß er den Arm im Ellenbogengelenk nicht mehr vollkommen strecken kann; beim Versuch hierzu verstärkt sich der Schmerz an der verletzten Stelle. Die Kontraktur nimmt zu und jetzt

---

1) Einschl. XII., XIII., XIX. Armeekorps. Sanitätsberichte 1898/89—1902/03. Berlin. Mittler u. Sohn.

erfolgt die Krankmeldung. In diesem Stadium — 10 bis 14 Tage p. tr. — bekommen wir die Mehrzahl der Patienten zuerst zu sehen. Wir finden neben den Zeichen eines in Resorption begriffenen Blutergusses an der Arm-Vorder- bzw. Außenseite in mehr oder weniger großer Ausdehnung eine spindelförmige oder ovale sich sehr derb, zuweilen schon knochenhart anfühlende Verdickung, die, wie leicht festzustellen ist, dem Biceps oder der äußeren Portion des Brachialis internus angehört. Zuweilen zeigt sich innerhalb der Verfärbung eine umschriebene, weiche, fast Fluktuation gebende Stelle. Gegen den Humerus ist die Geschwulst meist leicht, seltener schwer verschieblich. Im Ellenbogengelenk besteht eine Kontraktur; in leichteren Fällen ist die Beugung unbehindert und nur an der völligen Streckung fehlen 20—25 °, in schwereren Fällen (Fall 1) kann das Gelenk nahezu vollkommen fixiert sein. Das Röntgenbild ergibt noch nichts, zuweilen einen schwachen, diffusen mit dem Humerus nicht zusammenhängenden Schatten (Hämatom oder Schwiele). Bei der weiteren Beobachtung wird die Geschwulst umschriebener und härter, ihre Beziehungen zum Humerus bleiben entweder die gleichen d. h. es besteht auch fernerhin freie Beweglichkeit gegen den Knochen oder es kommt zu einer zunehmend festeren Verbindung mit ihm. Am Ende der dritten Woche — früher nur ausnahmsweise — gibt nun auch das Röntgenbild ein positives Resultat; es zeigt einen rundlichen oder ovalen, öfter auch einen unregelmäßig begrenzten Knochenschatten in den Weichteilen. Die knöcherne Natur des Tumor ist jetzt auch durch Palpation sehr deutlich zu erkennen, in noch zweifelhaften Fällen gibt die Akupunktur Aufschluß. Unter geeigneter Behandlung d. h. unter Vermeidung jeder Reizung durch Bewegungen und Massage, unter Anwendung trockener oder feuchter Wärme und vorsichtiger aber dauernder Extension zur Beseitigung der Kontrakturstellung wird die letztere allmählich und meist vollkommen aufgehoben, während die knöcherne Verhärtung kleiner wird, auch vollkommen wieder verschwinden kann. Doch ist letzteres eine große Ausnahme; vielmehr bleibt die Ossifikation meist dauernd, aber ohne späterhin nennenswerte Beschwerden mehr zu machen, bestehen. Die operative Beseitigung der Verknöcherung wird weniger durch von ihr ausgehende Schmerzen, als durch die zuweilen sich nicht vollkommen zurückbildenden funktionellen Störungen erfordert.

1. Füsilier S. 13. 7. 04 Bajonettstich gegen die Außenseite des linken Oberarms; mäßiger Schmerz. Bemerkt am 21. 7., daß er den Arm nicht mehr ganz strecken kann. Tut weiter Dienst. 30. 7. Krankmeldung und Lazarettaufnahme. An der Außenseite des linken Oberarms — Grenze des mittleren und unteren

Drittels — gänseeigroße, fast knochenharte, auf der Unterlage verschiebliche Geschwulst; Haut darüber verfärbt und heiß. Unterarm steht zu Oberarm im
Winkel von 70° fast unbeweglich fest, nur geringe Beugung (bis 40°) ist
möglich. Röntgenbild negativ. Streckverband, Kataplasmen. In drei Wochen ist
die Kontraktur nahezu vollkommen beseitigt. Geschwulst (dem Brachialis internus
angehörend) wird kleiner und härter, bleibt leicht verschieblich gegen den Humerus. 26. 8. 04 (6 Wochen p. tr.) Röntgenaufnahme: Knochenschatten 5 cm
lang, 2 cm breit, mehr als 1 cm vom Knochen entfernt beginnend und ohne jeden
Zusammenhang mit diesem deutlich sichtbar. 30. 9. 04. halbinvalide, weil an
völliger Extension im Ellenbogengelenk 20° fehlen. Beugung unbehindert. Weitere Störungen, Schmerzen u. dgl. bestehen nicht.

2. Füsilier F. erhielt am 25. 6. 04 beim Bajonettieren einen Stoß gegen den
linken Oberarm, verspürte 8 Tage später beim Turnen lebhafte Schmerzen an der
Stelle der Verletzung, meldete sich aber nicht krank, weil er glaubte, durch Weiter-
gebrauch des Armes würde Besserung eintreten. Zunahme der Beschwerden, Unmöglichkeit den Arm vollkommen zu strecken. 15. 7. Aufnahme in das Lazarett:
Taubeneigrosse, sehr harte Geschwulst im Biceps in Höhe des Deltoidesansatzes,
sehr schmerzhaft auf Druck, leicht zu umgreifen und gegen den Humerus zu bewegen. Durch Einstich mit einer Nadel wird die knöcherne Natur der Geschwulst
festgestellt. Beugung im Ellenbogengelenk frei, Streckung bis zum Winkel von
155° möglich. Röntgenbild zeigt den vom Humerus etwa $^1/_2$ cm entfernt beginnenden 3 cm langen, $1^1/_2$ cm breiten Schatten. Unter Ruhigstellung der Extremität und feuchten Verbänden geht die Geschwulst innerhalb $2^1/_2$ Wochen auf
Haselnußgröße zurück und bleibt in dieser Größe als knochenharter, verschieblicher Tumor fühlbar. Die Bewegungsstörungen verschwinden nach 10 Tagen.
Dienstfähig.

3. Füsilier B. Beim Bajonettieren am 20. 6. 05 Stoß gegen den linken Oberarm. Meldet sich am 11. 7. krank wegen lokaler Schmerzhaftigkeit und weil
Streckung des Armes behindert war. Unter 14 tägiger Schonung verschwanden die
Beschwerden vollständig. Am 16. 1. 06 wurde bei der ärztlichen Untersuchung
zufällig eine kirschgroße knöcherne Verhärtung an der Außenseite des Oberarmes
festgestellt, die sich innerhalb des Brachialis internus gebildet hatte und ohne
Mühe gegen den Humerus verschieblich war. Röntgenbild ließ den Tumor, der
keinen Zusammenhang mit dem Humerus hatte, deutlich erkennen. Angeblich geringe Druckschmerzhaftigkeit, sonst keine Störungen. Dienstfähig.

Die vorstehenden drei Beobachtungen haben das Gemeinsame,
daß nach einem Bajonettstoß im Brachialis internus bzw. im Biceps
brachii unter vorübergehender, einmal nicht ganz zu beseitigender
Funktionsstörung des Muskels sich eine Ossifikation bildete, die sowohl
palpatorisch, wie im Röntgenbilde keinen Zusammenhang mit dem
Oberarmknochen aufwies und auch bei weiterer Beobachtung ohne Zusammenhang mit dem Knochen blieb. Abweichend hiervon verliefen
andere Fälle:

4. Füsilier G. Bajonettstoß gegen den linken Oberarm am 19. 7. 05, so daß
Pat. zurücktaumelte. Starker Schmerz, aber Möglichkeit, weiter Dienst zu tun bis
zum 23. 7.; an diesem Tage wegen zunehmender Schmerzen Krankmeldung.

Lazarettaufnahme 24. 7.: Taubeneigroße, sehr druckempfindliche, mäßig harte, der Außenseite des Oberarms in Höhe des Deltoidesansatzes breit aufsitzende und nur wenig verschieblicheGeschwulst. Beugung und Streckung imEllenbogengelenk ist etwas behindert, bei starker Streckung Klagen über stechende bis in die Fingerspitzen ausstrahlende Schmerzen. Röntgenbild 12 Tage p. tr.: Undeutlicher dem Knochen scheinbar aufsitzender Schatten. Unter Ruhigstellung und feuchten Verbänden schnelles Verschwinden aller Beschwerden, · während die Geschwulst knöcherne Härte erlangt und bis zur Größe einer Wallnuß zurückgeht. 7. 8. 05 dienstfähig. Röntgenbild 6 Monate p. tr.: 4 cm langer, 1 cm breiter, in ganzer Länge dem Knochen aufliegender Schatten. Die auf Druck nicht empfindliche Geschwulst von knöcherner Konsistenz ist vollkommen unverschieblich gegen den Humerus. Keine funktionellen Störungen. Dienstfähig.

5. Füsilier S. Bajonettstoß gegen den linken Oberarm am 8. 3. 06. Versieht trotz erheblicher Schmerzen seinen Dienst bis zum 13. 3. Dann Krankmeldung und Aufnahme in das Lazarett: Im äußeren Muskelbauch des Brachialis internus gelegene, pflaumengroße, mäßig harte, gegen den Humerus leicht verschiebliche Geschwulst. Keine Störungen der Beweglichkeit des Ellenbogengelenks. 19. 3. Geschwulst ist kleiner und härter geworden und scheint weniger verschieblich gegen den Knochen zu sein. Röntgenbild negativ. 29. 3. Tumor ist knochenhart geworden, durchaus unverschieblich, zeigt im Röntgenbild einen 3 cm breiten, $^3/_4$ cm hohen mit dem Humerus breit zusammenhängenden Schatten. Er macht durchaus keine Beschwerden, weshalb S. am 31. 3. dienstfähig entlassen wird.

Das Gemeinsame der letzten beiden Beobachtungen und der Unterschied mit den sub 1—3 mitgeteilten liegt darin, daß eine in der Muskulatur gelegene, ursprünglich bewegliche Knochenbildung innerhalb kurzer Zeit eine feste Verbindung mit dem Humerus einging, ferner dadurch, daß keine oder nur ganz unbedeutende Einbuße der Streckfähigkeit des Ellenbogengelenks bestand. Die Möglichkeit, daß es sich in den letztgenannten Fällen um eine Periostverletzung handelte, scheint mir aus diesen Gründen vorzuliegen. Von Interesse nun, weil den Ausgangspunkt der Verknöcherung sowohl innerhalb des Muskels, als auch unabhängig vom Humerusperiost beweisend, ist ein Fall, der zur Operation gelangte:

6. Ulan N. Hufschlag gegen die Mitte des rechten Oberarms am 7. 1. 06. Geringe, wenig schmerzhafte Anschwellung der getroffenen Stelle. 16. 1. Unmöglichkeit, den Arm im Ellenbogengelenk ganz zu strecken. Krankmeldung und Lazarettaufnahme am 17. 1. An der äußeren Seite des Oberarms 2 cm unterhalb des Ansatzes des Deltamuskels fühlt man unter in Handtellergröße grün und gelb verfärbter Haut ein 5 cm langes, 2 cm dickes, frei verschiebliches Knochenstück. Während dasselbe die Beugung des Armes im Ellenbogengelenk nicht behindert, läßt es eine Streckung nur bis zu einem Winkel von 140° zu, dabei treten zuckende Schmerzen im ganzen Vorderarm auf. Streckverband, hydropathischer Umschlag. Weil keine Besserung, am 23. 1. Operation: Ein spongiöses Knochenstück liegt frei eingebettet in den Fasern des Brachialis internus, so innig mit ihnen verwachsen, daß nur eine scharfe Trennung möglich ist. Zwischen Verknöcherung und Humerus-

periost liegt eine etwa $\frac{1}{2}$ cm dicke, makroskopisch unveränderte Muskelschicht; nach Spaltung derselben zeigt sich das in annähernd gleicher Ausdehnung ($5\frac{1}{2}$ cm lang) verdickte Periost mit feinen spongiösen Knochenbälkchen bedeckt, aber an keiner Stelle sichtbar verletzt. Abmeißelung der verdickten Partie einschließlich einer Schicht der Cortikalis. Jodoformgazedocht. Naht. 25. 1. Tampon entfernt. 29. 1. Wunde p. pr. geheilt. Wegen Neigung des Armes zu erneuter Kontrakturstellung (unmittelbar p. oper. war unbehinderte Beugung und Streckung möglich) wird nachts eine Heusnersche Spiraldrahtschiene angelegt. 12. 2. Bei völlig normaler Bewegungsfähigkeit dienstfähig entlassen. Nachuntersuchung $4\frac{1}{2}$ Monate später: Eine 1 cm hohe Knochenleiste liegt an der Stelle der Abmeißelung dem Knochen unverschieblich und im Röntgenbilde breit auf. Kein Rezidiv im Muskel. Keine Bewegungsbeschränkung. Vollkommen dienstfähig.

Fig. 1 (natürliche Größe).

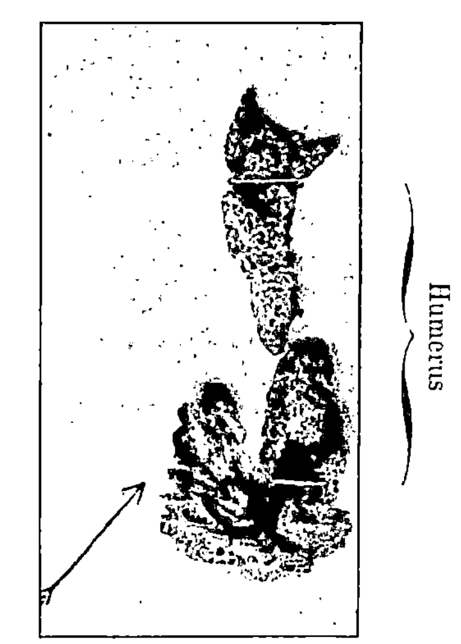


Wie Fig. 1 zeigt, handelt es sich bei dem entfernten Knochenstück um weichen spongiösen Knochen, der nur an einer Stelle (a) von kompakter Substanz ist. Die Stelle dieser am weitesten vorgeschrittenen Ossifikation liegt aber am entferntesten vom Oberarmknochen und das scheint mir für die intramuskuläre Entstehung zu sprechen, nicht weniger, wie es der fehlende Zusammenhang mit dem Humerus tut. Gleichzeitig aber und unabhängig davon ging eine periostale Knochenneubildung einher, die sehr wahrscheinlich bei längerem Wachstum zu einer Vereinigung beider Ossifikationen geführt haben würde, wodurch dann das Bild eines dem Humerus breit aufsitzenden Muskelknochens entstanden wäre, dessen Genese alsdann schwer zu deuten gewesen wäre.

Die Ellenbogengelenkskontraktur, welche, wie auch die vorstehenden Beobachtungen erweisen, immer sehr ausgesprochen bei den intramuskulär entstehenden Oberarmverknöcherungen ist, beweist andererseits eine solche Verknöcherung durchaus nicht. Ich sah einen Fall, in welchem nach Bajonettstoß eine 6 cm lange, sehr derbe Geschwulst von nahezu Knochenhärte an der Vorderseite des Oberarms auftrat mit Beeinträchtigung der vollen Streckfähigkeit des Armes um ca. 40°. Die Spannung des Lacertus fibrosus, welche bei jedem Versuch stärkerer Extension auftrat, ließ eine beginnende Knochenneubildung im Biceps annehmen. Das Röntgenbild ließ jedoch bei wiederholten Aufnahmen niemals einen Knochenschatten wahrnehmen, und Extension und Wärme brachten sowohl die Kontraktur wie die Geschwulst zur völligen Rückbildung, so daß die Dienstfähigkeit nach 4 Wochen wiederhergestellt war. Es sei bei dieser Gelegenheit gleich erwähnt, daß bei 3 in letzter Zeit beobachteten weiteren Fällen von Bajonettstoßverletzung an typischer Stelle mit Auftreten einer Muskelverhärtung im Brachialis internus, deren Konsistenz wohl die Vermutung der Entwickelung eines Osteoms rechtfertigte, dieses ausblieb. Nach meinem Dafürhalten handelt es sich in solchen Fällen meist um multiple intramuskuläre Hämorrhagien; ihre Resorption verzögert sich mitunter trotz Schonung beträchtlich; bleibt aber letztere aus, findet im Gegenteil weiterer angestrengter Gebrauch der Extremität statt, so sind die besten Bedingungen für die Ossifikation gegeben.

Anschließend an diese Mitteilungen von Oberarmmuskelverknöcherungen nach Bajonettstoß berichte ich über eine Knochenbildung im unteren Abschnitt des Musculus brachialis internus nach einer Luxatio antibrachii posterior, die zur Operation führte. Eine Durchsicht der Literatur hat mir ergeben, daß solche Beobachtungen mehrfach gemacht wurden, daß namentlich in der ausländischen Literatur eine Anzahl einschlägiger Fälle beschrieben wurde [Ollier[1]), Nimier[2]), Loison[3]), Hutchinson[4])]; von deutschen Beobachtungen erwähne ich die von Pick[5]), Mysch[6]) und Schulz[7]). In fast allen operierten Fällen hatte sich der Knochen frei im Muskel gebildet und zeigte nirgends einen periostalen Zusammenhang. Erklärlich wird der Vor-

---


1) Revue de chirurgie. 1899. § 567.
2) Bulletin et mémoires de la soc. de chir. Paris 1899.
3) Ibid. p. 847.
4) Transactions oft the clin. soc. of London. 1899.
5) Med. Zentralzeitung. 1898. No. 71.
6) Deutsche Zeitschr. f. Chir. Bd. 54.
7) Wiener klin. Wochenschr. 1904. No. 14.

gang, wenn man bedenkt, daß bei jeder hinteren Vorderarmluxation der Brachialis internus mehr oder weniger zerrissen wird und daß die Verletzung vielfach mächtige Blutextravasate in der Ellenbeuge zur Folge hat. Also auch hier gibt wieder die Blutung den Reiz für die Verknöcherung ab.

7. Gefreiter H., erlitt am 27. 1. 04 durch Fall auf die ausgestreckte Hand eine Verrenkung beider Vorderarmknochen im Ellenbogengelenk nach hinten. Die Einrenkung gelang im Aetherrausch unschwer. Bei Abnahme des fixierenden Ver-

Fig. 2.

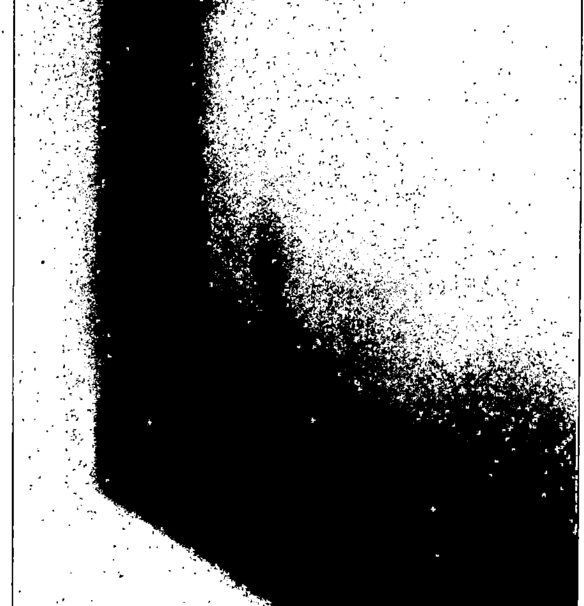

bandes am achten Tage zeigte sich ein starker periartikulärer, die ganze Ellenbeuge einnehmender Bluterguß. Vorsichtige Massage vergrößerte denselben, so dass erneute Fixierung während einiger Tage stattfinden mußte. Oberhalb des Epicondylus medialis fühlte man am 14. Tage nach der Verletzung eine gänseeigroße derbe Geschwulst, welche ohne Mühe gegen den Knochen verschieblich war. Röntgenbild zeigte die normalen knöchernen Gelenkenden. Beugung sowohl wie Streckung waren um je 30° beschränkt. Die Geschwulst wurde zirkumskripter und

härter und fühlte sich am 13. 3. knochenhart an. Röntgenbild ließ an diesem
Tage einen breiten Schatten von verschiedener Dichte (im Zentrum am dunkelsten)
vor den Humeruskondylen und von ihnen getrennt erkennen, die Hand fühlte die
freie Beweglichkeit der Geschwulst. Da Operation zunächst abgelehnt wurde,
mußte Pat. als ganzinvalide entlassen werden. Er kommt $1^3/_4$ Jahre später wieder,
bittet um Herausnahme des Knochens, der ihm bei jeder Armbewegung reißende
Schmerzen mache, die er in das Medianusgebiet verlegt. In der Ellenbeuge fühlt
man einen dreieckigen, im Brachialis internus frei beweglich gelegenen Knochen
mit der Basis distalwärts, der die völlige Streckung des Armes im Ellenbogengelenk nur bis zu einem Winkel von $150^0$ zuläßt. Keine Sensibilitätsstörungen
mit Ausnahme der erwähnten Schmerzen. Muskelatrophie des Ober- und Unterarmes. Röntgenbild s. Abbildung 2. Operation 4. 1. 06: Kompaktes Knochenstück von dreieckiger, unregelmäßig begrenzter Gestalt (Abbildung 3) wird nicht

Fig. 3 (natürliche Größe).

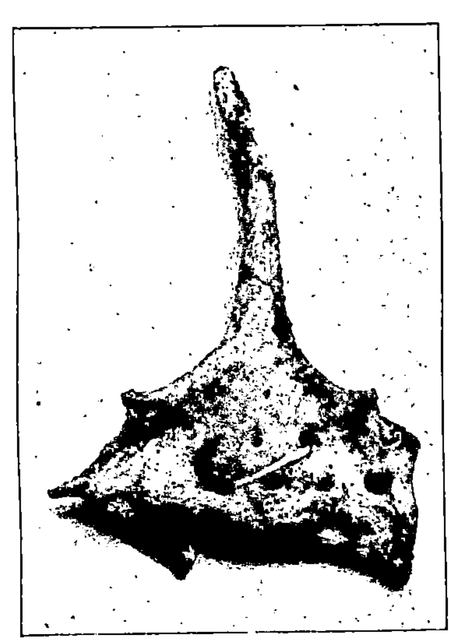

ohne Mühe scharf aus den Fasern des Brachialis internus herauspräpariert. Mediale Knochenspitze reicht fast bis zur Tuberositas ulnae, ohne mit dieser eine
Verbindung zu haben. Die Knochenspange zeigt an verschiedenen Stellen loch-
förmige Durchbohrungen, durch welche bindegewebig degenerierte Muskelfasern
hindurchziehen. Die anhaftende Muskulatur ist makroskopisch und mikroskopisch
ohne Veränderung. Ein Jodoformgazetampon wird aus dem unteren Wundwinkel
herausgeleitet, im übrigen Naht der Wunde. Heilung ungestört. Am vierten Tage
Entfernung des Tampons, am achten Entfernung der Nähte, am dreizehnten Tage
feste Vernarbung. Die Bewegungen im Ellenbogengenk waren nach der Exstirpation uneingeschränkt möglich, doch zeigte sich erneute leichte Beugekontraktur
am zehnten Tage p. op., die mit Erfolg durch Anlegen einer Spiraldrahtschiene
bekämpft wurde. Nachuntersuchung 2 Monate p. op.: Keine Bewegungsstörungen

im Ellenbogengelenk, kein Rezidiv, völlige Gebrauchsfähigkeit des noch muskelschwachen Armes.

Was bei dem Infanteristen der Bajonettstoß des Gegners verursacht, das veranlaßt bei dem Kavalleristen der Hufschlag des Pferdes,
und der verletzte und auf das Trauma mit einer Verknöcherung rea-
gierende Muskel ist der vierköpfige Streckmuskel des Oberschenkels.
Entsprechend der meist bedeutenden Gewalt, mit welcher der Schlag
erfolgt und entsprechend den dicken Muskelmassen, welche die Vorderfläche des Femur decken, finden wir am Oberschenkel Muskelverknöcherungen von oft gewaltiger Ausdehnung. Auch hier wird ein
in den Grundzügen immer wiederkehrendes, wohl charakterisiertes
Krankheitsbild ausgelöst:

An der Stelle der Verletzung kommt es zu einer starken Schwellung und Druckempfindlichkeit, doch ist die Fähigkeit, weiter Dienst
zu tun, meist nicht sogleich aufgehoben. Die Schmerzen verstärken
sich in den nächsten Tagen, sie werden besonders beim Reiten empfunden. Am Ende der ersten oder im Laufe der zweiten Woche
bemerkt der Verletzte, daß er das Kniegelenk schwerer bewegen kann
und nun meldet er sich krank. Die Untersuchung findet dann eine
vorwiegend die Streckmuskulatur betreffende, diffuse, mitunter die
Hälfte der Femurlänge einnehmende Schwellung. Die bedeckende
Haut schillert in allen Farben und zeigt die Größe des Hämatoms
an. Die Muskelgeschwulst hat eine außerordentlich derbe und feste
Konsistenz, zeigt aber nicht selten im Zentrum zirkumskripte Fluktuation. Sie ist gegen den Knochen verschieblich oder scheint in
anderen Fällen in breiter Verbindung mit ihm zu stehen. Die Schmerzhaftigkeit auf direkten Druck hält sich meist in mäßigen Grenzen.
Am auffallendsten ist die Funktionsstörung im Kniegelenk. Zuweilen
besteht vollkommene Streckkontraktur (Fall 8) und ist jede Flexion
unmöglich, fast immer aber ist letztere erheblich beschränkt. Jeder
etwas gewaltsamere Versuch größerer Beugung löst heftige Schmerzen
an der verletzten Stelle aus. Auf dem Röntgenbilde sieht man 3 bis
4 Wochen p. tr. schalen- oder spangenförmige Knochenschatten, deren
zentralster dem Femur öfter breit aufliegt, öfter auch von ihm durch
eine helle Zone getrennt ist, deren peripherster aber immer weit (4
bis 5 cm) von Knochen entfernt und parallel zu seiner Längsachse
in der Muskulatur gelegen ist. Die Schalenform des Knochenschattens
im Röntgenbilde war in den von mir beobachteten Fällen immer sehr
deutlich ausgesprochen. Diese knöchernen Schalen umschließen Muskelteile oder ein Hämatom; letzteres fand ich in Fall 9 und entleerte

mit der Hohlnadel, nachdem diese eine dünne Knochenwand durchbohrt hatte, fast 100 ccm dunklen, dickflüssigen Blutes. Die Bildung von Knochenzysten, welche die Operation zuweilen aufdeckt, ist auf diese Weise zu erklären. Die Beseitigung der Kniegelenkskontraktur macht oft nicht unerhebliche Schwierigkeiten, gelang aber in den zwei von mir gesehenen Fällen vollkommen, während die Geschwulst in keiner nennenswerten Weise verändert, nur etwas kleiner, unverschieblicher und schmerzlos wurde, so daß keine die Dienstfähigkeit aufhebende Störungen zurückblieben. Fall 10 andererseits mußte operiert werden, aber nicht funktioneller Störungen wegen, sondern weil die im Vastus medialis zur Entwickelung gekommenen stalaktitenartigen Ausläufer des Osteoms das Reiten nahezu ganz unmöglich machten. Auch hier erfolgte Wiederherstellung der Dienstfähigkeit.

8. Ulan B. erhielt am 22. 7. 04 einen Hufschlag gegen den linken Oberschenkel, wurde wegen Schmerzen zwei Tage lang im Dienst geschont, machte weiterhin jeden Dienst mit. Zunahme der Beschwerden, Nachschleppen des verletzten Beines. Krankmeldung und Lazarettaufnakme am 5. 8. Fast kindskopfgroße, prall elastische, an einzelnen Stellen knochenharte Geschwulst in der Streckmuskulatur, unverschieblich fest dem Knochen aufsitzend, im Röntgenbild einen undeutlich begrenzten schwachen Schatten gebend. Die deckende Haut ist gespannt, gerötet und heiß. Es besteht vollkommene Streckkontraktur im Kniegelenk, beim Versuch der Beugung starrer Widerstand und lebhafter Schmerz. Die Behandlung besteht in Auflegen heißer Kataplasmen auf die Vorderfläche des Femur und Suspension des Oberschenkels mittelst Heftpflasterzugverbandes, während der Unterschenkel durch untergelegte Kissen gestützt, seiner eigenen Schwere zum Teil überlassen, herabhängt. Hierdurch gelingt es, in 17 Tagen eine normale Beweglichkeit im Kniegelenk wiederherzustellen, während die Geschwulst durchgehends knochenharte Konsistenz erhält, nur wenig an Form und Größe sich verändert und am Femur unverschieblich festhaftend bleibt. Durchleuchtung fünf Wochen p. tr. läßt einen dem mittleren Drittel des Oberschenkels aufsitzenden 7 cm langen, $^3/_4$ cm hohen Knochenschatten mit konvexer Oberfläche erkennen, der von mehreren exzentrisch gelagerten streifigen Schatten mit einer Länge bis zu 17 cm umgeben ist. Die knöcherne Natur des Tumors wird durch Akupunktur festgestellt. Dienstfähig entlassen am 16. 9. 04.

9. Husar U. Am 19. 9. 05 wurde der rechte Oberschenkel von einem Hufschlag getroffen. Mäßiger Schmerz, aber starke Anschwellung. Trotz Schonung im Dienst während einiger Tage zunehmende Schmerzen; das Reiten ist besonders erschwert. Beim Auftreten einer Steifigkeit im Bein Krankmeldung und Aufnahme in das Lazarett am 5. 10. Tumor in der Streckmuskulatur des r. Oberschenkels an der Grenze des mittleren und unteren Drittels in einer Gesamtlänge von 20 cm; Umfang über der Höhe der Geschwulst 51 cm, links in gleicher Höhe 46,5 cm. Konsistenz im ganzen sehr hart, in der Mitte prall elastisch, fluktuierend. Geringe Verschieblichkeit gegen das Femur. Haut glänzend, gespannt, fühlt sich heiß an, subkutane Venen an der medialen Seite des Oberschenkels stark erweitert. Flexion

im Kniegelenk ist nur bis zu einem Winkel von 110° möglich, Extension nicht beschränkt. 7. 10. Einstich mittelst Troikart; Entleerung von etwa 100 ccm dickflüssigen Blutes aus dem Zentrum der Geschwulst; deren Wandungen der Nadel
knöchernen Widerstand entgegensetzen. Nach Heilung der Stichöffnung Versuch
einer Beseitigung der Kontraktur in ähnlicher Weise, wie im Fall 8 beschrieben;
Erfolg erst nach vierwöchiger Behandlung. Geschwulst wurde während dieser Zeit
kleiner und ganz unverschieblich gegen den Knochen. Röntgenbild $5^{1}/_{2}$ Wochen
p. tr. (vorher war ein scharfes Bild nicht zu erhalten): Zahlreiche parallel ge-
lagerte Knochenschatten in der Muskulatur, der zentralste hat breite Verbindung
mit dem Femur. 10. 11. 05 dienstfähig entlassen, keine Beschwerden. Die Ossifikation ist unverändert zu fühlen, über ihrer Mitte bleibt der Oberschenkelumfang
um $1^{1}/_{2}$ cm gegenüber der gesunden Seite vermehrt.

10. Gefreiter S. erhielt am 10. 3. 06 einen Hufschlag gegen die Mitte des
linken Oberschenkels, konnte einige Tage später das Kniegelenk nicht mehr ganz
beugen, doch besserte sich der Zustand bald, nachdem er 8 Tage lang vom Reiten
befreit blieb. Dann machte er 6 Wochen lang jeden Dienst mit, anfangs ohne besondere Beschwerden. Ende April zunehmende Schmerzen beim Reiten, welches
zuletzt nahezu ganz unmöglich wurde. Krankmeldung und Lazarettaufnahme am
2. 5. ($7^{1}/_{2}$ Wochen nach der Verletzung): Eine unregelmäßig begrenzte, scharf-
zackige, etwa 8 cm lange Knochengeschwulst ist in der Mitte und an der Innenseite des linken Oberschenkels in der tiefen Muskulatur (Vastus medialis) zu
fühlen. Sie ist ganz frei verschieblich, sehr schmerzhaft besonders bei Druck auf
die spitzen Knochenvorsprünge, ruft jedoch in der Ruhe nur ein unbestimmtes
Druckgefühl hervor. Im übrigen keine Sensibilitätsstörungen, keine Motilitäts-
störungen. Röntgenbild: Breiter Schatten in der Muskulatur, kein Zusammenhang
mit dem Knochen. Pat. wünscht die Entfernung der Geschwulst, weil er mit ihr
nicht reiten kann.

Operation 25. 5. 06: 15 cm langer Schnitt am Außenrande des Sartorius;
die Fasern des Vastus medialis müssen schräg zu ihrem Verlauf durchtrennt
werden; mit Raspatorium, Messer und Schere wird der 8 cm lange, $4^{1}/_{2}$ cm
breite, 2 cm dicke mit mehreren spitzen Ausläufern versehene Knochen aus dem
Muskel, in dem er frei eingebettet liegt, ausgelöst. Exstirpation schwierig wegen
der Nachbarschaft der Vasa femoralia, die der Außenwand des Tumors dicht an-
liegend verlaufen. Nach der Entfernung zeigt sich zwischen der medialen Tumor-
fläche und dem Femur eine Schicht ($1/_{2}$—$2/_{3}$ cm dick) makroskopisch unverän-
derter, dem Vastus medialis angehöriger Muskulatur, so daß das Femurperiost gar
nicht zu Gesicht kommt. Ein Jodoformgazedocht wird von dem tiefsten Punkt der
Wunde zum unteren Wundwinkel herausgeleitet. Muskelnaht, Fasziennaht, Hautnaht. Keine Störung im Wundverlauf. 29. 5. Tampon entfernt, dünnes Drain;
1. 6. Drain fort, Entfernung einiger Hautnähte. 4. 6. alle Nähte entfernt. 9. 6.
Wunde vernarbt. Außer Bett. 15. 6. dienstfähig entlassen. Unter der Narbe, in
der Tiefe der Muskulatur ist noch eine Verhärtung fühlbar (beginnendes Rezidiv?),
Druck auf dieselbe ist vollkommen schmerzlos, die Gebrauchsfähigkeit des Beins
in keiner Weise behindert. Das Röntgenbild läßt nur einen schwachen wolkigen
Schatten an der Stelle der Verhärtung erkennen.

Knochenpräparat (Abbildung 4): Zwei Knochenspangen von teils spongiöser,
teils kompakter Struktur mit an verschiedenen Stellen geflechtartigen Wandungen
und mit spitzen Ausläufern schließen einen Teil des Muskels und ein teilweise or-

ganisiertes Blutkoagulum fast vollkommen ein. Der so umwachsene Muskel, makroskopisch von gelb-rötlicher Farbe und sehr derber Konsistenz, zeigt mikroskopisch die schon von früheren Untersuchungen bekannten Veränderungen: Quellung und Zerfall der Muskelfasern, reichliches fibrilläres Bindegewebe, Chondroblasten. Im Bindegewebe trifft man an mehreren Stellen auf Reste alter Blutungen.

Fig. 4 (natürliche Größe).

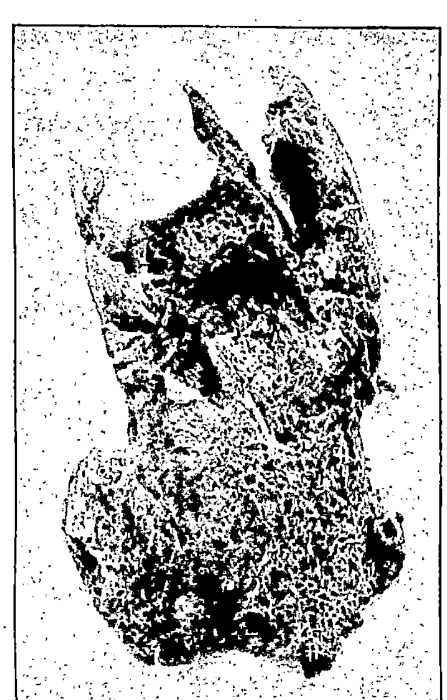

Anschließend noch einige Worte über Diagnose, Prognose und Therapie. So wenig Schwierigkeiten naturgemäß die Erkennung des ausgebildeten Muskelknochens macht, so unsicher ist die Diagnose meist vor Ablauf von 3 Wochen p. tr. Die „nahezu knöcherne Härte", die in dieser Zeit wahrgenommen wird, beweist den ossifizierenden Prozeß keineswegs, da die multiplen Hämorrhagien und die von ihnen ausgelöste Entzündung innerhalb des Muskels einen gleichen Konsistenzgrad schaffen. Das Röntgenbild läßt oft noch länger im Stich; mehrfach schon wurde der Muskelschatten in Verbindung mit der Verhärtung für neugebildeten Knochen gehalten, die Operation deckte aber lediglich eine bindegewebige Schwiele im Muskel, nicht die Spur einer Verknöcherung auf

[König[1])]. In zweifelhaften Fällen haben wir uns mehrfach mit Erfolg der Akupunktur bedient. Im übrigen ist eine frühzeitige sichere Diagnose für die einzuschlagende Therapie insofern von keiner erheblichen Bedeutung, als eine Operation in so frühem Stadium nur selten in Frage kommt.

Die Prognose ist im allgemeinen nicht ungünstig. Einmal ist unter geeigneter Behandlung eine Resorption der noch im Entwickelungsstadium befindlichen Ossifikation wohl möglich und auch mehrfach mit Sicherheit beobachtet [Timann[2]), Schmiz[3]), Rasmussen[4])], vor allem aber können die anfänglich ziemlich bedeutenden Störungen — Schmerzen und Kontrakturen — trotz unverändertem Bestehen der Geschwulst so vollständig verschwinden, daß der Zustand einer vollkommenen Restitutio gleichkommt. Unter den 7 mitgeteilten nicht operierten Fällen führte bei 6 der Verlauf zur Wiederherstellung der Dienstfähigkeit. Von den 3 operierten Patienten wurden 2 wieder dienstfähig; der dritte war bereits vor der Operation invalidisiert worden, er erhielt durch die Operation einen völlig gebrauchsfähigen Arm wieder. Von den 163 in den Sanitätsberichten 1898/99 bis 1902/03 mitgeteilten Beobachtungen von „Reit- und Exerzierknochen" wurde 131 mal (80,4 % der Fälle) die Dienstfähigkeit wieder hergestellt. Näher bezeichnet hinsichtlich der Art der Behandlung sind 123. Von diesen wurden 47 operiert mit 72,3 % Erhaltung der Dienstfähigkeit, 76 nicht operiert mit 73,6 % Erhaltung der Dienstfähigkeit.

Die Verhütung der Knochenbildung in dem durch Stoß oder Hufschlag schwer gequetschten Muskel ist eine der wichtigsten Aufgaben. Es unterliegt für mich keinem Zweifel, daß bei frühzeitigerer Krankmeldung und demgemäß ermöglichter rechtzeitiger Behandlung mancher unserer Patienten von seinem Leiden verschont geblieben wäre, kam es doch in keiner meiner letzten Beobachtungen von Bajonettverletzungen (s. o.), die im Gegensatz zu den anderen am zweiten bis dritten Tage nach dem Trauma in Behandlung traten, trotz anfänglich ganz gleicher Symptome zu einer Ossifikation! Der weitere angestrengte Gebrauch des verletzten Gliedes wirkt hierbei wohl am meisten nachteilig. Es läßt sich sehr wohl denken, daß es hierbei zu weiteren Blutungen in den gequetschten Muskel kommt; das Blut aber besitzt,

---

1) cf. Graf, Archiv f. klin. Chir. Bd. 66.
2) Deutsche militärärztl. Zeitschr. 6. Jahrg. Heft 12.
3) Ebendaselbst. 1901. November.
4) Hosp. Tidende. 1883.

wie wir nach den Erfahrungen von Bier[1]) in der Behandlung von
Pseudarthrosen nach Knochenbrüchen wissen, einen in hohem Maße
knochenbildenden Reiz. Die frühzeitige Punktion eines nachweisbaren
intramuskulären Hämatoms halte ich aus diesem Grunde auch für eine
wichtige therapeutische Maßregel, sowie die Anwendung aller Mittel,
die eine rasche Resorption der Blutung begünstigen, für zweckmäßig,
in erster Linie Ruhigstellung und trockene oder feuchte Wärme.
Dringend jedoch zu warnen ist vor frühzeitiger Massage. Die Fälle
sind durchaus nicht selten, in denen im Anschluß an energische
Massage ein rasches Wachstum der Verknöcherung und zunehmende
Versteifung des Gliedes auftrat. Nur sehr vorsichtig und langsam
und niemals forciert sind die Kontrakturen zu beseitigen, wozu uns
u. a. die Heusnerschen Spiraldrahtschienen gute Dienste leisteten.
So wird man selbst in anfangs sehr schwer erscheinenden Fällen öfter
eine vollkommene Wiederherstellung der Gebrauchsfähigkeit des verletzten Gliedes erzielen und die Notwendigkeit eines operativen Eingriffes wird seltener werden. Zu einer frühzeitigen Operation — vor
Ablauf von 4—5 Wochen p. tr. — wird nur sehr selten Veranlassung
vorliegen, besteht doch hier immer noch die begründete Hoffnung auf
Besserung der Funktion und auf teilweise oder völlige Resorption der
Geschwulst. Letztere ist natürlich auszuschließen, wenn mit der Bildung fertiger Knochensubstanz das Osteom schon längere Zeit unverändert besteht. Dann kann sowohl die zurückbleibende Kontrakturstellung, wie auch Druck des Knochens auf Nerven und Gefäße die
Veranlassung zur Entfernung geben. Für frei im Muskel liegende
Knochen erfordert die innige Verbindung beider meist eine scharfe
Loslösung mit Messer und Schere, und wird man Rezidive besonders
im Entwickelungsstadium der Ossifikation nur dann sicher vermeiden,
wenn gleichzeitig die benachbarte Muskulatur in nicht zu geringer
Schicht exstirpiert wird. Es ist jedoch zu bedenken, daß hierdurch
der Eingriff ein bedeutend größerer wird, und daß der vermehrte Ausfall von Muskulatur die spätere Funktion der Extremität unter Umständen erheblich beeinträchtigen kann. Ich habe die Exstirpation
immer hart an der Grenze der sichtbaren Knochenneubildung gemacht.
Der erste Operierte (Fall 7) blieb rezidivfrei, bei dem zweiten (Fall 6)
kam es an der Stelle der ausgemeißelten Humeruskortikalis zu einer
Knochenneubildung (Kallus), während innerhalb des Muskels kein Rezidiv auftrat, bei dem dritten (Fall 10) zeigte sich 3 Wochen nach
der Operation ein geringfügiges lokales Rezidiv. Dasselbe machte

---

1) Med. Klinik. 1905. No. 1 u. 2.

jedoch durchaus keine Beschwerden und hinderte die volle Dienstfähigkeit in keiner Weise. Je abgeschlossener der Ossifikationsprozeß
ist, je später also operiert wird, desto seltener werden naturgemäß
auch Rezidive sein. Daß zur Verhütung derselben der verletzte Muskel
noch längere Zeit p. op. vor Insulten möglichst bewahrt werden muß,
liegt auf der Hand. Für die mit dem Knochen in Verbindung stehenden Osteome hat Helferich die Abmeißelung einer breiten Knochen-
schicht bis weit in die Kompakta hinein empfohlen, wie sie von mir
in Fall 6 ausgeführt wurde.

# XVI.

# Zur Untersuchungstechnik des Patellarreflexes.

Von

**W. Guttmann,**

Stabsarzt beim 2. Bat. 5. Badischen Inf.-Reg. 113 in Freiburg i. B.

Die Entdeckung des Patellarreflexes, die 1875 Erb und Westphal gleichzeitig und unabhängig voneinander machten, gehört zweifellos zu den wichtigsten Fortschritten der modernen Medizin. Sie hat nicht nur in theoretischer Beziehung eine Fülle von interessanten Beobachtungen und Aufschlüssen über die rätselhafte „Rückenmarksseele" nach sich gezogen und den Ausgangspunkt für viele neue aussichtsvolle Fragestellungen gebildet; auch für die praktische Medizin ist ihre Bedeutung eine außerordentliche gewesen. Wenn auch natürlich der innere Kliniker, und speziell der Nervenarzt und Psychiater, hauptsächlich Nutzen daraus gezogen hat, so hat sich die Prüfung des Patellarreflexes für alle Aerzte und nicht zum wenigsten für den Chirurgen als wertvoll erwiesen, da sie zur richtigen Beurteilung schwerer Krankheitsfälle in diagnostischer und prognostischer Hinsicht fast unerläßlich ist. Wenn es sich nun auch herausgestellt hat, daß der Patellarreflex bezw. sein Fehlen kein pathognomonisches Zeichen ist, so ist er doch zweifellos von solcher Wichtigkeit, daß jede Verbesserung der Untersuchungstechnik einer Mitteilung wert ist.

Bekanntlich ist die Stärke des Patellarreflexes auch bei gesunden Menschen recht verschieden, und die Prüfung namentlich infolge von Muskelspannungen nicht immer leicht, sodaß ein sicheres Urteil über das Vorhandensein oder Fehlen bezw. über die Stärke mit den bisherigen Methoden zuweilen nicht möglich ist. Es sollen hier die verschiedenen Einflüsse, die auf den Reflex entweder hemmend oder aber verstärkend einwirken, nicht weiter erörtert werden, zumal eine sehr gute Zusammenstellung darüber in der sorgfältigen Monographie von Sternberg[1]) vorliegt. Hier soll nur auf die Technik der Untersuchung, und zwar hauptsächlich soweit sie die Lagerung des Patienten betrifft, etwas näher eingegangen werden.

Man kann den Patellarreflex im Sitzen oder Liegen untersuchen. Es sind hierzu eine große Zahl von Methoden bzw. Variationen angegeben worden, die alle aufzuzählen keinen Wert hat. Stets ist es zweckmäßig, daß der Patient das betreffende Bein ganz entblößt und die Augen bei der Untersuchung schließt. Die Hauptsache ist aber immer, eine möglichste Erschlaffung der Muskulatur bei gleichzeitiger mäßiger Dehnung der Quadricepssehne zu erreichen. In sitzender Stellung läßt man daher entweder das betreffende Bein über das andere, rechtwinklig auf den Boden gestellte, kreuzen. Ist die zu untersuchende Person sehr korpulent, so daß die Spannung in dieser Stellung zu groß ist, um eine Bewegung zu gestatten, so legt der Untersucher den einen Arm als Stütze unter den Oberschenkel des Patienten und die zugehörige Hand auf das andere Bein (Gowers). Auch wird empfohlen, daß die Patienten sich hart an die Kante eines Tisches setzen und die Beine herabhängen lassen. Vielfach untersucht man auch in der von Buzzard angegebenen Stellung: der Patient sitzt hierbei, mit dem Oberkörper nach hinten gelehnt, auf einem niedrigen Sessel und läßt das zu untersuchende Bein mit der Ferse auf dem Boden ruhen, wobei Ober- und Unterschenkel einen stumpfen Winkel bilden, während das andere Bein rechtwinklig aufgesetzt wird.

Wenn auch zugegeben werden kann, daß es auf derartige Weise häufig gelingt, das Kniephänomen auszulösen, so muß ich doch auf Grund zahlreicher eigener Untersuchungen Oppenheim darin beipflichten, daß die Untersuchung im Liegen der im Sitzen entschieden vorzuziehen ist. Das gewöhnlich hierbei geübte, nach Oppenheim „empfehlenswerteste" Verfahren ist folgendes[2]): „Das Bein des sich in Rückenlage befindenden Patienten wird entblößt, in einen stumpfen Winkel gebracht und von der linken Hand des Untersuchenden unterstützt, während die Ferse aufliegt. Die rechte Hand tastet zunächst die Patellarsehne ab, wenn diese nicht ohnedies deutlich vorspringt und richtet nun einen kurzen Schlag mit dem Perkussionshammer gegen sie. Man achte dabei in erster Linie auf den Oberschenkel und stelle fest, ob sich der M. extensor cruris quadriceps anspannt. Der Effekt dieser Anspannung ist, wenn sie kräftig genug ausfällt,

---

1) M. Sternberg, Die Sehnenreflexe u. ihre Bedeutung für die Pathologie des Nervensystems. Leipzig u. Wien 1893.

2) Zitiert nach Oppenheim, Lehrbuch der Nervenkrankheiten. 3. Aufl. Berlin 1902. Seite 9.

eine Streckung des Unterschenkels. Es ist aber ratsam, weniger auf dieses Moment zu achten (da es nicht immer eintritt) als auf die Muskelkontraktion. Dieselbe darf nicht verwechselt werden mit einer einfachen Erschütterung der Haut und Muskelsubstanz, die sich direkt von der Sehne aus auf diese fortpflanzt. Hat der Schlag gegen die Sehne die Zuckung nicht ausgelöst, so ist zunächst zu ermitteln, ob nicht eine aktive (willkürliche oder unbewußt-aktive) Muskelspannung vorliegt. Es wird das schnell daran erkannt, daß das unterstützte Bein nicht auf die Unterlage herabfällt, wenn der Untersuchende die stützende Hand plötzlich wegzieht. Man suche nun . . . die Entspannung zu erwirken und modifiziere zunächst die Prüfung in der Weise, daß man den Kranken das eine Bein über das andere schlagen läßt."

Noch besser aber als diese und alle anderen bisher angeführten Methoden hat sich mir ein Untersuchungsmodus bewährt, der darin besteht, daß man das betreffende Bein mit Hilfe von 2 Handtüchern (ev. auch anderen Tüchern oder Binden) suspendiert. Und zwar legt man zuerst ein Handtuch um den Unterschenkel und hebt ihn damit etwas in die Höhe, mit der Weisung an den Patienten, den Unterschenkel ruhig auf dem Handtuch liegen zu lassen. Mit Hilfe eines zweiten Handtuches, das um den Oberschenkel dicht oberhalb des Knies gelegt ist, läßt man durch einen Gehilfen den Oberschenkel etwas schräg nach oben ziehen, so daß das Knie einen stumpfen Winkel bildet. Auch hierbei fordert man den Patienten auf, den Oberschenkel ganz passiv auf das Handtuch zu lagern. Natürlich kann auch der Untersucher den Oberschenkel, sein Gehilfe den Unterschenkel halten. Es ist dies sogar besser, wenn die Untersuchung von der rechten Seite des Patienten aus stattfindet. Jedenfalls ist es aber zweckmäßig, wenn sich der Arzt am Heben des Beines beteiligt, da er hierdurch den Grad der Erschlaffung am besten beurteilen kann. Während man nun bei den gewöhnlichen Untersuchungsmethoden mit der Aufforderung „spannen Sie nicht", „lassen Sie das Bein locker" usw. sehr oft nicht zum Ziele gelangt, kann man mit der beschriebenen Suspensionsmethode fast ausnahmslos eine vollständige Entspannung des Beines erzielen, zumal, wenn man Ober- und Unterschenkel mittels der beiden Handtücher einigemale „schlenkernd" auf- und abwärts bewegt, bis eben der Patient diesen Bewegungen mit dem Bein ganz passiv folgt. Unter Umständen kann es vorteilhaft sein, die beiden Handtücher in ihrer ganzen Breite um das Bein herumzulegen; indes genügt es meist auch, wenn sie zusammengefaltet sind.

Wie ich nach Abschluß meiner Untersuchungen aus der Literatur ersehen habe, ist der Gedanke, den Patellarreflex am emporgehobenen und unterstützten Bein zu prüfen, nicht neu.  So haben Lombard[1]) Bowditch[2]) und Warren, Sommer[3]) u. a. diesen Weg eingeschlagen, um mit Hilfe graphischer Darstellung die Wirkung verschiedenster Reize und Einflüsse auf den Reflex zu analysieren bzw. die feineren Bewegungsvorgänge dabei zu studieren.  Die Versuchsperson lag hierbei entweder auf der Seite (Lombard, Bowditch) oder saß in gewöhnlicher Weise auf einem Stuhl (Sommer).  Der Oberschenkel ruhte auf einer festen Stütze; der Unterschenkel, der zugleich direkt oder indirekt mit einem Registrierapparat verbunden war, lag in einer oder mehreren an der Decke befestigten Schlingen (Lombard, Bowditch) oder wurde durch eine Schale mit Gewichten, mit der ihn eine über eine feste Rolle gleitende Schnur verband, in verschiedenen Winkelstellungen „äquilibriert" (Sommer).  Wenn ich nun trotzdem eine Beschreibung meiner Methode nicht für überflüssig halte, so bestimmen mich folgende Gründe dazu: 1. sind die eben beschriebenen Versuchsanordnungen immerhin so kompliziert und umständlich, daß sie sich in der Praxis sicher nie einbürgern werden, zumal hier ja die graphische Darstellung der feineren Bewegungsvorgänge sehr wohl entbehrt werden kann und die Beurteilung der quantitativen und qualitativen Abweichungen mit dem Auge vollkommen ausreicht. 2. sind diese Versuchsanordnungen auch insofern weniger zweckmäßig als meine Untersuchungsmethodik, weil bei dieser eben durch das Hin- und Herschlenkern des Ober- und Unterschenkels eine vollkommene Entspannung leicht erzielt, und vor allem auch ihr Eintreten oder Fehlen sicher festgestellt werden kann.  Ruht dagegen der Unterschenkel auf einer unbeweglichen Schlinge, so ist dies eben nicht der Fall, und auch bei der „Aequilibrierung" nach Sommer (die streng genommen keine ist) kann, ohne daß es der Untersucher merkt, eine störende Anspannung der Beinmuskulatur stattfinden. 3. ist aber bisher, wie das aus den eben angeführten beiden Gründen ja auch leicht erklärlich ist, auf die Vorzüge der Suspensionsmethode für die Praxis meines Wissens noch niemals hingewiesen worden; auch fehlen bisher vergleichende Untersuchungen über den Wert der verschiedenen Methoden.

Um es nochmals hervorzuheben, so handelt es sich bei meiner Methode um eine geeignete Lagerung des Beines, durch welche die

---

1) W. P. Lombard, Die Variationen des normalen Kniestoßes. Du Bois-Reymonds Archiv f. Physiol. 1889, Suppl., S. 292 ff.

2) H. P. Bowditch u. J. W. Warren, The knee-jerk and its physiological modifications. Journ. of physiology XI (1890) p. 25 ff.

3) R. Sommer, Lehrbuch der psychopathologischen Untersuchungsmethoden. Berlin u. Wien 1899. S. 24 ff.

optimale passive Erschlaffung der Beinmuskulatur bei gleichzeitiger
mäßiger Dehnung der Quadricepssehne erreicht wird. Natürlich kann
man nun auch zur Verstärkung der Wirkung verschiedene Hilfsmittel
und Kunstgriffe anwenden, welche durch Ablenkung der Aufmerksamkeit
die zerebrale Hemmung aufheben oder direkt „bahnend" wirken. Als
solche kommen vor allem in Betracht: Lautes Lesen oder Rückwärtszählen des Patienten sowie der Jendrassiksche Handgriff, der am
besten so ausgeführt wird, daß der Patient auf ein bestimmtes Wort
(Zahl) hin die Hand einer anderen Person drückt, während der Untersucher
gleichzeitig die Sehne beklopft. Ferner wurde empfohlen: Wiederholtes
Beklopfen der Sehne, bis ein Reflex den folgenden bahnt (Schreiber),
Reiben der Haut der betreffenden Extremität (Schreiber), kaltes
Bad als Hautreiz, Händeklatschen (Sternberg), plötzliche Schall-
eindrücke und Lichtreize (Bowditch und Warren) usw.

Im Folgenden gebe ich eine Zusammenstellung einiger von mir
erhobener Untersuchungsbefunde. Alle Untersuchungen wurden im
Liegen ausgeführt, und zwar einmal auf die gewöhnliche, oben mit
Oppenheims Worten beschriebene Art und zweitens nach meiner
Suspensionsmethode. Jedesmal wurde wieder a) ohne weitere Hilfsmittel, b) mit lautem Rückwärtszählen der Patienten, c) mit
Jendrassikschem Kunstgriff geprüft. Um den Einfluß einer durch
die mehrfachen Untersuchungen etwa bedingten „Bahnung" (s. o.)
auszuschalten, wurde die Reihenfolge öfters gewechselt. Die verschiedene
Stärke des Reflexes wurde durch die Ziffern 0—5 bezeichnet; und
zwar bedeutet

<table>
<tr><td>0</td><td>Reflex überhaupt nicht auszulösen,</td><td></td></tr>
<tr><td>1</td><td>nur Kontraktion des M. quadriceps,<br>keine Bewegung des Unterschenkels,</td><td></td></tr>
<tr><td>2</td><td>schwache</td><td rowspan="4">Bewegung des<br>Unterschenkels.</td></tr>
<tr><td>3</td><td>mittelstarke</td></tr>
<tr><td>4</td><td>starke</td></tr>
<tr><td>5</td><td>klonus- oder tonusartige</td></tr>
</table>

Die in nachstehender Tabelle verzeichneten Befunde stammen
von Kranken der II. medizinischen Klinik der Charité (Nr. 1—49),
des Garnisonlazaretts in Freiburg i. B. (No. 50—53) und der Uni-
versitäts-Nervenklinik in Freiburg i. B. (No. 54—56). Mit Ausnahme
von No. 40—49 handelt es sich um Männer.

Auch an dieser Stelle möchte ich nicht verfehlen, Herrn Geheimrat
Fr. Kraus, Herrn Professor Hoche und Herrn Oberarzt Bumke für
die freundliche Ueberlassung des Krankenmaterials meinen verbind-
lichsten Dank auszusprechen.

## Untersuchungsbefunde.

| Fortl. No. | Name und Alter | Krankheit | Untersuchung im Liegen | | | | |
|---|---|---|---|---|---|---|---|
| | | | | auf gewöhnl. Art | | mit Suspension | |
| | | | | links | rechts | links | rechts |
| 1 | L., 50 Jahre. | Morbus maculosus. | a) | 0 | 0 | 1 | 2 |
| | | | b) | 0 | 1 | 2 | 2—3 |
| | | | c) | 1 | 1—2 | 2 | 2—3 |
| 2 | B., 60 Jahre. | Alte Hemiplegie. Diabetes. | a) | 0 | 0 | 2 | 2 |
| | | | b) | 0 | 0 | 3 | 2 |
| | | | c) | 2 | 0 | 3—4 | 2—3 |
| 3 | Rn., 20 Jahre. | Lungentuberkulose. | a) | 2—3 | 2—3 | 3—4 | 3—4 |
| | | | b) | 3 | 3 | 4 | 3—4 |
| | | | c) | 3 | 3 | 4 | 3—4 |
| 4 | Be., 23 Jahre. | Gelenkrheumatismus. | a) | 3 | 3 | 4 | 4 |
| | | | b) | 3 | 3 | 4 | 4 |
| | | | c) | 3 | 3 | 4 | 4 |
| 5 | Bs., 40 Jahre. | Leberzirrhose. | a) | 2 | 2 | 3—4 | 4 |
| | | | b) | 3 | 2 | 3—4 | 4 |
| | | | c) | 3 | 2—3 | 3—4 | 4 |
| 6 | H., 50 Jahre. | Tabes dorsalis. | a) | 0 | 0 | 0 | 0 |
| | | | b) | 0 | 0 | 0 | 0 |
| | | | c) | 0 | 0 | 0 | 0 |
| 7 | Bu.[1], 37 Jahre. | Gelenkrheumatismus. | a) | 3 | — | 3—4 | — |
| | | | b) | 3 | — | 4 | — |
| | | | c) | 3 | — | 4 | — |
| 8 | Br., 31 Jahre. | Lungengangrän. | a) | 3 | 3 | 3—4 | 3—4 |
| | | | b) | 3 | 3 | 3—4 | 3—4 |
| | | | c) | 3 | 3 | 3—4 | 3—4 |
| 9 | V., 61 Jahre. | Myelitis transversalis. | a) | 4 | 3 | 4 | 4 |
| | | | b) | 4 | 3 | 4 | 4 |
| | | | c) | 4 | 3 | 4 | 4 |
| 10 | K., 24 Jahre. | Lungentuberkulose und Hysterie. | a) | 3 | 3 | 4 | 4 |
| | | | b) | 3—4 | 3—4 | 4 | 4 |
| | | | c) | 3—4 | 4 | 4 | 4 |
| 11 | M., 25 Jahre. | Scharlach. | a) | 1 | 1 | 2 | 2 |
| | | | b) | 2 | 2 | 3 | 3 |
| | | | c) | 3 | 3 | 4 | 4 |
| 12 | Ra., 21 Jahre. | Typhus abdominalis. | a) | 3—4 | 3 | 4 | 4 |
| | | | b) | 4 | 4 | 5 | 5 |
| | | | c) | 3—4 | 5 | 5 | 5 |
| 13 | Bö., 25 Jahre. | Masern. | a) | 2 | 2 | 3 | 3 |
| | | | b) | 3 | 2 | 3—4 | 3 |
| | | | c) | 3 | 3 | 3—4 | 3 |

---

[1] Wegen Schmerzhaftigkeit des Kniegelenks wurde der Reflex rechts nicht untersucht.

| Fortl. No. | Name und Alter | Krankheit | Untersuchung im Liegen | | | |
| --- | --- | --- | --- | --- | --- | --- |
| | | | auf gewöhnl. Art | | mit Suspension | |
| | | | links | rechts | links | rechts |
| 14 | K., 19 Jahre. | Masern. | a) 2<br>b) 2—3<br>c) 3 | 2<br>2—3<br>3 | 3<br>3—4<br>3—4 | 3<br>3—4<br>3—4 |
| 15 | Sch., 23 Jahre. | Gesichtsrose. | a) 3<br>b) 3<br>c) 3 | 2<br>2—3<br>3 | 3<br>3—4<br>3—4 | 3<br>3—4<br>4 |
| 16 | Ma., 14 Jahre. | Gesichtsrose. | a) 2—3<br>b) 3<br>c) 3 | 1<br>1<br>3 | 3<br>3—4<br>4 | 3<br>3<br>3—4 |
| 17 | Derselbe (einige Tage später). | Gesichtsrose. | a) 4<br>b) 4<br>c) 4—5 | 3<br>3—4<br>4 | 4—5<br>4—5<br>4—5 | 4<br>4<br>4—5 |
| 18 | Hö., 15 Jahre. | Scharlach. | a) 3<br>b) 3<br>c) 3 | 3<br>3<br>3 | 4<br>4<br>4 | 4<br>4<br>4 |
| 19 | Mo., 15 Jahre. | Scharlach. | a) 3<br>b) 3—4<br>c) 3—4 | 2<br>2—3<br>2—3 | 3<br>3—4<br>3—4 | 3<br>3—4<br>3—4 |
| 20 | Schz.[1]), 15 Jahre. | Scharlach, Coxitis tuberculosa. | a) 3<br>b) 3<br>c) 3 | —<br>—<br>— | 4<br>4<br>4 | —<br>—<br>— |
| 21 | A.[2]), 34 Jahre. | Erysipel. Herzschwäche. Moribund. Temp. 35,3. | a) 1<br>b) —<br>c) — | 0<br>—<br>— | 1—2<br>—<br>— | 1<br>—<br>— |
| 22 | Schl., 21 Jahre. | Gastrisches Fieber. | a) 2—3<br>b) 3<br>c) 3 | 2<br>3<br>3 | 4<br>4<br>4—5 | 3—4<br>3—4<br>4—5 |
| 23 | T., 25 Jahre. | Masern. | a) 2—3<br>b) 2—3<br>c) 3 | 2—3<br>2—3<br>2—3 | 3<br>3—4<br>3—4 | 3<br>3—4<br>4 |
| 24 | Ti.[3]), 20 Jahre. | Masern. | a) 1—2<br>b) 1—2<br>c) 2 | 0<br>0<br>2 | 3<br>3<br>3—4 | 3<br>3—4<br>4 |
| 25 | Derselbe (einige Tage später). | Masern. | a) 0<br>b) 1—2<br>c) 2 | 0<br>0<br>1 | 2<br>2—3<br>3 | 2<br>2—3<br>2—3 |
| 26 | O., 19 Jahre. | Masern. | a) 1<br>b) 2<br>c) 3 | 1<br>1<br>2 | 3<br>3<br>3 | 2<br>3<br>3 |
| 27 | Ben., 21 Jahre. | Scharlach. | a) 0<br>b) 1<br>c) 2 | 0<br>0<br>2 | 2<br>2<br>2—3 | 2<br>2—3<br>3 |

1) Da das rechte Bein in Gipsverband lag, konnte der Reflex nur links geprüft werden.

2) Es konnte hier nur nach Modus a untersucht werden.

3) Zwei Stunden später auf alle Arten 0.

| Fortl. No. | Name und Alter | Krankheit | Untersuchung im Liegen | | | |
| --- | --- | --- | --- | --- | --- | --- |
| | | | auf gewöhnl. Art | | mit Suspension | |
| | | | links | rechts | links | rechts |
| 28 | W., 66 Jahre. | Hemiplegia sinistra. | a) 0 | 2 | 2 | 3 |
| | | | b) 0 | 2 | 2 | 3 |
| | | | c) 0 | 2 | 2 | 3 |
| 29 | St., 44 Jahre. | Tabes dorsalis. | a) 0 | 0 | 0 | 0 |
| | | | b) 0 | 0 | 0 | 0 |
| | | | c) 0 | 0 | 0 | 0 |
| 30 | An., 72 Jahre. | Lähmung beider Arme und des rechten Beins. | a) 4 | 1—2 | 4 | 2—3 |
| | | | b) 4 | 1—2 | 4 | 2—3 |
| | | | c) 4 | 1—2 | 4 | 2—3 |
| 31 | Ste., 36 Jahre. | Ulcus ventriculi. | a) 1 | 1 | 2—3 | 2—3 |
| | | | b) 2 | 1—2 | 2—3 | 3 |
| | | | c) 2 | 2 | 3 | 3 |
| 32 | Th., 49 Jahre. | Diabetes. | a) 2—3 | 2—3 | 3—4 | 3—4 |
| | | | b) 3 | 3 | 3—4 | 3—4 |
| | | | c) 3 | 3 | 4 | 3—4 |
| 33 | To., | Cystopyelitis. | a) 2 | 1—2 | 2—3 | 2 |
| | | | b) 2 | 2 | 3 | 2—3 |
| | | | c) 3 | 2 | 3 | 3 |
| 34 | N., 63 Jahre. | Lungensarkom. | a) 3 | 3 | 4 | 4 |
| | | | b) 3—4 | 3 | 4 | 4 |
| | | | c) 3—4 | 3—4 | 4—5 | 4 |
| 35 | He., 23 Jahre. | Aorteninsuffizienz. | a) 2 | 2 | 3 | 3 |
| | | | b) 2 | 2—3 | 3 | 3—4 |
| | | | c) 2 | 3 | 3 | 4 |
| 36 | J., 62 Jahre. | Koronarsklerose. | a) 3 | 3—4 | 4 | 3—4 |
| | | | b) 3 | 3—4 | 4 | 3—4 |
| | | | c) 3 | 3—4 | 4 | 4 |
| 37 | Mu., 39 Jahre. | Muskelrheumatismus. | a) 1 | 1 | 4 | 4 |
| | | | b) 3 | 3 | 4 | 4 |
| | | | c) 3 | 3 | 4 | 4 |
| 38 | Hü., 53 Jahre. | Aneurysma aortae. | a) 2 | 2 | 3 | 3 |
| | | | b) 2 | 2—3 | 3 | 3 |
| | | | c) 3 | 2—3 | 3—4 | 3—4 |
| 39 | Schn., 32 Jahre. | Multiple Sklerose. | a) 3 | 3 | 4 | 4 |
| | | | b) 3 | 3 | 4 | 4 |
| | | | c) 3—4 | 3—4 | 4 | 4 |
| 40 | Vö., 16 Jahre. | Lungentuberkulose. | a) 2—3 | 2—3 | 3 | 3—4 |
| | | | b) 3 | 3 | 3—4 | 3—4 |
| | | | c) 3 | 3 | 3—4 | 3—4 |
| 41 | Me., 47 Jahre. | Polyneuritis diabet. | a) 0 | 0 | 0 | 0 |
| | | | b) 0 | 0 | 0 | 0 |
| | | | c) 0 | 0 | 0 | 0 |
| 42 | Schr., 21 Jahre. | Icterus infectiosus. | a) 2 | 2—3 | 5 | 5 |
| | | | b) 2—3 | 2—3 | 5 | 5 |
| | | | c) 2—3 | 3 | 5 | 5 |

| Fortl. No. | Name und Alter | Krankheit | | auf gewöhnl. Art | | mit Suspension | |
| --- | --- | --- | --- | --- | --- | --- | --- |
| | | | | | Untersuchung im Liegen | | |
| | | | | links | rechts | links | rechts |
| 43 | Ba., 32 Jahre. | Lungentuberkulose. | a) | 2—3 | 2—3 | 3—4 | 3—4 |
| | | | b) | 3 | 3 | 4 | 4—5 |
| | | | c) | 3 | 3—4 | 4—5 | 4—5 |
| 44 | E., 31 Jahre. | Lungentuberkulose. | a) | 3 | 3 | 3—4 | 3—4 |
| | | | b) | 3 | 3—4 | 3—4 | 3—4 |
| | | | c) | 3—4 | 3—4 | 3—4 | 4 |
| 45 | Ad., 26 Jahre. | Lungentuberkulose. | a) | 3 | 2—3 | 3 | 3 |
| | | | b) | 3 | 3 | 3—4 | 3—4 |
| | | | c) | 3 | 3 | 4 | 4 |
| 46 | Bw., 26 Jahre. | Lungentuberkulose. | a) | 3 | 3 | 3 | 3 |
| | | | b) | 3 | 3 | 3—4 | 3—4 |
| | | | c) | 3 | 3 | 3—4 | 3—4 |
| 47 | Ko., 19 Jahre. | Lungentuberkulose. | a) | 2—3 | 2—3 | 4 | 3—4 |
| | | | b) | 2—3 | 2—3 | 4 | 4 |
| | | | c) | 3 | 3 | 4—5 | 4 |
| 48 | Sch., 43 Jahre. | Tumor cerebri. | a) | 0 | 2 | 1 | 2 |
| | | | b) | 0 | 2 | 1 | 2 |
| | | | c) | 1—2 | 3 | 2—3 | 3 |
| 49 | Sto., 56 Jahre. | Hemiplegia sinistra. | a) | 3—4 | 3 | 4 | 4 |
| | | | b) | 3—4 | 3 | 4 | 4 |
| | | | c) | 3—4 | 3 | 4 | 4 |
| 50 | Hr., 24 Jahre. | Perityphlitis. | a) | 0 | 0 | 2 | 2 |
| | | | b) | 0 | 0 | 2 | 2 |
| | | | c) | 2 | 2 | 2—3 | 3—4 |
| 51 | R., 22 Jahre. | Perityphlitis. | a) | 0 | 0 | 2 | 1—2 |
| | | | b) | 0 | 0 | 2—3 | 3 |
| | | | c) | 3 | 0 | 3 | 3—4 |
| 52 | Wa., 21 Jahre. | Pneumonie. | a) | 0 | 0 | 1—2 | 1—2 |
| | | | d) | 0 | 0 | 2 | 1—2 |
| | | | c) | 0 | 1 | 2 | 1—2 |
| 53 | G., 21 Jahre. | Muskelzerrung am Bauche. | a) | 0 | 0 | 3 | 3 |
| | | | b) | 0 | 0 | 3 | 3—4 |
| | | | c) | 1 | 3 | 4 | 4 |
| 54 | We., 16 Jahre. | Familiäre Muskeldystrophie. Starke Kontraktion beider Beine. | a) | 0 | 0 | 0 | 0 |
| | | | b) | 0 | 0 | 0 | 0 |
| | | | c) | 0 | 0 | 0 | 0 |
| 55 | F., 30 Jahre. | Plexuslähmung am linken Arme und Neurasthenie. | a) | 0 | 0 | 3 | 2 |
| | | | b) | 0 | 1—2 | 3—4 | 3 |
| | | | c) | 3 | 3 | 3—4 | 3—4 |
| 56 | Bl., 48 Jahre. | Arteriosklerose. | a) | 0 | 1 | 3 | 1—2 |
| | | | b) | 0 | 1 | 3 | 2 |
| | | | c) | 0 | 1 | 3 | 3 |

Wie aus dieser Zusammenstellung hervorgeht, kann man mit der Suspensionsmethode in den meisten Fällen den Patellarreflex viel leichter und stärker auslösen als auf die andere Art und Weise, die ihrerseits wieder den verschiedenen Untersuchungsmethoden im Sitzen überlegen ist. Selbstverständlich ist der Reflex dort, wo er überhaupt fehlt, auch mit der Suspensionsmethode nicht zu erzielen. Und ich möchte hierbei daran erinnern, daß er abgesehen von Tabes, Polyneuritis usw. verhältnismäßig oft auch bei hohem Fieber und allgemeiner Prostration fehlen kann. Indes möchte ich niemals mehr behaupten, daß der Patellarreflex fehlt, bevor er nicht auf die hier beschriebene Weise geprüft worden ist.

# XVII.

# Ueber die Beziehungen zwischen Kopftraumen und Hirntumoren.

Von

## Dr. Rauschke,

Stabsarzt an der Kaiser Wilhelms-Akademie für das militärärztliche Bildungswesen
und Assistent der psychiatrischen Klinik des Charité-Krankenhauses.

Die Frage des Zusammenhangs zwischen Traumen und Tumoren überhaupt hat seit langen Jahren den Gegenstand wissenschaftlicher Erörterung gebildet. Durch die Unfall- und Invaliditäts-Gesetzgebung trat sie in ein neues Stadium. Stadelmann (1) bemerkt mit Recht, daß die genannte Gesetzgebung den Aerzten „nicht nur zum Teil überflüssige und unangenehme Arbeit aufgebürdet hat, indem sie ihnen Gutachten, Obergutachten, Stellungnahme zu allen möglichen Streitigkeiten, Teilnahme an gerichtlichen Verhandlungen usw. auferlegte und ihnen eine unerquickliche, verantwortliche Rolle bei Feststellungen von Simulationen, Uebertreibungen u. dergl. zuwies", sondern sie hat auch erheblichen wissenschaftlichen Nutzen gebracht. „Die Aerzte wurden genötigt, sich mit einem bisher etwas vernachlässigten Gebiete zu beschäftigen, in welchem Hypothese, Phantasie, persönliche Ueberzeugung eine große Rolle spielten, in welchem es aber an sicher bewiesenen Tatsachen mangelte". Diese Feststellung trifft u. a. auch für die Beziehungen zwischen Traumen und Tumoren zu. Allerdings muß dabei zugegeben werden, daß zwar, soweit es sich um Beurteilung in Unfallsachen handelt, über diese Beziehungen manche gemeinsame und allseitig anerkannte Gesichtspunkte gewonnen worden sind, daß aber vom rein wissenschaftlichen Standpunkt aus der Gegenstand noch keineswegs als geklärt angesehen werden kann, daß vielmehr der Streit der Meinungen noch fortbesteht. Die Fülle wissenschaftlicher Arbeiten über diesen Gegenstand, und im besonderen auch über die Beziehungen zwischen Kopftraumen und Hirntumoren, legt beredtes Zeugnis dafür ab.

Die Aetiologie der Hirngeschwülste deckt sich mit der Aetiologie
der Geschwülste überhaupt, und wir dürfen daher zunächst rein
theoretisch betrachten, wie man sich die Rolle eines Traumas bei
Entstehung einer Geschwulst zu denken hat.

Virchow (2) sucht die Ursache der Geschwülste in lokalen
Störungen, die angeboren oder auch durch Traumen, durch lange
wirkende Reize erworben sein können. Auch für Hirntumoren ist
ihm die Möglichkeit eines traumatischen Ursprungs sicher. Ihm
spricht der Sitz der Tumoren für eine örtliche Ursache, indem nach
seinen Beobachtungen z. B. der gewöhnliche Sitz der Gliome einer
der Hinterlappen, nächstdem der obere und seitliche Umfang der
Großhirnhemisphären, also gerade diejenigen Teile seien, welche bei
traumatischen Einwirkungen (Schlag, Fall auf den Hinterkopf usw.)
am leichtesten getroffen würden. Anders Cohnheim (3). Ihm ist
die Hauptursache der Geschwülste ein Fehler in der embryonalen
Gewebsanlage. Das Trauma hat nur die Bedeutung, daß es zu einer
Schwächung des die versprengten Gewebskeime umgebenden Gewebes
oder zu entzündlicher Hyperämie desselben führt. Nach Ribbert (4 u. 5)
genügt zur Geschwulstbildung zunächst die Tatsache, daß Zellen, sei
es durch embryonale Anlage, sei es durch andere Ursachen, z. B.
durch ein Trauma aus dem normalen Gewebszusammenhang abgesprengt
sind. Die diesen Zellen innewohnende Wachstumsfähigkeit reicht aus,
um zur Geschwulstbildung zu führen. Daß diese Zellen sich bei
ihrem Wachstum nicht in normalen Grenzen halten, wie das normale
Körpergewebe, beruht nach ihm darauf, daß sie aus dem Spannungs-
verhältnis des normalen Körpergewebes losgelöst sind. Nach
v. Hansemann (6) bedarf es zur Geschwulstbildung noch einer voraufgehenden Wesensveränderung der Zellen, die er als Anaplasie bezeichnet.

Dies Wenige von Vielem soll nur andeuten, wie sehr man bei
dem Versuch, sich den Zusammenhang zwischen Trauma und Tumor
auszumalen, auf das Gebiet der Hypothese geraten muß. Aber sicher
ist wohl, daß man heute von seiten der Pathologen dem Trauma
allgemein eine mehr oder weniger bedeutsame Rolle bei der Bildung
der Geschwülste zuweist, eine Rolle, deren Details allerdings noch in
Dunkel gehüllt sind. Bei der großen Zahl von Traumen, welche nicht
von Tumorbildung gefolgt sind, scheint die Erklärung Borsts (7) noch
am meisten zu befriedigen, welcher eine direkte ätiologische Bedeutung
für fraglich hält, wohl aber an eine indirekte Wirkung glaubt: Bei
vorhandener „örtlicher oder allgemeiner Disposition zur Blastomatose"
können „durch Traumen, Entzündungen usw., kurz durch alle Prozesse,

durch welche der normale Zusammenhang der Gewebe mehr oder weniger gelockert oder aufgehoben wird, Verhältnisse geschaffen werden, welche der Manifestation einer solchen Disposition günstig sind." —

Von klinischer Seite ist nun gleichfalls, zum Teil unter Aufstellung umfangreicher Statistiken, die Frage des Zusammenhangs zwischen Traumen und Tumoren erörtert worden. Aus früherer Zeit ist da die Mitteilung Lengniks (8) zu nennen, aus jüngerer Zeit die Arbeit Jordans (9) und diejenige Machols (10), der bei 920 Fällen von Geschwulstbildung 39 mal ein Trauma als Ursache angegeben fand, dasselbe aber nur in 24 Fällen = 2,6 % als Ursache gelten lassen will, und die Mitteilung Ruffs (11), der unter 242 Geschwulstfällen aus Rydygiers Klinik im ganzen 10 Fälle = 4,1 % fand, deren Entstehung mit hoher Wahrscheinlichkeit auf ein Trauma bezogen werden konnte. Ruff glaubt übrigens auf Grund seiner Fälle zur Annahme eines direkten kausalen Zusammenhangs zwischen Trauma und Geschwulstbildung in einer gewissen, wenn auch nicht großen Zahl von Fällen berechtigt zu sein. — Höhere Prozentzahlen findet Heinatz (12), nämlich unter 1906 Fällen 233 mit traumatischen Antezedentien. Für ihn schafft das Trauma nur einen günstigen Boden, hat aber keine direkte ätiologische Bedeutung.

Aus der allerjüngsten Zeit stammen die Veröffentlichungen von Röpke (13), der sich allgemein mit der traumatischen Entstehung der Karzinome und Sarkome beschäftigt, und von Löwenstein (14), der in einer Statistik über Trauma und Sarkom 4 % traumatischer Sarkome herausrechnet. Menne (15) kommt es in einer Veröffentlichung der allerletzten Zeit vorzugsweise auf den Zusammenhang zwischen Trauma und Magenkarzinom an; er äußert sich recht skeptisch und empfiehlt möglichst genaue und kritische Beurteilung der einzelnen Fälle unter möglichster Berücksichtigung der anatomischen Möglichkeiten.

In ähnlichem Sinne hat sich schon früher Stern (16) ausgesprochen, der zusammen mit Schimmelbusch und Lubarsch an den älteren Statistiken von Löwenthal, Ziegler und Göckel scharfe Kritik übt und die Mitteilung einer kleinen Zahl kritisch wohlgeprüfter Krankenbeobachtungen behufs Klärung der Verhältnisse zwischen Trauma und Geschwülste höher stellt als eine mehr durch Quantität als Qualität ausgezeichnete. —

Welches sind nun die Kriterien, welche erfüllt sein müssen, wenn man klinisch von einem unmittelbaren Zusammenhang zwischen Trauma und Tumor sprechen will? Auf diese Frage hat, soviel ich weiß, zuerst und präzis Thiem (17) eine Antwort gegeben. Thiem

will überhaupt den Einfluß einmaliger Traumen auf die Entstehung
von Geschwülsten als nur sehr gering gelten lassen und erkennt nur
solche Fälle als beweisend an, in welchen 1. die Neubildung an der
Stelle der ursprünglichen Gewalteinwirkung entstand, 2. zwischen
Trauma und Ausbruch der Erkrankung eine Brücke von Erscheinungen
vorhanden ist, die den ursächlichen Zusammenhang auch in zeitlicher
Beziehung begreiflich bzw. wahrscheinlich macht. Auf diese Auffassung,
welche heute, soweit ich sehe, ziemlich allgemein geteilt wird, wird
später noch einzugehen sein; auch Lubarsch (18) vertritt sie in seiner
letzten Betrachtung des Gegenstandes. Für Unfallzwecke wird außerdem u. a. von Mohr (19) verlangt, daß die Gewalteinwirkung ärztlich
festgestellt und durch Zeugen bewiesen sei. Aehnlich äußern sich
Freund und Sachs (20), und für den Zusammenhang zwischen
Kopftrauma und Hirntumoren auch Adler (21). Wir dürfen uns
damit dem engeren Rahmen des Themas, nämlich der Erörterung des
Zusammenhanges zwischen Kopftraumen und Hirntumoren zuwenden.

Es wurde schon vorher angedeutet, wie sicher Virchow an eine
traumatische Entstehung von Hirntumoren glaubt. Von Klinikern hat
auch Gerhardt (22) sich ähnlich ausgesprochen, indem er sagt:
„Daß Kopfverletzungen gewiß viel häufiger, als wir wissen, die wahre
Ursache des Glioms sind“, und daß „das Trauma in einer Kette von
Ursachen des Glioms häufig ein beachtenswertes Glied darstellt, zudem
das einzige und einigermaßen bekannte Glied.“ Gerhardt fand
übrigens unter 60 Fällen von Gliom 10 mal, in 11 eigenen Fällen
4 mal ein Trauma als Veranlassung festgestellt. In der umfangreichen
Bernhardtschen (23) Statistik von Hirntumoren findet sich gleichfalls
ein Trauma häufig als Ursache angegeben. Auch Allen Starr spricht sich
in positivem Sinne aus, v. Bergmann (24) dagegen sehr zurückhaltend.
Er erwähnt, daß man das prozentuale Ueberwiegen des männlichen
Geschlechts bei der Statistik der Hirntumoren mit traumatischen
Einflüssen in Zusammenhang gebracht hat, will aber nicht die Schlüsse
ziehen, welche Gutachter häufig bei Tumoren ableiten, „die mit einem
Trauma anfangen“, und zwar deshalb nicht, weil nach seiner Erfahrung
(z. B. beim Brustkrebs) das Trauma erst die Aufmerksamkeit auf den
Tumor lenkt und weil die traumatische Genese beim Hirntumor bald
in einer leichten Hautquetschung, bald einer zweifelhaften Hirnerschütterung, bald wieder in einer unzweifelhaften Hirnkontusion und
dann wieder in einem schweren komplizierten Schädelbruch gefunden
wurde.

Oppenheim (25) hat in seiner Monographie „Die Geschwülste
des Gehirns“ die Bedeutung des Traumas eingehend erörtert. Er

kommt auch in der neuen Auflage zu dem Schluß, daß auch nach Abzug aller anders zu erklärenden Fälle noch immer genug übrig bleiben, die keine andere Deutung zulassen, als daß die Kopfverletzung den Anstoß zur Entwicklung der Geschwulst gegeben hat. Immerhin will er dem Trauma nur die Bedeutung eines Agent provocateur beimessen, und zwar weil gerade der Tuberkel, das Syphilom und besonders das Aneurysma sich häufig im Anschluß an ein Kopftrauma entwickeln. Für den Zusammenhang zwischen Trauma und Hirntuberkel hat übrigens Walz (47) erst in letzter Zeit einen Beitrag geliefert und ein klassisches Beispiel für ein traumatisches Hirn-Gummi hat Laehr (31) mitgeteilt.

Bruns (26) meint, daß es oft nur die Unkenntnis der eigentlichen Ursachen ist, welche uns veranlaßt, das handgreifliche Trauma als eigentliche Ursache anzusehen. Er schließt dies u. a. daraus, daß man bei denjenigen Fällen, wo man die eigentlichen Ursachen kennt, z. B. den infektiösen Granulomen, das Kopftrauma nicht als Ursache der Geschwulst, sondern höchstens als Ursache der Lokalisation im Gehirn gelten lassen wird. Es scheint ihm schwer verständlich, „wie durch ein Trauma die Glia zu quantitativ und qualitativ abnormer Wucherung kommen soll und wie gar Sarkomformen hierdurch entstehen sollen, für die bei der betreffenden Hirnstelle überhaupt kein histologisches Analogon vorhanden war.“

Ziehen (27) äußert sich folgendermaßen: „Das Kopftrauma wird von den meisten Autoren als Ursache der Hirngeschwülste angeführt. Ich habe mich von diesem Zusammenhang in keinem einzigen Fall absolut sicher überzeugen können. Im Hinblick auf einzelne Fälle in der Literatur wird man ihn indes nicht bestreiten können und also in Unfallsachen diese Möglichkeit ausdrücklich betonen müssen.“

Sehr viel weniger skeptisch drückt sich Duret (28) aus. Er sagt: „que, quand après un traumatisme crânien, remontant à plusieurs années, on constate le syndrome des néoplasmes, il faut penser qu'il peut réellement s'agir d'une tumeur: car le traumatisme est un facteur pathogénique important de ces productions morbides“, und an anderer Stelle „le traumatisme crânien est un facteur fréquent de néoformations réelles dans l'encéphale.“ Bei der Erörterung der Natur der Neubildungen nach dem klinischen Bilde allein gebraucht er bei dem Kapitel Gliome, Glio-Sarkome und Sarkome sogar die Wendung: „L'étiologie traumatique est fréquente.“ —

Man sieht, daß an berufener klinischer Stelle keineswegs schon von einer Einmütigkeit der Ansichten gesprochen werden kann. Man ist denn auch von neurologisch- und von chirurgisch-spezialistischer Seite

aus bemüht gewesen, durch Veröffentlichung von Zusammenstellungen
etwas Licht in das Dunkel der vorliegenden Frage zu bringen. Der
Zahlen Gerhardts wurde schon gedacht; Löwenthal (29) fand
11 Gliome und 29 Sarkome unter 800 Tumorfällen überhaupt, in
welchen ein Trauma als Ursache angegeben war. Ed. Müller (30)
hat das ganze bis zum Jahre 1903 veröffentlichte Material von Stirn-
hirntumoren zusammengestellt; er findet in 20 % ein Trauma als
Ursache verzeichnet, will es aber nur in 7 % gelten lassen. — Schon
vorher hatte Adler genaue vergleichende Tabellen gebracht über
Hirntumoren, bei denen ein Trauma ätiologisch eingewirkt haben
sollte, und zwar nach den Veröffentlichungen von Gerhardt,
Lebert, Friedrich und Bernhardt, sowie nach eigenen Beobachtungen.

Erst vor wenigen Jahren hat nun Laehr (31) auf den Wert
genau beobachteter Fälle zur weiteren Klärung der strittigen Frage
des Zusammenhangs zwischen Trauma und Tumor aufmerksam gemacht und diesbezügliche Beiträge geliefert. Doch existierte damals
schon eine Kasuistik speziell für den Zusammenhang zwischen Kopftrauma und Hirntumor. Vorsichtiger Beurteilung bedürfen u. a. die
Fälle von Knapp (32), der 18 Jahre und von Tschirjew (33), der
7 Jahre nach dem Trauma die ersten Tumorsymptome feststellte.
Letzterer will übrigens das von ihm angenommene Gliom durch resor-
bierende Mittel (Quecksilber und Bäder) beseitigt haben. Ueberzeu-
gender sind die Fälle von Hitzig (34), von Kaufmann (35), von
Habel (36) und derjenige von Dudley (37).

Laehr teilt 4 Fälle mit, in welchen Tumorerscheinungen sich
an ein Kopftrauma anschlossen. Einer derselben ist der schon erwähnte Fall von Syphilom des Gehirns; den anderen 3 steht er in
seiner sorgfältigen Epikrise selbst sehr skeptisch gegenüber.

Einen weiteren Fall finde ich bei Henneberg (38). Derselbe
bietet dadurch ein mehr als gewöhnliches Interesse, als es sich um
einen Ponstumor handelt, dessen erste Symptome sich einstellten über
allgemeine nervöse Erscheinungen hinweg, die dem Unfall folgten.
Obgleich bei dem Trauma, das in einem Sturz aus 6 m Höhe auf die
rechte Körperseite bestand, nach der Anamnese ein Aufschlagen des
Schädels nicht einmal vorlag, meint Henneberg nach Lage des Falles,
„daß die Annahme eines ätiologischen Zusammenhanges sich kaum
von der Hand weisen läßt".

Weiter erwähne ich aus der jüngeren Literatur die Mitteilung von
Menne (39): Der Fall eines gußeisernen Deckels auf den Mittelkopf
löste nervöse Erscheinungen aus, als deren Ursache die Sektion ein

Gliom der linken Zentralwindungen ergab, diejenigen von Urquhart und Robertson (40 u. 41), in deren einem sich die ersten Erscheinungen allerdings erst 11 Jahre nach dem Trauma einstellten, und deren anderer zu den namentlich auch von Oppenheim betonten gehört, in welchen sich nach dem Trauma zunächst Epilepsie (in diesem Falle nach 2 Jahren) und erst später (hier nach weiteren 10 Jahren) Symptome des später gefundenen Tumors einstellten.

Nächst dem kasuistischen Beitrag von Friedeberg (42) und demjenigen von Holmes (43) ist der 3 Hirnsarkomfälle von Engel (44) zu gedenken, welche alle 3 nach einer Kopfverletzung allmählich entstanden. In einem Falle von Dercum u. Keen (45) spielten in der Anamnese mehrere Kopftraumen eine Rolle und in einem solchen Bruenings (46), wo es sich um einen Tumor im 4. Ventrikel bei einem 3jährigen Kinde handelte, traten die ersten Erscheinungen ebenfalls nach einem Kopftrauma auf.

Wenn ich nun aus dem Material der psychiatrischen und Nervenklinik der Charité einige hierher gehörige Fälle veröffentliche, so geschieht es in der schon von anderer Seite ausgesprochenen Ueberzeugung, daß der Kliniker vorzugsweise auf diesem Wege zur Aufhellung des dunklen Gebietes der Tumorätiologie und namentlich des Zusammenhangs zwischen Traumen und Hirntumoren beitragen kann. Ich weiß wohl, daß Neues dabei kaum wird gebracht werden können, aber jedes Gebäude hat viele Steine. Auch mancher andere, bereits bekannte interessante kasuistische Fall wird bei der Gelegenheit erörtert werden können.

Meinem sehr verehrten Chef, dem Geh. Medizinalrat Herrn Prof. Dr. Ziehen, möchte ich an dieser Stelle für die Anregung zu dieser Arbeit, sowie für die freundliche Unterstützung bei Anfertigung derselben meinen ergebensten Dank sagen.

## No. I.

37 Jahre alter Schlossergeselle. Alkoholiker. Juli 1905 mehrere Schläge auf den Kopf; bald danach Kopfschmerzen. Von Mitte August 05 an langsam sich entwickelnde Hemiparese links. Mitte September 05 aphasische Störungen, Astereognosie links, Hemianopsie links. Stauungspapille. September 05 Exitus.

Sektionsbefund: Tumor der rechten Hemisphäre in der Gegend des rechten Scheitel- und Okzipitallappens.

Richard Schm., Metalldreher, 37 Jahre alt, aus Berlin. Aufgenommen 16. 8. 05 (No. 2938). gestorben 28. 9. 05.

Anamnese (nach Angaben der Frau ergänzt): Der Vater starb mit 34 Jahren plötzlich an „Gehirnentzündung", die Mutter starb an Altersschwäche, eine Schwester der Mutter litt an Krämpfen. Eine Schwester des Kranken hat eine Wochenbettspsychose durchgemacht und starb nach vierjährigem Aufenthalt in einer Irrenanstalt. Ein Bruder starb im 44. Jahre plötzlich an Gehirnentzündung, eine andere Schwester und ein anderer Bruder leiden an Krämpfen.

Der Kranke selbst war in der Schule immer in der letzten Klasse, das Lernen wurde ihm sehr schwer. An Kinderkrankheiten hatte er Masern, Diphtherie, später Typhus. Vom 17. Jahre an litt er $3^{1}/_{2}$ Jahre lang an „gelbem Fieber". Er bekam jeden 3. Tag Fieber mit Schüttelfrost, dabei bestanden Kopfschmerzen und Flimmern vor den Augen. Er lebte damals in Hohensalza. Als er Soldat wurde, hörte diese Krankheit auf. Als Metalldreher hatte er selten mit Blei zu tun. I. Ehe mit 25 Jahren geschieden, 1 Sohn, II. mit dem 31. Jahre: 2 lebende, gesunde Kinder, 3 Aborte der Frau. Geschlechtliche Ansteckung wird geleugnet. Alkoholgenuß soll im Umfang von 50—60 Pfg. Schnaps und 4 Glas Bier täglich, Nikotinverbrauch im Umfange von 10 Zigarren täglich stattgefunden haben. Vor $2^{1}/_{2}$ Jahren ein Alkoholdelirium. Seit Jahren sehr reizbar und gewalttätig, auch eifersüchtig.

Am 11. 7. 05 abends 9 Uhr wurde der Kranke, als er aus seiner Tür heraustrat, von 6 Leuten überfallen, die ihn mit Stöcken, Hausschlüsseln, Fußtritten etc. mißhandelten. Er war nicht bewußtlos, ging in Begleitung von 2 Mann zur Rettungswache, wo man ihm nach seiner Angabe 8 Kopfwunden, nach Angabe seiner Frau eine Wunde auf dem Kopf und mehrere Gesichtswunden nähte. Am Rumpf hatte er in der Leisten- und Kreuzbeingegend blutunterlaufene Stellen. Ueber Uebelkeit und Erbrechen ist nichts bekannt. Es wurde Anzeige an die Staatsanwaltschaft erstattet. Die Kopfwunde heilte in 8 Tagen. Am 2. Tage nach dem Unfall stellten sich starke Kopfschmerzen ein, die von der Mitte des Kopfes nach beiden Schläfen zogen, „als ob im Kopf etwas los wäre" und bei Bewegungen, namentlich beim Bücken, hin- und herwackle. Außerdem stellte sich nächtliche Unruhe, Angst, Verminderung der Widerstandsfähigkeit gegen Alkohol ein, dem aber weiter zugesprochen wurde. Am 15. 8. schickte man ihn von der Arbeit fort, weil er ganz unsinnig und ungeschickt mit der linken Hand bei der Arbeit hantierte und nicht vorwärts kam; er war sonst Linkshänder. An diesem Tage fiel er zu Hause um, war 3—4 Minuten bewußtlos. — Nach den Angaben der Frau fiel ihr schon $^{1}/_{2}$ Jahr vor der Charitéaufnahme Zunahme der Vergeßlichkeit auf; seit dem Unfall hat die Reizbarkeit zu-, die Potenz abgenommen, desgleichen die Arbeitsfähigkeit.

Der Kranke klagt bei der Aufnahme über die schon geschilderten Kopfschmerzen und das Gefühl, als ob seine linke Hand ihm nicht gehöre, als ob sie zu viel da sei, zuweilen beim Treppenabsteigen Schwindelgefühl. Seh- und Hörvermögen haben nicht gelitten.

Status praesens: Ziemlich kräftiger Mann. Muskulatur und Fettpolster gut entwickelt. Innere Organe gesund, nur über der rechten Lungenspitze geringes Rasseln. Puls regelmäßig $4 \times 15$. Kopf an beiden Schläfen und vorn an der Haargrenze klopfempfindlich. In der Mitte des Kopfes eine 3 cm lange, verschiebliche, druckempfindliche Narbe. Kleine Narbe an der linken Nasenhälfte.

Von seiten der Hirnnerven findet sich nur leichte Entrundung beider Pupillen, deren Reaktion aber prompt ist, leichte Mundfazialisparese links.

Im Bereich der Extremitäten findet sich Steigerung beider Knie-, Lebhaftigkeit beider Achillessehnen-Phänomene. Die grobe Kraft des linken Armes ist etwas stärker als die des rechten (Linkshänder), Dynamometer: R. 65, 85, 80; L. 80, 85, 85. Es bestehen keine Störungen des Lagegefühls. Feine Berührungen werden überhaupt nicht empfunden, sonst keine Störungen der Sensibilität und Algesie.

Die Intelligenz zeigt schwere Defekte der Merkfähigkeit, der Kenntnisse der praktischen Lebenserfahrung und des Urteils.

22. 8. Andauernde Kopfschmerzen. Hat das Gefühl, als ob „vor der linken Hand eine Wand wäre", zieht sie dann zurück, weil er sich wehzutun glaubt.

23. 8. Beim Anziehen des Rockes ungeschickt, findet den linken Aermel nicht, beim Schuhanziehen wird die linke Hand geschont. Klagt über Schwäche im linken Arm, „als ob ich ihn verlöre". Dynamometer: R. 210, 185, 208; L. 150, 156, 175.

26. 8. Pupillen rund, linke weiter wie rechte. Fazialisparese nicht deutlich. Nadelstiche in linken Arm und linkes Bein weniger schmerzhaft als rechts. Druck auf den Processus mastoideus links etwas schmerzhafter als rechts. Alle Bewegungen im linken Arm ungeschickt. Spiel der Finger links langsamer als rechts.

6. 9. Sprachartikulation schlecht. Hauttemperatur des linken Armes niedriger als die des rechten. Der linke Arm wird kaum 20° über die Horizontale gehoben. Dynamometer: R. 140; L. 81. Stehen auf linkem Bein unmöglich. Korneal- und Konjunktival-Reflex links schwächer als rechts. Beim Gehen Herabhängen der linken Schulter und Nachschleppen des linken Beines. Kniephänomen gesteigert, links vielleicht etwas stärker als rechts. — Empfindung für warm und kalt im linken Arm und Bein aufgehoben.

7. 9. Starke Druckempfindlichkeit der großen Nervenstämme des linken Armes. Störungen des Lagegefühls links: Zeigefinger rechts 10 richtige Angaben, links unter 10 nur eine richtige, 5 falsch, 4 unbestimmt.

8. 9. Links Andeutung von Fußklonus.

9. 9. Beim Sprechen deutliches Zurückbleiben der linken Nasolabialfalte.

11. 9. Augenhintergrund nach wie vor normal. Puls $6 \times 12$. Parästhesien im linken Bein. Leicht unorientiert.

18. 9. Paraphasisch beim Spontansprechen, Benennen von Gegenständen und Nachsprechen. Astereognosie links. Hemianopsie links, durch Axenfeldsche Probe bestätigt. Völlige Lähmung des linken Armes, starke Parese des linken Beines. Kniephänomen links stärker als rechts. Babinski links.

19. 9. Beim Gähnen oft Beugebewegung im linken Arm. — Leichte sensorisch-aphasische Störungen.

21. 9. Euphorie.

23. 9. Augenhintergrund: Rechts Papillengrenzen unscharf, Venen prall gefüllt. Links beginnende Stauungspapille.

28. 9. Patient soporös. Fußklonus und Babinski beiderseits. Bulbi meist nach rechts gedreht. Verschluckt sich.

30. 9. Starker Sopor. Deviation von Kopf und Augen nach rechts. Völlige Resolution der linksseitigen Extremitäten. — Exitus letalis.

Sektionsbefund (Dr. Davidsohn): Herz mit reichlichem, epikarditischem Fettgewebe. Lungen voluminös, rechte Spitze verwachsen, schiefrig induriert, mit einem erbsengroßen verkalkten Herd in der Mitte. Beide Lungen sehr blutreich.

Bei Herausnahme des Gehirns fließt eine beträchtliche Menge gelber Flüssigkeit aus der krankhaft veränderten hinteren Hälfte der rechten Hemisphäre ab. Diese Partie eingesunken. Windungen der rechten Hemisphäre abgeplattet.

Tumor der rechten Hemisphäre in der Gegend des rechten Scheitel- und Okzipitallappens, im Zentrum zystisch gelatinös, an der Oberfläche hämorrhagisch und in geringer Ausdehnung in die Dura hineingewuchert. — Genauere Sektion wegen Zerfließlichkeit des Präparates nicht möglich.

Nach Härtung des Präparates (Dr. Beitzke): Tumor hat etwa Pflaumengröße, er besteht aus einem größeren grauen Teil und einem kleineren dunkelroten von etwa Haselnußgröße, die beide ziemlich scharf gegeneinander abgrenzbar sind.

Mikroskopisch (Dr. Beitzke; Färbung nach van Gieson): Sehr zellreicher Tumor, größtenteils aus spindeligen, teils auch aus rundlichen Zellen bestehend und aus feinfaseriger Grundsubstanz. Die Gefäße zeigen vielfach hyaline Degeneration. Außerdem sieht man hie und da homogene rundliche Körper, welche die Zellen des Tumors an Größe 10—20mal übertreffen und mit Hämatoxylin einen blaugrauen Farbenton annehmen (Verkalkungen oder Corpora amylacea?) An einigen Stellen finden sich größere Blutungen.

Ein Urteil über das Alter des Tumors vermochte Herr Dr. Beitzke auf Grund der ganzen makroskopischen und mikroskopischen Befunde nicht abzugeben. Doch hält er es für wahrscheinlich, daß der Tumor älter war als 3 Monate.


## No. II.

28 Jahre alter Rentenempfänger. Himmelfahrt 1902 Schlag auf den Kopf, Bewußtlosigkeit, Ruck im linken Arm und Bein. Nach einem Jahre Jacksonsche Krampfanfälle, Beginn im linken Bein. März 1904 Operation, Entfernung einer Zyste und eines Stücks verdickter Dura. April 1904 wieder Jacksonsche Anfälle. Mai 1904 Operation: Entfernung eines an der Falx major sitzenden gestielten Tumors. — Seitdem noch Jacksonsche und auch hysterische Anfälle.

Paul H., Rentenempfänger, 28 Jahre alt, aus Berlin. Aufgenommen am 6. Oktober 1905 (No. 3852), entlassen am 24. April 1906.

Anamnese: Vater war starker Trinker, starb an Herzschlag. Der Kranke nimmt an, er habe auch an Syphilis gelitten; ein Bruder trinkt und soll infolgedessen an Krämpfen leiden. Eine Schwester starb im Wochenbett, eine andere an einem Nierenleiden. Eine Schwester der Mutter ist nervös, vergeßlich, immer verstimmt.

Der Kranke selbst war als Kind kräftig, hatte nur Masern. Auf der Schule lernte er ziemlich leicht. Im Alter von 4 Jahren fiel er aus 2 m Höhe mit dem Kopf auf eine Eisenplatte, war $^{1}/_{4}$ Stunde bewußtlos und dann 5—6 Wochen krank, „wie Gehirnhautentzündung", er litt viel an Kopfschmerz, soll auch 1 Tag lang bewußtlos gewesen sein und seitdem auf dem linken Auge schielen. Er trinkt wenig Alkohol und hatte mit 20 Jahren einen Tripper.

Ehe 1900 mit tuberkulös belasteter Frau. 2 lebende Kinder, deren eines geistig zurückgeblieben. Ein Kind starb an Meningitis tuberculosa. Zwischen den Geburten 3 Aborte der Frau, die seit dem letzten Abort vergeßlich.

Himmelfahrt 1902 erhielt er mit einer Latte einen Schlag auf den Kopf, er war einen Moment bewußtlos, bekam einen Ruck im linken Arm und Bein und fiel hin. Der Schlag traf den Vorderkopf rechts, dort war zwar keine Wunde, sondern eine Schwellung der Haut. Ferner bekam er heftige Kopfschmerzen und erbrach eine Stunde lang. Er hinkte 3 Wochen lang mit dem linken Fuß. Genau ein Jahr nach dem Schlag traten zum ersten Mal Krämpfe auf. Er war an dem Tag viel gegangen und hatte starken Kaffee getrunken. Dann kamen abends im Bett die Krämpfe; sie begannen im linken Bein, betrafen dann die ganze linke Seite und gingen dann auf die rechte Seite über. Er war 5 Minuten bewußtlos, kein Zungenbiß, kein Einnässen. Vor den Anfällen, die zunächst alle 3 Wochen kamen und dann an Häufigkeit so zunahmen, daß sie in der Woche 3 mal auftraten, und die nach Bromkali nicht nachließen, ging ein Angstgefühl und ein Gefühl von Leere im Magen voraus. Einmal fand auch ein Zungenbiß statt. Auf nervenärztlichen Rat Aufnahme ins Krankenhaus Friedrichshain. Hier am 10. März 1904 Schädeleröffnung und Operation. In den ersten Tagen nach der Operation Fieber, bis 38,5, dann glatter Verlauf, Aufhören der Krämpfe. — Nach 4 Wochen aufgestanden, wieder ein Krampfanfall, genau wie früher, eher stärker. Mai 1904 erneute Operation an derselben Stelle, Entfernung einer Geschwulst von 6 cm Durchmesser. 12 Wochen bettlägerig wegen Lähmung der linken Seite. Nach im ganzen 16 Wochen konnte er wieder am Stock gehen, Umfang der Extremitäten hatte abgenommen. Inzwischen wieder Besserung.

Der mir von Herrn Dr. Neumann, ärztlichem Direktor des Krankenhauses Friedrichshain, für diesen kurzen Auszug gütigst zur Verfügung gestellten Krankengeschichte entnehme ich, daß bei der 1. Operation am 11. 3. 1904 sich im Verlauf des Sulcus Rolandi links eine flächenhafte Verdickung der Dura von ca. 3 cm Breite und 5 cm Länge fand, aus deren Mitte eine kaum kirschkerngroße Zyste ihren klaren Inhalt entleerte. Im Gyrus praecentralis fand sich entsprechend der erwähnten Zyste ein kleiner Eindruck, der sich nach oben hin als flächenförmige, doch weniger tiefe Versenkung fortsetzte. Die veränderten Durapartien wurden entfernt und die Dura durch Seidennähte vereinigt. — Bei der 2. Operation am 13. 5. 1904 fand sich ein der Falx major ansitzender, auf den Lobus paracentralis drückender pilzförmiger Tumor, der stumpf herausgeholt wurde. Die Maße des Tumors betrugen: Durchmesser 6 cm, Höhe 2 cm, Stieldurchmesser $1^1/_2$ cm. Konsistenz im ganzen derb. — Die mikroskopische Untersuchung des Tumors ergab, wie ich der Veröffentlichung Nast-Kolbs (59) über denselben Fall entnehme, daß es sich um ein Fibrom handelte.

Der Kranke selbst berichtet weiter, daß er das Krankenhaus Friedrichshain am 10. September 1904 verließ. Von Dezember 1904 bis Juni 1905 hatte er wieder Zuckungen in den linksseitigen Extremitäten, aber keine eigentlichen Anfälle, im Juli 1905 wieder einen Krampfanfall mit Bewußtlosigkeit und Zungenbiß, vom linken Arm ausgehend; auch später noch solche Anfälle, zuletzt 19. 8. 1905. Wegen Schmerzen im Gehirn und Herzbeklemmungen ließ er sich in die Charité aufnehmen.

Status praesens: Innere Organe gesund bis auf Akzentuation des 1. Tons an der Herzspitze. An der rechten Schädelhälfte eine fast handtellergroße lappenförmige Narbe der Kopfhaut und des darunter liegenden Knochens. Knochenlappen etwas prominent und entsprechend der Hautnarbe von einem ziemlich tiefen Sulcus umgeben. An einer Stelle scheint das Gehirn bloß zu liegen.

Von Seiten der Gehirnnerven findet sich: Strabismus divergens rechts. Leichte Schwäche der Musculi interni beim Blick nach rechts bzw. links. Keine Doppelbilder. Pupillen- Licht-Reaktion intakt. Papillen blaß, keine Stauungserscheinungen am Augenhintergrund, rechts mehrere chorioiditische Herde. Gesichtsfeldeinengung beiderseits medialwärts.  Mundfazialis: Rechts schwächere Innervation als links.

Extremitäten: Chronische Arthritis des linken Schultergelenks.  Motorische Schwäche im linken Arm.  Hemiparese des linken Beins; vereinzelte Zuckungen in der Muskulatur des linken Arms und des linken Beins.  Kniephänomene beiderseits gesteigert, links noch mehr als rechts, desgleichen Achillessehnen-Reflexe.  Fuß- und Patellarklonus links.  Die linke große Zehe steht dauernd in Dorsalflexion.  — Keine Störungen der Sensibilität und des Lagegefühls.  — Mehrere Druckpunkte.

12. 10.  Tonisch-klonische Krämpfe im rechten Arm und linken Bein mit Bewußtlosigkeit.

1. 1. 1906.  Anfall von Jackson-Typus.  Beginn im linken Arm.  Bewußtlosigkeit.

9. 2., 18. 2., 11. 3., 27. 3.  Erneute Anfälle.

24. 4.  Auf seinen Wunsch gebessert entlassen.

Diagnose: Hysterische imitatorische (automimetische) Pseudo-Jacksonsche Anfälle neben echten auf Narbenreizung beruhenden Jacksonschen Anfällen nach Exstirpation eines Tumors der rechten motorischen Region.

<h2 style="text-align:center">No. III.</h2>

31 Jahre alter Maurer.  Januar 1902 Stoß gegen die Mitte der Stirn.

Juli 1905 Kopfschmerzen, Mattigkeit, Schwindel, Erbrechen. Doppelsehen, Parästhesien rechts.  Pulsverlangsamung.  Hemiparese rechts, leichte algetische Störungen rechts.  August 1905 Zunahme der Hemiparese, Augenmuskellähmungen.  September 1905 Exitus.

Sektionsbefund: Hämorrhagischer Tumor im linken Pons-Teil.

Otto St., Maurer, 31 Jahre alt, aus Sophienstaedt bei Bernau.  Aufgenommen den 25. 7. 1905 (No. 2521), gestorben 18. 9. 1905.

Anamnese: Keine Heredität.  Als Kind gesund, lernte auf der Schule schwer; war Soldat 2 Jahre lang.  Gonorrhoe 1897, keine Lues.  Potus: 30 Pfg. Schnaps, 5 Flaschen Bier.

Am 16. Januar 1902 erhielt er von einem Schlosser, der damit beschäftigt war, Stahlblechtafeln aus den Laufträgern einer abzubrechenden Treppe herauszunehmen und dem eine Tafel aus der Hand glitt, einen Stoß gegen die Mitte der Stirn.  Er trug einen $2^{1}/_{2}$ cm langen Riß davon.  Ueber etwaige Folgen des Unfalls, wie Uebelkeit, Erbrechen, Schwindelgefühl, Kopfschmerzen, auch über die Dauer etwaiger Arbeitsunfähigkeit ist nach den Unfall-Akten nichts zu ermitteln gewesen.  Die Wunde wurde auf der Unfallstation verbunden.  Die Angehörigen des Mannes sind inzwischen verzogen; es war infolge dessen eine genauere Schilderung der direkten Unfallfolgen auch von ihnen nicht mehr zu erhalten.

Anfang Juli 1905 erkrankte St. mit Kopfschmerzen, Mattigkeit und Schwindel, „wie betrunken", er mußte taumeln.  Die Kopfschmerzen hörten 4 Tage vor der Charité-Aufnahme auf, dagegen nahm der Schwindel so zu, daß der Kranke nicht mehr gehen konnte.  Tags darauf trat Uebelkeit mit Erbrechen auf, und zwar nach dem Essen.  Seitdem täglich 2—3 mal Erbrechen.  Seit 4 Tagen auch Ohrensausen.

Doppelsehen seit etwa 8 Tagen.   Das Sprechen fällt ihm schwer, in der rechten Gesichtshälfte Gefühl, „als ob das Fell strammer sitzt". Seit 8 Tagen Kribbelgefühl, „als wie gelähmt" im rechten Arm und rechten Bein, sowie im Gesicht, rechts mehr wie links. Das Essen ist ihm öfter durch die Nase zurückgekommen. Keine Gedächtnisabnahme.

Status praesens: An der Streckseite des rechten Oberschenkels, weniger des linken, zahlreiche gelbliche erhabene Knötchen von Linsengröße; an der Glans penis ebenfalls mehrere derartige Knötchen. Diese Knötchen sollen etwa 3 Jahre bestehen.  Innere Organe gesund.   Puls gespannt, 60 Schläge.   Schädel nicht klopfempfindlich. Von Seiten der Gehirnnerven: Rechter Augenspalt etwas weiter wie linker, rechte Pupille etwas weiter wie linke. Licht- und Konvergenz-Reaktion prompt, Augenhintergrund normal. Beim Zähnefletschen sehr mangelhafte Innervation des rechten Mundfazialis.   Rechter Gaumenbogen in Ruhe und bei Innervation tiefer als linker. Zunge weicht etwas nach links, Spitze deutlich nach rechts ab.

Rechte Gesichtshälfte schwitzt stark, linke garnicht.

Extremitäten: Leichte Ataxie beim Fingernasenversuch rechts. Ausgesprochne motorische Schwäche des rechten Armes (Rechtshänder). Triceps- und Radius-Periost-Reflex rechts lebhafter als links. — Spiel der Muskeln links lebhafter als rechts, Knie- und Achillessehnen-Phänomen rechts lebhafter als links, Fußklonus und Babinski rechts.

Rumpf: Epigastrischer Reflex fehlt rechts, Kremaster-Reflex rechts sehr schwach.

Hypalgesie an der Innenseite des rechten Unterschenkels, fast keine Störung der Sensibilität.

Stehen breitbeinig nur kurze Zeit ohne Schwanken; beim Stehen mit geschlossenen Füßen sofort Fallen nach rechts.

18. 8. Sprache unbeholfen, undeutlich, nasal. Starke Zungenabweichung nach rechts.   Starke Fazialisparese rechts.   Beim Mundöffnen Verschieben des Unterkiefers nach links.   Subjektiv Gefühl von Schwellung der rechten Wange, objektiv nichts nachweisbar.

Klagen über schlechteres Sehen.   Augenhintergrund normal. — Assoziierte Blicklähmung nach rechts. Blick nach links total aufgehoben.   Beim Blick nach oben wird der linke Bulbus nur spurweise bewegt, der rechte wird nach außen bewegt.   Kornealreflex beiderseits herabgesetzt, links ist er noch lebhafter als rechts. Linker Lidspalt enger. Anheben des Processus mastoideus links schmerzhaft, rechts nicht. — Kniephänomen rechts klonisch, sehr starke Spasmen im rechten Bein.   Rechts Fußklonus ad infinitum, rechts Babinski.   Anscheinend Hypalgesie auf der ganzen rechten Seite.

In der rechten Hand schwere Lage- und Sensibilitätsstörungen.

22. 8. Linkes Augenlid hängt.

28. 8. Hautklinik erklärt die mikroskopischen Präparate des exzidierten Stückes für sicher nicht fibromatös; wahrscheinlich seien es kleine Adenome.

5. 9. Häufig Verschlucken.

11. 9. Augenhintergrund normal. Zunahme der motorischen Schwäche rechts.

18. 9. Allmählicher Fieberanstieg bis 39,4. Pneumonie hinten rechts unten. Mittags Exitus letalis.

Sektionsbefund: (Oberarzt Dr. Kuhn.) Großes dilatiertes schlaffes Herz.

Schluck-Pneumonie im ganzen rechten Mittel- und Unterlappen, kleinere Herde im linken Unterlappen.

Hämorrhagischer Tumor von Wallnuß- bis Kleinapfelgröße im linken Pons-teil, sich fortsetzend zum linken Hirnschenkel mit Erweichung des anliegenden Teiles, besonders des linken und rechten Hirnschenkels. Die basalen Hirnnerven sind völlig intakt.

Die mikroskopische Untersuchung (Dr. Beitzke) zeigt, daß es sich um eine große, die Brückensubstanz in der beschriebenen Ausdehnung zerstörende Blutung handelt. Dieselbe setzt sich nicht scharf gegen das gesunde Gewebe ab, sondern verliert sich allmählich oder auch mit einzelnen zackigen Ausläufern in dasselbe hinein. In diesem Grenzbezirk zwischen Blutung und gesundem Gewebe fällt die sehr große Zahl kleiner Gefäße auf, die meistenteils stark ausgedehnt und prall mit Blut gefüllt sind. Fast alle sind von einer mehr oder weniger deutlichen Zone kleinzelliger Infiltration umgeben, häufig findet sich auch Blut im perivaskulären Lymphraum. Auch in den blutig infarzierten Teilen sind auffallend viel kleine Gefäße vorhanden. Daneben fallen zahlreiche rundliche Gebilde von der Größe und Gestalt der Ganglienzellen auf, die teils mit braunen, teils mit schwarzen (Formalinfixation) Körnchen und Bröckchen erfüllt sind. Ein Kern ist in den meisten nicht mehr zu erkennen. Doch finden sich daneben zweifellose Ganglien-zellen, die erst eine ganz geringe schwarze oder braune Körnung zeigen. Ver-einzelt finden sich auch in der Umgebung der Blutung Corpora amylacea.

Diagnose: Pons-Blutung, vermutlich ausgehend von einem Angiom.

## No. IV.

32 Jahre alte Frau. Seit dem 17. Lebensjahr Schwindelanfälle, Februar 1904 Fall auf den Hinterkopf. Nach 14 Tagen Parästhesien in der rechten Hand. Januar 1905 Parese des rechten Armes, alge-tische Störungen daselbst, letztere dann auch links. Januar 1905 Hörstörungen rechts. Februar 1905 Schlucksstörungen. Exitus.

Sektionsbefund: Tumor der rechten Nebenniere. Tumor (Meta-stase) an der Grenze zwischen Medulla oblongata und Halsmark, sekun-däre Erweichung. Pachymeningitis haemorrhagica interna. Zystischer Tumor des rechten Felsenbeins.

Anna P., Arbeitersfrau, 32 Jahre alt. Aufgenommen am 14. 1. 05 (No. 6144), gestorben am 6. 2. 05.

Anamnese: Keine Heredität. Normale Entwicklung. Regelmäßige Menses. 1 Abort, dann 3 normale Geburten, gesunde Kinder. Keine Lues. — Die Kranke leidet seit dem 17. Lebensjahr an Schwindel, es wird ihr schwarz vor den Augen, „so flockig", im Gehirn dabei „Krabbeln", „das läuft alles so rum", dabei Gefühl von Schwere im Kopf. Ohne besondere Veranlassung, meist 8 Tage vor und 8 Tage nach den Menses; niemals umgefallen dabei. Im Februar 1904 fiel sie auf ab-schüssigem Wege auf den Hinterkopf und den rechten Ellbogen, stand sofort auf und ging weiter, keine Bewußtlosigkeit, kein Schwindelgefühl, keine Uebelkeit, kein Erbrechen. Nach 14 Tagen stellten sich Erscheinungen von Kältegefühl in den Fingern der rechten Hand ein; das Gefühl stieg allmählich aufwärts bis zum Handgelenk. Das Schwindelgefühl nahm zu, und wurde zur Zeit der Menses auch stärker als früher bei dieser Gelegenheit. Allmählich sank die rechte Schulter herab und begann abzumagern. Im Juli 1904 stellte sich Gefühl von Einschlafen in den sämtlichen Fingerspitzen der linken Hand ein, im Herbst 1904 stumpfes Gefühl im ganzen rechten Bein, Schwächegefühl in beiden Armen, rechts mehr wie links und im rechten Bein, hier am geringsten. Mitte Dezember 1904 kamen Schmerzen in der rechten Schulter, die sich bis hinter das rechte Ohr hinaufzogen, von da über das Genick hinter das linke Ohr bis zur linken Seite hinab, „bis zum Taillenschluß"; diese Schmerzen hauptsächlich nachts. Seit Anfang Januar 1905 Brennen auf der Stirn und im Gesicht, das bis zum Magen hinunterzieht, beinahe immerzu anhaltend; ungefähr ebenso lange Zunahme des Schwindelgefühls, beim Bücken und hauptsächlich beim Wiederaufrichten am stärksten, muß sich festhalten, um nicht zu fallen; nur im Bett setzt der Schwindel aus. Bei dem Schwindel keine Scheinbewegungen der Objekte.

Status praesens: Gesunde Gesichtsfarbe, Muskulatur und Fettpolster im allgemeinen gut entwickelt. Leichte Infiltration der rechten Lungenspitze. Puls regelmäßig, kräftig, 6 $\times$ 15. Auf der Haut des Abdomens und des Rückens zahlreiche 3 mm im Durchmesser betragende weiße Narben, von Geschwüren im 16. Lebensjahr.

Von seiten der Gehirnnerven: Rechte Pupille spurweise weiter als linke, Kornealreflex beiderseits schwach, rechts schwächer wie links, Nadelstiche in der rechten Gesichtshälfte schwächer empfunden.

Kopf kann in aufrechter Stellung nach hinten nicht bis in den Nacken gelegt werden, dabei außerdem starke Schmerzen. Starke Schmerzen auch bei extremen Seitwärtsdrehungen, die aber möglich sind. In liegender Stellung kann der Kopf nicht von der Unterlage erhoben werden, dabei krampfhafte Anspannung der Sternocleidomastoidei und des Platysmas. — 4. und 5. Halswirbel klopf- und druckempfindlich. Processus spinosus des 3. Halswirbels springt stark vor, darüber eine Einsenkung.

Aufrichten ohne Zuhilfenahme der Hände nur möglich bei Unterstützung des Kopfes. Bauchdecken-Reflexe symmetrisch. Von Seiten der Extremitäten: Rechte Schulter steht bedeutend tiefer als linke, Schulterheben ziemlich gleich, Delta-Muskel rechts vielleicht etwas schwächer als links. Keine Differenz im Umfang der Arme. Beim Finger-Nasen-Versuch Ataxie im rechten Arm. Radiusperiost-Reflex rechts stärker als links.

Dynamometer: Rechts 10, 14, 18; Links 45, 45, 43. Taktile Sensibilität und Temperatursinn intakt. Analgesie des rechten Arms und linken Vorderarms, Hypalgesie des linken Oberarms. — Kniephänomene gesteigert, Achillessehnen-Phänomene lebhaft, Fußsohlen-Reflexe plantar. Fußklonus beiderseits, rechts stärker als links. Spasmen im rechten Bein, grobe Kraft des rechten Beins stark herabgesetzt. Keine Störungen der Sensibilität an den Beinen. Herabsetzung der elektrischen Erregbarkeit mit etwas träger Zuckung im rechten Deltoides.

27. 1. Aufsitzen nur in der Weise möglich, daß Patientin den Oberkörper nach links dreht und sich mit dem linken Arm aufstützt. Kopfdrehung nach links ausgiebiger als nach rechts.

31. 1. Aufrichten ohne Hilfe nicht mehr möglich. Schwere Hörstörung rechts: Uhrticken links in 43 cm, rechts gar nicht gehört.

3. 2. Seit 5 Tagen Schluckstörungen. Leichtere Temperatursteigerung. Leichte katarrhalische Affektionen über den Lungen. — Augenhintergrund nach wie vor intakt.

4. 2. Pneumonie der rechten Lunge.
6. 2. Exitus letalis.

Sektionsbefund: (Dr. Beitzke.) Rückenmarkshäute außerordentlich stark gefüllt, nicht prall gespannt. Beim Durchschneiden des untersten Teils der Oblongata entleert sich eine eiterähnliche Flüssigkeit. Rückenmarkshäute ohne Besonderheiten. Die oberste Hälfte des Rückenmarks ist etwa auf das Dreifache des Volumens vergrößert, außerordentlich weich. Grade an der Durchschneidungsstelle, also im untersten Teil der Oblongata sitzt im Bereich der Hinterstränge etwas mehr rechts als links ein erbsengroßer, bräunlicher, ziemlich derber Tumor, der durch den Schnitt noch mitgetroffen ist. Das Rückenmark ist in der oberen Hälfte auf Querschnitten zentral erweicht, an Stelle der grauen Substanz befindet sich eine mit Gewebstrümmern angefüllte Höhle. Nur ein schmaler Rindenbezirk von einigermaßen festerer Konsistenz ist übrig geblieben. Erst im unteren Teil des Brustmarks zeigt sich wieder die normale Konsistenz. Die Pia-Venen sind hier stark gefüllt im Gegensatz zu den Pia-Gefäßen der oberen Rückenmarkshälfte. Die Marksubstanz ist auf Querschnitten, die nahe den erweichten Partien liegen, noch nicht ganz klar zu erkennen. In der weißen Substanz befinden sich verschiedentlich kleine Blutungen.

Dura des Gehirns mäßig gespannt, auf der Innenfläche sind beiderseits rote bis graurote Auflagerungen. Im Längssinus Cruor und Speckgerinnsel. Pia durchsichtig, Arterien an der Basis zart. Der untere Teil der Oblongata ist in eine weiche, fast zerfließliche Masse verwandelt, mit dem Messer nicht schneidbar. Auf Frontalschnitten durch den oberen Teil läßt sich erkennen, daß zuerst links im Bereich der unteren Olive nach der Gegend der Schleife hinein braunrötliche Verfärbung der Erweichung auftritt, die weiter nach unten rasch in die völlige Malacie der Oblongata übergeht.

Am rechten Felsenbein in der Gegend des Meatus auditorius internus befindet sich eine Hervorragung von der Größe einer halben Wallnuß, derb, von bräunlicher Farbe. Dementsprechend zeigt sich an der rechten Kleinhirn-Hemisphäre eine Impression von demselben Umfange. Nervenstämme an der Basis weiß und derb, nur der rechte Trigeminus etwas grauer als der linke.

In der linken Nebenniere findet sich nur ein etwa 5 cm langer, 1—2 cm breiter Streifen normaler Substanz vor. Sie geht medianwärts über in einen hühnereigroßen, ziemlich weichen Tumor mit dunkelrot gefärbter Schnittfläche, welcher eine kirschkerngroße glattwandige Zyste enthält. An linker und rechter Niere auf der Oberfläche Zysten.

Der Tumor am rechten Felsenbein erweist sich nach dem Durchsägen aus hanfkorn- bis erbsengroßen, mit einander kommunizierenden Zysten mit teils knöcherner, teils häutiger Wandung zusammengesetzt. Er liegt in der Gegend der Schnecke, welche selbst daneben nicht sichtbar ist. Es macht den Eindruck, als handle es sich um eine zystische Erweiterung der Schnecke.

Diagnose: Tumor in der rechten Nebenniere. Tumor (Metastase?) an der Grenze von Medulla oblongata und oberem Halsmark mit starker Erweichung der unteren Oblongata, des Halsmarkes und der 2 oberen Drittel des Brustmarkes. Zystischer Tumor des rechten Felsenbeins mit Impression am Kleinhirn. Geringe graue Degeneration der rechten Trigeminuswurzel. Pachymeningitis haemorrhagica interna. Schluckpneumonie beiderseits. Zysten in beiden Nieren. Zysten beider Ovarien. Erosion am äußern Muttermund. 2 Pentastomen in der Leber.

Der mikroskopische Befund des Nebennieren-Tumors, der von Herrn Dr. Beitzke, Prosektor am pathologischen Institut, erhoben und mir gütigst zur Verfügung gestellt ist, lautet folgendermaßen: Der Tumor geht aus dem Mark hervor und besteht aus einem zarten, Blutkapillaren führenden Stroma, in das die Zellen mit relativ großem Protoplasma-Leib und großen bläschenförmigen Kernen eingelagert sind. Vereinzelte Kerne übertreffen die andern an Größe um das 3- bis 4 fache. Auch finden sich Zellen mit 3—4 meist auffallend großen Kernen, so daß einige Aehnlichkeit mit Knochenmarks-Riesenzellen besteht. Kernteilungs-Figuren finden sich spärlich. Hin und wieder trifft man in der Geschwulst größere Gefäßstämmchen und in der Nachbarschaft des noch erhaltenen Nebennieren-Gewebes auch kleine Nervenstämme. — Es erscheint fraglich, ob die Geschwulst als Karzinom oder Sarkom zu bezeichnen ist, wahrscheinlich aber ist es ein Karzinom.

Eine mikroskopische Untersuchung der Rückenmarksgeschwulst hat aus äußeren Gründen — da das Präparat verloren ging — nicht vorgenommen werden können, doch hält es der Obduzent nach dem mikroskopischen Befund für nicht ausgeschlossen, daß das Alter des ganzen Oblongata-Rückenmarksprozesses ca. 1 Jahr beträgt.

Das Bestehen der Zysten hält er für einen zufälligen Nebenbefund. Die Zysten seien wahrscheinlich sämtlich angeboren.

Die vorstehenden 4 Fälle sind aus dem gesamten Material der in der Zeit zwischen dem 1. April 1904 und 30. Juni 1906 in der psychiatrischen und Nervenklinik der Charité zur Beobachtung gekommenen Fälle ausgewählt, bei welchen die Diagnose Tumor cerebri entweder durch die Obduktion bestätigt oder wenigstens mit ziemlicher Sicherheit, ohne nachherige Bestätigung durch die Autopsie, gestellt wurde. Die Zahl der zur Verfügung stehenden Fälle betrug 55. Außer den 4 genannten war nur noch bei 9 in der Anamnese ein Trauma genannt. Von diesen 9 mußten 6 für die vorliegende Betrachtung gleich ausgeschieden werden, weil nach der Intensität oder nach dem Sitz des Traumas ein ätiologischer Zusammenhang mit größter Wahrscheinlichkeit von vornherein ausgeschlossen werden mußte; bei einem Fall waren die Angaben über Art und namentlich Zeitpunkt des Traumas zu wenig sicher und zwei Fälle eigneten sich nicht, weil sich die Diagnose allein auf die klinische Beobachtung gründete und diese nicht ganz eindeutig war.

In den vorliegenden 4 Fällen hat nun der I. zunächst viel Bestechendes: Schon am 2. Tage nach den mehrfachen Kopftraumen sollen sich die ersten Beschwerden eingestellt haben; es findet sich also die von vielen Autoren geforderte Brücke der Erscheinungen, welche vom Trauma zum Tumor führt. Auf den Wert dieser Forderung wird übrigens nachher noch einzugehen Gelegenheit sein. Der Kranke soll, abgesehen von psychischen Erscheinungen, welche ja in der Tat mit seinen chronischen Alkoholexzessen zu erklären wären, vor dem

Trauma gesund gewesen sein: immerhin gibt die schon ein halbes Jahr zurückliegende Gedächtnisschwäche zu denken; und schließlich findet sich nachher die erwartete Geschwulst ungefähr in der Gegend, welche dem Sitz der einen, der Mittelkopfverletzung entsprach. Dagegen ist aber einmal geltend zu machen, daß die unmittelbare Wirkung der 8 Traumen nicht sehr stark gewesen zu sein scheint, denn von sofortigen ernsteren Zerebralerscheinungen wird nichts berichtet. Doch ist das ein Einwand, der wenig schwer wiegt, da, je nachdem man sich die Rolle eines Traumas bei der Entstehung eines Tumors denkt, man auch die Anforderungen an die Schwere des etwa notwendigen Traumas verschieden stellen kann. Denkt man sich z. B. im vorliegenden Falle den Tumor aus einem embryonalen, durch das Trauma zur Wucherung gebrachten Keim hervorgegangen, so brauchte das Trauma nicht einmal sehr stark gewesen zu sein. Es ist ferner zu erwähnen, daß der Kranke Alkoholist war, und daß die etwa schon vor dem Trauma bestehenden und durch den Tumor hervorgerufenen subjektiven Erscheinungen durch die alkoholistischen Beschwerden verdeckt sein konnten bzw. von dem Kranken selbst zunächst damit erklärt wurden. Das Trauma mag sie verstärkt und die Aufmerksamkeit darauf gelenkt haben, wahrscheinlich war sein Auftreten nur ein zufälliges, gleichgültiges Moment. Daß der Tumor alsdann schon vorher symptomlos bestanden haben müßte, würde ja alter, mehrfach gemachter Erfahrung nicht widersprechen. Erst in letzter Zeit hat Edinger (48) von einer Kranken berichtet, die im 18. Lebensjahre unter schweren Hirnerscheinungen erkrankte und nach Schwinden dieser Erscheinungen innerhalb von 9 Tagen bis zum 66. Jahre völlig gesund war. Im Anschluß an psychische Alteration erkrankte sie jetzt erst zum zweiten Male unter schweren Hirnerscheinungen und kam nach 4 Wochen zum Tode. Die Obduktion brachte ein altes von der Dura ausgehendes Sarkom mit Blutungen in der Geschwulst und Erweichung des umgebenden Hirngewebes zutage.

Gegen den zu erörternden Zusammenhang spricht in unserem Falle aber am meisten der pathologisch-anatomische Befund. Es ist unwahrscheinlich, und der pathologische Anatom hat sich in demselben Sinne ausgesprochen, daß ein Tumor von der Größe und Beschaffenheit des vorliegenden, der bei seinem nicht übermäßigen Gefäßreichtum vielleicht nicht einmal große Wachstumsfähigkeit gehabt hat, innerhalb von $2\,^2/_3$ Monaten entstanden sein sollte.

Immerhin muß wohl mit der Möglichkeit des Zusammenhangs gerechnet werden, denn mit Sicherheit hat sich das Alter der Geschwulst natürlich nicht bestimmen lassen, und außerdem würde auch die Annahme, der Tumor sei von der Dura ausgegangen und zwar von einer Narbe, welche von einer traumatischen Zerrung oder Zerreißung zurückblieb, an sich nichts Gezwungenes haben. Wahrscheinlich aber ist es, daß hier ein ähnlicher Fall vorliegt, wie bei Carrara (49), in welchem eine Kopfverletzung mittelbar zum Tode führte und die Obduktion ein Neurogliom in der rechten Hemisphäre aufdeckte. — Für Unfall- und forensische Zwecke würde man hier die Möglichheit eines Zusammenhanges auch in der Erwägung nicht ganz haben ausschließen können, daß doch das Trauma eine sekundäre Blutung bewirkt oder doch wenigstens durch Hyperämie das Wachstum angeregt haben könnte. —

Stern (16) sagt: „Niemand wird wohl heute mehr behaupten wollen, daß das Trauma in derartigen Fällen (einmaliges Trauma als Ursache für Gliome und Sarkome) die Ursache der Geschwulstbildung darstelle." Das mag für die Gliome und Sarkome zutreffen, für sämtliche Geschwulstarten gilt es wohl kaum. Ich erinnere da an die Mitteilung Borsts (7), der im Anschluß an Ohrläppchendurchstechung beiderseits multiple Fibrome auftreten sah, zu der Erklärung. dieser Erscheinung allerdings die Annahme einer vorher vorhandenen Disposition glaubt nicht entbehren zu können. Ich meine, man geht nicht fehl, wenn man in unserem II. Falle in demselben Sinne eine unmittelbare ätiologische Wirkung des Traumas für die Geschwulstbildung annimmt. Hier deutet vielleicht auch „der Ruck" im linken Arm und Bein gelegentlich des übrigens schweren, zu Bewußtlosigkeit führenden Traumas auf eine unmittelbare Blutung; darauf deutet auch das drei Wochen lang bestehende und dann sich wieder ausgleichende Hinken mit dem linken Bein. Genau nach einem Jahr kommen dann die ersten Jacksonschen Anfälle, welche zur Operation an der alten Verletzungsstelle, zum Auffinden einer Duranarbe und bei späterer Operation zur Entdeckung eines von der Falx major ausgehenden Tumors führen. Die Größe des Tumors und seine Struktur machen den Zusammenhang nur noch wahrscheinlicher; ich bin hier nicht sehr skeptisch und möchte nicht an zufälliges Zusammentreffen glauben. Ich denke mir, daß hier der Tumor von einer durch das Trauma gesetzten Zerreißung der Falx major bzw. deren Narbe ausgegangen ist; vielleicht war dazu eine Prädisposition erforderlich und vorhanden. Erbliche Belastung, auf deren Bedeutung bei Entstehung von Hirntumoren Wernicke vorzugsweise hinwies, liegt jedenfalls vor. Daß zwischen dem Trauma und dem ersten Auftreten von Tumorsymptomen — nach völligem Abklingen der ersten Traumafolgen — ein von Beschwerden freies Intervall von fast Jahreslänge liegt, scheint mir

keineswegs gegen den Zusammenhang zu sprechen. Ich weiche darin
von der Auffassung, wie sie viele, namentlich Chirurgen haben, ab:
ich meine im Gegenteil, es ist nicht einzusehen, weshalb gleich nach
dem Trauma Beschwerden bestehen sollen, wo doch dem Tumor erst
eine gewisse Zeit zum Wachsen gelassen werden müßte, und finde
geradezu umgekehrt, daß das Einsetzen von Beschwerden unmittelbar
mit dem Trauma viel eher dafür spricht, daß das Trauma an jener
oder einer benachbarten Stelle bereits einen Tumor vorfand, auf den
es nun vielleicht fördernd einwirkt.

Aehnlich wie in diesem liegen die Verhältnisse übrigens auch in
einem von Uhlemann (51) und in einem jüngst von Liefmann (50)
mitgeteilten Falle. In letzterem bekommt ein bis dahin gesunder
Mann ein heftiges Kopftrauma. Erst nach 8 Monaten Kopfschmerzen,
nach weiteren 8 Monaten Zeichen einer isolierten Rindenerkrankung.
Die Operation fördert ein Sarkom zutage, dessen Sitz dem der nach
dem Trauma zurückgebliebenen Narbe entsprach.

Auf ähnliche Fälle, in welchen die Narbe direkt zum Tumor
führte, hat übrigens auch Oppenheim schon hingewiesen, ebenso,
wie schon erwähnt, auf diejenigen, in welchen dem Trauma zunächst
Epilepsie und später erst ein Tumor folgt. Einen hierher gehörigen
Fall hat in letzter Zeit Boumann (52) mitgeteilt. Er führt in seinem
Falle übrigens die voraufgehenden epileptischen Krämpfe auf den
nach seiner Annahme vermutlich schon bestehenden Tumor zurück.

Wenn ich mich nun der Betrachtung von Fall III zuwende, so
bin ich mir wohl bewußt, daß hier die Anamnese, soweit sie das
Trauma angeht, lückenhaft ist, und daß die von vielen Autoren, jüngst
noch von Veraguth (53), mit Recht und immer wieder gestellte
Forderung nach minutiösestem Studium der Unfallanamnese hier nicht
erfüllt werden kann. Der Kranke hatte den Unfall, der ja einige
Jahre zurücklag, verschwiegen und später war selbst aus den Unfall-
akten über den Hergang des Traumas etwas Genaues nicht mehr zu
erfahren. Aber der Fall hat in anderer Beziehung noch ein besonderes
Interesse und ich glaubte daher, auf seine Mitteilung nicht verzichten
zu sollen. Hier ist das Trauma fast $3^{1}/_{2}$ Jahre dem Auftreten
der ersten Tumorsymptome voraufgegangen; auch wird nichts über
Krankheitserscheinungen in der Zwischenzeit berichtet. Ich greife da
auf das schon vorher über diesen Punkt Gesagte zurück. Nimmt
man als Vorbedingung in irgend einem bestimmten Tumorfall eine
embryonale Keimverlagerung an, supponiert man ferner, daß ein
solcher Keim durch das Trauma günstige Wachstumsbedingungen
erhielte, dann wäre es noch weniger verständlich als vorher bei den

aus Narben sich etwa entwickelnden Tumoren, weshalb unmittelbar, nachdem der betreffende embryonale Keim seine günstigen Wachstumsbedingungen bekommen hat, schon Tumorsymptome oder andere Beschwerden vorhanden sein sollten. Ich schicke also auch hier voraus, daß ich das Bestehen von frühzeitigen sekundären Symptomen nach dem Trauma, das übrigens nach der Anamnese immerhin ziemlich heftig gewesen sein kann, für die Annahme eines Zusammenhangs glaube entbehren zu können.

Nun sitzt aber der Tumor auch gar nicht an der Stelle der ursprünglichen Gewalteinwirkung, wie es u. a. auch von Thiem verlangt wird, sondern sogar recht weit entfernt: das Trauma traf die Stirn, der Tumor sitzt in der Brücke. Aber auch diese Forderung kann m. E. für die eigenartigen Verhältnisse des Gehirns nicht immer aufrecht erhalten werden. Man hat sich mit Recht daran gewöhnt, bei Gehirnverletzungen mit Contrecoupwirkungen zu rechnen, so daß ich nicht einsehe, weshalb nicht ein Trauma, wenn es überhaupt auf die Bildung eines Hirntumors auslösend wirken kann, dies nur immer an der gerade getroffenen und nicht auch an der etwa durch Contrecoup verletzten Stelle tun sollte. Dies ist eine Auffassung, der sich sicher schon Kaufmann (35) nicht verschlossen hat, als er seine kasuistische Mitteilung über den Zusammenhang zwischen einem Kopfunfall und einem Sarkom in der Marksubstanz machte. Lichtwitz (54) nimmt in seinem Falle von Sarkom der Dura der mittleren Schädelgrube Contrecoup bei einem schweren Trauma als auf die Entstehung des Tumors wahrscheinlich wirksam an; eine andere Auffassung dürfte auch ein Fall von Bruns (55) nicht zulassen, der einen Mann etwa 2 Jahre nach einer Verletzung des Schädels links an einem Tumor der vorderen medianen Partien der linken mittleren Schädelgrube, vielleicht von der Hypophysis ausgehend, sterben sah und ihm die Vollrente zusprach. — Ueberhaupt kann eigentlich ein Trauma theoretisch fast an jeder beliebigen Stelle einen Tumor hervorrufen. Denn, wie die Lokalisation der kleinen Blutungen bei experimentellem Trauma beweist, finden sich Kommotionswirkungen fast in der ganzen Hirnmasse, nicht nur in der Linie des Stoßes; wenn also embryonale Keime irgendwo vorhanden sind, könnten sie durch jedes Trauma zur Geschwulstbildung veranlaßt werden.

Um einen Pons-Tumor handelte es sich übrigens auch bei dem schon zitierten Hennebergschen Falle und bei einem von Remak (56). Der letztere soll sich auch an Schädeltraumen angeschlossen haben. Allerdings fehlt bei ihm die Bestätigung durch die Autopsie. Und Oppenheim (57) hat noch in jüngster Zeit betont, daß ihm speziell bei den Neubildungen der Brücke die „scheinbar traumatische Genese" relativ oft begegnet sei.

Das Fehlen von unmittelbaren Sekundärsymptomen nach dem Trauma und der Sitz des Tumors entfernt vom Sitz des Traumas würden also m. E. die Annahme eines Zusammenhangs in unserem Falle nicht hindern. Aber es handelt sich hier nicht um eine Geschwulstart, die sich von einer Narbe aus entwickelt haben könnte, wie vorher das Fibrom bei II, auch nicht um ein Gliom oder Sarkom, das sich im Sinne der letzten Erörterungen aus einem embryonalen versprengten Keim gebildet hätte, sondern es liegt ein Angiom vor, für das embryonale Voraussetzungen immerhin auch diskutierbar sind. Auf die Häufigkeit von Zerebral-Angiomen, namentlich auch in der Brücke, hat schon Virchow hingewiesen, und ebenfalls Virchow (2) ist es, der erörtert hat, daß man Angiome häufig als kongenitale Anlagen findet, daß sie aber auch extrauterin entstehen können; sie sind ihm außerdem Proliferationsgeschwülste im vollsten Sinne des Wortes und „ihre Entstehung führt zurück auf einen Irritationszustand." Virchow deutet dann weiter an, daß ein Reiz in diesem Sinne wohl auch in einem Trauma gefunden werden könne. Ich bin weit davon entfernt, in unserem Falle, einen solchen Zusammenhang als wahrscheinlich hinstellen zu wollen, aber es ist sicher berechtigt, diesen Zusammenhang hier als möglich anzunehmen, z. B. in dem Sinne, daß auf die kongenitalen Teleangiektasien im Pons das Trauma durch erhöhte Blutzufuhr oder andere Momente irritierend einwirkte. Immerhin muß ich diese Erörterung selbst als rein hypothetisch bezeichnen, wenngleich die Größe und das nach dem mikroskopischen Befund sicherlich nicht geringe Alter der Geschwulst die Annahme eines Zusammenhangs an und für sich nicht hindern würden. Die gegenteilige Ueberzeugung, das Trauma sei hier ein zufälliges und gleichgültiges Faktum gewesen, ist ebenso sehr berechtigt.

Fall IV ist streng genommen nicht hierher gehörig, kann aber mit derselben Berechtigung hier Platz finden, mit der die Betrachtung der Medulla oblongata gemeinhin im Zusammenhang mit dem Gehirn stattfindet. Ich verkenne nicht, daß hier mit Sicherheit von einem nur leichten Trauma berichtet wird, daß die Annahme einer traumatischen Wirkung durch Contrecoup hier immerhin nicht unbedenklich ist, und daß ich mich auch mit der Annahme, der Tumor der Oblongata sei eine Metastase der Nebennierentumoren, auch noch auf dem Gebiete der Hypothese befinde. Aber andererseits ist der Sitz des Oblongata-Tumors ein so außergewöhnlicher, daß man wohl berechtigt ist, auch an eine außergewöhnliche Aetiologie zu denken; dazu kommt, daß nach pathologisch-anatomisch sachverständigem Urteil der ganze Oblongata-Rückenmarksprozeß wohl etwa 1 Jahr alt sein kann und daß somit der Befund auch in dieser Beziehung sich in einen traumatischen Zusammenhang hineinpassen läßt.

Die Genese dieses metastatischen Tumors könnte man sich alsdann nach Analogie der Entstehung von Tuberkeln und Syphilomen des Gehirns vorstellen, deren gelegentliche traumatische Entstehung, wie schon vorher bemerkt, wohl nirgends mehr einem Zweifel begegnet. Man könnte sich denken, daß das Trauma an der befallenen Stelle des Zentralnervensystems durch Gefäßlähmung oder dergl. ein weniger widerstandsfähiges Gewebe geschaffen hätte, in welchem die von der primären Geschwulst fortgeschleppten Karzinomkeime einen günstigen Boden fanden.

Bei zusammenfassender Betrachtung dieser 4 Fälle bleibt eigentlich nur einer, nämlich Fall II — allerdings auch der einzige, bei welchem die Erhärtung der gestellten Diagnose durch die Autopsie fehlt — als einer, bei dem mit ziemlicher Sicherheit, oder doch wenigstens großer Wahrscheinlichkeit von einem direkten Zusammenhang zwischen Trauma und Tumor gesprochen werden könnte. In den übrigen 3 Fällen wird man bei I den Zusammenhang als wenig wahrscheinlich, wenn auch noch als möglich bezeichnen müssen, und in Fall III und IV kann man über die Annahme einer gewissen Möglichkeit ebenfalls nicht hinausgehen.

Fall II—IV stellen jeder für sich einen Repräsentanten der verschiedenen Beziehungen zwischen Trauma und Tumor dar:

1. Es besteht eine angeborene Anlage, als angeborene Teleangiektasie vielleicht in Fall III vorhanden (in Gestalt embryonaler, versprengt liegender Keime vielleicht Hauptursache der Gliome und Sarkome).

2. Durch das Trauma entsteht eine Blutung oder eine andere Gewebszerreißung. Es kommt zu einer Narbe. Durch einen Reiz irgendwelcher Art entsteht Gewebswucherung und damit ein Tumor wie bei Fall II (vorzugsweise wohl für Fibrome denkbar).

3. Ein Trauma schafft in einem Gewebe eine Stelle mit verminderter Widerstandskraft. Im Körper kreisende Schädlichkeiten, Tuberkelbazillen, Syphilisgift, Krebskeime siedeln sich dort an und bringen die Geschwulst hervor (Fall IV).

Damit scheinen mir unter Beiseitelassung ausführlicherer, zum Teil schon andeutungsweise gegebener pathologisch-anatomischer Erörterungen die wesentlichen Punkte des besprochenen Zusammenhanges erschöpft zu sein. Wir sind damit zwar wieder ganz auf dem Boden

der Hypothese angelangt, den wir auch vorher schon mehrfach be-
treten mußten. Verlassen wir aber diesen Boden und begeben uns
auf das Gebiet praktischer Forschung, so schrumpft die Wahrscheinlichkeit einer traumatischen Tumorgenese noch mehr zusammen als
sie an und für sich schon war: Brun (58) hat sich bemüht, das
Schicksal von 470 Schädelverletzten zu verfolgen. Von ihnen starben
165 an der Verletzung, von den übrigen sah Brun 160 nach längerer
oder kürzerer Zeit wieder. Soviel ich sehe, ist unter ihnen kein
einziger, bei dem hinterher ein Hirntumor gefunden wurde. Diese
Zahlen beweisen zwar höchstens, daß die traumatische Genese von
Hirntumoren sehr selten sein dürfte, wie es auch die Statistiken,
wenigstens der kritisch sichtenden Autoren, beweisen, aber auch nur
eine gegenteilige Entdeckung, als Brun sie machte, würde außerordentlich wichtig sein. Daher scheint mir das Vorgehen von Brun
der Nachahmung wert, schon deshalb, weil man es bei etwaigem
späteren Auftreten von Tumoren mit einem schon früher untersuchten
Krankenmaterial zu tun hätte. Chirurgen und Neurologen sollten sich
hier die Hand reichen.

Weitere Aufschlüsse über die vorliegende Frage wären vielleicht
von dem Tierexperiment zu erwarten. Versuche von künstlicher Erschütterung des Rückenmarks, wie sie Schmaus u. Sacki (60) und
von Verhämmerungen des Schädels bei Tieren, wie sie andere Autoren
(Koch u. Filehne und neuerdings Yoshikawa im Laboratorium der
psychiatrischen und Nervenklinik der Charité) ausgeführt haben,
könnten für die Klärung der vorliegenden Frage Nachahmung finden.
Dazu wäre allerdings eine genügend lange Lebensdauer der Tiere
nach dem Trauma erforderlich. Bei den bisherigen Versuchen
auf diesem Gebiete sind meines Wissens Tumoren, die mit einem
Trauma in Zusammenhang gebracht werden konnten, nicht gefunden
worden.

Um nun kurz noch einmal auf die oben geschilderten 4 Fälle
einzugehen, so haben sie praktisch verwertbare Gesichtspunkte für die
Chirurgie, soweit es sich um die Indikation zur Operation und die
zur Schädeleröffnung zu wählende Stelle handelt, nicht gebracht.
Fall III und IV müssen in dieser Erörterung von vornherein aus-
scheiden, weil eine lokalisatorische Beziehung zum Trauma nicht vorhanden war, und weil sie ebenso wie Fall I inoperabel waren. In
Fall II konnte das Trauma den Weg zum Krankheitsherd nicht zeigen,
weil es keine Narbe, nicht einmal eine Hautnarbe hinterlassen hatte.
Der Chirurg wählte hier vielmehr mit Recht den Ort der Operation
nach dem klinischen Bilde. Und selbst bei vorhandener Narbe würden.

wie von chirurgischer Seite selbst betont ist, die Herdsymptome in
allererster Linie Wegweiser sein müssen.

Zum Schluß noch ein Wort über die unfallgutachtliche Stellungnahme. Ich meine nicht, daß sie eine Betrachtung des Gegenstandes
von einem anderen Gesichtspunkte aus verlangt, als von dem rein
wissenschaftlichen: Sind wir der Ueberzeugung, daß Fälle vorkommen
mögen, in denen das Trauma Vorbedingungen schafft, auf denen sich
dann die Entwickelung eines Tumors aufbaut (Tumorentwickelung von
einer Narbe aus, Schwächung von Hirngewebe zur Ansiedlung von
irgendwelchen Keimen) und halten wir es fernerhin für möglich, daß
das Trauma bei vorhandener Prädisposition auf die Entstehung eines
Tumors auslösend wirkt (Wucherung eines versprengten embryonalen
Keimes oder dergl.), so brauchen wir im gegebenen Falle nur die
Konsequenzen daraus zu ziehen und sind im Interesse des Verletzten
verpflichtet, dies im weitesten Maße zu tun. Freilich wird dabei sorg-
fältigste Prüfung des einzelnen Falles unerläßlich sein. In diesem
Sinne ist denn auch im Falle III von Herrn Dr. Vorkastner das
Gutachten dahin abgegeben worden, daß ein Zusammenhang zwischen
Trauma und Tumor möglich sei.

—————————————

# Literatur.


1. Stadelmann, Ueber Späterkrankungen des Gehirns nach Schädeltraumen.
   Deutsche med. Wochenschr. 1903.
2. Virchow, Die krankhaften Geschwülste. 1864—65.
3. Cohnheim, Vorlesungen über allgemeine Pathologie. Berlin 1877.
4. Ribbert, Zur Entstehung der Geschwülste. Dtsch. med. Wochenschr. 1896.
5. Derselbe, Inwiefern können Neubildungen auf traumatische Einflüsse zurückgeführt werden. Aerztl. Sachverst.-Ztg. 1898.
6. v. Hansemann, Die mikroskop. Diagnose der bösartigen Geschwülste. 1897.
7. Borst, Die Lehre von den Geschwülsten. 1902.
8. Lengnick, Zeitschr. f. Chir. Bd. 52.
9. Jordan, Zentralbl. f. Chir. No. 46. S. 1141.
10. Machol, Die Entstehung von Geschwülsten im Anschluß an Verletzung.
    Inaug.-Dissert. Straßburg i. E. 1900.
11. Ruff, Ueber die Bedeutung des Traumas für die Aetiologie der bösartigen
    Geschwülste. Przegl. lekarski. No. 34.
12. Heinatz, Traumatische Verletzungen als Ursache der Neubildungen. Wratsch-
    nebrajà Gazeta. 1903.
13. Röpke, Die Bedeutung des Traumas für die Entstehung der Karzinome und
    Sarkome. Langenbecks Archiv. Bd. 78.
14. Löwenstein, Der ätiologische Zusammenhang zwischen Trauma und Sar-
    kom. Bruns Beiträge zur klin. Chir. 1906. Bd. 48.
15. Menne, Die Bedeutung des Trauma für das Entstehen und Wachstum der
    Geschwülste. Deutsche Zeitschr. f. Chir. 1906. Bd. 81.

16. Stern, Ergebnisse der allgemeinen Pathologie und pathologischen Anatomie der Menschen und Tiere von Lubarsch-Ostertag. 1896. I. Abt. 1. Trauma als Krankheitsursache.

17. O. Lubarsch, Ebendaselbst. 6. Jahrg. 1899. III. Abt. Allgem. patholog. Morphologie u. Physiologie. 2. Geschwülste.

18. Thiem, Handbuch der Unfallerkrankungen. 1898.

19. Mohr, Geschwulstbildung und Trauma. Med. Woche. 1902.

20. Freund u. Sachs, Die Erkrankungen des Nervensystems nach Unfällen. Berlin 1891.

21. Adler, Ueber das Auftreten von Hirngeschwülsten nach Kopfverletzungen. Archiv f. Unfallheilk. Bd. II.

22. Gerhardt, Das Gliom. Ein Beitrag zur qualitativen Diagnostik der Gehirngeschwülste. Festschr. zur 3. Säkularfeier der Alma Julia Maximiliana, gewidmet von der med. Fakultät Würzburg. Bd. II. 1882.

23. Bernhardt, Beiträge zur Symptomatologie und Diagnostik der Hirngeschwülste. Berlin 1881.

24. v. Bergmann, Die chirurgische Behandlung von Hirnkrankheiten. Berlin 1899.

25. Oppenheim, Die Geschwülste des Gehirns. Wien 1902.

26. Bruns, Die Geschwülste des Nervensystems. Berlin 1897.

27. Ziehen, Krankheiten des Gehirns, einschließlich des verlängerten Markes. Handbuch der prakt. Med., redig. von Ebstein u. Schwalbe. 2. Aufl. 1905.

28. Duret, Les tumeurs de l'encéphale. Paris 1905.

29. Löwenthal, Ueber die traumatische Entstehung der Geschwülste. Archiv f. klin. Chir. 1895.

30. Ed. Müller, Zur Aetiologie und pathologischen Anatomie der Geschwülste des Stirnhirns. Deutsche Zeitschr. f. Nervenheilk. Bd. 23.

31. Laehr, Ueber Gehirntumoren nach Kopfverletzungen. Charité-Annalen. 1898.

32. Knapp u. Bradford, A case of tumour of the brain, removal, death. Med. and surgical reports of the Boston City Hospital. 1889.

33. Tschirjew, Ein Fall von vollständig geheilter Blindheit (Hemianopsie). Archiv f. Psychiatrie. Bd. 38. 1904.

34. Hitzig, Ein Beitrag zur Hirnchirurgie. Berl. klin. Wochenschr. 1892.

35. Kaufmann, Gutachten über die Beziehung eines Hirntumors zu einem erlittenen Unfall. Vierteljahrsschr. f. gerichtl. Med. 1888.

36. Habel, Trauma und Neubildung. Aerztl. Sachverst.-Ztg. 1898.

37. Dudley, A case of cerebral tumour apparently the direct result of a cranial injury. Brain. 1889.

38. Henneberg, Ueber Ventrikel- und Ponstumoren. Charité-Annal. Jahrg. 27.

39. Mann, Tumor der linken Zentralwindungen nach Unfall. Aerztl. Sachverst.-Ztg. 1902.

40. Urquhart u. Robertson, A case of epilepsy with glioma following on traumatic injury of the brain. The journal of mental sciences. 1902.

41. Dieselben, Ebendaselbst.

42. Friedeberg, Hirntumor durch Unfall. Klin.-therapeut. Wochenschr. 1904.

43. Holmes, Brain tumour and trauma. Amer. med. 1904.

44. Engel, Ueber die Beziehungen zwischen Trauma und Gewächsbildungen im Gehirn. Inaug.-Diss. Breslau.

45. Dercum u. Keen, Journal of nervous and mental disease. 1903.

46. Bruening, Zur Kasuistik der Tumoren im 4. Ventrikel.   Jahrbuch der Kinderheilk. Bd. 55.
47. Walz, Kleinhirntuberkel nach Trauma.   Württemb. Korrespondenzbl. 1901.
48. Edinger, Wie lange kann ein intrakranialer großer Tumor symptomlos getragen werden?  Festschr. f. Leyden. 1902.
49. Carrara, Ein mit Exitus letalis nach Kopfverletzung beendeter Fall von Hirntumor (Neurogliom).   Vierteljahrsschr. f. gerichtl. Med. 1896.
50. Liefmann, Ein Fall von Hirntumor nach Trauma. Operation. Berl. klin. Wochenschr. 1904.
51. Uhlemann, Gutachten über einen Fall von Gliom des Gehirns mit tödlichem Ausgange infolge von Kopfverletzung nach $10^1/_2$ Jahren.   Monatsschr. f. Unfallheilk. 1900.
52. Boumann, Tumor cerebri.  Psychiatr. en neurol. Bladen. 1900.
53. Veraguth, Trauma und organische Nervenkrankheiten.  Korrespondenzbl. f. Schweizer Aerzte. 1905.
54. Lichtwitz, Ueber einen Fall von Karzinom der Dura mater und über dessen Beziehungen zu einem vorangegangenen Trauma.  Virch. Arch. Bd. 173.
55. Bruns, Versammlung der Irrenärzte Niedersachsens und Westfalens in Hannover am 6. Mai 1905.  Neurol. Zentralbl. 1905.
56. Remak, Dikussionsbemerkung in der Sitzung des Vereins für innere Medizin am 1. 12. 02. Deutsche med. Wochenschr. 1902.
57. Oppenheim, Monatsschr. f. Psychiatr. u. Neurol. 1906. Bd. XVIII.
58. Brun, Der Schädelverletzte und seine Schicksale.  Bruns Beiträge zur klin. Chir. Bd. 38. 1903.
59. Nast-Kolb, Beiträge zur Hirnchirurgie.  Deutsche Zeitschr. f. Chir. 1904.
60. Schmaus, Pathologische Anatomie des Rückenmarks.  Wiesbaden 1901.

# XVIII.

# Eine seltene Geschwulst des Magens.

Von

**Dr. Berger,**

Stabsarzt im Inf.-Reg. 23 (Neiße).

Myome des Magens sind im allgemeinen selten, sie treten, wie überhaupt die bindegewebigen Geschwülste am Verdauungstraktus, den epithelialen Neubildungen gegenüber völlig in den Hintergrund. Ihrem Ursprung von der glatten Muskulatur des Magens entsprechend sind sie Leiomyome und kommen als reine Myome oder Mischgeschwülste, Fibro- oder Myxomyome, vor. Obwohl an sich gutartig, haben sie die Neigung, bei größerem Wachstum sarkomatös zu entarten und zum Myosarkom — Leiomyoma malignum — zu werden.

Die Myome des Magens bleiben in der Regel klein und haben, wenn sie nicht durch ihren Sitz zu Verengerungen des Pylorus führen oder durch ausnahmsweise Größe ausgezeichnet, zu fühlbaren Geschwülsten werden, meist weniger Interesse für den Chirurgen als für den pathologischen Anatomen. Dementsprechend sind in der Tat die Mehrzahl der in der Literatur beschriebenen Fälle Leichenbefunde, meist zufällige, seltener gingen Krankheitserscheinungen voraus, die eine klinische Beobachtung möglich gemacht hatten, nur wenige sind bisher Gegenstand eines chirurgischen Eingriffs gewesen. Zusammenstellungen und ausführliche Besprechungen dieser Geschwülste finden wir bei Steiner (Ueber Myome des Magendarmkanals. Beiträge zur klin. Chirurgie. XXII. 1898. S. 1 u. 407), Borrmann (Ueber Netz- und Pseudonetztumoren nebst Bemerkungen über die Myome des Magens. Mitteilungen aus den Grenzgebieten. VI. 1900. S. 529) und Alessandri (Ueber einen Fall von gestieltem Magensarkom nebst Bemerkungen über einige Bindegewebsgeschwülste des Magens. Ebenda. XII. 1903. S. 455).

Wir unterscheiden seit Virchow innere und äußere Myome des Magens, je nachdem sie sich in das Lumen des Organs hinein oder nach außen nach der Bauchhöhle zu entwickeln. Erstere werden unter dem Einfluß der Peristaltik mit der Zeit zu langgestielten polypenartigen Bildungen, sie erreichen keine sehr erhebliche Größe und machen nur Erscheinungen,· wenn sie den Pylorus mechanisch verlegen oder zu Blutungen führen. Die äußeren Myome sitzen dem Magen breitbasig oder ebenfalls mehr oder weniger gestielt auf, doch verschmälert sich ihr Stiel unter dem Einfluß der Peristaltik nicht; sie können zu erheblicher Größe heranwachsen und sind dann häufig der Sitz sekundärer Veränderungen durch Hämorrhagien, Zystenbildung, myxomatöse Erweichung oder Verkalkung, sowie sarkomatöser Degeneration. Sie bleiben lange symptomlos und rufen in der Regel nur durch den Druck der wachsenden Geschwulst Erscheinungen seitens der benachbarten Baucheingeweide hervor.

Da die sarkomatöse Degeneration bei größeren Myomen des Magens die Regel ist und da alle Stufen des Uebergangs zwischen Myom und Sarkom von unbedeutenden Anfängen sarkomatöser Wucherung bis zum völligen Aufgehen der muskulären Elemente in das sarkomatöse Gewebe vorkommen, so ist eine scharfe Trennung zwischen dem Myom und dem als Tumor dem Magen aufsitzenden Sarkom nicht möglich, zumal auch die klinischen Erscheinungen im wesentlichen dieselben sind. Lassen wir die metastatischen und die flächenförmigen, weite Partien der Magenwand infiltrierenden Sarkome außer Betracht, so finden wir in der Literatur nicht mehr als 18 Fälle[1]) von äußeren Myomen, Myosarkomen und gestielten Sarkomen des Magens beschrieben, welche bisher Gegenstand operativer Behandlung geworden sind. Einen weiteren hierher gehörigen Fall hatte ich kürzlich Gelegenheit zu operieren. Da der Fall in mehrfacher Beziehung Interesse bietet, sei es mir gestattet, ihn im Folgenden zu beschreiben und mit den bisher veröffentlichten Fällen kurz zu vergleichen.

Am 24. 2. 06 wurde ich nach Gleiwitz gerufen. Es handelte sich um einen Ulanen, der bis dahin vollkommen gesund, am 21. 2. etwa $^1/_4$ Stunde nach der Vesper —· reichlich Kaffee mit Brot — beim Stallreinigen gefallen und mit dem Bauche auf einen Düngerhaufen aufgeschlagen war. Da er Erbrechen hatte und über Schmerzen im Oberbauche klagte, wurde er sofort dem Garnisonlazarett zugeführt. Hier fiel gleich bei der Aufnahme eine flache Vorwölbung der rechten Oberbauchgegend und der rechten Weiche fast bis zur Nierengegend herum auf.

---

1) Darunter befinden sich die Fälle von v. Bergmann und Czerny, die von den Autoren selbst als Netztumoren aufgefaßt, von Borrmann aber als Magentumoren gedeutet wurden, und der Fall von Hermann, welcher selbst die Frage, ob es sich um einen Netz- oder Magentumor gehandelt habe, offen läßt. Die Literaturangaben über die 18 operativ behandelten Fälle befinden sich am Schlusse der Arbeit.

Der Leib war im allgemeinen weich, nicht aufgetrieben, die sehr kräftig entwickelte straffe Bauchmuskulatur nirgends kontrahiert. Bei Rumpfbewegungen verstärkten sich die Schmerzen in der Lebergegend. Die Palpation ergab eine brettharte, sehr schmerzhafte Resistenz, die, in der Mittellinie beginnend, nach rechts herum bis fast in die Nierengegend reichte, nach oben sich unter den Rippenbogen fortzusetzen schien und nach unten durch eine etwas konvexe Linie in Höhe des oberen vorderen Darmbeinstachels begrenzt wurde. In der Mittellinie war die Grenze ziemlich deutlich abzutasten, weniger scharf und deutlich nach hinten und unten, nach oben verhinderte der Rippenbogen die deutliche Abgrenzung. Ein scharfer Rand war nirgends zu fühlen; ein Umgreifen der Resistenz nicht möglich. Weder bei der Atmung, noch bei Lagewechsel, noch bei der Palpation war die geringste Verschiebung wahrzunehmen. Die Oberfläche der Resistenz war glatt, ihre Konsistenz prall elastisch, tiefe Fluktuation schien vorhanden zu sein. Der Klopfschall über ihr war vollkommen gedämpft, nach oben gegen die Leberdämpfung nicht abzugrenzen, in der Mittellinie sowie nach unten und hinten der gefühlten Resistenz entsprechend, so daß vor der Nierengegend noch eine schmale Zone hellen Schalles blieb. Sonst war überall am Bauche normaler Darmschall vorhanden, freie Flüssigkeit war in der Bauchhöhle nicht nachzuweisen. Die Lungengrenzen standen hinten beiderseits gleich hoch und ebenso wie vorn in normaler Höhe. Der Urin war strohgelb, klar und frei von Blut, Eiweiß, Zucker und Gallenfarbstoffen. Die Körperwärme war kaum erhöht, 37,9°, der Puls regelmäßig, 84, von mittlerer Spannung. Zeichen von Choc oder innerer Blutung bestanden nicht. Ueber Aussehen und Menge des gleich nach dem Unfall Erbrochenen war Näheres nicht in Erfahrung zu bringen.

In den nächsten Tagen änderte sich das Krankheitsbild wenig, das Erbrechen wiederholte sich nicht, auch andere Zeichen von Peritonitis blieben aus; der Stuhlgang war angehalten, erfolgte aber auf Einlauf mehrmals, nur der Appetit blieb schlecht und die Körperwärme stieg langsam an, sie erreichte am 22. 38,7° und am 23. 39,2°, am 24. morgens 38,1°. Der Puls schwankte zwischen 84 und 106 Schlägen und war immer gut gespannt. Die Resistenz hatte sich nach Ansicht des behandelnden Arztes etwas vergrößert.

Am 24. 2. nahm ich folgenden Befund auf: 20jähriger, großer, kräftig gebauter Mann von etwas fieberhaftem Aussehen. Muskulatur gut entwickelt, Fettpolster gering. Haut von normaler Färbung, es besteht kein Ikterus, auch die Konjunktiven sind rein weiß. Das Sensorium ist klar. Die Zunge ist feucht, wenig grau-weiß belegt. Die Brusteingeweide sind gesund, die Lungengrenzen nicht verschoben. Der Befund am Bauche wie oben geschildert. Der Puls ist regelmäßig, 92, gut gespannt, der Urin klar, hellgelb, frei von fremden Bestandteilen. Im Stuhlgang sind nie blutige oder andere ungewöhnliche Beimengungen bemerkt worden.

Zur Anamnese gab der Mann noch an, er habe bis zu seiner Einstellung in der Grube als Wagenschieber gearbeitet und könne sich nicht erinnern, schon früher einmal eine Bauchverletzung erlitten zu haben. Er sei bis zu dem Unfall stets gesund gewesen, habe immer guten Appetit und regelrechten Stuhlgang, niemals Beschwerden im Bauche gehabt, nur seien, als er nach der Einstellung, also vor etwa 4 Monaten, zu reiten anfing, vorübergehend Schmerzen im Oberbauche aufgetreten, die er aber nicht weiter beachtete, da sie gering waren und bald wieder schwanden. Mit aller Bestimmtheit aber versicherte er, daß die jetzt fühlbare Geschwulst vorher nicht dagewesen sei.

Der Fall ist zunächst in diagnostischer Beziehung von Interesse. ein völlig gesunder Mann zeigt nach einem nicht sehr bedeutenden Trauma einen kindskopfgroßen, sehr schmerzhaften Tumor der Gallenblasengegend ohne Zeichen von Verletzung eines Baucheingeweides. Die Versicherung des Mannes, daß die Geschwulst vor dem Unfall nicht dagewesen sei, war um so glaubhafter, als er bis dahin den doch körperlich recht anstrengenden Dienst des Kavalleristen in der Ausbildungszeit getan hatte, ohne Klagen zu äußern oder objektiv durch geringe Leistungen oder schlechtes Aussehen aufzufallen. Wir hielten daher für ausgeschlossen, daß der Unfall nur zur Entdeckung eines schon bestehenden Tumors geführt habe, sei es daß derselbe in gleicher Weise vorhanden war, sei es daß er infolge der Erschütterung bei dem Falle aus der Tiefe der Bauchhöhle emporsteigend erst jetzt palpabel wurde. Wir nahmen vielmehr als erwiesen an, daß der Unfall einen Mann mit völlig gesunden Baucheingeweiden getroffen habe und daß der Tumor rein traumatischen Ursprungs sei. Traumatische Zysten der Baucheingeweide brauchen bis zu 3 Monaten, bevor sie zu nachweisbaren Tumoren heranwachsen. Da die Geschwulst hier schon gleich nach der Verletzung fühlbar war, konnte es sich nur um einen Flüssigkeitserguß in einen abgeschlossenen Raum handeln, und da noch nach 3 Tagen alle Zeichen einer Organverletzung fehlten, war der Erguß von Darminhalt, Galle oder Urin auszuschließen und nur ein Bluterguß anzunehmen. Der Lage des Tumors nach kamen Leber, Pankreas und rechte Niere in Betracht, doch hätte eine Blutung unter die Kapsel eines dieser Organe nicht innerhalb so kurzer Zeit Umfang und Härte der vorliegenden Resistenz erreichen können, ohne entweder ausgedehnte Schädigungen des Gewebes zu veranlassen oder die Kapsel zu sprengen. Beides war auszuschließen. Mehr Wahrscheinlichkeit hatte eine Blutung in die Gallenblase: Lage des Tumors und sein scheinbarer Zusammenhang mit der Leber sprachen dafür, auch ist die Gallenblase ein Organ, dessen Ausfall ohne schwerere Erscheinungen ertragen wird; doch ist es, wenn sie auch bei langsamer Ausdehnung durch gestaute Galle oder Sekret zu einer großen Geschwulst anwachsen kann, wenig wahrscheinlich, daß sie einer plötzlichen so starken Ausdehnung stand halten wird. Auch hätte sie respiratorische Verschieblichkeit kaum vermissen lassen. Die unbewegliche Fixierung sprach auch neben der Form des Tumors gegen Wanderniere und, wenn man eine so weite Dislokation annehmen darf, Wandermilz. Intraperitoneale Verwachsungen anzunehmen, in welche hinein die Blutung erfolgt war, lag bei dem stets gesunden Manne kein Grund vor. Die Möglichkeit einer Blutung in die Bursa omentalis war nicht ganz von der Hand zu weisen. Blutergüsse zwischen die Blätter des Mesenteriums oder des großen Netzes hätten größere Beweglichkeit erwarten lassen. Die starre Unbeweglichkeit ließ an einen retroperitonealen Erguß denken, doch war die Lendengegend durchaus frei, nicht vorgewölbt und nicht druckempfindlich; es war auch nach Ausschluß von Niere und Pankreas nicht abzusehen, in welchen vorgebildeten Raum die Blutung erfolgt sein konnte. Als letzte Möglichkeit blieb die einer Blutung in die Bauchdecken, welche einen Tumor vortäuschte: die große Schmerzhaftigkeit besonders bei Rumpfbewegungen, sowie die völlige Unverschieblichkeit schienen dafür zu sprechen, die absolute Dämpfung, sowie die Figur der Resistenz, welche keinem vorgebildeten Raum entsprach, waren nicht damit zu vereinigen.

Noch weniger als der palpatorische Befund ließen die klinischen Erscheinungen einen Schluß auf die Natur des Tumors zu. Das anfängliche Erbrechen war vielleicht die Folge einer peritonealen Reizung, vielleicht aber auch nur durch die Erschütterung und mechanische Zusammenpressung des gefüllten Magens hervorgerufen. Appetitlosigkeit und Stuhlträgheit waren durch den Druck des plötzlich entstandenen großen Tumors hinreichend erklärt, ohne zu der Annahme eines Zusammenhanges desselben mit Magen oder Darm zu zwingen. Das allmähliche Ansteigen der Körperwärme besagte für die Diagnose nichts, war aber insofern wichtig, als es auf die beginnende Vereiterung des Blutergusses hinzuweisen schien und somit die Operation indizierte.

Dieselbe wurde noch an demselben Nachmittag vorgenommen. Der über die Höhe der Resistenz etwa in der halben Breite des rechten Musc. rectus geführte Längsschnitt kam nach Spaltung des intakten Peritoneum auf einen dunkelblau-roten Tumor von leberähnlichem Aussehen, aber härterer Konsistenz, welcher auf der Oberfläche zahlreiche geschlängelte und strotzend gefüllte dunkelblaue Venen trug. Eine Probepunktion fiel negativ aus. Der Hautschnitt wurde nach oben und unten verlängert, wobei im oberen Wundwinkel der Leberrand mit der unversehrten Gallenblase, im unteren der völlig platt gedrückte Dickdarm zu Gesicht kamen. Jetzt ließ sich feststellen, daß die Geschwulst hinter dem Lig. gastrocolicum lag und daß die Gefäße auf ihrer Oberfläche diesem angehörten. Nach Längsspaltung des Ligaments, wobei es zu einer starken venösen Blutung kam, die mehrfache Umstechungen nötig machte, war man an einen fast mannskopfgroßen Tumor gelangt, der die Bursa omentalis gänzlich ausgefüllt hatte und dessen unterer Peripherie der völlig leere Dickdarm flach auflag. Der Tumor hatte annähernd Kugelform und war auf der Oberfläche uneben. Dabei war er morsch und brüchig, so daß der Finger fast ohne Widerstand stumpf überall eindrang und große Stücke ohne Zuhilfenahme von Instrumenten durch leichten Fingerdruck sich abquetschen ließen. Bei dem Versuch den Tumor aus der Bauchwunde herauszuwälzen, riß er vielfach ein und es kam zu einer profusen Blutung, die sich nur durch Tamponade stillen ließ, da in dem Gewebe weder Klemmen noch Unterbindungs- oder Umstechungsfäden Halt fanden. Nachdem sich noch hatte feststellen lassen, daß die Geschwulst in der ganzen oberen Peripherie nicht verwachsen war, mußte die Operation der Blutung wegen abgebrochen werden. Die Oeffnung im Tumor, von welchem zur Untersuchung mehrere wallnußgroße Stücke entfernt worden waren, wurde fest tamponiert, die Bauchwunde in ihrem unteren Teile, so weit der Dickdarm frei lag, genäht, im übrigen breit ausgestopft. Die Entfernung des Tumors wurde auf eine zweite Sitzung verschoben.

Der Verlauf war günstig, Patient überwand den Eingriff gut, die Körperwärme sank fast zur Norm herab und stieg nicht über 38°. Patient fühlte sich leichter als vorher, hatte besseren Appetit und keine Schmerzen, machte aber, als ich ihn am 5. 3. zum erstenmale seit der Operation wiedersah, einen etwas verfallenen Eindruck. Der Puls war 120, von geringer Spannung. Leider zog er seine schon erteilte Zustimmung zur radikalen Entfernung der Geschwulst noch auf dem Operationstische zurück und verstand sich nur zu einem Verbandswechsel in Narkose und Ausräumung der lockeren Geschwulstmassen.

Unter mäßiger Blutung wurden bis mannsfaustgroße Stücke herausgebracht, bis man in der Tiefe auf einen festen etwa 3—4 cm breiten Stiel kam, welcher zur Hinterfläche des Magens führte. Dieser wurde dicht am Magen umschnürt, die geplante Magenresektion mußte wegen fehlender Zustimmung des Patienten unterbleiben. Eine feste Tamponade stillte die geringe Blutung.

Der Verlauf war nicht ganz ungestört. Unter dem Einfluß einer starken Nachblutung kam es zu einem gefahrdrohenden Kollaps, der durch Analeptica und Kochsalzeinläufe überwunden wurde. Unter Fieberbewegungen — die Abendtemperatur erreichte bisweilen 39° — stießen sich in den nächsten Wochen noch zahlreiche gangränöse Geschwulstreste ab, dabei fand eine reichliche Sekretion statt. Infolge dessen ging die Erholung anfangs nur langsam von statten und ist die Heilung der Wunde noch immer nicht ganz vollendet. Zurzeit besteht bei gutem Allgemeinbefinden noch eine trichterförmig sich in die Tiefe senkende Wundfläche mit geringer Sekretion.

Der Tumor, der in Stücken bis zur Größe einer starken Mannsfaust herausgebracht war, stellte eine fast 2 Pfund schwere kugelige Masse von unebener Oberfläche dar, die makroskopisch eine faserige Struktur mit zahlreichen, über die ganze Geschwulst ziemlich gleichmäßig verteilten großen und kleinen Einsprengungen einer bräunlichgelben homogenen Substanz von tumorähnlichem Aussehen zeigte. Sein Gewebe war, wie schon erwähnt, in hohem Grade brüchig und zerreißlich, dabei äußerst blutreich. Er lag hinter dem Ligamentum gastrocolicum und hinter Magen und Kolon, war mit Serosa überzogen und völlig frei von Verwachsungen mit der Nachbarschaft. Ein festerer Stiel von etwa 3—4 cm Durchmesser führte zur Hinterfläche des Magens. Die mikroskopische Untersuchung wurde im pathologischen Institut zu Breslau ausgeführt, Herr Geheimrat Ponfick hatte die Liebenswürdigkeit, mir darüber zu schreiben: „Die mikroskopische Untersuchung der Gewebsstückchen hat ergeben, daß ein Fibromyom vorliegt, welches aber auch Stellen enthält, die an Spindelzellensarkom erinnern. Sehr zu beachten ist der Umstand, daß das Gewebe durch mächtige Extravasate auseinandergedrängt ist und in deren Umgebung auch entzündliche Begleiterscheinungen sich geltend machen: allem Anschein nach ist das eine Folge des von Ihnen erwähnten Unfalls.“

Damit war das plötzliche Erscheinen des Tumors, das uns am meisten zu raten aufgegeben hatte, erklärt. Entgegen unserer Annahme, daß der Mann bis zu dem Unfall durchaus gesund gewesen war, trug er ein Myom des Magens. Wie lange dasselbe schon bestand und wie groß es vor dem Unfall war, ist mit einiger Sicherheit nicht zu sagen. Da die Myome des Magens im allgemeinen langsam wachsen und lange Zeit bestehen können, ohne Beschwerden zu machen, auch sarkomatöse Veränderungen erst in späterer Zeit eingehen, so wird man in der Annahme nicht fehlgehen, daß die Geschwulst schon seit Jahren da war. Mit großer Wahrscheinlichkeit kann man sagen, daß sie bei der Einstellung des Mannes in das Regiment schon bestanden habe und daß die anfänglich beim Reiten aufgetretenen Schmerzen im Oberbauch durch sie hervorgerufen wurden, sei es rein mechanisch durch Zug der Geschwulst nach unten, sei es, daß es durch die Erschütterungen zu kleineren Blutungen in das Gewebe kam.

Die zweite Frage, wie groß der Tumor vor dem Unfall war, läßt sich ebenso wenig mit auch nur annähernder Sicherheit beantworten. Jedenfalls spricht der Umstand, daß der Mann selbst vorher nichts von ihm bemerkt hatte, dafür, daß er die Bauchdecken noch nicht erreichte und das sehr reichliche Vorhandensein von extravasiertem Blute bestätigt die Annahme, daß der Tumor durch den Unfall eine recht erhebliche Volumzunahme erfahren hat. Immerhin mag er bei seiner verdeckten Lage hinter dem Magen und bei der Weichheit seines Gewebes schon eine nicht ganz unerhebliche Größe gehabt haben, ohne seinem Träger zu Bewußtsein zu kommen.

Das Vorkommen eines Myoms des Magens bei einem kräftigen gesunden Manne von 20 Jahren ist beachtenswert. Nach Cernezzi[1]), der 75 Myome des Verdauungstraktus aus der Literatur zusammenstellt, werden sie häufiger beim weiblichen Geschlecht und in der zweiten Lebenshälfte gefunden. Auch nach Virchow[2]) sind sie häufiger im höheren Alter, während Steiner einen Einfluß des Alters auf ihr Vorkommen nicht gelten lassen will.

Ueber die Ursachen ihrer Entstehung ist nichts bekannt. Ihren Ursprung nehmen sie von der Muskulatur des Magens, sowohl der eigentlichen Muskularis, als auch der Muscularis mucosae. Die Muskelfasern beginnen zu wuchern, die normalerweise regelmäßig angeordneten Muskelbündel laufen in allen Richtungen durcheinander und kreuzen sich unregelmäßig. Die Myome sitzen meist an der großen oder kleinen Kurvatur oder in ihrer Nähe, nach Virchow sollen sie die Gegend der Kardia besonders bevorzugen. Sie entwickeln sich je nach ihrem Sitz in das kleine oder große Netz oder zwischen die Blätter des Ligamentum gastrocolicum und erreichen bei ungehemmtem Wachstum sehr große Ausdehnung, so hatte der Tumor Brodowskis[3]) bei einer Größe von 40 : 16 : 12 cm und einem Gewicht von 6 kg $^2/_3$ der Bauchhöhle ausgefüllt, Perl Neelsen[4]) erwähnt ein Myom des Magens, das ebenfalls ein Gewicht von 6 kg erreichte und den Magen tief ins kleine Becken hinabgezogen hatte. Die größten operativ entfernten Myome des Magens sind die von Cantwell (6000 g), v. Eiselsberg (5500 g) und Erlach (4900 g).

Nach der Richtung ihrer Entwickelung ist ihre Lage zu den Baucheingeweiden verschieden. Auch wenn sie von der kleinen Kurvatur ausgehen und sich ins kleine Netz hinein entwickeln, kommen sie als fühlbarer Tumor in der Regel unterhalb des Magens zum Vorschein, indem sie durch ihre Schwere herabsinken und so zu Verzerrungen des Magens führen. Sie liegen dann ebenso, wie wenn sie

---

1) Cernezzi, Il Morgagni. 1902. No. 3.
2) Virchow, Die krankhaften Geschwülste. III. S. 125—132.
3) Brodowski, Virch. Arch. 1876. Bd. 67. S. 227.
4) Perl Neelsen, Allgemeine Pathologie. Stuttgart 1886. S. 288.

sich von der Hinterfläche des Magens entwickeln, rückwärts von
Magen und Kolon, meist hinter seinem queren Teil, nur wenn sie ganz
links liegen, hinter dem absteigenden Schenkel (Pernice). Die ins
große Netz hinein entwickelten Myome liegen vor dem Kolon, auch
sie können den Magen weit hinabziehen. Mit der Senkung des Magens
kann eine Erweiterung (Ehrendorfer, Borrmann) oder auch
eine Verengerung des Organs Hand in Hand gehen (Erlach: der
Magen hat die Dicke des normalen Kolon; Kosinski: der Magen
gleicht einer kreisförmig gebogenen Darmschlinge). Dadurch erhalten
die Myome eine so große Beweglichkeit, daß sie bisweilen wie Netz-
oder Mesenterialtumoren durch die ganze Bauchhöhle verschoben werden
können. Aber auch abgesehen von diesen außergewöhnlichen Fällen
lassen sie eine gewisse Beweglichkeit nie vermissen. Ihre Konsistenz
ist nach ihrem Bau und nach Art und Ausdehnung der sekundären
Veränderungen verschieden; die reinen Myome sind weich, ihre Oberfläche ist uneben, doch ist die Unebenheit bei einigermaßen straffen
Bauchdecken nicht durchzufühlen. Ist der bindegewebige Anteil groß,
so können sie als harte, höckerige Tumoren erscheinen. Erweichungsherde verändern die Konsistenz der betroffenen Partien. Die Myome
des Magens sind meist unempfindlich, bisweilen findet sich Druckschmerzhaftigkeit an umschriebener Stelle.

Vergleichen wir unseren Tumor mit dem soeben allgemein Gesagten, so stellt er ein Myom von mittlerer Größe dar, welches von
der Hinterwand des Magens in der Nähe der großen Kurvatur seinen
Ursprung nahm und ihr mit einem verhältnismäßig schmalen Stiel
aufsaß. Von Serosa bedeckt hatte es sich, die Bursa omentalis aus-
füllend, nach unten, hinten und rechts entwickelt. Bei der plötzlichen
Größenzunahme infolge der inneren Blutung war es unterhalb des
Magens hervorgetreten und hatte unter starker Dehnung des Ligam.
gastrocolicum dieses und das Colon transversum gegen die vordere
Bauchwand gedrängt, so daß letzteres nunmehr als platter Strang
halskrausenförmig dem unteren Segment des Tumors auflag. Zu einer
erheblicheren Verzerrung des Magens war es noch nicht gekommen.
Weshalb die Geschwulst sich hauptsächlich nach rechts hin entwickelt
hatte, ist nicht zu sagen; sie bildet damit einen Gegensatz zu dem
gewöhnlichen Verhalten der Magenmyome, die im linken Oberbauch
oder in der Mittellinie fühlbar zu werden pflegen. Nur Gouillouds
Geschwulst saß gleich unserer in der Gallenblasengegend. Die große
Schmerzhaftigkeit war wohl eine Folge der starken Spannung und
Dehnung des serösen Ueberzuges der Geschwulst; durch die starke
Spannung erschien der Tumor auch außerordentlich hart, während

sein Gewebe in Wirklichkeit weich, von einer Konsistenz ähnlich der normalen Hirnsubstanz war. Die Unverschieblichkeit ist wohl am ehesten damit zu erklären, daß die Geschwulst sich bei der plötzlichen Größenzunahme zwischen der Rückenmuskulatur und der vorderen Bauchwand einklemmte.

Blutungen sind in Myomen des Magens nichts Ungewöhnliches; fast stets sind Spuren älterer oder frischerer Hämorrhagien nachweisbar, Fälle wie der von Laroyenne, in welchen sie ganz fehlen, sind selten. Die Blutungen sind als Folge von Störungen der Blutversorgung und Behinderung des venösen Abflusses durch den verhältnismäßig schmalen Stiel des seiner Schwere nach herabhängenden Tumors anzusehen und nach Borrmann für das Wachstum und die weitere Entwickelung der Geschwülste bedeutungsvoll. Traumatische Blutungen scheinen sonst noch nicht beobachtet worden zu sein. Die Myome des Magens sind sehr blutreich, die Geschwulst macht bisweilen geradezu den Eindruck eines Angioms (Rupprecht, Brodowski). Ob die Gefäße in ihnen ungewöhnlich leicht zerreißlich sind, ist nicht sicher, doch scheint es bisweilen wenigstens der Fall zu sein. Meist erweichen die Blutungsherde und führen zur Bildung hämorrhagischer Zysten. In unserem Falle war die Blutung noch frisch, in ihrer Umgebung begannen Resorptionsvorgänge und es war vielleicht richtiger, die Temperatursteigerungen auf diese zurückzuführen als, wie wir es taten, auf beginnende Vereiterung des Ergusses. Zu weiteren Veränderungen hatte es noch nicht kommen können, doch hatten die starken und überall verbreiteten Hämorrhagien zur Folge, daß das Geschwulstgewebe in so hohem Grade morsch und brüchig war: das reichlich ergossene Blut hatte sich nach allen Richtungen zwischen die Muskelbündel hineingepreßt, diese auseinander gedrängt und ihren Zusammenhang gelockert. Der Tumor Pernices hatte ähnliche Konsistenz, auch er war weich, markig und riß unter starker venöser Blutung vielfach ein.

Wie die meisten Magenmyome, zeigte auch unsere Geschwulst sarkomatöse Degeneration, die, vom interstitiellen Bindegewebe ausgehend, schließlich zur völligen Verdrängung des muskulären Anteils durch die sarkomatöse Wucherung führen kann (Virchow). Sie erfolgt in der Regel nicht in allen Teilen gleichmäßig, sondern herdweise und auch, wenn in der Geschwulst die muskulären Elemente völlig geschwunden sind, bleiben im Stiele doch meist noch glatte Muskelfasern nachweisbar. Trotz sarkomatöser Entartung hat die Geschwulst in der Regel wenig Neigung, auf die Nachbarorgane überzugehen und bleibt bis auf die Verbindung mit dem Magen lange Zeit

22*

allerseits frei und ohne Verwachsungen. Auch Drüsenerkrankungen und Metastasen sind anscheinend selten, von ersteren wird nirgends etwas erwähnt, über letztere berichten Brodowski und Moser. Beide Male handelte es sich um Lebermetastasen, in welchen der sarkomatöse Charakter den myomatösen überwog. Mosers Fall ist noch dadurch bemerkenswert, daß daneben noch Karzinommetastasen, von einem Karzinom der Nebenniere ausgehend, in der Leber vorhanden gewesen sein sollen.

Die klinischen Erscheinungen der Myome des Magens sind ebensowenig charakteristisch wie der äußere Befund. Die Größe des Tumors bietet keinen Maßstab für die Intensität der Störungen, die nur 250 g schwere Geschwulst Rupprechts hatte seit 14 Jahren Beschwerden, seit 4 Jahren langdauernde Anfälle heftigster Schmerzen hervorgerufen, der Tumor Cantwells von 6 kg Gewicht hatte seiner Trägerin nie Unbequemlichkeiten gemacht. Da die Magenschleimhaut fast stets intakt ist, so sind die chemischen Funktionen des Magens nicht gestört; dagegen kann durch den Druck des Tumors seine Ausdehnungsfähigkeit beeinträchtigt sein, so daß Appetitlosigkeit und ein Gefühl von Druck und Völle nach dem Essen die Folge sind. Kommt es zu den oben geschilderten Verzerrungen mit Dilatation des Organs oder drückt der Tumor auf die Pylorusgegend [Delore, Caminiti[1])], so stehen die Erscheinungen der Magenerweiterung bzw. der Pylorusstenose im Vordergrunde. In der Regel aber sind Magenstörungen, wie Aufstoßen und Erbrechen, selten. Größere Tumoren können zu Abmagerung und, besonders bei maligner Degeneration, zu Kachexie führen, durch Druck auf das Kolon wird die Stuhlentleerung erschwert, Hermann fand Aszites.

Bei der Seltenheit der Myome des Magens und bei dem Fehlen charakteristischer Symptome ist die Diagnose unmöglich und in der Tat auch noch nie vor der Operation richtig gestellt worden. Differentialdiagnostisch können fast alle Arten von Bauchtumoren in Betracht kommen, besonders die dem Magen eng anliegenden Geschwülste des Netzes, zystische sowohl, als auch solide. Die Unterscheidung kann hier, wie der Fall Hermanns beweist, noch bei der Operation schwierig sein; doch sind die Myome des Netzes noch seltener als die des Magens. In unserem Falle war die Diagnose noch weiter erschwert durch das plötzliche Auftreten des Tumors nach Trauma, durch seine völlige Unverschieblichkeit, die große Schmerzhaftigkeit und die ungewöhnliche Lage im rechten Hypochondrium. Ob die

---

1) Caminiti, Gaz. hebd. de méd. et de chir. 1901. No. 89.

Untersuchung des Mageninhalts und die Aufblähung des Magens und Kolons uns auf die Diagnose geführt hätte, darf bezweifelt werden. Wir unterließen sie, weil nichts auf den Magen als Sitz der Geschwulst hindeutete, und weil uns in der Annahme eines unter hoher Spannung stehenden, abgekapselten Blutergusses die Herbeiführung so erheblicher Druckveränderungen in der Bauchhöhle nicht ungefährlich schien. Uebrigens hat die Mageninhaltsuntersuchung in den wenigen Fällen, in denen sie vorgenommen wurde, normale Verhältnisse ergeben (v. Eiselsberg, Steiner).

Die Behandlung kann natürlich nur eine chirurgische sein und muß, um Rezidiven vorzubeugen, in der Entfernung des Tumors mit Resektion seines Ursprungs am Magen bestehen. Meist wurde eine je nach dem Umfang des Stieles mehr oder weniger große Fläche umschnitten, Billroth resezierte ringförmig, Delore und Leriche, deren Tumor in der Pylorusgegend saß, machten die Pylorektomie mit hinterer Gastroenterostomie. Ohne Magenresektion wurden 5 Tumoren entfernt. Verwachsungen mit den Nachbarorganen erfordern besondere Eingriffe, neben Abtrennungen durch Massenligaturen von Netz, Querkolon, Dünndarmschlingen und Leber (Czerny, Ehrendorfer, Helferich, Laroyenne) wurden Resektionen vom großen Netz (Bergmann), Querkolon (Nicoladoni) und Pankreas (Pernice) ausgeführt. Von den 18 Patienten starben 6, davon 4, bei denen die Magenresektion ausgeführt worden war.

Ueber das spätere Befinden wird nur in 3 Fällen berichtet: die Patienten von v. Hacker und von Delore u. Leriche waren nach 22 Monaten bzw. 2 Jahren rezidivfrei und die Patientin von Pernice war es noch nach 8 Jahren, was gelegentlich einer gynäkologischen Operation festgestellt werden konnte. Bei allen dreien war ein Stück Magenwand mitentfernt worden.

Nicht ohne Interesse ist im vorliegenden Falle schließlich noch die Frage, ob und wie weit die zur Zeit bestehende bzw. die nach der Heilung der Wunde resultierende Erwerbsbeeinträchtigung des Mannes als Folge des erlittenen Unfalls anzusehen ist. Wenn es auch keinem Zweifel unterliegen kann, daß eine Geschwulst schon vor dem Unfall da war, so sind doch die Erscheinungen, welche die Arbeits- bzw. Dienstfähigkeit des Mannes aufhoben, in so unmittelbarem Anschluß an den Unfall aufgetreten, daß ein ursächlicher Zusammenhang beider kaum von der Hand zu weisen ist. Da im gewöhnlichen Verlaufe des Leidens voraussichtlich erst nach Jahren sich Störungen geltend gemacht haben würden, welche die Arbeitsfähigkeit beeinflußten, so ist zuzugeben, daß durch den Unfall eine sehr erhebliche Beschleunigung des Krankheitsverlaufes herbeigeführt worden ist, und es erscheint deshalb gerechtfertigt, eine Verschlimmerung eines schon bestehenden Leidens durch den Unfall anzunehmen.

---

### Uebersicht der bisher operierten Fälle.

1. Alessandri, Mitteilungen aus den Grenzgebieten. Bd. XII. 1903.
2. Bergmann, Petersb. med. Wochenschr. 22. 1897. Heft 3.
3. Billroth bei v. Salzer. Wiener med. Wochenschr. 1888. No. 2.
4. Cantwell, Annals of surgery. 1900. Nov. p. 596.
5. Czerny, Wiener med. Wochenschr. 1884. No. 39.
6. Delore u. Leriche, Bull. méd. 1905. p. 794.
7. Ehrendorfer, Wiener klin. Wochenschr. 1900. No. 2 u. 6.
8. v. Eiselsberg, Arch. f. klin. Chir. 54. 1897. S. 599.
9. Erlach, Wiener klin. Wochenschr. 1895. No. 15.
10. Gouilloud, ref. Zentralbl. f. Chir. 1904. No. 6.
11. v. Hacker, Wiener klin. Wochenschr. 1900. No. 6.
12. Helferich bei Moser. Deutsche med. Wochenschr. 1903. No. 8 u. 9.
13. Hermann, ref. Hildebrands Jahresberichte. 1903. S. 689.
14. Kosinski, ref. ebendas. 1905.
15. Laroyenne bei Gouilloud u. Mollard. Lyon méd. 18. 8. 1889.
16. Nicoladoni bei Steiner. Beitr. zur klin. Chir. 22. 1898.
17. Pernice bei Moser. s. o. No. 12.
18. Rupprecht bei Kunze. Arch. f. klin. Chir. 40. 1890.

# XIX.

(Aus der chirurgischen Universitätsklinik der Kgl. Charité. —
Direktor: Professor Hildebrand.)

## Zur radiologischen Magendiagnostik.

Von

**Stabsarzt Dr. Lessing,**

Assistenten der Klinik.

(Mit 6 Textfiguren.)

———

Die Geschichte der chirurgischen Behandlung gut- und bösartiger
Magenerkrankungen seit der ersten erfolgreich ausgeführten Magenresektion Billroths im Jahre 1887 bildet ein schönes und mit be-
rechtigtem Stolz erfüllendes Kapitel der rasch fortschreitenden Entwicklung unserer Kunst. Die Technik der in Frage kommenden
Operationen ist in diesem Vierteljahrhundert immer mehr vervoll-
kommnet worden, am deutlichsten erkennbar in den Mortalitäts-
statistiken aller Kliniken, in denen die operative Peritonitis immer
mehr gegenüber den von den Operationen unabhängigen Komplikationen
in den Hintergrund getreten ist. Mit der Ausbildung der Technik
hat die Diagnostik der Magenkrankheiten, so schöne Fortschritte sie
auch aufzuweisen hat, leider nicht gleichen Schritt gehalten. Oft
genug ist der vor die Frage eines operativen Eingriffs gestellte Arzt
daher nicht in der Lage, eine präzise Diagnose zu stellen, Indikationen und Kontraindikationen genau abwägen zu können: es bleibt
nicht nur Art und Größe der Operation unsicher, häufig genug
— wenigstens bei den bösartigen Erkrankungen — müssen wir nach
Eröffnung der Bauchhöhle erkennen, daß chirurgische Hülfe zu spät
gekommen ist. Wir begegnen daher jetzt nicht nur unter den Prak-
tikern einem hier besonders verhängnisvollen Pessimismus, sondern
auch auf Seite der Forschung Zweifeln, ob die nächste Zeit in dieser
Hinsicht fortschreiten wird, ob es speziell gelingen wird, die Krebs-
erkrankung in ihren ersten Anfängen sicher nachzuweisen, wenn die

Neubildung noch auf den Magen beschränkt ist oder höchstens die regionären Lymphdrüsen ergriffen hat. Von der Erreichung dieses Ziels hängt aber allein ein weiterer Aufschwung der Magendarmchirurgie ab.

Unter den diagnostischen Hülfsmitteln bei Magenerkrankungen erfreuen sich die chemischen Untersuchungsmethoden einer besonderen Bevorzugung. Heute wissen wir aber, daß einen einwandfreien Beweis für Magenkrebs weder das Verschwinden der freien Salzsäure, die Herabsetzung der Gesamtazidität, noch der Milchsäurebefund liefert. Die Voraussetzungen, unter denen speziell Milchsäure sich bildet — Schwund der HCl und motorische Insuffizienz — sind meist erst dann erfüllt, wenn die Erkrankung sich bereits im vorgeschrittenen Stadium befindet; jedenfalls handelt es sich dann nicht mehr um eine Frühdiagnose in dem oben charakterisierten Sinne, daß eine Radikaloperation immer möglich wäre. Noch weniger sichere Schlüsse lassen die übrigen chemischen Untersuchungsmethoden, auch bei gutartigen Magenerkrankungen, zu, auf die ich nicht eingehen will. Es ist daher nur folgerichtig, wenn die Forschung in neuester Zeit sich wieder den häufig unterschätzten und vernachlässigten physikalischen Methoden zugewandt hat. Dem Zusammenarbeiten der inneren und chirurgischen Klinik erwächst die nicht abweisbare Verpflichtung, zu prüfen, ob auf diesem Wege die diagnostischen Schwierigkeiten wenigstens für einen Teil der Fälle behoben oder vermindert werden können.

Im folgenden will ich kurz berichten über die praktischen Ergebnisse unserer, teilweise mit der II. medizinischen Klinik der Charité angestellten radiologischen Magenuntersuchungen, dieses neuesten Zweiges der physikalischen Untersuchungsmethode.

Die Versuche, die Röntgenstrahlen zur Magendiagnostik zu verwerten, reichen bis zum Jahre 1896 zurück. Boas und Levy-Dorn waren die ersten, die das Bismut. subnitric. zur Sichtbarmachung der Magengrenzen anstelle der bisherigen auf Lufteinblasung und Sondeneinführung beruhenden Methoden benutzten. Erst der durch Rieder geführte Nachweis, daß selbst große Dosen dieses die Röntgenstrahlen in hohem Grade absorbierenden, daher einen deutlichen Schatten gebenden Mittels den Körper ungeschädigt passieren, machte die Methode brauchbar. Nach Rieder ist es besonders der Wiener Radiologe Holzknecht, der sie weiter ausgebildet hat, der vor allem die Superiorität der Radioskopie, der Schirmuntersuchung, über die Radiographie, der Fixierung des Magen-Bismutschattens auf der photographischen Platte dartat. Diese Tatsache muß von jedem, der die Arbeiten Holzknechts und seiner Mitarbeiter gelesen hat, zugegeben werden; nach unseren Erfahrungen müssen wir aber zweifeln, ob der nicht ausschließlich mit der Radiologie beschäftigte Kliniker immer über eine „bis zu den letzten Möglichkeiten getriebene Durchleuchtungstechnik" verfügen wird, die, wie Holzknecht selbst zugibt, notwendig ist, wenn die Untersuchungsergebnisse bessere sein sollen, als beim photographischen Verfahren. Auf letzteres ist speziell der Chirurg mehr eingeübt und wird daher wenigstens vorläufig nicht verzichten wollen. Bezüglich der Technik will ich nur bemerken, daß wir uns zur Photographie sowohl der Schleusner-Platten als auch der von Rieder warm empfohlenen Films mit 2 Verstärkungsschirmen bedienten. Die Anordnung bei den später von uns geübten Durchleuchtungen geschah genau nach den Holzknechtschen Vorschriften, auf die wir daher verweisen können; da das Trochoskop Robinsons uns nicht zu Gebote stand, war die ganze Untersuchung natürlich zeitraubender und auch nicht nach allen wünschenswerten Richtungen hin durchführbar.

An der Hand von kurzen Krankengeschichtsauszügen will ich nun referieren,, wieweit in diagnostischer Hinsicht uns die radiologische Magenuntersuchung gefördert hat. Anstelle unserer teilweise noch nicht auf der technischen Höhe der Riederschen Photogramme stehenden Bilder, unter deren Reproduktion durch den Druck das Wesentliche noch weniger zur Darstellung gelangen würde, gebe ich einige sich streng an die Originale haltende Zeichnungen.

Auf die Frage der Gestalt des normalen Magens führt uns die erste Krankengeschichte:

Frau W., 51 Jahre. 15. 7. 05: Präperitoneales Lipom. Vor 25 Jahren nach 4—5 jährigen Beschwerden Gallensteinkoliken mit Ikterus und acholischen Stühlen. Nach Karlsbader Kur Schmerzfreiheit bis vor 10 Jahren, seitdem wieder anfallsweise, besonders nach den Mahlzeiten, auftretende Schmerzen in der Oberbauchgegend, im letzten Jahre wöchentlich 1—2 mal. Selten dabei galliges Erbrechen. Stuhlverstopfung.

Befund: Magere, blasse Frau. Auch in Rückenlage starke Einschnürung der Oberbauchgegend, die sich selbst bei tiefen Inspirationen nicht ausgleicht. Unterhalb dieser Einsenkung wölbt sich der Mittel- und Unterbauch stark vor in Gestalt eines abgerundeten Dreiecks, das seine Basis in der Schnürfurche, seine Spitze in der Symphysengegend hat. Diese Partie zeigt sich ungewöhnlich stark gespannt, fast hart, Haut ohne jede Runzelung. Häufiges Gurren. Perkutorische Untersuchungsergebnisse sehr unsicher, weil sehr wechselnd: untere Magengrenze meist einige Finger breit oberhalb des Nabels, bei Aufblähung in Nabelhöhe. Gesamtazidität 40. Motilität normal.

Gallenblasengegend nicht schmerzhaft, Lebergrenze normal, Leberrand nicht druckempfindlich.

Dicht oberhalb des Nabels ein kleines, zwischen den nur wenig auseinanderweichenden Recti hervortretendes Lipom, 2 Röntgenaufnahmen im Liegen: tiefster

Magenpunkt in Nabelhöhe, V förmiges, herabhängendes Querkolon mit sehr hoch stehender Flexur. lienalis.

Laparotomie (20. 7. 05), bei der der Nabel mit dem präperitonealen Lipom exzidiert wird, bestätigt den Röntgenbefund bezüglich Magen und Querkolon. Bandartige, sich zwischen unterer Leberfläche und kleiner Kurvatur und Pars pylorica ventriculi ausspannende Adhäsionen werden gelöst. Kein Konkrement in Gallenblase und Gallengängen. Heilung.

Fig. 1.

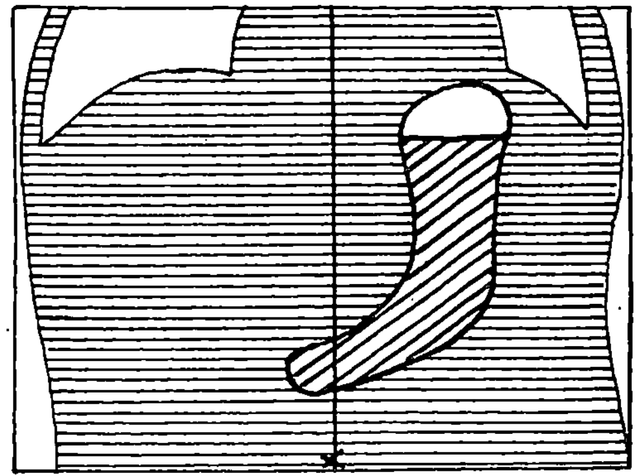

„Normaler" Magen. Höhe 18 cm. (Holzknecht, l. c. S. 28.)

Fig. 2.

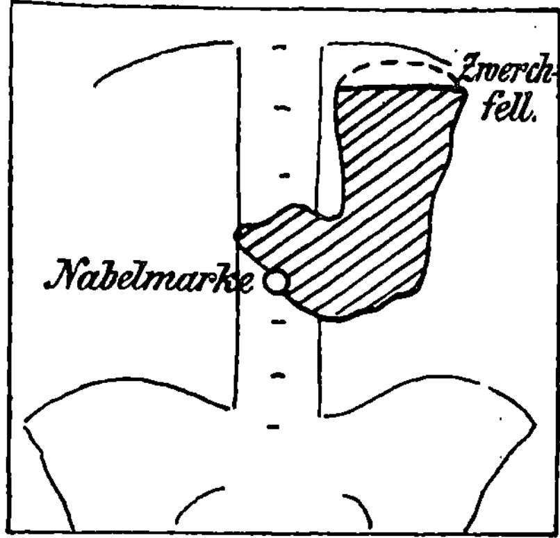


Epikrise: Nach der Anamnese lag es natürlich nahe, an Cholelithiasis zu denken. Mit dieser Annahme war der objektive Leberbefund jedoch nicht zu vereinigen. Wie der postoperative Verlauf bewies, war das kleine präperitoneale Lipom die Ursache des Schmerzanfalls; ob dabei die gelösten Adhäsionen eine Rolle spielten, muß unsicher bleiben, da wir damals noch keine Durchleuchtung, die sicheren Aufschluß gegeben hätte, vornahmen. Ein stärkeres Passagehindernis, eine Abknickung in der Pars pylorica war nach den beiden Photogrammen jedenfalls auszuschließen: bei so langem Bestehen des Leidens wäre dann die Gestalt des Magens sicher mehr verändert gewesen. So aber entsprach das Bild, das wir erhielten, einem nach Rieder normalen, nach Holzknecht mäßig gedehnten Magen (Fig. 2).

In dem seit Hyrtl, Henle geführten Streit haben die bisherigen radiologischen Untersuchungen über Gestalt und Lage des normalen Magens eine Einigung der Meinungen nämlich noch nicht herbeigeführt. Die genannten Autoren bestätigen die zuerst von Doyen vertretene Anschauung der wesentlich vertikalen Lage des ganzen Organs und der Lage des Pylorus vor oder rechts der Wirbelsäule; während aber nach Rieder die kleine Kurvatur kranial- und dorsalwärts, die große Kurvatur kaudal- und ventralwärts gerichtet ist und die Pars pylorica nach rechts seitlich sieht, bildet nach Holzknecht der Pylorus den tiefsten Punkt des normalen Magens und ist sein engeres pylorisches Drittel ganz horizontal gelagert (Fig. 1). Diese Magenform ist außerordentlich selten (Holzknecht fand sie z. B. bei keiner der von ihm untersuchten Frauen), trotzdem sie aus mehreren Gründen (Holzknecht, l. c. S. 79—83) als die Normalform anzusehen ist; in dem Riederschen Magentypus sieht H. mit Recht den Beginn einer pathologischen, wesentlich den kaudalen Teil des Magens, d. h. die bei aufrechter Körperstellung vertikal unter der Pars cardiaca liegende Partie der großen Kurvatur, betreffende Dehnung, die klinisch ohne die geringsten Symptome bestehen kann. Das praktische Interesse, das sich für den Chirurgen an die nur durch weitere Untersuchungen zu fällende Entscheidung knüpft, ob die Riedersche oder Holzknechtsche Anschauung zu Recht besteht, ist ein geringes; Gegenstand chirurgischer Eingriffe wird auch der leicht gedehnte Magen im Sinne Holzknechts nie werden.

Einen auffallend kleinen Magen infolge von Inanition ergab uns die Durchleuchtung des Patienten R. 16. IV. 1906: Salzsäureverätzung des Magens, Pylorusstenose. Fig. 3. Vor 8 Wochen Conamen suicidii, allmählich treten Stenosenerscheinungen von seiten des Magens auf, zuletzt Erbrechen einige Zeit nach jeder Mahlzeit. Befund: Anämischer, großer Mann, stark abgemagert, Leib eingesunken, Magengegend sehr druckempfindlich. Durchleuchtung (Fig. 3): die Wismutkapsel erscheint gleich nach dem Verschlucken an der oberen, medialen Ecke der kleinen, etwa 2 cm hohen, 5 cm breiten Gasblase, die nicht wie normal die Gestalt einer mit dem Stil nach unten gehaltenen Birne,

sondern eines auch bei tiefen Inspirationen sich kaum verändernden
Kreissegments aufweist. Senkrecht nach unten fallend, blieb die
Wismutkapsel 4 Finger breit oberhalb des Nabels liegen, auch durch
nach der Pylorusgegend gerichtete Streichbewegungen nicht weiter
nach rechts verschiebbar. Der Abstand der Kapsel vom kardialen
Pol betrug 12 cm. Nach Genuß von mehreren Löffeln der Riederschen
Mahlzeit betrug die absolute Höhe des Magens gleichfalls 12 cm, die
Breite des Wismutschattens gleichmäßig 6 cm, gegen die Pars pylorica,
die weder bei dorsoventraler noch schräger Durchleuchtung sichtbar
wurde, durch eine scharfe von links unten nach rechts oben verlaufende
Linie abgegrenzt. Wegen Bauchdeckenspannung, die jetzt auftrat,
war die Prüfung auf palpatorische Verschieblichkeit des Mageninhalts

Fig. 3.

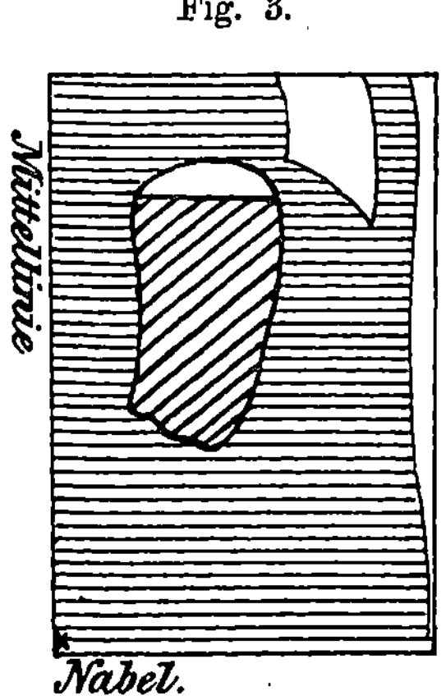


Höhe 12 cm, Breite 6 cm.

resultatlos; mit Rücksicht auf die Anamnese mußte ferner von einer
Aufblähung Abstand genommen werden. Auffallend war der Mangel
jeder peristaltischen Bewegung, die Konturen der großen Kurvatur
blieben außerordentlich scharf. Die Erklärung hierfür gab uns die
zum Zweck der Anlegung einer Magendarmfistel vorgenommene
Laparotomie: Zwischen unterer Leberfläche, vorderer Bauchwand
und vorderer und seitlicher Magenwand spannten sich zahlreiche band-
und strangförmige Adhäsionen aus, in die der Magen völlig eingebettet
und nach oben gehoben erschien  Nachdem ein großer Teil der
Verwachsungsstränge durchtrennt war, konnten in der vorderen Wand
mehrere 5 pfennigstückgroße Muskularisdefekte, über denen die Serosa
als papierdünne Schicht hinwegzog, getastet werden; die ganze Muskularis fühlte sich derb, starr an; die Pars pylorica war durch eine

völlig stenosierende, zirkuläre Infiltration eingenommen, an der großen Kurvatur etwas weiter reichend als an der kleinen.

Epikrise: Die radiologische Untersuchung ließ ein größeres Passagehindernis in der Speiseröhre ausschließen, war zwar von keinem Einfluß auf unser therapeutisches Handeln, gab aber ein getreues Abbild der pathologischen Veränderungen, wie sie der Bauchschnitt aufdeckte.

Auf ein in pathogenetischer, diagnostischer und therapeutischer Hinsicht noch vielfach umstrittenes Gebiet gutartiger Magenerkrankungen führen uns die folgenden Krankengeschichten. Es handelt sich um 4 Fälle von Gastroptose höheren Grades, die uns nach erfolgloser interner und physikalischer Behandlung seitens der II. mediz. Klinik der Charité zur Operation überwiesen wurden. Für die Indikationsstellung war hier neben dem bisherigen klinischen Verlauf die Röntgen-Untersuchung von ausschlaggebender Bedeutung, die mehr wie jede andere physikalische Methode befähigt ist, uns über Gestalt, Größe, Form- und Lageveränderung des Magens aufzuklären und bisher nicht vermeidbare Fehlerquellen auszuschließen. Die perkutorischen Untersuchungsergebnisse sind nur mit Vorsicht zu verwerten, da durch Schalldifferenz sicher bestimmbar nur diejenigen Magenabschnitte sind, die der vorderen Bauchwand direkt anliegen.

Die anatomischen Untersuchungen Luschkas und Braunes, Dehios Experimente an Leichen und Lebenden haben nun ergeben, daß der nicht gefüllte und luftleere Magen an keiner Stelle die vordere Bauchdecke berührt; der unter diesen Umständen im Epigastrium unterhalb der Leber-Herzdämpfung erhaltene laute Schall ist daher auf das gashaltige Kolon zu beziehen. Auch der stark angefüllte oder aufgeblähte Magen ist keineswegs völlig wandständig, zum Teil (kleine Kurvatur, Pars pylorica) von der Leber verdeckt, zum Teil grenzt er an andere lufthaltige Organe an; $CO_2$-Aufblähung kann unter Umständen kontraindiziert sein, abgesehen davon, daß die Magenform bei Anwendung größerer Mengen von Gas oder Luft eine grobe Verzerrung erfährt (Rieder). Die einseitige Grenzbestimmung der großen Kurvatur ist für pathologische Fälle wertlos (Riegel). Die wegen Mitleuchtens von benachbarten Darmschlingen auch nicht einwandfreie, unbequemere Diaphanoskopie vermittels der Lichtsonde war die erste klinische Methode, die den Beweis erbrachte, daß die Perkussion im allgemeinen zu kleine Maße für den Magen ergibt. Die radiologische Untersuchung, wie wir sie heute üben, hat dies in vollem Umfange bestätigt. Besonders die orthodiagraphische Durchleuchtung ermöglicht uns, über absolute Höhe des Magens, über seine Breitendurchmesser bei willkürlich abgestufter Füllung mit Wismutaufschwemmung, Gasblähung oder Riederscher Mahlzeit bestimmte Angaben zu machen; sie kann bei aufrechter oder liegender Stellung des Untersuchten, bei rechter und linker Seitenlage durchgeführt werden und läßt zahlenmäßige Schlüsse über Dehnbarkeit der Wandungen, Gestaltveränderungen, Ablauf der Peristole zu. Wenn somit die Untersuchungsbedingungen heute auch viel günstigere geworden sind, so sind wir doch keineswegs so weit, daß wir nach Prüfung einer Reihe unter verschiedenen Bedingungen aufgenommener photographischer Bilder derselben Person oder auf Grund einer genauen Durchleuchtung sagen könnten, dieser Magen muß Beschwerden machen oder nicht. Denn es hat sich, wie das schon erwähnt, herausgestellt, daß die große Mehrzahl der Erwachsenen einen Magen besitzt, bei dem der Pylorus nicht den für den Entleerungsmechanismus günstigsten tiefsten Punkt des Organs bildet, sondern die in ihrem kaudalen Abschnitt sackartig erweiterte große Kurvatur. Dieser Zustand — relaxatio ventriculi (enteroptica) Holzknechts — ist so häufig, daß er zuerst für den normalen angesehen wurde; er unterscheidet sich von der klinisch manifestierenden Gastroptose nicht qualitativ, sondern nur quantitativ (Holzknecht). Es finden sich zwischen dem Typus Rieder (Fig. 2) und der Gastroptose, wie sie z. B. Fig. 6 darstellt, alle Uebergänge. Die Magensenkung kombiniert sich mit der Dehnung der Muskulatur, zuerst der der Längsrichtung, wodurch die vertikale Höhendifferenz zwischen Pylorus und kaudalstem Punkt des Magens (Hubhöhe) größer, die Magenentleerung mechanisch ungünstiger wird, später auch in den übrigen Durchmessern, der Magen wird dilatiert. Nach Leven und Barret ist für die Dilatation folgender radiologischer Befund charakteristisch: Bei gesunden Individuen steht nach Verschlucken von 40—50 ccm Flüssigkeit die Linie der oberen Flüssigkeitsgrenze ebenso hoch wie nach Einnahme von 250—300 ccm; bei höheren Flüssigkeitsmengen rückt die Linie etwas höher hinauf, während gleichzeitig eine Verbreiterung in horizontaler Richtung eintritt. Bei bestehender Dilatation steigt dagegen das Flüssigkeitsniveau stetig, doch viel langsamer als beim normalen Magen, so daß mehrere hundert Gramm notwendig sind, um die obere Flüssigkeitslinie auf dieselbe Höhe zu bringen, wie das bei normalen Verhältnissen bereits bei 40—50 g der Fall ist; trotzdem kann die untere Magengrenze immer auf gleicher Höhe bleiben, so daß das radioskopische Bild der Füllungsart des Magens notwendig ist, um sagen zu können, ob derselbe dilatiert ist oder nicht (Zentralbl. f. Chir. 1906, 14). Holzknecht fand bei der Prüfung der Dehnungsfähigkeit einer Beschwerden machenden Gastroptose folgende Maße:

Absolute Höhe des leeren Magens = 20 cm,

„    „    „ mit ¼ l gefüllten Magens = 25 cm,

„    „    „    „ ½ l    „    „    = 26½ cm,

„    „    „    „ ¾ l    „    „    = 27 cm,

also Zunahmen um 5, 1½, 1 cm. Das Verfahren beruht somit auf demselben Prinzip, wie die Dehiosche perkutorische Bestimmung der unteren Magengrenze mit fortschreitender Belastung: bei Atonie sinkt die untere Grenze rascher nach abwärts als beim normalen Magen. Wenn es auch richtig ist, daß abnorme Dehnbarkeit noch kein Beweis herabgesetzter motorischer Kraft ist und wir somit noch nicht bei ihrem Nachweis Ektasie (dauernden Zustand abnormer Schlaffheit und motorische Insuffizienz) diagnostizieren dürfen, so ist sie doch als ein Vorstadium der letzteren anzusehen, das durch Vergrößerung der Hubhöhe Beschwerden auslösen kann. Ob in einem gegebenen Fall Ptose oder Ektasie, die im gegenseitigen Verhältnis von Ursache und Folge stehen, der primäre Zustand ist, darüber kann auch die radiologische Untersuchung keine Aufklärung geben. Sie wird uns daher weniger bei den hochgradigsten Formen von „Gastroptose", bei denen Stauungen des Mageninhaltes grobe Störungen des Saftchemismus die Lage genügend klären, als bei den Fällen nützen, bei denen Magenbeschwerden erst kürzere Zeit bestanden haben, bei denen der Magenchemismus keine charakteristischen Veränderungen erkennen läßt, und bei denen eventuell nicht die Andeutung eines enteroptotischen Habitus auf den Magen hinweist. Wenn wir eine anderweitige Ursache für die so häufig in die Magengegend lokalisierten Beschwerden ausschließen können und weisen durch ein vollkommen objektives Verfahren, wie es die radiologische Methode ist, eine pathologische Magenform nach, so werden wir uns eher zu einem operativen Eingriff entschließen dürfen.

Die Gastroenterostomie wird an der nach Riederscher Mahlzeit als am tiefsten liegend ermittelten Stelle der vorderen oder hinteren Magenwand anzulegen sein; selbstverständlich liegt diese bei eröffneter Bauchhöhle, bei leerem Magen und bei Rückenlage höher als es dem radiologischen Befund entsprach.

Krankengeschichtsauszüge der Fälle von Gastroptose mit den Ergebnissen der radiologischen Untersuchung, kontrolliert durch Operation:

1. Frau R., 36 Jahre. 30. 10. 05.

Seit erster Geburt vor 18 Jahren hat die immer blutarme Frau Magenbeschwerden öfters mit Erbrechen nach dem Essen; Verschlimmerung nach den weiter folgenden 8 Partus, besonders dem letzten, Mai d. J. (Endometritis, Curette-

ment). Im Juni d. J. Verordnung einer Bauchbandage, deren anfänglich gute Wirkung wegen weiterer Abmagerung der Pat. nachließ.

Befund: Blasse, äußerst abgemagerte Pat. Hysterische Stigmata. Leberrand in der Brustwarzenlinie 2 Finger breit unterhalb des Rippenbogens. Dia-
stasis m. rectorum. Keine Nierensenkung. Magenchemismus normal, Motilität
herabgesetzt. Luftaufblähung bei Rückenlage ergibt als untere Magengrenze
1 Finger breit unterhalb des Nabels. Röntgenbild und Durchleuchtung im Stehen
der Patientin (Fig. 4) dagegen in dieser Höhe kleine Kurvatur, während der
tiefste Punkt der großen Kurvatur 4 Finger breit unterhalb des Nabels liegt. Der
Magen erscheint dilatiert.

Operation (4. 10. 05) bestätigt letzteres; der Magen liegt bei Rückenlage
etwa 2 Finger breit höher, die Pars pylorica zieht ziemlich schräg nach rechts
oben vor der Wirbelsäule hin. Querkolon nicht auffallend tief herabhängend.
Gastroenterostomia ant. antecolica mit Suspension der zuführenden Sohlinge.

Im Dezember: Gewichtszunahme 15 Pfund, Besserung der Motilität. Keine
Beschwerden.

Fig. 4.

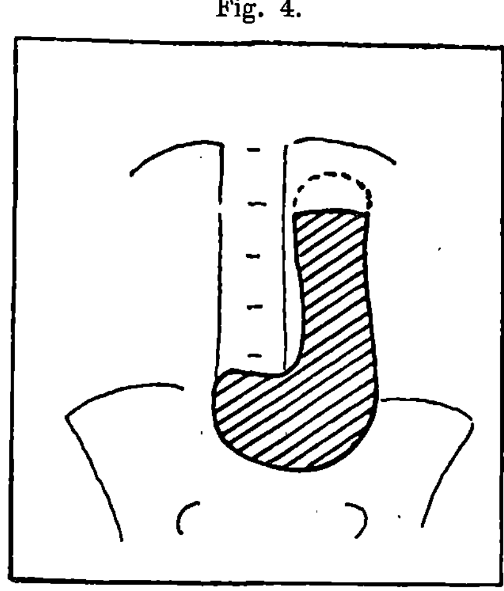

Epikrise: Da die Perkussion nach Lufteinblasung bei der gewöhnlichen Untersuchungsanordnung: im Liegen der Patientin Tief-
stand des Magens erkennen ließ, kamen Anämie, Endometritis bei
Retroflexio uteri, Hysterie differentialdiagnostisch in Frage. Erst das
Röntgenbild zeigte den erheblichen Grad der Ptose mit Dilatation,
erleichterte somit nach der erfolglosen internen Behandlung den Entschluß zur Operation.

2. Frau S., 36 Jahre. 8. 1. bis 17. 2. 06.

Mai 1897 rechtsseitige Nephropexie. Wegen Magenbeschwerden 1 Jahr ohne
wesentlichen Erfolg intern und mit Bandage behandelt, zunehmende Abmagerung.

Befund: Nieren gleichhochstehend, Leber nicht gesenkt. Starke Einziehung
der Oberbauchgegend, durch die magere Bauchdecke ist der aufgeblähte Magen
beinahe sichtbar: kleine Kurvatur in Nabelhöhe. Plätschern morgens in nüchternem

Zustand. Freie HCl —, Milchsäure —, Gesamtazidität 35. Röntgenbild, im Stehen aufgenommen (Fig. 5), zeigt den Fundus in Höhe des Beckeneingangs.

Operation (15. 1. 06): Hochgradige Ptose. Corpus und Fundus, zuerst gleichfalls kontrahiert, blähen sich beim Vorziehen auf; kontrahiert zu Dünndarmumfang bleibt die Pars pylorica, spitzwinklig nach rechts oben hin abgeknickt. Pylorus liegt in der Mittellinie, läßt sich noch weiter nach links unten hin dislozieren. Kein Pylorospasmus. Anlegung einer Magendarmfistel, wobei am Magen die Stelle der Abknickung, der tiefste Punkt des Magens, gewählt wird. Suspension der zuführenden Schlinge. Heilung.

Fig. 5.

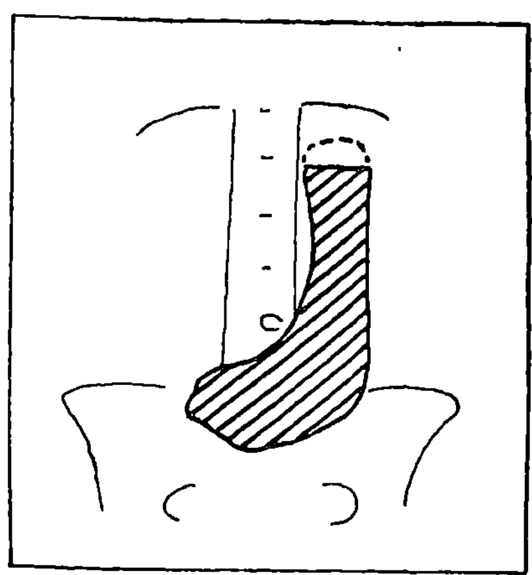

Epikrise: Diagnose der Gastroptose war ja nicht zweifelhaft; das Röntgenbild bewies, daß die Ptose noch hochgradiger war, als die übrigen physikalischen Untersuchungsmethoden erkennen ließen. Interessant ist der Gegensatz zwischen dem Umfang der leeren und der gefüllten Pars pylorica.

3. Frau R., 52 Jahre. 13. 1. bis 20. 2. 06.

Drei Partus, vor 7 Jahren Uterusexstirpation. Seit einem Jahre Magenschmerzen, besonders nach dem Essen, nach der Kreuzbeingegend hin ausstrahlend.

Befund: Magere Frau, ohne enteroptotischen Habitus. Linker Rektus auffallend gespannt, Druckschmerz andauernd in Nabelhöhe, links 2 Finger breit von der Medianlinie lokalisiert. Magenaufblähung: große Kurvatur 3 Finger breit unterhalb des Nabels. Freie HCl —, Milchsäure —, Gesamtazidität 26. Motilität herabgesetzt. Röntgenbild (Fig. 6) im Liegen gewonnen, zeigt die Vertikalstellung des Corpus und Fundus, Pars pylorica nach rechts oben hin abgebogen.

Laparotomie (19. 1. 06): Beim leeren Magen liegt die Pars pylorica horizontal, ist kontrahiert, gut dünndarmdick, sehr leicht dislozierbar, gegen Fundus und Corpus, die senkrecht nach oben steigen, rechtwinklig abgesetzt. Gastroenterostomia ant. antecol. Heilung. Besserung der Beschwerden.

Orthodiagraphische Durchleuchtung (20. 2. 06): 3 Finger oberhalb
des Nabels Ansammlung des Wismutspeisebreis (Magendarmfistel?), ein zweiter
Wismutschatten in Nabelhöhe. Vertikaldurchmesser des Magens, der bei der
Photographie natürlich nicht genau bestimmbar war, jetzt nur 20 cm, also normal.

Fig. 6.

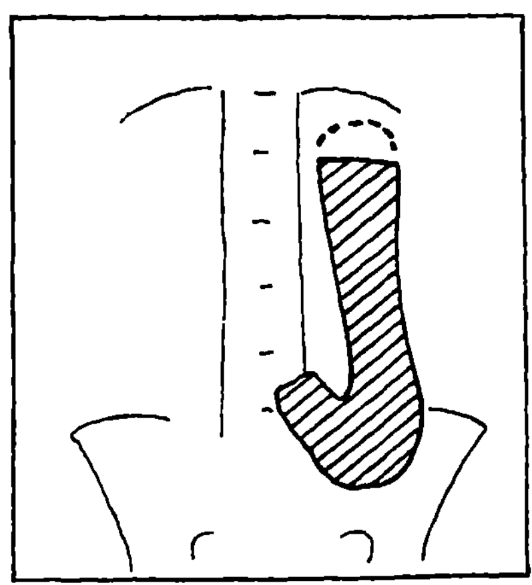

4. Frau K., 29 Jahre. 7. 2. bis 10. 3. 06.

Im 17. Lebensjahr häufiges Erbrechen nach dem Essen, Sodbrennen, Magendruck. Beschwerden allmählich immer stärker, seit Juli 1905 fast andauernd,
Erbrechen jetzt sehr häufig.

Befund: Schmächtige Frau in schlechtem Ernährungszustand. Abdomen
schlaff, Nabelgegend druckempfindlich. Leberrand, Gallenblasengegend schmerz-
frei. Chemismus: Freie HCl $+$, Milchsäure $-$, Gesamtazidität 55; geringe Herabsetzung der Motilität. Magenaufblähung in Rückenlage: große Kurvatur 1 Finger
unterhalb des Nabels. Durchleuchtung nach Einnahme der Wismutaufschwemmung:
große Kurvatur in horizontaler Lage 2 Finger, in aufrechter Stellung handbreit
unterhalb des Nabels: Ausgesprochene Hörnchenform des Magens, dessen absolute
Höhe 22 cm beträgt bei einer gleichmäßigen Breite von 4—5 cm.

Operation (12. 2.): Der tiefste Punkt des leeren Magens bei Rückenlage
ist Nabelhöhe, es besteht jedoch tatsächlich Hörnchenform; der Pylorus, Pars
pylorica, und Pars horizontalis duodeni an unterer Leberfläche und steinfreier
Gallenblase durch flächenförmige Adhäsionen fixiert; Querkolon gleichfalls herangezogen, Trennung und Unterbindung der Verwachsungen. Muskulatur des Magens
sehr schlaff, der kaudale Teil der großen Kurvatur läßt sich leicht bis handbreit
unter Nabelhöhe herabziehen. Gastroenterostomia ant. antecol.

10. 3. Ohne Beschwerden entlassen.

Epikrise: Interessant ist wiederum der Gegensatz zwischen
Röntgenbefund in aufrechter Stellung der Patientin einerseits, Befund
bei Aufblähung, Röntgenbefund bei horizontaler Lagerung und Operationsbefund andererseits. Die Perigastritis der Pylorusgegend, die

feste Fixierung desselben in für den Entleerungsmechanismus ungünstiger Lage hat die Hörnchenform, schließlich die muskuläre Insuffizienz verursacht.

Während in allen diesen Fällen von Magensenkung und Erweiterung die radiologische Untersuchung uns sehr wertvolle Dienste für Diagnose, Indikationsstellung zur Operation und diese selbst geleistet hat, ist dies — was die rein praktische Seite betrifft — bei den malignen Magenerkrankungen nur in geringerem Grade der Fall gewesen. In einigen Fällen, bei denen die Tumoren palpabel waren, haben wir gleichfalls mit Vorteil die Palpation mit gleichzeitiger Durchleuchtung kombiniert und bei diesem Vorgehen über die Geschwulst mehr aussagen können, als es vorher möglich gewesen war. Aus dem Fehlen des Wismutschattens an der von der Neubildung eingenommenen Pars pylorica bei gleichzeitiger Palpation konnte die Geschwulst mit Sicherheit als dem Magen angehörig erkannt werden, respiratorische und palpatorische Verschieblichkeit im Durchleuchtungsbild geben über Verwachsung mit der Umgebung sicherere Aufschlüsse als Perkussion und Palpation nach Aufblähung. Aber die Hoffnung, die Holzknecht mit seinen aus der Schilderung der radiologischen Symptomatologie des Magenkarzinoms gezogenen Schlußfolgerung: „Wir glauben nicht fehlzugehen, wenn wir schon jetzt der Hoffnung auf reiche frühdiagnostische Ausbeute der Methode bei Magenkarzinom breitesten Raum geben" (l. c., S. 53) auch in uns geweckt hatte, hat sich bisher nicht erfüllt. Allerdings haben wir bis jetzt nicht Gelegenheit gehabt — in einer chirurgischen Klinik dürfte sie vorläufig überhaupt sehr selten gegeben sein — einen Fall zu untersuchen, bei dem der Karzinomverdacht für eine Probelaparotomie nicht hinreichend begründet gewesen wäre; letzteres gilt übrigens auch für alle von Holzknecht bisher radiologisch untersuchten und publizierten Fälle. Es steht uns somit auch kein begründeter Zweifel über die Leistungsfähigkeit der Methode bezüglich der „Frühdiagnose" des Magenkarzinoms zu; nach der neuesten Publikation Holzknechts (Wiener med. Wochenschr. 1906, No. 28—30) scheint es aber, daß auch Holzknecht in dieser Hinsicht seine Hoffnungen herabgeschraubt hat[1]).

---

1) Zu dem Satz S. 51 . . . „lassen sich schon jetzt die groben Konturen der radiologischen Symptomatologie des Magenkarzinoms skizzieren", macht er jetzt den Zusatz: „nicht im Sinne pathognomonischer Symptome, eine Auffassung, die ihnen ganz ohne Grund untergelegt wurde".

Neue Punkte zu der von Holzknecht und seinen Mitarbeitern ausführlichst geschilderten radiologischen Symptomatologie bei Magentumoren haben uns unsere Untersuchungen nicht ergeben, so daß ich mich auf die Wiedergabe einiger besonderer charakteristischer Resultate beschränken kann, die auch nur kasuistischen Wert haben.

1. Frau R., 54 Jahre. 30. 1. bis 2. 3. 06.

Seit dem 16. Lebensjahr Magenschmerzen, die seit 4 Monaten sehr heftig und von Erbrechen nach jeder Mahlzeit gefolgt sind. Gewichtsabnahme 15 Pfund.

Befund: Druckempfindlichkeit der Magengegend mit undeutlicher Resistenz (Recti stark gespannt). Freie HCl —, Milchsäure +, Gesamtazidität 27. Aufblähung des Magens: 2 getrennte Vorwölbungen, die obere direkt unter dem Rippenbogen, die zweite, später erscheinende in Nabelhöhe.

Radiologische Untersuchung: Hohe Fundusgasblase, an deren unterem Teil sich die Wismutspeise ansammelt in Gestalt eines halben Eies; von seinem unteren Pol zieht langsam ein etwa 1 Finger breiter Wismutstreifen zur Regio pylorica bzw. Pars antri, um sich hier wieder in Form eines Halbkreises anzusammeln.

Diagnose: Sanduhrmagen.

Operation (3. 2. 06): An der Grenze zwischen Fundus und Corpus eine Verengerung des Magenlumens durch einen hintere Wand, angrenzende Abschnitte der kleinen und großen Kurvatur einnehmenden, auf Pankreas übergegriffenen Tumor (Ulcuskarzinom). Unter Miteinstülpung der vorderen Wand des unteren Magenabschnitts passieren noch 3 Finger die Verengerung. Eine Anastomose beider Magenabschnitte oder eine Darmfistel mit dem oberen Magenabschnitt wäre nur unter ausgedehnter Rippenresektion möglich, ein Eingriff, den Pat. nicht überstehen würde. Daher Schluß der Bauchwunde. 2. 3. Entlassung.

Epikrise: Bei der Unmöglichkeit einer Palpation gab die Röntgendurchleuchtung eine wichtige Bestätigung des Aufblähungsbefundes.

2. Frau P., 37 Jahre. 30. 1. bis 2. 2. 06.

Seit dem 18. Lebensjahr häufig Magenschmerzen; Erbrechen, zuweilen blutig, meist unabhängig von der Zeit des Essens, in letzter Zeit sich häufend. Jetzt andauernd heftige, meist links oberhalb des Nabels lokalisierte Schmerzen.

Befund: Plätschergeräusch bei nüchternem Magen. Rectispannung macht genauere Palpation unmöglich. Motorische Insuffizienz II. Grades. Freie HCl —, Milchsäure —, Gesamtazidität 30. Sarcine.

Radiologische Untersuchung zeigt 3 durch einen schmalen Bismutstreifen verbundene Speiseansammlungen: der obere, von Halbkreisform, dicht unterhalb des Rippenbogens; der mittlere, von 5 Markstückgröße, rund, links oberhalb des Nabels; der untere, im Aussehen einem flachen Kreissegment entsprechend, 3 Finger breit unterhalb des Nabels.

Diagnose; Sanduhrmagen durch Ulcuskarzinom.

Operation (1. 2. 06): Die untere Hälfte der kleinen Kurvatur ist durch einen harten Tumor eingenommen. Durch das Uebergreifen der Geschwulst auf angrenzende Teile der hinteren und vorderen Magenwand und Pankreas ist eine Verengerung des Magenlumens entstanden, die noch 3 Finger passieren läßt (obere Verengerung und darüber oberer Sack). Etwas unterhalb der letzteren fühlt der eindringende Finger in der hinteren Magenwand bzw. Pankreas eine etwa 1 cm tiefe Aushöhlung mit kallösen Rändern (II. runder Bismutschatten), Ulcus. Die vordere Wand des unteren Magensacks zeigt einige nach der kleinen Kurvatur hin spitzwinklig zulaufende Furchen (Adhäsionen, Infiltration). Pylorus durch harten Pankreaskopf und Adhäsionen aufs höchste verengt. Magenanastomose zwischen unterem und oberem Abschnitt erscheint nicht ausführbar, zur Zeit wohl auch noch nicht nötig; daher Magendarmfistel am unteren Sack.

2. 2. 06 Exitus letalis (keine Peritonitis).

Sektion bestätigt Röntgen- und Operationsbefund.

Auch in einem dritten Falle (Frau W., operiert am 29. 11. 05) war es die radiologische Untersuchung, die die Diagnose Sanduhrmagen sicherte. Lieblein hat erst neuerdings (Deutsche Chirurgie. S. 460) auf die Schwierigkeit dieser Diagnose, die Unsicherheit aller für den segmentierten Magen als charakteristisch angegebenen Symptome (von Eiselsberg, Wölffler, Savorsky, Moyniham) aufmerksam gemacht; auch das Zusammentreffen mehrerer dieser Symptome läßt nur eine Wahrscheinlichkeitsdiagnose zu. Eine Reihe von Fällen der namhaftesten Chirurgen beweist ferner, daß selbst bei der Operation der „Sanduhrmagen" übersehen werden kann, besonders dann, wenn der Kardia(obere)-Magenanteil unter dem Rippenbogen verborgen oder in Adhäsionen eingebettet liegt.

Diesen eventuell verhängnisvollen Irrtum wird die radiologische Untersuchung ausschließen; wir glauben auch, daß sich bei diesem Zustand des Magens häufiger eine Frühdiagnose stellen und damit öfters als bisher die Möglichkeit gegeben sein wird, die wenigstens beim Ulcus pepticum heilende Gastro-Gastroanastomose auszuführen.

In einem weiteren Dutzend operierter Magenkarzinome, bei denen die Diagnose entweder nicht zweifelhaft war oder wenigstens nach Anamnese und Befund der Karzinomverdacht und damit die die Frage der Operabilität allein entscheidende Laparotomie berechtigt war, haben wir die radiologische Untersuchung ausgeführt; ihre Ergebnisse waren bald unwesentliche, bald unseren Untersuchungsbefund korrigierend oder ergänzend.

Wir geben die Hoffnung noch nicht auf, daß sie auch eine frühere Erkennung des Magenkrebs ermöglichen wird und halten daher die Klinik für verpflichtet, sie auch weiterhin bei allen auf Krebs verdächtigen Magenkranken anzuwenden; zu einer feineren Diagnostik auf diesem Gebiet kann es nur der Untersucher bringen, der sie auch

bei den nicht zweifelhaften Fällen übt und seine Befunde durch Operation oder Sektion kontrollieren kann; zu beiden ist dem Chirurgen
oft genug Gelegenheit geboten.

---

# Literatur.

Holzknecht, Mitteilungen aus dem Laboratorium für radiologische Diagnostik
     und Therapie. Jena 1906.
Rieder, Fortschritte auf dem Gebiete der Röntgenstrahlen. Bd. 8. 1905.
Riegel, Erkrankungen des Magens. Wien 1903.
Kuttner, Berliner klin. Wochenschr. 1906. No. 25 u. 26.

# XX.

# Ueber die chronische ankylosierende Wirbelentzündung.

Von

**Dr. O. Rumpel,**

Stabsarzt an der Kaiser Wilhelms-Akademie, kommandiert zur chirurg. Universitätsklinik zu Berlin.

(Hierzu Tafel III und IV.)

Die nachstehende Abhandlung verfolgt einen doppelten Zweck: in 1. Linie soll sie — entsprechend dem Charakter dieser Festschrift — auf die Bedeutung hinweisen, die das in den letzten Jahren so viel genannte Krankheitsbild der chronischen Wirbelversteifung auch in militärärztlicher Beziehung beansprucht, zum anderen möge sie einer Bereicherung der Kasuistik dienen und auf Grund der Beobachtung unserer, sowie des Studiums der in letzter Zeit veröffentlichten Fälle, weitere Beiträge zur Kenntnis und Aufklärung der erwähnten Erkrankungsform bringen.

Ehe ich auf meine Fälle eingehe, erscheint es notwendig, so kurz wie möglich — um Wiederholungen zu vermeiden — die Ergebnisse der bisher vorliegenden Untersuchungen über die chronische Wirbelversteifung zusammenzufassen.

Nachdem Bechterew durch Veröffentlichung der nach ihm benannten Krankheit in den neunziger Jahren die Frage angeregt hatte, folgten Strümpell und Pierre Marie mit Beschreibungen einer ähnlichen Erkrankungsform. Alle 3 Krankheitsarten haben bekanntlich das Gemeinsame einer zur vollständigen Ankylose führenden Versteifung der Wirbelsäule, das Trennende liegt teils in der Aetiologie, teils in den begleitenden Symptomen, teils in der Mitbeteiligung anderer Gelenke an der Erkrankung. So hält B. das Leiden für ein auf nervöser Basis beruhendes, wobei ätiologisch Heredität, Trauma, Lues, Alkoholismus u. a. eine Rolle spielen. Der Beginn der Erkrankung liegt in dem dem Schultergürtel benachbarten

Teil der Wirbelsäule, sie verbreitet sich unter Auslösung der besonders charakteristischen Wurzelsymptome nach abwärts und führt zur
bogenförmigen Kyphose.

Strümpells Krankheitsbild ist dagegen ein wohl mit der Arthritis chronica verwandter Prozeß, der nicht nur allein die Wirbelsäule meist in aufsteigendem Fortschreiten befällt, wobei es zu einer
Ankylose meist in gestreckter Haltung derselben kommt, sondern auch
die großen Gelenke besonders des Becken- und Schultergürtels mit-
beteiligt, die kleineren dagegen frei läßt. Dieser letzteren Erkrankungsform schließt sich Pierre Maries Spondylose rhizomélique ohne
sehr wesentliche Unterscheidungsmerkmale an.

Um 3 Fragen nun handelt es sich hauptsächlich in den in letzter
Zeit gehäuften Publikationen: nämlich 1. ist die Bechterewsche
Krankheit mit der von Strümpell und Pierre Marie beschriebenen
identisch? und 2. sind diese Krankheitsbilder überhaupt als selbständige Erkrankungsformen, die früher nicht bekannt waren, zu betrachten? und endlich 3. in welche Krankheitsgruppe sind diese Fälle
vom pathologisch-anatomischen wie klinischen Standpunkt aus ein-
zureihen?

Heiligenthal, der die bis zum Jahre 1900 beschriebenen und
seine eigenen Fälle von Wirbelversteifung zusammenstellte, glaubte
noch die Bechterewsche Erkrankung von der Strümpell-Marieschen
trennen, die letztere aber der großen Krankheitsgruppe der Arthritis
deformans zuteilen zu müssen. Auch andere Autoren (s. Register)
teilten seine Anschauung, die auch heute noch Vertreter findet.

Jedoch ist in den letzten Jahren ein Umschwung der Ansichten
zu bemerken. Das früher so wenig einheitliche Bild der Wirbelankylose ist durch zahlreiche klinische und insbesondere anatomische Beobachtungen, die sich vor allem auf eine größere Anzahl von Fällen
stützen, soweit geklärt, daß es vielleicht möglich ist, ein einigermaßen
abschließendes Urteil über das in Frage stehende Krankheitsbild zu
fällen.

Von den zahlreichen einschlägigen Arbeiten, die zur Klärung der
Fragen beigetragen haben, möchte ich zunächst u. a. die von Anschütz, Magnus-Levy, Sivén und Fraenkel zitieren. Alle
4 Autoren kommen hinsichtlich der beiden ersten Fragen: Lassen
sich die von Bechterew, Strümpell und Marie geschilderten Krankheitstypen trennen und stellen sie überhaupt eine selbständige Erkrankungsform dar? zu einem verneinenden Resultat. Hinsichtlich
der 3. Frage aber, wo sind die Fälle unterzubringen, divergieren die
Ansichten. Während die beiden erstgenannten Autoren ihr Urteil

hauptsächlich auf klinischen Beweisgründen fußend abgeben, stützt Sivén seine Begründung auch auf einen Sektionsbefund, den er den 6 bis dahin ihm bekannt gewesenen klinisch und anatomisch untersuchten Fällen zur Seite stellt. Hierbei ergibt sich eine große Uebereinstimmung der anatomischen Veränderungen, die Sivén als „eine entzündliche Gelenkaffektion, welche schließlich zu völliger Ossifikation der kleinen Gelenke der Wirbelsäule führt, mit einem Wort als eine Arthritis chronica ankylopoëtica (Ziegler)“ aufgefaßt wissen will. Dieser Zusammenstellung wäre noch hinzuzufügen ein ebenfalls vorher bereits von Niedner beschriebener Fall, dessen anatomischer Befund im wesentlichen sich mit den erwähnten deckt. Ueber das größte anatomische Material von Fällen, die auch klinisch zur Beobachtung kamen, verfügt Eug. Fraenkel. Ihm verdanken wir eine so eingehende und erschöpfende pathologisch-anatomische Beschreibung des Krankheitsbildes, daß wohl in dieser Beziehung keine Unklarheit mehr herrschen dürfte. Fraenkel definiert auf Grund des Studiums seiner von 4 Fällen stammenden Präparate, die in exakter Weise in frischem wie mazeriertem Zustande untersucht wurden, die anatomischen Veränderungen als „einen Prozeß, der primär die Gelenkverbindungen der Proc. articular. übrigens vollkommen intakter Wirbel befällt und im weiteren Verlauf zur Bildung knöcherner, bald auf die Seitenteile der Wirbelkörper beschränkter oder auf deren ganzen Umfang übergreifender, bisweilen auch die Bögen einzelner oder vieler Wirbel, ja auch die Dornfortsätze oder deren Spitzen betreffender Spangen führt.“ Er schließt hieraus, wie aus der Untersuchung der mitbeteiligten Extremitätengelenke, daß es sich um „die wohlcharakterisierte, als Arthritis chronica ankylopoëtica bezeichnete Gelenkerkrankung handelt“.

Somit befindet sich Fraenkel in voller Uebereinstimmung — wenigstens in pathologisch-anatomischer Beziehung — mit Sivén. Beide Autoren beweisen auch, wie mir scheint, in voll überzeugender Weise, daß die abweichenden Anschauungen anderer Autoren über die Art der anatomischen Veränderungen auf die Einseitigkeit der Untersuchung nur von mazerierten Präparaten zurückzuführen ist.

Wir verfügen also demnach über 12 Fälle von chronischer Wirbelversteifung, deren Krankheitsbild klinisch wohl festgestellt wurde und bei denen die post mortem-Untersuchung einen in den wesentlichen Punkten völlig übereinstimmenden Befund ergeben hat. Durch diese Klarstellung der Pathogenese scheint mir die so vielgestaltige Diskussion über die chronische Wirbelversteifung in eine neue Phase gelangt zu sein, indem wir nunmehr auf der festen Grundlage der anatomischen Kenntnis fußend die klinischen Erscheinungen der Krankheit richtiger beobachten und einheitlicher deuten können. Von diesem Gesichtspunkt aus soll die Beschreibung meiner 9 hierhergehörigen Fälle erfolgen. Wenn ich auch über keine Sektionsergebnisse berichten kann, so bieten doch vielleicht die Resultate der Röntgenuntersuchung, auf deren Durchführung in allen Fällen ein besonderer Wert gelegt ist, einen gewissen Ersatz. Denn ein Vergleich der Röntgenbilder mit Präparaten[1]) ergibt meines Erachtens ganz einwandfrei eine vollkommene Uebereinstimmung der Formveränderungen des Skeletts.

Die Beobachtung des ersten Falles von chronischer Wirbelversteifung geschah im Garnisonlazarett zu Danzig und liegt 3 Jahre zurück; die übrigen Fälle entstammen dem reichen Material der chirurgischen Universitätspoliklinik zu Berlin und sind von mir in den letzten 2 bis 3 Jahren beobachtet worden.

Fall 1. Julius L., Sattler, 25 Jahre alt. Mutter vor 11 Jahren an unbekannter Krankheit gestorben, Vater und ein Bruder gesund und am Leben. Er selbst will als Kind und auch später nie krank gewesen sein. Während seiner aktiven Dienstzeit vor 5 Jahren ist L. vom Pferde gestürzt und auf den Rücken gefallen. Er will damals gleich Schmerzen in der Lendengegend empfunden haben und ist auch wiederholt wegen dieser Beschwerden in ärztlicher Behandlung gewesen, ohne daß jedoch ein objektiver Befund erhoben werden konnte. Er hat seiner Dienstverpflichtung bis zu Ende genügt, will aber wiederholt, namentlich beim Reiten, Schmerzen und ein gewisses Steifigkeitsgefühl im Kreuz empfunden haben. Als er später seinem bürgerlichen Beruf als Sattler weiter nachging, stellte sich eine ganz allmählich zunehmende Versteifung des Rückgrats ein, wobei nach beiden Seiten hin ausstrahlende Schmerzen empfunden wurden. Seit 2 Jahren ist der Rücken so steif, daß Pat. seinem Beruf nicht mehr nachgehen kann und mit geringen Unterbrechungen in verschiedenen Krankenhäusern untergebracht werden mußte.

Pat. ist ein mittelgroßer Mann von mäßigem Ernährungszustande. Die Muskulatur des Rumpfes und der oberen Extremitäten zeigt eine erhebliche Atrophie. Dieselbe ist am stärksten ausgeprägt an der Thoraxmuskulatur, wo das Brustbein mit den Rippenansätzen sich deutlich hervorhebt, während die Schulterblätter flügelartig vom Rücken abstehen. Der Oberkörper ist stark nach vorn geneigt, infolge einer nach hinten bogenförmigen Verkrümmung der ganzen Wirbelsäule. Die Beweglichkeit zwischen den einzelnen Wirbelkörpern ist, mit Ausnahme des 1. und 2. Halswirbels, vollkommen aufgehoben. Die Wirbelsäule, die auch durch passive stärkste Bewegungen nicht aus ihrer Stellung zu bringen ist, erhebt sich starr auf dem Kreuzbein und ragt wie ein fester solider Stab nach oben. Beim Bücken wird die Wirbelsäule vollkommen steif gehalten, die Hand kann nur durch Kniebeugen den Fußboden erreichen. Der vornübergebeugte flache Thorax ist

---

1) Herr Oberarzt Dr. Eug. Fraenkel hat die große Liebenswürdigkeit gehabt, mir seine schönen Präparate zur Verfügung zu stellen, wofür ich ihm auch an dieser Stelle meinen ergebensten Dank ausspreche.

starr und unbeweglich. Die Atmung ist eine rein abdominale. Der Kopf ist nach allen Seiten hin gut beweglich; Bewegungen im Schulter- und Hüftgelenk, sowie in allen übrigen Gelenken, sind völlig·frei und unbehindert. Die Untersuchung der übrigen Organe ergibt keinen pathologischen Befund, keine Störungen der Sensibilität und Motilität.

Die Röntgenuntersuchung der Wirbelsäule ergibt folgendes: Fast sämtliche Wirbelkörper stehen miteinander in knöcherner Verbindung derart, daß die zwar im Bilde noch deutlich sichtbaren Wirbelabstände von Knochenbildung wie überbrückt erscheinen, ohne daß eine Deformität der Wirbelkörper selbst zu konstatieren ist. Die Dornfortsätze bilden stellenweise, namentlich an den unteren Lendenwirbeln, eine zusammenhängende Knochenleiste. An den untersten Brustwirbeln greift die Spangenbildung auf die Rippenköpfchengelenke über, von denen das 10., 11. und 12. rechterseits durch eine der Kontur der Wirbelsäule parallel laufende Spange verbunden ist. Durch die Ueberbrückung der Intervertebralscheiben, welche nach den Seiten zu knollenförmige Auftreibungen bildet, gewinnt die Wirbelsäule den charakteristischen Anblick einer gedrehten Säule.

Es handelt sich also um einen aus gesunder Familie stammenden, früher stets gesund gewesenen jungen, kräftigen Mann, der 5 Jahre zuvor während seiner aktiven Dienstzeit vom Pferde gestürzt und auf den Rücken gefallen ist und dann ganz allmählich unter den Symptomen von unbestimmten Kreuzschmerzen — ohne daß anfangs ein objektiver Befund zu erheben war — eine vollkommene Versteifung der Wirbelsäule erworben hat. Nach diesem immerhin seltsamen Befunde glaubte ich den Fall dem Bechterewschen Krankheitstypus zurechnen zu müssen, um so mehr, als die starke bogenförmige Kyphose vorhanden und der Anschluß des Leidens an ein Trauma sicherlich erwiesen war; dazu kamen die Atrophie der Muskulatur des Brustkorbes und der oberen Extremitäten, sowie Schmerzen, die vom Rücken her ausstrahlten und als Wurzelsymptome gedeutet werden konnten, endlich die Intaktheit sämtlicher übrigen Gelenke. Das einzige nicht mit den Bechterewschen Symptomen in Einklang zu bringende war das zweifellos aszendierende Fortschreiten des Krankheitsprozesses, der zur Zeit der Untersuchung die Gelenkverbindungen zwischen Okziput, Atlas und Epistropheus noch frei gelassen hatte.

Vom militärärztlichen Standpunkt bemerkenswert erscheint die Frage der Versorgungsansprüche, die der ehemalige Husar erhob. War auch das Trauma erwiesen, so fehlte doch jeder objektive Befund einer vorhandenen Läsion der Wirbelsäule. Auch wiederholte ärztliche Beobachtung führte zu negativem Resultat, was nicht zu verwundern ist, da doch nach 5 Jahren die Röntgenuntersuchung noch in ihrer Form ganz intakte Wirbel zeigte, die allerdings durch Ankylose der Wirbelgelenke und knöcherne Neubildung in Form von Spangen inzwischen fest vereinigt waren. So hatte denn der Husar·den Rest

seiner Dienstzeit noch abgeleistet, wenn er auch häufig beim Reiten
Beschwerden in Form eines Steifigkeitsgefühls im Kreuz verspürte.
Dieselben haben dann später, als er wieder seinem bürgerlichen Beruf
als Sattler nachging, ganz allmählich weiter zugenommen und innerhalb von 3 bis 4 Jahren zu dem fertigen Krankheitsbild der Wirbelankylose geführt.

Da gerade von Bechterew bei seinen Formen von Wirbelversteifung dem Trauma ätiologisch eine wichtige Rolle zugesprochen
wurde, so nahm auch im vorliegenden Falle die Begutachtung einen
ursächlichen Zusammenhang des Leidens mit dem vor 5 Jahren erlittenen Sturz vom Pferde an, und es wurde demgemäß entschieden.

L. ist, wie ich später auf Erkundigungen erfahren habe, einer Kohlenoxyd-
vergiftung erlegen. Eine Sektion hat leider nicht stattgefunden.

Der 2. Fall schließt sich noch enger dem Bechterewschen
Typus an.

Fall 2. Hermann G., 40 Jahre alt, Schneidermeister aus Wittenberge.
Familienanamnese ohne Belang. Er selbst will als Kind sowohl wie in späteren
Jahren stets gesund gewesen sein. Vor 8 Jahren Gonorrhoe, die ohne Komplikation ausheilte, in späteren Jahren Neigung zu „Reißen". Vor 3 Jahren bemerkte G. eine ganz allmählich zunehmende Steifigkeit „zwischen den Schulter-
blättern", mit leichten ziehenden Schmerzen. Auch will er den Kopf nicht mehr
so leicht bewegt haben können wie früher. Vor einem Jahre fiel Pat. bei Glatteis
zu Boden und schlug sehr heftig auf sein Gesäß auf. Der ziemlich korpulente
Pat. will eine gewaltige Erschütterung und heftige Schmerzen im Rücken verspürt
haben. Im Anschluß an diesen Unfall verschlimmerte sich die Steifigkeit der Halswirbelsäule rapide und griff in den nächsten $^3/_4$ Jahren auf die ganze Wirbelsäule
über. Gleichzeitig traten sehr heftige, ruckweise auftretende Schmerzen auf, die
von der Wirbelsäule ausgingen und die Rippen entlang ausstrahlten. G. hat sich
dieserhalb wiederholt in ärztliche Behandlung begeben müssen, die in Morphium-
gaben bestand. Die Neuralgien haben in letzter Zeit nachgelassen. Seit ca.
$^1/_4$ Jahr kann G. den linken Arm nicht mehr so hoch erheben wie früher. Er
suchte dieser letzteren Beschwerde wegen die Königl. Klinik auf.

G. ist ein sehr kräftig gebauter Mann mit reichlichem Panniculus adiposus.
Der Kopf, der vollständig steif gehalten wird, ist vornüber geneigt, das Gesicht
schaut bei normaler Haltung zur Erde. Es besteht eine Kyphose der Halswirbelsäule und des oberen Abschnitts der Brustwirbelsäule, während die Lendenwirbelsäule in leicht lordotischer Stellung mit dem Kreuzbein fest fixiert ist. Faßt man
den Kopf des Pat. zwischen beide Hände und versucht, denselben zu bewegen, so
bemerkt man, daß Kopf, Wirbelsäule und Becken zu einem einzigen starren Ge-
füge geworden sind. Kostale Atmung vollständig aufgehoben. Die Bewegungsfähigkeit des linken Schultergelenks ist in dem Sinne beschränkt, als eine Erhebung des Armes zur Vertikalen nicht möglich ist. Passiv läßt sich der Arm,
allerdings unter Schmerzen, vollständig elevieren, Reibegeräusche sind nicht festzustellen. — Alle übrigen Gelenke sind vollkommen frei beweglich.

Röntgenbild: Die Lendenwirbelsäule zeigt einen einzigen zusammenhängenden Knochenschatten, indem die einzelnen Wirbel und ihre Bandscheiben von einer Knochenschale wie übergossen sind, so zwar, daß die Form der ganz intakten Wirbelkörper, wie auch ihrer Abstände voneinander, deutlich erhalten und wie unter einem Schleier sichtbar sind.

Wir sehen also hier, wie sich bei einem 40 jährigen, sonst ganz gesunden, sehr kräftig gebauten, korpulenten Mann eine Krankheit entwickelt hat, die vor 3 Jahren mit ganz allmählich zunehmender Nackensteifigkeit begonnen hat. Wie dann seit einem Jahr, im Anschluß an einen schweren Fall aufs Gesäß, die Erkrankung sich rapide verschlimmert und, unter Auslösung der heftigsten Interkostalneuralgien, zu einer Ankylose führt, die die gesamte Wirbelsäule zugleich mit Kopf und Becken in einer starren knöchernen Verbindung vereinigt. Wenn auch die Wirbelsäule hier nicht die einen einzigen großen Bogen darstellende Kyphose bildet, sondern nur in ihrem oberen Abschnitt, namentlich im Bereich der Halswirbelsäule, eine nach hinten konvexe Krümmung aufweist, so scheint mir dieser Fall doch nicht von Bechterews Krankheitsbild zu trennen zu sein, da er ja den bekannten Symptomenkomplex und den von B. beschriebenen Verlauf in geradezu klassischer Weise verkörpert. Und doch scheint mir hier die leichte Bewegungsbeschränkung des linken Schultergelenks — die allerdings auch in einem Fall Bechterews vorhanden war, aber anscheinend nicht als Arthritis aufgefaßt wurde — den Uebergang zu bilden zu den Fällen, die wohl mehr dem Strümpell-Marieschen Typus entsprechen.

Die nächsten Fälle werden diese Verhältnisse noch besser illustrieren:

Fall 3. August J., Landmann, 63 Jahre alt. Beide Eltern sind in hohem Alter gestorben. Er selbst ist als Kind sowohl wie im ersten Mannesalter stets gesund gewesen, hat stets schwere Landarbeit ausgeführt. Seit etwa 20 Jahren will J. an „Gelenkrheumatismus" leiden, der zuerst das linke Fußgelenk befallen hat. Damals will er mehrere Wochen bettlägerig gewesen und mit Schwitzkuren und Einreibungen behandelt worden sein. In späteren Jahren wiederholten sich die Anfälle, waren aber leichter. Es wurden hintereinander das rechte Handgelenk, Schulter- und rechte Fußgelenk befallen. Bei der Erkrankung der rechten Hand kam es zur Versteifung einiger Finger. Vor etwa 12 Jahren begann eine gewisse Steifigkeit der Halswirbelsäule, und zwar traten zunächst bei Bewegungen des Kopfes „knuksende" Geräusche auf, bis sich ganz allmählich eine immer mehr zunehmende Versteifung der Halswirbelsäule entwickelte, die seit 6 Jahren konstant ist. Seit dieser Zeit ist überhaupt keine Bewegung des Kopfes mehr möglich. Rückenschmerzen sind in wechselnder Intensität früher vorhanden gewesen, in letzter Zeit jedoch nicht. Seit ca. 4 Monaten bestehen Schmerzen in der linken Schulter, die in den Arm hinein ausstrahlen. Der linke Arm kann seitdem nicht

mehr vollständig erhoben werden. Wegen dieser Beschwerden kommt Pat. in die
Klinik.

Mittelkräftiger, gut genährter, gesund aussehender Mann mit frischer Gesichtsfarbe. Der Kopf wird vornübergebeugt gehalten, gleichzeitig etwas nach
rechts geneigt, das Gesicht schaut zu Boden. Es besteht vollkommene Versteifung
der Halswirbelsäule, sowie des oberen Abschnittes der Brustwirbelsäule, derart,
daß Kopf und Wirbelsäule ein fest zusammenhängendes Ganzes bilden. Es fehlt
auch die geringste Bewegungsfähigkeit des Kopfes. Will Pat. zur Decke aufschauen, so muß er Knie- und Hüftgelenke beugen. Der Thorax ist starr und abgeflacht, bleibt auch bei der tiefsten Inspiration ohne jede Ausdehnung. Es besteht Atrophie der Muskulatur des Brustkorbes und des linken Armes. Die Lendenwirbelsäule zeigt noch ganz geringe Beweglichkeit im Sinne der Beugung und
Streckung. Seitliche und Drehbewegungen sind vollständig aufgehoben. Rechtes
Schulter-, Ellenbogen- und Handgelenk vollkommen frei beweglich. An der
rechten Hand besteht eine rechtwinkelige Ankylose der Gelenke zwischen 1. und
2. Phalanx des 3., 4. und 5. Fingers. Der linke Arm kann aktiv nicht bis zur
Horizontalen gehoben werden. Bei passiven Bewegungen ist unter knackenden
und reibenden Geräuschen vollständige Elevierung bis zur Senkrechten möglich,
jedoch nur unter heftigen Schmerzen. Die Gelenke der unteren Extremität sind
vollkommen frei.

Röntgenbild: Das Bild der Lendenwirbelsäule zeigt keine Abweichungen
vom normalen Befund, während die Halswirbelsäule streifige Längsschatten zeigt,
die einer Verbindung der Wirbelgelenke entsprechen. Letztere sind im Schatten-
bild verbreitert und zeigen unregelmäßige Konturen, bei völliger Integrität der
Wirbelkörper.

Bei diesem Patienten also, dessen Befund zweifellos die größte
Aehnlichkeit mit dem des vorigen Falles aufweist, tritt zum ersten
Male der gelenkrheumatische Ursprung des Leidens in Erscheinung.
Soll nun dieser Fall dem Typus Bechterew oder dem Strümpell-
Marieschen zugeteilt werden? Oder gehört er vielleicht gar nicht
weder zu der einen, noch der anderen Gruppe?

Die letztere Annahme ist meines Erachtens von der Hand zu
weisen. Der Beginn des Leidens vor 12 Jahren — als der Patient
also noch in kräftigem Mannesalter sich befand —, die allmähliche
Entwickelung der Ankylose, die schon vor 6 Jahren eine vollständige
war, zeigt doch das typische Bild der chronischen Wirbelversteifung,
wenn auch gleichzeitig noch die Residuen einer vor vielen Jahren überstandenen Arthritis in Gestalt dreier ankylotischer Phalangealgelenke
vorhanden waren. Für Bechterews Form spricht nun die Kyphose,
der deszendierende Verlauf, die Atrophie der Thoraxmuskulatur, die
Schmerzen. Dagegen läßt die Affektion des linken Schultergelenkes
den Fall der Strümpell-Marieschen Gruppe verwandter erscheinen.
Ist aber nicht die Arthritis humeri, die ja hier ausgesprochen vorliegt, weiter nichts als ein vorgeschrittenes Stadium derselben Affek-

tion, die im Fall 2 und auch bei Bechterews Beobachtung nur als leichte Bewegungsbeschränkung vorhanden war? Und hat nicht unser Patient — sofern man seinen Angaben glauben darf — vor einigen Jahren, ehe die Schulter erkrankt war, das Bild einer „reinen" Bechterewschen Krankheit gezeigt?

Ich glaube aus diesen Erwägungen den Schluß ziehen zu müssen, daß die bis jetzt beschriebenen 3 Krankheitsfälle nicht verschiedene Krankheitsarten, sondern nur verschiedene Stadien ein und derselben Erkrankung bilden, die einmal durch ein Trauma veranlaßt wurde, das andere Mal — bei bestehenden „rheumatischen Neigungen" — durch eine Gewalteinwirkung erheblich verschlimmert wurde, im 3. Fall auf dem Boden der Polyarthritis rheumatica sich entwickelte.

Auch Fall 4 weist als Grund für die Entstehung des Leidens Gelenkrheumatismus auf, der hier allerdings im akuten Anfall unter fieberhaften Erscheinungen zur Ankylose der Wirbelsäule führte unter gleichzeitiger Beteiligung beider Schultergelenke.

Fall 4. Karl T., 39 Jahre alt, Landarbeiter. Mutter lebt, leidet an Rheumatismus, Vater an Schlaganfall gestorben. Mit 15 Jahren hat T. Gelenkrheumatismus durchgemacht. Es sollen damals die Schulter- und Handgelenke befallen gewesen sein. Vor 10 Jahren zweiter Anfall von Gelenkrheumatismus, wobei beide Hüft- und Kniegelenke ergriffen waren. Damals will er auch Kreuzschmerzen gehabt haben. Vor 5 Jahren dritter Anfall, Beginn mit Schmerzen im Rücken. Die fieberhafte Erkrankung, die unter heftigen Kreuz- und Nackenschmerzen verlief und eine mehrwöchige Bettlägerigkeit zur Folge hatte, führte zu einer vollkommenen Versteifung des Rückens. Als Pat. vom Krankenlager aufstand, waren Nacken und Rücken steif. Trotz energischer mediko-mechanischer und Bäder-Behandlung blieb der Zustand in den letzten Jahren der gleiche. Seit etwa einem Jahre stellten sich Schmerzen und Bewegungsbehinderungen in beiden Schultergelenken ein, die den Pat. veranlassen, aufs neue ärztliche Hilfe in Anspruch zu nehmen.

Mittelkräftiger Mann in mittlerem Ernährungszustand. Die Wirbelsäule ist im Brust- und Halsteile stark kyphotisch gekrümmt, der Kopf wird infolgedessen nach vorn, das Gesicht nach unten gehalten. Kompensatorische Lordose der Lendenwirbelsäule. Die Beweglichkeit der Wirbelsäule ist vollständig aufgehoben; dieselbe bildet eine starre, solide Säule, die dem Becken fest aufsitzt. Der oberste Teil der Halswirbelsäule zeigt noch geringe Beweglichkeit, auch kann der Kopf, allerdings nur ganz wenig, gebeugt und gedreht werden. Thorax abgeflacht, starr; rein abdominale Atmung. Die Arme können im Schultergelenk nicht ganz bis zur Horizontalen, links etwas mehr als rechts, erhoben werden; bei passiven Bewegungen darüber hinaus, die nur unter Schmerzen möglich sind, entsteht deutliches Krepitieren; völlige Erhebung bis zur Vertikalen beiderseits auch passiv nicht möglich. Ellbogen-, Hand- und Fingergelenke vollkommen frei, desgleichen sind beide Hüftgelenke in jedem Sinne der Bewegung vollkommen frei, wie auch die übrigen Extremitätengelenke. Patellarreflexe beiderseits normal; kein Fußklonus, Babinski negativ, Kremasterreflex beiderseits positiv, Hautreflexe normal, weder Hyp- noch

Parästhesien, Temperatursinn normal, desgleichen Lokalisationsvermögen der Haut; kein Romberg, kein Tremor, Pupillarreflexe normal.

Röntgenbild: Das Röntgenbild (Taf. III, Fig. 1) der Lendenwirbelsäule zeigt eine Abweichung vom normalen Befunde im Sinne einer Art von Längsstreifung, die sich über die Konturen der Wirbelkörper fortsetzt, und zwar entspricht der mittelste Streifen dem Schatten der verlängerten und namentlich nach abwärts verbreiterten Dornfortsätze, während die beiden seitlichen Längsstreifen Verbindungslinien der Intervertebralgelenke darstellen. Von den von normalen Zwischenwirbelgelenken herrührenden Schatten unterscheiden sich die vorliegenden durch ihre erhebliche Verbreiterung, so daß die sonst so deutliche Segmentierung der Lendenwirbelsäule in ihre einzelnen Wirbel beeinträchtigt wird. (Der Unterschied wird am deutlichsten beim Vergleich mit einem normalen Röntgenbefund.) Trotzdem zeigen weder die Wirbelkörper eine Veränderung ihrer Form, noch lassen die wohlerhaltenen Abstände zwischen je 2 Wirbelkörpern auf eine Erkrankung der Bandscheiben im Sinne einer Atrophie oder Verknöcherung schließen.

Auch der nächste Fall, der mit den bis jetzt aufgeführten Krankengeschichten und Befunden die größte Verwandtschaft zeigt, mag sich gleich anschließen.

Fall 5. Martin U., Schlosser, 53 Jahre alt. Familienanamnese ohne Belang. Pat. selbst ist stets gesund gewesen. Seit etwa 10 Jahren merkte er, daß die Wirbelsäule steif wurde. Schmerzen haben eigentlich nie bestanden. Seit 3 Jahren besteht der jetzige Zustand. Seit einem halben Jahre heftige Schmerzen im linken Schultergelenk, die bis zur Hand hin ausstrahlen. Er kann seitdem den linken Arm nicht mehr heben und ist namentlich dadurch in seiner Arbeit, die er früher immer noch in sitzender Stellung verrichtet hat, stark behindert. Seit dieser Zeit hat gleichzeitig eine Versteifung der Halswirbelsäule, die früher ganz frei war, begonnen und in letzter Zeit immer mehr zugenommen.

Mittelkräftig gebauter Mann in dürftigem Ernährungszustand. Vollkommene Ankylose der kyphotischen Hals-, Brust- und Lendenwirbelsäule. Bewegungen des Kopfes sind nur im Sinne einer leichten Rotation möglich. Beugung vollkommen aufgehoben. Bei Versuchen, den Kopf stärker zu drehen, werden lebhafte Schmerzen geäußert. Der linke Arm kann nicht vollkommen bis zur Horizontalen gehoben werden. Bei passiven Bewegungen deutliche knarrende und knirschende Geräusche, wobei lebhafte Schmerzen entstehen. Der Thorax ist starr und bewegt sich nicht bei der Atmung. Die Muskulatur des Brustkorbes ist atrophisch, Sternum und Rippenansätze springen deutlich hervor. Schulterblätter stehen flügelartig ab. Keine Störungen der Sensibilität.

Das Röntgenbild zeigt das gleiche Verhalten der Wirbelsäule wie im Fall 7 (Taf. IV, Fig. 4) beschrieben. Die einzelnen Wirbelkörper sind nicht mehr durch Schatten, die von den Bandscheiben herrühren, abgegrenzt, sondern durch fortlaufende knöcherne Spangen vereinigt, ohne daß eigentliche Deformitäten der Körper vorhanden sind.

Hatte es sich in den bis jetzt beschriebenen Fällen um eine mehr oder weniger bogenförmige Kyphose der ankylosierten Wirbelsäule, teilweise unter Beteiligung eines oder beider Schultergelenke, im Sinne einer Arthritis leichterer oder schwererer Form, gehandelt, so finden wir bei den nächsten Patienten die Wirbelsäule in mehr gestreckter Haltung ankylosiert — also mehr entsprechend dem Strümpell-Marieschen Typus — und als mitbeteiligte Gelenke auch die des Beckengürtels.

Fall 6. Wilhelm Sch., 44 Jahre alt, Landarbeiter. Vater mit 73 Jahren an Cholera gestorben, Mutter ebenfalls in hohem Alter. Außer einer vor 12 Jahren überstandenen Lungenentzündung ist Pat. nie krank gewesen. Vor 4 Jahren „Reißen" in Schulter- und Hüftgelenken. Seit einem Jahre bemerkt Sch. eine allmählich zunehmende Steifigkeit des Rückens, gleichzeitig bestanden Schmerzen, die von hinten in die Brust ausstrahlten. In den letzten Monaten haben die Schmerzen zwar nachgelassen, die Versteifung des Rückens hat dagegen sehr schnell zugenommen, so daß Pat. seiner Arbeit nicht mehr nachgehen konnte.

Gesund aussehender, mittelkräftiger Mann. Brust- und Lendenwirbelsäule völlig unbeweglich, während die Halswirbelsäule, allerdings sehr beschränkte, Bewegungsfähigkeit noch zeigt. Die Versteifung der Wirbelsäule ist in vollkommen gerader Stellung erfolgt. Der Brustkorb ist abgeflacht und vollkommen starr. Atmung rein abdominal. Die Gelenke der oberen Extremitäten sind völlig frei beweglich, dagegen zeigen beide Hüftgelenke eine erhebliche Beschränkung der Beweglichkeit. Bewegungen im Sinne der Adduktion, Abduktion und Rotatien sind aufgehoben, Beugungen und Streckungen in nur ganz geringem Grade möglich. Bei passiven Bewegungen über die aktive Exkursionsfähigkeit der Gelenke hinaus besteht Krepitieren.

Röntgenbild (Taf. III, Fig. 2): Während am 5. und 4. Lendenwirbel kaum eine Veränderung zu konstatieren ist (außer einer geringen Verbreiterung der Gelenkfortsatzschatten), zeigen die oberen Lenden- und die letzten Brustwirbel ein von unten nach oben zunehmendes Zusammenfließen der Wirbelschatten, dergestalt, daß das Spatium intervertebrale von Knochenschatten eingenommen ist, ohne daß der normale Abstand zweier Wirbelkörper, die noch mehr oder weniger deutlich durchscheinen, verkleinert erscheint. Die seitliche Begrenzung der die Wirbelabstände deckenden Schatten bildet eine bogenförmige Linie, und zwar so, daß eine Vorwölbung über die Konturen der Wirbelkörper besteht. Von wesentlicher Bedeutung ist auch hier wieder der Befund der nicht veränderten Form der Körper und ihrer Abstände voneinander.

Fall 7. Heinrich Kl., 49 Jahre alt, Bauarbeiter. Familienanamnese ohne Belang. Als Kind und junger Mann stets gesund gewesen. Vor 10 Jahren ist Kl. mit einer schweren Last auf der Schulter mit einem Baugerüst durchgebrochen und mehrere Meter hinabgefallen. Er ist damals nur wenige Tage bettlägerig krank gewesen und hat bald seine Arbeit im vollen Umfange wieder aufnehmen können. Jedoch will er hin und wieder Kreuzschmerzen verspürt haben. Seit etwa 2 Jahren bemerkt er eine ganz allmählich zunehmende Versteifung der Wirbelsäule, die seit etwa einem Jahre beständig geworden ist und ihn zum Aufgeben der Arbeit genötigt hat. In letzter Zeit klagt er über Schmerzen in beiden Hüftgelenken, die in die Beine hin ausstrahlen.

Die Untersuchung des im übrigen gesund erscheinenden Mannes ergibt eine in vollkommen gerader Haltung ankylosierte Wirbelsäule, die wie ein starres Rohr dem Beckenring fest aufsitzt und keinerlei Bewegung gestattet. Die Versteifung reicht bis etwa zur Mitte der Halswirbelsäule. Der Kopf ist nach jeder Richtung hin vollkommen frei beweglich. Der Thorax ist abgeplattet und erscheint starr, bei der Atmung macht er keine Bewegungen mit. Die Muskulatur des Brustkorbes ist stark atrophisch. Während die Gelenke der oberen Extremitäten sich vollkommen frei befinden, zeigen beide Hüftgelenke eine erhebliche Einschränkung der Bewegungsfähigkeit, rechts mehr als links, indem die Abduktionsmöglichkeit vollkommen aufgehoben erscheint; auch die Rotation ist sehr behindert, nur leichte Beugung ist ausführbar. Auch passiv läßt sich keine größere Bewegungsfähigkeit erreichen. Knie-, Fuss- und Zehengelenke vollkommen frei.

Röntgenbild (Taf. III, Fig. 3): Sämtliche Wirbel, die innerhalb des Blendenbezirks liegen, sind durch bogenförmige Verbindungen, die sich über die Zwischenwirbelscheiben hinziehen, vereinigt. Am deutlichsten sind die Veränderungen zwischen 11. und 12. Brust- und 1. Lendenwirbel zu beobachten. Wie eine Knochenschale umgibt hier die Knochenneubildung die anscheinend unveränderte Intervertebralscheibe, indem sie die keine Spur einer Deformität zeigenden Wirbelkörper brückenartig verbindet.

Daß jedoch die in vollkommen gerader Stellung (also nach Strümpellschem Typus) ankylosierte Wirbelsäule als Regel eine Beteiligung der Gelenke, speziell der Hüftgelenke, etwa erforderlich mache, widerlegt der nächste Fall, bei dem wir eine ganz isolierte Wirbelversteifung mit einigen Bechterewschen Symptomen, ohne jede andere Gelenkkomplikation feststellten.

Fall 8. Heinrich R., 58 Jahre alt, Gastwirt. Mutter tot, an Magenleiden, Vater hochbetagt an Altersschwäche. Er selbst will in jungen Jahren stets gesund gewesen sein, hat den Feldzug 1870/71 mitgemacht, im Anschluß daran an rheumatischen Beschwerden gelitten, die hauptsächlich in den Knien und Schultern ihren Sitz hatten. Seit 10 Jahren will er an Diabetes leiden. Die Zuckerausscheidung soll bis 4,5 % betragen haben, unter geeigneter Diät vorübergehend ganz verschwunden sein; jetzt beträgt sie etwa 0,8 %. Vor 6—7 Jahren begann das jetzige Leiden mit Kreuzschmerzen und Steifigkeit im Rücken. Vorübergehend sollen sehr heftige, in beide Beine ausstrahlende Schmerzen bestanden haben. Die letzteren sind seit etwa 2 Jahren gänzlich verschwunden, dagegen hat die Versteifung der Wirbelsäule immer mehr zugenommen und besteht seit etwa 2 Jahren unverändert in ihrer jetzigen Form.

Kräftiger, korpulenter Mann. Brust- und Lendenwirbelsäule in gestreckter Stellung vollkommen versteift bildet mit dem Becken ein unbewegliches, starres Ganzes. Halswirbelsäule im oberen Abschnitt frei beweglich. Thorax starr, kostale Atmung aufgehoben. Keine Atrophien, keine Störungen der Sensibilität und Motilität. Sämtliche Extremitätengelenke frei.

Röntgenbefund: Während die Lendenwirbelsäule ganz normale Konturen der Wirbelkörper und freie Schatten der Intervertebralscheiben zeigt, besteht eine knöcherne Verbindung zwischen 11. und 12. Brust- und 12. Brust- und 1. Lendenwirbel in der vorher wiederholt geschilderten Weise.

Der letzte Fall meiner Beobachtungsreihe mag sich gleich anschließen, um dann eine zusammenfassende Kritik der Krankengeschichten und Befunde geben zu können.

Fall 9. Gustav K., Schriftsetzer aus Rixdorf, 48 Jahre alt. Eltern tot, Vater an Altersschwäche, Mutter an Typhus. Als Kind Scharlach überstanden, sonst ganz gesund gewesen. Ist 5 Jahre Soldat gewesen, hat während dieser Zeit an Gonorrhoe und linksseitigem Bubo inguinalis gelitten. Ist seitdem stets gesund gewesen. Das jetzige Leiden begann vor 7 Jahren mit Reißen im Kreuz und in den Beinen. Seit etwa 3 Jahren bemerkt er eine Steifigkeit des Rückens, die ganz allmählich unter Kreuzschmerzen zunahm. Er hat jedoch stets noch seiner Arbeit nachgehen können.

Mittelkräftiger, etwas korpulenter Mann mit frischer Gesichtsfarbe und grau meliertem Haar. Die Wirbelsäule steht im oberen Abschnitt in leichter Kyphose, im Lendenteil in geringer Lordose fest fixiert. Der Kopf zeigt eine erhebliche Beschränkung der Bewegungsfähigkeit, namentlich im Sinne der Beugung und Streckung, während Drehbewegungen noch ganz gut ausführbar sind. Der Thorax ist starr, die Atmung ausgesprochen abdominal. Muskelatrophie besteht nicht in erheblichem Masse, dagegen machen sich höchst auffallende fibrilläre Zuckungen besonders in der Muskulatur des Schultergürtels, geltend. Keine Störungen der Sensibilität. Beide Hüftgelenke sind in ihrer Beweglichkeit stark behindert. Abduktion, Adduktion und Rotation sind so gut wie aufgehoben, nur geringe Beugung ist möglich. Sämtliche übrigen Gelenke sind frei.

Das Röntgenbild (Taf. IV, Fig. 4) zeigt eine hochgradige pathologische Veränderung der Wirbelsäule. Die vorher zum Teil nur angedeuteten pathologischen Zustände sehen wir hier in der Vollendung. Das Bild der Lendenwirbelsäule ist gleichsam wie mit einer Kapsel umgeben, unter der jedoch die Konturen der in ihrer Form unveränderten Wirbelkörper und ihrer Abstände deutlich zu sehen sind. Die vorher (vergl. Taf. III, Fig. 2 und 3) erwähnte, nur partielle bogenförmige, nach Art einer Knochenschale die Wirbel und ihre Bandscheiben umhüllende Knochenbildung ist hier eine generelle, so daß die Wirbelsäule das Aussehen eines gedrechselten Stabes erhält.

Wenn man, anstatt die trennenden Sypmtome in den Vordergrund zu stellen, die gemeinsamen Erscheinungen dieser 9 Fälle hervorhebt, so kann man sich m. E. der Anschauung nicht verschließen, daß wir es hier mit einer einheitlichen Erkrankung zu tun haben. Steht einmal schon das gemeinschaftliche Hauptsymptom, die Versteifung der Wirbelsäule, vollkommen im Vordergrund der Erkrankung, so zeigen auch die übrigen Krankheitserscheinungen, die Entstehung, die Ausbreitung, und Entwicklung, der Verlauf und die Art der einzelnen Krankheitsbilder weitgehende Aehnlichkeit miteinander.

Hinsichtlich der Aetiologie finden wir die rheumatische Basis so häufig, sei es nun daß dieselbe in Gestalt einer akuten oder chronischen Polyarthritis vorgelegen hat oder nur in Form von „Reißen" anamnestisch eruiert werden konnte, daß man wohl mit Fug dieser eine Verwandtschaft mit der Wirbelversteifung wird einräumen

24*

können. In 3 Fällen allerdings hat das Trauma in Gestalt von Fall auf den Rücken bzw. das Gesäß eine bemerkenswerte Rolle bei der Entstehung gespielt, und zwar ließ sich einmal (Fall 1) die Erkrankung direkt auf ein solches zurückbeziehen, während in einem zweiten Falle (Fall 2) das bereits bestehende, aber noch im Beginn befindliche Leiden wesentlich ungünstig durch ein Trauma beeinflußt wurde. In einem dritten Falle (Fall 7) endlich lag die Verletzung zwar eine ganze Reihe von Jahren zurück, muß jedoch nach Angabe des Patienten als ätiologisch mit in Betracht kommend angesehen werden.

In der Literatur finde ich unter etwa 60 Fällen, deren Krankengeschichten ich durchgelesen habe, 17 mal eine traumatische Veranlassung angeführt, ein Zahlenverhältnis, das sich von dem meinigen (9 : 3) nicht allzu weit entfernt.

Daß die Gonorrhoe — wie manche Autoren mutmaßen — als erregendes Moment mitanzusehen sei, kann aus meinen Fällen nicht geschlossen werden. Wenn auch einige der Patienten wohl eine Tripperinfektion als in früheren Jahren überstanden angeben, so ließ sich doch ein wahrscheinlicher Zusammenhang der Gonorrhoe mit der Gelenkaffektion nicht nachweisen.

Ebenso negativ gestalten sich die Nachforschungen über etwaige hereditäre Belastung unserer Kranken.

Was die Entwicklung des Krankheitsbildes anlangt, so zeigt sich gemeinsam in fast allen Fällen der ausgesprochene chronische Charakter des Leidens. Nur in einem Falle (Fall 4) trat die Krankheit unter dem Bilde des akuten fieberhaften Gelenkrheumatismus zutage. Die Dauer erstreckte sich meist auf mehrere Jahre, wobei jedoch hervorgehoben werden muß, daß der Zeitpunkt der Untersuchung auch bei vorhandener vollständiger Wirbelankylose durchaus nicht ohne weiteres als Abschluß des ganzen Krankheitsprozesses anzusehen ist. So sehen wir, daß noch Jahre lang nach bereits anscheinend stabilen Verhältnissen der die Wirbelsäule betreffenden Erkrankung noch eine Beteiligung der Extremitätengelenke eintreten kann. Es erscheint deshalb gerechtfertigt, statt der verschiedenen Krankheitstypen eher die einzelnen Stadien eines gemeinschaftlichen Krankheitsbildes zu unterscheiden.

Auch hinsichtlich des Fortschreitens des ankylosierenden Prozesses kann man in meinen Fällen keine wesentlich trennenden Unterschiede aufstellen. Wenn das ganze Krankheitsbild sich so gleicht, wie in den beschriebenen Fällen, wenn die Aetiologie, die Entwicklung, die Symptome der Krankheit und die Röntgenbefunde — worauf wir noch zu sprechen kommen werden — solche weitgehende Uebereinstimmung aufweisen, ist es m. E. nicht angängig, darin, ob die Erkrankung zuerst die oberen Abschnitte der Wirbelsäule befällt und in deszendierendem Sinne sich verbreitet, oder aber umgekehrt aufsteigenden Charakter hat, so gewichtige Unterscheidungsmerkmale zu erblicken, die eine Annahme von zwei verschiedenen Krankheitsarten rechtfertigen könnten.

Ebensowenig dürfte die Form der ankylosierten Wirbelsäule eine grundlegende Trennung zulassen. Wenn auch zwischen der stark ausgeprägten, einen einzigen großen Bogen bildenden Kyphose und der in vollkommen gestreckter Stellung ankylosierten Wirbelsäule handgreifliche Unterschiede liegen, so werden diese doch durch die vorhandene Abstufung der Verkrümmung bei den einzelnen Fällen so erheblich ausgeglichen, daß es schwer fallen dürfte, die einzelnen Zwischenstufen untereinander grundsätzlich zu trennen. Die Haltung der versteiften Wirbelsäule wird wesentlich davon abhängen, wie langsam oder wie schnell der Entzündungsprozeß der einzelnen Wirbelgelenke zum Endstadium, der Ankylose führt; sie wird wohl mitbeeinflußt werden durch mehr oder weniger energische Maßnahmen, die der Patient trifft, um einer Verkrümmung vorzubeugen; sie wird sich endlich nach den Gesetzen und Regeln der Statik richten, die unter den je veränderten Gleichgewichtsverhältnissen sich einstellt.

Was nun ferner die begleitenden Symptome anlangt, unter denen die Krankheit auftritt und fortschreitet, so finden wir, eigentlich in allen Fällen gemeinschaftlich, Schmerzen. Entweder sind dieselben nur in leichtester Form vorhanden als Kreuzschmerzen, die sich auch wohl zur Brust hinziehen, oder sie werden auch nur als lästiges Steifigkeitsgefühl des Rückens empfunden, oder aber sie haben auch heftigeren Charakter, strahlen in die Extremitäten aus und können in der Form der schwersten Interkostalneuralgieen bestehen (Fall 2). Daß die letzteren als echte Wurzelsymptome anzusehen sind, liegt wohl auf der Hand, während die leichteren Formen der Schmerzen wohl als solche die Arthritis gewöhnlich begleitende aufzufassen sind. Hervorgehoben mag noch werden, daß die Schmerzen manchmal nur während des werdenden Zustandes der Ankylose vorhanden sind, um später beim Eintritt stabiler Verhältnisse zu verschwinden, daß sie aber auch noch später bei schon längst ankylosierter Wirbelsäule zum Vorschein kommen können und den Patienten veranlassen, den Arzt aufzusuchen.

Die unbewegliche Starrheit des Thorax und die dadurch bedingte abdominale Atmung vervollständigte das Bild in unseren sämtlichen Fällen. Dies gemeinsame Auftreten sowohl bei der kyphotischen als auch bei der in gestreckter Stellung ankylosierten Wirbelsäule beweist m. E. zur genüge, daß die Starrheit lediglich durch Verknöcherung der Rippen-Wirbelgelenke bedingt und nicht als ein sekundäres Kyphosensymptom zu betrachten ist. Die hiermit im Zusammenhang zu erwähnende, in unseren Fällen mehr oder weniger ausgeprägte Atrophie der Muskulatur des Brustkorbes sowie vereinzelt auch der Extremitäten — namentlich bei Beteiligung der Gelenke — ist wohl am ungezwungensten als Inaktivitätsatrophie zu deuten.

Für ganz besonders wichtig halte ich das Ergebnis der Röntgenuntersuchung, auf die ich kurz eingehen möchte. Nur wenige der Autoren haben sich dieser, wie mir scheint, wertvollen Untersuchungsmethode bedient.

Bei der Starrheit der mehr oder weniger gebogenen Wirbelsäule, die eine geeignete Lagerung des Patienten sehr erschwert, ist es ratsam, auf ein Bild der ganzen Wirbelsäule zu verzichten und dieselbe in einzelnen Abschnitten mittels der Blende zu durchleuchten. Auf diese Weise erhält man für einen Bezirk von etwa 3—5 Wirbeln scharfe Bilder, an denen man die pathologischen Veränderungen genau studieren kann.

Das Gemeinschaftliche dieser Untersuchungsergebnisse, die am Schluß der Krankengeschichten jedesmal angefügt sind, ist zunächst das Vorhandensein ihrer Form nach vollkommen intakter Wirbelkörper, die durch die üblichen Abstände — entsprechend den normalen Bandscheiben — voneinander getrennt sind. Bei manchen Bildern weicht der Befund vom normalen nur so wenig ab, daß nur ein genauer Vergleich mit einer normalen Wirbelsäule die Veränderung zeigt. Sie braucht nämlich nur aus einer mehr oder weniger ausgeprägten Verbreiterung und Unregelmäßigkeit der Schatten, die von den Processus articulares sup. und inf. herrühren, zu bestehen, während doch klinisch eine vollkommene Ankylose der Wirbel vorliegt.

Diese Tatsache scheint mir — unter Zugrundelegung der Fraenkelschen anatomischen Untersuchungen — zu beweisen, daß das Primäre und Wesentliche des Prozesses in der Verknöcherung der kleinen Wirbelgelenke zu suchen ist, daß dagegen die Spangenbildung und Verknöcherung des Bandapparates, falls sie vorhanden sind, als sekundäre und akzidentelle Erscheinungen aufzufassen sind. Wie schwankend und wechselnd diese letzteren Befunde bei klinisch ganz gleichförmig ausgebreiteter Ankylose der Wirbelsäule sind, lehren die Bilder, von denen einige typische Befunde in den Abbildungen wiedergegeben sind. Hier sehen wir z. B. auf Taf. III Fig. 1 überhaupt noch keine ausgebildete Spangenbildung, sondern nur die erwähnte Verbreiterung der Gelenkfortsatzschatten, durch die eine Segmentierung der Lendenwirbelsäule in ihre einzelnen Wirbel etwas beeinträchtigt erscheint. Wenn auch eine gewisse Längsstreifung nach Art eines leichten Schleiers eine beginnende Spangenbildung vielleicht andeutet, so ist doch nirgends eine brückenförmige Synostose zu entdecken. Eine solche, aber nicht konstante, zeigt Taf. III Fig. 2, wo neben ganz normalen Wirbelkörpern ein Zusammenfließen der Schatten der letzten Brust- und ersten Lendenwirbel zu konstatieren ist, derart, daß das Spatium intervertebrale von Knochenschatten eingenommen ist, ohne Verlust des normalen Abstandes der einzelnen Wirbel, die deutlich zu sehen sind. Die seitliche Begrenzung der die Wirbelabstände deckenden Schatten zeigt hier, wie auf Taf. III Fig. 3, eine bogenförmige Linie, welche eine Vorwölbung über die Konturen der Körper bildet und gewissermaßen diese und ihre Bandscheiben einhüllt. Am vollkommensten erscheint diese Knochenschale, die die ganze Wirbelsäule wie eine Kapsel umgibt, auf Taf. IV Fig. 4. Hier sehen wir die vorher zum Teil nur angedeuteten, zum Teil nur partiell ausgebildeten Veränderungen in der Vollendung, die der Wirbelsäule das charakteristische Bild der gedrehten Säule verleiht. Von wesentlicher Bedeutung ist auch hier wieder der Befund der ursprünglich vorhanden gewesenen normalen Form der Körper und ihrer Abstände, die deutlich durchscheinen.

Wir sehen demnach, daß die Röntgenbefunde mit den Ergebnissen der anatomischen Untersuchungen, wie sie von Fraenkel u. a. geschildert werden, vollkommen übereinstimmen — soweit man wenigstens einen Schluß aus dem Vergleich zwischen Objekt und Röntgenbild zu ziehen imstande ist. Somit dürften also auch die Röntgenuntersuchungen in dem Sinne ihre Verwertung finden, daß die der chronischen Wirbelversteifung zugrunde liegenden anatomischen Veränderungen ein einheitliches Bild zeigen, welches der Arthritis chronica ankylopoëtica entspricht.

Was nun die eingangs gestellten Fragen über etwaige Identität der Krankheitstypen anlangt, so scheinen mir auf Grund der vorherigen Erörterungen die beiden ersten in verneinendem Sinne zu beantworten zu sein, daß sich nämlich die von Bechterew beschriebene Krankheitsform von der Strümpell-Marieschen nicht scharf genug trennen läßt, um den Charakter eines selbständigen Krankheitbildes zu wahren, daß vielmehr die beiden Typen als Stadien ein und derselben schon längst bekannten Erkrankung aufzufassen sind, die allerdings durch ihre eigenartige Lokalisation besonderes Interesse verdient.

Wenn ich also hinsichtlich der beiden ersten Fragen auf Grund der Untersuchung meiner 9 Fälle zu dem gleichen Ergebnis komme, zu dem vorher schon Anschütz, Magnus-Levy, Sivén, Fraenkel u. a. gelangt sind, so herrscht doch in bezug der Einreihung dieser Fälle in das entsprechende Krankheitsgebiet noch Unstimmigkeit. Anschütz und Magnus-Levy sehen die chronische Wirbelversteifung als eine Arthritis deformans an — wofür auch noch andere Autoren plädieren —, während namentlich Fraenkel und auch Sivén das Krankheitsbild als eine Arthritis chronica ankylopoëtica im Sinne Zieglers aufgefaßt wissen wollen.

Wenn auch vielleicht vom klinischen Standpunkt aus manchmal eine scharfe Trennung dieser beiden chronischen Gelenkaffektionen Schwierigkeiten darbieten mag und wohl auch gelegentlich ein Uebergang beider Formen vorkommen kann, so glaube ich doch, daß gerade unsere Fälle den tatsächlich bestehenden Unterschied wohl erkennen lassen und nicht als Arthritis deformans aufgefaßt werden können. Hier handelt es sich um eine Ankylose der Wirbelsäule, die im Mittelpunkt steht und das ganze Krankheitsbild so beherrscht, daß dagegen die Beteiligung der Gelenke — falls sie vorhanden — ganz in den Hintergrund tritt. Bei der Arthritis deformans dagegen kommt es für gewöhnlich keineswegs zur Ankylose, vielmehr ist dort das Charakteristische die Veränderung der Form der zwar schwer beweglichen, aber nicht ankylosierten Gelenke, indem die Gelenkenden verdickt und aufgetrieben erscheinen. Hier tritt die Erkrankung fast ausschließlich bei kräftigen, von Haus aus gesunden, im besten Mannesalter stehenden Personen auf — Erkrankung von Frauen gehört geradezu zu einer Seltenheit. Dort handelt es sich meist um eine Krankheit des hohen Alters, die das männliche wie das weibliche Geschlecht — letzteres vielleicht noch häufiger — befällt. Auch die Lokalisation läßt bemerkenswerte Unterschiede erkennen. Hier, wie schon erwähnt, im Vordergrund die Erkrankung der Wirbelsäule, auf die der Prozeß entweder beschränkt bleibt oder später noch auf die Gelenke des Schulter- und Beckengürtels übergreift — dort in der Regel zuerst nur die Affektion der Extremitätengelenke. Wenn es aber auch im Verlauf der Arthritis deformans zu einer Versteifung und Verkrümmung der Wirbelsäule kommt, so kann — außer den erwähnten klinischen Trennungsmerkmalen — die Röntgenuntersuchung hier eine ausschlaggebende Entscheidung treffen.

Ich habe, als ich hierauf mein Augenmerk richtete, wiederholt in der Poliklinik alte Leute mit dieser Spondylitis deformans zu untersuchen Gelegenheit gehabt. Die Unterscheidung von der

Spondylitis chronica ankylopoëtica bot hierbei wenig Schwierigkeiten. Meist handelte es sich um Personen jenseits der 70er Jahre, die nicht wegen ihrer Wirbelsäulenverkrümmung, sondern wegen anderweitiger Beschwerden ärztliche Hilfe aufsuchten. War schon das klinische Bild ein erheblich anderes wie in den vorher erwähnten Fällen (Alterskachexie, Beschränkung des ankylosierenden Prozesses auf nur geringere Abschnitte der Wirbelsäule), so zeigt das Röntgenbild noch auffallendere Unterschiede. Taf. IV Fig. 5 zeigt ein solches, von einem 76 jährigen Lumpensammler herrührendes Röntgenogramm der Wirbelsäule. Am meisten in die Augen springend ist hier die Veränderung der Form der Wirbelkörper. Kein einziger der 5 im Blendenbezirk liegenden Körper zeigt normale Gestalt. Die Flächen derselben sind mehr oder weniger abgerundet, die Konturen der Ränder erscheinen verbogen. Die Abstände je zweier Wirbelkörper sind unregelmäßig, entweder auffallend schmal oder teilweise ganz fortgefallen, woraus wohl auf Atrophie oder Zerstörung der Bandscheiben zu schließen ist. Der 1. und 2. Lendenwirbel sind miteinander verwachsen und durch Synostose vereinigt. Die knollige Vorwölbung, die an die Spangenbildung bei der ankylosierenden Wirbelentzündung erinnert, geschieht aber hier auf Kosten der Form der Wirbelkörper, die hochgradig verbildet erscheinen und zur skoliotischen Verkrümmung geführt haben.

Das Röntgenbild also steht ebenfalls in lebhaftem Gegensatz zum Befund bei der Spondylitis chronica ankylopoëtica.

Vom rein anatomischen Standpunkt aus hat Fraenkel diese Frage so eingehend untersucht, daß hier nur darauf verwiesen werden kann. Auch er gelangt zu dem Schluß, daß die Arthritis deformans wohl zu unterscheiden ist von der ankylosierenden Gelenkentzündung.

Die Berechtigung dieser Trennung glaube ich auch vom klinischen Standpunkt nachgewiesen zu haben.

Fassen wir nun zum Schluß noch einmal das Ergebnis unserer Untersuchungen zusammen, so geht daraus hervor, daß die chronische Wirbelversteifung, in der Form sowohl, wie sie von Bechterew geschildert wird, als auch nach den Beschreibungen Strümpells und Maries ein einheitliches Krankheitsbild darstellt, dessen anatomische Grundlage die Arthritis chronica ankylopoëtica bildet. Die Erkrankung beginnt — meist auf der Basis der Polyarthritis chronica beruhend, manchmal durch ein Trauma veranlaßt oder beeinflußt, in vereinzelten Fällen auch ohne jede nachweisbare Ursache — mit einem chronisch-entzündlichen Prozeß der kleinen Wirbelgelenke, der zur Ankylose derselben führt, und allmählich die meisten oder alle Wirbel, in aufsteigender oder absteigender Reihenfolge der einzelnen Gelenkpaare, in Mitleidenschaft zieht und eine Ankylose der ganzen Wirbelsäule in kyphotischer oder gestreckter Stellung zur Folge hat; sie braucht aber damit noch nicht ihr Ende erreicht zu haben, sondern kann zu einer mehr oder weniger ausgedehnten Beteiligung der Extremitätengelenke führen, entsprechend ihrem ausgesprochen chronisch-progredienten Charakter.

Es erübrigt noch, mit wenigen Worten auf die **Häufigkeit des Vorkommens** der chronischen ankylosierenden Wirbelentzündung zu sprechen zu kommen. Außer den genannten 9 Fällen, die ich selbst zu untersuchen Gelegenheit hatte, fand sich die Diagnose derselben Krankheit noch 5 mal in den poliklinischen Journalen der letzten Jahre, doch war es mir nicht möglich, die Patienten wieder ausfindig zu machen. Immerhin sprechen diese Zahlen für die relative Häufigkeit des Auftretens der Wirbelankylose. Ebenso groß ist die Zahl der Patienten mit beginnender Wirbelversteifung, die in der Poliklinik häufiger zur Beobachtung kamen und deren Eintrag im Protokoll meist lautete: „Schmerzen auf Grund von Steifigkeit der Wirbelsäule.“

An diese Fälle schließt sich die Frage der **Therapie** an, denn nur hier kann von einer eventuellen wirksamen Hilfe die Rede sein. Bei diesen beginnenden Formen sind wohl durch rationelle und energische, auf lange Zeit hin durchgeführte Bewegungs- und Bäder-Therapie Erfolge zu erzielen. Wenn auch das Eintreten der Ankylose vielleicht nicht ganz zu verhindern ist, so kann es doch hinausgeschoben werden oder aber die hochgradige Kyphose läßt sich vermeiden. Auch die Extensionsbehandlung dürfte — von diesem letzteren Gesichtspunkt aus — gelegentlich erfolgreich anzuwenden sein, besonders wenn schmerzhafte Zustände vorliegen. Leider scheitern die meisten therapeutischen Maßnahmen an der Indolenz der Patienten, die bei dem so ganz allmählichen Fortschreiten des Prozesses zu wenig Beschwerden haben, um sich in ärztliche Behandlung zu begeben. Daß man auch bei fertigen Ankylosen der Wirbelsäule noch für vorbeugende Maßnahmen hinsichtlich der übrigen Gelenke zu sorgen hat, beweisen die Fälle, wo nach jahrelanger anscheinender Stabilität des Krankheitsprozesses weitere neue Gelenkaffektionen auftreten. Günstige Wirkungen der Jodkalibehandlung habe ich in meinen Fällen nicht beobachten können.

Die Frage nach der **Prognose** beantwortet sich aus dem Gesagten. Mit einem Stillstand des Leidens nach vollendeter Ankylose der Wirbelsäule ist — wie schon erwähnt — nicht zu rechnen. In der Mehrzahl der Fälle wird eine interkurrierende — in erster Linie wohl eine durch die Thoraxstarre begünstigte Erkrankung der Atmungswege, zum tödlichen Ausgang führen.

**L i t e r a t u r**[1]).

1. E s c h n e r, Journal of the Americ. med. assoc.
2. H a r t m a n n, Jahrbuch f. Psychiatrie. 1900.
3. K ü h n, Münch. med. Wochenschr. 1900. No. 25.
4. A u e r b a c h, Vereinsbericht. Münch. med. Wochenschr. 1900. No. 21.
5. M e n k o -Amsterdam. Deutsche med. Wochenschr. 1900. No. 6.
6. A n d r é L e v y -Paris. Referat: Münch. med. Wochenschr. 1900. No. 16.
7. F l e s c h, Wiener med. Klub. Ref.: Münch. med. Wochenschr. 1900. No. 9.
8. D a m s c h, Zeitschr. f. klin. Med. Bd. 38.
9. G l a s e r, Verein f. innere Med. 11. 6. 1900.
10. S c h l e s i n g e r, Grenzgebiete. VI.
11. B e n d e r, Münch. med. Wochenschr. 1901. No. 11.
12. M o n r o. Brit. med. journ. 1901. Mai.
13. A n s c h ü t z, Grenzgebiete. VIII.
14. L a u e n s t e i n, Aerztl. Verein Hamburg. Ref.: Münch. med. Wochenschr. 1901. No. 11 u. 46.
15. M a g n u s - L e v y, Grenzgebiete. IX.
16. M a r k i e w i t z, Zeitschr. f. klin. Med. No. 46.
17. B r a u e r, Ref.: Münch. med. Wochenschr. 1902. No. 4.
18. B o r c h a r d, Monatsschr. f. Unfallkeilk. 1901. No. 10.
19. R e u t e r, Zeitschr. f. Heilkunde. N. F. No. III. 1902.
20. F o c k e n, Grenzgebiete. Bd. 11.
21. S i v é n, Zeitschr. f. klin. Med. Bd. 49.
22. S a e n g e r, Aerztl. Verein Hamburg. Ref.: Münch. med. Wochenschr. 1903. No. 27.
23. S i c k, Aerztl. Verein Hamburg. Ref.: Münch. med. Wochenschr. 1903. No. 1.
24. N o n n e, Ebenda.
25. N i e d n e r, Charité-Annalen. 1904 und v. Leyden-Festschrift.
26. E. F r a e n k e l, Fortschritte auf dem Gebiete der Röntgenstrahlen. No. 7.
27. Z e s a s, Deutsche Zeitschr. f. Chirurgie. Bd. 74.
28. P r i b r a m, Nothnagel. VII. 2.


1) Literaturverzeichnis bis 1900 cf. H e i l i g e n t h a l, Deutsche Zeitschr. f. Nervenheilk. XVI. 1900.

# XXI.

(Aus dem Garnisonlazarett Münster i. W.)

## Beitrag zur Behandlung der subkutanen Milzzerreissungen.[1]

Von

**Stabsarzt Dr. Conrad Rammstedt.**

(Mit 2 Textfiguren.)

M. H.! Ueber subkutane Milzverletzungen ist in den letzten Jahren wiederholt in ärztlichen Versammlungen und Fachzeitschriften berichtet worden. In einer sehr eingehenden Monographie über die Verletzungen der Milz und ihre chirurgische Behandlung aus Professor Kehrs Klinik in Halberstadt konnte Berger[2] schon 90 Fälle von operierten subkutanen Milzrupturen aufführen. In dem soeben erschienenen 50. Jubiläumsbande der v. Brunsschen Beiträge zur klinischen Chirurgie hat Hörz[3] weitere 34 Fälle von Splenektomie gesammelt. Bei Durchsicht der Literatur fand ich dann noch die Veröffentlichungen von Wilms[4], Bardenheuer[5] u. Böger und Finkelstein[6] (zusammen 4 Fälle), welche Hörz nicht einrechnet, so daß nunmehr 129 (mit meinem 130) Fälle von subkutaner Milzverletzung bekannt sind, bei denen operativ vorgegangen ist.

1) Vortrag gehalten im Verein der Sanitätsoffiziere am 19. 12. 05 und im Verein der Aerzte am 11. 1. 06 zu Münster i. W.

2) B e r g e r, Die Verletzungen der Milz und ihre chirurgische Behandlung. Archiv f. klin. Chir. 1902. Bd. 68. Heft 3.

3) H ö r z, Ueber Splenektomie bei traumatischer Milzruptur. Beiträge zur klin. Chir. 1906. Bd. 50.

4) W i l m s, Quere Milzzerreißung. Med. Gesellsch. Leipzig 18. 3. 02. Ref.: Deutsche med. Wochenschr. 1902. Bd. 77.

5) B a r d e n h e u e r u. B ö g e r, Splenektomie bei Milzruptur. Festschr. zur Eröffnung der Akademie in Köln. Ref.: Zentralbl. f. Chir. 1905. No. 3.

6) F i n k e l s t e i n, Operative Behandlung einer subkutanen Milzruptur, Splenektomie. Ref.: Deutsche med. Wochenschr. 1905. No. 37.

Gerade im militärischen Dienst kommen subkutane Bauchquetschungen leichtester und schwerster Art verhältnismäßig häufig vor und haben von jeher das Interesse der Militärärzte in Anspruch genommen. Ich nehme daher gern die Gelegenheit wahr, einen in mancher Beziehung eigenartigen Fall von subkutaner Milzzerreißung zu besprechen und bitte Sie, im Anschluß daran meinen weiteren Ausführungen folgen zu wollen, die ich bezüglich der Entstehung, Diagnose, Prognose und Therapie der Milzrupturen anknüpfen möchte.

Krankengeschichte.

Der Kürassier H. erhielt am 19. 10. 05 nachmittags 4 Uhr auf Stallwache einen Hufschlag gegen die linke untere und seitliche Bauchhälfte. Er fiel sofort zu Boden und war mehrere Minuten ohnmächtig, konnte sich dann aber wieder allein aufrichten und seine Stube aufsuchen, wo er sich zu Bett legte.

Er klagte über Atembeschwerden und nicht allzu große Schmerzen in der linken Brustseite. Erbrechen, Bluthusten oder blutiger Urin waren nicht vorhanden.

Am 20. 10. meldete er sich im Revier krank. Hier konnte der diensttuende Arzt jedoch keine besondere Krankheitserscheinungen entdecken und ordnete weitere Beobachtung im Revier an. Erst am 21. 10. morgens machte der Mann einen kränkeren Eindruck und hatte erhöhte Temperatur (39,5). Der diensttuende Arzt glaubte, eine Dämpfung links hinten unten auf der Lunge feststellen zu können und ordnete die Ueberführung ins Lazarett an, und zwar zunächst auf die innere Station, wegen Verdachts auf Lungenentzündung. Am 22. 10. mittags sah ich den Kranken zum erstenmale und veranlaßte seine Verlegung auf die chirurgische Station.

Ich erhob folgenden Befund: Der Kranke ist mittelkräftig gebaut und in gutem Ernährungszustande. Der Gesichtsausdruck ist leidend. Die Farbe des Gesichts und der sichtbaren Schleimhäute ist blaß, aber nicht auffallend. Der Puls ist kräftig, regelmäßig und zählt 85 Schläge in der Minute. Die Temperatur beträgt 38,8 °. Die Atmung ist angestrengt und etwas beschleunigt. Der Mann klagt beim tiefen Atemholen über Schmerzen und verlegt diese im wesentlichen in die linke obere Bauch- und Brusthälfte, er liegt mit angezogenen Knien im Bett. Der Bauch ist etwas aufgetrieben und bretthart gespannt; bei Betastung nimmt die Spannung zu und ist besonders ausgesprochen in der linken unteren Bauchhälfte und in der Magengegend. Auf der Höhe der 10. Rippe in der mittleren Axillarlinie ist ein einmarkstückgroßer gelblicher Fleck in der Haut eben sichtbar. Eine Rippenfellverletzung ist nicht nachweisbar. Die Beklopfung ergibt in Rückenlage abgeschwächten Schall von der 7. Rippe ab nach abwärts bis zum Rippenbogen und nach vorn in die Herzdämpfung übergehend. Der Magenschall schien etwas nach rechts verdrängt zu sein. Ferner fand sich Dämpfung in der linken Lumbalgegend, welche bis in die Höhe der mittleren Axillarlinie hinaufreichte und in sitzender Stellung verschwand. Ebenso verkleinerte sich dann die im linken Hypochondrium befindliche Dämpfungszone. Immerhin blieb die Milzdämpfung doch um das Doppelte vergrößert. Des weiteren erschien der Klopfschall in dem hinteren unteren Teile der linken Lunge verkürzt, der Stimmfremitus abgeschwächt und das Atemgeräusch undeutlich und in der Ferne hörbar. Husten und Auswurf

fehlte, ebenso Uebelkeit und Erbrechen, nur ab und zu machte sich Aufstoßen
geltend. Eine Probepunktion der linken Pleura hatte negatives Resultat. Der
Urin war frei von abnormen Bestandteilen und zeigte regelrechte Menge.

Nach diesem Befunde mußte eine Blutung im Bauch, wahrscheinlich infolge
von Milzverletzung, vorliegen.

Da jedoch der Puls und das Allgemeinbefinden zunächst auf eine schwerere
innere Blutung nicht schließen ließen, glaubte ich, mit einer Operation noch
warten zu können.

Die Behandlung bestand in Bettruhe, Morphium subkutan, Eisblase auf die
Milzgegend und flüssiger Diät unter fortdauernder ärztlicher Beobachtung.

Verlauf: 22. 10. 05. Am Abend betrug die Temperatur 38,9°. Der Puls
war auf 102 Schläge gestiegen. Der Kranke klagte immer noch über Schmerzen
in der linken Seite. Die Dämpfung im Bauche war indessen nicht größer geworden.
Die Nacht war unter Morphiumeinwirkung verhältnismäßig ruhig.

Am 23. 10. 05 morgens betrug die Temperatur 38,3°. Der Puls war auf
112 gestiegen, die Gesichtsfarbe war etwas blasser, die Schleimhäute zeigten sich
nicht auffallend blutleer; die Schmerzen bestanden unverändert fort, Winde gingen
ab. Es bestand leichte Uebelkeit und ab und zu Aufstoßen. Der Urin war klar.
Die Dämpfung erschien nicht wesentlich vergrößert.

Weitere Beobachtung. Nachmittags 4 Uhr ist der Puls auf 120 Schläge
gestiegen und weicher geworden. Das Gesicht und die Schleimhäute sind blasser.
Die Temperatur betrug 37,5°. Der Kranke ist unruhiger geworden und stöhnt
viel über Schmerzen. Der Bauch ist stärker aufgetrieben. Die Beklopfung
ergibt in der Lumbalgegend Steigen der Dämpfung bis in die Höhe der vorderen,
verlängerten Axillarlinie; während die Milzfigur gleiche Größe hatte. Die Spannung der Bauchdecken hatte zugenommen.

Nunmehr glaubte ich nicht mehr warten zu dürfen und schlug die Operation
vor, auf welche der Kranke bereitwillig einging.

In ruhiger Morphium-Chloroformnarkose eröffnete ich die Bauchhöhle zu-
nächst in der Mittellinie. Sofort quoll flüssiges Blut aus der linken Seite hervor.
Leber, Magen und Darm waren unverletzt, letzterer jedoch so gebläht, daß die
Milz nicht sichtbar gemacht werden konnte. Die eingeführte Hand fühlte das
Organ vergrößert und an der Oberfläche uneben und rauh. Ein zweiter senkrecht
auf den ersten und parallel zum linken Rippenrande ausgeführter Schnitt schaffte
Zugang zur Quelle der Blutung. Die Milz zeigte mehrere tiefe Einrisse an der
Vorder- und Hinterfläche (s. Fig. 1 u. 2). Im oberen Teile war sie kappenartig um-
geben von einem mehrere Zentimeter dicken Bluterguß, der sich in den größten,
fast die ganze Vorderfläche der Drüse in der Längsachse einnehmenden tiefen Riß
fortsetzte. Von der Hinterfläche quoll aus der Gegend des Stiels beständig hell-
rotes Blut hervor. Hinter der Milz fand sich in der Zwerchfellhöhlung eine große
Menge dunkles, flüssiges Blut mit zahlreichen Gerinnseln, ferner war die linke
Lumbalgegend und das kleine Becken mit flüssigem Blut angefüllt; im ganzen
mochten etwa 1½ Liter Blut ergossen sein.

Zwerchfell und Rippenwandung waren vollkommen unverletzt.

Das Ligamentum gastrolienale war blutig imbibiert und dadurch so stark
verkürzt und verbreitert, daß die Milz dem Magen dicht genähert war. Die
sicherste und schnellste Blutstillung schien mir in der Exstirpation der Drüse zu
liegen, die nach doppelter starker Unterbindung des ganzen Milzstieles leicht gelang. Es folgte Toilette der Bauchhöhle und Verschluß derselben bis auf eine

Oeffnung im unteren Wundwinkel, aus welchem ein Drain und ein über den Stumpf gelegter Gazetampon herausgeleitet wurde. Kochsalzinfusion von $1\frac{1}{2}$ Liter wurde noch auf dem Operationstisch ausgeführt. Der Puls war nach Beendigung

Fig. 1.

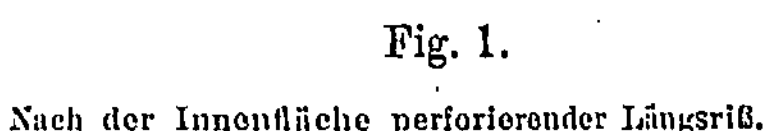


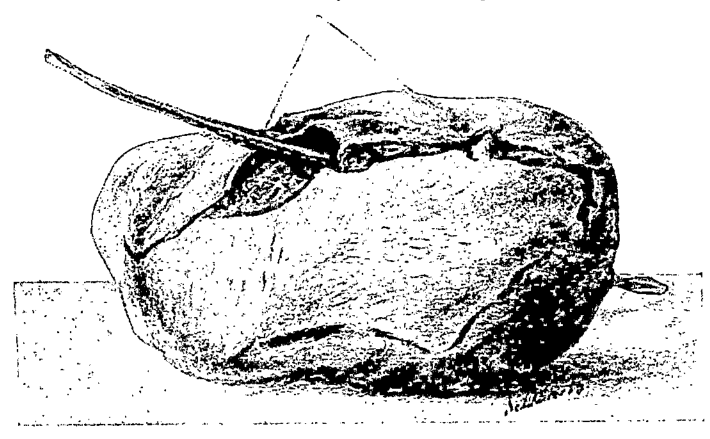

Milz (äußere Fläche).

Fig. 2.

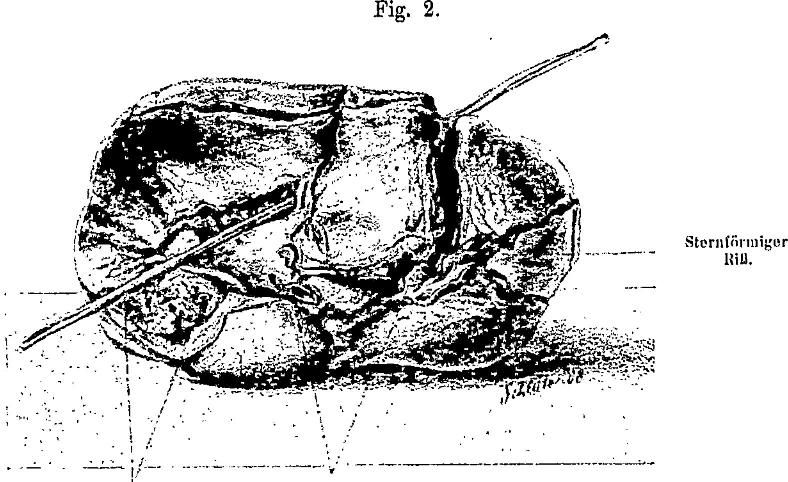


Milz (innere Fläche).

des Eingriffs sehr beschleunigt, aber noch von verhältnismäßig guter Spannung. Die Temperatur fiel sofort zur Norm ab.

Bis zum 29. 10. schwebte der Operierte in Lebensgefahr; starker Meteorismus mit Windverhaltung und beständigem Brechreiz steigerten sich zeitweise bis zum

Bilde des Darmverschlusses. Wiederholte Magenausspülungen, hohe Einläufe, subkutane Einspritzungen von Physostigmin je 0,0005 (je 5 Dezimilligramm) 4- bis 5 mal täglich und schließlich aufrechte Haltung im Bett brachten die Magendarmtätigkeit allmählich wieder in Gang. Mit Exzitantien, Kochsalzinfusionen und Kampher wurde nicht gespart. Nachts mußten stets größere Dosen Morphium verabreicht werden. Inzwischen heilte die Wunde per primam, nachdem schon am 3. Tage der Tampon entfernt war, in der Meinung, daß dieser vielleicht den Darm an einer Stelle abknicken könnte. Nur an der Drainstelle bildete sich später eine geringe oberflächliche Eiterung von den Stichkanälen ausgehend.

Der Kranke ist heute (am 10. 1. 06) als vollkommen geheilt anzusehen, er hat in den letzten 3 Wochen über 22 Pfund zugenommen.

M. H.! Die subkutanen Quetschungen und Zerreißungen der Milz werden durch schwere äußere Gewalteinwirkungen hervorgebracht, deren Gelegenheitsursachen sehr mannigfaltig sind. Meistens handelt es sich um Schlag (Hufschlag), Stoß (Bajonettstoß), Fall von beträchtlicher Höhe, Quetschung des Mittelkörpers z. B. durch Ueberfahren oder zwischen Eisenbahnpuffern.

Entsprechend ihrer Kleinheit und geschützten Lage durch die Rippen wird die Milz selten, die umfangreiche Leber und der Magendarmkanal naturgemäß häufiger verletzt.

Für die Entstehung der Milzrupturen sind mehrfache Theorien aufgestellt. Ohne genauer auf diese einzugehen (vergl. Berger) möchte ich nur aufmerksam machen auf die eigentümliche Beschaffenheit der Milz an sich. Sie ist weich und blutreich und auch in gesundem Zustande brüchig, liegt zwischen Zwerchfell, Rippenwandung, Nieren einerseits, Magen und Darm (linke Flexur) andererseits. Besonders wenn letztere beide gefüllt sind, ist sie ziemlich fest eingeschlossen und kann einem stärkeren Druck oder Stoß von außen nur wenig ausweichen und mag dadurch zum Platzen kommen. Bekannt ist ferner, daß krankhafte Vergrößerungen der Milz durch Leukämie, Cirrhose, Typhus, Malaria und andere Infektionskrankheiten die Brüchigkeit des Organes noch erhöhen, so daß Spontanrupturen ab und zu beobachtet sind, bei denen ein äußeres Trauma fehlte und nur eine plötzliche Bewegung (das Aufrichten im Bett oder Heben eines schweren Gegenstandes) die Ruptur bewirkte.

In meinem Falle war die Milz vollkommen gesund.

Der Befund einer verletzten Milz hängt von der Schwere der einwirkenden Gewalt ab. Selten werden nur Zerreißungen der Kapsel ohne Beteiligung der Pulpa oder Abhebungen der Kapsel durch Bluterguß beobachtet. Fast immer ist das Milzgewebe mehr oder weniger ausgedehnt, geborsten und quillt über die Kapselränder hervor. Die Einrisse sind von unregelmäßiger Form manchmal V, Y, T, H- oder sternförmig (s. Abbildung) und nicht nur auf der Außen-, sondern auch auf der Innenseite zu finden, sie können die ganze Dicke der Drüse durchsetzen und bis in den Hilus, wie hier, hineinreichen.

In ganz schweren Fällen können Stücke [Hörz[1])], ja das ganze Organ abgerissen sein und frei in der Bauchhöhle liegen [Rose[2])]. Meistens tritt dann schneller Verblutungstod ein, während in Fällen, wie der vorliegende dicke Blutgerinnsel die Milz umgeben und die blutenden Risse teilweise verstopfen können. Dadurch kann die Blutung zeitweise zum Stehen kommen, oder so eingeschränkt werden, daß erst allmählich der Blutverlust gefahrdrohend wird, wie dies auch Noetzel[3]) in einem Falle beobachtet hat, andererseits erscheint eine Spontanheilung der Milzrupturen auf diese Weise wohl denkbar.

Die Symptome der Milzverletzungen sind im großen und ganzen wenig prägnant und von den Verletzungen anderer innerer Organe selten mit Sicherheit zu unterscheiden. Nur wenn Anamnese und äußerer Befund darauf hinweisen, daß die Gewalteinwirkung gerade die Milzgegend traf, liegen die Verhältnisse für die Diagnose der Milzverletzung günstiger. Gewöhnlich handelt es sich dann um zirkumskripte Gewalteinwirkungen durch Stoß und Schlag. Oft sind die äußeren Spuren des erlittenen Traumas aber nur sehr geringfügig, wie auch in diesem Falle und stehen zu der Schwere der inneren Verletzung in keinem Verhältnisse.

Wie bei allen schweren Bauchquetschungen sind die Verletzten gleich nach dem Unfall meistens einige Minuten und länger besinnungslos und in tiefer Ohnmacht, die Atmung kann stocken, oder sehr verlangsamt sein, so daß künstliche Atmung nötig wird. Beim Erwachen fehlt selten Uebelkeit und Aufstoßen; zum Erbrechen braucht es nicht immer zu kommen. Gewöhnlich stellen sich Schmerzen im Bauche ein und zwingen den Kranken die Beine an den Leib zu ziehen. Die Bauchdecken finden sich in einem höchst auffallenden Zustande der Spannung, welche bei Betastung noch deutlicher wird und bretthart sein kann. Dieses zuerst von dem Franzosen Hartmann als „contracture de défense“ beschriebene, in Deutschland zuerst von Rotter[4])

---

1) Hörz, l. c. cf.

2) Rose, Fall von vollständiger Abreissung der Milz. Freie Vereinigung der Chirurgen Berlins. 9. 2. 03. Ref.: Deutsche med. Wochenschrift 1903.

3) Noetzel, Ueber Milzexstirpation wegen Milzverletzung. Beiträge zur klin. Chir. Bd. 48. 1906.

4) bei Greve, Freie Vereinigung der Chirurgen Berlins. 13. Juni 1898.

und Trendelenburg[1]) näher gewürdigte Symptom ist in den meisten Fällen von Eingeweideverletzungen mehr oder weniger ausgesprochen und erinnert lebhaft an die Kontraktur der Bauchdecken, wie wir sie häufig bei schweren Appendicitisformen treffen (Perforation der Appendix). Dieses Phänomen, welches aber nicht für alle Fälle von Bauchquetschungen konstant ist [Schoenwerth[2]), Neck[3])] soll nach Trendelenburg durch den chemischen und mechanischen Reiz ausgetretener Flüssigkeiten in die Bauchhöhle (Blut, Urin, Darminhalt) hervorgerufen werden. .

Regelmäßiger sind wohl die Symptome einer inneren Blutung, welche bei jeder Bauchquetschung und besonders bei Milzzerreißung erwartet werden muß; Blässe der Haut und Schleimhäute, kleiner und flatteriger Puls, Durst, Lufthunger, kalter Schweiß sind gewöhnlich als die äußeren Zeichen einer inneren Blutung anzusehen, wenn auch Chocerscheinungen, unter ganz ähnlichem Bilde auftreten und die eigentlichen Verletzungssymptome verdecken oder undeutlich machen können.

Was die Diagnose anbelangt, so muß bei allen Kontusionen des Bauches eine genaue Untersuchung desselben durch Palpation und Perkussion gefordert werden. Erstere wird häufig gehindert durch die eben erwähnte schmerzhafte Spannung der Bauchdecken. Immerhin findet man wohl meistens an der Stelle des verletzten Organes besondere Empfindlichkeit und kann diese Beobachtung für die Diagnose mit verwerten.

Sehr viel mehr Gewicht ist auf genaue und häufig zu wiederholende Perkussion zu legen. Jede größere Blutung im Bauch muß man dadurch nachweisen können, allerdings kann starke Auftreibung der Därme dabei sehr störend sein. Bei Milzzerreißung sammelt sich das Blut zunächst im linken Hypochondrium, dann in den abhängigen Partien der linken Lendengegend und im kleinen Becken an; in Rückenlage findet sich daher im linken Hypochondrium und in der Lendengegend Dämpfung, welche bei Lagerung auf die rechte Seite oder im Sitzen verschwindet oder geringer wird; bei Hochlagerung des Beckens hingegen noch größer werden muß, weil dann das im kleinen Becken angesammelte Blut wieder zurückfließen kann. Ich habe deshalb

---

1) Trendelenburg, Ueber Milzexstirpationen usw. Deutsche med. Wochenschrift 1899, No. 40 und 41.

2) Schoenwerth, Ueber subkutane Milzrupturen. Deutsche med. Wochenschrift 1902.

3) Neck, Subkutane Zerreissung der Milz usw. Münch. med. Wochenschrift 1905, No. 11.

daran gedacht, in künftigen Fällen von Bauchquetschung mit Verdacht auf innere Blutung die erste Untersuchung gleich bei der Aufnahme des Verletzten auf einem verstellbaren Operationstisch vorzunehmen.

Eine Vergrößerung der Milzdämpfung selbst ist indessen nicht in allen Fällen beschrieben, aber wohl meistens vorhanden.

In meinem Falle blieb auch in sitzender Stellung die Milzdämpfung vergrößert und war hervorgerufen durch geronnenes Blut, welches das Organ in dicker Schicht an seiner Oberfläche überzog.

Sehr wertvoll sind schließlich für Erkennung einer inneren Blutung genaue Temperaturmessungen, worauf Graf[1]) in einer Arbeit aus dem Nürnberger Krankenhaus kürzlich hingewiesen hat; gerade bei Milzzerreißung sind fast regelmäßig Fiebersteigerungen bis 39° und höher beobachtet worden.

Was die Differentialdiagnose von anderen inneren Organverletzungen anbelangt, so können wir solche der Nieren ausschließen, wenn der Urin regelrechte Zusammensetzung und Menge zeigt. Quetschung der Lunge geht mit Dyspnoe, Reizhusten und blutigem Auswurf einher, Blutansammlung in der Pleurahöhle ist durch Probepunktion festzustellen. Bei Zerreißung des Magens und Darms ist stets Erbrechen, eventuell mit Blutbeimengung vorhanden.

Auf Verletzung der Leber deutet der Nachweis eines Blutergusses in der rechten Seite, auch findet man anfangs manchmal eine Vergrößerung ihrer Dämpfungszone nach unten, während diese in weiterem Verlaufe sogar verkleinert erscheinen kann, wenn nämlich die Auftreibung des Magens und Darmes zugenommen hat. Eine Verletzung des Pankreas, der Mesenterialgefäße und des linken Leberlappens ist hingegen kaum mit Sicherheit zu erkennen.

Die Diagnose einer Milzzerreißung ist meiner Ansicht nach überhaupt nicht zu stellen, wenn die Gewalteinwirkung, wie bei Sturz von einer Höhe oder Quetschung durch Ueberfahren, Verschüttetwerden, diffuser Natur war.

In diesen meist viel schwereren Fällen sind Frakturen der bedeckenden Knochen (Brustkorb, Becken, Wirbelsäule) gewöhnlich mit vorhanden, oft auch mehrere innere Organe gleichzeitig verletzt und man muß sich mit der Diagnose innere Verletzung begnügen, zumal schon die nächsten Stunden über das Schicksal des Verletzten entscheiden können.

---

1) Graf, Beitrag zur Kasuistik der Milzverletzungen usw. Münch. med. Wochenschrift 1905, No. 44.

Wie Sie sehen, sind also die Symptome der Milzrupturen, wie überhaupt der Bauchkontusionen, außerordentlich vieldeutig und im Anfang oft unbestimmt, zumal, wenn Chocerscheinungen lange anzuhalten scheinen und das Bild der inneren Blutung verschleiern. Deshalb müssen solche Verletzten von Anfang an und dauernd unter ärztlicher Beobachtung bleiben; es genügt nicht nur die beständige Kontrolle des Pulses, sondern es empfiehlt sich, in Zwischenräumen von $\frac{1}{2}$ bis höchstens 1 Stunde den Befund des Bauches durch Palpation und Perkussion festzustellen und mindestens alle 2 bis 3 Stunden die Temperatur zu messen. Von Beginn der Aufnahme müssen die Vorbereitungen für eine eventuelle Operation so getroffen sein, daß sie zu jeder Zeit ausgeführt werden kann; da diesen Forderungen am ersten in einem gut geleiteten chirurgischen Krankenhause entsprochen werden kann, ist mit der Ueberführung des Verletzten dorthin nicht zu zögern, es sei denn, daß sich die nötig werdende Operation im Hause des Verletzten ausführen läßt.

Das Gesagte gilt besonders auch für die allerdings seltenen Fälle, bei denen die Blutung allmählich zunimmt und erst in vielen Stunden oder Tagen gefahrdrohend wird. Bei meinem Verletzten nahm die Blutung erst am 5. Tage einen lebensgefährlichen Charakter an und zwang zur Operation. Noetzel[1]) operierte einen 31 jährigen Mann am 3. Tage, Pitts [Ballance[2])] einen 10 jährigen Knaben ebenfalls am 5. Tage, Heusner [Cohn[3])] einen 17 jährigen Jüngling sogar erst am 9. Tage. In allen 3 Fällen trat Heilung ein.

Eine spontane Heilung der Milzruptur mag wohl ausnahmsweise vorkommen, dafür sprechen narbige Veränderungen, die man ab und zu bei Sektionen in der Milz gefunden hat. Auch Verwachsungen der Milz mit der Thoraxwand mögen diesen Ausgang gelegentlich begünstigen, weil es dadurch zu abgekapselten Blutungen kommen kann. Die meisten unoperierten Fälle gehen jedoch innerhalb der ersten 24 Stunden nach der Verletzung an Verblutung zugrunde, bei einem kleinen Teile kommt es später noch zur Vereiterung des Blutergusses und zur Bildung von perilienalen und subphrenischen Abszessen, welche bei nicht rechtzeitiger Eröffnung ebenfalls noch das Leben gefährden können [Fälle von Bardenheuer[4]) und Karewski[5])].

---


1) Noetzel, cf. l. c.
2) Pitts und Ballance cf. Berger.
3) Cohn, Ueber subkutane Milzruptur. Münch. med. Woch. 1900. No. 18.
4) Bardenheuer, Milzruptur. Deutsche med. Wochenschr. 1897.
5) Karewski, Ein Fall von traumatischer Milznekrose. Deutsche med. Wochenschr. 1901. No. 1.

Bei dieser Perspektive ist bei Milzzerreißungen die Laparotomie zur Stillung der Blutung als die Behandlung der Wahl anzusehen. Das Risiko, dem man die Verletzten durch rein abwartende Behandlung aussetzt, ist zu groß. Auch wenn also eine sichere Diagnose der Milzzerreißung bei subkutanen Bauchquetschungen in den meisten Fällen so gut wie unmöglich ist, muß doch der Nachweis einer inneren Blutung dem behandelnden Arzte das Messer in die Hand drücken.

Bei offenen Bauch- und speziell Milzwunden ist dieses Vorgehen seit langen Jahren schon selbstverständlich gewesen. Von den meisten Chirurgen wird als sicherstes und schnellstes Mittel der Blutstillung die Exstirpation der Milz empfohlen, zumal man weiß, daß der Verlust des Organs fast immer ertragen wird. Bei Vorfall der verletzten Milz durch die Bauchwunde soll Villard (cf. Berger) schon 1881 die Milz abgebunden und Heilung erzielt haben. Die erste Splenektomie bei subkutaner Milzzerreißung führte der Engländer Roddick (cf. Berger) 1885, allerdings mit negativem Erfolge aus, während Riegner[1]) (Berger) in Breslau 1893 zum erstenmale Heilung erzielte. Seitdem sind in der Literatur 109 Fälle (den meinigen eingerechnet) bekannt geworden, mit 39 Todesfällen, also mit einer Mortalität von nicht ganz 36 %, die mit Vervollkommnung der Diagnose der Milzverletzungen und der Technik der Exstirpation zweifellos noch geringer werden wird, wenn man auch, wie Hörtz[2]) sehr richtig bemerkt, beachten muß, daß über mehr günstige, als ungünstig verlaufende Milzexstirpationen berichtet wird.

Nur wenige Fälle sind mit Naht oder Tamponade behandelt. Die Naht ist technisch immerhin nicht einfach und bei dem brüchigen Gewebe der Milz nicht absolut sicher, auch kann, wie es Lamarchia (cf. Berger) und Linkenheld[3]) passierte, ein Riß an der schwerer zugänglichen Unterfläche der Milz unversorgt bleiben und den Tod doch noch herbeiführen. Die Tamponade kommt wohl nur in ganz verzweifelten Fällen in Frage, bei denen die Operation so rasch wie möglich beendet werden muß und ist in jedem Falle unsicher.

Zur Eröffnung der Bauchhöhle ist es am zweckmäßigsten, zumal man den Sitz der Blutung nicht ganz genau vorher bestimmen kann, zunächst den Bauch in der Mittellinie zu eröffnen. Genügt dieser Schnitt nicht zur Ausführung der eigentlichen Operation, dann ist bei

---

1) Riegner, Ueber einen Fall von Exstirpation der traumatisch zerrissenen Milz. Berl. klin. Wochenschr. 1893. No. 8.

2) Hörtz, loc. cit.

3) Linkenheld, Fall von Milzruptur. Vereinigung niederrheinisch-westfälischer Chirurgen in Düsseldorf. Deutsche med. Wochenschr. 1903. No. 27. S. 210.

Milzrupturen ein linksseitiger Querschnitt auf den ersten anzuschließen, parallel zum Rippenrande. Die eigentliche Abtragung der Milz wird dadurch wesentlich erleichtert und mit Recht betont Noetzel[1], daß man des Querschnitts durch die Recti kaum je wird entraten können, um an die Milz ordentlich heranzukommen. Die Splenektomie selbst ist bei sonst normaler Milz meist einfach. Wenn man sicher gehen will, werden Venen und Arterien im Milzstiel isoliert und getrennt unterbunden. Dieses Verfahren ist jedoch schwieriger und zeitraubend, besonders wenn der Stiel blutig imbibiert ist; nach meiner Ansicht genügt es, mittels Deschampscher Nadel vorsichtig durch den Stiel hindurchzugehen und mit starker Seide doppelt zu unterbinden.

Von der Anlegung der Doyenschen Klemme möchte ich abraten, besonders wenn bei stark blutiger Durchtränkung des Stiels, wie in meinem Falle, die Milz dem Magen dicht genähert ist, so daß für die Anlegung einer Klemme zu wenig Raum da ist. So kann dann die Magenwandung, wenn auch nicht direkt gequetscht, doch so geschädigt werden, daß später teilweise Gangrän der Magenwand und Perforation des Magens eintritt. Faltin[2] beschreibt einen solchen Fall mit noch überraschend günstigem Ausgang; 3 Wochen nach der Splenektomie mußte der Kranke wegen Eiterbildung im linken subphrenischen Raum noch einmal operiert werden, aus der Eiterhöhle entleerte sich zugleich Mageninhalt.

Ueber dem Milzstumpf kann man nach dem Vorgang von Madelung[3] zur Sicherung noch einen Netzzipfel befestigen oder einen Tampon, der zusammen mit einem Drain aus dem untersten Wundwinkel herauszuleiten ist, während die Bauchhöhle sonst vollkommen nach vorheriger peinlichster Säuberung von Blut und Gerinnseln geschlossen wird. Nach der Operation sind Schwäche und Anämie durch Exzitantien und Kochsalzinfusionen zu bekämpfen.

Daß die Nachbehandlung noch andere recht unangenehme Komplikationen für den Kranken und Sorgen für den Arzt bringen kann, ersehen Sie aus der Krankengeschichte meines Falles.

Was schließlich den Verlust der Milz betrifft, so kann der Mensch ohne Milz leben, wie dies schon dadurch bewiesen ist, daß bei Obduktionen gelegentlich angeborene Defekte des Organes gefunden sind.

---

1) Noetzel, loc. cit.

2) Faltin, Fall von subkutaner Milzruptur mit Splenektomie. Ref.: Zentralblatt f. Chir. 1905. No. 34.

3) Madelung, Transdiaphragmatische Laparotomie behufs Naht einer stark blutenden Milzstichverletzung. Unterelsässischer Aerzteverein. 21. 12. 01. Ref.: Münch. med. Wochenschr. 1902. No. 2.

Andererseits ist die Entfernung der gesunden Milz selbstverständlich kein ganz gleichgiltiger Eingriff und meistens von gewissen Folgeerscheinungen begleitet. In erster Linie sind Blutveränderungen zu erwarten und werden auch fast regelmäßig gefunden. Der Hämoglobingehalt ist herabgesetzt, die Leukozyten sind in den ersten Wochen wesentlich vermehrt, die roten Blutkörperchen gewöhnlich vermindert. Die Leute sind objektiv lange blutarm und erholen sich schwer. Anbei eine Tabelle, welche das veränderte Zahlenverhältnis der Blutkörperchen in vorliegendem Falle zeigt.

| Datum | Zahl der | |
|---|---|---|
| | weißen Blutkörperchen. | roten Blutkörperchen. |
| 31. 10. 05 | 32 000 | 3 200 000 |
| 1. 11. 05 | 31 200 | 2 800 000 |
| 2. 11. 05 | 31 500 | 3 000 000 |
| 4. 11. 05 | 21 000 | 4 320 000 |
| 7. 11. 05 | 19 200 | 4 200 000 |
| 11. 11. 05 | 18 000 | 4 320 000 |
| 15. 11. 05 | 15 000 | 4 350 000 |
| 18. 11. 05 | 13 000 | 4 251 000 |
| 21. 11. 05 | 13 400 | 4 500 000 |
| 24. 11. 05 | 14 000 | 5 330 000 |
| 6. 12. 05 | 12 200 | 5 400 000 |

Veränderungen an der Schilddrüse und den Lymphdrüsen, welche, wie einige Autoren behaupten, zusammen mit dem Knochenmark die ausgefallene Funktion der Milz ersetzen sollen, habe ich bei meinem Patienten nicht feststellen können.

# XXII.

(Aus der chirurgischen Universitätsklinik der Kgl. Charité. —
Direktor: Professor Dr. Hildebrand.)

## Zur Frage der Herzverletzungen und ihrer Behandlung, nebst experimentellen Untersuchungen über die Resorbierbarkeit perikardialer Blutergüsse.

Von

**Stabsarzt Dr. Neuhaus,**
Assistenten der Klinik.

(Mit 4 Textfiguren.)

———

Die Behandlung der Herzwunden hat in den letzten 10—20 Jahren
eine erhebliche Wandlung durchgemacht. Während Billroth sich noch
in den 60er Jahren vorigen Jahrhunderts sehr energisch allein schon
gegen eine Parazentese des Herzbeutels aussprach und Riedinger in
seinem im Jahre 1888 erschienenen Lehrbuch die Ansicht vertrat, daß
Herzverletzungen nur auf indirektem Wege zu behandeln seien, da der
Vorschlag, Herzwunden zu nähen, kaum der Erwägung bedürfe, sind
jetzt schon eine ganze Reihe von Herzverletzungen veröffentlicht worden,
in welchen versucht worden ist, auf chirurgischem, das Herz direkt
angreifendem Wege Hülfe zu bringen. Borchardt[1]) hat kürzlich
83 Fälle aus der Literatur zusammengestellt, bei welchen ein operativer
Eingriff am Herzen oder Herzbeutel vorgenommen worden ist; 78 mal
ist die Herznaht gemacht worden, 5 mal hat es sich um Operationen
ohne Herznaht gehandelt. Freilich sind auch schon früher vereinzelte
Stimmen laut geworden, welche in verzweifelten Fällen von Herzverletzungen die Naht empfahlen. So hat Koenig, noch bevor die
Frage der Herznaht in weiteren chirurgischen Kreisen zur Diskussion
stand, geraten, die Herzsutur zu versuchen, falls kein anderes Mittel
geeignet erschien, um den Patienten zu retten. Auch A. Poncet hat

———

1) Borchardt, Sammlung klinischer Vorträge, N. F. No. 411/412.

1892 sich dahin geäußert, daß man bei Herzverletzungn eventuell einen direkten Eingriff auf das Herz wagen könne. Experimentell ist die Frage schon seit einer Reihe von Jahren in Angriff genommen worden. Das beweisen die Arbeiten von Block (1882), Simplicio del Vecchio (1885) und Salomoni (italienischer Chirurgenkongreß 1896). Aber erst seitdem im Jahre 1896 Farina und Cappelen über je einen operativ behandelten Fall von Herzverletzungen beim Menschen — beide allerdings mit unglücklichem Ausgang — berichtet hatten, und besonders seitdem Rehn auf dem deutschen Chirurgenkongreß im Jahre 1897 eine mit Naht behandelte Stichverletzung des Herzens geheilt vorgestellt hat, mehren sich die Mitteilungen über chirurgische Eingriffe bei Herzwunden. Wenn somit die Chirurgie auch auf diesem Gebiete in den letzten Jahren zweifellos erhebliche Fortschritte gemacht hat, so dürfte doch u. E. zurzeit die Frage der operativen Behandlung von Herzwunden respektive, weiter gefaßt, die Frage der Behandlung von perforierenden Thoraxverletzungen, bei welchen die Möglichkeit einer Herzverletzung nicht von vornherein mit Sicherheit ausgeschlossen werden kann, doch noch nicht zu allgemeiner, völliger Befriedigung gelöst sein.

Im allgemeinen ist es schwerer, aus einer Krankengeschichte, selbst wenn sie sehr akurat und genau geführt ist, sich ein klares Bild über die jeweilige Lage eines Falles und die Indikation zu einer eventuellen Operation zu machen, als wenn man den Patienten selbst beobachtet hat. Das muß besonders dann zutreffen, wenn die Symptome, unter denen eine Krankheit verläuft, keineswegs eindeutig sind. Und das ist gerade bei Herzverletzungen der Fall. Viele Symptome, welche wir hier beobachten, finden sich auch bei anderen schweren, mit Kollaps einhergehenden Verletzungen, z. B. auch bei der für gewöhnlich gleichzeitig vorhandenen Lungenverletzung. Dadurch wird natürlich die exakte Diagnosenstellung und Beurteilung nicht unwesentlich erschwert. Auf die Mannigfaltigkeit der Symptomatologie der Herzverletzungen hat schon G. Fischer[1] in seiner sehr eingehenden, viel zitierten Arbeit über Wunden des Herzens und des Herzbeutels aufmerksam gemacht. Fischer hat seiner Arbeit 452 aus der Literatur gesammelte Fälle zugrunde gelegt und betont, daß es bei der großen Mannigfaltigkeit und Variabilität der Symptome der Herzwunden oft sehr schwer sei, für die Verschiedenheiten stets den richtigen Kommentar

---

1) Fischer, Ueber die Wunden des Herzens und des Herzbeutels. Archiv für klinische Chirurgie. 1868.

gleich bei der Hand zu haben. Er führt 24 verschiedene, bei Herzverletzung vorkommende Symptome auf.

Unter solchen Umständen läßt die Beurteilung und Verwertung
der Symptome hinsichtlich der Indikation etwaiger operativer Maßnahmen der subjektiven Auffassung naturgemäß einen mehr oder minder
großen Spielraum, und gerade daraus erwächst demjenigen, welcher
sich an der Hand einer Krankengeschichte ein Urteil über einen derartigen
Fall bilden will, eine gewisse Schwierigkeit. Es liegt unter solchen Verhältnissen zweifellos die Möglichkeit vor, daß der Leser zu einer abweichenden Beurteilung des Falles und zu einer anderen Indikationsstellung gelangen kann. Und so haben wir uns denn auch beim Studium
der Veröffentlichungen über operativ behandelte Herzwunden stellenweise der Indikationsstellung zur Operation nicht anschließen können.
Bestärkt wurden wir darin durch den Schematismus und Radikalismus,
welcher sich in mehreren diesbezüglichen Arbeiten manifestiert. Fordert
doch z. B. Momburg[1]), daß schon bei Verdacht auf eine Herzverletzung in jedem Falle operativ eingegriffen werden muß: er
schlägt vor, jede Wunde, welche Verdacht auf eine Herzverletzung
erweckt, zu erweitern und schichtweise in die Tiefe zu verfolgen.
Podrez[2]) will auch in jedem Falle explorer la blessure et prévenir
une hémorragie par une suture. Loison[3]) verlangt ebenfalls bei
Verdacht auf Herzverletzungen sofortiges operatives Eingreifen. Er
sagt: faut-il s'entenir à l'expectation armée et n'intervenir que s'il se
produit les symptômes nets d'épanchement sanguins intrapericardique
ou des phenomènes indiquant le développement d'une péricardite
secondaire? A notre avis cette pratique serait mauvaise dans beaucoup
de cas, car l'intervention risquerait d'être trop tardive. Auch Fontan[4])
(Toulon) will bei jeder irgendwie auf Herzverletzung suspekten Wunde
in der Regio praecordialis operieren. Ebenso hat Wendel[5]) auf dem
letzten Chirurgenkongreß erklärt, daß die prinzipielle Berechtigung,
jeden Fall von Herzverletzung operativ zu behandeln, nicht mehr
bestritten werden könne.

Damit ist nun aber keineswegs gesagt, daß dieser modus proce-
dendi von der Mehrzahl der Chirurgen als notwendig anerkannt und

---


1) Momburg, Die Symptomatologie und Diagnostik der perkutanen Herzverletzung. Deutsche Zeitschrift für Chirurgie, Bd. 82 S. 571.

2) Podrez, Revue de Chirurgie. 1899. p. 650.

3) Loison, Des blessures du péricarde et du coeur et leur traitement.
Revue de Chirurgie. 1899. No. 2, 6, 7.

4) Fontan, Revue de chirurgie. 1900. p. 786.

5) Wendel, Selbstbericht im Zentralblatt für Chirurgie. No. 28. 1906.

befolgt würde. Unseres Erachtens ist, wie gesagt, die Frage der Indikationsstellung hinsichtlich einer operativen Inangriffnahme einer auf Herzverletzung suspekten Wunde noch nicht abgeklärt. Aus diesem Grunde dürfte jeder kasuistische Beitrag zu dem fraglichen Kapitel eine gewisse Berechtigung nicht entbehren, zumal dann, wenn die Behandlungsmethode von der sonst vielfach jetzt geforderten abgewichen ist.

Unser im Mai vorigen Jahres auf der diesseitigen Klinik beobachteter und seitdem mehrfach nachuntersuchter Fall lag folgendermaßen:

Ein 17 Jahre alter Bäckerlehrling schoß sich in der Nacht vom 3. auf 4. Mai 1905 mit einem Teschin (6 mm Kaliber) à bout portant in selbstmörderischer Absicht in die linke Brustseite. Er ist seinen Angaben nach gleich nach dem Schuß bewußtlos geworden und erst bei uns auf der Klinik wieder zu sich gekommen. Als er am 4. Mai gegen Morgen auf die chirurgische Abteilung der Charité eingeliefert wurde, machte er den Eindruck eines Sterbenden. Auf starkes Anrufen erfolgte keine Reaktion; die Extremitäten hingen schlaff am Rumpf herab; sie fühlten sich kalt an, ebenso wie die Nasenspitze. Die Hautfarbe war im allgemeinen fahl, die Lippen zeigten eine deutliche Cyanose. Die Pupillen waren weit, der Puls war sowohl an der Radialis wie auch an den übrigen, der Betastung zugänglichen Arterien nicht mit Sicherheit fühlbar. Die Atmung war sehr oberflächlich, mühsam und beschleunigt. 1 $1/2$ cm unterhalb der linken Mamilla befand sich eine etwa $1/2$ cm im Durchmesser betragende, ziemlich kreisrunde Oeffnung, deren Umgebung etwa 2 cm im Durchmesser weit schwarz gefärbt war. Aus der Oeffnung quoll spärlich dunkelrotes Blut. Aus Mund und Nase wurde kein Blut entleert. Der Spitzenstoß des Herzens war nicht fühlbar; die Herztöne waren sehr leise, wie aus der Ferne klingend, hörbar. Die Gegend des Herzens war buckelförmig vorgewölbt. Die Perkussion der oberen Brustwand ergab eine zweifellose Verbreiterung der Herzdämpfungsfigur (rechts: 2 Querfinger rechts vom rechten Sternalrand; links: 2 Querfinger außerhalb der linken Papillarlinie; oben: auf der 2. Rippe).

In Anbetracht des äußerst desolaten und allem Anschein nach völlig hoffnungslosen Zustandes wurde von einer genaueren Untersuchung, speziell der Lungen, Abstand genommen; ebenso wurde der Gedanke an einen etwaigen operativen Eingriff aus denselben Gründen aufgegeben. Der Patient wurde zu Bett gebracht, nachdem nach Säuberung der Schußwunde ein Schutzverband appliziert worden war. Vorher waren mehrere Spritzen Campher injiziert worden. Außerdem wurde für möglichste Erwärmung des Patienten durch Wärmflaschen und warme Tücher gesorgt. Im Laufe des Vormittags kehrte das Bewußtsein zurück. Aus der Brustwunde blutete es nicht weiter. Man konnte dem Mann jetzt einige Löffel Wein einflößen, und nach einiger Zeit war auch der Puls, welcher vorher nicht mit Sicherheit gefühlt werden konnte, wieder tastbar. Es bestand noch ziemliche Atemnot; auch die Cyanose war noch vorhanden, wenn auch nicht mehr so stark als in der Nacht bei der Aufnahme. Patient konnte jetzt mit leiser Stimme auf Fragen Auskunft geben.

Wir machten nun eine Röntgenaufnahme von dem Thorax (von vorn nach hinten) und konnten eine erhebliche Verbreiterung des Herzschattens sowie einen Schatten auf der ganzen linken Thoraxhälfte, besonders intensiv in den unteren Partien, feststellen (Fig. 1). Die auf der Reproduktion des Diapositivs nicht sichtbare Kugel konnte man auf der Röntgenplatte mit Sicherheit vor dem 8. Brustwirbel erkennen.

Fig. 1.

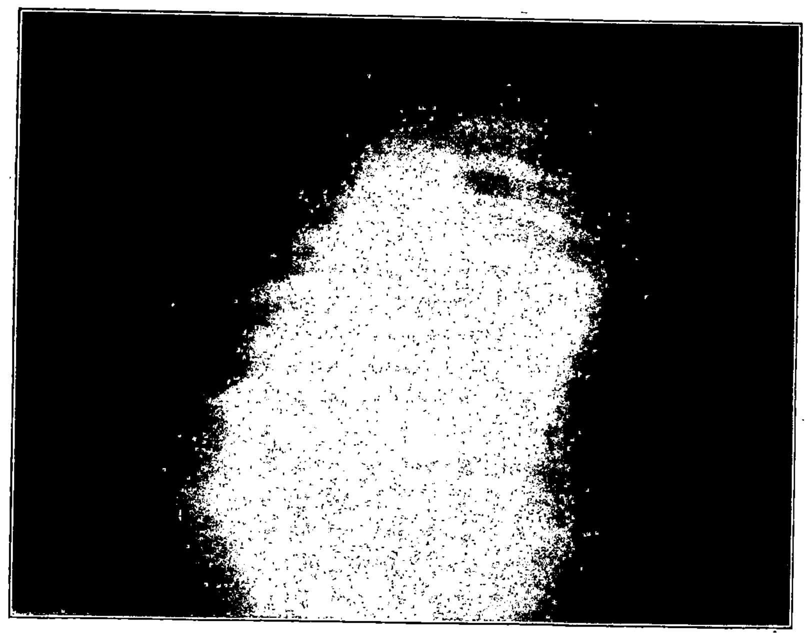

Das Ergebnis der Röntgenuntersuchung deckte sich also mit dem der Perkussion.

Unsere Diagnose lautete demgemäß: erheblicher Erguß (Blut) im Herzbeutel und im linken Pleuraraume. An den nächsten Tagen nach der Verletzung befand sich der Mann bei Ruhelage mit erhöhtem Kopfende meistens in subjektiv leidlich erträglichem Zustand. Es bestand allerdings immer eine gewisse Cyanose mit erschwerter und beschleunigter Atmung; auch war der Puls klein, frequent, unregelmäßig und aussetzend (etwa jeder 4. Schlag). Das Krankheitsbild schwankte aber in den ersten Tagen recht bedenklich. Mitunter kam es zu einer bedrohlichen Exazerbation der beschriebenen Symptome. Wir haben dann dem Patienten verschiedentlich Digitalis gegeben, wohl wissend, daß von einzelnen Autoren der Gebrauch von Digitalis und ähnlichen Mitteln wegen der Gefahr einer erneuten Blutung als kontraindiziert angesehen wird. Bei unserem Falle hat Digitalis jedenfalls keinerlei Schädlichkeiten hervorgerufen. Am 3. Tage nach der Verletzung begann unter Zunahme der Beschwerden die Temperatur zu steigen; eine Revision der Wunde ließ als Grund dafür eine von dem Einschuß ausgehende, unter dem Pektoralis sitzende Phlegmone erkennen. Durch ausgiebige Spaltung gelang es aber den Prozeß zum

Fig. 2.

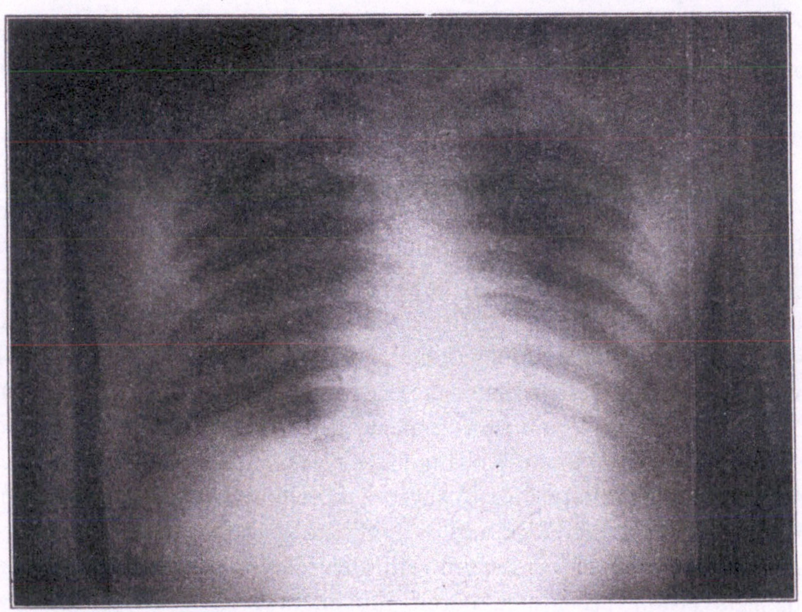

Stillstand zu bringen und eine Infektion des intrathorakalen Blutergusses zu verhüten. Die Rekonvaleszenz machte dann, allerdings sehr langsam, aber doch stetig, Fortschritte. Die Tage, an welchen sich Störungen der Herztätigkeit einstellten, wurden immer seltener. Gleichzeitig konnten wir auch die Resorption des Blutergusses im Perikard und in der Pleura konstatieren. Fig. 2 zeigt die Verhältnisse etwa 3 Wochen nach der ersten Röntgenaufnahme.

Ein Kommentar dazu erübrigt sich wohl beim Vergleich mit Fig. 1.

Am 12. Juli 1905 war der Patient so weit wieder hergestellt, daß er ohne Bedenken entlassen werden konnte. Wir erhoben damals folgenden Befund:

Der Spitzenstoß ist im V. linken Interkostalraum innerhalb der Mamillar-linie sicht- und fühlbar. Die Herzdämpfung beginnt auf der IV. Rippe und fällt in konvexem Bogen bis zum Spitzenstoß ab; nach rechts hin läßt sich die Herz-dämpfungsgrenze auf der Mitte des Sternums nachweisen. Beim Wechsel der Körperlage tritt keine Veränderung der Herzdämpfung ein. Ueber allen Ostien ist neben dem ersten dumpfen Ton ein lautes systolisches Geräusch, welches sein Punctum maximum über der Herzspitze hat, hörbar. Der II. Pulmonalton ist nicht wesentlich akzentuiert. Eine Einziehung oder Vorwölbung der Brustwand in der Herzgegend besteht nicht. Der Puls ist gut gespannt, von normaler Frequenz, aber noch etwas irregulär. Die Lungengrenzen stehen beiderseits gleich hoch; auskultatorisch bieten die Lungen keine Besonderheiten.

Aus diesem Befund machten wir den Schluß auf Herzvergrößerung und auf möglicherweise bestehende Mitralinsuffizienz; für perikardiale Verwachsung oder Erguß fand sich kein Anhaltspunkt.

Dieser Zustand hat sich bis zu der letzten Nachuntersuchung, die vor einigen Tagen erfolgte, nicht geändert. Subjektiv fühlt sich der Mann sehr wohl; er geht seiner Beschäftigung (Bäcker) ohne irgend welche Beschwerden zu haben, dauernd nach.

Wir sind also in unserem Falle ohne Operation ausgekommen; das Resultat unserer exspektativen Behandlung ist ein gutes gewesen. Besser hätte es jedenfalls auch nicht sein können, wenn wir unter den denkbar günstigsten äusseren Bedingungen operativ eingegriffen hätten, geschweige denn in unserem Falle, wo sich eine Eiterung in den obersten Schichten der Umgebung des Wundkanals etablierte, und wo mit der allergrößten Wahrscheinlichkeit durch die Operation eine Infektion des Perikards und der Pleura eingetreten wäre. Aller-dings haben wir so zu sagen mit dem Messer in der Hand den Krankheitsverlauf beobachtet, bereit im alleräußersten Notfalle trotz des Eiterprozesses den Versuch einer Herzfreilegung zu machen.

Es könnte nun der Einwurf gemacht werden, daß es sich in vorliegendem Falle gar nicht um eine Verletzung des Herzens selbst gehandelt hat.

Wenn man überhaupt ohne Autopsie — sei es in vivo oder in mortuo — die Diagnose einer Herzverletzung stellen kann, so war man in unserem Falle dazu berechtigt. Der mit einer Schußwunde in der präkordialen Gegend eingelieferte Patient hatte einen mit Sicherheit durch Perkussion und Röntgenbild nachgewiesenen Erguß im Perikard und in der linken Pleura. Er war äußerst kollabiert bei der Einlieferung. Der Puls war zu Anfang kaum zu fühlen; die Herztöne waren sehr schwach, anfangs kaum hörbar. Wir verhehlen uns aber keineswegs, daß die meisten der eben angeführten Symptome nichts Charakteristisches für eine Herzverletzung haben. Sie beweisen nur, daß eine mit beträchtlichem Blutverlust und intensiver Shockwirkung einhergehende Verletzung erfolgt war, wennschon die Lage des Einschusses natürlich den Gedanken an eine Herzverletzung sofort wachrief. Sehr suspekt auf eine Herzverletzung war allerdings die Verbreiterung der Herzdämpfung. Auf dieses Symptom haben wir das Hauptgewicht gelegt und unsere Diagnose gestützt. Wenn es sich also in unserem Falle wohl zweifellos um einen Erguß im Perikard und in der linken Pleura handelte, dann sind wir auch berechtigt, den Erguß als Blut anzusprechen, denn die Möglichkeit, daß die vergrößerte Herzdämpfungsfigur durch einen vor dem Conamen suicidii bereits bestehenden Erguß hervorgerufen sein sollte, ist mangels jeglichen anamnestischen Anhaltspunktes dafür höchst unwahrscheinlich. Nun könnte man allerdings noch einwenden, daß der perikardiale Bluterguß gar nicht durch eine Verletzung des Herzens selbst hervorgerufen ist, sondern, daß er aus einem lädierten Gefäße des Herzbeutels stamme. Dagegen ließ sich in gewisser Hinsicht der Sitz der Kugel verwerten. Sie saß nach dem Röntgogramm vor dem achten Brustwirbel. Auf den Reproduktionen der Diapositive ist die Kugel allerdings nicht deutlich zu erkennen. Es ist von einer Retouchierung der Platten vor . Anfertigung der Diapositive Abstand genommen worden. Auf der Röntgenplatte selbst ist die Kugel aber deutlich zu erkennen. Nach Giacomini[1]) sind nun die Wirbel vom vierten bis achten Brustwirbel sogenannte Herzwirbel, d. h. sie liegen im Bereich des Herzens. Danach könnte also sehr wohl das Herz selbst getroffen worden sein. Freilich läßt sich auch daraus nichts Sicheres schließen; es könnte trotzdem nur der Herzbeutel verletzt gewesen sein, obwohl für gewöhnlich mit einer Verletzung des Herzbeutels eine Wunde im Myokard Hand in Hand gehen wird. Isolierte Herzbeutelverletzungen sind zwar beschrieben worden. Die Fischersche Statistik enthält mehrere derartiger, allerdings nicht immer durch Sektion verifizierter Fälle; auch Riedinger erwähnt eine von Caesar publizierte und durch Sektion klargestellte isolierte Herzbeutelverletzung. Ferner sind einzelne Fälle mitgeteilt worden, bei welchen bei der Operation nur eine Verletzung des Herzbeutels gefunden worden ist (Eichel, Neumann), aber es dürfte selbst nach operativer Freilegung des Herzens manchmal doch schwer sein, die Möglichkeit mit Sicherheit auszuschalten, ob nicht doch noch neben der perikardialen Wunde eine nicht nachweisbare Verletzung des

---

1) Giacomini, Topographie del cuore. Torino 1886,

Myokards vorhanden gewesen ist. Daß so etwas vorkommt, beweist der von Stern[1]) operierte und mitgeteilte Fall.

Wenn sich im Herzbeutel ein Flüssigkeitserguß befindet, und wenn das Trauma tangential einwirkt, ist naturgemäß die Möglichkeit einer isolierten Herzbeutelverletzung eine größere als unter ganz normalen Verhältnissen. Aber auch beim Fehlen eines perikardialen Ergusses ist eine isolierte Verletzung des Herzbeutels denkbar, wenn das Trauma im Moment der Systole erfolgt, besonders dann, wenn der untere Teil des Herzbeutels in Frage kommt, welcher durch seine Verwachsung mit dem Zwerchfell und dem Sternum in seiner Lage ziemlich unverschiebbar fixiert ist. Schließlich ist aber auch bei der diagnostischen Verwertung einer Verbreiterung der Herzdämpfungs-figur noch in anderer Hinsicht eine gewisse Vorsicht geboten, wie das der von Körte auf dem Chirurgen-Kongreß im Jahre 1897 mit-geteilte Fall lehrt. Bei einer Schrotschußverletzung der linken Thorax-hälfte konstatierte Körte eine kolossale Verbreiterung der Herz-dämpfung, so daß er die Diagnose auf einen großen perikardialen Bluterguß stellte. Das Herz wurde freigelegt, und es fand sich eine enorme Vergrößerung des Herzmuskels, dagegen nur wenig Exsudat. Die verbreiterte Dämpfungsfigur war durch die starke Hypertrophie des Herzmuskels hervorgerufen worden.

Denselben diagnostischen Wert wie das Hämoperikardium hat das Pneumoperikardium. Die übrigen Symptome, welche man zur Diagnose einer Herzverletzung herangezogen hat, sind unseres Erachtens noch unsicherer. So ist z. B. auch der Sitz der Einschußöffnung oder Stichwunde für die fragliche Diagnose verwertet worden. Ein der-artiges Vorgehen ist jedoch von sehr zweifelhaftem Werte, und die daraus sich ergebenden Schlüsse sind mit großer Vorsicht zu benutzen. Im allgemeinen kann man sagen, daß bei Schuß- oder Stichverletzungen in der präkordialen Thoraxgegend doch nur verhältnismäßig selten eine Herzverletzung zu stande kommt. Halter[2]) hat kürzlich aus der Kocherschen Klinik 19 Thoraxverletzungen veröffentlicht, von denen 5 die rechte und 14 die linke Seite betrafen. In keinem dieser Fälle ist zwecks Stillung der Blutung operiert worden. Nur in zwei Fällen lag der Verdacht einer Herzverletzung vor, und wurde, laut Angabe der Krankengeschichte, an die Möglichkeit eines etwa nötig werdenden operativen Eingriffes gedacht. Wir haben auf der diesseitigen Klinik seit dem Jahre 1896 im Ganzen 41 Schußver-

---

1) Stern, Münch. med. Wochenschr. 1900. S. 424.
2) Halter, Deutsche Zeitschr. f. Chirurgie. 1906.

letzungen des Thorax gehabt. Es hat sich fast immer um ein Conamen suicidii gehandelt. Der Einschuß hat mit zwei Ausnahmen stets auf der linken Thoraxhälfte gelegen. Nur zweimal ist eine Herzverletzung mit im Spiel gewesen.

Der eine Fall ist der vorstehend genauer beschriebene, nicht operierte; in dem anderen ist bald nach der Einlieferung operativ eingegriffen worden. Es fand sich neben der Lungenverletzung eine zerfetzte Wunde im Perikard; außerdem bestand noch eine Zwerchfellverletzung. Am Herzen selbst ließ sich keine Wunde feststellen. Die Herzbeutelwunde wurde vernäht. Die Pleurahöhle möglichst mit Tupfern ausgewischt. Die Wunde an der Zwerchfellkuppe, welche blutete, wurde ebenfalls vernäht. Von einer Laparotomie mußte wegen des äußerst kollabierten Zustandes, in welchem Patient bereits eingeliefert war, Abstand genommen werden. Bald nach der Operation starb der Mann. Die Sektion ergab noch einen Schuß durch die Milz. Die Oberfläche der Wand des linken Ventrikels war an der linken Seite von der Kugel leicht gestreift, nicht perforiert.

Selbst in den Fällen, in welchen die Verbindungslinie des Ein- und Ausschusses mit mathematischer Sicherheit das Herz durchbohren müßte, ist Vorsicht in der Diagnose geboten. So hat Momburg einen Fall mitgeteilt, bei welchem die Haut durch die in gebückter Stellung aufgesetzte ·Mündung des Gewehres nach unten verschoben wurde, so daß nur im Moment des Schusses die Ein- und Ausschußöffnung und der Schußkanal in einer Linie lagen. Beim Aufrichten aus der gebückten Stellung verschob sich dann aber die Einschußwunde in der Haut stark nach oben. Bardeleben hat auf ähnliche Verhältnisse schon früher in der freien Vereinigung der Chirurgen Berlins aufmerksam gemacht. Sehr viele Schußverletzungen der Brust resultieren bekanntlich in der Friedenspraxis aus Selbstmordversuchen; meistens wird dazu eine mit relativ geringer Propulsionskraft ausgestattete Schußwaffe benutzt. So ist denn beobachtet worden, daß die in der Herzgegend an der vorderen Brustwand eindringende Kugel tangential eine Rippe traf, an dieser entlang nach hinten um den Thorax herum lief und hinten in der Gegend des Rippenwinkels austrat. Die naturgemäß bei derartigen psychopathischen Menschen nach einem Conamen suicidii meist besonders stark in Erscheinung tretenden Aufregungs- oder Kollapszustände erschweren dann noch die Beurteilung.

Ferner ist zu bedenken, daß die Lage des Herzens nicht konstant ist. Moritz[1] hat kürzlich wieder darauf hingewiesen, daß das Herz im Stehen tiefer steht als bei Rückenlage; es soll auch beim Stehen schmaler werden. Stieber[2] hat darauf aufmerksam gemacht, daß

---

1) Moritz, Vortrag im medizinischen Verein zu Greifswald am 7. Januar 1905.
2) Stieber, Thèse de Toulouse 1891.

das Herz bei tiefer Inspiration sich um seine longitudinale Achse
drehe, sich also verschmälere. Auch die Taille sei von Einfluß.
Menschen mit hoher Taille sollen im allgemeinen einen niedrigeren
Herzstand haben als Menschen mit niedriger Taille. Die bei allen
Menschen normaliter vorhandene gewisse Verschieblichkeit des Herzens
soll besonders bei schlecht genährten und muskelschwachen Individuen meistens sehr ausgeprägt sein (bis zu 6 cm nach links und
4 cm nach rechts nach den Untersuchungen von Rumpf, Deter-
mann, A. Hoffmann, Braun, Heusser u. a.). Auch sollen
Menschen, deren Unterleibsorgane leicht und ausgedehnt verschieblich
sind, meistens eine entsprechende Verschiebbarkeit des Herzens aufweisen, also besonders Personen weiblichen Geschlechts, zumal wenn
sie geboren haben.

Eine Veränderung der Qualität und Frequenz des Pulses ist ebenfalls nur mit großer Vorsicht für die Diagnose zu verwerten. In wieweit ein etwa vorhandener schlechter Puls als Shockwirkung und
Blutverlust aufzufassen ist, und wie viel durch die Verletzung des
Herzmuskels selbst bedingt ist, das dürfte oftmals schwer zu entscheiden sein. Einmal wissen wir, daß im Kollaps — und die meisten
derartigen Fälle werden mehr oder minder stark kollabiert eingeliefert — die Herztätigkeit für gewöhnlich sehr alteriert ist, und
zweitens sind Fälle beschrieben, welche bei durch Autopsie sicher
nachgewiesener Herzverletzung dauernd normale Pulsfrequenz hatten
[Hill[1])].

Ein weiteres diagnostisches Hilfsmittel ist die von mehreren
Chirurgen vorgeschlagene Sondierung des Wundkanals. Rehn hat sie
als statthaft und ungefährlich bezeichnet. Auch Podrez und Loison
haben sich der Sondierung bedient; Kocher ist der Ansicht, daß sie
in der Friedenspraxis, mit den nötigen aseptischen Kautelen vorgenommen, ungefährlich sei. Andere Autoren (Rydygier, Terier,
Reymond, Giordano, Momburg) verwerfen diesen Modus vollständig Letzteren müssen wir uns entschieden anschließen. Die
Gründe dafür sind unseres Erachtens so überzeugend, daß es eigentlich wunderbar erscheint, warum man bei Verletzungen der Brustwand von der wohl allgemein akzeptierten Vorschrift E. von Bergmanns, frische Wunden nicht zu sondieren, abweichen will. Naturgemäß wird bei der Sondierung die Gefahr der Infektion herauf-
beschworen, und daß wir gerade bei Verletzungen der Pleura und des

---

1) J. C. Hill, Punctured wound of the thorax, involving the pericardium
and heart. Death six days after injury. Necropsy. Med. record. 1898. Marz 19.

Perikards diese besonders zu fürchten haben, lehrt ein Blick auf die erschreckend hohe Anzahl von Eiterinfektionen, welche bei den operativ behandelten Herzverletzungen eingetreten sind. Wir werden weiter unten auf diesen Punkt noch genauer eingehen. Die Sondierung bringt aber nicht allein die Gefahr einer Infektion mit sich, sondern auch die Gefahr, durch Lösung bereits gebildeter Thromben eine Blutung von neuem wieder hervorzurufen. Ferner beweist die Sondierung mit Sicherheit im günstigsten Falle nur die Tatsache, daß der Wundkanal in der Richtung auf das Herz im Moment der Sondierung läuft. Ob die topographischen Verhältnisse im Moment des Traumas aber genau dieselben gewesen sind, ob also damals auch das Herz genau in der Verlängerung des Wundkanals gelegen hat, dafür fehlt jegliches Kriterium. Außerdem kann man mit einer Sonde, die naturgemäß für diesen Zweck von nur geringem Kaliber sein kann, sich möglicherweise einen falschen Weg bahnen, und wenn man sich dann auf das Resultat seiner Sondierung verläßt, zu ganz unheilvollen Schlüssen kommen. Ja, es besteht sogar die Möglichkeit, mit der dünnen Sonde aus einer Herzwunde, welche den Herzmuskel nur zum Teil durchtrennt hat, eine die Herzhöhle eröffnende Herzverletzung zu machen. Alles dieses sind unseres Erachtens Gründe genug, die Sondierung einer auf Herzverletzung verdächtigen Wunde gründlichst zu diskreditieren. Analog der Abtastung des Wundkanales mit der Sonde verwerfen wir dieselbe Manipulation unter Benutzung des Fingers (Watten, Loison), selbst wenn er nach Möglichkeit aseptisch gemacht sein sollte. Abgesehen davon, daß dieser Vorgang nur bei sehr großen Wunden möglich ist, wie sie doch relativ selten vorkommen, haften unseres Erachtens dem Verfahren mindestens dieselben Mängel an wie der Exploration mittelst der Sonde. Watten[1]) behauptet allerdings, mit der digitalen Sondierung so gute Erfolge gehabt zu haben, daß es ihm sogar möglich gewesen sei, eine Herzwunde im rechten Ventrikel zu lokalisieren.

Schließlich hat Loison noch empfohlen, bei Schußverletzungen das Röntgenverfahren in Anwendung zu bringen, um den Sitz der Kugel zu bestimmen. Er will dann aus einer Verbindungslinie zwischen Einschuß und Sitz der Kugel einen Rückschluß auf den Gang des Geschosses und der dabei von demselben getroffenen Organe machen. Sicherlich wird man einen Herzverletzten, wenn nicht vitale Indikation zur sofortigen Operation besteht, mit Vorsicht, ohne viel mit dem

---

1) Watten, Beitrag zur operativen Behandlung der Stichwunde des Herzens. Gaz. lekarska. 1900. No. 37. Ref. im Zentralbl. f. Chirurg. 1901. S. 632.

Kranken zu manipulieren, röntgen dürfen. Der auf der Röntgenplatte nachgewiesene Sitz der Kugel ist aber wiederum nur mit Reserve für die Diagnose zu verwerten. Es kann z. B. vorkommen, daß die Kugel auf eine Rippe aufschlägt, hier ihre lebendige Kraft einbüßt und infolge ihrer Schwere in den an die Rippen angrenzenden Pleuraraum respektive in den Sinus pleurae fällt. Dadurch wird natürlich der Wert des Röntgenbildes illusorisch.

Ein weiteres Eingehen auf die sonst noch gelegentlich bei Herzverletzungen beobachteten Symptome (Blässe, Angstgefühl, klebriger Schweiß, Erbrechen, Konvulsionen etc.) erübrigt sich wohl, da keines von ihnen eine sichere diagnostische Bedeutung hat; relativ am sichersten und beweisendsten ist, wie gesagt, die Veränderung der Herzdämpfungsfigur (Hämo- oder Pneumoperikardium). Podrez[1]) behauptet allerdings sogar, daß man in der Lage sei, aus der Art der Symptome einen Schluß auf den Sitz der Verletzung am Herzen selbst zu machen. So sollen die Verletzungen der linken Herzhälfte sich durch Erscheinungen der Hirnanämie auszeichnen, dagegen sollen bei Verletzungen der rechten Herzhälfte Störungen der Respiration und asphyktische Erscheinungen die Szene beherrschen. Er sagt: Si la blessure intéresse la moitié gauche du coeur dès accès nerveux violents apparaissent à la suite de l'anémie du cerveau: évanouissement, vertige, tremblement, nausées, vomissements, refroidissement du corps, dilatation de pupilles et collapsus; si c'est la moitié droite du coeur qui est blessée, tous ces phénomènes sont charactérisés surtout dans la petite circulation et nous avons à la fin des signes de suffocation et des troubles de l'hématose allant jusqu à l'asphyxie. Wir glauben jedoch nicht, daß eine Verwertung der Symptome in diesem Sinne statthaft ist; dazu haben u. E. die beiden Ventrikel zu viel gegenseitige Wechselbeziehungen und Wirkungen.

Es ergibt sich also, daß es mit einer exakten Diagnosenstellung bei einer Thoraxwunde, welche den Verdacht auf eine eventuelle Herzverletzung erregt, seine Schwierigkeiten hat. Sollen wir nun aus dem Grunde, weil wir oftmals in solchen Fällen nicht in der Lage sind, eine Herzverletzung mit Sicherheit auszuschließen, also auf den bloßen Verdacht einer Herzwunde hin, immer schematisch sofort zur Operation unsere Zuflucht nehmen? Das würde u. E. grundfalsch sein! Wir stehen keineswegs auf dem Standpunkt, daß wir bei einer auf Herzverletzung verdächtigen Thoraxwunde die Hände abwartend in den Schoß legen. Wir verfahren nach dem früher schon von Koenig

---

1) Podrez, Revue de chirurgie. 1899. p. 650.

vertretenen Standpunkt, bei Herzverletzungen, wenn nötig, die Herzsutur zu versuchen, aber wir wollen nicht bei jeder auf Herzverletzung
suspekten Brustwunde schematisch sofort operativ eingreifen. Wir
sehen keinen Grund ein, warum nicht zunächst einmal ruhig abgewartet
und der Patient beobachtet werden soll, wenn die Blutung nach außen
hin steht und wenn man keinen Beweis für das Fortbestehen einer
inneren Blutung hat. Anders gestaltet sich natürlich die operative
Indikationsstellung, wenn es trotz Morphium und Ruhe unentwegt in
bedenklicher Weise aus der äußeren Wunde weiter blutet, oder wenn
sich der Allgemeinzustand (Puls, Atmung, Zyanose, schnelles Ansteigen
des Ergusses) verschlechtert. Es ist natürlich eine sehr einfache und
bequeme Indikationsstellung, wenn man kategorisch bei jedem auf
Herzverletzung suspekten Falle operiert. Sicherlich wird man dann
in seiner Statistik alle diejenigen Fälle, welche überhaupt durch-
kommen, als operativ geheilt aufführen können. Eine andere Frage
ist aber die, ob dann nicht bei einem solchen Vorgehen mancher Fall,
der unter den durch Operation geheilten figuriert, nicht mit mehr Berechtigung als trotz Operation geheilt aufgeführt werden könnte.

Die Verfechter des Operationsprinzips à tout prix werden natürlich
die Statistik anrufen und entgegnen, daß nach der letzten Statistik
Borchardts von 78 genähten Herzwunden 46 gestorben und 32 geheilt sind, d. h. rund 41 % Heilungen. Also welche hervorragende
Leistung der operativen Therapie, werden sie argumentieren, im Vergleich zu den betrübenden Resultaten, welche die Herzverletzungen
nach der von G. Fischer angefangenen und von Loison weiter geführten Statistik zu einer Zeit ergeben haben, in welcher man vor
einer operativen Inangriffnahme einer Herzwunde zurückschreckte.
Fischer hat nämlich herausgerechnet, daß nur ca. 10 % der Fälle
in Heilung ausgehen, und Loison hat für Herzverletzungen mit
Nadeln ca. 39,5 %, für Stichverletzungen 12,2 % und für Schußwunden 2,7 % Heilung gefunden. Nun sind ja bekanntlich die Ergebnisse einer jeden Statistik, zumal wenn sie aus verschiedenen
Quellen gesammelt ist, von nur relativem Werte. Man weiß z. B.
nicht, wieviel Fälle von Herzverletzungen überhaupt nicht veröffentlicht
worden sind. Das werden natürlich im allgemeinen die Mißerfolge
sein. Aber abgesehen davon ist doch bei den in der Borchardt-
schen Statistik als geheilt aufgeführten Fällen keineswegs die Notwendigkeit der Operation immer erwiesen. Der subjektiven Auffassung bei der Abschätzung der Indikation für operative Maßnahmen
ist doch gerade bei der fraglichen Verletzung ziemlicher Spielraum
gelassen. Wer will ferner sagen, was aus einem Falle geworden

wäre, wenn nicht operativ eingegriffen wäre. Wieviel wären auch ohne Operation ausgeheilt? Wer will entscheiden, wievielen die Operation den Rest gegeben hatte? Wieviele sind nicht an der Herzverletzung allein gestorben, sondern z. B. an der Komplikation mit einer Lungenverletzung. Das sind doch alles Möglichkeiten, welche denkbar sind.

Wir wollen aber keineswegs bestreiten, daß die Resultate der Behandlung von Herzverletzungen unter dem Einfluß der operativen Chirurgie besser geworden sind, als früher bei der strikten konservativen Behandlungsmethode. Zweifellos hat die operative Chirurgie auch auf diesem Gebiete Triumphe gefeiert. Wir sind jedoch der Ansicht, daß die Resultate noch günstiger sein werden bei genauester Abwägung der Symptome hinsichtlich eines etwaigen operativen Eingriffes. Nun wird man einwenden, daß zum Abwarten und Abwägen bei Herzverletzungen meistens keine Zeit ist. Die Sachlage sei kritisch und dränge zur Entscheidung. Da muß man sich nun zunächst darüber klar sein, daß wir diejenigen Fälle, bei welchen durch einen sofortigen Eingriff nach der Verletzung durch Verschluß der Quelle der Blutung der Verblutungstod verhindert werden könnte, wohl sehr selten zu sehen bekommen. Ihr Schicksal ist bereits vorher entschieden. Wenn ein Herzverletzter überhaupt in unsere Behandlung kommt, dann ist für gewöhnlich die Blutung zu einem gewissen Stillstand gekommen. Solche Fälle, wie Wendel mitgetheilt hat, werden unseres Erachtens zu den Raritäten gehören. Wendel[1]) hat nämlich in der Gesindestube eines hessischen Bauerngutes bei primitiver Laternenbeleuchtung und sehr beschränkter Assistenz fünf Stunden nach der Verletzung die Naht einer perforierenden Stichverletzung des linken Ventrikels mit Glück gemacht, nachdem vier Stunden lang der zuerst konsultierte Arzt mit dem durch die erweiterte Stichwunde eingeführten Finger eine erfolgreiche Kompression der perforierenden Ventrikelwunde ausgeführt hat. Auch eine Infektion ist trotz der vier Stunden langen digitalen Kompression der Herzwunde nicht eingetreten. Wendel glaubt den glatten Verlauf des Falles nicht zum wenigsten auf das Fehlen von Komplikationen seitens Pleura und Lunge zurückführen zu müssen.

Die Hauptschwierigkeit liegt eben in der Unmöglichkeit, eine genaue Diagnose stellen zu können. Eine Herzwunde macht, wie wir gesehen haben, oft keine absolut unzweideutigen Symptome. Weiter

---

1) Wendel, Zur Chirurgie des Herzens. Autoreferat im Zentralbl. f. Chir. 1906. S. 81 über gleichlautenden Vortrag auf dem Chirurgenkongreß.

als wie bis zum Verdacht einer Herzverletzung wird auch der Erfahrene in vielen Fällen nicht kommen können. Außerdem sind Herzverletzungen nicht gerade so sehr häufig. Es beträgt z. B. das Verhältnis der Herzschüsse zu den Schußverletzungen des übrigen Körpers nach Santi[1] 0,7 %; zu ähnlichen Resultaten kommt Fischer. Kocher hat, wie schon erwähnt, unter 14 linksseitigen Brustschüssen nur 2, welche auf Herzverletzung suspekt waren. Wir haben unter 41 Brustschüssen auch nur 2 sicher nachgewiesene Herzverletzungen gehabt. Diese relative Seltenheit der fraglichen Verletzung trägt natürlich nicht dazu bei, die Sicherheit in der Diagnosenstellung zu erhöhen. Nur wenige Chirurgen werden eine größere Erfahrung auf diesem Gebiete demgemäß sammeln können. Wird nun die Forderung der Verfechter des Operationsprinzipes à tout prix allgemein akzeptiert, so kann es nicht ausbleiben, daß in einer ganzen Reihe von Fällen operiert wird, ohne daß es sich um Herzverletzungen wirklich handelt. Es würde also häufig überhaupt unnötig operiert werden. Daran reiht sich naturgemäß die Frage, wie groß ist denn die Gefahr der Herzfreilegung an einem durch Shock, Aufregung und Blutverlust geschädigten Menschen. Ist sie gering, so wird man sich begreiflicherweise leicht zu einer derartigen Explorativ-Operation entschließen. Das ist nun aber keineswegs der Fall. So harmlos wie beispielsweise eine Probelaparotomie ist die Operation durchaus nicht. Schon die Technik ist zweifellos schwieriger als die Eröffnung der Bauchhöhle in der Linea alba. Infolgedessen dauert sie länger. Dazu kommt der Shock der Operation bei einem meistens schwer kollabierten Menschen. Daß die Auffassung Rotters[2], welcher die Herzfreilegung und Herznaht als eine typische Operation, wie die Tracheotomie, von jedem Arzte an der Leiche geübt und im gegebenen Falle auch ausgeführt wissen will, viel zu weit geht, bedarf wohl kaum einer besonderen Begründung. Selbst ausgesprochene Verfechter des strikten Operationsprinzipes, wie Momburg[3], können sich dieser Ansicht nicht anschließen.

Die größte Gefahr der Operation bildet allem Anschein die Eiterinfektion. Sehen wir einmal daraufhin die von Borchardt gesammelte Statistik näher an. Von den geheilten Fällen sind nur fünf ganz glatt

1) De Santi, Contribution à l'étude des plaies du coeur par armes à feu. Arch. général de médecine. 1882. No. 11 et 12.

2) Rotter, Zur Herzfreilegung, auch rechts vom Sternum. Münch. med. Wochenschr. 1904. Nr. 1.

3) Momburg, Symptomatologie und Diagnostik der perkutanen Herzverletzung. Deutsche Zeitschr. f. Chir. Bd. 82.

geheilt; 15 sind geheilt, nachdem sie ein Empyem oder eine eitrige
Perikarditis überstanden hatten. 12 sind geheilt, ohne daß etwas
Genaueres über den Grund ihres längeren Krankenlagers angegeben
ist; die Operateure haben jedenfalls nicht hervorgehoben, daß die
Heilung glatt erfolgte. 18 sind an einer Eiterinfektion des Perikards
oder der Pleura, meistens beider, gestorben. Einmal ist Pleurareizung
notiert. Auf die übrigen Todesfälle — Verblutungstod — braucht
nicht eingegangen zu werden, da sie für die Frage der Eiterinfektion
nicht in Betracht kommen. Diese Zahlen sprechen eine sehr beredte
und energische Sprache. Sie legen Zeugnis dafür ab, daß der Eingriff allein schon wegen der Infektionsgefahr keineswegs leicht und
harmlos ist und nicht im Entferntesten mit einer Probelaparotomie auf
dieselbe Stufe gestellt werden darf, geschweige denn mit einer Tracheotomie, selbst wenn letztere bei einem Kinde mit kurzem, dickem
Halse gemacht werden muß (Rotters Vergleich). Man würde mit
dem radikalen Operationsprinzip u. E. die Statistik der operativ mit
Erfolg behandelten Herzverletzungen wohl wahrscheinlich um einige
Fälle vermehren, es würde aber bei dieser Indikationsstellung die
große Gefahr vorliegen, daß man mehr Menschen durch diese Explorativ-
Operation ohne Not in Lebensgefahr brächte, eventuell schwer schädigte
oder gar verlöre, als man durch Herznaht rettete. Wir könnten ferner
einer Operations-Indikation bei bloßem Verdacht auf Herzverletzung
nur dann zustimmen, wenn es erwiesen wäre, daß jede Herzverletzung
ohne sofortige Operation unbedingt letal wäre. Das ist aber keineswegs der Fall. Es existieren genug einwandfreie Beobachtungen,
welche beweisen, daß sicher nachgewiesene Herzwunden sehr wohl
ohne Operation ausheilen können, z. B. die Fälle von Podrez, Brug-
noli, Hamilton, Cormer, Stern, Tuffier, Winnerström und
andere mehr. Wir sind, wie gesagt, keineswegs absolute Gegner der
operativen Behandlung der Herzverletzungen, müssen aber daran festhalten, daß man es nicht zum Prinzip erheben soll, schematisch schon
bei bloßem Verdacht eine Operation von bedenklicher Tragweite als
indiziert anzusehen. Wie überall in der Medizin, so muß man auch
hier individualisieren und von Fall zu Fall entscheiden. Das radikale
Operationsprinzip in jedem suspekten Falle ist vielleicht sehr schön
gedacht; es hat auch, wie jeder radikale Standpunkt, zweifellos für
den Arzt eine gewisse Annehmlichkeit; man ist aller weiteren Zweifel
und Sorgen enthoben. Dieser Standpunkt wird aber, wie jedes Schema,
dem Einzelindividuum nicht gerecht.

Können wir nun diese Erwägungen, welche lediglich auf Erfahrungen aus der Friedenspraxis beruhen, auch auf Kriegsverhältnisse

übertragen? Wir glauben diese Frage bejahen zu müssen. Naturgemäß werden in den jetzigen Kriegen bei weitem mehr Schuß- als Stichverletzungen des Herzens zur Beobachtung kommen, es wird also dort das umgekehrte Verhältnis sein, wie bei den Herzverletzungen der Friedenspraxis. Wir dürfen nun wohl mit Recht annehmen, daß eine Schußwunde, welche von einem mit großer Durschlagskraft ausgestatteten, modernen Infanteriegewehr herrührt, ganz allgemein betrachtet, ernster zu nehmen ist, als eine Schußverletzung in Friedenszeiten. Gewöhnlich werden doch zu letzteren Revolver von 6 oder 7 mm Kaliber mit relativ geringer Pulverladung benutzt. Wenn wir nun daran festhalten, daß wir in Friedenszeiten mit wenigen Ausnahmen nur die relativ leichten Fälle von Herzschußverletzungen in unsere Behandlung bekommen, so dürfen wir wohl folgern, daß dieses für Kriegsverhältnisse noch mehr zutreffen wird. Demgemäß werden wir, was die exspektative Therapie anbetrifft, mindestens dieselben konservativen Prinzipien verfolgen müssen, wie bei den Herzschußverletzungen der Friedenspraxis. Und die jüngsten Erfahrungen auf dem Kriegsschauplatze scheinen unserer Auffassung recht zu geben. Sagt doch Zoege von Manteuffel[1]) in seinem Bericht über seine auf dem russisch-japanischen Kriegsschauplatze gemachten Beobachtungen, daß Herzverletzungen ein „Noli me tangere" gewesen seien; er habe sieben Herzschüsse ohne Operation glatt heilen sehen. Wenn man dann noch die Schwierigkeiten der Aseptik im Felde in Rechnung zieht, welche dort doch zweifellos größer sind als in einem geordneten Krankenhause, so wird man in Anbetracht der großen Infektionsgefahr bei Operationen am Perikard und an der Pleura diesem therapeutischen Vorgehen um so mehr beipflichten müssen.

---

Angeregt durch die relativ schnelle Resorption des perikardialen Blutergusses, der ohne subjektive Beschwerden und anscheinend auch ohne wesentliche objektive Veränderungen zu hinterlassen, verschwunden ist, haben wir dann an einer Anzahl von Hunden experimentell die Resorptionsfrage nachgeprüft. Wir haben unter aseptischen Kautelen die linke Pleurahöhle durch einen aus der Thoraxwand gebildeten Hautmuskelknochenlappen mit lateraler Basis ausgedehnt freigelegt. Ohne breite Eröffnung der Pleura ist es bei Hunden unmöglich, an das Herz zu gelangen, da diese Tiere einen an die Thoraxwand angrenzenden, nicht von Pleura bedeckten Raum, wie das meist beim

---

1) Zoege v. Manteuffel, Ueber die erste ärztliche Hilfe auf dem Schlachtfelde. Chirurgenkongreß 1906.

Menschen der Fall ist, nicht aufzuweisen haben. Man muß also stets einen Pneumothorax machen. Dabei haben wir dann die Beobachtung Tichows bestätigen können, daß das Herz durch Eröffnung der Pleurahöhle eine nicht unbeträchtliche Verschiebung nach hinten erleidet, wodurch das weitere Arbeiten am Herzen wesentlich erschwert wird.

Nach breiter Eröffnung der Pleurahöhle setzten die bekannten Erscheinungen des Pneumothorax gleich sehr heftig ein. Die Atmungsbewegungen wurden angestrengter und mehr und mehr stoßweise. Die nur sehr dünne Scheidewand beider Pleurahöhlen wölbte sich immer ungestümer wie eine zartwandige Blase in das Rippenfenster vor, und wir mußten zunächst eine zeitlang die eröffnete Pleurahöhle durch dichte Kompressen schließen, um so der Lunge Gelegenheit zu geben, sich an die plötzlich veränderten Luftdruckverhältnisse zu gewöhnen. Meistens ließ sich dann ein weiteres Arbeiten am Herzbeutel ermöglichen, eventuell wieder unterbrochen durch zeitweilige Tamponade der Thoraxwunde.

Beim Menschen liegen die Verhältnisse in dieser Hinsicht günstiger. Es gibt dort bekanntlich eine Stelle an der vorderen Thoraxwandung, an welcher der Herzbeutel nicht von Pleura überzogen ist. Nach Luschka sollen sich nämlich die beiden Pleurablätter in Höhe des II. Rippenpaares hinter dem Brustbeine etwas links von der Mittellinie fast berühren; bis zum IV. Rippenpaare behalten sie dieses Verhältnis bei, von da an divergieren sie so, daß das rechte Blatt viel weniger abweicht als das linke und an seiner Uebergangsstelle in das Rippenfell noch ganz hinter dem Brustbein liegt; das linke läuft von der IV. Rippe ab schief und unter Beschreibung einer nach außen konvexen Bogenlinie hinter dem Knorpel der V. Rippe bis zum oberen Rande vom Anfang des äußeren Drittels des Knorpels der VI. Rippe. Durch dieses Verhalten der Mittelfellblätter in ihrem unteren Verlauf wird eine ungleichseitig dreieckige Stelle am vorderen Umfange des Herzbeutels von Brustfell nicht bedeckt, während zwischen der II. und IV. Rippe das Perikardium seitlich und an seinem vorderen Umfang von ihm überzogen wird. Wenn sich nun die Pleurablätter meistens in der beschriebenen Weise verhalten, so ist das jedoch leider keineswegs konstant. Es kommen nach den Untersuchungen von Tanja[1]),

---

1) Tanja, Ueber die Grenzen der Pleurahöhle etc. Morpholog. Jahrbuch. 1891. Bd. XVII.

Pansch[1]), Jössel[2]) sehr beträchtliche Varietäten vor. Das Maximum der Schwankungen in der Lage der vorderen Pleurablätter demonstrieren zwei aus Tanjas Arbeit entlehnte Zeichnungen (s. Fig. 3 u. 4). Unseres Erachtens wird man sich zweckmäßig die Anordnung der Pleurablätter zunutze zu machen versuchen und eine Operationsmethode befolgen, welche darauf hinausgeht, die Pleurahöhle möglichst nicht zu eröffnen. Ob das immer möglich sein wird, ist eine andere Frage. Jedenfalls halten wir die Methoden, nach welchen von vornherein prinzipiell die Pleurahöhle breit eröffnet wird, nicht für die idealsten.

Fig. 3. Fig. 4.

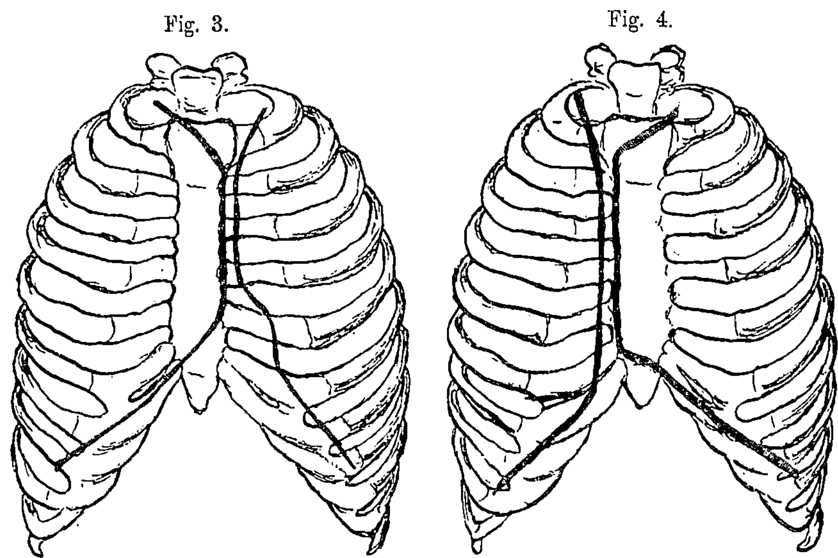

Man hat eingeworfen, daß die operative Eröffnung der Pleurahöhle indifferent sei, da sie im Moment der Verletzung meistens doch schon eröffnet werde. Zugegeben, daß letzteres der Fall ist, so ist es doch keineswegs gleichgiltig, ob man eine Pleurahöhle weit aufklappt oder nicht. Erstens wächst mit der Größe des Rippenfensters die Größe der Infektionsgefahr und zweitens kann sich ein kleines Loch in der Pleura viel leichter wieder schließen, als ein großes; in ersterem Falle kann dann auch die Luft im Pleuraraum schneller resorbiert werden. Außerdem ist es ein großer Unterschied, wie wir uns an Tierexperimenten vielfach zu überzeugen Gelegenheit

<hr>

1) Pansch, Anatom. Vorlesungen. Berlin 1889.
2) Jössel, Lehrbuch der topograph.-chirurgischen Anatomie. Bonn 1889. Bd. II. Teil 1.

hatten, ob ein Pneumothorax sich allmählich durch eine relativ kleine Oeffnung ausbildet, oder ob es durch Anlegung einer großen Bresche in der Thoraxwand ganz plötzlich zur Entstehung eines Pneumothorax kommt. Im letzteren Fall ist die Gefahr eines plötzlichen Exitus zweifellos viel größer.

Man wird also am besten eine Methode wählen, welche die Gegend der 5. und 6. linken Rippe hart am Sternalansatz als Operationsbasis wählt. Hier hat man die größte Aussicht, auf den Herzbeutel zu stoßen, ohne die Pleura zu verletzen.

Auf die einzelnen Methoden der Herzfreilegung selbst genauer einzugehen, ist an dieser Stelle nicht möglich. Wir verweisen auf die diesbezüglichen Arbeiten von Wagner[1]), Terrier u. Reymond[2]), Rotter[3]), Wehr[4]), Borchardt[5]), Rydygier[6]) u. a.

Während also bei unseren Versuchen ein Assistent das Thoraxfenster durch Kompressen abschloß, legten wir uns die Vena jugularis frei. Aus derselben wurde mit einer Spritze je nach Größe des Hundes 30—50 ccm Blut steril entnommen und sofort in den Herzbeutel injiziert. Die Injektion gelang meistens ohne besondere Schwierigkeiten und ohne nennenswerten Verlust des entnommenen Blutes. Sodann wurden, wenn bei den Manipulationen ein Riß im Herzbeutel entstanden war, einige Katgutknopfnähte zum Verschluß des Risses angelegt, oder es wurde bei nur kleiner Injektionsöffnung auf Naht des Herzbeutels verzichtet. In dieser Weise sind wir bei zwei Hunden, welche den Eingriff überstanden haben, vorgegangen. Ein Hund ging bald nach der Injektion ins Perikard ein; es war trotz größter Vorsicht zu einer minimalen Verletzung der Scheidewand beider Pleuren gekommen; das Tier hatte sich dann allmählich auch die rechte Pleurahöhle voll Luft gepumpt. Zwei andere Hunde starben in den nächsten Tagen nach der Operation an Empyem. Bei einer anderen Gruppe wurde in der Weise vorgegangen, daß wir durch das Perikard hindurch einen Stich mit einem breitbauchigen Skalpell in das Herz — linken Ventrikel — setzten und dann nur die Stich-

1) Wagner, Methoden der Herzfreilegung zur Vornahme der Naht nach Verletzungen. Dissert. Kiel 1902.

2) Terrier u. Reymond, Chirurgie des Herzens und Herzbeutels.

3) Rotter, Herznaht als typische Operation. 71. Naturforscherversamml. München 1899.

4) Wehr, Ueber eine Methode der Brustkorberöffnung etc. Arch. f. klin. Chir. 59. Bd. Heft 4.

5) Borchardt, Ueber Herzwunden und ihre Behandlung. Samml. klin. Vorträge. No. 411/412.

6) Rydygier, Ueber Herzwunden. Wiener klin. Wochenschr. 1898. No. 47.

wunde des Perikards durch Knopfnähte schlossen. Wir hatten bei diesen Experimenten nicht die Absicht, eine den Herzmuskel völlig durchtrennende Verletzung zu setzen und glauben auch nicht, daß die Ventrikelhöhle dabei eröffnet worden ist. Es blutete jedesmal ziemlich heftig aus dem angestochenen Herzmuskel; naturgemäß lief dabei auch Blut in die linke Pleurahöhle. Wieviel Blut in das Perikard gelangte, läßt sich mit Sicherheit nicht sagen. Nur soviel konnten wir konstatieren, daß der Herzbeutel durch hineingelaufenes Blut sich dunkler färbte und von dem Herzmuskel sich abhob. Zwei in dieser Weise behandelte Hunde überstanden die Operation. Einer ging an Sepsis zugrunde. Bei einer dritten Gruppe wurde beabsichtigt, durch den intakten Herzbeutel hindurch eine, die linke Ventrikelhöhle eröffnende Stichverletzung zu setzen. Ob es uns gelungen ist, in den beiden Fällen, welche den Eingriff überstanden, die Ventrikelhöhle wirklich zu eröffnen, können wir nicht mit Sicherheit behaupten. Jedenfalls war die Blutung sofort so foudroyant, daß diese Möglichkeit sehr wohl vorhanden war. Genauere Untersuchungen (Sondieren) schienen uns nicht am Platze zu sein. Wir waren in Anbetracht der starken Blutung in der Tiefe des Brustkastens froh, daß es uns gelang, durch Naht des Myokards die Quelle der Blutung verstopfen zu können, um nicht das Tier durch drohenden Verblutungstod zu verlieren. Wir benutzten dazu Katgutknopfnähte. Sehr zweckmäßig hat es sich dabei erwiesen, das Herz mit der Hand resp. den Fingern so gut es geht zu fixieren und etwas anzuheben, und zwar gelingt dieses relativ leicht, wenn man die Hand mit einem dünnen Trikothandschuh versieht. Man erschwert dadurch das bei der schlüpfrigen Beschaffenheit des Perikards und den ungestümen Bewegungen des Herzens leicht mögliche Abgleiten der Finger, was um so leichter geschehen kann, als zweckmäßig wohl eine größere Kraftentfaltung bei dieser Fixierung des Cors vermieden wird. Die Untersuchungen von Wehr[1]) haben jedenfalls dargetan, daß eine stärkere Kompression des Herzens — wenigstens beim Hunde — lebensgefährlich ist. Einzelne Chirurgen, wie Giordano[2]), Wolff[3]), Longo[4]), Terrier u. Reymond[5]), haben

---

1) Wehr, Ueber Herznaht in Herzwandresektion.   Arch. f. klin. Chirurg. 59. Bd. Heft 4.

2) Giordano, La chirurgia del pericardio e del cuore.   Napoli, Sangiovanni 1900. Ref.: Zentralbl. 1900. S. 847.

3) Wolff, Verhandl. d. deutsch. Gesellsch. f. Chir. 1903. Teil 1. S. 173.

4) Longo, Chirurgia del cuore.   Un nuovo mezzo per ottenere l'emostasi temporanea nelle ferite dei ventricolo. Gazz. degli ospedali delle clin. 1899. No. 22. Ref.: Zentralbl. 1899.

5) Terrier u. Reymond, Revue de chirurgie. Jahrg. XII. No. 11.

sich zur Fixation der Wundränder und zum Vorziehen des Herzens
Kugelzangen und Pincen bedient. Rehn hat 1897 auf dem Chirurgenkongreß vor einem brüsken Anfassen und Vorziehen des Herzens mit
Zangen gewarnt. Bei unseren Experimenten haben wir verschiedentlich beim Vorziehen mit Kugelzangen nicht unbeträchtliche Verletzungen und Blutungen gesehen, so daß wir dann von dieser Methode ab-
gekommen sind und sie nicht empfehlen können. Wir hatten zwar
anfänglich die Absicht, die Myokardwunde für sich zu vernähen und
dann erst die Perikardialwunde zu schließen, mußten aber von diesem
Vorsatz Abstand nehmen, da beispielsweise bei mittelgroßem Hund
unseres Erachtens die technischen Schwierigkeiten, nicht zum geringsten
wegen der räumlichen Beschränktheit des Operationsterrains, so große
sind, daß auf exakte Ausführung dieses Planes kaum gerechnet werden
kann. Wir wenigstens sahen uns bei diesen Versuchen genötigt,
Perikard und Myokard in eine Naht zusammenzufassen. Die von
mehreren Experimentatoren und Chirurgen aufgeworfene Frage, ob
man in der Systole oder Diastole nähen soll, erscheint uns müßig.
Man wird unseres Erachtens für gewöhnlich froh sein, wenn man
überhaupt die Naht — wenigstens die erste — legen kann. Außerdem wird es bei der erhöhten Herzaktion meistens schwer sein, eine
sichere Unterscheidung zu treffen. Beim Tierexperiment sind wir
jedenfalls nicht in der Lage gewesen, die einzelnen Phasen der Herzaktion strikte zu differenzieren. Vogel[1]) hat bei einer Herznaht am
Menschen dieselbe Erfahrung gemacht.

Was das Nahtmaterial anbetrifft, so haben wir, wie gesagt, Katgut
für die Myokard- resp. Perikardnaht genommen, und zwar haben wir
Knopfnähte bevorzugt. Es ist ja auch mehrfach, sowohl beim Tierexperiment wie beim Menschen, Seide zur Herznaht verwandt worden.
Colombino[2]) hat sogar eine stark blutende Wunde des rechten Ventrikels durch 3 Metallnähte geschlossen. Wir meinen, daß zugfestes,
nicht zu dünnes Katgut den Vorzug verdient, da infolge der Resorbierbarkeit dieses Nahtmaterials die Möglichkeit herabgemindert wird,
daß es als liegenbleibender Fremdkörper zu Adhäsionsbildung Veranlassung gibt.

Von größerer Bedeutung erscheint uns die Frage, ob man zweckmäßig Knopfnähte oder fortlaufende Naht anwendet. Zunächst ist bei
der fortlaufenden Naht unseres Erachtens die Möglichkeit, daß der

------

1) Vogel, Ein Fall von Herznaht. Zentralbl. f. Chir. 1904. No. 22.
2) Colombino, s. bei Isnardi, Clinica chirurgia. 1903. 31. Maggio.
Anno 11. No. 5. Zitiert nach Borchardt. 5. No. 46.

ursprünglich sterile Faden während der Anlegung der Naht von den Händen des Operateurs oder Assistenten infiziert wird, naturgemäß größer als bei der Knopfnaht. Das längere Manipulieren mit dem Faden bringt diese Gefahr mit sich. Da wir nun gesehen haben, daß gerade die Wundinfektion so oft die Ursache der Mißerfolge bei der Herzchirurgie ist, so haben wir allen Grund, irgend welche Infektionsmöglichkeiten mit ganz besonderer Vorsicht auszuschalten. Der zweite Grund, welcher gegen die fortlaufende Naht spricht, liegt darin, daß die bindegewebige Narbe bei der fortlaufenden Naht ausgedehnter wird als bei der Knopfnaht.

Ohne auf die genaueren Vorgänge bei der Wundheilung eingehen zu wollen, sei nur daran erinnert, daß jeder Defekt der Herzmuskulatur nur durch Bindegewebe ersetzt werden kann. Die experimentellen Arbeiten von Mircoli[1]), Martinotti[2]), Bonome[3]), Berent[4]) haben diese Frage gelöst. Wir wissen, daß die Muskelfasern an der Läsionsstelle nekrotisch zugrunde gehen unter gleichzeitiger Atrophie der benachbarten Muskelzellen. Es folgt dann eine starke reproduktive Bewegung in den Kernen der das abgestorbene Gewebe begrenzenden Muskelzellen, welche sich gleichfalls durch zahlreiche mitotische Figuren im subepikardialen und interstitiellen Bindegewebe und im Endothel der Blutgefäße anzeigt und mehr und mehr die ganze Wunde durch ein dichtes Granulationsgewebe ausfüllt. Die abgestorbenen Muskelzellen werden resorbiert. Etwa am zehnten Tage fängt das Granulationsgewebe an sich in Bindegewebe umzuwandeln. Nach zirka vier Wochen ist der ganze Wundbezirk durch Bindegewebe ersetzt.

Diese bindegewebige Narbe wird aber noch größer und breiter wie sie an und für sich infolge des Defektes in der Muskulatur schon wird, wenn mit fortlaufender Naht genäht wird. Elsberg[5]) hat experimentell festgestellt, daß an einem Herzen, an welchem eine fortlaufende Naht ohne vorausgehende Wunde angelegt wird, sich die ganze Nahtlinie in Bindegewebe umbildet. Es werden durch die fort-

---

1) Mircoli, Sulle alterazioni acute del miocardio per stimoli semplici e specifici. Arch. per le scienze mediche. 1889. Vol. XIII. No. 1.

2) Martinotti, Sugli effetti delle ferite del cuore. Giornal. della accad. di Torino. 1888. No. 7.

3) Bonome, Ueber die Heilung aseptischer Herzwunden. Zieglers Beiträge. Bd. V. 1889.

4) Berent, Ueber Heilung von Herzwunden etc. Dissert. Königsberg. 1892.

5) Elsberg, Ueber Herzwunden und Herznaht. Beiträge zur klin. Chirurg. Bd. XXV. S. 426.

laufende Naht alle eingeschlossenen Muskelfasern erdrückt und zur Atrophie gebracht. Legt man Knopfnähte durch die Herzwand, so wird nur jede einzelne Nahtstelle von Bindegewebe umgeben, während zwischen je zwei Nähten immer noch normale Muskelfasern zurückbleiben. Das sind also entschieden günstigere Verhältnisse. Berücksichtigt man dann noch die Gefahr, daß die Wirkung der ganzen Naht illusorisch wird, wenn der Faden an einer Stelle durchschneidet, so wird man sich kaum für dieselbe begeistern können. Borchardt hat hierauf schon hingewiesen. Daß man gelegentlich ein Durchschneiden der Fäden bei der Herznaht erleben kann, beweisen die Fälle von Neumann[1]) und Zulehner[2]). Bei beiden lagen myokarditische Veränderungen vor; bei beiden trat der Tod durch Verblutung während der Operation ein.

Unsere Versuchshunde sind dann nach Verlauf von vier bis zehn Wochen seziert worden. Das Ergebnis stimmt in gewisser Hinsicht überein mit den Resultaten, welche Salomoni bei seinen Versuchen über Herzverletzungen an Hunden erzielt hat. Salomoni[3]) fand nur Adhärenzen zwischen Myo- und Perikard in der Umgebung der Wunde. Bei unserer ersten Versuchsgruppe (25—50 ccm steril entnommenes Blut aseptisch ins Perikard eingespritzt) fand sich vier Wochen später am Herzen und Perikard überhaupt keine Veränderung. Beide sahen aus, als ob niemals irgend etwas Abnormes mit ihnen vorgenommen worden wäre. Keine Spur von Auflagerung oder Adhärenz bestand. Das Blut war völlig resorbiert worden. Diese ausgedehnte Resorption ist wohl in erster Linie auf die ununterbrochene Tätigkeit des Herzens zurückzuführen, welche wie eine dauernde Massage für die Resorption besonders günstige Bedingungen schafft. Es ist für das Zustandekommen dieser vollkommenen Resorption aber wohl in aller erster Linie absolute Sterilität des Blutergusses notwendig; wird er z. B. durch mitgerissene Kleidungsfetzen oder andere Partikel infiziert, so dürften sich die Verhältnisse nicht unwesentlich ändern.

Bei unserer zweiten Versuchsgruppe (perikardialer Bluterguß hervorgerufen durch Stich in das Herz) fanden sich dieselben Verhältnisse wie bei der ersten. Auch hier ergab die Sektion keine Spur von Adhärenzen oder Auflagerungen. Die Stichverletzung am Myokard war an ihrer grauen Farbe eben noch zu erkennen.

---

1) Neumann, Berl. med. Gesellsch. 8. März 1905.
2) Zulehner, Zur Herznaht. Wiener klin. Wochenschr. 1901. No. 11.
3) Salomoni, XI. congres italien de chirurgie. Contribution expérimentale à la chirurgie du coeur.

Bei der dritten Gruppe, bei welcher die beabsichtigte perforierende Herzwandverletzung durch Naht geschlossen wurde, war in der Umgebung der Nahtstelle Perikard und Myokard durch Adhäsionen verwachsen. Sonst fanden sich keine Verwachsungen. Die Narbe im Myokard zeigte keine Besonderheiten.

Wir können also aus den Versuchen den Schluß ziehen, daß ein Bluterguß im Perikard, vorausgesetzt, daß er nicht infiziert wird, ohne Adhäsionen zu bilden völlig resorbiert wird.

Ob sich in der Umgebung einer Herzwunde Adhäsionen bilden oder nicht, das scheint in gewisser Hinsicht davon abzuhängen, ob die Wunde genäht wird oder nicht. Bei unseren Versuchstieren war jedenfalls in den Fällen, wo nicht genäht worden war, von Adhäsionen nichts zu sehen.

# XXIII.

# Ein Beitrag zur Frage der traumatischen Hydronephrose.

Von

**Stabsarzt Dr. M. Kroner,** Brandenburg a. H.

Der bis dahin stets gesunde Ulan B. verunglückte am 24. 2. 05 dadurch, daß sein Pferd vor einem Hindernis scheute und rückwärts trat; dadurch drang ihm die Spitze der Lanze seines Hintermannes, deren Ende an einer Mauer Widerstand fand, tief in die rechte Nierengegend ein. Er zog sich die Lanze, wie er selbst angab, mit Anwendung ziemlich erheblicher Kraft heraus, stieg vom Pferde und wurde nach Anlegung eines Notverbandes sofort dem Garnisonlazarett Mörchingen überwiesen.

Aufnahmebefund: 24. 2. 05. Mittelgroßer, mittelkräftiger Mann mit gesunden Brustorganen. Abnahme des mäßig blutig durchtränkten Verbandes. In der Lendengegend handbreit unterhalb der 12. Rippe, 2fingerbreit nach rechts von der Wirbelsäule eine dreieckige, etwa 1 cm im Durchschnitt haltende Wunde, die wenig blutet. Haut in der Umgebung durch Bluterguß in Handtellergröße vorgewölbt. Klagen über geringe Schmerzen in der rechten Nierengegend. — Desinfektion der Umgebung. Jodoformgaze auf die Wunde. Steriler Verband. Der kurze Zeit nach der Aufnahme entleerte Urin ist stark blutig.

Verlauf: 26. 2. 05. Temperatur gestern Abend 38,2°, heute Morgen 37,4°. Urin noch stark blutig. Allgemeinbefinden gut.

1. 3. 05. Blutgehalt des Urins geringer. Wunde ohne Reaktion.

9. 3. 05. Wunde fast ganz verheilt. Salbenverband. Keine Beschwerden.

13. 3. 05. Im Urin auch mikroskopisch kein Blut mehr. Gutes Allgemeinbefinden. Keine Klagen.

Vom 24.—28. 3. 05 vorübergehend $^1/_2$ $^0/_{00}$ Albumen in dem klaren Urin.

1. 4. 05. Wunde vernarbt. Die rechte Nierengegend erscheint etwas vorgewölbt. Gutes Allgemeinbefinden.

6. 4. 05. Die Vorwölbung nimmt zu. Ungestörtes Allgemeinbefinden. Urin klar, frei von Eiweiß und Blut.

11. 4. 05. B. ist dauernd beschwerdefrei und hat auch auf Befragen niemals Klagen geäußert. Temperatur stets normal, hat 37,5° niemals überschritten. Der Urin war stets sauer, klar, frei von Eiweiß und Blut.

Bei der heutigen Untersuchung sieht man die rechte Bauchseite deutlich vorgewölbt, man fühlt eine Geschwulst, die in der

Brustwarzenlinie unter dem Rippenbogen hervorkommt, im Bogen
bis zum Nabel und dann nach unten bis etwa 2 Querfinger breit
oberhalb des vorderen oberen Darmbeinstachels reicht; nach hinten
geht die Geschwulst bis in die Nierengegend, diese deutlich vorwölbend. Die Geschwulst ist scharf umschrieben, gibt gedämpften
Schall und zeigt deutliche Fluktuation. Diagnose: Rechtsseitige
Hydronephrose. Verschluß des Ureters durch ein Blutgerinnsel (?).

12. 4. 05. Vorgeschlagene Operation vom Kranken abgelehnt, daher
Punktion mittels Trokar etwa 2 fingerbreit unterhalb der Mitte der 12. rechten
Rippe und 6 cm von der Wirbelsäule entfernt. Entleerung von 3200 ccm einer
hellgelben, geruchlosen, flockigen Flüssigkeit. Reaktion deutlich alkalisch, spez.
Gewicht 1004; deutliche Eiweißtrübung, kein Zucker.

14. 4. 05. Spontan entleerter Urin 1000 ccm, klar, sauer, frei von Eiweiß.

17. 4. 05. Die Geschwulst ist heute wieder festzustellen und hat fast die
frühere Größe wieder erreicht.

19. 4. 05. Die Urinmenge betrug in den letzten 7 Tagen durchschnittlich
1000—1400 ccm; der Urin war völlig klar, sauer, frei von Eiweiß. Von gestern
bis heute Urinmenge nur 700 ccm. Temperatur heute morgen 37,9°. Die Geschwulst
ist heute wieder ebenso groß, wie unter dem 11. 4. beschrieben.

Da von einer erneuten Punktion wiederum nur ein vorübergehender Erfolg
erhofft werden kann, wird, nachdem Patient nunmehr seine Einwilligung gegeben
hat, zur Operation geschritten:

Mischnarkose (Aether-Alkohol-Chloroform) von ungestörtem Verlaufe.
Lagerung auf die linke Seite. Kissen unter die linke Flanke. Schnitt unterhalb
der 12. Rippe 3 fingerbreit von der Wirbelsäule beginnend schräg nach abwärts
bis etwas oberhalb der Mitte des Darmbeinkammes. Schichtweise Durchtrennung
der Muskeln; dabei wird die mit der tieferen Muskulatur fest verwachsene Geschwulst an einer kleinen Stelle eröffnet. Einführen eines Drains, Ablassen von
etwa 3000 ccm einer leicht getrübten, gelblichen, urinösen Flüssigkeit. Erweiterung
der Nierenöffnung bis auf 4 cm. Anhaken der Wundränder. Man sieht in eine
reichlich kindskopfgroße, buchtige Höhle, in der eine Orientierung sehr schwer
ist. Es handelt sich augenscheinlich um das stark erweiterte Nierenbecken. Man
gelangt mit dem Finger in einen von dieser Höhle ausgehenden Kanal, der als
der Anfangsteil des Harnleiters angesprochen wird. Man fühlt darin weiche
alte Blutgerinnsel, die zum Teil mit dem Finger entfernt werden.
Einführen eines dünnen silbernen Katheters, Spülung mit Borsäurelösung; dabei
werden noch 2 kleine alte Blutgerinnsel entfernt. Der vorsichtige
Versuch einer weiteren retrograden Sondierung des Harnleiters gelingt nicht. Einlegen eines dicken Drains und Jodoformgaze in das Nierenbecken. Verkleinerung
der Nierenwunde durch mehrere Nähte bis auf die Durchtrittstelle der Drainage.
Naht der Muskeln und Hautnaht. Drain aus dem unteren Wundwinkel herausgeleitet. Borsalbe auf die Umgebung der Wunde, Verband.

20. 4. 05. B. hat die Operation gut überstanden. Keine Uebelkeit, kein
Erbrechen. Der seit gestern entleerte Urin — 800 ccm — enthält viel Ziegelmehl-
Bodensatz, reagiert alkalisch. Der Verband ist mit blutig gefärbtem Urin durchtränkt.
Verbandwechsel. Drain und Jodoformgaze bleibt liegen. Wunde sieht reizlos aus.

21. 4. 05. Subjektives Befinden gut. Appetit rege. Urinmenge seit gestern
600 ccm, klar, sauer. Der durchtränkte Verband wird wieder gewechselt.

22. 4. 05. Temperatur bleibt unter 38°. In das untergestellte Uringlas sind durch das Drain etwa 500 ccm leicht blutig gefärbten, schwach alkalisch reagierenden Urins geflossen. Verband völlig trocken. Jodoformgaze ist gelockert, wird verkürzt. Der Puls von guter Füllung und Spannung hat seit der Operation die Frequenz von 100 nicht überschritten. Der spontan entleerte Urin beträgt 700 ccm, ist klar, sauer.

28. 4. 05. Die Menge des spontan entleerten Urins schwankt zwischen 600 und 1000 ccm, er ist klar, sauer, durch das Drain fließen täglich 200—400 ccm alkalischen Urins ab. Wunde reizlos. Hautnähte entfernt.

Der weitere Verlauf war ein ganz glatter; durch das Drainrohr floß noch etwa 4 Wochen lang Urin in wechselnder, schließlich immer mehr abnehmender Menge ab; das Drainrohr wurde immer mehr verkürzt, dann gänzlich fortgelassen. Die Menge des spontan entleerten Urins schwankte zwischen 1200 und 2000, der Urin war stets klar, sauer, frei von Eiweiß. Die Temperatur hatte vom 4. Tage nach der Operation an 37,5° nicht wieder überstiegen.

18. 6. 05. Wunde vollkommen vernarbt. Sehr gutes Allgemeinbefinden. Unterleib überall flach, weich.

War somit durch den Verlauf schon mit Sicherheit anzunehmen, daß der rechte Ureter wieder durchgängig geworden war, so sollte die cystoskopische Untersuchung noch die volle Gewißheit geben.

24. 6. 05. Cystoskopische Untersuchung (Dr. Holzhäuser-Metz): Blasenschleimhaut hyperämisch. Ureterenmündung beiderseits leicht aufgefunden. Zunächst an beiden keine Bewegung sichtbar. Nachdem B. Wasser getrunken hat, sieht man (nach etwa 10 Minuten) links etwa alle 30 Sekunden, rechts etwa alle 40 Sekunden rhythmische Kontraktionen. Es ist somit die Durchgängigkeit auch des rechten Ureters bewiesen.

Die eben ausführlich mitgeteilte Krankheitsgeschichte ist ein Fall von durch Operation sicher bewiesener wahrer traumatischer Hydronephrose.

Die Frage, ob ein Trauma imstande sei, eine Hydronephrose zu veranlassen, ist bald im bejahenden, bald im verneinenden Sinne beantwortet worden. Nachdem zuerst das Vorkommen von traumatischen Flüssigkeitsansammlungen im Nierenbecken als sicher erwiesen angenommen worden war, mehrten sich die Stimmen, die dieselben für mindestens sehr selten hielten, bis Legueu[1]) das Vorkommen derselben überhaupt verneinte. Allerdings können eine ganze Zahl von publizierten Fällen einer strengen Kritik nicht standhalten, Fälle, in denen nach ein- oder mehrmaliger Punktion Heilung eintrat, indem der vorher festgestellte Tumor nicht wieder auftrat, wo es sich sicherlich auch nicht um einen intrarenalen, sondern um einen extrarenalen (paranephritischen) Erguß — Pseudohydronephrose — gehandelt hat. Nach Ausschaltung dieser zweifelhaften Fälle ver-

---

1) Suter, Ueber subkutane Nierenverletzungen etc. Beiträge zur klin. Chir 47. Bd. 2. Heft.

zeichnet Suter[1]) unter 522 subkutanen Nierenverletzungen 43 wahre
Hydronephrosen, was einem Prozentsatz von 8,2 entspricht. Mit Recht
bemerkt indes Suter, daß die relative Häufigkeit der wahren traumatischen Hydronephrosen entschieden weit geringer ist, als diese
Zahl angibt, da gewiß die meisten Fälle der sicher beobachteten traumatischen Hydronephrosen veröffentlicht werden, während eine große
Zahl der unkompliziert verlaufenden Nierenverletzungen unbekannt
bleibt. Streng genommen, gehört unser Fall allerdings nicht in diese
Reihe, da es sich bei ihm um eine offene Nierenverletzung handelte,
im Gegensatz zu jenen, die alle Folge einer subkutanen Verletzung
waren; da aber in unserem Falle die kleine äußere Wunde sofort ver-
klebte, unterschied sich der weitere Verlauf in nichts von dem, wie
er nach einer subkutanen Verletzung gewesen wäre.

Die Entstehungsursachen der wahren traumatischen Hydronephrosen teilt Wagner[2]) in primäre und sekundäre; zu den
letzteren zählen die Fälle, in denen es durch das Trauma erst zur
Entstehung einer Wanderniere und dann sekundär durch diese Lageanomalie zur Abknickung des Ureters kommt; oder das Trauma betrifft eine Steinniere und mobilisiert ein Konkrement, das dann im
Ureter eingeklemmt werden kann. Zu den primären Entstehungsursachen gehören die Verengerungen des Harnleiters durch narbige
Strikturen oder infolge Kompression durch perirenale oder periureterale
Blutextravasate, endlich auch die Verlegung des Ureterlumens
durch Blutgerinnsel. „Es erscheint mir aber sehr fraglich“, bemerkt dazu Wagner, „ob hierdurch ein längere Zeit dauernder Ureter-
verschluß und eine beträchtliche Harnretention entstehen können. Wird
das Koagulum nicht durchgespült, so tritt doch verhältnismäßig bald
eine Auflösung und Abbröckelung ein, die den Ureter rasch wieder
durchgängig macht.“ Ebenso äußert sich Küster[3]): „Es soll nicht
bestritten werden, daß auf diese Weise vorübergehend Stauungen von
Blut und Urin im Nierenbecken zustande kommen können; allein daß
dieselben zu einer dauernden Dehnung desselben führen sollten, ist
kaum glaublich. Die zunehmende Spannung oberhalb des Blutpflockes
muß über kurz oder lang auch den Harnleiter in dem Maße dehnen,
daß der gestaute Urin an dem Hindernis vorüber seinen Weg findet;
und bei öfterer Wiederholung dieses Vorganges wird die Loslösung
und Fortschwemmung des Pfropfes unausbleiblich sein. Zahlreiche

---

1) l. c. S. 397.
2) v. Frisch-Zuckerkandl, Handbuch der Urologie. II. Bd. S. 142.
3) Küster, Die Chirurgie der Nieren. Stuttgart 1896—1902. S. 473.

klinische Erfahrungen beweisen dies, während gegenteilige Beobachtungen sehr sparsam und in keinem einzigen Falle unanfechtbar sind."

Einen unanfechtbaren Beweis glaube ich durch unseren Fall erbracht zu haben.

Was unseren Fall noch auszeichnet, ist das schnelle Auftreten der Hydronephrose nach der Verletzung; die meisten traumatischen Hydronephrosen brauchen zu ihrer Entstehung längere Zeit, Monate oder sogar Jahre, und man hat gerade das schnelle Auftreten einer Geschwulst nach einer Verletzung differentialdiagnostisch gegen das Vorliegen einer intrarenalen Harnansammlung verwerten wollen.

Auch das vollkommen symptomlose Auftreten der Sackniere ist auffallend; keine Koliken, keinerlei Beschwerden wiesen auf die schweren Veränderungen im Abdomen hin und erst durch eine gelegentliche Untersuchung wurde der Tumor entdeckt. Die durch die Blase entleerten Urinmengen in den Tagen vor der Operation schwankten zwischen 1000 und 1400 ccm; es hatte somit die gesunde linke Niere die Funktion der erkrankten rechten fast ganz mitübernommen.

Was die Therapie betrifft, so konnte sie nur eine operative sein; die Punktion kam nur als Palliativmittel infolge der anfänglichen Weigerung des Patienten in Anwendung, während die dann ausgeführte Nephrotomie bzw. Pyelotomie die Operation der Wahl war.

Die cystoskopische Untersuchung nach der Heilung zeigte eine geringere Sekretion der rechten gegenüber der linken Niere; man muß wohl annehmen, daß sowohl durch den Stich, wie auch infolge Druckatrophie, einzelne sezernierende Elemente funktionsunfähig geworden waren.

## XXIV.

# Die heutige Kenntnis des angeborenen Schulterblatt-hochstandes nebst Veröffentlichung 7 neuer Fälle.

Von

### Dr. J. Schiff,

Stabs- und Bataillonsarzt des II. Bataillons Oldenburgischen Infanterie-Regiments Nr. 91.

(Hierzu Tafel V—VIII und 1 Textfigur.)

Seit Sprengel[1]) im Jahre 1891 das Bild des angeborenen Schulterblatthochstandes an 4 von ihm veröffentlichten derartigen Fällen klinisch zu bestimmen versucht hat, ist dieser Deformität dauernd die ärztliche Aufmerksamkeit zugewandt geblieben. Wenn in dem seit der ersten Veröffentlichung dreier einschlägiger Fälle durch Eulenburg[2]) im Jahre 1862 bis zum Jahre 1891 verflossenen Zeitraum nur noch zwei Fälle von Willet und Walsham[3]), 1 von Mac Burney[4]) und 1 von Sands[5]), im ganzen also 7 beschrieben worden sind, so war nach Zusammenstellung von Zesas[6]) diese Zahl im Jahre 1906 bereits auf 100 gestiegen. Bei Durchsicht der Literatur fand ich noch je 2 Fälle von Jones[7]) und Maydl[8]), die Zesas nicht erwähnt hat. Nehmen wir noch hinzu die 6 Fälle „erworbenen" Hochstandes (3 Kölliker, 1 Groß, 1 Bender und 1 Müller), so beläuft sich die Zahl der bisher veröffentlichten auf 110 Fälle. Im Vergleich mit dieser Zahl kann ich es als besonders glücklichen Zu-

---

1) Langenbecks Archiv. Bd. 42.
2) Langenbecks Archiv. Bd. 4.
3) Willet and Walsham, Medicochirurgical Transactions. Vol. 63. 1880. p. 257 and 66. 1883. p. 145. London.
4) New-York med. Journal. 1888. p. 582.
5) New-York med. Journal. 1888. p. 583.
6) Zeitschr. f. orthopäd. Chirurgie. 1906. Bd. XV.
7) Jones, Two case of congenital elevation of the scapula. Medical Press. 1901. Dez. 18.
8) Sbornik klinický. p. 73. 1904.

fall betrachten, wenn es mir gelang innerhalb eines Jahren sieben
neue Fälle zu sammeln. Drei derselben (II, III und VI) hatte ich
Gelegenheit noch während meiner Kommandierung zur chirurgischen
Universitäts-Poliklinik der Königlichen Charité zu sehen. Für die
gütige Ueberlassung derselben sage ich den Herren Professoren Dr.
Hildebrand und Dr. Pels-Leusden meinen besten Dank, ebenso
den Herren Dr. Bakker in Emden und Dr. Cremer in Oldersum,
die mir zur Beobachtung des Falles VII in überaus bereitwilliger und
liebenswürdiger Weise verhalfen. Des IV. Falles erinnerte ich mich
noch aus der Zeit meiner Tätigkeit beim 4. Garde-Feldartillerie-
Regiment, bei dem der Mann damals diente. Fall I und V fand ich
bei der diesjährigen Musterung im Landwehrbezirk Aurich in Esens
und Weener in Ostfriesland.

Herrn Stabsarzt Dr. Stude spreche ich für die freundliche Hilfe
bei der Aufnahme eines Teils der Photographien und Röntgenbilder
meinen besten Dank aus.

Fall I. Heiko P., 20· Jahre alt.

Der Vater hat angeblich an Epilepsie gelitten, der Sohn ebenfalls. Die Geburt war regelrecht. Ueber die Fruchtwassermenge weiß die Mutter keine Angaben
zu machen. Vier Wochen vor der Geburt tat sie einen Fall sechs bis sieben Stufen
herab ohne Folgen. Die Mutter ist gesund und kräftig, drei lebende Geschwister
sind gesund. Der erste epileptische Anfall trat mit 15 Jahren auf, seitdem nicht
wieder. Englische Krankheit hat er nicht durchgemacht.

P. ist ein 165 cm großer mittelkräftiger Mann.

Ansicht von vorne (Taf. V, Fig. 1 u. 2): Linke Gesichtshälfte etwas breiter.
Das Kinn steht leicht nach links. Die linke Schulter hängt nach vorn über, das
Schultergelenk ist deutlich nach vorne disloziert, der Arm leicht nach innen ge-
dreht, die linke Nackenschulterlinie verläuft flacher und zeigt etwa in der Mitte
eine Vorwölbung, die vom oberen inneren Winkel des Schulterblatts gebildet wird.
Beide seitlichen Halsdreiecke sind in der Form gleich, das linke aber etwas kleiner.
An die hintere Begrenzungslinie des letzteren schließt eine fast dreieckige an-
nähernd horizontal verlaufende Fläche an, deren vordere Begrenzungslinie mit der
hinteren des linken seitlichen Halsdreiecks zusammenfällt, deren hintere von der
Schulterblattgräte gebildet wird und deren innere eine nach der Halswirbelsäule
zu konvexe Linie bildet. Durch dieses Dreieck entsteht die Abflachung der
Schulter und die Verbreiterung des Halsansatzes. Der Brustbeinteil des linken
Schlüsselbeines springt stärker hervor und ist weniger konvex ausgebogen
wie der rechte, der akromiale Teil ist stark nach vorn konkav und sehr erheblich
abgeflacht. Etwas oberhalb des Dornfortsatzes des siebenten Halswirbels, drei-
fingerbreit von demselben nach links fühlt der Finger einen knöchernen Vorsprung,
welcher einer Halsrippe entspricht, rechts ist dieselbe nicht nachweisbar. Beide
Rabenschnabelfortsätze sind deutlich verdickt fühlbar. Das linke Taillendreieck steht im ganzen tiefer und ist kleiner und flacher als das rechte, seine
Spitze liegt etwa 2 cm tiefer. Die linke Brustkorbhälfte erscheint in der Breite
verkürzt. Die Entfernung von Jugulum bis zum äußeren Akromionende be-

trägt links 19 cm, rechts 21 cm. Die linke Brustwarze steht etwa 1 cm tiefer als die rechte. Die Achselfalte links ist verdoppelt und zwar ist die innere länger. Die Entfernung von der Brustwarze bis zum oberen Ende der rechten Achselfalte beträgt 9 cm, links bis zum oberen Ende der inneren 5 cm, bis zu dem der äußeren $5^1/_2$ cm. Armlänge beiderseits 74 cm.

Hintere Ansicht (Taf. V, Fig. 3 u. 4): Die linke Obergrätengrube ist abgeflacht. Es besteht eine geringe linkskonvexe Skoliose der Brustwirbelsäule. Das linke Schulterblatt ist im ganzen nach oben außen verschoben, so daß es nach vorn über die Brustkorbkuppe und die Schulter hinüber reicht. Das linke Schulterblatt erstreckt sich vom 7. Halswirbel- bis herab zum 7. Brustwirbeldornfortsatz, das rechte vom 2. bis zum 8. Von der Wirbelsäule beträgt der Abstand des oberen inneren Schulterblattwinkels links 12,5 cm, rechts 5,5 cm, der des unteren inneren links 10,5 cm, rechts 7,5 cm.

Schulterblattmaße: Innere Seite beiderseits = 17 cm, innerer Ursprung der Schulterblattgräte vom unteren inneren Winkel beiderseits 12 cm, vom oberen inneren links 6 cm, rechts 5 cm, unterer innerer Winkel bis zum äußeren Akromionende beiderseits = 22 cm, oberer innerer Winkel bis Akromionende beiderseits = 13 cm. Schulterblattgrätenlänge beträgt beiderseits 16 cm.

Der linke obere innere Winkel ist deutlich als nach vorn übergreifender gebogener Fortsatz fühlbar, der vom linken Schlüsselbein nur noch 5 cm entfernt ist.

Funktion. Erheben nach der Seite ohne Beschwerden bis 95°, mit Beschwerden 120°, passiv 135°; Erheben nach vorne ohne Beschwerden bis 105°, mit Beschwerden bis 130°, passiv 160°; Erheben nach hinten, Außen- und Innendrehung, sowie grobe Kraft regelrecht.

Muskulatur. Die Muskulatur wurde mechanisch und elektrisch geprüft. Es zeigte sich der Schlüsselbeinteil des linken Kopfnickers erheblich schwächer entwickelt und der Pectoralis minor links nicht nachweisbar. Der linke Pectoralis major ist in seinem Schlüsselbeinteil schwächer entwickelt als der rechte, sonstige Abweichungen fehlen, insbesondere waren die Kappen- und die Rautenmuskeln ganz deutlich in regelrechter Ausdehnung vorhanden, ersterer sogar links stärker als rechts.

Röntgenbefund. Auf dem Röntgenbilde (Taf. V, Fig. 5) ist der Stellungsunterschied der Schulterblätter bei weitem nicht so augenfällig. Das linke Schulterblatt ragt mit seinem inneren oberen Winkel nur wenig mehr über das Schlüsselbein als das rechte. Es reicht links vom Dornfortsatz des 7. Halswirbels bis zum Dornfortsatz des 6. Brustwirbels, rechts vom Dornfortsatz des 1. bis zum 7. Brustwirbel. Das rechte Schulterblatt erscheint plumper und verbreitert gegenüber dem linken, besonders verläuft der infraspinale Teil spitzwinkeliger nach unten aus, der supraspinale Teil ist beiderseits besonders links auffällig verkleinert. Sehr stark flächenhaft verbreitert sind die Rabenschnabelfortsätze, ebenso die Schulterblattgräten, besonders in ihrem akromialen Teil und rechts stärker wie links. Das linke Schulterblatt ist im ganzen weiter von der Wirbelsäule entfernt und mit seiner Basis fast senkrecht verlaufend, während das rechte mit der unteren Hälfte derselben nach rechts außen abbiegt. Es besteht eine linkskonvexe Skoliose der unteren Hälfte der Hals- und der ganzen Brustwirbelsäule. Die Zwischenrippenräume sind bis auf kleine Unterschiede gleich. Zwischen 6. und 7. Halswirbel entspringen deutlich zwei kurze Halsrippen, von denen die rechte länger ist, beide aber etwa die Länge des Querfortsatzes haben.

Fall II. Patient X. wurde im Jahre 1905 in der chirurgischen Universitäts-Poliklinik der Königlichen Charité untersucht. Durch ein unaufklärliches Versehen wurden, nachdem er photographiert war, keine ausführlichen Notizen wie sonst üblich in das Journalbuch eingetragen.

X. ist ein etwa 14jähriger, mäßig entwickelter, schlecht genährter Junge.

Vorderansicht (Taf. V, Fig. 6 u. 7): Die linke Gesichtshälfte ist breiter als die rechte, das linke Ohrläppchen steht tiefer. Der Kopf wird leicht nach links geneigt gehalten. Die linke Nackenschulterlinie verläuft flacher als die rechte, und wird in der Mitte buckelförmig durch den oberen inneren Schulterblattwinkel unterbrochen. Die linke Oberschlüsselbeingrube erscheint abgeflacht gegenüber der rechten. Die linke Schulter hängt nach vorn innen über. Das Schlüsselbein springt mit seinem Brustbeinteil stärker hervor, und ist mit seinem akromialen Teil stärker S-förmig gekrümmt. Die linke Brustkorbhälfte erscheint schmaler wie die rechte. Die Taillendreiecke sind durch parallelen Verlauf der sie bildenden Linien zu Spalten ausgezogen. Die linke Brustwarze scheint höher wie rechts zu stehen.

Von hinten gesehen (Taf. V, Fig. 8 u. 9) fällt der Hochstand der linken Schulter noch stärker auf. Der untere innere Winkel des Schulterblatts steht vom Brustkorb deutlich ab. Es besteht eine linkskonvexe Brustwirbelskoliose, weshalb auch das linke Taillendreieck schmaler wie das rechte erscheint, und der rechte untere Schulterblattwinkel von dem Brustkorb absteht.

Die Muskelfiguration zeigt annähernd Fig. 7 und 9, sie ähnelt besonders von vorne ganz auffallend der des Falles I. Danach scheint der akromiale Teil des Deltoideus und vielleicht die Rippen- und Brustbeinportion des Pectoralis major nicht regelrecht zu sein.

Eine Röntgenaufnahme fehlt leider.


Fall III. L., 17jähriger Gymnasiast.

2 Geschwister gesund. Mutter an Herzkrankheit gestorben. Geburt regelrecht. Näherer Verlauf der Geburt unbekannt. Hervortreten der Deformität erst im 6. oder 7. Jahre bemerkt. Einmal vom Hausarzt eine Zeitlang elektrisiert, sonst nicht behandelt. Mit 6 Jahren Halsdrüsenexstirpation, mit 15 Jahren Entfernung eines Stimmbandpolypen.

Betrachtung von vorne (Taf. V u. VI, Fig. 10 u. 11). Sehr muskulöser, etwa 175 cm großer, gut gewachsener junger Mann. Die linke Gesichtshälfte ist breiter wie die rechte. Das Kinn steht etwas nach links gerichtet. Die linke Schulter fällt nach vorne und innen, der Arm ist leicht einwärts gedreht. In der Mitte der linken Nackenschulterlinie, die flacher verläuft, ist ein 3 cm breiter Buckel sichtbar, der bei Betastung sich als innerer oberer Winkel des Schulterblatts erweist. Die Oberschlüsselbeingrube ist muldenförmig vertieft und vergrößert gegenüber der rechten. Der Brustbeinteil des Schlüsselbeins springt stärker hervor. Das Schlüsselbein selbst ist mit dem peripheren konkaven Teil seiner S-förmigen Krümmung stärker ausgebogen und der hintere Teil seines akromialen Endes springt stärker hervor als rechts. Die linke Brustwarze steht 1 cm tiefer als die rechte. Die linke Achselfalte ist verdoppelt. Zwischen Achselfalte und Schlüsselbein ist eine geringe Delle sichtbar, die durch das Fehlen des Pectoralis minor bedingt wird. Der linke Arm ist vom Akromionende bis zur Mittelfingerspitze gemessen um 3 cm (75 cm gegen 78 cm rechts) verkürzt. Von diesem Längsunterschied gehören 2 cm dem Oberarm, einer dem Unterarm an. Oberarmumfang beiderseits gleich. Die linke Schulterwölbung ist stärker abgeflacht als die rechte, da der akromiale Teil des Deltoideus fehlt.

Von hinten betrachtet (Taf. VI, Fig. 12, 13, 14): Das linke Schulterblatt ist derart um die sagittale Achse verschoben, daß der untere innere Winkel sich der Wirbelsäule genähert, der obere innere sich von derselben entfernt hat. Abstand des unteren inneren Winkels von der Wirbelsäule 9 cm, des oberen inneren 15,5 cm, rechts entsprechend 7 und 5,5 cm. Das linke Schulterblatt reicht vom 1. bis zum 7., das rechte vom 2. bis 8. Brustwirbeldornfortsatz. Der rechte untere Schulterblattwinkel ist stärker als gewöhnlich abgehoben, der linke relativ weniger. In der oberen Brustwirbelsäule besteht eine geringe linkskonvexe Skoliose. Das linke Taillendreieck steht tiefer, ist kleiner und flacher als rechts. Die linke Brustkorbeinschnürung verläuft flacher als die rechte. Die Schulterblattmaße sind: oberer bis unterer Winkel beiderseits 19 cm, Länge der Schulterblattgräte beiderseits 17,5 cm, Akromion — oberer innerer Winkel rechts 16 cm, links 12 cm, unterer innerer Winkel — Akromion beiderseits 22 cm. Die Rippenwölbungen und das Becken sind regelrecht, die linke Nackenschulterlinie geht in eine nach hinten unten sich abflachende durch das Fehlen des akromialen Teiles des Deltoideus bedingte Delle aus.

Beim senkrechten Erheben der Arme (Figur 14) sieht man links das Schlüsselbein fast in seinem ganzen lateralen Teile als quere Leiste stark hervorspringen; diese bildet nach vorne eine Seite eines gleichschenkeligen Dreiecks, dessen Grundlinie der vordere Rand des Pectoralis major, dessen andere Seite der Schlüsselbeinteil des Deltoideus ist. Hinter dem Schlüsselbein ist eine tiefe, dreieckige Mulde sichtbar, die nach hinten vom Akromion, nach vorne von dem Schlüsselbein, nach innen zu vom Halsansatz abgeschlossen wird. Alle Bewegungen im Schultergelenk sind sonst frei und ausgiebig. Unterhalb des oberen Cucullarisrandes läßt sich sehr deutlich links eine Rippe abtasten.

Betrachtung von vorne bei horizontal erhobenen Armen (Fig. 11): Man sieht eine große Delle zwischen Brustbein und Schlüsselbeinteil des Pectoralis major, die vielleicht durch Fehlen des Pectoralis minor, der nicht palpabel, zu erklären ist. Beim horizontalen Erheben erfolgt vom Beginn des Erhebens bis zur Höhe eines Winkels von etwa 80° ein lebhafter Ausschlag des unteren Schulterblattwinkels im Sinne des Uhrzeigers, von 80° an wird das Schulterblatt dann festgehalten.

Verhalten der Muskulatur: Die Sternocleidomastoidei sind funktionell regelrecht. Bei der Prüfung des Pectoralis major fällt die bereits erwähnte tiefere Delle auf, ob der Pectoralis minor fehlt, ist elektrisch nicht festzustellen, abzutasten ist er nicht. Latissimus und Serratus sind gut entwickelt. An Stelle des akromialen Teils des Deltoideus fühlt man eine deutliche Delle. Biceps und Triceps intakt. Der Cucullaris ist vom oberen inneren Winkel bis etwa zur Mitte der Basis des Schulterblatts deutlich abzutasten, bei Erheben der Schulter erweist er sich indessen als erheblich schwächer gegenüber dem rechten, der untere Teil ist nicht fühlbar. Zwischen oberem Cucullaris und den übrigens normalen Rhomboidei gelangt der Finger in eine tiefe Delle, ebenso bei seitlich erhobenen Armen oberhalb der Schulterblattgräte. Infraspinatus regelrecht.

Die direkte und galvanische Erregbarkeit ist bei allen Muskeln regelrecht, die Funktion zeigt keine nachweisbaren Ausfälle. (Diese Untersuchung hatte Herr Oberarzt Dr. Vorkastner die Güte in der Nervenklinik der Königlichen Charité auszuführen.)

Röntgenbefund (Taf. VI, Fig. 15): Das Röntgenbild zeigt geringe linkskonvexe Skoliose im Bereiche der obersten 4 Brustwirbel mit daran anschließender rechtskonvexer Ausgleichsskoliose. Zwischen 7. und 6. Halswirbel entspringt beiderseits eine Halsrippe, die nicht ganz bis in die Höhe des Tuberkulum der 1. Rippe reicht und nur links abtastbar war. Wirbel und Rippen ohne Besonderheiten. Der Brustbeinteil des linken Schlüsselbeins ist gegenüber dem rechten verdickt, der akromiale Teil stärker ausgebogen. Das linke Schulterblatt macht im ganzen einen plumperen Eindruck als das rechte, der dadurch hervorgerufen wird, daß der Gelenkpfannenteil erheblich breiter ausgezogen erscheint wie rechts, so daß es etwa einem gleichschenkeligen Dreieck mit der Linie oberer innerer Winkel — unterer Pfannenrand als Basis und dem unteren inneren Winkel als Spitze ähnelt, während das rechte ein gleichschenkeliges Dreieck mit der Basis des Schulterblattes als Grundlinie bildet. Das linke Schulterblatt reicht von der Höhe des 1. Brustwirbeldornfortsatzes bis zu der des 7., das rechte von der Höhe des 2. bis zu der des 8. Der Abstand des linken Schulterblatts von der Wirbelsäule ist ungefähr doppelt so groß wie der rechts, und der untere Winkel erscheint der Wirbelsäule näher als der obere, wenngleich dieser Unterschied bei weitem nicht so augenfällig ist, wie er bei der Untersuchung erscheint. Der oberhalb der Schulterblattgräte gelegene Teil ist links länger ausgezogen als rechts, so daß der obere innere Winkel über das Schlüsselbein emporragt. Die Schulterblattgräte entspringt in Höhe der Verbindung zwischen 3. und 4. Brustwirbel und verläuft bis zum Beginn ihres akromialen Teiles fast horizontal, dann schräg nach oben, die rechte in Höhe des 4. Dornfortsatzes; sie verläuft schräg von unten innen nach oben außen. Das Akromion ist stärker abgeplattet als rechts. Der Rabenschnabelfortsatz tritt links deutlicher hervor und erscheint mehr gekrümmt.

Fall IV. August R., 26 Jahre alt.

Beide Eltern tot, 3 Brüder, 1 Schwester gesund. Schwangerschaft regelrecht, Geburt ohne Kunsthülfe. Stets gesund mit Ausnahme von Kinderkrankheiten, insbesondere hat er nicht an Rachitis gelitten. Die abnorme Stellung der Schulterblätter wurde bereits bei seinem Eintritt beim Militär 1900 festgestellt. Trotzdem hat er seine Dienstpflicht ohne Beschwerden bei der reitenden Artillerie erfüllt.

Ansicht von vorne (Taf. VI, Fig. 16): 178 cm großer, sehr kräftiger, muskulöser Mann, linke Gesichtshälfte etwas schmäler. Linke Nasenfalte tritt etwas stärker hervor. Beide Schultern hängen nach vorne innen über. Die Schultergelenke sind nach vorne vorgeschoben, daher die Arme leicht nach innen gedreht. Die Nackenschulterlinien verlaufen steiler als normal und zwar links weniger als rechts. — Beide Schlüsselbeine sind in ihrem inneren Teil verdickt. In der Mitte des linken befindet sich eine flach nach vorn vorspringende Knochenauftreibung; Deviation des Schlüsselbeins besteht jedoch nicht. Ein alter Bruch daselbst wird ganz entschieden in Abrede gestellt. Der Brustkorb scheint durch das Hervortreten der Schultern nach hinten eingezogen. Rippen und Brustbein ohne Besonderheiten. Linke obere Schlüsselbeingrube in ihrem inneren Teil etwas abgeflacht. In Höhe des 6. Halswirbeldornfortsatzes fühlt man am oberen Kappenmuskelrand zwei knöcherne Vorsprünge (Halsrippen), rechts stärker wie links. Die Rabenschnabelfortsätze sind nicht verdickt. Linkes Taillendreieck länger, größer und höher hinaufreichend als das rechte und zwar um 3—4 cm. Der Rumpf erscheint in der unteren Thoraxhälfte und in der Bauchpartie leicht nach rechts konvex ausgebogen, eine Folge der noch zu erwähnenden Skoliose. Die Entfernung des Jugulum vom äußeren Akromion beträgt beiderseits 22 cm. Die Brustwarzen stehen gleich hoch, die Warzenhöfe sind auffällig oval von unten außen nach oben innen verzogen. Die Achselfalten sind beiderseits verdoppelt, die innere rechts ist länger wie links. Die Arme sind gleich lang.

Ansicht von hinten (Taf. VI, Fig. 17, 18, 19): Obere Grätengrube beiderseits abgeflacht. Es besteht eine rechtskonvexe Skoliose im Bereich der Brustwirbelsäule. Beide Schulterblätter sind nach oben außen verschoben, sie stehen mit ihrer Basis vom Rumpf ab, links stärker wie rechts. Linkes Schulterblatt reicht vom 1.—8., rechtes vom 2.—9. Brustwirbeldornfortsatz. Beide obere innere Winkel sind nach vorn hakenförmig übergebogen. Die Untergrätengruben der Schulterblätter sind abgeflacht.

Schulterblattmaße: oberer innerer Winkel bis Wirbelsäule beiderseits 12 cm; unterer innerer Winkel bis Wirbelsäule, links 11 cm, rechts 13 cm; oberer innerer Winkel bis unterer innerer Winkel beiderseits 22 cm; innerer Ursprung der Schulterblattgräte bis unterer Winkel beiderseits 16 cm; oberer innerer Winkel bis Schulterblattgrätenansatz beiderseits 6 cm; unterer innerer Winkel bis äußeres Akromionende beiderseits 24 cm; oberer innerer Winkel bis äußeres Akromionende beiderseits 16 cm; Schulterblattgrätenlänge beiderseits 15 cm; Abstand des oberen inneren Winkels vom Schlüsselbein beiderseits 8 cm.

Die Funktion ist regelrecht und beschwerdefrei. Beim Erheben über die Horizontallinie hinaus rotieren die Schulterblätter am Rumpf entlang nach vorn. Die von spezialistischer und meiner Seite vorgenommene mechanische und elektrische Untersuchung der Muskulatur ergab funktionell keine Abweichungen, nur fiel die schwächere Entwickelung der Infraspinati auf.

Röntgenbefund (Taf. VI, Fig. 20): In der Brustwirbelsäule geringe rechtskonvexe Skoliose etwa vom 2. bis zum 8. Brustwirbel reichend, in der Halswirbelsäule linkskonvexe kompensierende Skoliose. Auffallend stark sind die Querfortsätze des 6. und 7. Halswirbels entwickelt. Sonst sind die Wirbel ohne Besonderheiten. Es bestehen beiderseits Halsrippen 3. Grades, deren ganzer Verlauf deutlich sichtbar ist. Auf der Höhe der Skoliose sind die Rippen rechts etwas steiler am Tuberkulum abbiegend, sonst ebenso wie das rechte Schlüsselbein ohne Besonderheiten. In der Mitte des linken Schlüsselbeins ist die bereits weiter oben beschriebene Exostose sichtbar. Die Schulterblätter sind auffallend weit mit ihrer Basis von der Wirbelsäule entfernt. Die oberen inneren Winkel stehen in Höhe des 1. Brustwirbeldornfortsatzes, die unteren inneren in Höhe des 7. Die oberen inneren Winkel und der supraspinale Teil sind spitz nach oben ausgezogen. Die Schulterblattgräten verlaufen fast horizontal. Der innere Schulterblattgrätenansatz liegt links in Höhe des 1. Brustwirbeldornfortsatzes, d. h. auffallend hoch. Unterhalb desselben erscheint die linke Basis eine kurze Strecke weit konkav ausgebuchtet, um dann allmählich schräg nach unten außen zu verlaufen, die rechte verläuft gradlinig. Die Rabenschnabelfortsätze treten auffallend stark hervor. Sonst sind die Schulterblätter normal.


Fall V. Hinrich Sch., 20 Jahre alt.

Eltern leben und sind gesund. Seine Geburt war regelrecht. Ein älterer Bruder ist Soldat gewesen, eine verheiratete Schwester hat ein gesundes Kind. Er selbst ist nie krank gewesen, besonders hat er auch nicht englische Krankheit gehabt. Von seiner Deformität haben weder seine Eltern, Geschwister, noch er selbst bis jetzt Kenntnis gehabt. Erblichkeit ist ausgeschlossen.

Vorderansicht (Taf. VII, Fig. 21 u. 22). S. ist ein 168,5 cm großer mittelkräftiger Mann. Die Gesichtshälften sind gleich. Beide Nackenschulterlinien in der Mitte durch einen Buckel (oberer innerer Winkel) unterbrochen, links stärker. Die oberen Halsdreiecke sind verkleinert. Die Unter- und Oberschlüsselbeingrube links stärker abgeflacht als rechts, ebenso beide Schultern, die nach vorn geneigt sind.

Der Halsansatz ist verkleinert. Die Arme werden leicht nach innen rotiert gehalten. Die Achselfalten verlaufen steil nach oben innen, die linke ist gegabelt. Die linke Brustwarze steht 0,5 cm tiefer als die rechte. Der Brustkorb ist stark abgeflacht, besonders 1 Handbreite ober- und unterhab der Brustwarze, rechts zeigt sich eine ähnliche Abflachung vorn von der 6. bis zur 10. Rippe. Durch das weite Abstehen der Schultern vom Brustkorb springt beiderseits die konvexe seitliche Hervorwölbung seines mittleren Teils stärker hervor. Beim Abtasten ist hinter dem Cucullarisrand beiderseits deutlich eine Halsrippe nachzuweisen. Die Schlüsselbeine springen stärker im Brustbeinteil hervor, sonst ohne Besonderheiten. Unterhalb der Schlüsselbeine deutliche Dellen, in denen die 1. Rippe fühlbar ist. Die Zwischenrippenräume sind vom 2. bis zum 8. deutlich abzutasten. Die Rippen sind von der 3. bis zur 5. auffallend scharf in ihrem knorpligen Teil nach innen gebogen, was vielleicht durch das Handwerk des Mannes (Schuhmacher) erklärlich ist. Rabenschnabelfortsätze deutlich abtastbar, verdickt. Jugulum bis Akromionende beiderseits 23 cm, oberes Ende der Achselfalte bis Brustwarze rechts 7 cm, links 6,75 resp. 7 cm. Rechtes Taillendreieck bildet mit seiner Spitze einen stärkeren Einschnitt in den Rumpf wie das linke. Armlänge 76 cm beiderseits, die Oberarme sind auffallend schwach, besonders links, Umfang 11 cm oberhalb des Olekranon rechts 23 cm, links 21 cm, in Höhe der Achselhaargrenze rechts 31, links 28 cm, die Unterarme in der Mitte sind gleich.

Hintere Ansicht (Taf. VII, Fig. 23 u. 24). In die Nackenschulterlinien ragt der obere innere Schulterblattwinkel deutlich jederseits als Buckel hinein, der von hinten gesehen rechts (von vorn links) stärker erscheint. Die Obergrätengruben sind abgeflacht und verbreitert. Die Schulterblätter stehen mit ihren unteren inneren Winkeln sehr stark von dem Brustkorb ab, links 5, rechts 4 cm.

Maße der Schulterblätter: Oberer innerer bis unterer Winkel 21 cm beiderseits, Länge der Schulterblattgräte links 16 cm, rechts 15 cm, oberer innerer Winkel bis Akromionende 13 cm beiderseits, unterer innerer Winkel bis Akromionende 22 cm beiderseits, unterer innerer Winkel bis Schulterblattgrätenansatz 14 cm beiderseits, oberer innerer Winkel bis Schulterblattgrätenansatz 7 cm beiderseits. Abstand des unteren inneren Winkels von der Wirbelsäule links 6,5 cm, rechts 9 cm, Schulterblattgrätenansatz-Abstand links 9 cm, rechts 10,5 cm. Abstand des oberen inneren Winkels 11,5 cm beiderseits.

Die Schulterblattgräten verlaufen fast horizontal und springen auffallend stark vor, das Akromion geht scharfwinklig nach vorn ab und ist verbreitert. Untergrätengruben regelrecht. Beide Schulterblätter, das linke stärker, sind um die sagittale Achse mit ihrem oberen Teil nach außen gedreht. Es besteht eine rechtskonvexe Skoliose vom 1. bis 10. Brustwirbel. Ferner eine Lordose der Brust- und Lendenwirbelsäule. Die Rippen sind beiderseits gut abtastbar und ohne Besonderheiten, beide Schulterblätter passiv gut beweglich.

Funktion. Erheben der Arme nach der Seite bis zur Horizontalen ohne Besonderheiten. Die Schulterblätter bleiben stehen. Beim Erheben über die Horizontale nach oben ist einzeln jeder Arm bis zu 180° aktiv beweglich, beim Erheben beider Arme lehnt S. von einem Winkel von 110° an den Rumpf zurück, um so die Bewegung zu erleichtern, von 110° an erfordert es große Anstrengung, jedoch ist die Bewegung aktiv bis 180° möglich. Erheben nach vorn bis zur Horizontalen einzeln regelrecht, zusammen nur möglich wie schon beschrieben. Bewegung nach hinten regelrecht. Beim Erheben über die Horizontale gleiten die Schulterblätter mit ihrem unteren inneren Winkel am Brustkorb entlang nach außen.

Muskulatur. Kopfnicker regelrecht, beiderseits gleich stark, Levator ohne Besonderheiten. Pectoralis major zeigt sich beiderseits beim Abtasten schwächer entwickelt, besonders rechts, links treten stärkere Zuckungen auf. Pectoralis minor rechts und links weder zu fühlen, noch elektrisch nachweisbar. Serratus beiderseits schwach entwickelt, Deltoideus rechts erheblich stärker als links, links sind alle 3 Teile schwächer. Oberarmmuskulatur beiderseits auffällig schwach entwickelt, rechts jedoch noch stärker als links. Bei der Abtastung zeigen sich die Bizepsköpfe auffallend schwach und links noch wieder schwächer als rechts entwickelt. Der dreiköpfige Muskel ist links nur sehr schwach nachweisbar, rechts erheblich besser, obgleich auch dort regelwidrig schwach. Innerer Oberarmmuskel und Coracobrachialis links kaum, rechts schwach vorhanden.

Die Cucullares im oberen Teil gereizt erheben deutlich die Schulterblätter, aber rechts oben etwas schwächer, linke untere Portion regelrecht, rechte untere erheblich schwächer ausgebildet und vom Schulterblattgrätenansatz bis zum unteren inneren Winkel allmählich abnehmend, jedoch überall daselbst noch schwach nachweisbar. Infraspinatus ohne Besonderheiten.

Sensibilität überall regelrecht.

Röntgenbefund (Taf. VII, Fig. 25). Das linke Schulterblatt reicht vom 7. Halsbis 7. Brustwirbeldornfortsatz, rechts vom 1. bis 8. Brustwirbeldornfortsatz. Der obere und der äußere Rand des linken Schulterblattes sind stärker konkav, der innere stärker konvex als rechts. Die Schulterblattgräten verlaufen mit ihrer inneren Hälfte fast horizontal und biegen mit ihren akromialen Enden schräg nach oben außen unter einem vorspringenden Winkel, wie schon beim Betasten deutlich fühlbar war, ab. Die Rabenschnabelfortsätze sind beiderseits deutlich verlängert. Im ganzen erscheint das linke Schulterblatt kleiner als das rechte. Es besteht eine leichte rechtskonvexe Skoliose der Brustwirbelsäule mit dem Scheitel in Höhe des 6. Brustwirbels. Beiderseits Halsrippen, die etwa bis über das Tuberkulum der 1. Rippe hinausreichen. Die Rippen sind links teilweise enger gestellt, sonst ohne Besonderheiten.

Fall VI, Hedwig H., 11 Jahre alt.

2 ältere, ein jüngerer Bruder gerade gewachsen. Vater mittelgroß, 40 Jahre alt, gesund. Mutter über Durchschnittsgröße. Geburt regelrecht verlaufen, leicht. Mit etwa $^1/_2$ Jahre bemerkte die Mutter die Deformität links. Von Geburt an hielt das Kind den Kopf auf die linke Seite, was die Mutter durch Unterschieben eines Wollknäuels zu verhindern suchte mit dem Erfolg, daß die krankhafte Kopfhaltung im Alter von 1 Jahr ziemlich ausgeglichen war; auch wurde das Mädchen in der Poliklinik des jüdischen Krankenhauses zu Berlin mit Anbandagieren des Kopfes auf die linke Schulter für etwa eine Woche durch Gipsverband behandelt. Dieser Verband wurde noch einmal erneuert, die Mutter ließ dann die Behandlung nicht

fortsetzen. Das Kind machte darauf englische Krankheit durch, es hatte „dicke Hand- und Fußgelenke"! Im Alter von 2 Jahren wurde die Geheimrat Wolffsche orthopädische Poliklinik aufgesucht, woselbst Phosphorbehandlung und Baden mit Staßfurter Salz angeordnet wurde. Die Deformität trat dann allmählich, dem Wachstum entsprechend, deutlicher hervor.

Vorderansicht (Taf. VII, Fig. 26). Das 130 cm große Kind macht einen seinem Alter entsprechenden geistigen Eindruck. Es besitzt auffallend gut entwickelte Muskulatur und hinreichendes Fettpolster. Zeichen von englischer Krankheit fehlen. Die linke Gesichtshälfte tritt gegenüber der rechten deutlich zurück. Der Kopf wird im ganzen leicht nach links gehalten. Abstand des linken Ohres vom Schlüsselbein 8 cm, des rechten $9^1/_2$ cm. Das rechte Kinn ist etwas nach rechts über die Mittellinie hinaus verzogen. Der knöcherne Gaumen steht steil. Die rechte Nackenschulterlinie ist länger wie die linke und verläuft steiler, die linke wird in ihrer Mitte durch einen Buckel, den oberen inneren Schulterblattwinkel, unterbrochen. Abstand der Mitte der Kehlgrube vom Ende des Akromion beiderseits $13^1/_2$ cm. Der Brustkorb ist stark linkskonvex ausgebogen, so daß das linke Taillendreieck erheblich verkleinert, das rechte entsprechend vergrößert ist. Die linke Achselfalte ist verdoppelt. Die linke Unter- und Oberschlüsselbeingrube ist der Form nach etwa der rechten gleich, aber tiefer und kleiner, in der hinteren Begrenzungslinie der linken erhebt sich der innere obere Schulterblattwinkel. Beide Schlüsselbeine sind = 11 cm, das linke steht im ganzen etwa $1/_2$ cm tiefer als das rechte. Das linke Schlüsselbein ist in seinem akromialen Teile stärker S-förmig ausgebogen. Rechts sind 13 Rippen abzutasten. Die 2. und 3. linke Rippe weisen beim Abtasten dicht am Brustbein einen scharf nach vorn konvexen Vorsprung auf; die 3. linke Rippe biegt dann scharf nach oben zurück und verläuft empor bis dicht unter das Schlüsselbein, woselbst sie nicht mehr weiter zu verfolgen ist. Zwischen 3. und 4. Rippe ist der Zwischenraum demgemäß vergrößert. Die Rippen sind unterhalb der Mamillen an der rechten Brustkorbseite abgeflacht, an der linken stärker gebogen.

Mit dem rechten Arm sind alle Bewegungen normal. Beim horizontalen Erheben des linken Armes geht von einem Winkel von $70^0$ an die Schulter mit. Die Erhebung ist bis $120^0$ möglich. Beim Vorwärtserheben des Armes beträgt der größte Winkel $95^0$, passiv $100^0$. Alle anderen Bewegungen sind regelrecht. Die vorderen oberen Darmbeinstachel stehen gleich hoch. Beide Arme sind gleich lang (55,5 cm).

Rückansicht (Taf. VII, Fig. 27 u. 28). In der Halswirbelsäule linkskonvexe, vom letzten Halswirbel bis 4. Brustwirbel rechtskonvexe Skoliose. Letzterer springt mit seinem Dorn stark hervor und steht etwa in Höhe des linken unteren Schulterblattwinkels, darauf wieder rechtskonvexe Skoliose vom 4.—9. Brustwirbel, der wieder stark hervorspringt, dann folgt eine im großen und ganzen linkskonvexe Skoliose, die bis ins Kreuzbein hinabreicht.

Die Schulternackenlinie verläuft rechts steil abfallend, die linke abgeflacht. Die letztere wird unterbrochen von dem sich nach vorne überwölbenden oberen inneren Schulterblattwinkel. Das Schulterblatt ist mit seinem inneren oberen Winkel um seine sagittale Achse im Sinne des rückläufigen Uhrzeigers gedreht. Der Winkel zwischen der inneren Grenzlinie des Schulterblatts und der Halswirbelsäule ist nach oben offen und beträgt $45^0$. Die Schulterblattgräte, die deutlich abtastbar ist, entspringt in Höhe des 6. Halswirbels. Der obere innere Winkel reicht bis zur Höhe des 5. Halswirbeldornfortsatzes, demnach das linke

Schulterblatt vom 4. Halswirbel bis zum 4. Brustwirbel, das rechte vom 2. bis 8. Brustwirbel; der untere Winkel des rechten Schulterblatts ist durch die Skoliose stark vom Brustkorb abgehoben. Oberer innerer bis unterer innerer Winkel des Schulterblatts beiderseits 13 cm. Ursprung der Schulterblattgräte beiderseits 8 cm oberhalb des unteren inneren Winkels. Länge der Schulterblattgräte links == 11 cm, rechts == 12 cm, die ganze linke Brustkorbhälfte ist stark nach links vorgebogen. Die linke Brustkorbkuppe verläuft außergewöhnlich spitz nach oben zu und zwar von der 4. Rippe an. Daselbst ist am Brustkorb eine nach oben innen zu aufsteigende deutlich konvexe Vertiefung fühlbar. Eine abnorme Behaarung (Hypertrichosis) fehlt am ganzen Rücken.

Muskelbefund: Beim Abtasten sind die Sternocleido-Portionen und der Levator anguli deutlich fühlbar. Die linke Schlüsselbeinportion des ersteren setzt jedoch etwas weiter nach auswärts an. Beide Pectorales majores sind gleich entwickelt. Der linke Serratus anticus und die untere Cucullarisportion sind nicht deutlich fühlbar. Rhomboidei, Levator, Omoyhyoideus, Infraspinatus, Teres major und minor palpatorisch regelrecht.

Elektrische Prüfung (Herr Oberarzt Dr. Seiffert von der Nervenklinik der Königl. Charité): Levator anguli und Sternocleidomastoideus beiderseits regelrecht. Von den Cucullares verhält sich der obere Teil regelrecht, der mittlere reagiert prompt, aber rechts schwächer als links, ob links der untere Theil vorhanden, bleibt fraglich. Auch der Deltoideus und der Infraspinatus reagieren prompt, aber links schwächer als rechts. Die Rhomboidei sind isoliert nicht zu reizen. Während der rechte Serratus prompt zuckt, ist beim linken mit mittleren Strömen keine Zuckung zu erhalten. Dieser letztere läßt sich auch funktionell nicht nachweisen.

Röntgenbefund: Nach mehreren von vorn nach hinten und in umgekehrter Richtung aufgenommenen Röntgenbildern, darunter auch Blendenaufnahmen, ergibt sich folgender Befund: In der Hals- und Brustwirbelsäule ist eine rechtskonvexe Skoliose mit dem Scheitel in Höhe des 6. Brustwirbels vorhanden. Der Rippenbuckel ist besonders stark ausgeprägt in der rechten oberen Hälfte der Brustwirbelsäule. 12., 11. und 10. Brustwirbel ohne Besonderheiten, 9., 8. und 7. vielleicht schon etwas niedriger. Der 6. Brustwirbel liegt an der Stelle des Gipfels der Skoliose und ist zu einem rundlichen Keil (Keilwirbel der Skoliose), der die Kuppe nach links oben hat, verändert; in seiner linken Hälfte ist ein rautenförmiger Spalt, der Beginn der Wirbelspalte. Die letztere steigt von hier aus schräg nach links oben empor. Die linken Wirbelbögen sind weniger entwickelt, als die rechten, wodurch die Spalte mehr der linken Seite angehört. Sie ist am breitesten im Bereiche des 5., 4. und 3. Brustwirbels und wird von hier aus schmäler, indem sie nach rechts oben in den ersten Brustwirbel einbiegt, von wo sie zickzackförmig durch den 7., 6. und 5. Halswirbel empor verläuft. Die plötzliche große Verschmälerung der Spalte im 1. Brustwirbel kommt dadurch zustande, daß der linke Wirbelbogen im Vergleich zu den tiefer gelegenen Brustwirbelbögen auffallend gut erhalten ist. Die linken Wirbelbögen des 7., 6. und 5. Halswirbels sind wieder weniger gut entwickelt, wodurch die Spalte breiter wird. Der rechte 6. Halswirbelbogen ist nach oben emporgebogen. Der Rest der Halswirbelsäule ist auf keinem der Bilder sichtbar gewesen.

Bis in die Höhe der 7. Rippe sind außer den durch die Skoliose bedingten keine Veränderungen an den Rippen vorhanden. Die 7. und 6. linke Rippe entspringen gemeinsam, um sich dann zu teilen, die 5. linke Rippe entspringt mit je einer Branche vom 6. und vom 5. Brustwirbel, verläuft erst bogenförmig abwärts und dann horizontal. Die 4. Rippe entspringt unter spitzem Winkel, läuft fast parallel der Wirbelsäule empor, um dann in steilem Bogen nach unten außen weiter zu verlaufen. Hierdurch entsteht zwischen 4. und 5. Rippe ein ovales Loch (Taf. VII u. VIII, Fig. 29 und 30).

Die 3. Rippe kreuzt den Ursprung der 4.; 1. und 2. entspringen gesondert, verschmelzen alsdann und verlaufen wie die 3. horizontal.

Rechts verlaufen, abgesehen von dem bereits erwähnten Rippenbuckel, die Rippen regelrecht, jedoch bestehen 3 Halsrippen, von denen die vom 7. Halswirbel abgehende genau den übrigen Rippen entspricht, die vom 6. und 5. Halswirbel abgehenden bis zur Höhe des Tuberkulum der übrigen Rippen reichen.

Das linke Schlüsselbein steht tiefer wie das rechte. Das linke Schulterblatt zeigt eine konvexe Basis, einen konkaven oberen und unteren Rand, es ragt mit seinem oberen Drittel über das Schlüsselbein empor und ist nach vorn umgebogen. Die Schultergräte verläuft auffallend hoch von innen oben nach unten außen. Der obere Winkel steht in der Höhe des 5. Halswirbels, der untere in der Höhe des 5. Brustwirbels. Die für das rechte Schulterblatt entsprechenden Punkte sind der 1. und der 7. Brustwirbel. Der untere Winkel ragt gerade in das, zwischen der 4. und 5. Rippe befindliche Oval hinein. Das linke Schulterblatt ist ebenso breit wie lang. Sehr deutlich ist beiderseits der größte Teil der Gelenkpfanne sichtbar.

Fall VII. Hilkea M., 14 Jahre alt.

Geburt regelmäßig. Die „hohen Schultern" wurden gleich von Geburt an bemerkt, dann später, daß das Kind nicht hören und nicht sprechen konnte. Darauf war das Kind gesund, englische Krankheit hat es nicht durchgemacht. Mit 7 Jahren wurde es mehrere Jahre mit Skoliosenkorsett und Hängen an der Glissonschen Schwinge behandelt.

Vordere Ansicht (Taf. VIII, Fig. 31 u. 32): 135 cm großes, in der Entwickelung stark zurückgebliebenes, taubstummes Mädchen von schwacher Muskulatur, geringem Fettpolster und grazilem Knochenbau. Das Kind macht, wie Fragen bestätigen, einen intelligenten Eindruck. Die Atmung klingt ähnlich behindert und leicht schnaufend wie bei Kindern mit adenoiden Wucherungen, die Untersuchung durch den Rachen zeigt jedoch das Fehlen solcher und daß die Halswirbelsäule nicht verändert ist. Die Trommelfelle sind auffallend schräg nach hinten gestellt, sonst regelmäßig. Zwischen der Beckengegend und den unteren Extremitäten besteht gegenüber der oberen Hälfte des Rumpfes ein auffälliges Mißverhältnis, indem letztere stark im Wachsthum zurückgeblieben ist. Der Rumpf wird aus dem Becken leicht nach vorn geneigt. Der Kopf wird noch auf die rechte Seite schräg nach hinten außen gebeugt gehalten, so daß der linke Unterkiefer höher steht. Das Kinn zeigt schräg nach links vorn oben. Die linke Gesichtshälfte erscheint verbreitert. Sonstige Unregelmäßigkeiten im Gesicht fehlen. Das rechte Ohrläppchen steht etwa 3 cm tiefer als das linke. Der Hals ist ganz erheblich verbreitert und besonders rechts verkürzt. Die Schultern sind abgeflacht und verbreitert. Die rechte Schulter bildet eine dreieckige, medianwärts ansteigende Fläche, deren Spitze die Vereinigung von Akromion und Schlüsselbein, deren hintere Begrenzungslinie die Schulterblattgräte, deren vordere das Schlüsselbein und deren innere der Halsansatz bildet.

Links liegt die entsprechende hintere Kontur (Schulterblattgräte) etwas mehr dem Rücken zu, wodurch das akromiale Ende des Schlüsselbeins ungefähr 0,5 cm höher ragt, als rechts. Der innere Halskontur dieser dreieckigen Fläche wird eingenommen von einer kuppenförmigen Erhebung, die dicht unterm Ohr und Unterkiefer beginnt und schräg nach hinten unten außen zur Schulterblattgräte verläuft. Sie endet an der in Höhe der Mitte des linken Schlüsselbeins gelegenen Stelle der Schulterblattgräte. Abstand Schulterblattgräte bis Schlüsselbein beiderseits an dieser Stelle 7 cm. Die linke Schulter steht höher als die rechte. Die linke Nackenschulterlinie verläuft steiler, linke Oberschlüsselbeingrube bis auf eine kleine Vertiefung geschwunden. Der Brustkorb verjüngt sich nach oben zu, so daß beide Schultern weit von ihm, etwa unter einem rechten Winkel abstehen.

Die Achselfalten sind rechts verdreifacht, links vervierfacht.

Linke Brustwarze steht 1 cm höher, als die rechte. Linke Brust stärker entwickelt. Der Nabel liegt mehr nach links. Die Taillendreiecke sind beiderseits spaltförmig zu je zwei gleichlaufenden Linien ausgezogen. Länge der Arme und Oberarmumfang beiderseits gleich. Beine ohne Besonderheiten.

Das linke Schlüsselbein steht höher als das rechte. Das Brustbeinende des rechten Schlüsselbeins springt stärker vor. Die Rabenschnabelfortsätze springen stark hervor und sind deutlich in ihrer ganzen Länge abtastbar. Rechte untere Schlüsselbeingrube erheblich tiefer als die linke. Entfernung Jugulum bis äußerstes Akromionende beiderseits $15^1/_2$ cm. An der Vorderseite der vorhin beschriebenen Wölbung ist bis dicht an die Halswirbelsäule heran und bis 2 cm unterhalb des linken Ohrläppchens ein knöcherner Vorsprung fühlbar, der sich als ein Konvolut der 4 bis 5 obersten Rippen darstellt und die Neigung des Kopfes nach links fast verhindert. Druck auf die Innenseite dieser Stelle ist schmerzhaft.

Ansicht von hinten (Taf. VIII, Fig. 33 u. 34): Kopf schräg nach rechts hinübergehalten. Beide Schultern gleich hoch, aber der linken ist am inneren Teil der Nackenschulterlinie die oben beschriebene Vorwölbung aufgelagert. Schultern abgeflacht. Der Kopf wird so stark nach hinten gehalten, daß die Halswirbelsäule nicht abzutasten ist, der erste fühlbare, abtastbare, stark hervorspringende Dornfortsatz ist der des 6. oder 7. Brustwirbels. Es besteht eine linkskonvexe Skoliose der Hals- und Brustwirbelsäule bis in Höhe des 10. Brustwirbels, an welche sich eine rechtskonvexe Skoliose der unteren Brust- und Lendenwirbelsäule anschließt. Nach der Kopfhaltung zu urteilen, besteht eine Halswirbellordose. Das linke Schulterblatt steht höher, als das rechte, das linke vom 6. bis 11. Brustwirbel, das rechte vom 7. bis 12. Brustwirbel.

Schulterblattmaße: Basis (oberer innerer bis unteren inneren Winkel) beiderseits = 11 cm, Länge der Schulterblattgräten, deren linke spitzwinkliger gegen die Wirbelsäule verläuft = 11 cm. Unterer innerer Winkel bis Schulterblattgrätenansatz beiderseits = 9 cm, unterer innerer Winkel bis Akromionende beiderseits = 16 cm.

Beide Schulterblattgräten bilden bogenförmige Linien, sie springen sehr scharf hervor und bilden an dem Abgangspunkte von der Basis Buckel. Die Obergrätengruben sind beiderseits erheblich verkleinert. Oberhalb der linken Schultergräte entwickelt sich der Rippenbuckel, dessen einzelne Rippen abzutasten nicht möglich ist. Das linke Schulterblatt steht mehr vom Brustkorb ab, als das rechte. Unterer innerer Winkel bis Wirbelsäule links 6 cm, rechts 3 cm, oberer innerer Winkel bis Wirbelsäule links 5 cm, rechts 8 cm.

Beide Schulterblätter sind mit dem oberen inneren Winkel um die sagittale Achse nach außen gedreht und lassen sich passiv bewegen. Sehr auffällig ist eine bis zum 9. Brustwirbel reichende Behaarung in der Mittellinie, die aus dem Kopfhaar als Schopf hervorgeht. Die behaarte Stelle bildet ein gleichschenkliges Dreieck mit der Basis nach dem Kopf zu; die Haare entfernen sich etwa in ihrem breitesten Teil 4 cm von der Mittellinie. Die Spitzen der Haare bilden einen Wirbel nach den Dornfortsätzen zu. Die Haare haben in der Mitte, wo sie am längsten, etwa 4 cm, sind, die blonde Farbe des Kopfhaares und gehen nach außen in Milchhaare über. Becken ohne Besonderheiten.

Funktion: Alle Bewegungen sind durchaus normal möglich. Beim Erheben nach der Seite rotieren die Schulterblätter am Brustkorb entlang nach vorne außen.

Muskelbefund: Sternocleido rechts verkürzt, links deutlich vorhanden, jedoch setzt die Schlüsselbeinportion erst in der Mitte des Schlüsselbeins an. Serratus links schwächer entwickelt als rechts. Alle anderen Muskeln ohne Besonderheiten.

Röntgenbefund (Taf. VIII, Fig. 37 u. 38): Nach mehreren von vorn und hinten aufgenommenen Röntgenaufnahmen ergibt sich folgender Befund:

Die Halswirbelsäule deutlich aufzunehmen war wegen der bereits geschilderten Kopfhaltung unmöglich und eine abermalige beabsichtigte Aufnahme von der Seite mußte unterbleiben, da die Eltern unter keinen Umständen ihre Einwilligung zur nochmaligen Untersuchung geben wollten.

Der ganze obere Brustkorb bis zum 9. Brustwirbel ist auf eine Ausdehnung zusammengestaucht, die wenig größer ist als der normale Rest desselben vom 9. bis zum 12. Brustwirbel. Der 12., 11. und 10. Brustwirbel sind regelrecht. Vom 9. an beginnt eine Wirbelspalte, welche die rechte Hälfte dieses Wirbels einnimmt, den 8. Brustwirbel auf der gleichen Seite und in gleicher Richtung durchzieht, im 7. nach innen abbiegt, im 6., 5., 4., 3. u. 2. gleichmäßig breit, beinahe in der ganzen Breite der Wirbelbögen aufwärts verläuft und jedenfalls sich noch in die Halswirbelsäule hineinerstreckt. Der 2., 3., 4., 5. und 6. Brustwirbel sind auf einen ganz kleinen Raum eng zusammengepreßt und nicht mit Sicherheit jeder einzeln abgrenzbar, jedoch scheint besonders eng verbunden, wenn nicht verwachsen zu sein, der 4. u. 5., da der Zwischenwirbelraum zwischen 3. u. 4. und 5. und 6. deutlich sichtbar, der zwischen 4. und 5. dies aber nicht ist. Die Wirbelbögen des 3., 4., 5. und 6. Brustwirbels zeigen im Bereiche der Spalte auf der rechten Seite größere Defekte als links. Im 7. Brustwirbel wird die Spalte dadurch schmaler, daß der linke Wirbelbogen ganz, vom rechten der mediale Teil vorhanden ist. Im 8. Brustwirbel sieht man die Spalte lateral des rechten Dornfortsatzes verlaufen. In einer Aufnahme von hinten nach vorn sieht man einen deutlichen Spalt im Bereich des 6., 5., 4. und 3. Brustwirbels, derselbe scheint nicht durch die Wirbelkörper zu gehen. Die Fortsetzung des Spaltes ist noch bis in Höhe der Unterkiefer-Zahnreihe zu verfolgen, was in unserem Falle etwa der Höhe der 1. Rippe und des 1. Brustwirbels entsprechen würde. Die Wirbelsäule zeigt eine linkskonvexe Skoliose bis zum 10. Brustwirbel, von da an eine rechtskonvexe bis herab zum Kreuzbein. Der 12., 11. und 10. Brustwirbel sind gleich groß, bereits der 9. ist zusammengedrückt, was von da an nach oben zu von Wirbel zu Wirbel mehr zunimmt.

Der ganze Brustkorb ist stark abgeflacht durch den flacheren Verlauf der Rippen. Die 12. bis 10. Rippen verlaufen hiervon abgesehen ungefähr normal.

Von den 9. an werden die Abstände ungleichmäßig, so daß links die 8., 7. und 6. einander näher rücken, die 4. und 5. bereits an einer Stelle verschmolzen sind. Von der 5. an nach oben zu immer stärker sich ausprägend entspringen die Rippen unter einem spitzen Winkel von den Wirbeln, verlaufen nach oben außen bis in Höhe ihres Tuberculum, von wo sie scharfwinklig nach unten außen abbiegen. Naturgemäß muß bei der enormen Verschiebung des Brustkorbes nach oben — der Brustbeinansatz der Schlüsselbeine befindet sich in Höhe des 7. Brustwirbels — für die obersten Rippen der Abgangswinkel von der Wirbelsäule immer kleiner und steiler werden, so daß die Rippen bis zu der geschilderten Abknickung nach unten außen hin beinahe parallel der Wirbelsäule verlaufen. Hierdurch entsteht der bereits als „Konvolut von Rippen" beschriebene Buckel am linken Halsansatz. Es reicht derselbe links bis dicht an den Unterkiefer, rechts nicht so weit. Noch größer als links sind die Abnormitäten im Verlauf der Rippen rechts. Die 7. Rippe kreuzt dicht an den Wirbeln die 8. Rippe, die 6. hat Flächendrehungen erlitten und ist durch Annäherung an die 7. abnorm von der 5. entfernt. Von hier an beginnt ein wirres Durcheinander der übrigen Rippen, deren einzelner Verlauf nicht mehr mit Sicherheit anzugeben ist, von denen indessen die 6., 5., 4. und 3. aus den zu einem Knochenstück verschmolzenen Querfortsätzen der entsprechenden Wirbel hervorgehen. Die Konturen sind an diesem Knochenstück derartig unregelmäßig, daß man daselbst auch periostale Wucherungen, besonders z. B. in der Höhe des 5. und 6. Brustwirbels annehmen muß. Die 2. und 1. Rippe verlaufen ähnlich wie links zusammen scharfwinklig gegen die Wirbel abgesetzt. Durch diesen Ursprung der Rippen erhält bei flüchtigem Zusehen die Wirbelsäule daselbst eine ganz abnorme Breite. Eine Folge der Skoliose ist es, daß die sieben ersten oberhalb der Schlüsselbeine abgehenden Rippen mit ihren Ursprüngen rechts enger (Konkavität der Skoliose) gestellt sind als links (Konvexität der Skoliose) weshalb die Brustkorbkuppe links höher d. h. bis fast an den Unterkiefer emporragt.

Das linke Schulterblatt ist erheblich größer und breiter als das rechte. Es reicht links etwa vom 4. bis zum 10. und rechts vom 6. bis 11. Brustwirbel. Das rechte Schulterblatt ist infolge der Skoliose mit seinem unteren Winkel der Wirbelsäule näher als das linke. Die linke Schulterblattgräte ist weiter entfernt von dem Schlüsselbein als die rechte. Die Schulterblattgräten springen scharf hervor, die linke bildet an ihrer Ursprungsstelle an der Basis einen Vorsprung. Die Rabenschnabelfortsätze sind — besonders links — verdickt. Beide Schulterblätter haben um die sagittale Achse eine Drehung mit dem oberen inneren Winkel nach außen ausgeführt. Die Basis des rechten Schulterblatts ist stumpfwinklig abgebogen, derart, daß sie vom unteren inneren Winkel zunächst nach oben innen und dann in Höhe der 10. Rippe nach oben außen verläuft. Der rechte obere innere Winkel wird durch Rippen verdeckt. Die Basis des linken Schulterblattes bildet einen kleineren Winkel, der obere innere Winkel ragt über das Schlüsselbein empor bis etwa in Höhe der 4. Rippe. Die linke Schulterblattgräte verläuft im allgemeinen horizontal mit leichtem Ansteigen des akromialen Teils nach oben außen zu, die rechte mit ihrem inneren Teil mehr von oben innen nach unten außen, mit ihrem akromialen Teil von innen nach oben außen. Lendenwirbelsäule und Becken ohne Besonderheiten.

Als im großen und ganzen gleichartige Fälle möchte ich zusammenstellen Fall I, II und III, dann wieder Fall IV und V und

endlich Fall VI und VII. Innerhalb dieser Gruppen, die ich nur für
meine Fälle, nicht etwa aber als neuen Einteilungsversuch gelten
lassen zu wollen bitte, steigt mit der Nummer des Falles der Grad der
Deformität. Gemeinsam in gleichem Grade ist der 1. Gruppe die geringe
Verbreiterung der linken Gesichtshälfte, die Abweichung des Kinns nach
links, d. h. nach der mißbildeten Seite. Der unterbrochene flache
Verlauf der Nackenschulterlinie ist am stärksten bei Fall III ausgeprägt. Gemeinsam ist den 3 Fällen die Form der Oberschlüsselbeingrube, die Abflachung der Schulter, das Ueberhängen nach vorne
innen, die leichte Innendrehung des Armes, die Verbreiterung des
Halsansatzes, die stark S-förmige Krümmung des akromialen Teils
des Schlüsselbeins und das Hervorspringen seines Brustbeinteils. Auffallend ist das Verhalten der Achselfalte der kranken Seite; bei Fall I
und III ist sie verdoppelt, bei II, soweit auf den nicht sehr deutlichen
Bildern festzustellen, vervielfacht. Stets verläuft sie anstatt senkrecht schräg von unten außen nach oben innen zu. Ich habe diese,
wie wir noch sehen werden, nicht so seltene Erscheinung in der
Literatur nirgends erwähnt gefunden, ebenso nicht des ungleichen
Standes der Brustwarze, des Tiefstandes auf der kranken Seite, wie
er bei I und III vorhanden ist und wie ich ihn bei Kauschs[1]) Fall 1
(Figur 2), der tieferen Lage der Brustwarze der gesunden Seite bei
Joachimsthals[2]) Fall 2 (Figur 3), Ragers[3]) Fall 1 (Figur 1 b) und
Fall 2 (Figur 2 b) abgebildet fand. Bei Fall I ist der Abstand Ju-
gulum—Akromionende links 2 cm kleiner. Stets war linkerseits der
obere innere Schulterblattwinkel nach vorn ausgezogen und stets stand
der untere innere Winkel von dem Brustkorb ab. Das Schulterblatt
war um die sagittale Achse mit dem oberen Teil nach außen, mit
dem unteren nach innen gedreht; ebenso war eine linkskonvexe
Skoliose vorhanden. Beim Abtasten zeigte sich, daß bei Fall I das
Schulterblatt sich vom 7. Hals- bis 7. Brustwirbeldornfortsatz, bei
Fall III vom 1.—7. Brustwirbeldornfortsatz erstreckte. Das Taillendreieck der mißbildeten Seite war stets flacher ausgezogen und sein
oberer Winkel stand tiefer. Dieses regelwidrige Verhalten, das sich
bei allen meinen Fällen nachweisen ließ, mag zum Teil wohl eine
Folge der Skoliose sein, ist indessen zum anderen Teil durch das
Ueberhängen der Schultern nach vorne bedingt und insofern — was

---


1) Grenzgeb. der Medizin u. Chir. Bd. 9. 1902.
2) Joachimsthal, Fortschr. auf dem Gebiete der Röntgenstrahlen. Er-
gänzungsheft 2. 1900.
3) Rager, Zeitschr. f. orth. Chir. 1901.

bisher bei den Beschreibungen der Fälle noch nicht geschehen war —
als ein, wenn vorhandenes, meiner Ansicht nach recht charakteristisches Symptom des Hochstandes anzusehen. Die Schulterblattmaße
sind, leider jedoch nicht ganz vollständig, aus der Tabelle (s. S. 445)
ersichtlich. Die Muskelabnormitäten beschränken sich bei Fall I
auf erheblich geringere Entwicklung der Schlüsselbeinportion des
Sternocleidomastoideus und darauf, daß der Pectoralis minor nicht
nachzuweisen war, während der Cucullaris der mißbildeten Seite erheblich stärker als der der gesunden war.

Bei III war ebenfalls der Pectoralis minor nicht nachweisbar,
anstelle der akromialen Portion des Deltoideus eine Delle vorhanden,
der obere Cucullaristeil schwächer entwickelt, der untere nicht nachweisbar, aber funktionell war kein Ausfall festzustellen.

Sehr interessant ist bei I und III das Vorhandensein von je
2 kurzen, etwa der Querfortsatzlänge entsprechenden Halsrippen,
wovon noch weiter unten die Rede sein soll. Die Röntgenbefunde
ähneln einander im großen und ganzen.

Zu den jetzt folgenden Fällen von beiderseitigem Hochstand
gehört außer Fall IV und V noch der Fall VII, den ich aber seiner
Wirbelspalte wegen nur soweit als nötig hier besprechen will.

Bisher sind im ganzen 11 Fälle von beiderseitigem Hochstand
beschrieben, nämlich von Milo[1]), Honsell[2]), Göppert[3]), Pankow[4]),
Wittfeld[5]), Müller[6]), Sick[7]) (mit Wirbelspalte), Kausch[8]) (2 Fälle),
Mohr[9]), Hirsch[10]). Köllikers doppelseitiger erworbener Fall ist,
da nur ganz kurz beschrieben, hier nicht verwendbar. Auf Sicks
Fall, bei dem Wirbelspalten vorhanden waren, werden wir noch bei
der nächsten Gruppe näher einzugehen haben.

Prinzipielle Unterschiede zwischen den ein- und doppelseitigen
Fällen bestehen nicht. Auch hier ist das Beständige der Schulter-
blatthochstand, die Anzahl und Art der anderen Symptome wechselt.
Unter den bisher beschriebenen Fällen handelt es sich nur in dem

---

1) Zeitschr. f. orth. Chir. Bd. VI. 1897.
2) Beitr. z. klin. Chir. Bd. 24. 1899.
3) Zentralbl. f. d. Grenzgebiete d. Medizin u. Chir. 1900.
4) Inaug.-Diss. Leipzig 1900/01.
5) Inaug.-Diss. Bonn 1901.
6) Inaug.-Diss. Leipzig 1902.
7) Deutsche Zeitschr. f. Chir. Bd. 67.
8) l. c.
9) Zeitschr. f. orth. Chir. Bd. XI. 1903.
10) Zeitschr. f. orth. Chir. Bd. XII. 1904.

von Honsell um einen verwachsenen Mann von 41 Jahren, in dem
von Mohr um ein 22jähriges Mädchen, zu denen nun noch mein
Fall V und VI (20- bzw. 26jährig) hinzukommen, sonst um Kinder,
deren jüngstes 10 Monate (Hirsch) alt war. Der Grad des Hochstandes ist auch hier wie bei dem einseitigen recht verschieden. Der
untere innere Schulterblattwinkel befand sich in Hirschs Fall — der
höchste beschriebene Stand — in Höhe des 2. und 3. Brustwirbel-
dorns, in den meisten anderen Fällen in Höhe des 4. oder 6., in
unserem (V) in Höhe des 7. Brustwirbeldornfortsatzes. Sehr interessant ist bei unserem Fall VII, daß trotz des klinischen Bildes des
Hochstandes die Schulterblätter sich im Röntgenbilde links vom 4. bis
9., rechts vom 5.—10. Brustwirbeldornfortsatz erstrecken, also regelwidrig tief stehen. Es findet dies seine Erklärung darin, daß die
obere Brustkorbhälfte so stark in sich zusammengesunken ist, daß in
Schlüsselbeinhöhe schon der 7. Brustwirbel sich befindet. Bei un-
gleichem Hochstand (Honsell, Pankow, Müller, Kauschs Fall 2,
Mohr) ist merkwürdigerweise immer das linke Schulterblatt das
höherstehende, so auch in unserem Fall V und VII. In der Stellung
der Schulterblätter zur Wirbelsäule ist eine abnorme Drehung um die
sagittale Achse teils des oberen Winkels nach außen (z. B. bei Milo
so hochgradig, daß die unteren Winkel nur 1 cm voneinander entfernt
sind, bei Hirsch und Fall VII beiderseits, bei IV links angedeutet),
teils des unteren Winkels nach außen zu verzeichnen (z. B. Honsell,
Pankow, Müller). Drehung um die frontale Achse ist bei Kauschs
1. Fall, bei Müller, Hirsch und meinem Fall V stärker als rechts.
Skoliosen finden sich außer bei Sick in allen Fällen, auch in den
unseren. Die Erklärung von Kausch, daß diese Skoliose ebenso wie
bei einseitigem Hochstand eine kompensierende, die höher stehende
Schulter senkende und bei doppelseitigen stets auf der stärker miß-
bildeten Seite sein soll, trifft z. B. bei Honsell und Mohr nicht zu·
Von Defekten der Muskulatur fanden sich einmal Fehlen des ganzen
(Kausch), je einmal schwächere Entwickelung des unteren Teils des
Cucullaris (Kausch, Mohr), schwächere Entwickelung des linken
Serratus (Honsell), schwächere Entwickelung der Pectorales, Serrati
des linken Deltoideus und der beiderseitigen Oberarmmuskulatur in
meinem Fall V, bei dem auch noch Halsrippen vorhanden waren.
Außer Idiotie (Hirsch), angeborener Enge des Afters (Pankow),
Asymmetrie der Gesichtshälften (Honsell, mein Fall V), geringem
Schiefhals (Müller), Taubstummheit (mein Fall VII), Wirbelspalten
(Sick und mein Fall VII) habe ich sonstige gleichzeitige andere
körperliche Mängel nicht erwähnt gefunden. Hirschs Vermutung,

daß in seinem Falle auch Wirbelspalten vorhanden sein müßten, dürfte wohl, da ungenügend begründet, lediglich Vermutung bleiben.

Die nun folgenden Fälle VI und VII mit Wirbelspaltbildung sind entschieden die interessantesten. W. Koch[1]) nennt partielle Wirbelspalten Spina bifida, vollständiges Offenbleiben des Wirbelkanals Rhachischisis. Ziegler[2]) macht die Benennung Rhachischisis davon abhängig, daß der Wirbelsäulendefekt „so offen vorliegt, daß man im Grunde die mit Membranen bedeckten Wirbelkörper sieht", einen an der Stelle des Defekts nach außen hervorragenden Sack bezeichnet er als Spina bifida. Nach v. Recklinghausen[3]) ist eine „mit hernienartigem Tumor verbundene Wirbelspalte" eine Spina bifida, dagegen eine Spalte, bei der sich kein festes oder flüssiges Material aus der offenen Wirbelrinne erhebt", eine Rhachischisis. Dieser letzten Benennungsart und Einteilung schließt sich Muscatello[4]) an. Wir schließen uns Kochs Definition an.

Einschlägige Fälle von Schulterblatthochstand mit Wirbelspalten sind bisher 6 beschrieben worden, und zwar 2 von Willet und Walsham[5]), je 1 von Hutchinson[6]) und Rager[7]), 2 von Sick[8]), wozu noch meine Fälle VI und VII kommen. Hutchinson hatte bei einem zur Sektion gekommenen Kinde neben anderen zum Teil bereits erwähnten Abweichungen ein Ausbleiben der Verknöcherung der Bogen des 3.—6. Halswirbels in der Mittellinie nebst knöcherner Verschmelzung der linken Bogenhälften des 4., 5. und 6. Halswirbels gefunden. Er erwähnt dann noch, daß in Willets und Walshams Fällen, die mir leider im Original nicht zugänglich, nicht nur Wirbelbogen, sondern auch die Wirbelkörper gespalten waren, worauf wir noch zurückkommen werden. In Ragers Fall III zeigte das Röntgenbild infolge ausgebliebener medianer Verknöcherung der Bogen des 5. Halswirbels bis 3. Brustwirbels eine breite Wirbelspalte. Die linken Bogenhälften mit den Querfortsätzen stehen höher als die rechten.

--------

1) Wilhelm Koch, Mitteilungen usw. I. Beiträge zur Lehre von der Spina bifida. Kassel 1881.

2) Ziegler, Lehrbuch der allgemeinen Pathologie. Bd. I. 1901.

3) v. Recklinghausen, Untersuchungen über Spina bifida. Virchows Archiv. Bd. 105.

4) Muscatello, Ueber die angeborenen Spalten des Schädels und der Wirbelsäule. Langenbecks Archiv. Bd. 47. 1894.

5) l. c.

6) l. c.

7) l. c.

8) l. c.

Die Rippen zeigen nur geringe Form- und Verlaufsabweichungen. Keine Skoliose.

Am meisten den unseren ähneln Sicks Fälle, hier wie dort je ein einseitiger und je ein doppelseitiger. Bei den letzteren finden sich beidemal eine unerhebliche Lordose der Halswirbel, durch die der Kopf nach vorn vorgeschoben ist, während die Erhöhung der Schultern bei gerade gehaltenem Kopfe bewirkt, daß die Nackenlinie ans Hinterhaupt anstößt und so ein Rückwärtsbeugen des Kopfes sehr erschwert oder [Sicks Fall I[1])] unmöglich macht, ferner beidemal ein Hochstehen des linken Schulterblattes, beidemal Formveränderung der Schulterblätter, in meinem Fall VII allerdings anderer Art als bei Sicks Fall I, bei dem auch noch die Funktion — die seitliche Elevation — links zum Teil behindert war. Bestand in meinem Fall VII eine hochgradige Skoliose, so war bei ersterem nur eine Halslordose vorhanden. Beidemal waren die Halswirbeldornfortsätze, bei Fall VII sogar auch diejenigen der 5—6 ersten Brustwirbel nicht abtastbar, hier wegen der Haltung des Hinterkopfes, dort weil eine schmale Rinne mit der Fingerkuppe an ihrer Stelle nachweisbar war. Das Röntgenbild Sicks zeigt uns nur eine zickzackartige Spaltbildung vom 2. Brustwirbel an aufwärts bis in den Kopfschatten, das unsere aber ganz enorme Veränderungen.

Zunächst das Mißverhältnis zwischen oberem und unterem Brustkorbteil, die zusammengestauchten oberen Brustwirbel, die Rippenabnormitäten, die Wirbelspalte, die sich sicher noch weiter in die Halswirbelsäule erstreckt. Vor diesen Veränderungen der Wirbelsäule und der Rippen muß der Hochstand der Schulterblätter erst als ein Symptom zweiter Ordnung erscheinen. Hier müssen in der fötalen Anlage so große Unregelmäßigkeiten vorgekommen sein, daß ein Ausgleich unmöglich wurde; davon zeugt auch der Mangel an Gehör und Sprache und noch eins, die Hypertrichosis, die sich gerade über der Halsbrustwirbelspalte findet, soweit mir bekannt, der erste derartige Fall in der Literatur.

Virchow[2]) war es, der als erster auf das gleichzeitige Vorkommen von Hypertrichosis und Wirbelspalten (Spina bifida occulta) und auf einen gemeinsamen Zusammenhang beider hingewiesen hatte, jedoch handelte es sich in seinen Fällen stets um lumbosakrale Hypertrichosis. In Muscatellos[3]) Zusammenstellung der Fälle von Spina

---

1) Sick, Deutsche Zeitschr. f. Chirurgie. Bd. 67.
2) Virchow, Zeitschr. f. Ethnologie. 1875.
3) Muscatello, Langenbecks Arch. Bd. 47.

bifida occulta finden sich nur 2 solche der Brustwirbelsäule, der eine
ist die sog. „Dame mit der Pferdemähne", der von Virchow und
Maaß untersucht, von Joachimsthal[1]) veröffentlicht worden ist, den
anderen haben Bartels-Wanjura[2]) beschrieben. Bei der Dame fand
sich im Brustteil des Rückens eine 13 cm lange Vertiefung, auf der
sich ein Büschel bis zu 27 cm langer Haare ausbreitete, und der einer
seitlichen Spalte in den Bögen des 2. bis 5. Brustwirbels entsprach,
im anderen Falle konnte unter der in Höhe des 2. bis 4. Brustwirbels befindlichen Hypertrichosis ein harter Tumor, aber keine
Wirbelspalte sicher nachgewiesen werden. Eine Spina bifida occulta
der Halswirbelsäule war damals noch nicht und ist erst, soviel
ich aus der mir zugängigen Literatur ersehen kann, durch Ragers
Veröffentlichung am Lebenden nachgewiesen worden. Interessant ist,
daß in Sicks II. Fall, bei dem einseitiger Schulterblatthochstand bestand, sich eine Hypertrichosis vom 2. Lendenwirbel bis zum Kreuzbein, jedoch keine über der Stelle der Brustwirbelmißbildung findet.
Es bietet also das bei Schulterblatthochstand klinisch betrachtete
Material jetzt alle Variationen dar, nämlich: Spina bifida occulta ohne
Hypertrichosis, 1. nur röntgographisch nachweisbar (Fall Rager
und mein Fall VI), 2. durch Abtasten der Wirbelrinne nachweisbar
(Fall I Sicks), 3. nur röntgographisch nachweisbar, aber mit Hypertrichosis an anderer Stelle der Wirbelsäule (Sicks Fall II) und endlich
Spina bifida occulta mit über derselben befindlicher Hypertrichosis
(mein Fall VII). Willet and Walsham haben, wie Hutchinson[3])
angibt, jeder ein Präparat von einem Fall von Schulterblatthochstand
mit Wirbelspalte veröffentlicht; in beiden Fällen waren die Wirbelkörper noch erheblicher gespalten wie die Wirbelbögen.

Spaltungen der Wirbelkörper sind bei Spina bifida sehr selten
und die vordere Wirbelspalte wird von vielen Autoren als höchster
Grad jener betrachtet, so von Meckel[4]), Virchow[5]) und Kroner u.
Marchand[6]). — Eine Kasuistik der beschriebenen Fälle bringt
Schmid[7]); aus dieser geht ihre Seltenheit hervor, denn die Zusammen-
stellung von Tulpius, des durch Rembrandts berühmtes „Anatomiebild"

---


1) Joachimsthal, Virch. Arch. Bd. 131.
2) Bartels-Wanjura, Berl. klin. Wochenschr. 1892.
3) l. c.
4) Meckels Handb. d. pathol. Anatomie. Bd. I. Leipzig 1812.
5) Virchow, Die krankhaften Geschwülste. 1863. I.
6) Arch. f. Gynäkologie. Bd. 17. S. 460.
7) Heinrich Schmid, Ein Fall von Wirbelsäulenmißbildung. Zeitschr. f.
orthop. Chir. Bd. 5. 1898.

bekannten Amsterdamer Arztes, erster Veröffentlichung im Jahre 1652 an bis zum Jahre 1898 nimmt knapp 1½ Druckseiten ein. Bei allen handelt es sich um Föten oder neugeborene, bald gestorbene Kinder. Das einzige Röntgenbild von Wirbelkörperspalten der 9. bis 12. Brust- und 1. bis 2. Lendenwirbel finde ich bei Hoffa u. Rauenbusch[1]). Ueber die klinischen Erscheinungen dieses Falles, besonders das etwaige Bestehen von Schulterblatthochstand, konnte ich leider nichts Näheres erfahren, da durch einen unglücklichen Zufall keine Notizen vorhanden waren. Ich möchte daher den Fällen Willets u. Walshams gegenüber, die sonst nirgends erwähnt und aus Hutchinsons Bericht von einer in die andere Publikation übernommen worden sind, eine abwartende Stellung einnehmen. — Nach v. Recklinghausen liegen die Wirbelspalten häufig seitlicher als medial, was für Ragers, Sicks und meine Fälle jedoch nicht zutrifft.

Die gewöhnliche Spina bifida ist nach O. Hertwig[2]) eine Hemmungsmißbildung, die auf einem teilweise verhinderten Verschluß der Urmundspalte beruht. — Kehren wir nunmehr zu den beiden Fällen einseitigen Schulterblatthochstandes (Sicks Fall II, mein Fall VI) zurück.

Die Veränderungen in meinem Fall VI sind erheblich stärker wie bei Sicks Fall II, die Wirbelspalte der Hals- und Brustwirbel ist deutlich zu verfolgen, während sie bei Sick nur als „heller Schatten" wahrnehmbar ist. Bei Fall VI besteht Skoliose, Gesichtsasymmetrie und Neigung des Kopfes nach links, bei jenem nicht, die Funktionsausfälle sind ähnlich. Sehr verschieden ist die Deformierung der Rippen und des Brustkorbes bei Sicks und meinen Fällen. Während sie bei seinem I. Fall sich nur in geringer Ungleichmäßigkeit der Stellung der Rippen äußert, sind bei Fall II die oberen Rippen stark geknickt, nach abwärts geneigt, auffallend schmal und auf die Kante gestellt, so daß die obere Brustkorbhälfte anstatt rund abgeflacht, dafür aber weiter als normal nach oben hinaus sich erstreckt. In meinem Fall VI reicht die rechte (gesunde) Brustkorbhälfte wohl infolge der Skoliose höher hinauf als die linke, deren obere Rippen einen mehrfach stark abgeknickten Verlauf nach oben und dann nach vorn dem Brustbein zu nehmen, eine Abnormität, die bei Fall VII derartig sich besonders links steigert, daß oberhalb des Schlüsselbeins ein Rippenbuckel entsteht.

<hr>

1) Hoffa u. Rauenbusch, Atlas der orthop. Chirurgie in Röntgenbildern. Lief. 1. Taf. III. Fig. 4. 1905.

2) O. Hertwig, Lehrbuch d. Entwickelungsgeschichte. 1894.

Auffallend häufig finden sich bei meinen Fällen Halsrippen, so beim I. III., IV., V., VI., während ich sonst nur noch solche in Kaysers[1]) Fall erwähnt sehe. Hier war dieselbe auf der gesunden Seite vorhanden, ihr Grad ist nicht geschildert oder aus der schematischen Zeichnung ersichtlich.

Tabelle der Schulterblattmaße.

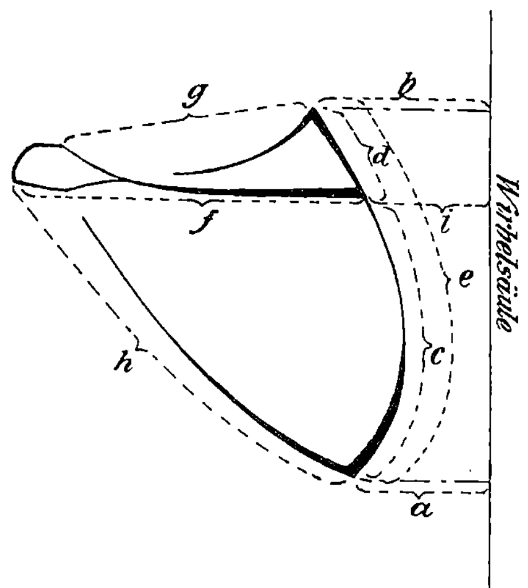


| Ab-stand | Fall I | | Fall III | | Fall IV | | Fall V | | Fall VI | | Fall VII | |
|---|---|---|---|---|---|---|---|---|---|---|---|---|
| | r. | l. | r. | l. | r. | l. | r. | l. | r. | l. | r. | l. |
| a = | 5,5 | 12,5 | 7 | 9 | 13 | 11 | 9 | 6,5 | — | — | 3 | 6 |
| b = | 7,5 | 10,5 | 5,5 | 15,5 | 12 | | 11,5 | | — | — | 8 | 5 |
| c = | 12 | | — | — | 16 | | 14 | | 8 | | 9 | |
| d = | 5 | 6 | — | — | 6 | | 7 | | — | — | 2 | |
| e = | 17 | | 19 | | 22 | | 21 | | 13 | | 11 | |
| f = | 16 | | 17,5 | | 15 | | 15 | 16 | 12 | 11 | 11 | |
| g = | 13 | | 16 | 12 | 16 | | 13 | | — | — | — | — |
| h = | 22 | | 22 | | 24 | | 22 | | — | — | 16 | |
| i = | — | — | — | — | — | — | 10,5 | 9 | — | — | — | — |

Erklärung der Buchstaben:

a = Abstand des unteren inneren Winkels von der Wirbelsäule.
b = Abstand des oberen inneren Winkels von der Wirbelsäule.
c = Abstand des unteren inneren Winkels vom basalen Spinaansatz
d = Abstand des oberen inneren Winkels vom basalen Spinaansatz.
e = Abstand des oberen inneren vom unteren inneren Winkel.
f = Länge der Spina.
g = Abstand des oberen inneren Winkels vom äußeren Akromionende.
h = Abstand des unteren inneren Winkels vom äußeren Akromionende.
i = Abstand des basalen Spinaansatzes von der Wirbelsäule.

1) l. c.

Bei meinen Fällen I, III, IV, V waren sie beiderseits, bei VI einseitig vorhanden, bei I und VI ersten Grades also von der Länge der Wirbelquerfortsätze (bei V zweiten Grades) also über diese hinausragend, bei IV dritten Grades, bei VI waren sie rechtsseitig und 3 der Zahl nach, von denen die erste völlig den ersten Rippen glich — ob sie knorplig mit der 1. rechten Rippe verbunden war, konnte ich nicht feststellen —, die 2. und 3. zweiten Grades waren.

Helbing[1]) hat darauf aufmerksam gemacht, daß bei Halsrippen konstant Skoliose, und zwar der unteren Hals- und oberen Brustwirbelsäule, seltener Totalskoliose, ferner Verdrehung des Kopfes mit Asymmetrie des Gesichts und Ungleichheit der Halsschulterkontur vorkommt. In Ragers Fall fehlte die Skoliose und ist über das Gesicht nichts gesagt, in meinen Fällen I, III, IV und VI sind Helbings Symptome vorhanden, bei Fall V trifft dies nicht zu, aber auch bei jenen ist es natürlich nicht möglich, sicher zu entscheiden, ob die Halsrippen oder der Schulterblatthochstand dieser Symptome Ursache sind. Ich möchte die Ursache in dem Schulterblatthochstand mit seinen Folgen als der schwereren Mißbildung sehen; bei Fall VI spricht noch gegen die Halsrippe als Ursache das anamnestisch festgestellte frühere Vorhandensein eines linksseitigen Caput obstipum. Diese Ausführungen sollen und können selbstverständlich nicht dazu dienen, die Richtigkeit von Helbings Angaben nachzuprüfen.

Die Frage nach der Entstehung des Leidens versucht bereits Sprengel[2]) zu beantworten. Er hielt es für wahrscheinlich, daß der Arm des Fötus durch irgendwelche unbekannten Einflüsse verdreht und so dem Rücken angelagert wird, daß letzterer die Rückseite des Vorderarms, den Darmbeinkamm der entgegengesetzten Seite aber der Handrücken berührt. Bei der in seinen Fällen stets vermindert gewesenen Fruchtwassermenge hält nun die Uteruswand den Arm in dieser Stellung fest und diese stetige Annäherung von Ursprung und Ansatz des Cucullaris führt eine Verkürzung desselben und hierdurch die Verschiebung des Schulterblatts nach oben herbei. Sprengel war imstande, bei muskelschwachen Personen durch Lagerung des Armes in der oben erwähnten Weise eine ähnliche Verschiebung des Schulterblattes vorübergehend zu erzeugen. Auch im Hoffa-Boltenschen Falle[3]), bei dem der linke Arm „wie fest gebunden" dem

---

1) Helbing, Beziehungen zwischen Halsrippen und Skoliose. Zeitschr. f. orthop. Chir. Bd. 12. 1904.

2) Langenbecks Arch. Bd. 42.

3) Münch. med. Wochenschr 1892.

Rücken dicht anlag, war der Hebamme die geringe Fruchtwassermenge aufgefallen, während in Mohrs[1]) und in Sicks[2]) II. Falle die Fruchtwassermenge beträchtlich, bei ersterem aber die Geburt schwer, bei letzterem das Kind wegen Wehenschwäche mit der Zange geholt worden war. Gegen Sprengels Ansicht macht Sick mit Recht geltend, wie man sich nur schwer denken kann, daß das so bewegliche Schulterblatt durch eine in einfacher Fixierung entstandene Muskelverkürzung in seiner Stellung zurückgehalten werden soll, zumal ja auch bei den unteren gebeugt gehaltenen Gliedmaßen keine Belastungskontraktur eintritt. — Ueber den Verlauf der Schwangerschaft finden sich in der Literatur keine Angaben, die imstande wären, einen Anhalt für die Erklärung der Deformität abzugeben, auch ein Heranziehen der Erblichkeit hierzu zeigt sich zwecklos. Nur in Sicks I. Falle findet sich die allerdings sehr interessante Aufzeichnung, daß die Schwester des Vaters des Kindes hohe Schultern in ganz ähnlicher „Weise" habe, ebenso mehrere andere Glieder seiner Familie.

Auf diese einzige Notiz hin der Erblichkeit eine bestimmte ätiologische Rolle zuweisen zu wollen, wäre kühn, die Möglichkeit hereditärer Belastung aber wird man zugeben müssen.

Schlange[3]) sieht für einen Teil der Fälle von Schulterblatthochstand die Ursache in durch amniotische Verwachsung bedingter Verkürzung des Musculus trapezius, welche ein sekundäres Höhertreten des Schulterblattes bewirke.

Wie beim Caput obstipum congenitum der bewegliche Kopf dem Zuge des am nicht beweglichen Brustbein ansetzenden verkürzten Sternocleidomastoideus folgt, so folgt dem verkürzten Trapezius bei dem Bestreben, den Kopf gerade zu halten, das bewegliche Schulterblatt nach oben. — Erwähnenswert ist hier der Lammsche Fall[4]), bei dem linksseitiger Schulterblatthochstand und rechtsseitiger muskulärer Schiefhals kombiniert waren. Trotzdem ist Schlanges Erklärung nur der Wert einer Hypothese beizumessen.

Kölliker sah zuerst in „der Exostosenbildung am oberen Schulterblattrand" ein ursächliches Moment, kam jedoch später, als er die Exostose als den umgebogenen oberen Schulterblattwinkel erkannt hatte, von dieser Ansicht zurück. Im Jahre 1898[5]) beschrieb

------

1) Zeitschr. f. orthop. Chir. Bd. XI. 1903.
2) Deutsche Zeitschr. f. Chir. Bd. 67.
3) Langenbecks Arch. Bd. 46.
4) Zeitschr. f. orth. Chir. 1902. Bd. 10.
5) Langenbecks Arch. Bd. 57.

Kölliker dann den ersten Fall von erworbenem Hochstand des Schulterblattes bei einem 14 jährigen Mädchen, das die Mißbildung erst nach dem 6. Lebensjahre erworben haben soll. Der erworbene Schulterblatthochstand ist nach ihm eine rachitische Deformität. Umkrümmung des Schulterblattes nach vorne, Verbiegung und Verbreiterung des Rabenschnabelfortsatzes und Stellungsveränderung der Gelenkpfanne in der Richtung mehr nach vorne zu sind die seiner Meinung nach für den erworbenen, d. h. rachitischen Hochstand charakteristischen pathologisch - anatomischen Veränderungen am Schulterblatt. Kölliker hat nämlich an einem zufällig in seinem Besitze befindlichen Präparat des Schulterblattes einer schwer rachitischen 57 jährigen Frau diese Veränderungen vorgefunden. Folgende sind die klinischen Erscheinungen des Falles: Hochstand des Schulterblattes und starkes Abstehen des unteren Winkels, die Schulter ist nach vorn innen und unten gesunken, der laterale Cucullarisrand springt stark hervor, die untere Halsgegend ist erheblich verbreitert, die Oberschlüsselbeingrube vertieft. Bei doppelseitiger Deformität erscheint die ganze Brust tief eingesunken, die Brustbeinenden der Schlüsselbeine treten stark hervor, der Rabenschnabelfortsatz läßt sich als breiter langer Knochen leicht abtasten, der obere innere Schulterblattwinkel steht hart oberhalb des Schlüsselbeins. Die Funktion ist insofern gestört, als der Arm nur bis zur Horizontalen erhoben werden kann.

Da zu jener Zeit ein Fall doppelseitigen erworbenen Hochstands überhaupt noch nicht veröffentlicht war — der einzige beschriebene Fall wurde von Müller[1]) aus der von Kölliker geleiteten Poliklinik erst 1902 veröffentlicht — so ist es, nebenbei bemerkt, unklar, woher die klinische Kenntnis der doppelseitigen Deformität stammt.

Bender[2]) bildet Köllikers Präparat ab und in der Tat ist vor allem der enorme Rabenschnabelfortsatz auffällig, um so mehr, als die pathologisch - anatomische Literatur, soweit mir bekannt, diese rachitische Veränderung am Schulterblatt nicht erwähnt, sie muß also recht selten, oder im allgemeinen wohl nicht als für Rachitis pathognomonisch angesehen worden sein. Die pathologisch-anatomischen Veränderungen des Schulterblatts bei Rachitis bestehen, soweit ich mich orientieren konnte, in periostalen Auflagerungen, die dem Schulterblatt eine plumpe Form geben und den Rand dick und wulstig machen. Virchow hat auch Knickungen am Schulterblatt gesehen.

---

1) Inaug.-Dissert. Leipzig. 1902.
2) Münch. med. Wochenschr. 1902. No. 2a.

Doch zugegeben, daß die angeführten drei Veränderungen an dem Präparat die für Rachitis des Schulterblattes charakteristischen sind, so wären dieselben an dem Schulterblatt des Mädchens auch wirklich nachzuweisen gewesen. Die Veränderung in der Pfannenstellung und der Grad derselben ist sicher aber überhaupt nur durch ein Röntgenbild nachzuweisen. Ein solches wurde, da nicht erwähnt, offenbar nicht angefertigt. Mithin fehlt bereits in diesem ersten Fall von erworbenem Hochstand, dem als unumstößlich sicher bewiesen angesehenen Prototyp aller folgenden, der Nachweis eines der wichtigsten, für das neue Krankheitsbild charakteristischen Symptome. Das zweite, die Umkrümmung des Schulterblattes nach vorne, ist ebenso wie alle klinischen Symptome, · die Kölliker als für den erworbenen ein- oder doppelseitigen Schulterblatthochstand charakteristisch anführt, gar nicht nur diesem allein eigentümlich. Ein Blick in die Literatur oder die Beschreibung meiner Fälle kann dies sehr leicht beweisen. Ich will dies deshalb hier nicht im einzelnen ausführen. Nur über eins will ich mich noch etwas näher auslassen, nämlich über die dritte pathologisch-anatomische Veränderung am Schulterblatt, die Verbreiterung und Verbiegung des Rabenschnabelfortsatzes. In der Mehrzahl meiner Fälle ist, wie dies Kölliker als charakteristisch für den durch Rachitis entstandenen erworbenen Hochstand schildert, der oder die Rabenschnabelfortsätze leicht durch Abtasten als verlängert, verdickt, oder beides nachzuweisen. Dieser Befund stimmt z. B. bei Fall I genau mit Kölliker überein; das Röntgenbild zeigt Verbreiterung und Verlängerung des Rabenschnabelfortsatzes. Nichts liegt hier näher als anzunehmen, daß, da die klinischen Erscheinungen gleich, auch das anatomische Substrat ein gleiches sein muß, es müßte also der Rabenschnabelfortsatz dem des Köllikerschen Falles gleichen, dieser aber ähnelt oder gleicht nach Kölliker dem des Präparats. Aber selbst wenn man weitgehendste Modifikation der Form im einzelnen Falle zugestehen will, muß man eine auch nur annähernde Aehnlichkeit zwischen dem Rabenschnabelfortsatz bei meinem Fall I und dem des Präparats ausschließen. Mit großer Wahrscheinlichkeit kann ich deshalb behaupten, daß, wenn ein Röntgenbild in Köllikers Fall angefertigt wäre, der Befund des Rabenschnabelfortsatzes gleich oder sehr ähnlich dem in meinem Fall I gewesen wäre.

Kölliker erwähnt nicht, ob etwa bei dem Mädchen noch sonstige Zeichen von Rachitis vorhanden waren. Der Anamnese ist ein beweisender Wert nicht beizulegen. Kölliker[1]) referierte dann noch

---

1) Münch. med. Wochenschr. 1899. No. 34. S. 1130.

kurz über 2 gleiche Fälle im Jahre 1899 vor der Leipziger medizinischen Gesellschaft, die klinisch nicht genau beschrieben sind, jedoch seinem ersten Fall gleich sein sollen, für die demnach meine obigen Ausführungen gleichfalls zutreffen. In einem der beiden Fälle doppelseitigen Hochstandes hatte Kölliker den Patienten mit 7 Jahren an Pectus carinatum behandelt und damals noch kein Anzeichen einer Deformität gefunden. Dies war im Jahre 1884, d. h. zu einer Zeit, wo die Deformität noch so gut wie unbekannt war, also sehr leicht übersehen werden konnte, zumal es sich um eine doppelseitige handelte. Von den Fällen erworbenen Hochstandes sind außer den 3 Fällen von Kölliker, je einer von Müller[1]) und Groß[2]) und 2 von Bender[3]) beschrieben worden. Ueber Eulenburgs[4]) Fall können wir kurz hinweggehen, da er selbst seiner dort geäußerten Ansicht nur den Wert einer Hypothese beimißt. Mit Ausnahme des Falles von Groß stammen alle Fälle aus Köllikers Poliklinik. Bender, Müller und Groß suchen ihre Fälle in Uebereinstimmung mit dem von Kölliker aufgestellten Typ zu bringen. Da ich diesen nicht als einwandfrei nachgewiesen anerkenne, erübrigt es sich eigentlich, auf diese Fälle noch näher einzugehen. Es ist aber nun sehr interessant zu sehen, daß alle Fälle in mehr oder weniger wichtigen Einzelheiten die von Kölliker als diesem Typ zukommend beschriebenen Erscheinungen nicht aufweisen und wie die Autoren trotzdem bestrebt sind, ihre Fälle in Uebereinstimmung mit jenem Typ zu bringen. Im Jahre 1899 veröffentlichte Groß[5]) einen Fall von angeborenem rechtsseitigen Hochstand. Schon Sick[6]) hatte die Vermutung ausgesprochen, daß dieser Fall nicht auf rachitischer Grundlage beruhe und ein angeborener sei.

Es handelte sich um ein 3 jähriges Mädchen, dessen sämtliche 4 Geschwister an Rachitis gelitten hatten, das Kind selbst hatte Genu varum beiderseits, Verbiegung der Unterarmknochen und Verdickung der Epiphysen. Nach der bestimmten Versicherung der Mutter hatte sich die hohe Schulter „erst seit" dem 2. Jahre entwickelt.

Da hier Abbildung und Röntgenbild des Kindes beigefügt sind, so ist es möglich, ein noch bestimmteres und ganz objektives Urteil abzugeben. Das Bild ähnelt aufs genaueste verschiedenen angeborenen

---

1) l. c.
2) l. c.
3) l. c.
4) l. c.
5) Beiträge zur klin. Chir. Bd. 24.
6) Deutsche Zeitschr. f. Chir. Bd. 67

Fällen, so z. B. den Abbildungen von Joachimsthals Fall I[1]); von Ragers Fall III[2]), Figur 3a daselbst. — Die von Kölliker als charakteristisch hervorgehobene Aenderung in der Stellung der Pfanne fehlt hier. Der Rabenschnabelfortsatz ist nicht verdickt und verlängert; auch läßt sich die Flächenkrümmung des Schulterblattes weder beim Betasten noch im Röntgenbilde nachweisen, Groß meint aber, daß sie vorhanden sein müsse, weil sonst bei der Neigung des oberen inneren Winkels nach vorn der untere innere stärker vom Brustkorb abstehen müßte. Dem ist jedoch nicht so. Bei der Anpassung an den Brustkorb biegt sich zum Ausgleich die obere Kante oder der oberhalb der Schulterblattgräte gelegene Teil des Schulterblattes nach vorn um, wie z. B. meine Röntgenbilder (Fall I, III, VI) zeigen. Das Röntgenbild zeigt meiner Ansicht nach das Vorhandensein einer allerdings sehr geringen rechtsseitigen Skoliose der Hals- und Brustwirbelsäule, deren sonst regelmäßiges Vorhandensein bei angeborenem Hochstand Groß erwähnt, deren Fehlen ihn jedoch zur Annahme eines erworbenen mitbestimmt hatte. Groß selbst legt zur Begründung seiner Diagnose, da fast alle Köllikerschen Zeichen fehlen, den Hauptwert auf die vorhandenen allgemeinen Erscheinungen von Rachitis, es ist dieser Fall aber ganz ohne Frage als ein angeborener anzusehen.

In Benders[3]) Fall, 12jähriges Mädchen mit linksseitigem Hochstand, ist der Rabenschnabelfortsatz deutlich vergrößert und verbreitert. Auf dem Röntgenbilde zeigt er sich als auffallend dunkler breiter Schatten, die Gelenkpfanne zeigt „annähernd kreisförmige Umrisse, scheint also etwas mehr nach vorn gedreht. Der obere innere Winkel ist vergrößert und etwas gebogen."

Die Deformität wurde von den Pflegeeltern angeblich vor 5 Jahren erst bemerkt und verschlimmerte sich allmählich, was ich auf die vorhandene Skoliose zurückführen möchte. Sonstige Zeichen von Rachitis fehlen.

Die beigegebene Abbildung, wie auch das Röntgenbild, sowie der Befund, aus dem einige Daten gegeben sind, rechtfertigen es durchaus nicht, diesem Fall die besondere Stellung des erworbenen rachitischen Hochstandes einzuräumen.

Das 4jähr. Mädchen mit beiderseitigem Hochstand, das Müller[4]) beschreibt, leidet an Rachitis (Schienbeinverbiegungen, Coxa vara

---

1) Fortschritte auf dem Gebiete der Röntgenstrahlen. Ergänzungsh. 2.
2) Zeitschr. f. orth. Chir. 1901. Bd. 9.
3) l. c.
4) l. c.

sinistra und Skoliosis). Außer mit der Angabe, daß die Rabenschnabelfortsätze vergrößert sind, wird keine der drei Forderungen Köllikers erfüllt. Abbildung und Röntgenbefund fehlen der sehr kurzen Beschreibung des Falles, der sich in keiner Weise von vielen anderen angeborenen Fällen unterscheidet.

Bender[1]) beschreibt dann noch einen durch Ankylose des Schultergelenks infolge Caries sicca entstandenen Fall von erworbenem Hochstand, der aber ebenso wie der durch Skoliose erworbene Hochstand hier nicht in Frage kommen kann.

Die obigen Ausführungen zeigen, wie ich denke, einwandsfrei: es gibt keinen erworbenen rachitischen Schulterblatthochstand.

Bloch[2]) in Kopenhagen versuchte, die Mißbildung auf eine abgelaufene intrauterine Poliomyelitis anterior acuta oder auf eine Gehirnaffektion zurückzuführen, eine Ansicht, welche durch keine klinischen Anzeichen begründet, sich Anerkennung zu verschaffen nicht vermocht hat.

Meyer[3])-Kopenhagen wollte die Ursache in einer Lösung der oberen Oberarmepiphyse während der Entbindung sehen. Die Epiphyse sollte dann abnorm unter Drehung um ihre eigene Achse nach außen und hinten verheilt sein. Da der Infraspinatus und Teres minor an der Epiphyse ansetzen, so wäre die Unmöglichkeit der Auswärtsrotation leicht einzusehen, ebenso wie andererseits die Erhaltung der Innenrotation, da die an der Diaphyse ansetzenden Einwärtsroller Teres major und Subskapularis nicht beeinflußt wären. Auch die Möglichkeit einer gleichzeitigen Nervenverletzung, die später sich wieder ausgeglichen habe, sei denkbar und so könne sehr wohl ein Krankheitsbild wie das fragliche entstanden sein.

Auch diese Entstehungsart ist auszuschließen. Abgesehen davon, daß derartige Verletzungen bei der Entbindung durch ihre schweren Erscheinungen den Eltern auffallen müßten und später bei Erhebung der Anamnese fast immer spontan, sicher aber auf Befragen zur Sprache kommen würden, müßte uns das Röntgenbild leicht Aufklärung gebracht haben. Mußte Rager[4]) 1901 noch die Möglichkeit dieser Entstehungsweise zugeben, so ist diese heute als unzutreffend erkannt worden.

Nach Gegenbaur[5]) schließen sich die Vordergliedmaßen bei

<hr>

1) Münch. med. Wochenschr. 1903.
2) Bei Rager, Zeitschr. f. orthop. Chir. Bd. 9.
3) Bei Rager, Zeitschr. f. orthop. Chir. Bd. 9.
4) l. c. S. 57.
5) Lehrbuch d. Anatomie d. Menschen. 1892.

niederen Wirbeltieren unmittelbar an den zum Kopf gehörigen Apparat der Kiemenbögen an, bei den Knochenfischen sind sie sogar am Kopf befestigt. Die vergleichende Anatomie zeigt nun deutlich, daß die Lagebeziehungen der Gliedmaßen zum Rumpfe der Wirbeltiere nicht ursprünglich, sondern erst allmählich erworben sind. So ist die stufengemäße Entfernung der Vordergliedmaßen vom Kopfe nach hinten zu in einzelnen sehr mannigfaltigen Zuständen bis in die höheren Abteilungen der Wirbeltiere zu verfolgen. Es zeigt sich hierbei auch die Gestaltung des Schulterblatts abhängig von der Ausbildung der von ihm entspringenden Oberarmmuskulatur und mit ihr gleichen Schritt haltend. Während so noch beim Bestehen beschränkterer Bewegungen des Oberarms und dementsprechend geringerer Entwickelung der Rollmuskeln, wie sie sich z. B. bei allen Säugetieren findet, deren vordere Gliedmaßen als „Fuß" fungieren, die Basis des Schulterblattes erheblich schmäler ist, tritt beim Menschen die Verbreiterung des Schulterblattkörpers gegen die Basis hin auf und bietet den Rollmuskeln breite Ursprungsflächen. Auch der einzelne Mensch erwirbt erst im Laufe seiner Entwickelung die bedeutende Länge der Basis des Schulterblattes, die bei Embryonen und sogar noch bei Neugeborenen erheblich schmaler ist. Das Verhältnis von Länge zu Breite des Schulterblattes verschiebt sich bei tieferstehenden Rassen zu Ungunsten der Länge, so z. B. beim Neger[1]).

Solche verbreiterte Schulterblätter — die Obergrätengrube war völlig verschwunden — beschreibt an der Hand des anatomischen Präparates eines kurz nach der Geburt gestorbenen Kindes Kirmisson[2]) und sieht die Ursache des vorhanden gewesenen Hochstandes in dieser Mißbildung. Auch Milo[3]), Krecke[4]), Kausch[5]) (III. Fall) und andere erwähnen in ihren Fällen die Verbreiterung, die man vielleicht als Stehenbleiben auf einer niederen Entwickelungsstufe deuten darf. — Einen Schritt weiter tat Slomann[6]). Ausgehend von der Tatsache, daß die Schulterblätter beim Fötus bis zur Geburt hochstehen und erst unter der Geburt herabtreten in ihre extrauterine Stellung — sog. Descensus scapulae —, führte Slomann aus, daß es sich hier um eine Hemmungsbildung, einen fehlenden Descensus scapulae handelt. Wie dieser letztere zu denken ist,

<hr>

1) Flower u. Garson, Journ. of Anat. and Phys. Vol. XIV.
2) Bei Rager, Deutsche Zeitschr. f. Chir. Bd. 68.
3) Zeitschr. f. orthop. Chir. 1899. Bd. VII.
4) Münch. med. Wochenschr. 1896.
5) Veröffentl. a. d. Grenzgebieten d. Medizin u. Chir. 1902.
6) Bei Rager, l. c. S. 61.

schildert Chievitz[1]) folgendermaßen: „The most striking points in connection with the shoulder-girdle an the high position of the bones and the attitude assumed by the scapula, the body of which lies much more nearly in a sagittal plane than is the case in adults, owing to the shape of the upper part of the thorax. The resemblance between the human foetus and quadripeds in this peculiarity in the position of the scapula has been already pointed out by several authors.

.The scapula lies upon the postero-lateral aspect of the thorax over the prominence corresponding to the position of the lung: it is inclined to the sagittal plane at an angle of about 22° in the horizontal section, and its upper part inclines slightly towards the median plane. It is rotated so that the glenoid fossa is directed markedly upwards and the inferior angle is carried forward. The triangular surface at the inner end of the spine lies close beside the transverse process of the 1st dorsal vertebra and the inferior angle reaches the lower border of the 5th rib at a point about 15 mm external to the angle of the rib. The coracoid and acromion process and the greater part of the glenoid fossa are placed above the level of the 1st rib and the outer extremity of the clavicle is directed markedly upwards. In conformity with this disposition of the bones the passage from the neck to the axilla is situated high up and the nerves of the brachial plexus, instead of taking a descending course, pass outwards into the limb, in an almost horizontal direction. The position of the scapula just described, whilst it differs from that met with in adults, in whom the bone extends from the 2nd to the 7th ri, bis one that is constantly observed in younger foetuses (for instance in the one measuring 13 mm figured by His).

In fact the upper limb is, in its origin, a cervical appendage, and retains a position throughout foetal life indicative of that origin and it is not until the beginning of extra-uterine life that mechanical influences come into play, and induce permanent modifications of the foetal condition.“

Auf die normale Fötalstellung und ihre Bedeutung macht auch Hutchinson[2]) aufmerksam als nötig zur Erklärung des abnormen Schulterblatthochstandes, indem er sagt: „The high position of the

---

1) Chievitz, A research on the topographical anatomy of the fullterm human foetus in situ. Copenhagen 1899. 11.

2) Deformity of the left shoulder girdle in a child (bony connection between the scapula and the cervical spine). — Transactions of the pathological society of London 1894. XIV. p. 224. Referat: Brit. med. Journ. 1894. Vol. I. p. 634.

scapula corresponded with the normal primitive condition in the human subject." „Der Hochstand des Schulterblattes ist die normale Stellung beim menschlichen Fötus."

Bei Untersuchung von ausgestoßenen Föten fand Tridon[1] trotz der gegenüber der Gebärmutter sehr veränderten Lageverhältnisse in Uebereinstimmung mit Chievitz die Schulterblätter, je jünger die Föten, um so höher stehend. Außer Sloman, Rager, Hutchinson und Tridon gelangte auch später Kayser[2] zu der Ansicht, daß der angeborene Schulterblatthochstand als eine Hemmungsbildung aufzufassen sei. Sehr wahrscheinlich handelt es sich um eine Störung in der Entwicklung, die durch teils äußere mechanische, teils innere in der Frucht selbst gelegene Einflüsse verursacht wird.

Die Neigung zu Mißbildungen ist ja in hohem Grade vererblich, was jedoch für unsere Deformität nicht erwiesen ist, da sich bisher nur ein erblich belasteter Fall [Sick[3]] verzeichnet findet. Für die Richtigkeit der Auffassung als Hemmungsmißbildung sprechen trotzdem die vielen und mannigfachen gleichzeitig mit Schulterblatthochstand zur Beobachtung gelangten Mißbildungen und Abnormitäten. Solche sind: Totaler Radiusdefekt und Händedeformitäten (Bolten-Hoffa[4])], Mangel des Ober- und Vorderarms [Joachimsthal[5])], angeborener Schiefhals [Beely[6]), Lamm[7])], Defekt von Rippen [Pietsch, Willet und Walsham[8])], Defekt von Rippen und Pectoralis major, Supra- und Infraspinatus [Schlesinger[9])], des Sternocleidomastoideus, mittleren Trapezius und Halsrippe [Kayser[10])], des Trapezius [Kausch[11])], bedeutende Verkürzung des gleichseitigen Rumpfes und der Extremitäten [Freiberg[12])], Zurückbeiben des ganzen Skelettes, besonders der Schultergegend, Schulterblatt und Oberarm waren in der Entwicklung zurückgeblieben in 4 Fällen [Gourdon[13])], trophische Störungen an

---

1) Tridon, Thèse de Paris 1904.
2) l. c.
3) Sick, Ueber angeborenen Schulterblatthochstand. Deutsche Zeitschr. f. Chir. Bd. 67.
4) l. c.
5) l. c.
6) Zeitschr. f. orthop. Chir. Bd. 2. 1892.
7) l. c.
8) Zeitschr. f. orthop. Chir. 1898. Bd. 6.
9) Wien. klin. Wochenschr. 1900.
10) l. c.
11) l. c.
12) Annals of Surgery 1899.
13) Gazette hebdomadaire. Mai 1902.

Skelett und Muskulatur [Holz[1])], Atrophie einer unteren Ex-
tremität [Sainton[2])] Wanderniere [Hödlmoser[3])] angeborene
Enge des Afters [Pankow[4])], Ektopia analis [Kirmisson[5])],
Muskelabnormitäten und Halsrippen in meinen Fällen I, III, IV,
V, VI, Wirbelspalten in Sicks[6]) Fällen und meinen Fällen VI und VII.
Von den letzteren bestand bei Sicks II. Fall noch eine lumbale Hypertrichosis und Varusstellung eines Fußes, in meinem Fall VII eine cer-
vicale Hypertrichosis und Taubstummheit, in meinem Fall VI der
Anamnese nach früher linksseitiges Caput obstipum. Alle diese Fälle
zeigen, daß mehr oder weniger schwere Einwirkungen auf das Wachstum
größerer oder kleinerer zum Teil vom Schulterblatt sogar recht entfernter Körperabschnitte stattgefunden haben. Beim Durchgehen der
Literatur habe ich Fälle von Hochstand ohne irgendwelche Abnormitäten des Skeletts oder der Muskulatur nicht finden können, die vor
die Zeit der Röntgenuntersuchung fallenden habe ich, so z. B. Sprengels,
hierbei nicht berücksichtigt. Aber selbst wenn es Fälle alleinigen
Hochstandes geben, oder solche noch zur Veröffentlichung gelangen
sollten, so würde die Deformität noch immer als eine Entwicklungshemmung im Bereiche des Schultergürtels aufzufassen sein, wie ja
z. B. auch der öfters beobachtete isolierte angeborene Defekt des
Pectoralis als eine Entwicklungshemmung gilt. Mit der Annahme, daß
der Hochstand oder vielmehr das Ausbleiben des Herabtretens des
Schulterblattes eine Entwicklungshemmung ist, sind viele Möglichkeiten
für ihre Entstehung gegeben, lassen sich alle Abarten und Verschiedenheiten der einzelnen Fälle erklären. Allerdings bleibt auch so die
letzte Frage nach der Ursache derselben eine offene, aber wir werden
auch andererseits nicht genötigt sein, alle pathologischen Momente in
oft recht gekünstelter Weise nur mit Rücksicht und in Hinsicht auf
diese Aetiologie deuten zu müssen.

Solche ursächlichen Momente erblickte man in den mannigfachen
Veränderungen des Schulterblatts selbst sowohl, als auch in denen
der Muskulatur.

Von den ersteren wurden besonders gern als Ursache der Deformität herangezogen die Knochenspangen, die öfters sich von der
Wirbelsäule zum Schulterblatt erstreckten. Solche Fälle von Schulter-

---

1) Med. Korresp. Bl. d. Württemb. ärztl. Landesvereins 1896, S. 257.
2) Rev. d'orth. 1898. IX. 467.
3) Wiener klin. Wochenschr. 1902.
4) Inaug.-Diss. Leipzig 1900.
5) l. c.
6) l. c.

blatthochstand mit Knochenspangen fand ich in der Literatur im ganzen 12, nämlich 2 von Willet und Walsham[1]), je 1 von Sainton[2]), Hutchinson[3]), Kirmisson[4]), Hibbs und Corell-Löwenstein[5]) Goldthwait und Painter[6]), Lamm[7]), je 2 von Wilson und Torrance[8]) und Maydl[9]).

Es handelte sich stets um knöcherne Verbindungen zwischen den Halswirbeln und dem oberen Teil der Schulterblattbasis, die oft knorplig nach Art von Gelenken zusammentrafen. Willet und Walsham warfen die Frage auf, ob man hierbei ein Produkt der Wirbel oder des Schulterblattes oder ein von beiden unabhängiges vor sich habe. Sie meinen, daß die Spange sich aus der Epiphyse der Basis entwickelt und der Supraskapula einiger niederer Wirbeltiere gleichartig sei. Solche Tiere sind z. B. Frosch und Kröte, bei welchen allerdings bereits eine Trennung von der Wirbelsäule stattgefunden hat, ferner die Gattung der Schattenfische, bei denen diese Verbindung noch besteht. Sie halten den Vorgang für einen atavistischen Rückschlag. Ebenso deuteten Hibbs und Corell ihren Fall, während Hutchinson und Wilson and Torrance die Spange als einen überzähligen Knochen vertebralen Ursprungs z. B. als Anlage eines überzähligen Verknöcherungszentrums für einen Dornfortsatz auffassen mit Rücksicht darauf, daß die knorplige Artikulation am Schulterblattende lag. Sainton und Goldthwait und Painter halten die Verbindung für einen überzähligen Knochen, der nach Schilderung letzterer in ihrem Fall an beiden Enden Artikulationen besaß. — In Lamms Falle war die Knochenspange abtastbar, ein Röntgenbild war nicht angefertigt worden. Nur durch dieses aber oder durch die in den anderen Fällen vorgenommenen Operationen oder Sektionen läßt sich der Beweis einer Verbindung zwischen beiden Teilen erbringen. Daß die Palpation und der Augenschein trügen können, beweisen Ragers[10]) Fälle II und III, die Hibbs

1) l. c.

2) Note sur un cas de surélévation congénital de l'omoplate. Rev. d'orthopedie. 1899. X. p. 36.

3) l. c.

4) Traité de maladies chirurgicales. p. 490. 1890.

5) Archiv f. Orthop., Mechanotherapie und Unfallchirurgie. Bd. 2. Heft 1.

6) Transactions of the american orthopedic association. Vol. XIV. p. 302. 12.—15. Session, Juni 1901.

7) Zeitschr. f. orthop. Chir. Bd. X.

8) Annals of Surgery. April 1890. Philadelphia.

9) Sbornik klinicky. 1904. p. 73. Archives Bohèmes de Médecine clinique. 1904. p. 138. Tome V.

10) l. c. S. 44 und 50.

und Corell, sowie Laméris[1]) und Zesas[2]) irrtümlicherweise als
sicher berichtete einschlägige Fälle anführen. Beidemal zeigte das
Röntgenbild, wie Rager selbst schildert, keine knöcherne Verbindung
und ich möchte Ragers Vermutung, daß es sich in Fall III um eine
Ekchondrose gehandelt hat, nicht ohne weiteres teilen, vielmehr diese
Fälle als nicht sicher nachgewiesen nicht mitzählen.  Maydl endlich
kommt an der Hand seiner Fälle zu der Ansicht, daß diese Spange
die eigentliche Ursache der Deformität und stets vorhanden sei, aber
öfters wegen ihrer weichen oder bindegewebigen knorpeligen Beschaffenheit nicht palpatorisch oder durch das Röntgenbild nachweisbar, sogar
noch dem Operateur bei Einschneiden an unrichtiger Stelle entgehen
könne.  Ueber den Fall von Watermann[3]) und von Russel -
Hibbs[4]) war mir die Literatur nicht zugängig.

Kausch hat neuerdings für die pathologische Stellung des Schulterblattes den angeborenen Defekt des unteren Abschnitt des Cucullaris
verantwortlich zu machen gesucht.  Von den 5 Fällen, die er anführt,
„bereitet" indessen, wie Kausch selbst sagt, der erste „Schwierigkeiten".
Der linke Cucullaris fehlt völlig, vom rechten — es handelt sich um
doppelseitigen Hochstand — ist nur ein kleiner Rest an der Grenze
des mittleren und unteren Drittels vorhanden.  Dieser Teil müßte die
Schulter abwärts ziehen.  Die Schulter sinkt aber auch bei Lähmung
des Trapezius, hier steht sie hoch.  Diesen Widerspruch sucht Kausch
damit auszugleichen, daß er, was schon Sick[5]) sehr richtig als willkürlich hervorhebt, ausführt, daß ein kongenitaler Defekt sich eben
anders verhält als ein erworbener, eine Behauptung, die er durchaus
nicht beweisen kann.  Den dritten Fall hat Kausch[6]) nur mit
„Bedenken" angeführt. Er bietet wegen einer vorhergegangenen Operation
unklare Verhältnisse dar, den 4. und 5. will er selbst nicht verwerten.[7])

Gegen Kausch führt Laméris[8]) den Fall Bolten an, bei
welchem gerade auf der kranken Seite der Cucullaris deutlicher
sichtbar war.  Bender[9]) hat Müllers Fälle nachuntersucht und den
Cucullaris in beiden Fällen sicher in ganzem Umfange nachgewiesen,

---

1) Laméris, Langenbecks Archiv. Bd. 73. S. 533.
2) Zesas, l. c.
3) und 2) Revue d'orthopédie. 1903.
4) l. c.
5) l. c.
6) l. c.
7) l. c.
8) l. c.
9) Münch. med. Wochenschr. 1903.

auch sah er bei einem 14jährigen Mädchen mit völligem Cucullarisdefekt das Schulterblatt herabgesunken. Einen Fall von angeborenem Defekt des unteren Teils bei fehlendem Hochstand sah Neumann[1]. Er hebt hervor, daß hier nach Kauschs Theorie Hochstand hätte vorhanden sein müssen. Ferner müßte der Grad des Defekts proportional dem des Hochstandes sein, was jedoch keineswegs stets der Fall ist. Neumann hat 11 Fälle von Cucullarisdefekten untersucht, Hochstand als Kombination fand er nirgends erwähnt. Zur Bekräftigung seines 2. Einwands führt Neumann den Fall Hoedlmosers an „mit exzessivem Hochstand" aber geringer Entwicklung des Cucullaris, sowie auch diesbezügliche Widersprüche bei Kauschs Fall II. In meinen Fällen ist bei Fall I der Cucullaris der kranken Seite erheblich stärker als der der gesunden entwickelt, bei Fall III der obere Teil schwächer, der untere nicht nachweisbar, jedoch kein Funktionsausfall bemerkbar. Im Fall V ist der rechte obere Teil wenig schwächer, der untere sehr erheblich geringer ausgebildet. Nach Kauschs Theorie gefolgert muß hier der rechtsseitige Hochstand erheblicher als der linke sein. In Wirklichkeit war es gerade umgekehrt; auch der Befund bei Fall VI läßt sich nicht für Kausch verwerten. Nach alledem muß man Kauschs Theorie als widerlegt ansehen.

Laméris[2] wollte als Ursache des Hochstandes die sehnige oder knöcherne Entartung des Romboideus angesehen wissen, da er bei einem Fall von Hochstand nach operativer Entfernung des sehnig veränderten Rhomboideus eine erhebliche Funktionsbesserung sah. Er deutet einen großen Teil der weiter oben bei den Knochenspangen erwähnten Fälle in seinem Sinne als durch Myositis ossificans veränderte Rhomboidei. Dagegen sprechen aber die Artikulationen an der Wirbelsäule und am Schulterblatt, ferner das Hutchinsonsche Präparat, bei dem außer der Knochenbrücke die Rhomboidei vorhanden waren. Auch das Röntgenbild bei Hibbs und Corell kann Laméris nicht für sich in Anspruch nehmen, wie er es tut, da es mit dem Schulterblatt völlig gleichartigen Knochen zeigt, während der durch Myositis ossificans entstandene Knochen sich im Röntgenbilde anders als der normal gewachsene zeigt. Ferner fand sich im ersten Fall von Goldthwait und Painter[3] außer der knöchernen Spange noch bindegewebige Entartung eines großen Teils des Rhomboideus und Trapezius.

------

1) Wiener klin. Wochenschr.. 1903. No. 36.
2) l. c.
3) l. c.

All dies widerlegt Laméris' Hypothese.

Mehrfach ist, je mehr die Kasuistik anwuchs, der Versuch einer Einteilung gemacht worden:

Rager[1]) unterschied 1901 vier Gruppen:

1. Fälle mit Achseldrehung des ganzen Schulterblatts.

2. Fälle mit „exostosenähnlicher Verlängerung" der oberen medialen Schulterblattecke.

3. Fälle mit überzähliger Knochenbildung zwischen Wirbelsäule und Schulterblatt.

4. Fälle mit Verschiebung eines Schulterblattes nach aufwärts ohne Deformität desselben.

Hibbs und Correll[2]) teilen 1904 ein in:

1. Fälle mit knöcherner Brücke zwischen Wirbelsäule und Schulterblatt.

2. Fälle mit vollständigem Ausfall eines oder mehrerer Muskeln aus dem Schultergürtel.

3. Fälle mit einem langen übergebogenen Teil des Schulterblattes.

4. Fälle ohne knöchernen Auswuchs mit normalem oder verkleinertem Schulterblatte mit verkürzten oder anderweitig defekten Muskeln.

Alle diese Einteilungen sind nach mehr oder weniger hervortretenden Symptomen vorgenommen und entbehren eines einheitlichen Prinzips und das ist natürlich, haben wir es doch bei unserer Mißbildung klinisch mit einem schwankenden Symptomenkomplex zu tun, dessen eines konstantes Symptom, der Hochstand, dem Ganzen aus Notbehelf den Namen geben muß. Dieses Symptom entsteht durch eine Hemmungsbildung, die außer diesem je nach dem Grade ihrer hemmenden Kraft mehr oder weniger mannigfaltige und schwere Symptome gleichzeitig verursacht, und so gewaltig auf den in der Bildung begriffenen Körper einwirken kann, daß vor den entstehenden Mißbildungen das konstante Symptom des Schulterblatthochstandes fast ganz zurücktreten muß. Die letzten Ursachen dieser Entwicklungshemmung kennen wir nicht, sie mögen verschiedener Art sein, aber als sicher annehmen müssen wir, daß die Entstehung aller geschilderten Veränderungen auf die Entwicklungshemmung zurückzuleiten ist; wobei nicht bestritten werden soll, daß sekundäre Veränderungen im Anschluß an jene erfolgen können.

---

1) l. c.

2) Hibbs und Correll, Archiv für orth. Mechanotherapie und Unfallversicherung. Bd. II. Heft 1.

3) l. c.

Die Behandlung des Schulterblatthochstandes wird sich, falls eine solche sich als nötig erweist, meist auf gymnastische und orthopädische Maßnahmen beschränken. Nur schwere Bewegungsstörungen der Arme können Veranlassung zu blutigen Eingriffen sein, da in den bisher operierten Fällen (Sands 1886, Hoffa-Bolten 1892, Hoffa-Pitsch 1898, Kölliker 1895, Goldthwait, Bülow-Hansen, Mikulicz-Kausch 1901, Fröhlich 1902) kein hierzu sehr ermutigender Erfolg erzielt worden ist.

In Anlehnung an Zesas'[1]) Zahlen ist heute unter Zuzählung der im Anfang erwähnten und meiner Fälle die Deformität 56 mal bei Männern, 44 mal bei Frauen beobachtet worden, 17 mal war das Geschlecht nicht festzustellen, 55 mal war die linke, 37 mal die rechte und 15 mal beide Seiten befallen. Das Alter der Patienten schwankte zwischen 3 Monaten und 41 Jahren.

Es entfielen auf das 1.—10. Lebensjahr 58 Fälle, 11.—20. Lebensjahr 28 Fälle, 21.—30. Lebensjahr 15 Fälle, 31.—40. Fälle 0 Fälle, 41.—50. Lebensjahr 1 Fall.

Die Häufigkeit der Mißbildung statistisch festzulegen, war bisher nicht möglich, vielleicht gibt einen kleinen Anhalt in dieser Hinsicht die Tatsache, daß ich bei der diesjährigen Musterung im Bezirk Aurich unter 3729 Gemusterten 2 Fälle, also rund etwa 0,5 %/$_{00}$ fand.

---

Literatur.

Bartels-Wanjura, Berl. klin. Wochenschr. 1892.

Beely, F., Scoliosis capitis — Caput obstipum. Zeitschr. f. orth. Chir. 1892. Bd. 2. S. 39—58.

Bender, Zur Aetiologie des Schulterblatthochstandes. — Zur Kenntnis des erworbenen Hochstandes der Skapula. Münch. med. Wochenschr. 1903 und 1902. No. 9.

Bolten, J., Ueber den angeborenen Hochstand des einen Schulterblatts. Münch. med. Wochenschr. 1892.

Broca, Leçons cliniques de chirurgie enfantine. 1902.

Bülow, Hansen (Christiania), Ein geheilter Fall von angeborenem Hochstand der Skapula. Nord. med. arch. chir. 1901. I.

Burney, Mc., Congenital deformity due to malposition of the scapula. New-York med. journ. 1888. p. 582.

Cantru, Revue d'orthopédie. 1892.

Chievitz, A research on the topographical anatomy of the fullterm human foetus in situ. Copenhagen 1899. p. 11.

Dollinger, Angeborener Hochstand der linken Schulter. Königl. Gesellsch. d. Aerzte in Budapest. 30. 11. 95.

---

1) l. c.

Eulenburg, Beitrag zur Dislokation der Skapula. Amtl. Bericht 37. Versamml.
     deutscher Naturf. u. Aerzte. Karlsbad 1862. S. 291—294. — Hochgradige
     Dislokation der Skapula u. s. w. Arch. f. klin. Chir. Bd. 4. S. 304—311.
Freiberg, Annals of surgery. 1899.
Froehlich, Zeitschr. f. orth. Chir. Bd. 9.
Froehlich, Ueber kongenitalen Hochstand der Skapula. Vortrag in der deutsch.
     Gesellsch. f. orth. Chir. 1. 4. 02.
Gegenbaur, Vergleichende Anatomie der Wirbeltiere I.
Goldthwait and Painter, Boston med. and surg. journ. Dez. 1901.
Göppert, Zentralbl. f. d. Grenzgeb. f. Med. u. Chir. 1900.
Gourdon, Gazette hebdomadaire. Mai 1902.
Groß, Erworbener Hochstand der Skapula. Beitr. z. klin. Chir. 1899. Bd. 24.
     S. 810.
Harontioun, Thèse de Nancy. 1904.
Helbing, Beziehungen zwischen Halsrippen und Skoliose. Zeitschr. f. orth. Chir.
     Bd. 12. 1904.
Hertwig, Lehrbuch der Entwicklungsgeschichte. 7. Aufl. 1902.
Hibbs, Revue d'orthopédie. 1903.
Hibbs und Correll-Löwenstein, Arch. f. orth. Mechanotherapie u. Unfallchir.
     Bd. 2. H. 1.
Hödlmoser, Wiener klin. Wochenschr. 1902.
Hirsch, Zeitschr. f. orth. Chir. 1904. Bd. 12.
Hoffa, Ein Fall angeborenen Hochstandes des einen Schulterblattes. Sitzungsber.
     d. Würzburger physiol. Gesellsch. 1892. No. 7. S. 101. — Lehrb. d. orth.
     Chir. 3. Aufl. 1898. S. 472.
Hoffa und Rauenbusch, Atlas der orthopädischen Chirurgie in Röntgenbildern.
     Lief. I. Taf. III. Fig. 4. 1905.
Holz, Angebliche Verschiebung des Schulterblattes nach oben. Med. Korresp.-Bl.
     d. Württemb. ärztl. Landesvereins. 1896. S. 257.
Honsell, Doppelseitiger Hochstand der Schulterblätter. Beitr. z. klin. Chir. 1899.
     Bd. 24. S. 815.
Hutchinson, British med. journ. 1894.
Jouon, Revue d'orthopédie. 1899.
Joachimsthal, Die angeborenen Verbildungen der oberen Extremitäten. Fortschr.
     a. d. Geb. d. Röntgenstr. H. 2. 1900. — Virch. Arch. Bd. 131.
Jones, Two case of cong. elevation of the scapula. Med. press. 18. Dez. 1901.
Kalischer, Ueber angeborene Muskeldefekte. Neurol. Zentralbl. 1896. S. 685.
Karewski, Die chirurgischen Krankheiten des Kindesalters.
Kausch, Mitteilungen aus den Grenzgebieten. Bd. 9. 1902.
Kayser, Deutsche Zeitschr. f. Chir. 1903. Bd. 68. H. 3 u. 4.
Kirmisson, E., De quelques malformations cong. de l'omoplate. Revue d'orth.
     1893. IV. p. 360. — Nouvel exemple de malformation cong. de l'omoplate.
     Revue d'orth. 1897. VIII. p. 360. — Traité des maladies chir. d'origine
     cong. Paris 1898. p. 486. — Revue d'orth. 1904.
Kölliker, Chirurgische Bemerkungen zum Aufsatz von Dr. Sprengel. Arch. f.
     klin. Chir. 1891. Bd. 42. S. 925. — Zur Frage des angeborenen Hoch-
     standes des Schulterblattes. Zentralbl. f. Chir. 1892. XXII. S. 643. —
     Ueber erworbenen Hochstand der Skapula. Münch. med. Wochenschr. 1899.
     No. 34. — Die operative Behandlung der Sprengelschen Deformität bei

Funktionsstörungen des Schultergelenks. Deutscher Chirurgenkongr. 1902. — Zentralbl. f. Chir. Juli 1895. — Der erworbene Hochstand der Skapula. Arch. f. klin. Chir. Bd. 57. H. 4.

Koch, W., Mitteilungen etc.: I. Beitr. z. Lehre von d. Spina bifida. Kassel 1881.

Krocke, Chirurgische Demonstration im ärztlichen Verein München. Münch. med. Wochenschr. 43. Jahrg. 1896. S. 509.

Laméris, Beitrag zur Kenntnis des angeborenen Schulterhochstandes. Langenbecks Arch. Bd. 78. H. 2. 1904.

Lamm, Zeitschr. f. orth. Chir. Bd. 10.

Livon, Thèse de Paris. 1879.

Manasse, Berl. klin. Wochenschr. 1903. No. 51.

Marston, Congenital dislocation of the shoulder etc. New-York med. journ. 1901.

Marchand, Mißbildungen. Eulenburgs Realenzyklopädie.

Marchand und Kroner, Arch. f. Gynäkol. Bd. 17. S. 460.

Meckel, Handbuch der pathol. Anatomie. Bd. 1. Leipzig 1812.

Mercier, Société obstétrique de Paris. Mars 1904.

Maydl, K., Ueber angeborenen Schulterblatthochstand. Sbornick klinicky. 1904. p. 73.

Milo, Gerard, Ein Fall doppelseitiger Sprengelscher Difformität. Zeitschr. f. orth. Chir. 1897. Bd. 6. S. 242.

Müller, Dissertation. Leipzig 1902.

Mohr, Zeitschr. f. orth. Chir. 1903.

Monnier, Sur un nouveau de déplacement cong. de l'omoplate. Revue d'orthop. 1899. X. p. 104.

Mouchat, La surélevation cong. de l'omoplate. Gazette des hôpit. 1903. No. 99.

Muscatello, Ueber die angeborenen Spalten des Schädels und der Wirbelsäule. Langenbecks Arch. Bd. 47. 1894.

Neumann, Zur Frage einer ätiologischen Bedeutung des Cucullarisdefekts für den Schulterblatthochstand. Wiener klin. Wochenschr. 1903. No. 36.

Nové-Josserand, Position élevée de l'omoplate. Lyon méd. 1899. p. 170.

Pankow, Ueber den angeborenen, insbesondere beiderseitigen Hochstand der Skapula. Inaug.-Diss. Leipzig 1900.

Permann, Münch. med. Wochenschr. 1892. — Tyänne fall of medfödd forsk jutning uppat af skulder. Nord. med. archiv. Stockholm 1892. Bd. 24. N. F. Bd. 2. S. 12.

Preu, Inaug.-Dissert. Breslau 1897.

Pischinger, 3 Fälle von angeborenem Hochstand der Skapula (Sprengelscher Difformität). Münch. med. Wochenschr. 1897. S. 1471.

Pitsch, Ein Fall von angeborenem Hochstand der Skapula (Sprengelscher Difformität). Zeitschr. f. orth. Chir. 1898. VI. S. 52.

Port, Münch. med. Wochenschr. 1899.

Pulawski, Ueber eine Defektbildung einiger Rippen und Muskeln. Virch. Arch. Bd. 121.

Rager, Zeitschr. f. orth. Chir. Bd. 9. 1901.

von Recklinghausen, Untersuchungen über Spina bifida. Virch. Arch. Bd. 105.

Sainton, Raymond, Sur un nouveau cas de deplacement cong. de l'omoplate. Rev. d'orth. 1898. IX. p. 467.

Sainton, Note sur un cas de surélevation cong. de l'omoplate. Rev. d'orth. 1899. X. p. 36.

Sands, New-York med. journ. 1888. p. 583.

Schlange, Demonstration von abnormem Hochstand der einen Hälfte des Schultergürtels, speziell der Skapula. Berl. klin. Wochenschr. 1892. Jahrg. 29.
S. 57. — Ueber Hochstand der Skapula. Verhandl. d. deutsch. Gesellsch.
f. Chir. 22. Congr. Berlin 1893. II. S. 212. — Arch. f. klin. Chir. Bd. 46.

Schlesinger, H., Zur Frage vom angeborenen Pektoralis-Rippendefekt und dem
Hochstand der Skapula. Wiener med. Wochenschr. 1900. XIII. S. 25.

Schmid, Heinr., Ein Fall von Wirbelsäulenmißbildung. Zeitschr. f. orth. Chir.
Bd. 5. 1898.

Sick, Deutsche Zeitschr. f. Chir. Bd. 67.

Sprengel, Die angeborene Verschiebung des Schulterblattes nach oben. Arch. f.
klin. Chir. 1891. Bd. 42. S. 545.

Stange, Ueber einen Fall von vollständigem Defekt des rechten M. cucullaris und
des rechten M. sternocleidomastoideus. Deutsche med. Wochenschr. 1896.
S. 412.

Tilanus, Tijdskrift voor Geneeskunde. 1897. No. 5.

Tillmanns, H., Lehrbuch d. spez. Chir. 5. Aufl. II. 1897.

Tridon, Thèse de Paris. 1904. — Rev. d'orth. 1905. H. 1.

Virden, F. E. (New-York), A case of congenital displacement of the scapula.
Pediatrics. 1899. Vol. 7. p. 351.

Virchow, Zeitschr. f. Ethnologie. 1875. — Die krankhaften Geschwülste. 1863. I.

Wachter, Dissert. Straßburg 1902.

Watermann, Rev. d'orth. 1903.

Wiesinger, Demonstration im ärztl. Verein Hamburg. Münch. med. Wochenschrift. 43. Jahrg. 1896. S. 664.

Willet and Walsham, Lancet. 1880 und 1883.

Wilson and Rugh, Annals of surgery. April 1900.

Wilson and Torrance, Annals of surgery. April 1890. Philadelphia.

Winkel, Münch. med. Wochenschr. 1896.

Wittfeld, Ueber den angeborenen Hochstand der Skapula. Dissert. Bonn 1901.

Wolffheim, Ueber den angeborenen Hochstand des Schulterblatts. Inaug.-Diss.
Leipzig. 1895. — Ueber den angeborenen Hochstand des Schulterblatts.
Zeitschr. f. orth. Chir. 1896. Bd. 4. H. 2 u. 3.

Ziegler, Lehrbuch der allgemeinen Pathologie. Bd. 1. 1901.

# XXV.

(Aus dem Garnisonlazarett Torgau.)

## Ueber einen Fall von innerem Darmverschluss durch eine gutartige Geschwulst.

Von

### Dr. Elbe,

Stabsarzt im Infanterie-Regiment Prinz Friedrich der Niederlande (2. Westf.) Nr. 15.

(Mit 1 Textfigur.)

---

Im 36. Bande der Beiträge zur klinischen Chirurgie hat Smoler[1] eine Zusammenstellung alles dessen, was über Adenome des Darmes, besonders über solche des Dünndarmes, bis dahin bekannt geworden war, veröffentlicht. Aus der Zusammenstellung erhellt, wie selten diese Neubildungen im Dünndarm vorkommen. Freilich mag eine größere Anzahl von Fällen der Beobachtung entgehen; wurde doch bei den meisten der in der Literatur beschriebenen Fälle der Befund einer gutartigen, von den Drüsen der Darmschleimhaut — und zwar fast durchweg von den sog. Lieberkühnschen Darmdrüsen oder Krypten — ausgegangenen Geschwulst erst auf dem Leichentisch erhoben. Nur in einer kleinen Anzahl von Fällen, in denen die Neubildung durch ihre Größe Erscheinungen hervorrief, die zu einem blutigen Eingriff Veranlassung gaben, gelangten die Geschwülste schon bei Lebzeiten der Kranken ihrer Natur nach zur Kenntnis.

Der erste derartige Fall ist von v. Karajan[2] aus der Klinik von Albert in Wien veröffentlicht worden. Es handelte sich um einen 23jährigen Mann, der seit 22 Monaten an zeitweise auftretenden

---

1) Smoler, Ueber Adenome des Dünn- und Dickdarmes. Beiträge z. klin. Chir. 36. Bd. 1. Heft. Tübingen 1902.

2) Wiener klin. Wochenschr. 1899. No. 9. Zit. nach Smoler.

Schmerzanfällen im Bauche litt, die unter vermehrter Darmbewegung mit Erbrechen einsetzten. Während der Anfälle konnte man im Unterleib knollige Geschwülste, sowie eine geblähte Darmschlinge links vom Nabel abtasten. Bei der Operation wurden durch fünf Darmschnitte neun gestielte drüsige Polypen entfernt, die 0,5 bis 3 cm im Durchmesser hielten und von denen der am meisten afterwärts gelegene eine 5 cm lange, leicht zu lösende Darmeinstülpung herbeigeführt hatte.

Ein zweiter Fall wurde von Smoler[1]) in der Klinik von Wölfler in Prag beobachtet. Der 23jährige Kranke gab an, vor 18 Monaten ohne bekannte Ursache plötzlich mit Leibschmerzen und Blähungen erkrankt zu sein. Die anfangs in monatelangen Zwischenräumen auftretenden Schmerzanfälle folgten nach und nach immer schneller aufeinander, dauerten immer länger und verbanden sich mit Aufstoßen und Erbrechen. In 18 Monaten war eine Gewichtsabnahme von 20 kg erfolgt. In der anfallsfreien Zeit fühlte man im linken Hypochondrium „eine tastbare Resistenz" ohne deutliche Grenzen, die vielfach ihre Lage wechselte, bald rechts, bald links in der Unterbauchgegend fühlbar war und anscheinend manchmal auch vollkommen verschwand. Im Anfalle war der Leib aufgetrieben und links vom Nabel, wo sich eine stark geblähte Darmschlinge abtasten ließ, druckempfindlich. Dabei bestand Stuhl- und Windverhaltung, starkes Aufstoßen und einmaliges Erbrechen, kein Fieber. Die Operation ergab im unteren Ileum eine 10 cm lange, leicht zu lösende Darmeinstülpung und an der Spitze des eingestülpten Teiles eine walnußgroße, gestielte Geschwulst, die sich bei der mikroskopischen Untersuchung als ein polypöses Adenom herausstellte.

In der mir zugänglichen Literatur habe ich nur noch eine einzige Aufzeichnung über einen ähnlichen Fall gefunden. Bei dem in Magdeburg operierten, von Lotsch[2]) im dortigen ärztlichen Verein vorgestellten Kranken fand sich im Jejunum ein etwa pflaumengroßer Drüsenpolyp, der auf einer derben, wahrscheinlich tuberkulösen, Narbe gestielt aufsaß und zu dem typischen Symptomenkomplexe der chronischen Darmstenose geführt hatte. Durch die Geschwulst war eine 40 cm lange Darmeinstülpung hervorgerufen worden.

Diesen Fällen schließt sich der im Sommer 1905 im Garnisonlazarett Torgau zur Beobachtung gekommene Fall von innerem Darm-

---

1) a. a. O. S. 149.
2) Münch. med. Wochenschr. 1905. No. 26. S. 1268.

verschluß an, der die Veranlassung zu vorstehender Veröffentlichung
bietet.

Die Krankengeschichte ergibt folgendes:

Der 21jährige Husar K. der 2. Eskadron des Thüringischen Husaren-Regi-
ments Nr. 12 stammte seiner Angabe nach aus gesunder Familie und war angeblich
früher nie ernstlich krank gewesen. Im Juni 1904 wollte er nach dem Schwimmdienst plötzlich heftige Schmerzen in der linken Bauchseite verspürt haben, die indessen nach einigen Tagen der Ruhe und Schonung wieder völlig verschwanden.
Seitdem sollen aber in Zwischenräumen von 4 bis 6 Wochen ähnliche Schmerzanfälle aufgetreten sein, die z. T. mit Stuhlverhaltung und Erbrechen verbunden
waren und sich immer mehr häuften. Bei ruhigem Verhalten und völliger Nahrungs-
enthaltung gingen angeblich auch diese Anfälle in wenigen Tagen vorüber. Am
18. 7. 05 stellte sich auf dem Marsche zum Truppenübungsplatze Altengrabow ein
neuer, mit Erbrechen verbundener, kurzdauernder Anfall ein. Ihm folgte schon in
der Nacht vom 23. zum 24. 7. 05 ein weiterer heftiger Anfall, so daß sich K. zur
Krankmeldung veranlaßt sah. Bei der Aufnahme in das Barackenlazarett Altengrabow bestand Stuhlverhaltung und häufiges Erbrechen grüngefärbter Flüssigkeitsmengen; der Leib war nicht aufgetrieben; in der linken Unterbauchgegend, wo
sich durch Betastung ein fingerdicker, verschieblicher, prall-elastischer Strang feststellen ließ, fand sich eine druckempfindliche Stelle. Der behandelnde Arzt, St.-A.
Dr. Schnelle, nahm das Bestehen einer Darmverengerung an. Durch vorsichtige
Einläufe, die harte, schwarz gefärbte Kotmassen zutage förderten, wurde eine
baldige wesentliche Besserung erzielt. Der Strang in der linken Unterbauchgegend
blieb auch nach dem Anfall tastbar, war jedoch nicht mehr druckempfindlich. Als
auf K.s Wunsch bereits die Entlassung aus dem Lazarett in Aussicht genommen
war, trat plötzlich am 31. 7. 05 unter gleichen Erscheinungen wie früher ein neuer
Anfall auf, in dessen Verlauf statt des Stranges in der linken Unterbauchgegend
eine kleinapfelgroße, prall-elastische Geschwulst unterhalb und links vom Nabel
fühlbar war. Hohe Einläufe und heiße Umschläge beseitigten die Beschwerden in
wenigen Tagen, sodaß K. am 5. 8. 05 dienstunfähig in das Revier seines Truppen-
teiles entlassen werden konnte. Auf Anordnung des Truppenarztes wurde er am
folgenden Tage zur weiteren Beobachtung dem Garnisonlazarett Torgau überwiesen.

In der ersten Zeit des Lazarettaufenthaltes ergab die Beobachtung, abgesehen
von der bestehenden mäßigen Abmagerung und einer geringen Druckempfindlichkeit der linken Bauchseite, nichts Regelwidriges. Aber schon am 18. 8. 05 trat
ein neuer Anfall auf, der sich — nach vorübergehender Besserung — am 20. und
21. 8. 05 zu außerordentlicher Heftigkeit steigerte. Im Vordergrunde der Erscheinungen stand das fortgesetzte Erbrechen großer Mengen dünner, grünlich gefärbter
Flüssigkeit, die keinerlei kotigen Geruch aufwies. Der Leib war eingezogen, mit
Ausnahme der leicht vorgewölbten linken Unterbauchgegend, in deren Bereich eine
Dämpfung des Klopfschalles und nach dem Rippenbogen hin eine erhebliche Druckempfindlichkeit nachweisbar war. Der Stuhl war angehalten, während Winde noch
hin und wieder abgingen. Fieber bestand nicht.

Die Krankheitsbezeichnung lautete: unvollständiger innerer Darmverschluß
im oberen Abschnitte des Dünndarmes. Maßgebend für die Annahme, daß das
Hindernis an der genannten Stelle seinen Sitz habe, war das Fehlen der Auf-

treibung des Leibes und sichtbarer Darmbewegungen, sowie das Erbrechen nicht kotig riechenden Darminhaltes.

Die Art des Hindernisses blieb zweifelhaft. Zwar war es St.-A. Dr. Schlubach bei sorgfältiger Durchtastung des Unterleibes am ersten Tage des Anfalles gelungen, in der linken Oberbauchgegend eine weiche Geschwulst zu fühlen, aber er hatte über die Natur und den Sitz der Geschwulst nichts Sicheres feststellen können. Hauptsächlich wurde an eine innere Einklemmung durch einen Strang gedacht, dessen Bildung vielleicht mit einer beim Schwimmen entstandenen Zerreißung in ursächlichem Zusammenhang stand.

Die Schwere der Erscheinungen und ihre anhaltende Zunahme ließen eine Operation angezeigt erscheinen. Der Kranke erklärte sich in seinem qualvollen Zustande sofort bereit dazu. Der operative Eingriff konnte zunächst nur die Eröffnung der Bauchhöhle und die Aufsuchung des Hindernisses bezwecken. Er wurde noch am 21. 8. 05 in Chloroformbetäubung von O.-St.-A. Dr. Rüger unter Assistenz von O.-St.-A. Dr. Albers ausgeführt. — Durch einen 10 cm langen, in Höhe des zweiten Sehnenstreifens beginnenden Längsschnitt am äußeren Rande des linken geraden Bauchmuskels wurden die Weichteile bis auf die Muskelscheide durchtrennt. Nach Spaltung des vorderen Scheidenblattes und Verlagerung des Muskels nach der Mittellinie hin wurde das hintere Scheidenblatt in der Mitte zwischen dem seitlichen Rand und der Mittellinie durchtrennt und an gleicher Stelle das Bauchfell durchschnitten. Dann wurde der zusammengefallene und graurot aussehende Dünndarm durch die angelegte Oeffnung vor die Bauchwand gebracht und „abgehaspelt". Zunächst stieß man dabei auf die Einmündungsstelle des Dünndarmes in den Dickdarm, dann aber wurde beim Absuchen des Darmes in umgekehrter Richtung 3,5 m oberhalb der Bauhinschen Klappe — also etwa an der Grenze zwischen Leer- und Krummdarm — der Uebergang des zusammengefallenen Darmes in einen stark erweiterten, tiefrot aussehenden Darmabschnitt gefunden. Man fühlte an dieser Stelle im Darm eine weiche Masse, die den Eindruck eines Ballens zusammengeknäulter Spulwürmer machte. Als es nicht gelang, die Masse zu verschieben, wurde der Darm dem Gekröseansatz gegenüber in einer Ausdehnung von 2 cm in der Längsrichtung eröffnet. Aus der Oeffnung ließ sich unschwer eine lappige, gestielte Geschwulst hervordrängen, die nach Unterbindung ihres in der Gegend des Gekröseansatzes sitzenden Stieles abgetragen wurde. Der Stumpf des Stieles wurde mit Schleimhaut übernäht, worauf der Darm in der Längsrichtung in üblicher Weise durch Schleimhautnaht und doppelte Serosanaht geschlossen wurde. Der gesäuberte Darm wurde dann in die Bauchhöhle versenkt und letztere durch mehrfache Reihen von fortlaufenden Nähten und Knopfnähten geschlossen.

Das durch die Operation gewonnene, in der beigefügten Abbildung in natürlicher Größe wiedergegebene Präparat bot das Aussehen eines fleischigen, hahnenkammartigen Gebildes von dunkelroter Farbe, an dessen feinhöckriger Oberfläche sich, durch mehr oder weniger tiefe und breite Furchen getrennt, gyrusartig gewundene Wülste abhoben, die stellenweise mit zähem Schleim bedeckt waren. Die Geschwulst bestand aus einem größeren und einem kleineren Lappen, die beide an einem gemeinsamen, 2,5 cm langen und breiten, nur wenige Millimeter dicken Stiele saßen.

Die mikroskopische Untersuchung der Neubildung hatte nachstehendes Ergebnis: Die Geschwulst baut sich aus einem der Submukosa entsprechenden bindegewebigen Grundstock und aus einem verdickten, zotten- und kryptenreichen Schleimhautüberzug auf.

Der zentrale bindegewebige Teil enthält zahlreiche, z. T. recht ansehnliche, meist prall mit Blut gefüllte Gefäße und viele glatte Muskelfasern. Nach dem freien Rande der Geschwulst hin ist das Bindegewebe ödematös durchtränkt, und es liegen zahlreiche rote Blutkörperchen und Lymphzellen frei im Gewebe.

Der Schleimhautüberzug ist überall durch eine gut entwickelte, zusammenhängende Schicht von glatten Muskelfasern (Muscularis mucosae) von dem bindegewebigen Grundstock getrennt. Die Schleimhaut enthält zahlreiche verlängerte, hier und da auch verzweigte Krypten und vereinzelte Lymphknötchen. Sie ist durchweg sehr blutreich. An einigen Stellen liegen auch außerhalb der Gefäße

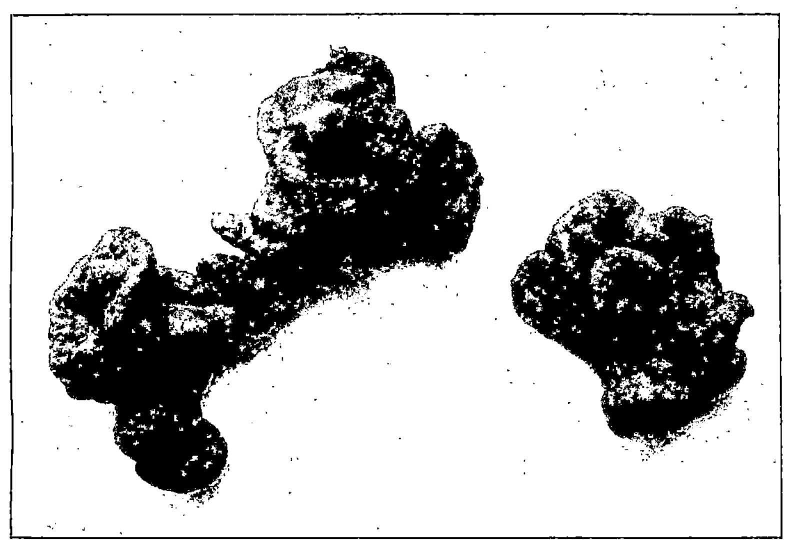

Innerer Darmverschluß durch Geschwulst des Dünndarms.
(Natürliche Größe.)

rote Blutkörperchen, und zwar in solcher Menge, daß die Zellen der Tunica propria nur schwer zu erkennen sind und die Wände der Schleimhautkrypten eng zusammengedrückt erscheinen. Das die Krypten auskleidende, überall einschichtige, hohe und an schleimhaltigen Becherzellen reiche Zylinderepithel ist an solchen Stellen zu kubischem Epithel abgeflacht und läßt den anderwärts gut ausgeprägten Kutikularsaum nicht mehr erkennen.

Es handelt sich also um einen gestielten, fibroepithelialen Tumor, einen Drüsenpolypen, der in seinem Bau dem der normalen Schleimhaut sehr ähnelt und nirgends atypisches Wachstum zeigt. Die Geschwulst weist makroskopisch und mikroskopisch die Zeichen einer Zirkulationsstörung auf.

Die Nachbehandlung nach der Operation war die übliche, der Heilungsverlauf war fieberfrei und erfolgte auch sonst ohne Störung. Vom fünften Tage ab erfolgten regelmäßige Stuhlentleerungen, und von der dritten Woche an konnte die Ernährung mit fester Kost durchgeführt werden. Bisher sind keine Verdauungsbeschwerden oder andere Störungen wieder aufgetreten; das Körpergewicht nahm schnell zu. Trotzdem durch genügend lange Bettruhe die Bildung einer vorzüglichen, straffen Narbe erzielt war, erwies sich doch die Hoffnung, daß die Dienstfähigkeit des Mannes erhalten werden könne, als trügerisch. Nach einem zur weiteren Kräftigung angeordneten sechswöchigen Aufenthalt im Genesungsheim Suderode — seit der Operation waren inzwischen $3^1/_2$ Monate verflossen — kehrte K. zurück mit Klagen über spannende Schmerzen in der Tiefe des Bauches, die besonders beim Rumpfbeugen und Tragen des Degenkoppels auftreten sollten. Er mußte deshalb wegen chronischer Unterleibsbeschwerden infolge von Narbenbildung nach operativer Entfernung einer Geschwulst der Dünndarmschleimhaut entlassen werden.

Von Interesse war dabei die Erörterung der Frage, ob das bestehende Leiden mit dem als Ursache angeschuldigten Schwimmdienst in Zusammenhang gebracht werden könne.

Die Entstehung der Drüsenpolypen des Dünndarmes wird von den Autoren teils auf eine angeborene Anlage, teils auf chronisch entzündliche Vorgänge zurückgeführt, die gewissermaßen als Trauma wirken. Beobachtungen über die Entwickelung von gutartigen Geschwülsten der Dünndarmschleimhaut nach einer einmaligen oder wiederholten äußeren Schädigung sind nicht bekannt. Die baldige Wiederkehr der Anfälle nach dem Schwimmdienst spricht auch nicht dafür, daß durch ihn die Entstehung der Neubildung ausgelöst wurde. Offenbar war der damalige Schmerzanfall nur der Ausdruck dafür, daß die Geschwulst eine solche Größe erreicht hatte, daß sie leicht eine erhebliche Verengerung bzw. völlige Verlegung der Darmlichtung hervorrufen konnte.

Wenn somit der Schwimmdienst für die Entstehung der Geschwulst nicht verantwortlich gemacht werden konnte, so lag doch die Möglichkeit vor, daß durch ihn eine Verschlimmerung des Leidens herbeigeführt worden war. — Durch plötzliche Bewegungen, wie sie beim Schwimmen vorkommen, oder auch durch die Einwirkung des Schwimmgurtes konnte unter Umständen eine Verlagerung der Geschwulst herbeigeführt worden sein, wodurch die Bedingungen für ein schnelleres Wachstum gesetzt wurden. Ob diese Verlagerung, ebenso wie die bei den weiteren Anfällen, für die übrigens vielleicht die dienstlichen Verhältnisse insofern verantwortlich gemacht werden könnten, als K. ihretwegen nicht in der Lage war, sich durch ein geeignetes körperliches Verhalten, namentlich durch Einhalten einer zweckentsprechenden Ernährungsweise nach Möglichkeit vor den Anfällen zu schützen, — ob diese Verlagerung also in der Weise geschah, daß eine Stieldrehung zustande kam, oder so, daß sich eine Darmeinstülpung bildete, läßt sich mit Sicherheit nicht sagen. Immerhin ist bei dem nach Nothnagel[1]) überraschend großen Prozentverhältnis der Einstülpungen bei gutartigen Darmpolypen wohl anzunehmen, daß die Schmerzanfälle auf wiederholt auftretenden, bei geeignetem Verhalten sich von selbst lösenden Darmeinstülpungen beruhten. Die bei der Operation gefundene tiefe Rötung des die Geschwulst umschließenden Darmstückes brauchte allerdings nicht notwendig von einer spontan zurückgegangenen Einstülpung herzurühren, denn sie konnte wohl auch durch den bei einer Stieldrehung und nachfolgenden prallen Schwellung von seiten der Geschwulst auf die benachbarten Darmvenen ausgeübten Druck entstehen. Wie aber auch der Vorgang sich bei den einzelnen Anfällen abgespielt haben mag, jedenfalls mußte nach Aufhören der zu Zirkulationshemmungen in der Geschwulst führenden Störungen ein vermehrter Blutzustrom zu der Neubildung erfolgen, der ihr Wachstum begünstigte.

In der auf die vorstehenden Erwägungen sich stützenden Annahme, daß der als Ursache des Leidens angeschuldigte Schwimmdienst den ersten Anstoß zur schnelleren Vergrößerung der Geschwulst gab, wurde für die Entstehung des inneren Darmverschlusses und damit für die nach dem dabei notwendig gewordenen operativen Eingriff entstandenen Beschwerden äußere Dienstbeschädigung für vorliegend gehalten. K. wurde demgemäß als zeitig — auf ein Jahr — ganzinvalide und größtenteils erwerbsunfähig (50 %) anerkannt.

Nach den bisher an einzelstehenden, besonders an gestielten Drüsenpolypen des Darmes gemachten Erfahrungen ist die Voraussage als durchaus günstig zu bezeichnen.

Wenn, wie bisher wohl in allen Fällen, auch im Falle K. vor der Operation nicht erkannt wurde, daß die Verlegung der Darmlichtung durch eine gutartige Geschwulst bedingt wurde, so beruht dies teils auf der Unsicherheit des palpatorischen Befundes, teils auf der Seltenheit derartiger Fälle, die Veranlassung dazu gibt, zunächst mehr an andere, den Weg verlegende Hindernisse zu denken. Dabei ist das Krankheitsbild so typisch, daß man meinen sollte, es sei unverkennbar: — die zeitweilig auftretenden, in immer kürzeren Zwischenräumen wiederkehrenden, mit Erbrechen und Störungen der Darmtätigkeit verbundenen Schmerzanfälle, die schließlich immer deutlicher

---

1) Nothnagel, Spezielle Pathologie und Therapie. Bd. 47. S. 303. Zit. nach Smoler.

die Zeichen einer völligen Verlegung des Darmrohres bieten, und die Tastbarkeit einer (beweglichen) Geschwulst im Unterleib auch in der anfallsfreien Zeit! —

Schwierig wird allerdings stets die Abgrenzung gegenüber der einfachen chronischen Darmeinstülpung sein, da auch bei dieser eine deutlich abzutastende Geschwulst fühlbar sein kann. Ob die von Smoler[1] empfohlene differentialdiagnostische Verwertung des Auftretens von Erbrechen während der Anfälle, das auf eine Neubildung hinweisen soll, über diese Schwierigkeit hinweghelfen kann, muß dahingestellt bleiben. In dem Falle K., bei dem sich das Erbrechen während der Anfälle förmlich in den Vordergrund der Erscheinungen drängte, hätte man unter Berücksichtigung der anderen Verhältnisse in der Tat dadurch auf die richtige Fährte geführt werden können.

----

1) a. a. O. S. 175.

# XXVI.

# Psychische Störungen bei Stirnhirnverletzungen.

Von

## Dr. Gelinsky,

Stabsarzt des III. Bataillons 2. Niederschlesischen Infanterie-Regiments Nr. 47.

Die Untersuchungen und Erfahrungen in den verschiedenen Zweigen der medizinischen Gesamtwissenschaften haben zu der Annahme gedrängt, daß die menschliche Psyche als Funktion nicht der gesamten Gehirnrinde, sondern als ein gewisser Teil derselben anzusehen ist; sie haben gezeigt, daß die Großhirn-Hemisphären nicht in allen ihren Teilen dieselbe Aufgabe haben. Sie haben nachgewiesen, daß beim Entstehen und der Bearbeitung der inneren Empfindungen wie auch bei der Wirkung des Großhirns auf den Körper verschiedene Felder der Hemisphären tätig sind. Durch Reizungsversuche der Großhirnrinde in klinischer und pathologisch-anatomischer Betrachtung hat man die Lage der motorischen Rindenfelder und die Zentren, welche Sinneseindrücke zum Bewußtsein bringen, feststellen und so etwa einem Drittel der Gehirnoberfläche bestimmte Funktion zuweisen können. Die übrigen zwei Drittel der Gehirnoberfläche, einen großen Teil des Scheitel- und Hinterhauptlappens und einen Teil des Stirnhirns hat man als physiologisch indifferent erkannt, jedoch durch gewisse Anhaltspunkte ist man darauf hingewiesen worden, daß ihnen eine Beteiligung bei den geistigen Prozessen zukommt. Das Stirnhirn steht seit einer Reihe von Jahren im Vordergrund des Interesses, seit durch die Arbeiten von Jastrowitz (1), Welt (2), Wendel (3) u. a. bei Erkrankungen und Verletzungen des Stirnhirns eigentümliche psychische Störungen und Charakterveränderungen beschrieben sind.

Wie die Abtrennung der übrigen Gehirnlappen etwas Willkürliches an sich hat, so ist auch das Stirnhirn durch künstliche Grenzen bestimmt, die zu keinerlei Faktoren der inneren organischen Gliederung in Beziehung stehen. Nach dem jetzigen Uebereinkommen der meisten

Autoren bezeichnet man als Stirnhirn den Teil der Großhirn-Hemisphären, welcher von der Zentralfurche aus nach vorn der Stirn zu
gelegen ist. Auch die Oberfläche des Stirnhirns selbst hat seine
großen Verschiedenheiten, man findet 4, selbst 5 Stirnhirnwindungen,
während im Mittel etwa 3 als normal angenommen werden. Schon
diese großen Abweichungen in der Oberflächenbildung legt den Gedanken nahe, daß die Masse des Stirnhirns den ihr zukommenden
Funktionen proportional ist und daß bei den verschiedenen Menschen
die verschieden großen geistigen Fähigkeiten ihren Ausdruck in der
Anzahl der Windungen finden können.

Auf der konvexen Stirnlappenfläche finden wir zum mindesten
3 Windungen, den Gyrus frontalis superior, medius und inferior. Die
dritte linke Stirnwindung, der Gyrus frontalis inferior, ist bei den
meisten Menschen, 98 %, bei Rechtshändern als der Sitz des Sprach-
zentrums bekannt, und wir wissen, daß durch Verletzungen und Erkrankungen dieses Hirnteils Störungen auftreten, welche wir als
aphasische bezeichnen. Ferner ist durch die Untersuchungen von
Munk (4), Horsley u. Schäfer (5) u. a. festgestellt, daß die Gebiete
der Konvexität des Stirnhirns, die nach der Zentralfurche zu liegen,
Zentren für die Bewegungen des Kopfes, der Augen und der Rumpfmuskulatur darstellen. Es bleiben somit der präfrontale Teil der
ersten und zweiten Stirnwindung auf beiden Seiten und die dritte
Stirnwindung der rechten Seite übrig, deren Verletzung oder Erkrankung keine oder nur geringe Störungen machen und die man daher
als physiologisch indifferent bezeichnet hat. Die Forschung versuchte
den Wert dieser Hirnregion dadurch zu bestimmen, daß man die Ausfallserscheinungen feststellte, welche die Tiere nach Verlust dieser
Gegenden zeigten, und so hat Ferrier (6) nach doppelseitiger Abtragung der präfrontalen Windungen beim Affen den Verlust der
psychischen Konzentration, Goltz (7) bei Hunden, denen das Stirnhirn beiderseits abgetragen wurde, als charakteristische Erscheinungen
eine intellektuelle Störung gezeigt. Solche Tiere zeigten nach Goltz
Charakterveränderungen, sie wurden zornig und bissig. Ebenso hat
Friedmann (8) beim Kaninchen und Sperling nach Verletzungen des
Stirnhirns ein eigenartiges Wesen und Verhalten der Tiere gefunden;
die Tiere waren förmlich wütend geworden. Er kommt allerdings
zu einem anderen Schluß, indem er diese Veränderungen mit einem
diffusen Reizzustand der ganzen Gehirnoberfläche in Zusammenhang
bringt, da bei der Sektion der Tiere sich eine starke lymphoide Infiltration vorfand, sowohl in den Lymphspalten der kleinen Gefäße,
als in den perizellulären Räumen der Ganglienzellen und zeilenförmig

angeordnet zwischen den Nervenfasern der weißen Substanz. Nach Ziegler (9) hat man aber stets in der Umgebung von Hirnwunden und Hirnnarben Körnchenzellen, d. h. von feinen Fetttröpfchen durchsetzte Wanderzellen als Beweis der Resorption und des Fortbestehens von Zerfallprozessen auch nach Wochen und Monaten nach der Verletzung gefunden, so daß die Friedmannsche Deutung nicht ganz einwandfrei erscheinen kann.

Tierexperimente am Gehirn auf die Verhältnisse am Menschen zu übertragen und daraus Schlüsse zu ziehen, hat man mit Recht als gewagte Experimente zurückgewiesen. Denn die anatomischen Unterschiede zwischen Tier- und Menschenhirn sind schon große, ungleich größer sind noch die Funktionen dieser Organe. Wenn man Lokalisationsversuche geistiger Vorgänge am Gehirn machen will, so kann man dies nur auf Untersuchungen und klinische Erfahrungen, welche man am Menschenhirn selbst findet, aufbauen. Was das Instrument des Physiologen in absichtlicher Weise an Zerstörungen am Tierhirn setzt, das liefert uns das tägliche Leben durch die vielen Unfälle und Verletzungen des Berufs. Allerdings sind die Hirnverletzungen in der Mehrzahl der Fälle nicht umschriebene Zerstörungen gewisser Hirngebiete, wie sie der Physiologe künstlich hervorbringt, jedoch treffen wir hin und wieder auf Beobachtungen, welche fast die Stelle eines Experimentes einnehmen können und diese sind es vor allem, welche geeignet sind, der Frage der Lokalisationen geistiger Prozesse im gewissen Sinne eine Antwort zu geben.

Nur der sprachbegabte Mensch kann uns Aufschlüsse über sein geistiges Leben geben, und nur durch gewisse Beobachtungen über sein Verhalten können wir Aufschlüsse über seine Stimmung, seinen Charakter erhalten. Wie schwer es schon ist, sich bei einem geistig Normalen ein genügendes Bild der geistigen und gemütlichen Verfassung des Individuums zu machen, ist jedem Menschen, dessen Aufgabe es ist, in diese Verhältnisse einzudringen, hinlänglich bekannt. Wir sind dort schon von dem guten Willen des Betreffenden, uns über sein Innenleben Aufschlüsse zu geben, ganz abhängig. Das ganze Wissen, die große Welt der Vorstellungen, die Erinnerung an die Vergangenheit, die verschiedenartigen Stufen des Charakters und des Gemüts sind Funktionen eines kleinen, begrenzten Raumes, den wir in der Hirnrinde als anatomisches Substrat vor uns haben. Ist das Gehirn, an welches dieses ganze individuelle Wissen und Können gebunden ist, an einer Stelle erkrankt oder verletzt, so ist es wohl meist unmöglich, jedenfalls sehr schwer, den Ausfall des Geisteslebens zu bestimmen, besonders bei einem Menschen, den wir vor der

Verletzung oder Erkrankung garnicht gekannt haben. Wir sind, um dieses festzustellen, nur an die sehr oft unbestimmten und unsicheren Angaben von Verwandten und Bekannten des Verletzten angewiesen. Es wird daher bei der Krankenuntersuchung dieser Art von Patienten sich stets nur darum handeln können, ganz grobe Ausfälle psychischer Funktionen festzustellen. Feinere Ausfälle werden uns entgehen müssen, während wir bei Störungen auf dem motorischen und sensorischen Gebiete jede, auch die feinste Veränderung mit Leichtigkeit werden nachweisen können.

Die Unzulänglichkeit unserer Untersuchung ist es vor allem, welche uns stets bei einer genauen Feststellung des Ausfalls geistiger Funktionen hinderlich sein wird und so zu keinem sicheren Schlusse kommen läßt. Außerdem haben wir bei der Untersuchung dieser Unfallverletzten gewöhnlich Leute vor uns, welche aus der Arbeiterklasse entstammen und deren geistiges Können nicht auf der Stufe höher gebildeter Individuen steht. Daher wird eine Verletzung von Gehirnteilen bei diesen Leuten nicht die Masse von Ausfällen bringen, welche Leute zeigen könnten, die durch ein großes Wissen imponierten. Von diesem Gesichtspunkte aus wird man wohl den Wert vieler Krankengeschichts-Bemerkungen Gehirnverletzter betrachten müssen, in denen als kurzer Vermerk „keine psychischen Alterationen" oder etwas ähnliches steht; auch der Entlassungsvermerk der völligen Wiederherstellung ist nur mit Vorsicht anzusehen, da die Note „gänzlich wiederhergestellt" nicht der kurze Krankenhaus-Aufenthalt geben kann, in welcher Zeit der Patient behütet und gepflegt wird, sondern das Leben selbst, das durch seine vielen Anforderungen im Berufe und in der Gesellschaft andere Bedingungen stellt, so daß manche geheilt Entlassene sich später als dennoch geschädigt herausstellen werden und auch tatsächlich herausgestellt haben.

Diese Erörterungen sind eigentlich selbstverständlicher Natur, und ich hätte sie nicht besonders erwähnt, wenn nicht in der Literatur gerade die negativen Beobachtungen zum Beweise herangeholt wären, daß Lokalisationsversuche geistiger und gemütlicher Vorgänge als verfehlt zu betrachten seien. Dazu möchte ich bemerken, daß ein positiver Fall mehr beweist wie viele negative, da die durch den Zufall herbeigeführten Hirnverletzungen, ganz abgesehen von Nebenwirkungen, sich nicht wie der absichtliche Versuch des Forschers in den Grenzen physiologischer Hirngebiete halten wird, auch nicht die ganzen Gebiete außer Tätigkeit setzen wird, sondern nur mehr oder minder große Bezirke. Von den vielen Hirnverletzungen werden nur wenige diesen Forderungen annähernd entsprechen, sie haben dafür auch eine um so größere Bedeutung für die Entscheidung der vorliegenden Frage.

Die Seltenheit des Zusammentreffens aller dieser Voraussetzungen berechtigt uns, jeden Fall von Hirnverletzung, der den Bedingungen eines physiologischen Versuches nahe kommt, einem größeren Kreise zur Kenntnis zu bringen, um einen weiteren Beitrag zu liefern, auch wenn die gemachten Beobachtungen nur eine Wiederholung schon zum Teil bekannter Tatsachen sind.

Den Fall, den ich mitzubeobachten Gelegenheit hatte, verdanke ich der Liebenswürdigkeit meines früheren Chefs, des Herrn Professors W. Müller (Rostock). Ich teile ihn nur ganz kurz mit, soweit er für die vorliegende Frage von Interesse ist.

Der 31 jährige Gutsinspektor Otto S. aus D. wurde am 22. November 1903 mit einer Verletzung an der Stirn in die chirurgische Klinik gebracht. Anamnestisch ist, wie später festgestellt wurde, zu bemerken, daß erbliche Belastung nicht nachgewiesen werden konnte, ebenso nicht Potus und Infektion. Er war junger Familienvater und hatte ein lebendes und gesundes Kind. Am Tage vor seiner Aufnahme abends war er auf der Koppel von einem Pferde gegen die Stirn geschlagen; er war nicht bewußtlos geworden und hatte nicht erbrochen. Sehr bald nach der Verletzung stellte sich eine starke motorische Unruhe ein. Der herbeigeholte Arzt legte einen Verband über die Stirnwunde an, der von dem Patienten bald abgerissen wurde. Bei seiner Einlieferung bot Patient folgenden Anblick dar: Er liegt in einem Tragkorbe in freiwilliger Rückenlage, zeigt eine starke motorische Unruhe, spricht viel vor sich hin und greift mit den Händen häufig nach einer sich quer über die Stirn hinziehenden Wunde, die nur mit einem Leinenläppchen bedeckt ist. Den Verband soll er sich während des Transports wieder abgerissen haben. Der Puls ist regelmäßig und voll, etwa 60 Schläge in der Minute. In der Mitte der Stirn zieht sich einen Zentimeter oberhalb der Nasenwurzel quer über die Stirn hin parallel zu den Augenbrauen eine etwa 6 cm lange klaffende Wunde, aus der Gehirnmassen hervorquellen. Der Patient ist völlig bei Bewußtsein, kein Ausfluß aus Nase oder Ohr. Wegen der großen motorischen Unruhe muß eine leichte Narkose eingeleitet werden, in der festgestellt wird, daß die linke Stirnhöhle total zertrümmert ist; es werden mehrere größere Knochenstücke entfernt, die Dura ist darunter geplatzt und es quellen grau-gelbe schmutzige Hirnmassen, etwa ein Eßlöffel voll, hervor, die dem linken Frontallappen in seinem medialen Teil angehören. Dieselben werden abgetragen. Die rechte Stirnhöhle ist nicht eröffnet. Beide Nasenbeine sind zertrümmert, die Augenlider sind beiderseits blau verfärbt und geschwollen und verschließen die Augen. Das rechte Auge erscheint total zerstört, am linken Auge besteht ein starker Bluterguß in die Konjunktiva. In den folgenden Tagen war nun der Patient sehr unruhig, warf sich hin und her und versuchte aufzustehen und sich den Verband abzureißen, dabei war er stets anscheinend bei klarem Sensorium, zeigte sich über seine Verhältnisse wie über den Hergang der Verletzung gut orientiert, jedoch konnte man sein Bett nicht verlassen, ohne daß er sofort mit den Händen den Verband herunterzureißen versuchte. In einer Nacht wurde ihm der Verband durch eine Gipsbinde festgelegt und beide Hände in Gipsfausthandschuhen eingewickelt, trotzdem hat er es ver-

standen, sich während der Nacht beide Hände frei zu machen und den Kopf-
verband zum Teil abzulösen.

Seine Aeußerungen zeigten, daß er gar kein Krankheitsgefühl hatte, er
machte sich über die Besorgnis des Wartepersonals und über die Anweisungen der
Aerzte lustig und übte an allen Handlungen, welche an seiner Person vorgenommen wurden, eine vernichtende Kritik, indem er alles für absolut falsch und
sinnlos erklärte. Auch wenn er sich nicht mit bestimmten Personen in seiner Umgebung beschäftigte, zeigte er doch ein anhaltendes, dauerndes Redebedürfnis; seine
Stimmung war fast andauernd eine gehobene, jedoch bedachte er trotz dieser anscheinend freudigen, gutgelaunten Stimmung seine Umgebung mit Kraftausdrücken
und Schimpfworten, die sich hauptsächlich an die sexuelle Sphäre hielten. Hin
und wieder verlangte er nach Hause, um den Beischlaf mit seiner Frau ausüben
zu können; sprach man ihm gut zu, so hörte er den Sprecher eine Weile ruhig an,
um dann die Unterhaltung mit einem seiner Kraftausdrücke zu unterbrechen. Dabei machte er manchen Unterschied, indem er die Aerzte erheblich höflicher als
das Wartepersonal zu behandeln pflegte. Nur zeitweilig klagte er über Kopfschmerzen. Der Puls schwankte zwischen 70 und 80 Schlägen in der Minute, die
Temperatur war nur in den ersten 7 Tagen etwas erhöht, höchste Temperatur 38,8.
Ueber Schmerzen in der Wunde klagte er nie, im Gegenteil hielt er seine Verletzungen für äußerst unbedeutend.

Diese zynische Stimmung mit dem unmotivierten Schimpfen hielt 9 Tage an,
seit der Zeit waren Veränderungen seines psychischen Zustandes nicht mehr bemerkbar, sodaß er den Eindruck eines normalen Menschen machte. 8 Tage später
mußte ihm der rechte Bulbus, der vollkommen atrophisch geworden war, entfernt
werden. Am 15. Januar konnte er als geheilt entlassen werden. Während er sich
in der ersten Zeit seiner erregten Stimmung um seine Familie absolut nicht ge-
kümmert hatte und auch den Besuch seiner jungen Frau zum Teil ignorierte,
zeigte er jetzt wieder ein lebhaftes Interesse für seine Angehörigen. Bei seiner
Entlassung fühlte er sich noch recht schwach und elend, zeigte keine gröberen
psychischen Veränderungen und hatte auch selbst keine Klage über Störungen, nur
daß er sich noch recht matt und elend fühlte. Bei späteren Nachuntersuchungen
stellten sich jedoch erhebliche dauernde Veränderungen seines psychischen Wesens
heraus. Am 31. 5. 04, etwa $^1/_2$ Jahr nach seiner Entlassung, zeigte S. ein gesundes und gebräuntes Aussehen, Beschwerden, Kopfschmerzen und Schwindelgefühl sind nicht aufgetreten. Nur das Geruchsvermögen ist seit der Verletzung
ganz verloren gegangen und dementsprechend sei auch der Geschmack beeinträchtigt.

Am 23. 12. 04, ein Jahr nach seiner Verletzung, gab er an, daß er zeitweilig
ein Druckgefühl in der Stirngegend habe. Geruchs- und Geschmacksvermögen
habe er ganz verloren. Seit dem Unfall leide er öfters an Vergeßlichkeit, z. B.
beim Disponieren der Arbeit an die Leute, während er früher ein sehr gutes Ge-
dächtnis gehabt habe. Außerdem ermüde er leichter bei geistiger Anstrengung. In
seinem Wesen soll er sich leicht gereizt und etwas menschenscheu gezeigt haben,
da ihn der Verkehr in größerem Kreise angreife und er auch häufig Anlaß zum
Streit gefunden hätte und er sich nicht immer zu beherrschen vermöge.

Diese dauernde Streitsucht hat ihm denn schließlich seine Stellung gekostet,
wie wir später erfuhren, und er ist aus der Gegend fortgezogen, so daß wir weitere
Nachrichten über sein jetziges Ergehen nicht mehr erhalten konnten.

Da keine Erscheinungen einer Commotio cerebri vorhanden waren, so sind wir berechtigt, anzunehmen, daß das Stirnhirn, vor allem der linke Lappen, wohl allein von der Verletzung getroffen wurde, zumal da wir nach den Erfahrungen von v. Bergmann (10) u. a. wissen, daß lokalisiert angreifende, wenn auch sehr schwere Traumen gewöhnlich nur die dicht unterhalb des zerschmetterten Schädels liegenden Gehirnteile zertrümmern, ohne „Contrecoup-Verletzungen" zu setzen. Breit angreifende Gewalten setzen bei Stirnverletzungen neben Kontusionen der Stirnlappen Zerstörungen der Schläfenlappen und Läsionen am Hinterhauptlappen; diese schwereren und ausgedehnteren Schädigungen sind jedoch stets mit kürzerer oder längerer Bewußtseinsstörung verbunden. Sicher ist uns jedenfalls bekannt, daß der vordere mediale Teil des linken Stirnpols, etwa die Spitze der ersten und zweiten Stirnwindung, zertrümmert war, daß größere Teile dieser Windung herausgeflossen waren, so daß ihre Funktion für die Tätigkeit der Hirnrinde als ausgeschaltet angesehen werden muß. Genau die Grenzen des Verletzungsherdes zu bestimmen, ist auch bei einer großen klaffenden Wunde, wie dieser, nicht möglich, da die einzelnen Gyri nicht wie beim anatomischen Präparate vorliegen, sondern von der Dura bedeckt sind und man genauere Untersuchungen wegen der Folgeerscheinungen vermeiden muß. Es fehlten völlig Hirndrucksymptome, die ja nicht eintreten konnten, da die offene Schädelwunde als Ventil diente und aus derselben die zerquetschten Hirnmassen herausgedrängt wurden. Meningitische Erscheinungen fehlten ebenfalls, es bestand nur eine mäßige Temperaturerhöhung, motorische Störungen fehlten vollkommen. Nur die Augenbewegungen konnten nicht genau kontrolliert werden, da der eine Augapfel zerquetscht, die Untersuchung des anderen äußerst erschwert war, jedoch konnte nach Abschwellung der Lider das linke Auge völlig frei bewegt werden. Dafür traten die ersten 7 Tage nach dem Unfalle eine erhebliche motorische Unruhe ein, eine gewisse Reizbarkeit, starkes Redebedürfnis; dabei eine mit seinem Zustande nicht vereinbare gehobene Stimmung bei sonst gut erhaltener Kritik, die er in möglichst scharfer und unpassender Weise an seiner Umgebung auszulassen wußte. Anscheinend gesund aus dem Krankenhause entlassen, zeigte er im Laufe des ersten Jahres neben dem Verlust des Geruchs und Geschmacks allmählich immer stärker auftretende psychische Störungen: er wurde menschenscheu, reizbar, jähzornig und leicht vergeßlich.

Dieser Symptomenkomplex von psychischen Veränderungen ist bei einer Reihe anderer ähnlicher Verletzungen bei ziemlich gleichen Zerstörungen von Stirnhirnteilen beobachtet worden.

Groce hat einen Fall von ausgedehnter Verletzung des rechten
und linken Stirnhirns beschrieben. Der 17jährige Junge hatte nach
kurzer Bewußtseinsstörung völlig freies Sensorium, zeigte eine ausgesprochene lustige und gehobene Stimmung; von motorischen Lähmungen allein die, daß er nicht seiner Rumpfmuskulatur Herr war
und daher nicht aufrecht sitzen konnte. Leichte Unruhe und ausgesprochenes Redebedürfnis, singt und pfeift den ganzen Tag. Charakterveränderungen im schlechten Sinne, wie Zornausbrüche und über-
triebene Reizbarkeit sind nicht an ihm beobachtet worden; er starb
im Verlauf von 5 Wochen an einer Meningitis.

Bekannter und häufiger Gegenstand der Polemik sind Fälle von
Welt (2) (1 beobachteter, 11 aus der Literatur gesammelte) und
Wendel (3) (2 Fälle) gewesen, auf welche ich hier nicht näher eingehen möchte, da sie schon häufig ausführlich für und wider behandelt sind. Dagegen möchte ich noch eine gleichartige Beobachtung
von Wagner-Königshütte, welche von Stolper (11) beschrieben ist,
erwähnen. Es handelt sich um einen 29jährigen Bergmann, der durch
direkten Stoß eines Balkens gegen die Stirn eine ausgedehnte Hirnverletzung beider Stirnhirnpole erlitten hatte. Nach kurzer Bewußtseinsstörung kehrte das Sensorium wieder, er zeigte ebenfalls eine
starke motorische Unruhe, ausgesprochenes Redebedürfnis, eine reiz-
bare Stimmung, schimpfte viel in den unflätigsten Ausdrücken,
daneben hatte er aphasische Störungen. Mit der Heilung der Stirnwunde verschwanden diese Symptome. Er starb 3 Jahre später
an einer Meningitis. Die Sektion ergab eine große Zerstörung an der
Basis des rechten Stirnlappens und multiple Erweichungsherde in der
Markmasse beider Großhirnhemisphären. Stolper beschreibt diese
Verletzung unter dem Namen des primären traumatischen Irreseins
und sagt über ihre Aetiologie: „Daß ihm aus den in der Literatur
niedergelegten und den erwähnten eigenen Beobachtungen hervorzu-
gehen scheint, daß in der Regel nur wirklich schwere Verletzungen
des Schädels und unter ihnen vorwiegend solche, welche das Stirnhirn
in Mitleidenschaft ziehen, alsbald eintretende psychische Störungen zur
Folge haben.“

Größere Zusammenstellungen von Kopfverletzungen ergaben in
der Tat ein bedeutendes Vorwiegen der Stirnhinverletzungen mit psychischen Störungen. So hat unter anderem Brun (12) aus der Krön-
leinschen Klinik 404 Schädelverletzungen kritisch bearbeitet und ist
ebenfalls zu dem Schluß gekommen, daß psychische Veränderungen
sich hauptsächlich an direkt nachweisbare Stirnhirnverletzungen anschließen, in der Mehrzahl der Fälle auch dann vorhanden sind, wenn

zwar keine direkte Stirnhirnverletzung beobachtet, jedoch nach den übrigen Symptomen sehr wahrscheinlich ist. Unter 155 Fällen von primären und sekundären psychischen Alterationen ist 72 mal das Stirnhirn nachgewiesenermaßen der Sitz der Verletzung. Er stellt eine direkte Statistik auf, wonach das Stirnhirn bei psychischen Störungen mit 46,4 % an der Spitze steht, dahinter kommen die Basisfrakturen mit 23,2 %, von denen ein großer Teil wahrscheinlich die vordere Schädelgrube mitverletzt und das Stirnhirn in Mitleidenschaft gezogen hat.

Die anderen Zahlen sind:

| | |
|---|---|
| Das Parietalhirn mit . . . . . . . . | 12,2 % |
| Das Schläfenhirn mit . . . . . . . | 7,1 „ |
| Das Occipitalhirn mit . . . . . . . | 3,8 „ |
| Compressio cerebri an der Konvexität mit | 1,9 „ |
| Das Kleinhirn mit . . . . . . . . . | 0,6 „ |

Auch aus seinen mitgeteilten Krankengeschichten ließe sich eine Reihe von zutreffenden sicheren Beobachtungen erwähnen, jedoch bieten dieselben stets ungefähr das gleiche Bild, so daß eine Erwähnung nur eine stete Wiederholung der gleichen Tatsachen sein würde. Dafür möchte ich seine ausgezeichnete Schilderung des Gesamtbildes der vorliegenden Störungen hierhersetzen:

„Vor allem fällt an diesen Patienten eine starke Unruhe auf, der Kranke wirft sich auf seinem Lager hin und her, der Verband wird nicht respektiert, er ist häufig Gegenstand des Aergernisses und wird mit Gewalt wieder abgerissen. Häufig fehlt die Krankheitseinsicht, besonders wenn noch starkes Kopfweh, das übrigens diese Zustände oft begleitet, vorherrscht. Der Patient ist unvernünftig, verläßt das Bett, geht umher, ist in der Nacht schlaflos, ab und zu verweigert er hartnäckig jede Nahrung, klemmt bei den Versuchen, ihm etwas einzuflößen, die Kiefer zusammen; im Gegensatz zu dieser Unruhe zeigen sich hier auch Zustände, wo der Verletzte schweigsam daliegt, er ist mürrisch, verschlossen, widerwillig, wehrt energisch jede Berührung ab und ist manchmal sogar gewalttätig. Die Aeußerungen sind verschieden. Entweder besteht ein großes Redebedürfnis, der Kranke schwatzt den ganzen Tag, bald logisch, bald ungereimtes Zeug, er singt, johlt, brüllt, lacht oder begrüßt den Besucher mit ellenlangen Flüchen, die jeder Beschreibung spotten; er ist reizbar, launenhaft, bald aufgeräumt, bald apathisch. Ein überlegenes Lächeln oder ein schlechter Witz kann stets die einzige Antwort auf an ihn gerichtete Fragen sein; dabei ist das Sensorium ziemlich frei.“

Dieser Zustand ist meist mit Ablauf der Wundheilung beendet.
Ein großer Teil der Kranken macht den Eindruck von völlig Wieder-
hergestellten. Die größere Mehrzahl zeigt bei dauernder Beobachtung
und Kontrolle nach mehreren Jahren bleibende Störungen; wie Brun
uns ebenfalls mitteilt: „Weit im Vordergrunde bleibender Erscheinungen
steht die Gereiztheit, geringe Beleidigungen lösen einen nicht ad-
äquaten Jähzorn aus, die Handlungen sind unüberlegt, unschuldige
Bemerkungen werden böswillig aufgefaßt, bei den Zornausbrüchen tritt
leichte Ermüdung und nachherige Apathie und Schlafsucht ein oder
es besteht eine auffallende Ruhe. Der Kranke ist in sich gekehrt,
menschenscheuer als früher, fährt plötzlich jäh in die Höhe, dabei
besteht eine geistige Ermüdbarkeit mäßigen Grades und eine gewisse
Willensschwäche. Ferner finden wir häufig eine, leichte Vergeßlichkeit, Zerfahrenheit, Kopfweh und Schwindel, wie auch Klagen über
Unbesinnlichkeit. Die Erscheinungen wurden meist allmählich im
Laufe der ersten Jahre und Monate manifest, meist blieben sie konstant. Strenge Erziehung und Selbstzucht der intelligenteren Kranken
brachten Besserungen fertig, mehrere aber gingen rasch im Verlaufe
mehrerer Jahre in schwere Geisteskrankheiten über"; dieselben ähneln
in ihrem klinischen Verlaufe dem Bilde der Dementia paralytica.

Bevor ich den Versuch unternehme, bei Stirnhirnverletzungen
regelmäßig wiederkehrende Symptome und dauernde Störungen nach
bestimmten Hirnfunktionen zu ordnen, will ich noch einmal auf die
Anatomie und die Physiologie des Stirnhirns näher eingehen. Dazu
möchte ich bemerken, daß ich unter Stirnhirn, um eine größere Um-
schreibung zu vermeiden, von jetzt ab nur die Regio praefrontalis, das
heißt den präfrontalen Teil der ersten und zweiten Stirnwindung der
rechten und linken Seite verstehe, den Bezirk, der uns als physiologisch indifferent bekannt ist. Der Fuß der ersten Stirnwindung ist
ja, wie oben erwähnt, eine Innervationsstelle für die Rumpfmuskulatur. Ferner sind am Fuße der ersten, zweiten, ja auch der dritten
Stirnwindung Zentren für die Kopfwendungen nach der anderen Seite,
weiterhin Kopf- und Augenbewegungen nach der anderen Seite, endlich
aber Augenbewegungen für sich vorhanden. [Bevor u. Horsley (13)
u. a.] Funktionell gehören diese Gebiete zu der motorischen Region.

Das eigentliche Stirnhirn grenzt nach oben und hinten, oben und
innen an die motorische Region, nach der linken Seite an das Sprachzentrum. Von den Fasersystemen, welche von und nach dem Stirnhirn verlaufen, sind nur einige sicher festgestellt. Dieses Hirngebiet
ist reich an Fasern, welche die Hirngebiete miteinander verbinden
und die man zum Unterschied von den Projektionsfasern, welche Lei-

tungen darstellen, Assoziationsfasern genannt hat. Jedenfalls ist das Stirnhirn mit fast sämtlichen anderen Hirngebieten verbunden, vor allem mit der motorischen Region und mit dem Sprachzentrum. Eine große Hauptmasse der Fasern, welche durch den Balken ziehen, verbindet beide Stirnhirnhälften miteinander und diese Verbindungen durch den Balken sind nicht minder vollkommen wie das Zusammenwirken zweier, nur wenige Millimeter entfernter Teile derselben Sphäre. Die Trennung des Stirnhirns ist tatsächlich nur eine scheinbare und rein äußerliche; ja sie ist wichtiger als eine Verwachsung der Hemisphäre in der Mittellinie, als der ununterbrochene Uebergang der Rinde der rechten Hemisphäre in jene der linken. Es wird dadurch die Oberfläche vergrößert, auch wird durch die doppelte Anlage das Gehirn in diesen Teilen doppelt leistungsfähig, nicht aber in seiner Tätigkeit halbiert [Flechsig (14)]. Ferner ist eine Verbindung des Stirnhirns mit dem gegenüberliegenden Kleinhirn durch die Untersuchung von Anton u. Zingerle (15) festgestellt, die nachgewiesen haben, daß nach Verletzungen des Stirnhirns Atrophie des gegenüberliegenden Kleinhirns eintritt und damit erklärt sich auch die von Brun aufgestellte frontale Ataxie. Für das Zusammenwirken des Stirnhirns als eines Organes sprechen die Untersuchungen von Schuster (16), welcher, bei einer Bearbeitung von 775 Hirngeschwülsten, bei sämtlichen Balkengeschwülsten stets psychische Störungen gefunden hat, ein Beweis mehr für die Einheitlichkeit der Leistung des Stirnhirns.

Kehren wir nun zu unseren Verletzungen zurück, so haben wir bei ihnen zwei Phasen zu unterscheiden:

1. die akuten stürmischen Erscheinungen, welche mit Heilung der Wunde allmählich nachließen,
2. die zurückgebliebenen Störungen.

Die akuten Störungen waren vor allem:

1. eine starke motorische Unruhe,
2. ein ungewöhnlicher Rededrang; außerdem Singen, Pfeifen, Schreien, Brüllen; außerdem bewegten sich die Redensarten gewöhnlich auf sexuellem Gebiete,
3. gemütliche Veränderungen (die Patienten waren zum Teil sehr schlechter, zum Teil im Gegensatz zu ihrem Zustande ungewöhnlicher gehobener Stimmung).

Da mit der Verletzung jedesmal eine Zertrümmerung von mehr oder minder großen Hirnteilen verbunden war, so haben wir auf jeden Fall Ausfälle von Hirnfunktionen zu erwarten. Die plötzlich gesetzte Hirnwunde zeigt wie jede andere Wunde in der Umgebung reaktive

Vorgänge, welche sich äußerlich durch Schwellung kennzeichnen, die
ihren Ausdruck in einem mehr oder minder großen Hirnprolaps hat.
Diese .reaktive Veränderung besteht in einem lokalen Hirnödem, durch
welches Ausfallerscheinungen in weiteren Grenzen erfolgen werden,
als sie durch die stattgefundene Hirnzertrümmerung selbst bedingt
sind. Ferner sind an der Grenze zwischen ödematösem und normalem
Gewebe Hirnreizerscheinungen zu erwarten. Die motorische Unruhe
und den ungewöhnlichen Rededrang möchte ich zu einem Teil als
Reizerscheinung der benachbarten Hirnregion — der motorischen und
Sprachregion — auffassen, da nach Abklingen der akuten Erscheinungen dieselben .sich regelmäßig ebenfalls zurückbildeten. Da das
Sensorium stets frei, der Intellekt fast regelmäßig gut erhalten war,
so müssen wir annehmen, daß diese Funktionen durch andere unverletzt gebliebene Hirngebiete versehen wurden, wir werden dabei vor
allem an ein anderes großes psychisches Zentrum denken müssen,
welches Flechsig als das große hintere Assoziationszentrum bezeichnet hat. Durch das zügellose Gebahren der meisten dieser Verletzten wird uns der Gedanke nahe gebracht, daß ein großer Teil von
Hemmungen, welche durch Erziehung zum Anstand uns zuteil geworden sind, vernichtet sind, auch die sinnlosen Fluchtversuche, wie
die schamlosen Redewendungen, welche gerade diese Patienten in auffälliger Menge und Häufigkeit gebrauchen, zwingen uns zu der Annahme, daß psychische Hemmungen, welche unsere sittlichen Gefühle
darstellen, verloren gegangen sind und daß die Triebregungen, welche
an unsere motorischen Zentren gebunden zu sein scheinen, ungehindert
die Oberhand gewinnen konnten.

Als nach Rückgang des entzündlichen Oedems wieder mehr der
unverletzt gebliebene Teil des Stirnhirns in Funktion treten konnte,
wurden zu einem großen Teil wieder die regulatorischen und hemmenden Fähigkeiten dieses Organes in Tätigkeit gesetzt. Daß dem
so ist, dafür sprechen die Aeußerungen mancher dieser Verletzten,
welche sich nach Ablauf der stürmischen Periode für ihr häßliches
Benehmen und ihre häßlichen Aeußerungen gleichsam entschuldigten.
„Sie hätten es wohl gewußt, daß sie sich unschön benommen hätten,
jedoch sie hätten nicht anders gekonnt, die Worte wären ihnen gleichsam in den Mund geflogen“, so daß es den Anschein hat, als ob die
Leute gleichsam unter Zwangsvorstellungen gestanden hätten.

Dem wirklichen Ausfall dieser Hirngebiete entsprechen die zu-
rückbleibenden Störungen und da finden wir unter den körperlichen
Symptomen häufig den Schwindel vertreten, die frontale Ataxie (Brun),

welche durch die oben erwähnte Verbindung des Stirnhirns mit dem Kleinhirn leicht ihre Erklärung finden. Ferner finden wir von psychischen Erscheinungen am allermeisten Jähzorn, Vergeßlichkeit und leichte Ermüdbarkeit vermerkt. Diese Störungen lassen den Schluß zu, daß durch den gesetzten Hirndefekt ein Teil von Zentren zerstört sind, welche auf unsere Triebregungen einen hemmenden Einfluß haben, ferner Zentren, welche unseren Willen und unsere Aufmerksamkeit wachhalten.

Diese Erfahrungen haben nicht nur eine theoretische, sondern auch eine eminent praktische Bedeutung. Derartige Verletzte bedürfen während ihrer Erkrankung einer äußerst sorgsamen Pflege und eines gut geschulten und vor allem verständigen Wartepersonals, welches darauf hingewiesen werden muß, daß die Aeußerungen und Handlungen dieser Patienten Ausfluß ihrer Erkrankung sind, so daß sie nicht den stürmischen Forderungen dieser anscheinend völlig klaren Patienten nachzugeben haben; sich andererseits auch nicht durch die häßlichen und beleidigenden Aeußerungen reizen lassen und in der Hingabe an ihren Pflegeberuf nachlassen.

Auch im späteren Leben sind diese Verletzten als geschädigt zu betrachten und vor allem in forensischer Beziehung ist die Kenntnis der Aetiologie der krankhaft gesteigerten Reizbarkeit von großer Wichtigkeit.

---

## Literatur.

1. Jastrowitz, Beiträge zur Lokalisation im Großhirn und über deren praktische Anwendung. Deutsche med. Wochenschr. 1888.

2. L. Welt, Ueber Charakterveränderungen des Menschen infolge von Läsionen des Stirnhirns. Deutsches Arch. f. klin. Med. Bd. 42. 1888.

3. Wendel, Charakterveränderungen als Symptome und Folgen von Erkrankungen und Verletzungen des Stirnhirns. Mitteil. aus d. Grenzgebieten d. Med. u. Chir. Bd. 7. 1901.

4. Munk, Ueber die Stirnlappen des Großhirns. Sitzungsberichte der preuß. Akad. d. Wissensch. 1882. — Ueber die Ausdehnung der Sinnessphären in der Großhirnrinde. Ebendas. 1899.

5. Horsley u. Schäfer, Philosophical Transact. 1898.

6. Ferrier, Die Funktion des Großhirns. Uebers. von Obersteiner. 1879.

7. Goltz, Ueber die Verrichtungen des Großhirns. Pflügers Arch. 1884.

8. Friedmann, Notiz zur Frage der Charakterveränderungen nach Gehirnverletzungen. Neurol. Zentralbl. 21. 1902.

9. E. Ziegler, Lehrbuch der allgemeinen Pathologie und der pathologischen Anatomie. 9. Aufl. 1898.

10. v. Bergmann, Die chirurgische Behandlung von Hirnkrankheiten. 1889.
11. P. Stolper, Die Geistesstörungen infolge von Kopfverletzung. Vierteljahrsschrift f. gerichtl. Med. 3. Folge 13. 1897.
12. H. Brun, Der Schädelverletzte und seine Schicksale. Beiträge z. klin. Chir. 38. 1903.
13. Bevor u. Horsley, Philosophical Transact. 1894.
14. Flechsig, Gehirn und Seele. 1896.
15. Anton u. Zingerle, Bau, Leistung und Erkrankung des menschlichen Stirnhirns. Festschr. d. Grazer Universität für 1901.
16. P. Schuster, Psychische Störungen bei Hirntumoren. 1902.

# XXVII.

(Aus der chirurgischen Abteilung des Augusta-Hospitals. — Prof. Dr. F. Krause.)

## Ueber Tumoren der Milzgegend.

Von

**Dr. Dege,**

Oberarzt beim Kolbergschen Grenadier-Regiment Graf Gneisenau (2. Pomm.) Nr. 9,
kommandiert zur Kaiser Wilhelms-Akademie für das militärärztliche Bildungswesen.

(Mit 1 Textfigur.)

———

Es sei mir im folgenden gestattet, an der Hand einiger, wegen ihrer diagnostischen Schwierigkeiten, wegen ihres Verlaufs oder der eingeschlagenen, erfolgreichen Behandlung Interesse bietenden Krankheitsfälle die differentialdiagnostischen Merkmale der in der Milzgegend sich abspielenden, zu Tumorbildungen führenden Krankheitsprozesse zu erörtern und klarzustellen. Ich lasse die betreffenden Krankengeschichten mit kurzen Bemerkungen über die einzelnen Fälle vorangehen.

Bertha B., 25 Jahre alt, Näherin aus Küstrin, aufgenommen am 20. 1. 04, entlassen am 1. 3. 04.

Die Kranke stammt ihrer Angabe nach aus gesunder Familie und war bis zum Beginn ihres jetzigen Leidens nicht ernstlich krank. Vor etwa 9 Monaten stellten sich Beschwerden ein, die anfangs nur in einem leichten „Magendruck" bestanden. Dazu gesellte sich mehr und mehr zunehmende, allgemeine Mattigkeit, verbunden mit Appetitmangel. Kurze Zeit später bemerkte die Kranke zufällig eine kleine Geschwulst in der Magengegend, die sich in der Folgezeit mehr und mehr vergrößerte und zeitweise mäßige Schmerzen verursachte. Mit dem weiteren Wachstum der Geschwulst nahm das Druckgefühl ebenso wie die periodisch auftretenden Schmerzen an Heftigkeit zu. Erbrechen, Schüttelfrost oder Fieber waren niemals vorhanden. Wegen dieser Beschwerden wurde die Kranke auf der ersten medizinischen Klinik der Charité behandelt, und ihr hier zur Beseitigung der die Beschwerden verursachenden „Wandermilz" eine Operation angeraten. Deshalb ließ sich die Kranke am 20. 1. 04 auf die chirurgische Abteilung des Augusta-Hospitals aufnehmen. Nachträglich gab sie an, sie habe vor 1—1½ Jahren ziemlich viel mit einem kleinen Hunde, der ihr auch öfter Gesicht und Hände beleckt habe, zu tun gehabt.

Befund: Bei dem mittelgroßen, blutarmen Mädchen bestehen weder Oedeme noch Exantheme. Die Körperwärme schwankte in der Beobachtungszeit zwischen

36,5 ° und 37,2 ° C. Die Brusteingeweide zeigen regelrechten Befund. Der Harn ist klar, frei von Eiweiß und Zucker. Der Stuhlgang ist breiig, geregelt.

Der Unterleib ist weich, leicht eindrückbar. Zwischen Schwertfortsatz und Nabel fühlt man einen etwa kleinapfelgroßen, derben, nicht schwappenden Tumor, dessen größerer Abschnitt links von der Mittellinie liegt. In der Mitte der Geschwulst findet sich eine deutliche Einkerbung. Bei der Einatmung steigt der Tumor herab. Er ist passiv besonders nach links mäßig verschieblich, ohne daß er sich jedoch völlig unter den linken Rippenbogen in das normale Milzbett drängen läßt. Beim Nachlassen des Drucks kehrt er sofort in die alte Ruhelage zurück. Der Klopfschall über der Geschwulst ist gedämpft. Bei der Betastung tritt lebhafter Druckschmerz auf, indessen sind auch zu Zeiten bei völliger Ruhe stärkere Schmerzen an der Geschwulst vorhanden. Bei Aufblähung des Magens behält der Tumor seine Lage vor diesem bei und ist sehr deutlich fühlbar. Die Leber ist nicht nachweisbar vergrößert. Die Nieren sind ziemlich deutlich abzutasten, die rechte sitzt etwas tiefer als die linke. Eine Milzdämpfung ist trotz mehrfacher, genauer Untersuchung nicht nachzuweisen. Die mikroskopische Blutuntersuchung ergibt keine Besonderheiten.

Diagnose: Geschwulst im Unterleib, wahrscheinlich verlagerte, fixierte Milz.

28. 1. 04. Operation in Chloroformnarkose (Professor Dr. F. Krause). Durch einen 15 cm langen, bis dicht an den Nabel reichenden Schnitt in der Mittellinie des Oberbauchs wird die Bauchhöhle eröffnet. Bei vorsichtiger Betastung fühlt man eine schwappende, über zweifaustgroße, anscheinend aus mehreren, nebeneinanderliegenden, derbwandigen Zysten zusammengesetzte Geschwulst, die sich als Echinokokkus erweist. Er steht mit der Unterfläche des linken Leberlappens in breiter Verbindung. Durch eine Zyste, die sich nach links, hinten und oben entwickelt hat, ist die Milz aus ihrem Bett herausgedrängt und nach aufwärts verlagert. Da sich die Geschwulst nicht durch den in der Mittellinie angelegten Schnitt hervordrängen läßt, wird das Operationsgebiet durch einen vom ersten ausgehenden, am linken Rippenbogen verlaufenden Schnitt zugänglicher gemacht. Nach sorgfältigem Abschluß der Bauchhöhle durch Bindentamponade wird die der Milz anliegende Zyste gelöst und von dem übrigen Zystensack abgebunden. Bei der Abtragung dieses Geschwulstteils entleeren sich neben wasserklarer Flüssigkeit zahllose erbsen- bis wallnußgroße Echinokokkenblasen. Nun wird die zu oberst liegende faustgroße Zyste punktiert und eingeschnitten. Sie steht mit einer gleichgroßen, in das Lebergewebe hineinragenden Zyste in Zusammenhang. Nach Ausfluß reichlicher Mengen von mit zahlreichen Echinokokkenblasen vermischter Flüssigkeit gelingt es den Zystensack aus der Leber herauszuschälen. Hierbei muß eine Anzahl von Gefäßen, die aus der Leber in die Blasenwand hineinziehen, unterbunden werden. Nach Stillung der Blutung aus dem Lebergewebe wird die Wunde mit Vioformgaze ausgestopft und ein aseptischer Deckverband angelegt.

29. 1. 04. Die Kranke hat die Operation gut überstanden. Sie klagt über sehr heftige Schmerzen in der Magengrube.

2. 2. 04. Wundverlauf bisher ohne Störung, höchste abendliche Steigerung der Körperwärme 38,0 ° C. In leichter Narkose wird die Vioformgaze entfernt. Dabei tritt im oberen Teil der Wunde eine leichte Blutung aus dem tiefliegenden Leberbett auf. Auf diese blutende Stelle wird ein Vioformgazetampon gedrückt, und neben einem durch Seidennaht befestigten Drainrohr im linken Wundwinkel herausgeleitet. Im übrigen wird die Wunde durch vieretagige Naht geschlossen.

Auch die Naht des querdurchschnittenen M. rectus sinister gelingt trotz der beträchtlichen Spannung ziemlich leicht.

4. 2. 04. Gestern Abend leichter Temperaturanstieg (38,4º C.) bei gutem Allgemeinbefinden. Drain und Tampon werden entfernt.

9. 2. 04. Entfernung einiger Nähte, die durchgeschnitten haben. Im oberen Wundwinkel frischrote Fleischwärzchen, zusammenziehen der Wundfläche mit Heftpflaster. Es besteht noch mäßige Absonderung aus der früheren Drainöffnung.

16. 2. 04. Entfernung der übrigen Hautnähte. Die Absonderung im oberen Wundwinkel hat abgenommen.

23. 2. 04. Patientin steht auf.

29. 2. 04. Bad. Wunde fast völlig vernarbt.

1. 3. 04. Geheilt entlassen.

Bei der dauernden Verlagerung der Milz — vorübergehende Verlagerung der Milz durch Ergüsse in den Brustfellraum u. a. m. lasse ich ausser Betracht — unterscheiden wir zwei Formen, die verlagerte, fixierte und die verlagerte, abnorm bewegliche Milz oder Wandermilz. Die Verlagerung kann normale oder krankhaft vergrößerte Milzen betreffen. Für die Diagnose beider Formen ist erstens der Nachweis erforderlich, daß die Milz an der normalen Stelle fehlt, zweitens, daß die an einer ungewöhnlichen Stelle der Bauchhöhle nachweisbare Geschwulst die Milz ist.

Der Nachweis, daß das Milzbett leer ist, kann nur durch die Perkussion geführt werden. Man findet dann zwischen der 9. und 11. Rippe tympanitischen Schall, der meist von dem Dickdarm bedingt sein wird. Durch Anfüllen des Dickdarms mit Wasser wird sich dies klarstellen lassen. Denn wir erhalten dadurch einen Dämpfungsbezirk, der nach Abfluß des Wassers wieder verschwinden muß. Daraus geht schon hervor, daß man nicht jede Dämpfung in der Milzgegend ohne weiteres der Milz zuschreiben darf. Denn wie das in den Darm gegossene Wasser, so kann auch einmal stärkere Anfüllung mit Kot eine Dämpfung erzeugen. Somer (cf. Ledderhose) beobachtete bei einem Fall von Wandermilz eine durch Verschiebung der linken Niere nach oben bedingte Zone gedämpften Schalls zwischen der linken 9. und 11. Rippe, die man als Milzdämpfung hätte ansprechen können. Häufiger wird man im Zweifel sein, ob eine solche Dämpfung nicht auf Rechnung eines vergrößerten und bis zum Milzbett vorgeschobenen, linken Leberlappens zu setzen ist (Quiquerez, Mosler). Man muß dann die Leberdämpfung genau von rechts nach links verfolgen und zusehen, ob sich eine Grenze zwischen Leber und Milz finden läßt, oder ob der Leberrand ohne Unterbrechung nach links unter den Rippenbogen zieht. Für solche Fälle kann eine Magenaufblähung große Bedeutung gewinnen, da wir dadurch zwischen

Leber und Milz eine Zone tympanitischen Schalls einschalten. Aber auch diese Untersuchungsmethode wird uns bei Verwachsung von Leber und Milz im Stich lassen.

Gelegentlich könnte wohl auch eine Geschwulst, die von einem der Milzgegend benachbarten Organe ausginge, bei bestehender Milzverlagerung zu einem Dämpfungsbezirk in der Milzgegend führen, wenn mir auch ein derartiger Fall aus der Literatur nicht bekannt ist.

Die Milzdämpfung erscheint verkleinert bei stärkerer Aufblähung des Magens und der Därme. Ferner findet man öfter bei alten Frauen infolge einer Milzschrumpfung tympanitischen Schall zwischen 9. und 11. Rippe. Andererseits kann die Milz infolge Lungenschrumpfung oder Brustfellentzündung nach oben verlagert sein oder, wie unser Fall lehrt, von unten in die Höhe gedrängt sein, so daß Milzleere vorgetäuscht wird.

Die Feststellung, daß ein in der Bauchhöhle sich findender Tumor die Milz ist, gelingt spielend leicht bei der Wandermilz. Denn sie ist infolge ihrer freien Beweglichkeit der Betastung von allen Seiten zugänglich. Schon die konvexe, äußere Fläche, die konkave, in zwei Abschnitte geteilte Innenfläche mit dem Hilus und dem von ihm abgehenden, eine pulsierende Arterie enthaltenden Stiel, die besonders bei vergrößerten Milzen stets deutlichen den vorderen, manchmal auch den unteren Rand unterbrechenden Einschnitte, die scharfen und die stumpfen Ränder lassen kaum noch einen Zweifel aufkommen, daß die Geschwulst die Milz ist. Dazu kommt, daß man die Geschwulst außer in seitlicher Richtung auch leicht von unten nach oben und umgekehrt verschieben, ja sie wohl gar in das normale Milzbett drängen und dort zurückhalten kann, daß der Hilus bei den verschiedensten Lagen seinem Befestigungspunkt zugekehrt ist, also bei Lagerung der Geschwulst im kleinen Becken nach oben, beim Liegen in der linken Körperhälfte nach rechts und oben, in der rechten Körperhälfte nach links und oben sieht, und daß weiterhin die Wandermilz selten von Darmschlingen überlagert ist, vielmehr meist der Bauchwand anliegt und deshalb beim Beklopfen gedämpften Schall gibt. Läßt dann die Untersuchung von der Scheide oder dem Mastdarm aus einen Zusammenhang der Geschwulst mit den Genitalorganen ausschließen, so ist die Diagnose wohl völlig sicher. Zu bedenken ist noch, daß sich bei gelegentlichen Stieldrehungen charakteristische peritonitische Reizerscheinungen dem Krankheitsbilde beimischen können.

Ist die verlagerte Milz fixiert, so wird das Ergebnis der Betastung weniger reichhaltig; immerhin wird sich auch dann meist die Geschwulst als Milz erkennen lassen.

In unserem Falle war der im Oberbauch fühlbare Tumor wegen seiner derben Beschaffenheit, wegen des Fehlens von Fluktuation und Hydatidenschwirren, wegen der respiratorischen und passiven Verschieblichkeit, der deutlichen Einkerbung, der subjektiven Beschwerden und vor allem wegen der fehlenden Milzdämpfung mit hoher Wahrscheinlichkeit als verlagerte, fixierte Milz angesprochen worden. Das Schwinden der Milzdämpfung war, wie die Operation gezeigt, dadurch bedingt worden, daß eine der sich nach hinten und seitwärts entwickelnden Zysten die Milz nach aufwärts gedrängt hatte, so daß die Milzgegend zum größten Teil von dem Magen eingenommen war. Die derbe Konsistenz und der Mangel an Fluktuation fanden ihre Erklärung durch die straffe Spannung der Zystenwand, die als charakteristische Crina lienis gedeutete Einkerbung war durch das Zusammenstoßen zweier Cysten verursacht worden.

Zweifel an der Diagnose hätte die bestimmte Angabe der Patientin erwecken müssen, daß sich die Geschwulst langsam vergrößert habe. Bemerkenswert ist in unserem Falle, vorausgesetzt, daß die Infektion wirklich erst vor 1—1½ Jahren erfolgt ist, die schnelle Entwicklung der Echinokokkengeschwulst. Schon ¼—½ Jahr nach der Infektion traten die ersten subjektiven Symptome auf.

Was die Therapie der Echinokokken der Bauchhöhle anbelangt, so operieren wir jetzt prinzipiell einzeitig. Nach ausgiebiger Freilegung des Operationsgebietes schließen wir die Bauchhöhle durch Bindentamponade ab. Dieser Abschluß ist so sicher, daß wir eine Infektion der Bauchhöhle bei beabsichtigter Eröffnung oder Platzen des Echinokokkensackes nicht zu fürchten brauchen. Wenn irgend möglich entfernen wir die Echinokokkengeschwulst uneröffnet im ganzen und scheuen, um dies zu erreichen, auch die Resektion eines größeren Leber- oder Milzabschnitts, ja in geeigneten Fällen auch die Splenektomie nicht. Stellt die Entfernung der ganzen Geschwulst wegen breiter, flächenförmiger Verwachsungen oder wegen Beteiligung eines zu großen Leberabschnittes oder wegen schlechten Allgemeinbefindens des Kranken einen zu gefährlichen Eingriff dar, so begnügen wir uns mit der Eröffnung und partiellen Resektion der Geschwulst. Oefter gelingt es dann noch nach Entleerung der Zysten, wie in unserem Falle, den Zystensack aus seinem Bett herauszuschälen. Mißlingt uns dies, so müssen wir den Zystensack durch Tamponade zur Verödung und zum Verschluß zu bringen suchen. Zu diesem Zweck pflegen wir, nachdem schon bei der Operation eine Verkleinerung der Bauchwunde durch Naht gemacht

worden ist, in Fällen der letzterwähnten Art nach etwa 8 Tagen die
den Zystensack von der Bauchhöhle abschließenden Tampons zu entfernen und die Zystenwand ringsum an die Bauchwunde anzunähen.
Haben wir die Echinokokkengeschwulst ganz aus der Bauchhöhle entfernen können, so verschließen wir die Bauchhöhle primär ganz oder
legen höchstens auf das Leberbett usw. einen dünnen Tampon. Sind
größere Mengen von Zystenflüssigkeit über das Operationsgebiet geflossen,
ist der Kräftezustand des Kranken schlecht und dergleichen, so ziehen
wir im allgemeinen die nach einigen Tagen vorzunehmende sekundäre
Naht vor.

Max W., Depeschenbote, 17 Jahre alt, aus Berlin, aufgenommen am
25. 1. 06.

W. stammt aus gesunder Familie und ist bis zum Herbst 1905 niemals
ernstlich krank gewesen. Vor etwa $1^1/_2$ Jahren fiel ein etwa 2 Zentner schwerer
Handwagen, den W. fuhr, um. Dabei wurde er von der Stange so heftig gegen
die linke Seite getroffen, daß er zu Boden stürzte. Patient war nicht bewußtlos,
aber sehr schwindlig. Trotz lebhafter Uebelkeit erbrach er nicht. Auf einer
Unfallstation konnte eine schwerere Verletzung nicht festgestellt werden und W.
wurde deshalb mit Droschke nach Haus befördert. Er war 3 Tage bettlägerig,
dann fühlte er sich wieder so wohl, daß er seine Arbeit aufnehmen konnte. In der
Mitte November 1905 erkrankte W. ziemlich plötzlich, ohne ihm bekannte Ursache,
mit heftigen stechenden Schmerzen in der linken Seite. Die Schmerzen begannen
hinten in Höhe der letzten linken Rippen und strahlten von da am Rippenbogen
entlang nach vorn aus. Patient fieberte etwa drei Wochen lang. Zeitweise bestand
Stuhlverhaltung, die aber durch Rizinus leicht zu beheben war. Diarrhöen oder
Erscheinungen von seiten der Brustorgane wurden nicht beobachtet.

Der behandelnde Arzt stellte Blutarmut und Rippenneuralgie fest. Unter
der Behandlung mit schmerzlindernden Pflastern und Umschlägen trat nach drei
Wochen Besserung ein, so daß W. schließlich seine Tätigkeit als Depeschenbote
wieder aufnehmen konnte. Am 10. 1. 06 stellten sich erneut Schmerzen in der
linken Seite — während der schmerzfreien Zeit hatte immer ein leichtes Druckgefühl
in der linken Seite bestanden — ein, Mattigkeit, starkes Krankheitsgefühl kamen
bald hinzu und Patient wurde abermals bettlägerig. Da während einer vierzehn-
tägigen Behandlung keine Besserung eintrat, riet ihm sein Arzt die Aufnahme in
ein Krankenhaus an. Mit Hunden hat Patient, der stets in Berlin gelebt hat,
niemals näher zu tun gehabt.

Klagen: Mattigkeit, Appetitmangel, Gewichtsabnahme, stechende Schmerzen
spontan, stärker bei Druck und lebhaften Bewegungen unter dem linken Rippenbogen.

Befund: Mittelgroßer, junger Mann von kräftigem Knochenbau, mäßig ent-
wickelter Muskulatur, geringem Fettpolster. Die trockene, heiße Haut ist frei von
Exanthemen. Gesicht und sichtbare Schleimhäute zeigen nur geringe Blutfüllung.
Das Bewußtsein ist frei, ungetrübt. Körperwärme siehe die Kurventafel auf S. 493.

Der Puls ist regelmäßig, voll, leicht unterdrückbar, nicht dikrot, 80 Schläge
in der Minute. In den Oberschlüsselbeingruben, am Hals und am Nacken, in den
Achselhöhlen und den Leistenbeugen sind beiderseits geschwollene, mäßig harte,
verschiebliche, nicht druckempfindliche, meist erbsen- bis bohnen-, vereinzelt bis

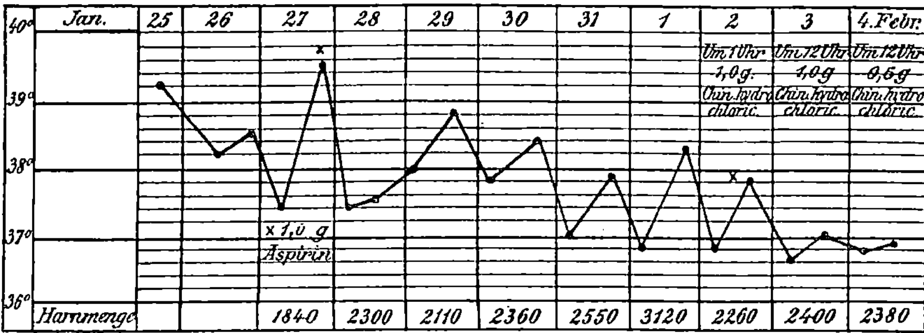



pflaumenkerngroße Drüsen fühlbar. Die feuchte Zunge ist weißlich belegt. Der
Herzbefund ist bis auf ein leises, systolisches Geräusch an der Herzspitze regelrecht, ebenso der Befund an der rechten Brusthälfte. Links steht der hintere untere
Lungenrand bei der Ausatmung und bei Mittelstellung des Brustkorbes gut zwei
Finger breit höher als rechts, verschiebt sich jedoch bei tiefer Einatmung sehr
ausgiebig nach unten. Ueber der ganzen linken Lunge hört man reines Bläschenatmen, keinerlei Nebengeräusche. Die linke Brusthälfte bleibt beim Atmen nicht
zurück. Der Unterleib erscheint oberhalb des Nabels leicht vorgewölbt, unterhalb
desselben etwas eingesunken. Er ist weich, leicht eindrückbar. Bei der Betastung
fühlt man deutlich den etwas stumpfen, ziemlich weichen unteren Leberrand etwa
zwei Querfinger breit unterhalb des rechten Rippenbogens und drei Querfinger breit
oberhalb des Nabels. Bei der Einatmung verschiebt sich der Leberrand deutlich
nach unten. Die Oberfläche und der Leberrand sind glatt, keine Knoten und
Höcker fühlbar. Die Leberdämpfung reicht in der Mittellinie bis 5 cm oberhalb
des Nabels, in der Mammillarlinie vom unteren Rande der 6. Rippe bis 4 cm unter
den Rippenbogen herab. Die gleichfalls erheblich vergrößerte Milzdämpfung reicht
hinten neben der Wirbelsäule von der 10.—12. Rippe, in der Schulterblattlinie
von der 8.—11. Rippe, beginnt in der mittleren Achsellinie am oberen Rande der
7. Rippe und überschreitet den Rippenbogen nach unten und vorn um 1—2 Querfinger. Von der Leber läßt sich die Milz deutlich abgrenzen. Unter dem linken
Rippenbogen fühlt man einen großen, rundlichen, glatten Tumor von mäßig harter,
manchmal elastisch erscheinender Konsistenz. Fluktuation ist nicht vorhanden.
Am unteren und am inneren Rande besteht lebhafter Druckschmerz. Bei der
Atmung verschiebt sich die Geschwulst in Rückenlage nach unten, in rechter
Seitenlage mehr in diagonaler Richtung nach unten und innen. Die respiratorische
Verschieblichkeit ist geringer als die der Leber. Passiv läßt sich die Geschwulst
nicht deutlich verschieben. Eine Lappung oder Knotenbildung ist an der Geschwulst
nicht nachzuweisen.

Der untere Pol der linken Niere ist ziemlich deutlich abzutasten. Ein
Zusammenhang zwischen Geschwulst und linker Niere scheint nicht vorhanden
zu sein.

Der Harn ist klar, sauer, hell- bis dunkelgelb und während der ganzen
Beobachtungszeit frei von Eiweiß und Zucker. Diazoreaktion war stets negativ,
die Tagesmenge schwankte zwischen 1640 und 3120, das spezifische Gewicht
bewegte sich um 1016. Der Stuhlgang erfolgte täglich ohne Nachhilfe, war
geformt oder breiig, niemals diarrhoisch, gut gefärbt, frei von Schleim, Eiter
und Blut.

Diagnose: Fieberhafter Milztumor mit Leber- und Drüsenschwellungen.

Behandlung: Bettruhe, Prießnitzumschlag um den Unterleib, flüssige Kost, vorzugsweise Milch.

27. 1. 06. Klagen wie oben. Vorgestern Abend etwa 10 Minuten anhaltender Schüttelfrost. (Außer diesem wurde bis zur Operation kein Frostanfall beobachtet.) Die Prüfung mit dem Fickerschen Typhusdiagnostikum ergibt negatives Resultat, alle Röhrchen sind klar und haben keinen Bodensatz. Der Hämoglobingehalt beträgt 90 $^0/_0$. Die mikroskopische Blutuntersuchung ergibt nur eine geringe Hyperleukozytose. Abends 1 g Aspirin.

29. 1. 06. Magen nach Probeabendessen morgens leer. Bei der Aufblähung zeigt sich der Magen nicht vergrößert; sie verursacht keine Schmerzen. Der Milztumor wird etwas nach links und unten gedrängt und ist deutlich fühlbar. Nach Ewaldschem Probefrühstück werden etwa 30 ccm gelblicher, trüber, geruchloser Flüssigkeit ausgehebert, Gesamtazidität 60, freie Salzsäure 22, mikroskopisch kein Eiter, kein Blut.

31. 1. 06. Klagen gering. Schmerzen sind seltener geworden, meist nur bei Druck gegen die Geschwulst unter dem linken Rippenbogen vorhanden. Appetit schlecht. Ueber der linken Lunge hört man reines Bläschenatmen, keine Nebengeräusche, kein pleuritisches Reiben. Im Blut sind in mehreren zu verschiedenen Zeiten entnommenen Präparaten keine Malariaparasiten nachzuweisen.

1. 2. 06. Bei der Aufblähung des Dickdarms wird der Tumor deutlicher, rückt etwas nach oben und nähert sich anscheinend den Bauchdecken. Die Konsistenz ist derb, es besteht keine Fluktuation.

4. 2. 06. Vorgestern erhielt W. um 1 Uhr mittags, gestern um 12 Uhr mittags 1 g Chinin. hydrochloric., heute um 12 Uhr 0,5 g Chinin. hydrochloric.

16. 2. 06. Unter täglicher Gabe von $^1/_2$ g Chinin blieb die Temperatur seit dem 4. 2. 06 normal. Das Allgemeinbefinden besserte sich in dieser Zeit erheblich. Der Appetit hob sich, breiige Kost wurde gut vertragen. Die Schmerzen unter dem linken Rippenbogen traten nur bei stärkerem Druck auf. Auch objektiv schien sich der Zustand zu bessern, da nach übereinstimmender Ansicht mehrerer Untersucher eine deutliche Verkleinerung des palpablen Teils des Milztumors eingetreten war. An den Brustorganen wurden keinerlei Krankheitserscheinungen beobachtet, vor allem niemals Reiben gehört. Die Leberschwellung war unverändert, ebenso der Hochstand des linken Zwerchfells. Bei einer abermaligen Prüfung mit dem Fickerschen Diagnostikum blieben die Röhrchen klar und gaben keinen Niederschlag. 4500000 rote, 11000 weiße Blutkörperchen, vorwiegend polynukleäre Formen, spärlich Lymphozyten. Hämoglobingehalt 85 $^0/_0$.

Chinin wird ausgesetzt, Patient steht eine Stunde auf.

20. 2. 06. Sofort nach dem Aussetzen des Chinins und nach dem Aufstehen traten leichte abendliche Temperatursteigerungen (bis 38 $^0$) ein. Die fast ganz geschwundenen Schmerzen in der linken Seite stellten sich von neuem ein und wurden von Tag zu Tag stärker. Der Appetit schwand und das Allgemeinbefinden verschlechterte sich. Der Milztumor war wieder deutlicher unter dem Rippenbogen fühlbar als am 16. 2. Bettruhe und 0,5 g Chinin. hydrochloric. mittags.

1. 3. 06. Körperwärme wieder normal. Ebenso gingen die subjektiven Beschwerden, besonders die Schmerzen, schnell zurück; der Appetit hob sich wieder. Indessen sah Patient sehr angegriffen und abgemagert aus. Körpergewicht betrug 105 Pfund. Die linke Zwerchfellhälfte schien etwas stärker in die Höhe gedrängt, als bei der Aufnahme. Indessen verschob sich die linke Lunge bei tiefer Ein-

atmung noch sehr ausgiebig nach unten. Das Atemgeräusch war dauernd bläschen-
artig und frei von Nebengeräuschen. Der unter dem linken Rippenbogen fühlbare
Tumor war mäßig druckempfindlich, derb bis hart, Fluktuation war nicht nachzuweisen. Die Oberfläche erschien ziemlich glatt, jedenfalls waren keine größeren
Knoten oder Höcker zu tasten. Die Drüsen an den verschiedenen Körper-
gegenden hatten sich nicht vergrößert, waren eher weniger zahlreich. Eine eigentliche Hyperleukozytose besteht nicht, ca. 10 000 zum größten Teil polynukleäre
Leukozyten bei 85 % Hämoglobingehalt. Chinin wird wieder ausgesetzt.

8. 3. 06. Nach dem Aussetzen des Chinins bewegten sich die Abendtempe-
raturen zwischen 37,4° und 37,8°. Die Mattigkeit hat zugenommen; die Schmerzen
in der Milzgegend sind nicht sehr heftig, nur bei Druck etwas stärker. Seit etwa
8 Tagen klagt W. über geringe Kurzatmigkeit. Bei der Betrachtung fällt ein geringes Zurückbleiben der linken Brusthälfte beim Atmen auf. Im übrigen hat sich
am objektiven Befund nichts Wesentliches geändert. Da durch die sechswöchige
abwartende Behandlung eine Besserung nicht erzielt, der Kräftezustand (99 Pfund)
im Gegenteil eher schlechter geworden war, so wurde dem Patienten eine Probelaparotomie vorgeschlagen. Von den differentialdiagnostisch in Frage gekommenen
Krankheiten konnten wir, wie des weiteren bei den Erörterungen über die differentialdiagnostischen Punkte auseinandergesetzt werden soll und aus der Krankheitsgeschichte zu ersehen sein wird, Typhus, Malaria, Leukämie, maligne Lymphome,
Pseudoleukämie, Syphilis, perigastrischen Tumor, Stauungsmilz mit hoher Wahrscheinlichkeit ausschließen. Alles sprach für einen Erkrankungsprozeß in der
Milz. Es kam in Betracht Bantische Krankheit, Geschwulstbildung (Sarkom) in
der Milz, Zystenbildung in der Milz durch Echinokokken oder andere Ursachen,
Milzabszeß oder subphrenischer Abszeß. Eine genaue Diagnose ließ sich nicht
stellen, wir schwankten am meisten zwischen Milzabszeß, Neubildung in der Milz
und der Bantischen Krankheit.

8. 3. 06. Operation in Chloroformsauerstoffnarkose (Prof. Dr. F. Krause).

Durch einen 20 cm langen, dicht unter und parallel zum linken Rippenbogen
geführten Schnitt wird die Bauchhöhle eröffnet. Es zeigt sich sofort ein ca. manns-
kopfgroßer, teils dunkelrot, teils gelblich erscheinender Tumor, der dem Zwerchfell
und der linken Brustwand eng anliegt und zum größten Teil an diesen Flächen
mit dem Bauchfell verklebt ist. Der unter dem Rippenbogen hervor in die Bauchhöhle hineinragende Teil des Tumors wurde an der Vorderseite von einer derben
Kapsel umschlossen, während die Wand an der Innenseite, dem Magen gegenüber,
sehr dünn erschien. Der prall gespannte Tumor ließ jetzt deutliche Fluktuation
erkennen. Der Magen lag der Geschwulst dicht an, war aber nicht mit ihr verwachsen. Das Querkolon zog unter dem Tumor nach links, seine Flexura lienalis
war mit der hinteren und unteren Wand der Geschwulst verwachsen. Die linke
Niere war deutlich fühlbar und abgrenzbar. Ebenso ließ sich ein Zusammenhang
des Tumors mit dem linken Leberlappen nicht feststellen. Nach sorgfältigem Abschluß der Bauchhöhle durch Bindentamponade wurde die Geschwulst von vorn
punktiert. Es fand sich dünnflüssiger, gelblicher Eiter. Die vordere Abszeßwand,
die eine Dicke von 1—1½ cm hatte, wurde in querer Richtung gespalten. Es
entleerten sich nahezu 2 Liter Eiter, in dem weder Blasen noch Gewebsfetzen gefunden wurden. Auch mikroskopisch ließen sich weder Echinokokkenhaken noch
Membranreste noch irgend welche andere Gewebsteile nachweisen. Der Eiter bestand fast nur aus Lymphozyten, ganz vereinzelt ein polynukleärer Leukozyt. Beim
Eingehen mit der Hand in die Abszeßhöhle konnte man vorn, links und hinten

deutlich die Rippen in ihrem Verlauf abtasten. Nach oben, medial und hinten zu gelangte man durch eine für 2 Finger gut durchgängige, spitzbogenartig gewölbte Pforte (anscheinend durch Auseinanderweichen von Zwerchfellbündeln entstanden) in eine kleine Ausbuchtung. Die Milz war nirgends zu fühlen. Nachdem von der vorderen Abszeßwand zur mikroskopischen Untersuchung zwei Stückchen entnommen sind, wird die Eiterhöhle drainiert und tamponiert und ein aseptischer Verband angelegt.

15. 3. 06. Der Kranke hat die Operation gut überstanden. Die Abszeßhöhle sondert reichliche Mengen dünnflüssigen Eiters ab. Im Aetherrausch werden die zum Abschluß der Bauchhöhle dienenden Tampons entfernt und die Wand der Abszeßhöhle zirkulär in die Bauchwunde eingenäht. In der Tiefe der Abszeßhöhle nach unten zu sieht man eine bleistiftdicke Oeffnung, die mit Schleimhaut umkleidet ist und, wie aus hervorquellendem, dickbreiigem Kot zu schließen ist, ins Querkolon führt. Schluß dieser Oeffnung durch zwei Katgut- und eine Seidennaht. Drainage, Tamponade.

Bei der mikroskopischen Untersuchung der herausgeschnittenen Kapselteile hatte sich herausgestellt, daß einer der Wand des Dickdarms entnommen war. Ein Anhaltspunkt, daß der Abszeß als vereiterter Echinokokkus anzusehen sei, fand sich nicht.

20. 3. 06. Beim Verbandwechsel zeigt sich, daß die Darmnaht nicht gehalten hat, es entleert sich neben dünnflüssigem Eiter etwa ein Eßlöffel dicker Kot. Täglich Stuhlgang.

8. 5. 06. Die Kotfistel hat sich nicht geschlossen. Dicht vor und über ihr liegt der für 1 Finger durchgängige Eingang zur Abszeßhöhle. Seit einigen Tagen leichte Temperatursteigerungen infolge mäßiger Eiterverhaltung trotz täglicher Spülung der Abszeßhöhle. Deshalb wird heute in Chloroformsauerstoffnarkose zur Sicherung des Eiterabflusses in der linken hinteren Achselhöhlenlinie ein 5 cm langes Stück der 10. Rippe subperiostal entfernt und die Höhle von hier aus drainiert.

1. 7. 06. Der Wundverlauf ging in der Folgezeit ohne Störungen vor sich. Die Abszeßhöhle verkleinerte sich nach und nach, die Eiterung wurde schnell geringer und versiegte bald ganz. Ende Mai war die Wunde geschlossen. Etwas langsamer schloß sich die Dickdarmfistel. Heute ist dicht am Rippenbogen noch eine ca. zehnpfennigstückgroße Granulationsfläche sichtbar, die sich langsam von den Rändern aus überhäutet. Das Allgemeinbefinden besserte sich schnell, der Kranke nahm erheblich an Gewicht zu (116 Pfund) und sieht jetzt gesund und kräftig aus. Er steht seit Anfang Juni auf, ist seit drei Wochen den ganzen Tag außer Bett. Er klagt zur Zeit noch über ein spannendes Gefühl in den Narben beim Strecken des Körpers, befindet sich sonst vollkommen wohl.

Milzabszesse gelten als sehr seltene Vorkommnisse. Aber auf Grund der sich von Jahr zu Jahr mehrenden Berichte über operativ behandelte Milzabszesse möchte ich doch glauben, daß ihre Häufigkeit sehr unterschätzt worden ist. Während Bessel-Hagen 1900 erst 18 Fälle zusammenstellen konnte, fand Grand-Mousel 57, Spear 65 Fälle in der Literatur. Dazu kommen zahlreiche Veröffentlichungen aus den letzten Jahren von Bogdanik, Esau, Federmann, Ferrier, Harrington, Körte, Mac Garrahan, Spear, Stavely u. a. m.

Man hat die Milzabszesse ätiologisch in primäre oder idiopathische und in sekundäre eingeteilt. Der ersten Gruppe zählte man diejenigen Fälle zu, bei denen sich keinerlei Ursache nachweisen ließ und die, deren Entstehung auf Traumen, Ueberanstrengungen und heftige Erkältungen zurückgeführt wurde. Ich möchte diese Gruppe der idiopathischen Milzabszesse völlig streichen, nicht etwa, weil die geringe Zahl dieser Fälle die Aufstellung einer besonderen Gruppe nicht rechtfertige (Ledderhose), sondern weil ich diese Einteilung nicht für wissenschaftlich begründet halte. Allerdings wird sich in manchen Fällen wegen der oft Monate, ja selbst Jahre dauernden Latenzzeit die Ursache später nicht mehr ermitteln lassen. In einer ganzen Reihe von Vorgeschichten finden wir schwere, meist lange Zeit zurückliegende Traumen erwähnt, welche die Milzgegend betroffen haben. So führt z. B. Bogdanik einen Hufschlag gegen die Milzgegend als Ursache an. Auch unser Patient hatte vor $1^1/_2$ Jahren einen schweren Schlag gegen die Milz erhalten. Trotzdem möchte ich das Trauma in diesen Fällen nur insofern als Ursache betrachten, als durch die Verletzung in der Milz ein günstiger Boden zur Ansiedlung von Eitererregern gesetzt wird. Wir müssen also immer noch eine, wenn auch noch so leichte Infektion von einer Eiterpustel, einem Furunkel, einer Halsentzündung oder einer anderen bakteriellen Erkrankung aus voraussetzen. Sehr interessant ist in dieser Beziehung ein Fall von Spear. Hier entwickelte sich der Milzabszeß nach einem Fall im Anschluß an eine Influenza. In unserem Fall möchte ich bei den auffallend geringen akut entzündlichen Erscheinungen, dem schnell abklingenden, niedrigen Fieber, der bei der Größe des Abszesses verhältnismäßig geringen Einwirkung auf das Allgemeinbefinden, der völligen Zerstörung der Milz den Beginn der Abszeßbildung in die allernächste Zeit nach der Verletzung verlegen. Symptomlos entwickelte sich der Abszeß, bis er im November 1905 die Kapsel erreichte und von da an das auffallende Krankheitsbild erzeugte.

Einen vereiterten Echinokokkus schließe ich, um es noch einmal hervorzuheben, aus, weil ich an der Kapsel den charakteristischen Bau vermisse und sich im Eiter keine Haken nachweisen ließen. Denn mit Litten glaube ich nicht recht an die von vielen Beobachtern behauptete Fähigkeit des Eiters, die Haken völlig aufzulösen.

Eine zweite, an und für sich ganz gut denkbare Möglichkeit für die Entstehung von Milzabszessen wäre in dem Uebergreifen einer Entzündung eines Nachbarorgans auf die Milz gegeben. Indessen stehen uns hierfür keine sicheren Fälle zu Gebote. Ledderhose hält es allerdings für naheliegend, daß diejenigen Milzabszesse, welche

später in den Magen durchbrechen, ihren Ausgang von einem Magengeschwür genommen haben, das zur Verwachsung zwischen Magen und
Milz geführt hatte.

Die Hauptmasse der Milzabszesse entsteht jedenfalls infolge
kleinerer oder größerer embolischer Infarkte oder metastatischer Entzündungen. Als Ursachen für die Embolien kommen ulzeröse Endokarditis, Erkrankungen der Aorta, für die metastatischen Entzündungen
die Infektionskrankheiten wie Rekurrens, Abdominaltyphus, Flecktyphus, Malaria, Influenza, Gelenkrheumatismus, Pyämie, gangränöser
Schanker, Perityphlitis u. a. m. in Betracht. Am häufigsten entwickeln
sich Abszesse nach Rekurrens und Typhus, jedoch verhalten sich die
einzelnen Epidemien ganz verschieden. Die bakteriologischen Untersuchungen des Eiters haben mehrmals sterilen Abszeßinhalt nachgewiesen, in anderen Fällen wurden Typhusbazillen, Streptokokken
oder Staphylokokken gefunden.

Die Milz kann einen oder einige wenige Abszesse enthalten;
manchmal ist sie von zahllosen Follikularabszessen durchsetzt. Die
Größe der Eiterhöhlen schwankt zwischen stecknadelkopf- bis mannskopfgroßen, am häufigsten sind sie wallnuß- bis hühnereigroß. Die
großen Abszesse entstehen durch Zusammenfließen mehrerer Eiterherde oder durch Einschmelzung des an den Abszeß angrenzenden
Milzgewebes. Dieser Einschmelzungsprozeß kann zur Zerstörung des
größten Teils, ja, wie in unserem Falle, der ganzen Milz führen. Oft
finden sich in solchen Abszessen Sequester von Milzgeweben. Die
peri- und parasplenitischen Eiterungen, in denen oft die ganze Milz
frei herumschwimmt, sind von den Milzabszessen selbstverständlich
zu trennen.

Der Sitz der Abszesse ist für die Diagnose und Therapie von
Wichtigkeit. Am häufigsten sind die obere Hälfte, die äußere Fläche
und nächstdem der vordere Rand befallen.

Bei längerem Bestehen der Milzabszesse bilden sich naturgemäß
Verklebungen und Verwachsungen mit den Nachbarorganen aus,
andererseits besteht, wenn die Abszesse sich selbst überlassen bleiben,
eine erhebliche Neigung zum Durchbruch des Eiters. So finden wir
in der Literatur Durchbruch in den subphrenischen Raum, in den
Brustfellraum, in die Lunge mit oder ohne Bildung von subphrenischen
oder Lungenabzessen oder Empyembildung (Vidal, Kernig, Mantell,
Körte, Villemin), Durchbruch in die freie Bauchhöhle mit nachfolgender Bauchfellentzündung (Kernig, Herrmann, Petrowski),
durch die Haut nach außen (Fahner, Heide, Barbieri), in den
Magen (Cozé, Fahner), in das Kolon (Jacquinelle, Herrmann,

Brown), in die linke Niere (Heusinger, Storcly) und in die Vena
lienalis beschrieben. Auch Senkung des Eiters im retroperitonealen
Gewebe hinter dem Colon descendens herab ins kleine Becken ist beobachtet. Ueber Symptome und Diagnose der Milzabszesse spreche
ich später. Die Prognose ist bei rechtzeitiger operativer Behandlung
eher günstig als ungünstig zu stellen. Unter 35 Operierten fand ich
5 Todesfälle.

Die Behandlung eines Milzabszesses kann selbstverständlich nur
eine chirurgische sein. Von verschiedenen Seiten ist die Splenektomie
empfohlen worden und in geeigneten Fällen verdient sie den Vorzug,
denn sie schafft das erkrankte Organ auf ein Mal aus dem Körper
und kürzt die Nachbehandlung erheblich ab. Aber leider werden nur
wenig Fälle in Betracht kommen, da die Milzentfernung an und für
sich als erheblicher Eingriff gelten muß, der sich leicht wegen ausgedehnter Verwachsungen schwierig gestalten und in die Länge ziehen
kann und die zur Operation kommenden Kranken gewöhnlich in ihrem
Kräftezustand erheblich gelitten haben. In einzelnen Fällen kann
wegen Zurückbleibens von Fisteln eine sekundäre Splenektomie nötig
werden. In der Mehrzahl der Fälle müssen wir uns mit der Splenotomie begnügen. Für diese stehen uns zwei Wege offen: Entweder
wir dringen von einem Bauchschnitt aus zur Milz vor oder wir legen
sie uns nach Resektion von Rippen von hinten oder von der Seite
her frei. Die Wahl des Weges wird von den Besonderheiten des vorliegenden Falles abhängen. Bei großen Milzabszessen, die einen den
Rippenbogen weit überschreitenden Tumor bilden, ziehe ich das Vorgehen vom Bauch aus vor. Der Schnitt wird parallel und dicht unter
dem linken Rippenbogen oder am Außenrande des linken M. rectus
abdominis geführt. Auf diese Weise gewinnt man einen klaren Einblick in die pathologischen Veränderungen der Milzgegend und kann
dementsprechend zwischen Splenektomie und Splenotomie wählen.
Entscheidet man sich für die bloße Eröffnung des Abszesses, so gewährleistet der tiefangelegte Schnitt guten Eiterabfluß. In unserem
Falle trat zwar Eiterverhaltung ein. Es lag dies jedoch nicht an der
Schnittführung, sondern an der die Nachbehandlung sehr erschweren-
den Komplikation mit einer Kotfistel. Wie bei den Echinokokken,
so operieren wir auch bei den Milzabszessen einzeitig. Sitzen die
Milzabszesse in dem oberen Teil der Milz, so daß sie das Zwerchfell
hochdrängen, so empfiehlt sich das Vorgehen vom Brustkorb aus.
Nach Resektion eines Stückes der 9. oder der 9. und 10. Rippe
dringt man gegen die Milz vor. Meist ist der Brustfellraum in diesem
Teil wegen der sich in ihm abspielenden entzündlichen Begleitvorgänge

verödet. Sind keine Verwachsungen vorhanden, so schließt man die
Brusthöhle durch fortlaufende Naht der Brustfellblätter. Zeigt sich
nach Durchschneidung des Zwerchfells die Milz nicht mit dem Wand-
blatt des Bauchfells verklebt, so kann man, um mit Sicherheit eine
Infektion des Bauchfell- und Brustfellraumes zu umgehen, erst durch
Tamponade genügend widerstandsfähige Verwachsungen erzeugen. Wir
ziehen auch bei dieser Sachlage im allgemeinen das einzeitige Verfahren vor und schützen die Bauch- und Brusthöhle durch Bindentamponade vor der Infektionsgefahr. In den Fällen, in denen ein
Durchbruch des Eiters in das paralienale Gewebe erfolgt ist, wird
man sorgsam alle Taschen breit spalten, den Eiterbahnen bis ans
Ende folgen und so für guten Eiterabfluß sorgen. Hat man zuerst
eine typische Empyemoperation gemacht, so kann man auch, wie es
Federmann tat, den Milzabszeß von der Zwerchfellkuppe aus angreifen.

Die Probepunktion durch die freie Bauchhöhle bei Verdacht auf
Milzabszeß verwerfen wir völlig, aber auch beim Vordringen durch die
Brustwand greifen wir im allgemeinen erst nach Freilegung der Milz
und sorgfältigem Abschluß der Bauch-, eventuell auch der Brusthöhle
zur Punktionsspritze. Auch Kehr zieht der Punktion einen Probe-
schnitt vor. Wenn jemand punktiert, so muß er jedenfalls beim
Nachweis von Eiter zur sofortigen Operation bereit und entschlossen
sein. Besteht nach Operation einer Eiterbrust der Verdacht, daß
unterhalb des Zwerchfells ein weiterer Eiterherd (Milz-, Leberabszeß,
subphrenischer Abszeß) sich befindet, so würde ich eine Probepunktion
nicht vom infizierten Zwerchfell aus, sondern von der desinfizierten
Haut aus vornehmen, um beim Fehlen des vermuteten Eiterherdes
nicht die infizierte Nadel in die freie Bauchhöhle oder ein gesundes
Organ zu stoßen. Von 32 Milzabszessen waren 21 vom Bauch aus,
11 von der Brustwand aus aufgesucht worden.

Bei der Differentialdiagnose von Geschwülsten der Milzgegend
haben wir zwei Aufgaben zu lösen. Erstens müssen wir nachweisen,
daß der Tumor von der Milz und nicht von einem Nachbarorgan ausgeht, und zweitens die Art des vorliegenden Milztumors bestimmen.
Was den ersten Punkt anbetrifft, so kommen vorzugsweise die Geschwülste
bildenden Erkrankungen des Magens, Dickdarms, des linken Leberlappens,
der linken Niere, der Bauchspeicheldrüse und des Netzes sowie sub-
phrenische Abszesse in Frage. Ehe ich jedoch die differentialdiagnostisch
wichtigen Merkmale dieser Leiden bespreche, will ich um Wiederholungen
zu vermeiden, die für den größten Teil der Milzvergrößerungen charakteristischen, subjektiven und objektiven Symptome erörtern.

Geringe Vergrößerungen oder kleine sich im Innern der Milz entwickelnde Krankheitsherde verlaufen in der Mehrzahl der Fälle symptomlos. Höchstens, daß sich, besonders bei entzündlichen Vorgängen, geringe oder mäßige Schmerzen bei Anstrengungen oder heftigeren Bewegungen, sehr selten bei Druck oder gar in der Ruhe in der Milzgegend einstellen.

Haben die Milztumoren eine gewisse Größe erreicht, so verursachen sie in den weitaus meisten Fällen ein Gefühl von Schwere, Spannung, von Unbehagen oder dumpfem Druck in der linken Seite, das Gefühl eines Fremdkörpers oder von Völle im Unterleib, von Drängen nach unten. Weiterhin können sie zu Magenstörungen, wie Uebelkeit, Erbrechen, Verstopfung führen, durch Hochdrängen des Zwerchfells schwächere oder lebhaftere Atemnot, durch Verdrängen des Herzens Herzklopfen und Herzangst bedingen, nervöse und anämische Symptome wie Schwindel, Ohnmachten, Flimmern vor den Augen, Schwächeanwandlungen im Gefolge haben.

Abgesehen von diesen Beschwerden verläuft eine Reihe der mit Milzvergrößerungen einhergehenden Krankheiten ohne eigentliche Schmerzen. Gewöhnlich verursachen indessen Milzvergrößerungen Schmerzen. Dieselben sind meist nicht sehr erheblich, mäßig, verschieden nach der Art der Grundkrankheit und meist direkt von der Kapselspannung, der Mitbeteiligung und dem Ergriffensein der Kapsel und der anliegenden Flächen des Bauchfells von den Krankheitsprozessen abhängig. Indessen steigern sie sich in einzelnen Fällen zu den unerträglichsten Schmerzparoxysmen. Selten strahlen sie nach Analogie mit gewissen Lebererkrankungen in das linke Schulterblatt aus. Meist treten die Schmerzen anfallsweise auf, seltener halten sie ununterbrochen, wenn auch in wechselnder Heftigkeit an. In diesen Fällen schildern die Kranken den Schmerz oft als dumpf und nagend, während er gewöhnlich als stechend, brennend, oder auch wohl als schneidend, reißend oder klopfend angegeben wird. Häufig setzen die Schmerzanfälle ohne besondere Gelegenheitsursache von Zeit zu Zeit in voller Stärke ein, um allmählich wieder abzuschwellen. Häufiger schwinden sie in der Ruhe völlig oder nehmen wenigstens sehr erheblich an Heftigkeit ab, um aber bei geringen Anstrengungen, plötzlichen Bewegungen, Gehen, tiefen Atemzügen, Husten oder bei Druck sich wieder bemerkbar zu machen.

Manche Kranke nehmen bestimmte Körperlagen ein, um von der Geschwulst möglichst wenig belästigt zu werden.

Die objektiven Symptome vergegenwärtigen wir uns am besten getrennt nach den Ergebnissen der einzelnen Untersuchungsarten. Bei der Betrachtung wenden wir unser Augenmerk etwaigen Formveränderungen des Brustkorbes und des Unterleibes zu und dem Verhalten beider bei ruhiger und angestrengter Atmung. Der Kranke befindet sich hierbei am zweckmäßigsten in flacher Rückenlage. Größere Geschwülste wölben das linke Hypochondrium oder den linken Oberbauch gleichmäßig oder in umschriebenen Bezirken vor, so daß die rechte Seite eingefallen erscheint, oder füllen die linke Weiche aus. Oft zeichnet sich der vordere oder untere Rand des Milztumors deutlich unter den Bauchdecken ab. Man sieht dann bei der Atmung den Tumorrand deutlich auf und absteigen. Die Länge dieses Weges muß bei nicht pathologisch fixierten und nicht verlagerten Milzgeschwülsten genau der stets mit bloßem Auge erkennbaren Größe der Zwerchfellbewegung entsprechen (Litten). In manchen, besonders den mit stärkeren Entzündungserscheinungen einhergehenden Fällen von Milzgeschwülsten (z. B. Milzabszessen) fällt die Ruhigstellung der linken Körperhälfte beim Atmen und beim Sprechen auf, die wohl meist durch gleichzeitig vorhandene sekundäre Brustfellentzündung oder Bauchfellreizung hervorgerufen wird. Die Bauchdecken erscheinen dann links straff gespannt, die ganze linke Seite bleibt bei der Atmung zurück oder wird auf das sorgsamste geschont. Die Betastung, die wichtigste Art der physikalischen Milzuntersuchung, gibt uns Aufschluß über Lage, Größe, Form, Oberfläche, Konsistenz, passive und respiratorische Beweglichkeit, Verschiebung bei Magen- und Darmaufblähung, den Grad der Druckempfindlichkeit u. a. m. Die Betastung wird auf einem niedrigen Bett erst in Rückenlage, dann in halber rechter Seitenlage (Diagonallage) und in rechter Seitenlage bei ruhiger und verstärkter Atmung und nach Aufblähung des Magens und Dickdarms vorgenommen. Grundbedingung für erfolgreiche Betastung ist Erschlaffung der Bauchdecken, die man durch loses Anliegen der Arme am Körper, leichte Beugung des Kopfes und der Beine, gleichmäßige Atmung mit geöffnetem Munde zu erzielen sucht. Von Vorteil ist die Betastung mit beiden Händen (die linke Hand drückt der rechten den Tumor von hinten her entgegen). Die Größe, Oberfläche, Konsistenz und Druckempfindlichkeit werden uns, da sie bei der Unterscheidung von Tumoren anderer Organe kaum in Betracht kommen, erst später beschäftigen. Während wir zur Lagebestimmung der nicht vergrößerten Milz auf die Perkussion angewiesen sind, gibt uns bei Vergrößerungen nur die Betastung eine genaue Vorstellung der Milz. Die Perkussion muß uns indes den Nachweis bringen, daß die Dämpfung der Geschwulst ununterbrochen in das Gebiet der Milzdämpfung übergeht. Da jede Vergrößerung der Milz ein Ueberschreiten des Rippenbogens nach unten und vorn zur Folge haben muß, so erweckt naturgemäß jede Geschwulst, die unter oder nach innen vom linken Rippenbogen fühlbar ist, den Verdacht auf einen Milztumor. Der Verdacht wird an Wahrscheinlichkeit gewinnen, wenn sich der Tumor nach oben unter den Rippenbogen verfolgen läßt.

Wandermilzen und fixierte, verlagerte Milzen können an allen Punkten des Unterleibs angetroffen werden. Sehr häufig sind diese Milzen vergrößert, ja oft ist die Vergrößerung die Ursache für die Bildung der Milzverlagerung. Die Vergrößerung selbst beruht auf den gleichen Leiden wie die der normalgelegenen Milzen. Stavely beobachtete sogar das Vorkommen eines Abszesses in einer nach rechts gewanderten Malariamilz.

Die Form der Milztumoren hat oft, wie ich schon geschildert habe, mancherlei Charakteristisches. Besonders auffallend und nicht so leicht zu Verwechslung Anlaß gebend sind die 1—4 Einschnitte am inneren, auch am unteren Rande.

Passiv lassen sich die mit stärkeren entzündlichen, zu Verwachsungen führenden Prozessen einhergehenden Milzgeschwülste gewöhnlich gar nicht bewegen. Die freien Milzgeschwülste sind je nach der geringeren oder stärkeren Lockerung der Aufhängebänder in verschiedenem Grade passiv verschieblich. Fast stets lassen sie sich etwas unter dem linken Rippenbogen nach aufwärts drängen, .oder sie lassen Verschiebungen in seitlicher wie senkrechter Richtung zu.

Alle Milzgeschwülste beteiligen sich deutlich an den Atembewegungen des Zwerchfells. Nach Gerhard erfolgen die hauptsächlichsten Verschiebungen der Milz bei der Respiration in der Richtung der Körperlängsachse, in der rechten Seitenlage des Individuums in der Richtung der Längsachse der Milz. Nebstdem aber findet in beiden Fällen eine Drehung der Milz um ihre Längsachse in der Weise statt, daß der obere Rand weiter nach innen, der Längenrand weiter nach vorn tritt. Die respiratorische Verschiebung der Milzgeschwülste ist jedoch weniger groß als die der Lebergeschwülste. Gelingt es, einen Tumor während der Ausatmung am Hochsteigen zu hindern, so kann man mit Sicherheit einen Lebertumor ausschließen.

Für das Verhalten der Milz bei Magen- und Darmaufblähung ist die große Neigung der Milz, die normale Lage zwischen Magen bzw. Darm und Bauchwand beizubehalten, bezeichnend. Infolgedessen nähert sie sich den Bauchdecken noch mehr und wird deutlicher fühlbar. Außerdem rückt sie bei der Magenaufblähung nach links und etwas nach unten, bei der Darmaufblähung nach oben und links.

Unsere differentialdiagnostischen Betrachtungen beginnen wir jetzt mit den Magenerkrankungen. Die wichtigste Rolle spielen das Magengeschwür und das Karzinom. Denn beide Erkrankungen können beim Sitz an der großen Kurvatur, dem Fundus, der vorderen Magenwand oder dem Mageneingang zu einer Geschwulstbildung unter dem linken Rippenbogen führen. In den meisten Fällen wird schon die Krankheitsgeschichte auf ein Magenleiden hinweisen; die physikalischchemische und funktionelle Magenprüfung wird die Berechtigung oder das Falsche dieser Annahme meist ergeben. Tumoren der großen Kurvatur sind passiv oft sehr beweglich, sie lassen sich unter Umständen in einem nach unten konvexen Kreisbogen durch das Abdomen quer hindurchschieben. Werden Tumoren des Fundus, der vorderen Magenwand unter dem Rippensaum fühlbar, so lassen sie sich selten und nur wenig hervorziehen, meist aber unter dem Rippenbogen verstecken. Die respiratorische Verschiebung ist bei den in der Nähe des Mageneingangs sitzenden Geschwülsten ziemlich groß, wenig ausgiebig bei denen der großen Kurvatur. Die letzteren lassen sich, falls keine Verwachsungen mit der Leber vorhanden sind, bei der Ausatmung oft zurückhalten. Bei der Magenaufblähung werden die hier in Frage kommenden Tumoren meist deutlicher und treten tiefer. Häufig ist der Uebergang der Geschwulst in die Magenwandung dem tastenden Finger deutlich erkennbar. Bei der Darmaufblähung werden alle Magengeschwülste nach oben geschoben, wobei sie sich in der Regel gut von dem geblähten Querkolon abgrenzen lassen. Die Oberfläche der Magengeschwülste ist selten glatt, meist höckrig und uneben. Der Klopfschall ist gedämpft tympanitisch. Dieser gedämpft tympanitische Schall kann bei Verwachsungen der Geschwulst mit der Milz direkt in die Milzdämpfung übergehen.

Daß in seltenen Fällen auch einmal ein Dünndarmgeschwür zu einer Geschwulstbildung unter dem linken Rippenbogen führen kann, möge die folgende Krankengeschichte dartun[1]).

Ein 29 Jahre alter Tischler war vor 7 Jahren an einem Magengeschwür erkrankt, 2 Jahre danach begannen sich Zeichen einer Verengerung des Magenausgangs bemerkbar zu machen, die schließlich zu völliger Entkräftung des Mannes führte. Da eine Behandlung auf der inneren Abteilung des Augusta-Hospitals keinen Erfolg hatte, wurde am 20. 11. 03 durch Herrn Professor Dr. F. Krause eine Verbindung zwischen Magen und Dünndarm angelegt (Gastroenterostomia antecolica anterior mit Braunscher Enteroanastomose). Der Heilungsverlauf war ein glatter. Patient nahm 17 kg an Körpergewicht zu. Im August 1904 stellten

---

1) Jahr, Ueber einen Fall von Ulcus pepticum jejuni nach Gastroenterostomie. Berl. klin. Wochenschr. 1905. No. 44a.

sich bei dem Kranken von neuem anfangs nur zeitweise auftretende Schmerzen ein, die ihren Ausgangspunkt und Hauptsitz unter dem linken Rippenbogen hatten, von da strahlten sie auch nach dem Rücken aus. Die Schmerzen steigerten sich bald so, daß Patient arbeitsunfähig wurde. Eine längere Behandlung in der inneren Poliklinik, sowie auf der inneren Abteilung des Augusta-Hospitals beseitigte die Beschwerden nicht. Herr Geheimrat Ewald riet dem Kranken deshalb zur Operation und überwies ihn mit der Diagnose „perigastrischer Tumor" der äußeren Abteilung des Hospitals. Bei dem Patienten fand sich unterhalb des linken Rippenbogens ein ca. 5 cm langer, flacher, etwas höckriger, harter, respiratorisch nicht verschieblicher, äußerst druckempfindlicher Tumor, der sich nach oben abgrenzen ließ, links oben mit der Milz fest verwachsen erschien. Die Milzdämpfung überragte den linken Rippenbogen um einen Querfinger. Der untere Milzrand war bei der Einatmung fühlbar und wenig verschieblich. Die Untersuchung des Magensaftes ergab normale Verhältnisse. Bei der Operation am 12. 9. 05 fanden sich zwischen parietalem Blatt des Bauchfells und Leber, Magen, Milz, Netz zahlreiche flächenhafte und strangförmige Verwachsungen. Erst nach Trennung und Unterbindung zahlreicher Stränge bekam man einen klareren Einblick. In der Mitte des Operationsgebietes zog die seiner Zeit zur Gastroenterostomie und Enteroanastomose benutzte Darmschlinge nach links hinüber und zeigte breite, derbe Verwachsungen mit der Milz. Durch sorgfältige Bindentamponade wurde die freie Bauchhöhle abgeschlossen und nun die Verwachsungen zwischen Milz und der erwähnten Darmschlinge teils scharf, teils stumpf durchtrennt. Nun ließ sich die Milz nach oben und hinten drängen und man sah, daß die Kuppe der Darmschlinge fest an der linken seitlichen Bauchwand haftete und dort umbog. Beim Versuch, diese Verwachsung zu lösen, riß der Darm ein, schlüpfte unter Zurücklassung eines markstückgroßen Wandstückes nach rechts und lagerte sich in die Mitte des Operationsfeldes. Es floß aus dem 5—7 cm von der Gastroenterostomie entfernten und der Magenöffnung genau gegenüberliegenden Loch im Jejunum eine geringe Menge Darminhalt aus, der sorgfältig abgetupft wurde. Um die Darmlichtung nicht zu verengern, wurde das Loch quer vernäht. Das Stück des Darms, welches ausgerissen war, saß wie eingemauert in der Muskulatur der Seitenbauchwand und mußte mit dem Messer herausgetrennt werden. Es erwies sich mikroskopisch als typisches Ulcus pepticum jejuni. Nach Abtupfen des Operationsgebiets mit Borsäure wurde die Bauchhöhle bis auf eine Oeffnung für ein Drain geschlossen. Der Heilungsverlauf war ein ungestörter. Der Kranke nahm 5 $\frac{1}{2}$ kg zu und wurde ohne Beschwerden entlassen.

Die Geschwülste der Flexura lienalis und des angrenzenden Teils des Querkolons bewegen sich meist nicht mit der Atmung und sind auch passiv nur wenig beweglich. Bei der Aufblähung des Darmes werden sie gewöhnlich etwas deutlicher fühlbar. Man kann dann häufig erkennen, wie die Geschwulst in der Längsrichtung allmählich in den Darm übergeht. Wichtig ist die Stuhluntersuchung auf Blut, Schleim und Eiter.

Geschwülste des linken Leberlappens lassen sich meist passiv nicht verschieben, sie beteiligen sich in ausgiebigstem Maße an den Atembewegungen und selbst bei gewaltsamen Versuchen gelingt es niemals, durch die Bauchdecken hindurch einen Lebertumor am Aufwärtssteigen bei der Ausatmung zu hindern. Bei der Aufblähung des Magens rücken sie meist nach rechts und oben, werden jedenfalls gehoben und gegen die vordere Bauchwand gedrückt. Bei Darmaufblähung rücken Lebergeschwülste nach oben, der untere Leberrand drängt gegen die Bauchdecken an.

Bei Nierengeschwülsten klagen die Kranken häufig über Schmerzen in der Nierengegend oder über Nierenkoliken. Hier kann unter Umständen schon die Untersuchung des Harns oder Zystoskopie und Ureterenkatheterismus die Entscheidung bringen. Größere echte Nierengeschwülste sind meist unbeweglich, aber auch bei anderen, zu Vergrößerungen führenden Leiden der Niere (Hydronephrose etc.) ist passive Beweglichkeit selten. Anders natürlich bei Erkrankungen einer linksseitigen Wanderniere!

Größere Nierengeschwülste zeigen meist eine mäßige, aber deutliche respiratorische Verschiebung. Bei Magenaufblähung rücken sie in die Tiefe, verschwinden aber nicht ganz.

Bei der Darmaufblähung werden kleinere Geschwülste vorn gänzlich vom Dickdarm überlagert, bei größeren wird nur ein Teil des vorspringenden Tumors vom geblähten Dickdarm, besonders der Flexura lienalis, verdeckt. Oft fühlt man außer dem Tumor den unteren Milzrand bei der Einatmung unter dem linken Rippenbogen hervorkommen und gegen die Hand drängen.

Retroperitoneale Geschwülste, besonders die von der Bauchspeicheldrüse ausgehenden, sind passiv und respiratorisch nicht verschieblich. Magen und Darm verdecken bei der Aufblähung die Geschwulst und machen sie undeutlich. Stuhl- und Harnuntersuchung gibt unter Umständen wertvolle Fingerzeige.

Ebenso sind Mesenterialtumoren von Därmen überlagert, man fühlt, wie sie ohne deutliche Grenzen gleichsam in die Tiefe hinabsinken. Passiv lassen sie Seitenverschiebungen, aber gewöhnlich keine Verschiebung von oben nach unten oder umgekehrt zu.

Netztumoren haben meist große, oft unbeschränkte Beweglichkeit, beteiligen sich an den Atembewegungen nicht, rücken bei Magen- und Darmaufblähung nach unten, machmal auch näher an die vordere Bauchwand.

Ist es uns gelungen, eine unter dem linken Rippenbogen hervorkommende Geschwulst als Milztumor nachzuweisen, so müssen wir nun die Art dieses Tumors bestimmen. Und daß dies nicht in allen Fällen ganz einfach sein wird, erhellt wohl schon aus der Zahl der in Betracht kommenden Krankheiten. Es sind folgende: Milzabszesse,

zystische Tumoren der Milz (Echinokokken und nicht parasitäre
Zysten), Milzvergrößerungen bei infektiösen Erkrankungen, vorzugsweise bei Typhus, Rückfallfieber, Malaria, Syphilis, Tuberkulose,
Bantischer Krankheit; Leukämie und Pseudoleukämie, Geschwulstbildung in der Milz (Sarkom, Karzinom), Stauungs- und Amyloidmilz.

Die Diagnose der Milzabszesse kann, solange die Eiterung auf
die Milz beschränkt ist, wegen der geringen und unklaren Symptome
unmöglich sein; sie wird leichter, wenn der Prozeß die Kapsel erreicht und zu Entzündungen von Nachbarorganen führt. Aber auch
dann kann sie oft nur per exclusionem mit Wahrscheinlichkeit gestellt werden. Von Wichtigkeit ist in erster Linie die Vorgeschichte.
Bestehende oder überstandene Infektionskrankheiten, ein vor längerer
Zeit erlittenes schweres Trauma der Milzgegend können wichtige
Fingerzeige geben. Bei ersteren fällt das völlige Ausbleiben der Genesung nach dem Abklingen der Grundkrankheit auf. Die hervor-
stechenden Symptome, von denen im einzelnen Fall aber oft nur der
kleinste Teil vorhanden, sind fortschreitende Verschlechterung des
Allgemeinbefindens, Abmagerung, Kräfteschwund, Schweiße, Fröste,
Druckgefühl oder Schmerzen in der Milzgegend, langsam oder schnell
wachsende Milzgeschwulst. Fieber kann vorhanden sein oder fehlen,
selbst subnormale Temperaturen sind während der Entstehung eines
Milzabszesses beobachtet. In der Regel werden leichte, von Zeit zu
Zeit aussetzende, unregelmäßige Fieberbewegungen vorhanden sein.
Die Vergrößerung der Milz erstreckt sich je nach Sitz, Ausdehnung
und Dauer der Erkrankung mehr nach oben, nach unten oder nach
vorn. Dementsprechend ist die Vergrößerung bald durch die Betastung, bald nur durch Perkussion nachweisbar. Leider wird die
Bedeutung der Milzvergrößerung für die Diagnose der Milzabszesse
dadurch eingeschränkt, daß die Krankheiten, in deren Verlauf Milzabszesse sich entwickeln, auch schon an und für sich Milzvergrößerung
verursachen. Der Milztumor ist fast immer druckschmerzhaft, oft ist
die ganze Milzgegend druckempfindlich. Meist wird der Tumor als
mäßig hart bezeichnet, Fluktuation ist selten nachzuweisen. Sitzen
die Abszesse im oberen Milzpol, so gesellt sich verhältnismäßig oft
eine linksseitige Brustfellentzündung hinzu, die zum Ruhigstellen der
linken Brustseite beim Atmen führt. Diese Entzündungen können
trockener Natur sein oder mit serösem oder eitrigem Erguß einhergehen. Häufig ist gerade das Mißverhältnis zwischen den schweren
Allgemeinerscheinungen und den geringfügigen nachweisbaren Veränderungen am Brustfell der Wegweiser dafür, daß der eigentliche
Krankheitsherd tiefer liegt. Leider ist das Symptom, wie unser Fall

dartut, bei dem trotz größter Ausdehnung der Eiterung niemals
ein pleuritisches Reiben nachweisbar war, ebensowenig konstant wie
die Hyperleukozytose. Immerhin mögen beide Symptome, wenn sie
vorhanden sind, zur Klärung beitragen. In anderen Fällen findet
man als Zeichen der Kapselbeteiligung am Entzündungsprozeß fibrinöse Beläge auf der Milz, die hör- und fühlbare Reibegeräusche erzeugen können.

Alle diese genannten Symptome können wir aber auch beim linksseitigen subphrenischen Abszeß finden und in manchem Fall wird
wohl erst die Operation die Entscheidung bringen. Großer, den
Rippenbogen weit überschreitender Milztumor spricht mit großer Wahr-
scheinlichßeit gegen subphrenischen, die charakteristischen Zeichen des
Pyopneumothorax subphrenicus sinister gegen Milzabszeß.

Das gleiche klinische Bild kommt den ja auch nur ätiologisch
von den eben geschilderten Milzabszessen unterschiedenen vereiterten
Echinokokken zu. Hier springt der Verfall, die allgemeine Ab-
geschlagenheit, Schmerz, hektisches Fieber mit Schweiß und Frösten
uns noch mehr in die Augen. Im Gegensatz hierzu pflegen die nicht
vereiterten Echinokokken das Allgemeinbefinden nicht zu sehr zu beeinträchtigen. Nur wenn intermittierendes Fieber vorhanden, leidet
auch der Allgemeinzustand nach und nach. Der im linken Hypochondrium sitzende Tumor ist hart, prall elastisch oder fluktuierend,
die Oberfläche ist glatt, die Geschwulst hat häufig die Gestalt eines
mit der Basis nach der Milz sehenden abgestumpften Kegels, ist passiv
meist gut, besonders nach rechts verschieblich, entwickelt sich langsam, häufig schubweise und zeigt manchmal Hydatidenschwirren. Oefter
tritt Urtikaria auf.

Wie beim nicht vereiterten Echinokokkus, so sind auch bei den
übrigen Zystenbildungen in der Milz die subjektiven Symptome
im wesentlichen von der Größe der Geschwulst, der Verdrängung der
Nachbarteile abhängig. In weitaus der Mehrzahl der Fälle sitzen die
Zysten in der unteren Milzhälfte. Die Geschwulst ist bald eben, bald
uneben, die Konsistenz wechselnd, hier weich oder fluktuierend, dort
hart. Anamnestisch wichtig ist der Umstand, daß sich Blutzysten
oft an geringfügige Traumen anschließen, die während der Schwangerschaft oder bald nach einer Geburt auf die Milzgegend oder den
Unterleib eingewirkt haben. Findet man einen zystischen Tumor der
Milz, so spricht prall elastische oder gleichmäßige Konsistenz für
Echinokokkus, ungleichmäßige Beschaffenheit, weiche Bezirke für nicht
parasitäre Zystenbildung. Bei zystischen Milzgeschwülsten kann man

häufig durch Klopfen gegen die Weiche ein deutliches Ballotement erzeugen.

Bei Miliartuberkulose und bei vorgeschrittener Tuberkulose kommen durch Einlagerungen von Tuberkeln, Bildung von Eiterhöhlen und Käseherden Milzvergrößerungen zu stande. Indessen haben sie bei den charakteristischen Erscheinungen, die das Grundleiden setzt, kaum differentialdiagnostische Bedeutung. In neuerer Zeit sind indes primäre Tuberkulosen der Milz beschrieben, deren Kenntnis und Erkennung schon deshalb von Wichtigkeit ist, weil eine energische, frühzeitig eingreifende Behandlung (Splenektomie) einen guten Erfolg verspricht. Die Erkrankung kommt meist im Alter von 30—50 Jahren, aber auch früher, vor. Der Beginn ist selten akut, meist macht sich allmählich ein Druckgefühl, später Schmerzen in der Milzgegend bemerkbar. Manchmal äußert sich das Leiden nur durch fortschreitenden Verfall der Kräfte und des Allgemeinzustandes. Die Milzgeschwulst ist von beträchtlicher Größe, sehr derb und fest, mit glatter oder buckliger Oberfläche. Häufig sind Reibegeräusche als Zeichen einer umschriebenen Bauchfellentzündung nachzuweisen. Unter Umständen kann eine diagnostische Tuberkulineinspritzung von Vorteil sein. Jedenfalls läßt sich die Diagnose per exclusionem stellen.

Von gutartigen Neubildungen sind Fibrome, Hämangiome und Lymphangiome beobachtet. Sie sind sämtlich so selten, daß man auf grund der ganz vereinzelten Beobachtungen kein charakteristisches Krankheitsbild aufstellen kann. Höchstens kann man einmal beim Vorhandensein eines pulsierenden Milztumors ein Hämangiom vermuten, wenn sich das zufällige Zusammentreffen eines Milztumors irgend welcher Herkunft und eines mit Hypertrophie des linken Ventrikels einhergehenden Herzfehlers ausschließen läßt, das gleichfalls einen pulsierenden Milztumor bedingen kann.

Bösartige Neubildungen in der Milz gehören ebenfalls zu den Seltenheiten und zwar gilt dies für die metastatischen, noch mehr für die primären Geschwulstbildungen. Meist ist die Milz mäßig, manchmal sehr erheblich vergrößert. Die Größenzunahme geschieht gewöhnlich langsam, nur bei den pigmentierten Krebsen außerordentlich schnell. Die Milz zeigt häufig Zeichen von Kapselentzündung, hör- und fühlbares Reiben und Knittern. Trotzdem kommt es fast nie zu Verwachsungen, sondern die Milz bleibt respiratorisch verschieblich. Das Wichtigste sind die häufig vorhandenen Unebenheiten, Höcker und Knollen von Erbsen- bis Haselnuß-, ja selbst Faustgröße auf der

Oberfläche. Sehr oft bestehen lebhafte Beschwerden und heftige Schmerzen, die den Kranken außerordentlich belästigen und ihn schließlich an jeder Bewegung hindern. Es bestehen Durchfälle, Blutungen, Bauchwassersucht. Der Ernährungszustand nimmt schnell ab. Das Blut ändert sich nicht erheblich in seiner Zusammensetzung.

Auch bei der Bantischen Krankheit finden wir einen derben, glatten Milztumor. Da in unserem zweiten Falle die Hauptsymptome der Bantischen Krankheit, starke Milzvergrößerung, Leberschwellung und Anämie vorlagen, so waren wir bis zur Operation im Zweifel, ob wir es nicht mit dem Anfangsstadium dieser Erkrankung zu tun hätten. Dieser Verdacht war mitbestimmend für uns, dem Kranken einen Probebauchschnitt vorzuschlagen. Hätte die Operation keinen Grund für die Milzschwellung ergeben, so würden wir bei den günstigen Wirkungen, welche die Milzentfernung bei Bantischer Krankheit auszuüben vermag, die Splenektomie angeschlossen haben. In späteren Stadien, bei vorhandenem Aszites, Albuminurie und ausgeprägter Anämie wird die differentialdiagnostische Abgrenzung leichter.

Bei den bis jetzt besprochenen Erkrankungen stellt die Milz den Hauptherd und wenigstens in einem frühen Zeitpunkt den alleinigen Sitz des Leidens dar. Bei der nächsten Krankheitsgruppe bildet die Milzvergrößerung nur ein mehr oder weniger wichtiges Symptom in dem komplizierten Krankheitsbilde. Im Gegensatz zu den vorstehenden Krankheiten, bei denen wir im allgemeinen ein stetiges Wachsen, günstigen Falls einmal ein Gleichbleiben der Milzgeschwulst beobachten, ist bei der folgenden Gruppe die Größe der Milzgeschwulst erheblichen Schwankungen unterworfen, ja meist bildet sich der Milztumor bei Heilung des Grundleidens vollständig zurück. Infolgedessen hat man geradezu an dem Schwinden oder Bestehenbleiben der Milzschwellung einen Anhaltspunkt dafür, ob die Krankheit im Abklingen begriffen ist oder ob noch Rückfälle drohen.

Die Milzvergrößerung bei Typhus ist im allgemeinen nicht sehr beträchtlich, sie verursacht als solche dem Kranken in den seltensten Fällen Beschwerden. Gewöhnlich fühlt sich die Typhusmilz weich an. Um einen bestehenden Milztumor auf Typhus zurückführen zu können, ist sorgfältig nach anderen Symptomen zu fahnden. Vor allem kommen hierbei die charakteristische Temperaturkurve, der doppelschlägige Puls, die Roseolen, die Typhuszunge, der Stuhl, die Harnuntersuchung, die Hypoleukozytose des Bluts, die Agglutinationsfähigkeit des Blutserums, der kulturelle Nachweis von Typhusbazillen aus Stuhl, Harn und Roseolen, der Bronchialkatarrh, der

Allgemeinzustand, das Bestehen einer Ansteckungsquelle u. a. m. in Betracht.

Die Rekurrensmilz ist durch ihr mächtiges Volumen ausgezeichnet. Oft lassen sich tiefe Einkerbungen an ihr fühlen. Sie ist meist außerordentlich empfindlich, ihre Konsistenz derb. Die Diagnose ist abhängig von dem Vorhandensein einer En- oder Epidemie, der typischen Fieberkurve und dem Nachweis von Rekurrensspirillen im Blut.

Bei den durch Malaria hervorgerufenen Milztumoren müssen wir die schwer tastbare, weiche Schwellung der Milz bei den ersten Fieberanfällen und die harte, derbe, oft riesige Größe erreichende chronische Milzgeschwulst unterscheiden. Krankheitsgeschichte, Blutuntersuchung und der Nachweis der Malariaparasiten ebenso wie die Fieberkurve lassen die Art der Milzgeschwulst erkennen.

Auch bei der Syphilis müssen wir Früh- und Spätformen der Milzschwellung unterscheiden. In der Frühperiode ist die Größe selten bedeutend, die Konsistenz nur mäßig vermehrt. Vorgeschichte und gleichzeitig bestehende, frische syphilitische Krankheitserscheinungen sichern die Diagnose. Die Spätform setzt interstitielle Veränderungen, die eine erheblich vermehrte, derbe Konsistenz bedingen und durch narbige Einziehungen und Schrumpfungsprozesse die Oberfläche uneben oder gelappt erscheinen lassen. Die Größenzunahme ist gewöhnlich gering, indessen sah ich vor einiger Zeit bei einem Kranken, der wegen zahlreicher, großer, zerfallener Muskelgummata das Hospital aufgesucht hatte, einen bis zum Nabel reichenden derben Milztumor. Meist finden sich auch an anderen Organen ähnliche Prozesse. Findet man bei alter Lues am vorderen oder unteren Milzrand deutliche Knotenbildung, die auf Jodkali verschwindet, dann kann man wohl zweifellos gummöse Prozesse annehmen.

Die leukämischen Milzen sind fast immer sehr erheblich vergrößert, sie wiegen häufig 3, 5, 7 und noch mehr Pfund; sie sind sehr derb, hart oder fest elastisch, die Oberfläche ist glatt, Verwachsungen sind nicht vorhanden, ebenso besteht fast nie Druckempfindlichkeit. Die Kranken fallen durch hochgradige Blässe auf. Das Blut zeigt eine andauernde, stetig zunehmende, spezifische Vermehrung entweder der myelogenen, mononukleären, neutrophilen Zellen, manchmal verbunden mit starker Abnahme der eosinophilen Zellen oder der lymphatischen, mononukleären Zellen. Die roten Blutkörperchen sind meist vermindert. Vielfach sind die Lymphdrüsen des ganzen Körpers vergrößert.

Bei Pseudoleukämie finden wir gleichfalls eine harte, mindestens bis auf das Doppelte, häufig noch mehr vergrößerte Milz. Es besteht eine Verminderung der roten Blutkörperchen ohne auffallende Zunahme der weißen Blutkörperchen. Der Hämoglobingehalt ist in noch höherem Maße herabgesetzt, als die Verminderung der roten Blutkörperchen erwarten läßt.

Die amyloide Entartung der Milz ist wie die der Nieren, der Leber und des Darms fast stets Teilerscheinung eines allgemeinen Leidens. Deshalb finden wir immer ohne Mühe chronische eiternde Tuberkulosen, alte Syphilis, langwierige Eiterungen, Krebse u. a. m. Daneben können wir einen harten, besonders in der Dicke vermehrten, an und für sich keine Beschwerden machenden Milztumor mit abgerundeten Rändern, eine brettharte, geschwollene Leber, Eiweiß im Harn, beginnende wassersüchtige Anschwellungen, Durchfälle u. ä. feststellen.

Zum Schluß füge ich im Folgenden einige Zahlen an, die einen Anhalt zur Beurteilung der Häufigkeit der selteneren Milztumoren geben können.

Ueber Milzabszesse finden sich etwa 80 Beobachtungen in der Literatur; Trafinow sammelte aus russischen Zeitschriften 23, Trinkler aus anderen Quellen 70 Fälle von Milzechinokokkus. Monnier stellte 14 Fälle von Milzzysten, Bayer 19 von primärer Milztuberkulose zusammen, während Albert 32 Beobachtungen von primärer Neubildung in der Milz, Adolph 19 primäre Milzsarkome auffinden konnte.

––––––

Meinem Chef, Herrn Professor Dr. F. Krause, danke ich für die gütige Ueberlassung der Krankengeschichten.

––––––

## Literatur.

Handbuch für praktische Chirurgie von v. Bergmann, v. Bruns und v. Mikulicz. III. Band. Auflage. 1904.
Küchenmeister, Die wandernde Milz. Leipzig 1865.
Ledderhose, Die chirurgischen Krankheiten der Milz. Deutsche Chirurgie. Lief. 45 b. Stuttgart 1890.
Litten, Die Krankheiten der Milz. Wien 1898. (Spez. Pathologie und Therapie, herausgeg. von Nothnagel.)
Mosler, Ueber Milzechinokokkus und seine Behandlung. Wiesbaden 1884.
Ueber Milzabszeß siehe Bogdanik. Wien. klin. Wochenschr. 1905.
Esau, Federmann, Deutsche med. Wochenschr. 1905.

Harrington, Lancet. 1905. No. 4289.
Mac Garrahan, siehe Schmidts Jahrbücher. 280. S. 141.
Starely, Annals of surgery. 1903.
Ueber Milzzysten siehe Heinricius, v. Langenbecks Archiv. Bd. 72.
E. Monnier, Beiträge zur klinischen Chirurgie. Bd. 41.
Bayer, Ueber die primäre Tuberkulose der Milz. Mitteilungen aus den Grenz-
     gebieten der Medizin und Chirurgie. Bd. XIII.
Adolph, Ueber primäre bösartige Neubildungen der Milz. Berl. Klinik. 1905.

Im Uebrigen verweise ich auf die in den angeführten Schriften zitierten Veröffentlichungen.

# XXVIII.

(Aus der Privatklinik des Herrn Direktor Dr. Habs-
Magdeburg.)

## Ein Beitrag zur Chirurgie des Ductus thoracicus.

Von

**Dr. Fritz Lotsch,**

Oberarzt im Magdeburgischen Füsilier-Regiment Nr. 36,
kommandiert zur chirurgischen Abteilung der städtischen Krankenanstalt Magdeburg-Altstadt.

Die operative Verletzung des Ductus thoracicus kurz vor seiner
Mündung bildet bei Operationen an der linken Halsseite eine immerhin seltene Komplikation.

Die erste derartige Mitteilung stammt von Boegehold aus dem
Jahre 1883. Er schreibt (S. 465): „Auffallend ist mir gewesen, daß
ich nirgends, außer dem von mir beobachteten Falle, eine Mitteilung
über Verletzungen des Ductus thoracicus am Halse, die doch bei
Exstirpation großer Tumoren leicht vorkommen kann, gefunden
habe."

Seitdem ist die kasuistische Literatur von Jahr zu Jahr gewachsen.
Unterberger, der als letzter (Ende 1905) an der Hand eines einschlägigen Falles aus der Königsberger chirurgischen Klinik (Prof. Garrè)
über operative Verletzungen des Ductus thoracicus zusammenfassend
berichtet hat, stellt bereits 30 Beobachtungen zusammen.

Sicherlich sind nicht alle Fälle veröffentlicht, wie z. B. aus einer
Stelle im Atlas von Bockenheimer und Frohse hervorgeht (Text
zu Tafel LIX): „Oft wird trotzdem (d. h. trotz Durchsägung der
Clavicula) der Ductus verletzt. Er braucht dann nicht genäht zu
werden, sondern schließt sich meist auf Tamponade (essigsaure Ton-
erde)."

Immerhin wird die Verletzung des Ductus auch bei dem größten
Materiale nicht zu den Alltäglichkeiten gehören.

Hier unser Fall:

Anamnese: Frau Klara H., 30 Jahre alt, leidet angeblich seit etwa
1½ Jahren an einem Kropf. Sie behauptet, das Leiden habe sich im Anschluß
an das im übrigen normal verlaufene letzte Wochenbett entwickelt. In der letzten
Zeit hat sie häufig Atmungs- und Schluckbeschwerden gehabt und kommt aus
diesem Grunde am 22. 4. 04 zur Operation in die Klinik.

Status: Kräftige, sonst gesunde junge Frau mit ausgedehnter Struma
vasculosa.

Operation 22. 4. 04. Resektion eines großen Teiles der Struma von einem
ausgedehnten Kragenschnitt aus. Der Tumor ist überall gut abgegrenzt und erscheint nirgends in fremdes Gewebe hineingewuchert.

Das mikroskopische Präparat weist an einigen Stellen papillöse Einbuchtungen
der Wand der Drüsenacini auf.

Mikroskopische Diagnose: Struma maligna.

29. 4. 04. Fieberfreier Verlauf. Soweit genäht Heilung p. p. Gazedrains
gewechselt. Die nicht genähten Stellen in guter Granulation. Auf Wunsch fast
geheilt entlassen.

Pat. wurde wiederholt in der Sprechstunde nachuntersucht. Bereits im Juni
1904 wurde ein beginnendes Rezidiv im rechten Lappen bemerkt. Damit war die
mikroskopische Diagnose: Struma maligna (Sarkom) auch klinisch einwandfrei bestätigt. Im Februar 1905 war neben den deutlichen Rezidivknoten des rechten
Lappens ein Rezidiv im linken Lappen nachweisbar. Die versuchsweise einge-
leitete Röntgentherapie hatte keinerlei Erfolg. Pat. entschloß sich deshalb auf
den Rat von Exz. von Bergmann und von Herrn Direktor Dr. Habs zur nochmaligen Operation.

Wiederaufnahme 4. 3. 05.

Gutes Allgemeinbefinden. Keine Kachexie. Schöne strichförmige Kragen-
schnittnarbe am Halse. Neben dem Kehlkopf beiderseits massenhaft knollige Tumoren
sichtbar, die sich bis zu den Oberschlüsselbeingruben hinab verfolgen lassen.

Die Diagnose konnte mit Sicherheit auf Rezidiv einer Struma maligna gestellt werden.

4. 3. 05 Operation. Kragenschnitt in der alten Narbe. Exstirpation der
einzelnen Geschwulstknoten schwierig. Die linksseitige Vena jugularis interna
muß unterbunden werden. Beim Abpräparieren der Rezidivknoten in
der linken Oberschlüsselbeingrube füllt sich der tiefe Wundtrichter
plötzlich mit leicht milchig getrübter Flüssigkeit, die nach dem
Austupfen im Augenblick wieder nachschießt. Zweifellos handelt
es sich um eine Verletzung des Ductus thoracicus. Es gelingt, den
strohhalmdicken Gang freizulegen und einen schräg verlaufenden,
etwa ⅓ der Zirkumferenz durchtrennenden Schlitz sichtbar zu
machen. Der Schlitz wird mit drei feinen Catgutnähten geschlossen.
Die Chylorrhoe steht. Beim weiteren Abpräparieren reißt der Bulbus der
Vena jugularis communis schlitzförmig ein. Die starke Blutung steht auf wand-
ständige Ligatur. Die Tumoren können beiderseits bis auf einen etwa taubeneigroßen Rest entfernt werden. Beiderseits liegen die seitlichen Halsdreiecke von
dem Angulus mandibulae bis zur Apertura thoracis als anatomisches Präparat frei.
Gazedrainage. Primäre Wundnaht mit Michelsschen Klemmen.

13. 3. 05. Fieberfreier Verlauf. Zeitweise starkes Oedem der linken Gesichtshälfte, sonst Wohlbefinden. Wunde p. p. geheilt. In den Drainageöffnungen
kleine, frischrote Granulationspfröpfe. Auf Wunsch fast geheilt entlassen.

33*

Am 24. 3. 05 machte Pat. einen unkomplizierten Abort durch.

Eine Nachuntersuchung im März 1906 — 1 Jahr nach der zweiten Operation — ergab völlige Rezidivfreiheit bei ungestörtem Allgemeinbefinden.

Es handelt sich demnach um eine Schrägschlitzung des Ductus thoracicus in der linken Oberschlüsselbeingrube bei der Exstirpation fest verwachsener Rezidivknoten einer Struma maligna. Die starke Chylorrhoe stand auf Catgutnaht sofort.

Bezüglich der Therapie bei Ductusverletzung ist bis auf den heutigen Tag noch keine Einigung erzielt, hauptsächlich deshalb, weil die anatomische und zum Teil auch die physiologische Grundlage, wenigstens vom praktisch chirurgischen Gesichtspunkte, noch nicht ganz gesichert ist.

Noch heute besteht der Schlußsatz der Arbeit Thöles (1901) zu Recht: „Unsere Kenntnisse von den genaueren anatomischen Verhältnissen aber sind noch sehr lückenhaft und bedürfen der Erweiterung durch umfangreichere Untersuchungen, als sie sich bei Boegehold und Wendel verzeichnet finden. Vielleicht wird sich herausstellen, daß viele von den bisher als Variation beschriebenen Verhältnissen regelmäßige Bildungen sind zum Schutze des Körpers bei etwaiger Verletzung des so wichtigen Ganges.“

Die Frage steht zurzeit so: Kann man ohne Gefahr den verletzten Hauptstamm des Ductus thoracicus beim Menschen unterbinden?

Der Milchbrustgang führt bekanntlich das Produkt der Verdauungstätigkeit des Darmtraktus, den Chylus, in die Blutbahn, außerdem noch die Lymphe des gesamten Körpers mit Ausnahme der rechten oberen Körperhälfte, deren Lymphbahnen sich im Ductus lymphaticus dexter sammeln.

Die Fortbewegung des Chylus wird durch die Atmungsbewegungen beschleunigt. Bei jeder Inspiration entsteht ein vorübergehender negativer Druck im Brustkorb, der den Chylus aus der Bauchhöhle ansaugt. Einige Beobachter erwähnen ausdrücklich, der Chylus habe sich rhythmisch, synchron mit jeder Inspiration, gleichsam pulsierend ergossen (Keen, Cushing, Schroeder-Plummer, Lecène).

Ueber den Verlauf und die Topographie des extrathorakalen Endstückes des Milchbrustganges sei kurz folgendes resümiert:

Der Ductus thoracicus verläßt an der linken Seite des Oesophagus die obere Thoraxapertur. In der Höhe des 6. Halswirbels wendet er sich bald in steilerem, bald in seichterem Bogen (Lecène) nach außen und vorn und mündet in den Vereinigungswinkel der linken Vena subclavia und Vena jugularis, dort, wo die beiden genannten Gefäße zur

Vena anonyma sinistra zusammenfließen. Kurz vor seiner Mündung nimmt er die Lymphbahnen der linken Hals- und Kopfhälfte (Truncus jugularis sin.) sowie des linken Armes (Truncus subclavius sin.), endlich den Truncus lymphaticus mammarius sin. auf.

An der Mündung in die Venenwand befinden sich zwei Klappen, die das Einströmen von Blut in die Lymphbahn verhindern.

Es ist bekannt, wie variabel und inkonstant der Verlauf selbst der größeren Lymphgefäße ist, so daß man nicht mit Unrecht auf die gradweise zunehmende Inkonstanz von Arterien, Venen und Lymphgefäßen aufmerksam gemacht hat. Diese Variabilität besteht auch im Endteil des größten Lymphgefäßes, des Ductus thoracicus, fort.

Hier interessieren uns in erster Linie die Anomalien im Mündungsgebiet. Wichtig ist es für den Chirurgen, zu wissen, daß der Ductus thoracicus bisweilen rechts mündet und auf der linken Seite nur ein Ductus lymphaticus die Lymphe vom linken oberen Körperviertel dem Blutstrom zuführt (Watson, Fyfe, Todd, Allen Thomson, Portal, Richerand). Ob diese Anomalie bei Situs viscerum inversus die Regel ist, ist in der Literatur nicht erwähnt. Oft wurden gleichzeitig Gefäßanomalien (Persistenz der rechten absteigenden Aortenwurzel u. dgl. m.) beobachtet (Szawlowski).

Von ausschlaggebender Bedeutung für das chirurgische Handeln bei Ductusverletzung ist das Verhalten an der Einmündungsstelle in die Vene, sei es nun am Venenwinkel oder in die Jugularis oder die Subclavia. Hier scheinen tatsächlich alle Möglichkeiten vorzukommen, die sich theoretisch konstruieren lassen.

Bald findet sich ein gemeinsames Mündungsstück aller 4 Trunci (Ductus thoracicus, Truncus jugularis, Truncus subclavius, Truncus mammarius), bald liegt der Zusammenfluß dicht an der Venenwand, bald münden die Bahnen, wenn auch nicht sämtlich, so doch in 2 oder gar 3 Stellen getrennt, in die Blutbahn. Meist lassen sich in diesen letzten Fällen feinste Anastomosen nachweisen. Endlich löst sich garnicht selten der Ductus nach seiner Vereinigung mit den genannten Lymphbahnen in eine größere oder kleinere Zahl von feinen, bald kürzeren, bald längeren Gefäßchen auf, die getrennt oder zum Teil miteinander anastomosierend an mehreren Punkten die Venenwand durchbohren. Diese Deltabildung kann sogar als Grundform angesehen werden, denn aus ihr lassen sich alle oben angedeuteten Variationen ableiten. Es übernimmt dann eben ein Stämmchen, im anderen Falle mehrere die Funktionen der übrigen, die durch die Inaktivität allmählich so dünn werden, daß sie sich der Präparation entziehen.

Aehnlich erklären sich alle jene Anastomosen und Verlaufs-

anomalien, die am Milchbrustgang während seines Verlaufs im Bauch-
raume und im Thorax beobachtet und beschrieben sind. Ich erwähne
die Kommunikationen mit der Vena azygos (Wutzer, Wendel,
Arnold) und mit der Vena renalis (Wendel).

Wenn man bedenkt, welche Bedeutung der Ductus thoracicus für
den gesamten Körperhaushalt besitzt, kann es nicht Wunder nehmen,
daß zahlreiche Kollateralen als Notausgänge vorgesehen sind.

Die Frage nach den Folgen des Verschlusses des Ductus
thoracicus haben eine ganze Reihe von Forschern durch Tierexperimente zu beantworten versucht. Meist wurden die Versuche an
Hunden angestellt. Das Resultat war in der überwiegenden Zahl
der Fälle eine nur vorübergehende Ernährungsstörung (Leuret et
Lassaigne, Flandrin, Schmidt-Mühlheim, Boegehold, Suci-
belli u. a.).

Durchschneidet man dagegen den Ductus, ohne ihn zu verschließen,
so tritt als obligates Symptom Ausfluß von Chylus — Chylorrhoe —
ein, der, falls er nicht durch Zufall oder Kunsthilfe zum Stehen
kommt, in kurzer Zeit unter rapidem Kräfteverfall zum Tode führt.

Bei den operativen Ductusverletzungen machte sich diese Chylorrhoe wunderbarerweise öfters erst mehrere Stunden oder gar Tage
nach der Läsion bemerkbar (Thöle, Schopf, Phelps, Vagedes,
Ricard, Wendel (2), Halsted). Wahrscheinlich handelte es sich in
allen diesen Fällen um einen Schlitz der Ductuswand, der zunächst
durch Blutgerinnsel oder dergl. verschlossen gehalten wurde.

Welche ungeheuren Mengen von Chylus den Milchbrustgang
passieren, zeigen einige Fälle von operativer Ductusverletzung, in
denen es nicht gelang, die Chylorrhoe sofort zum Stehen zu bringen
(Schwinn, Schröder-Plummer (1), Schopf, Ricard und Thöle,
dessen Patient förmlich in Chylus schwamm). Als besonders charakteristisch sei auch hier der mehrfach zitierte Fall Hahns erwähnt.
Hier wurden nach intrathorakaler Ruptur des Ductus innerhalb kaum
eines Monats fast 30 Liter Chylus durch mehrfache Punktion entleert.

Das Krankheitsbild, das die Folge der Chylorrhoe bildet, ist am
Menschen mehrfach beobachtet worden (Wendel 2, Phelps, Weischer, Schwinn, Schröder-Plummer 1, Schopf, Ricard, Thöle).
Der Verdauungsapparat arbeitet vergebens. Hunger und quälender
Durst (Wendel 4) stellt sich ein. Jede erhöhte Füllung des Darmes
führt zu stärkerem Ausfluß von Chylus (Schwinn). Mattigkeit und
zunehmende Entkräftung, Erlahmen der Herzkraft, Kopfschmerzen und
zuletzt wohl gar Bewußtlosigkeit (Ricard) treten als Folge der Unter-
ernährung in die Erscheinung. Ob das zuweilen beobachtete Fieber

durch Resorption von Nukleinen und Albumosen zu erklären ist (Thöle), ist ungewiß.

Der Ausgang in Tod ist immerhin selten. Der Chylus besitzt zwar eine nur sehr geringe Gerinnungsfähigkeit, doch gelingt es so gut wie stets früher oder später durch geeignete Maßnahmen die Chylorrhoe zu beseitigen.

In mehreren Fällen klagten die Patienten nach durch Tamponade herbeigeführtem Verschluß des verletzten Ductus in den nächsten Tagen über Druckgefühl im Thorax (Wendel 2). Bei Entfernung des Verbandes wurde dann eine besonders starke Chylorrhoe beobachtet. Mehrfach stellte sich in den ersten Tagen Oedem in einzelnen abgesperrten Lymphgebieten ein. So beschreibt Unterberger Oedem des linken Armes, in unserem Falle machte sich ein Oedem der linken Gesichtshälfte bemerkbar, das jedoch mehr auf die Unterbindung der Vena jugularis zu beziehen sein dürfte. Alle diese Beobachtungen scheinen darauf hinzuweisen, daß die Kollateralen eine gewisse Zeit brauchen, um sich genügend zu erweitern. Immerhin ist, wie das bereits Unterberger hervorhebt, der Druck in keinem Falle derart gestiegen, daß ein Bersten des Milchbrustganges oder eines der Trunci erfolgte.

Die Zirkulationsverhältnisse entsprechen aber in den Fällen, wo eine operative Verletzung des Ganges zu befürchten steht, meist nicht der Norm. Der Druck von Geschwülsten oder großen Abszessen hat hier ganz allmählich die Hilfe der Kollateralen in Anspruch genommen, so daß schließlich bei völligem Verschluß des ehemaligen Hauptstammes der Abfluß von Chylus und Lymphe keinerlei Hindernis mehr findet.

In den 31 verwertbaren Fällen wurde 15 mal wegen maligner Tumoren (meist Metastasen), 13 mal wegen zumeist tuberkulöser Lymphome operiert. Es bleiben 2 Beobachtungen (Chever und Schroeder-Plummer 1), in denen über die Art des vorhandenen Tumors nichts gesagt ist, und schließlich der nicht ganz sichere Fall Fergussons, in dem es sich um ein Aneurysma der linken Subclavia handelte.

Gaben also ausnahmslos Gebilde die Indikation zur Operation, die sehr wohl einen Druck auf den Ductus auszuüben vermögen, so kann doch nicht für alle Fälle ein allmählich präformierter Kollateralkreislauf angenommen werden. Mehrere Beobachter berichten, daß sich der Chylus in ziemlich dickem Strahle ergoß (Boegehold und Verfasser strohhalmdick, Schwinn stricknadeldick, Lecène gibt ein Lumen von 2—3 mm an).

Unter den 31 in der Literatur niedergelegten Fällen von operativer Ductusverletzung finden sich 2 Todesfälle (Cheever, Schopf). Ich glaube im Verein mit den meisten Autoren nicht, daß man berechtigt ist, daraus einen Mortalitätsprozentsatz zu berechnen. Der Kranke von Cheever starb bereits 36 Stunden nach der sehr eingreifenden Operation infolge von Choc. Die Chylorrhoe konnte durch feste Tamponade beschränkt werden.

Die Kranke von Schopf starb 16 Tage nach der Operation. Die Sektion ergab außer einem hochgradigen doppelseitigen Chylothorax linksseitige fibrinöse Pleuritis und Perikarditis, so daß der Exitus nicht der Ductusverletzung allein zugeschrieben werden darf.

Sonach ist die Prognose der Ductusverletzung keine derart schlechte, wie es auf den ersten Blick scheint. Auf irgend welche Weise ist es fast stets gelungen, früher oder später der Chylorrhoe Herr zu werden. In den ungünstigen Fällen trat eine hochgradige Entkräftung ein, die erst nach langer Rekonvaleszenz verschwand.

Der leitende Grundsatz für das chirurgische Handeln bei Ductusverletzungen ist die sofortige Stillung der Chylorrhoe.

Nach dem heutigen Stande unseres Wissens dürfen wir den verletzten Ductus wie jedes verletzte Blutgefäß behandeln.

Es kommen demnach in Frage:

1. Ligatur,
2. Naht,
3. Umstechung,
4. Anlegung einer Dauerklemme oder Gefäßquetsche,
5. Kompression durch feste Tamponade.

Das Implantieren des durchschnittenen Ductus in eine Vene (Schopf) halte ich mit Unterberger technisch kaum für ausführbar, funktionell für völlig verfehlt.

Von den verschiedenen Verfahren verdient ohne Frage dasjenige den Vorzug, das mit Sicherheit die Chylorrhoe sofort beseitigt. Die einzelnen Methoden, wenn ich mich so ausdrücken darf, sind keineswegs gleichwertig, nur die Ligatur und die Naht auf der einen, die Tamponade auf der anderen Seite dürfen aneinander gemessen werden.

In früherer Zeit hatte die Tamponade die meisten Anhänger (so besonders Wendel und die von Bergmannsche Schule — vergl. oben —), in den letzten Jahren sind fast alle Autoren für die Ligatur eingetreten.

In vielen Fällen hat die Tamponade versagt, d. h. die Chylorrhoe nicht sofort zum Stehen zu bringen vermocht. Die Ligatur und die

Naht müssen, wenn sie richtig liegen, auf der Stelle die Hauptbedingung erfüllen, nämlich den Ausfluß von Chylus verhindern. Sie sind demnach die überlegenen Methoden.

Ein Uebelstand haftet ihnen allerdings an: die technische Schwierigkeit. Oft wird es in dem engen, tiefen Wundtrichter unmöglich sein, das Lumen zu sehen und den Ductus zu fassen. In diesen Fällen tritt die wegen der Nähe der Pleura und der großen Gefäße nicht ganz ungefährliche Umstechung oder, falls es gelingt, den Ductus zu fassen, das Anlegen einer Dauerklemme oder einer Quetsche in ihr Recht. Erst im äußersten Notfall wird man die Tamponade als Notbehelf in Anwendung ziehen.

Eine etwas gesonderte Stellung nimmt die Naht des verletzten Ductus ein. In vielen Fällen handelt es sich bei der operativen Ductusverletzung nicht um eine totale Querdurchtrennung, sondern bei dem Auslösen verwachsener Tumoren reißt die Wand des Ductus schlitzförmig ein (Wendel [1 und 2], Cushing, Porter, Schwinn, Fall vom Verfasser). Gelingt es, den Schlitz zu Gesicht zu bekommen, so ist die Naht technisch möglich, wie die Fälle von Cushing, Porter, Keen, Wendel (2) und der mitgeteilte Fall zeigen, und der Erfolg meist ein augenblicklicher. Ich glaube auch, daß der Ductus wegsam bleibt, weil der Chylus wenig zu Thrombenbildung neigt und der Druck groß genug ist, um das Lumen klaffend zu erhalten. Indessen ist die Naht nur in einer beschränkten Zahl von Fällen ausführbar und in jedem Falle technisch nicht leicht. Sie ist jedoch in jedem geeigneten Falle anzustreben, da sie allein die Wegsamkeit des Ductus erhält.

Die Ligatur ist in 30 veröffentlichten Fällen (der Fall von Fergusson ist nicht verwertbar, weil alle näheren Angaben fehlen) 9 mal angewendet worden, 6 mal mit sofortigem Erfolg (Schroeder-Plummer (2), Lesniowski (2), Brohl, Thöle, Lecène, v. Graff). In 2 Fällen trat der Erfolg erst nach einiger Zeit ein (Weischer 8 Tage, Unterberger 18 Tage). Schroeder-Plummer hatten in ihrem ersten Fall einen vollständigen Mißerfolg zu verzeichnen. Die Ligatur wurde angelegt, als man jedoch die Klemme entfernte, trat sofort wieder Chylorrhoe ein, ein sicheres Zeichen dafür, daß die Ligatur nicht richtig saß. Tamponade führte allmählich (über 3 Monate!) zum Aufhören der Chylorrhoe. Dieser Mißerfolg fällt nicht der Methode, sondern der Technik zur Last.

Die Umstechung ist anscheinend nur in Wendels 2. Fall und von Schopf beidemal vergebens versucht worden. In Wendels Fall vermochte weder Tamponade, noch eine Klemme, noch wiederholte

Umstechungen die Chylorrhoe zu stillen. Die Naht hatte sofortigen, leider jedoch nur vorübergehenden Erfolg. Unter fester Tamponade trat nach 5 Wochen Heilung ein.

Dauerklemmen haben in 6 Fällen Verwendung gefunden. Nur Phelps und Schwinn, der ausdrücklich hervorhebt, die Unterbindung sei wegen der Tiefe der Wunde unmöglich gewesen, hatten nach 3 Tage langem Liegenlassen der Klemme einen sofortigen und anhaltenden Erfolg. In Wendels 5. Fall wurden 2 Klemmen angelegt. Die Chylorrhoe stand erst am 4. Tage. In 3 Fällen versagte die Methode (Wendel Fall 2 [s. u. Umstechung] und Fall 4 desselben Autors, in Boegeholds Fall war die isolierte Abklemmung unmöglich; auf Naht wurde verzichtet). In diesen Fällen fand dann Tamponade Verwendung.

In 13 Fällen wurde tamponiert; in 6 Fällen mit anscheinend sofortigem Erfolge (Boegehold, Wendel 1 Fall, Lanz 2 Fälle, Calgolari, Ricard). In Ricards Falle trat erst am 6. Tage gelegentlich des Verbandwechsels eine subkutane Ansammlung milchiger Flüssigkeit in die Erscheinung. Man hielt sie anfänglich für Eiter. Erst nach 14 Tagen schritt man zu fester Tamponade. In den übrigen Fällen bestand die Chylorrhoe verschieden lange Zeit fort (Wendel [Fall 4] 5 Tage, Lesniowski [Fall 1] 14 Tage, Wendel [Fall 3] 17 Tage, im mehrfach erwähnten 2. Falle Wendels 5 Wochen, Halsted längere Zeit). Auch die beiden zum Exitus gekommenen Fälle (Cheever 36 Stunden und Schopf 16 Tage p. op.) sind erfolglos tamponiert worden.

## Schlußsätze.

1. Der Ductus thoracicus hat wahrscheinlich stets Kollateralen, die gegebenen Falles die Funktion des Hauptstammes zu übernehmen imstande sind. — Weitere anatomische Untersuchungen darüber sind erwünscht.

2. Der plötzliche Verschluß des Ductus hat beim Menschen, wenn überhaupt, eine nur vorübergehende Störung im Körperhaushalte zur Folge.

3. Die nach Ductusverletzung eintretende Chylorrhoe muß möglichst sofort gestillt werden.

4. Den verletzten Ductus thoracicus dürfen wir wie ein verletztes Blutgefäß behandeln.

5. Die ideale Methode ist die Naht. Ist sie technisch möglich, so ist ihre Anwendung das empfehlenswerteste Verfahren, da sie den Ductus wegsam läßt,

6. In allen Fällen, in denen die Naht nicht ausführbar ist, muß die Ligatur angestrebt werden. Ist auch die Ligatur technisch unausführbar, so kommen der Reihe nach die Umstechung, die Anlegung von Dauerklemmen, schließlich als Notbehelf und Ultimum refugium die Tamponade in Betracht.

Auf eine Aufzählung der Literatur glaubte ich aus dem Grunde verzichten zu können, da die beiden letzten Arbeiten ein vollständiges Verzeichnis enthalten.

v. Graff, Zur Therapie der operativen Verletzungen des Ductus thoracicus. Wiener klin. Wochenschr. 1905. Nr. 1.

Unterberger, Ueber operative Verletzungen des Ductus thoracicus. Beitr. zur klin. Chirurgie. 1905. Bd. 47. Heft 3.

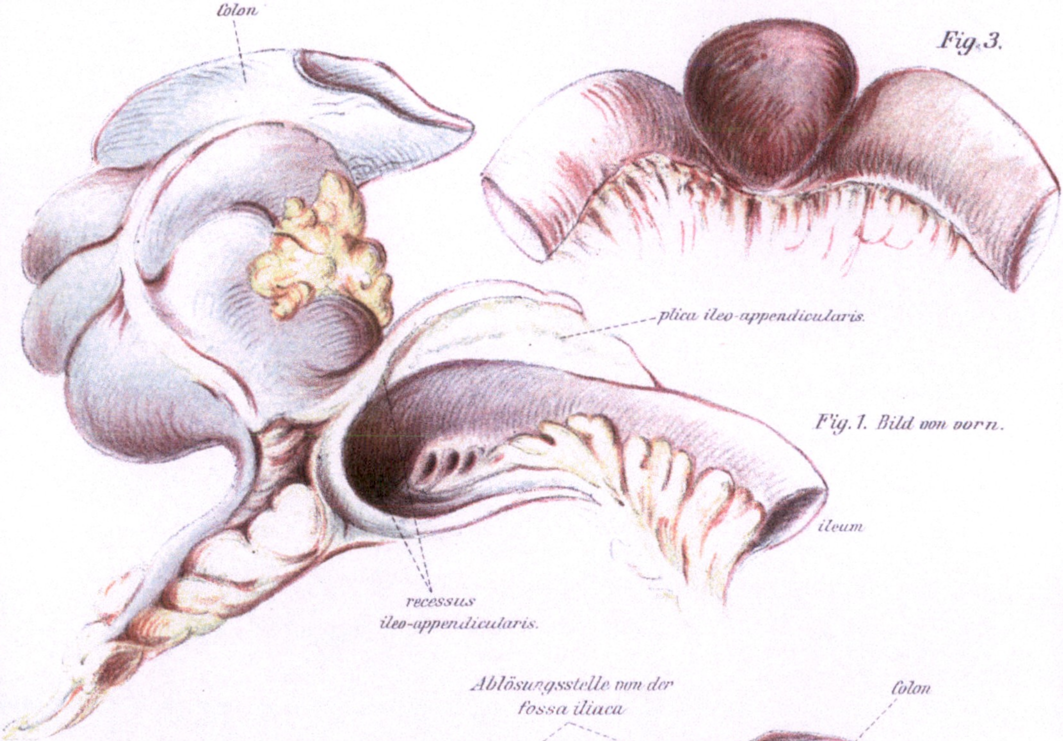

Veröffentlichungen a. d. Militär-Sanitäts-Wesen, Heft. 35.
Taf. I.
Colon
Fig. 3.
plica ileo-appendicularis.
Fig. 1. Bild von vorn.
ileum
recessus
ileo-appendicularis.
Ablösungsstelle von der
fossa iliaca
Colon
Jleum
recessus
ileo-appendicularis.
fossa ileo-coecalis infima.
(Hartmann-Luschka)
Fig. 2. Bild von hinten gesehen.
E. Laue, Lith. Inst. Berlin.

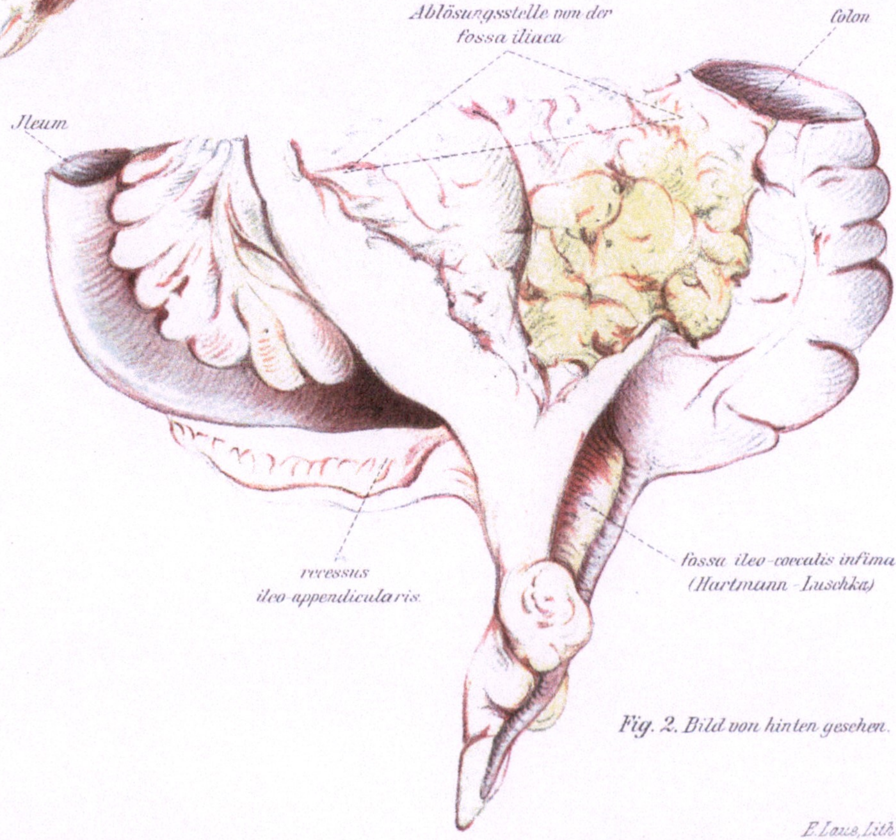

Fig. 3.

Fig. 4.

G. Helbig del.

E. Laue, Lith. Inst. Berlin.

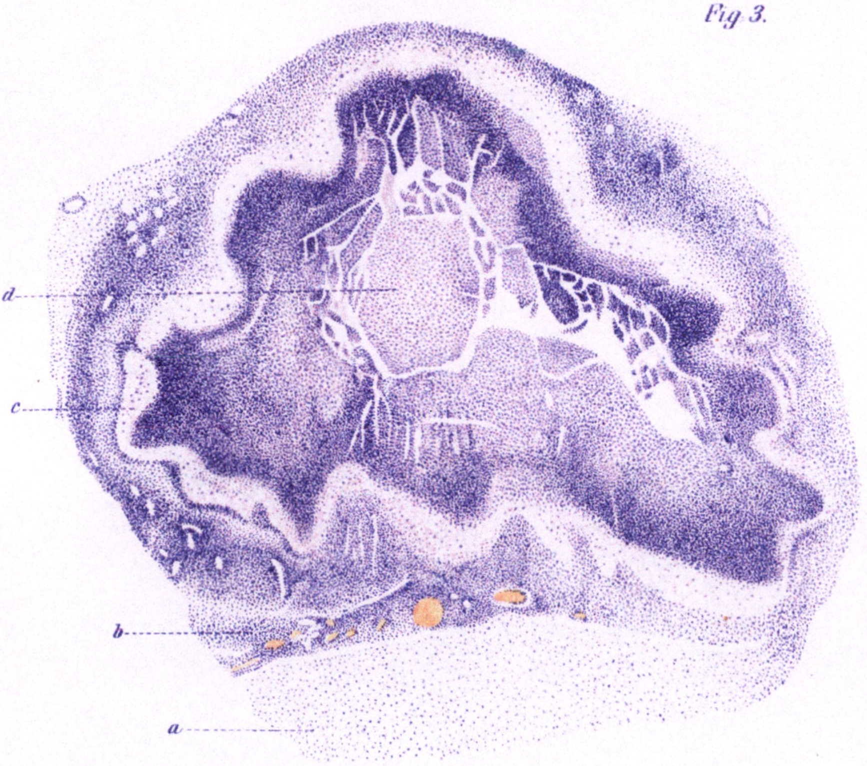

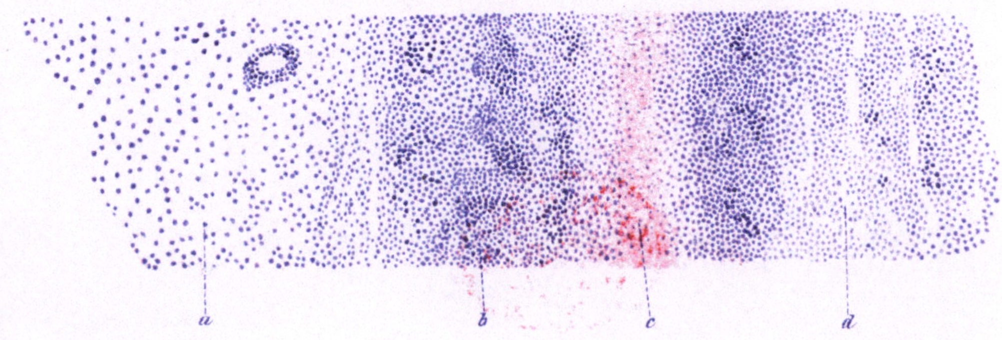

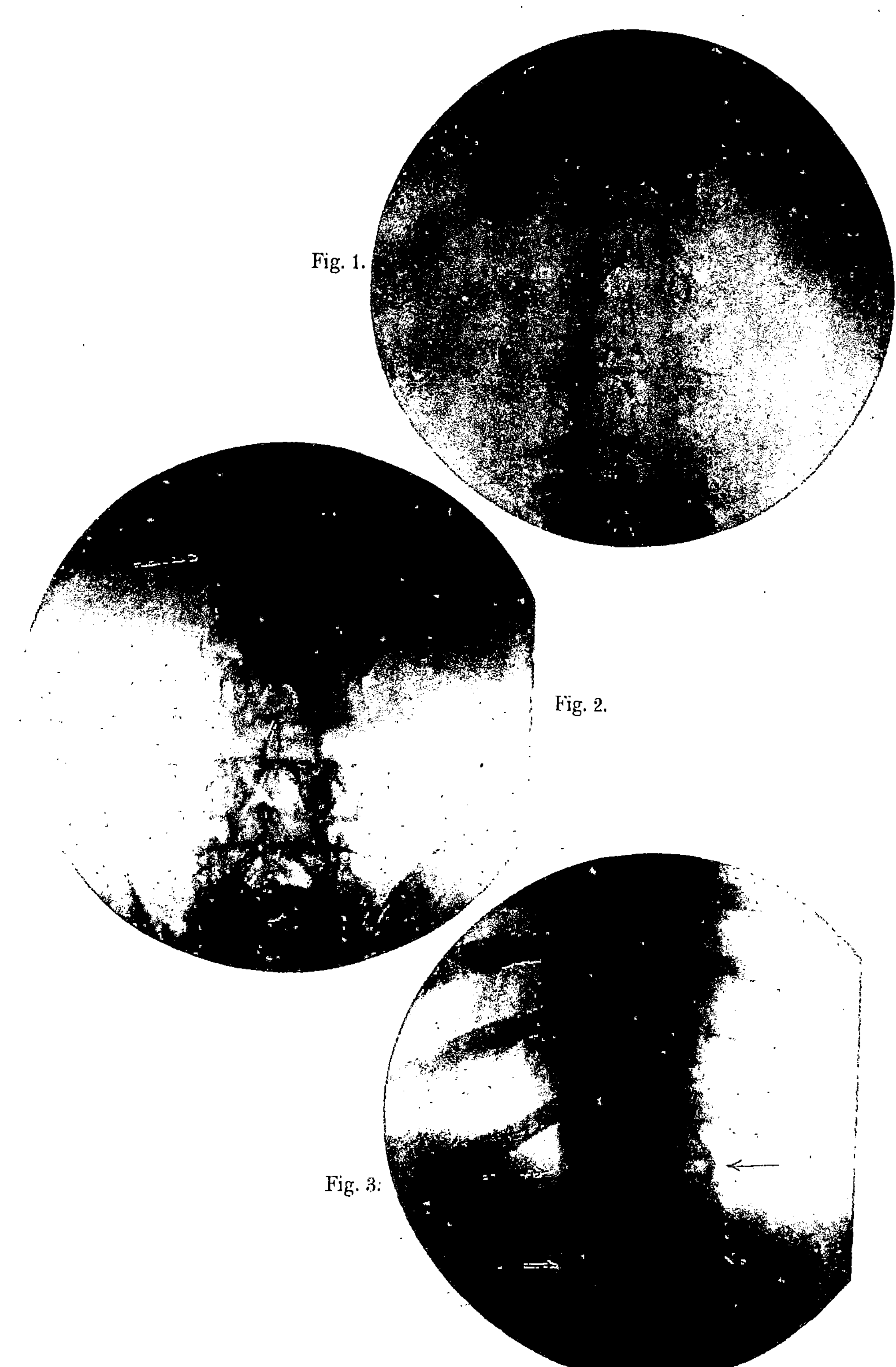

Fig. 1.

Fig. 2.

Fig. 3.

 

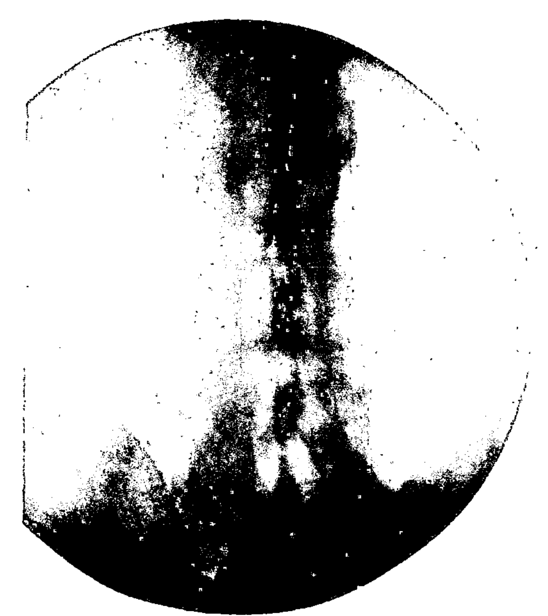

Fig. 4.

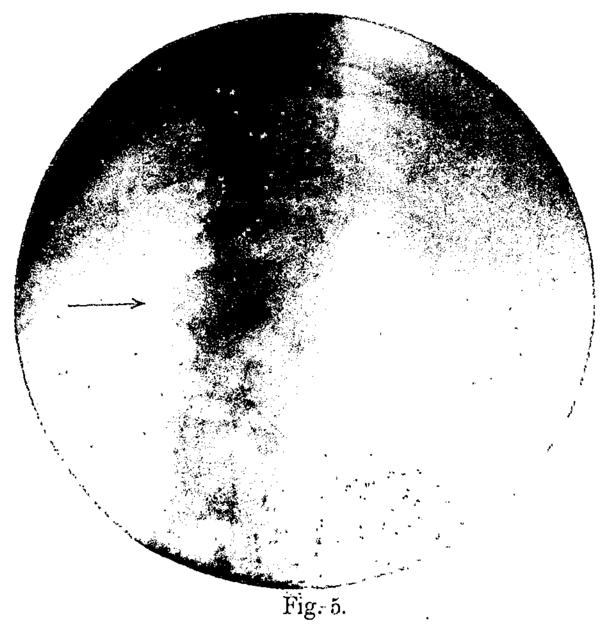

Fig. 5.

Additional material from Beiträge zur Chirurgie und Kriegschirurgie,
ISBN 978-3-662-34401-9,  is available at http://extras.springer.com

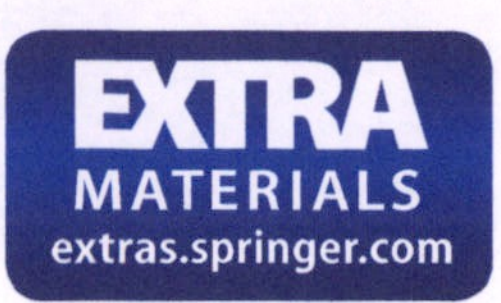